Verhandlungen der Deutschen Gesellschaft für Innere Medizin

97. Kongreß, 6. bis 10. April 1991, Wiesbaden

Verhandlungen der
Deutschen Gesellschaft für Innere Medizin

Herausgegeben von dem ständigen Schriftführer K. Miehlke

97. Kongreß
gehalten zu Wiesbaden vom 6. bis 10. April 1991

Mit 236 Abbildungen und 170 Tabellen

Referate zu folgenden Hauptthemen: 1. Probleme der Langzeittherapie und Therapieschäden – 2. Die ischaemische Herzkrankheit – 3. Herzinsuffizienz – 4. Neue Infektionskrankheiten – 5. Neue Aspekte der Arteriosklerose

Rundtischgespräche zu folgenden Themen: 1. Langzeittherapie und Therapieschäden – 2. Grenzfälle in der internistischen Intensivtherapie – 3. Akute haemorrhagische Pankreatitis – 4. Therapie im chronischen Stadium des Myokardinfarktes – 5. Die Bedeutung gegenwärtiger und neuer Therapieansätze – 6. Problematik von Therapiestudien – 7. Laser – Chance für interdisziplinäres Arbeiten oder Ende der Fachgebietsabgrenzung?

Symposien zu folgenden Themen: A. Grenzfälle in der internistischen Intensivtherapie – B. Intensivtherapie bei gastroenterologischen Krankheiten – C. Wertigkeit und Leistungsfähigkeit moderner bildgebender Verfahren – D. Zytokine in der Ätiopathogenese der chronischen Polyarthritis – Neue Therapieansätze – E. Determinanten der Arzneimittelwirkung – F. Sexualität im Alter – G. AIDS 1991

Workshops zu folgenden Themen: I. Tumormarker – II. Wachstumsfaktoren und Zytokine in der inneren Medizin – III. Problematik von Therapiestudien – IV. Mikrozirkulation – V. ACE-Hemmung als therapeutisches Prinzip – VI. Pathophysiologie der Gefäßwand – Bedeutung für internistische Erkrankungen – VII. Möglichkeiten und Grenzen der Lasertherapie in der inneren Medizin

Springer-Verlag
Berlin Heidelberg New York London
Paris Tokyo Hong Kong Barcelona Budapest

Professor Dr. Klaus Miehlke
Humboldtstr. 14
W-6200 Wiesbaden, FRG

ISBN 3-540-55080-1 Springer-Verlag Berlin Heidelberg New York London Paris Tokyo Hong Kong Barcelona

CIP-Kurztitelaufnahme der Deutschen Bibliothek:
Deutsche Gesellschaft für Innere Medizin:
Verhandlungen der Deutschen Gesellschaft für Innere Medizin: ... Kongress. – Berlin Heidelberg New York London Paris Tokyo Hong Kong Barcelona Budapest:
Springer-Verlag
ISSN 0070-4067
97. Gehalten zu Wiesbaden vom 6. bis 10. April 1991.–1991.
ISBN 3-540-55080-1 (Springer, Berlin ...)

Printed in Germany.

Satz, Druck und Einband: Graphischer Betrieb Konrad Triltsch GmbH, 8700 Würzburg
Verantwortlich für den Anzeigenteil:
E. Lückermann, H. Hüttig, Heidelberger Platz 3, W-1000 Berlin 33, FRG
2119/3335-543210 – Printed on acid free paper

Inhaltsverzeichnis

3. Hauptthema:
Herzinsuffizienz
Vorsitz: *H. H. Hilger*, Köln; *M. Kaltenbach*, Frankfurt/Main

4. Hauptthema:
Neue Infektionskrankheiten
Vorsitz: *R. Lüthy*, Zürich; *K.-H. Meyer zum Büschenfelde*, Mainz

5. Hauptthema:
Neue Aspekte der Arteriosklerose
Vorsitz: *H. Greten*, Hamburg; *G. Utermann*, Innsbruck

Symposium F:
Sexualität im Alter
Vorsitz: *D. Platt*, Erlangen-Nürnberg

Symposium G:
AIDS 1991
Vorsitz: *F.-D. Goebel*, München; *H. D. Pohle*, Berlin

Workshop I:
Tumormarker
Vorsitz: *G. Klöppel*, Brüssel; *W. Fischbach*, Würzburg

Vorsitzender

1991–1992 Prof. Dr. med. *J. van de Loo* – Münster

Vorstand

1991–1992 Prof. Dr. med. *J. van de Loo* – Münster
Prof. Dr. med. *K. Kochsiek* – Würzburg
Prof. Dr. med. *H.-P. Schuster* – Hildesheim
Prof. Dr. med. *M. Classen* – München
Prof. Dr. med. *K. Miehlke* – Wiesbaden
Prof. Dr. med. *H. Schmidt* – Wiesbaden

Vorstand

1990–1991 Prof. Dr. med. *K. Kochsiek* – Würzburg
Prof. Dr. med. Dr. h.c. *W. T. Ulmer* – Bochum
Prof. Dr. med. *J. van de Loo* – Münster
Prof. Dr. med. *H.-P. Schuster* – Hildesheim
Prof. Dr. med. *K. Miehlke* – Wiesbaden
Prof. Dr. med. *H. Schmidt* – Wiesbaden

Ehrenmitglieder

1991 Prof. Dr. med. *E. Buchborn* – München
Prof. Dr. med. *H. Kewitz* – Berlin
Prof. Dr. med. *K. Schöffling* – Frankfurt am Main

Ständige Schriftführer

1961–1984 Prof. Dr. med. *B. Schlegel* – Wiesbaden
ab 1984 Prof. Dr. med. *K. Miehlke* – Wiesbaden

Kassenführer

1967–1984 Prof. Dr. med. *K. Miehlke* – Wiesbaden
ab 1984 Prof. Dr. med. *H. Schmidt* – Wiesbaden

Mitglieder des Ausschusses

1991–1992 Prof. Dr. med. *G. Schütterle* – Gießen
Prof. Dr. med. *G. Wolfram* – München
Prof. Dr. med. *K.-H. Usadel* – Frankfurt am Main
Prof. Dr. med. *W. Kübler* – Heidelberg
Prof. Dr. med. *D. Klaus* – Dortmund
Prof. Dr. med. *E. O. Riecken* – Berlin
Prof. Dr. med. *V. Diehl* – Köln
Prof. Dr. med. *R. Lüthy* – Zürich
Prof. Dr. med. *P. von Wichert* – Marburg
Prof. Dr. med. *W. Caspary* – Frankfurt am Main
Prof. Dr. med. *D. Seidel* – München
Prof. Dr. med. *B. Lüderitz* – Bonn
Prof. Dr. med. *H. Heimpel* – Ulm
Prof. Dr. med. *W. Rösch* – Frankfurt am Main
Frau Prof. Dr. med. *E. Weber* – Heidelberg
Prof. Dr. med. *R. Arnold* – Marburg
Prof. Dr. med. *D. Hoelzer* – Frankfurt am Main
Prof. Dr. med. *K.-H. Rahn* – Münster
Prof. Dr. med. *E. G. Hahn* – Erlangen
Prof. Dr. med. *J. Köbberling* – Wuppertal

Prof. Dr. med. *G. Geyer* – Wien
OMR Prof. Dr. med. habil. *D. Lohmann* – Leipzig
OMR Prof. Dr. sc. med. *D. Jorke* – Jena–Lobeda
Prof. Dr. med. *P. C. Scriba* – München
Prof. Dr. sc. med. *F. E. Ulrich* – Halle
Prof. Dr. med. *K. Federlin* – Gießen

Begrüßungsworte des Vorsitzenden

K. Kochsiek (Medizinische Klinik der Universität Würzburg)

Hohe Gäste, verehrte Mitglieder unserer Gesellschaft, verehrte Ehrenmitglieder, meine sehr verehrten Damen und Herren!

Zur Eröffnung unseres 97. Kongresses darf ich Sie in unserer Heimatstadt Wiesbaden sehr herzlich willkommen heißen. Gestatten Sie mir zuerst ein Grußwort an unsere ausländischen Gäste. Ich freue mich, daß wieder zahlreiche Kollegen aus dem Ausland den Weg zu uns gefunden haben. Ihre Anwesenheit unterstreicht die Geltung und die Anerkennung, die unsere Innere Medizin auf der internationalen Ebene genießt.

Ich bin dankbar, daß ich die Kollegen aus der DDR jetzt nicht mehr besonders zu begrüßen brauche. Wie freuen uns, daß wir nun endgültig wieder zusammen gehören. Wir, in den alten Bundesländern, sind uns aber der vielschichtigen Probleme und der großen Schwierigkeiten, mit denen Sie zu kämpfen haben, voll bewußt, und ich darf Ihnen unsere ganze Solidarität und Unterstützung versichern. Wie hoffen zuversichtlich, daß die Durststrecke bald hinter Ihnen liegen wird. Wir wollen und werden helfen, wo wir können.

Auch in diesem Jahr ist es mir eine große Freude, zahlreiche Repräsentanten aus der Politik und dem öffentlichen Leben als unsere Gäste begrüßen zu können. Ich bitte um Ihre Nachsicht und um Ihr Verständnis, wenn ich nur einige wenige Namen nenne, die unserer Gesellschaft eng verbunden sind und deren Anwesenheit unsere Gesellschaft besonders ehrt.

Es ist mir eine ganz besondere Freude, als Vertreter der Stadt Wiesbaden „unseren" Oberbürgermeister Herrn *Achim Exner* sowie Herrn Bürgermeister *Hildebrand Diehl* und Frau begrüßen zu können. Als Vertreter des Landes Hessen darf ich den ehemaligen Präsidenten des hessischen Landtages, Herrn *Klaus-Peter Möller*, als einen besonders treuen Gast Herrn Ministerialdirigenten *Dr. Thomas Zickgraf* und Frau sowie den ehemaligen Landtagspräsidenten und Ehrenbürger der Stadt Wiesbaden, Herrn *Georg Buch* und Frau willkommen heißen. Ein herzlicher Gruß gilt Herrn Generalstabsarzt *Dr. Jäger*, der in Vertretung von Herrn Generaloberstabsarzt *Dr. Gunter Desch* unter uns weilt.

Ich freue mich sehr, daß es Herrn *Karsten Vilmar*, dem Präsidenten der Bundesärztekammer, auch in diesem Jahr möglich ist, an unserer Eröffnungsveranstaltung teilzunehmen. Sehr herzlich begrüße ich auch den Präsidenten der Landesärztekammer Hessen, Herrn *Dr. Helmuth Klotz*, sowie den Präsidenten der Deutschen Gesellschaft für Rheumatologie, Herrn *Prof. Dr. Schmidt*, Gießen. Es ist für uns alle eine ganz besondere Freude, daß der Generalsekretär der Deutschen Gesellschaft für Chirurgie, Herr *Prof. Dr. Ungeheuer*, Frankfurt, unter uns sein kann.

Erlauben Sie mir, daß ich als Vertreter aller anwesenden Ehrenmitglieder den Nestor der Deutschen Inneren Medizin, Herrn *Prof. Dr. H. E. Bock*, herzlichst begrüße. Wir freuen uns, daß Sie in bewundernswerter körperlicher Verfassung und mit stets wacher und brillanter geistiger Präsenz diese Eröffnungsveranstaltung und den gesamten Kongreß verfolgen werden.

Viele von uns, besonders die Älteren, fahren nicht allein wegen des wissenschaftlichen Programms nach Wiesbaden. Gleichbedeutend ist die Freude auf das Wiedersehen mit Kollegen und alten Freunden. In diese Freude des Wiedersehens mischt sich die Trauer um diejenigen, die im vergangenen Jahr durch den Tod aus unserer Gemeinschaft geschieden sind. Eine Gemeinschaft, die ihre Toten vergißt, hat keine Zukunft. Es ist ein guter Brauch, die Namen der seit der letzten Tagung verstorbenen Mitglieder zu verlesen und dabei ihrer zu gedenken.

Dr. med. Rudolf Altmann, Frankfurt am Main
Dr. med. Fritz Becker, Bad Hersfeld
Dr. med. Bruno Berger, Stuttgart
Dr. med. Horst Berkling, Bad Schwalbach
Dr. med. Hans-Joachim Blobel, Gummersbach
Dr. med. Eberhard Bosler, Stuttgart
Prof. Dr. med. Dr. h.c. Franz Büchner, Freiburg/Breisgau
Univ.-Prof. Dr. med. Herbert Czitober, Wien
Dr. med. Paul Collischonn, Frankfurt am Main
Dr. med. Klaus Ditzen, Bad Homburg v.d.H.
Dr. med. Lothar Dyck, Aschaffenburg
Dr. med. Viktor Erich Fechner, Lüneburg
Dr. med. Hans Fischer, Singen/Hohentwiel
Prof. Dr. med. Wilhelm Gronemeyer, Wiesbaden
Prof. Dr. med. Gert G. Hevelke, Bad Oeynhausen
Dr. med. Gerhard Kellendonk, Remscheid
Dr. med. Heinz Keller, Belp/Bern
Prof. Dr. med. Günther Kunz, Potsdam
Dr. med. Hilmar Leiblein, München
Dr. med. Wilhelm Linneweh, Hemer
Dr. med. habil. Richard Wilhelm Martin, Bad Nauheim
Prof. Dr. med. Rudolf Marx, München
Dr. med. Emil Metz, Ludwigshafen
Dr. med. Karl Moll, Aachen
Prof. Dr. med. Walther Pribilla, Berlin
Dr. med. Günter Rauh, Mittweida/Sa.
Prof. Dr. med. Herbert Reindell, Freiburg
Dr. med. Günter Röhrs, Wiehl 1
Dr. med. Hans Scholer-Seiler, Liestal/Schweiz
Dr. med. Kurt Thede, Lübbecke
Dr. med. Jürgen Wieding, Garbsen
Dr. med. Richard Wolf, Hamburg
Prof. Dr. Dr. h.c. Karl Zipf, Hirschberg/OT Leutershausen

Bereits am 19. Januar 1990 verstarb in München *Prof. Dr. Rudolf Marx*, der viele Jahre an der I. Medizinischen Universitätsklinik in München tätig war und das damals noch junge Fach der Hämostasiologie entscheidend gefördert und weiter entwickelt hat. Er hat große Verdienste um die Etablierung dieses Faches als klinische und wissenschaftliche Einheit in den großen Kliniken.

Am 10. April 1990 verstarb *Prof. Dr. Walther Pribilla* im Alter von 73 Jahren. Er war Schüler von Schulten in Köln, und dementsprechend lag der Schwerpunkt seines klinisch-wissenschaftlichen Interesses auf dem Gebiet der Hämatologie/Onkologie. Mitte der 60er Jahre übernahm er die ärztliche Direktion der II. Medizinischen Klinik des Städtischen Krankenhauses Berlin-Moabit. 1972–1974 war er Präsident der Deutschen Gesellschaft für Hämatologie, und von 1978–1984 hatte er das sehr wichtige Amt des Vorsitzenden des Berliner Tumorzentrums inne. Wir verdanken ihm wichtige Arbeiten zur Erythrokinetik und zum Stoffwechsel der Schwermetalle.

Prof. Dr. Herbert Reindell starb im Juli vergangenen Jahres 82jährig in Freiburg im Breisgau, der Stadt, die seit Jahrzehnten seine eigentliche Heimat war. Er kam von der Röntgenologie zur Inneren Medizin, zur Kardiologie und zur Sportmedizin. Viele von Ihnen wissen, daß er zahlreiche Olympia- und Wettkampfmannschaften als Sportarzt verantwortlich betreut hat. Er darf ohne Übertreibung als der Vater des Sportherzens bezeichnet werden, denn er hat als erster die Bedeutung des Restvolumens für die Adapationsvorgänge des gesunden Herzens an Mehrbelastungen erkannt. Erst dadurch haben wir gelernt, daß nicht jedes große Herz krank zu sein braucht, und er ist nicht müde geworden, diese Erkenntnis mit großer Überzeugungskraft vorzutragen. Seine kraftvolle Natur wird allen unvergessen bleiben, die ihm begegnet sind.

Prof. Dr. Wilhelm Gronemeyer, der am 13. September 1990 verstarb, war Mitarbeiter von Hansen in Lübeck. Sein klinisch-wissenschaftliches Interesse und seine ganze Liebe galten der Allergieforschung und dem Asthma bronchiale. Er hat lange Jahre das Allergie-Forschungsinstitut und die angeschlossene Asthmaklinik in Bad Lippspringe geleitet und war damals auch Lehrbeauftragter an der Universität Göttingen, bevor er an die Deutsche Klinik für Diagnostik nach Wiesbaden wechselte, wo er die Sektion Allergologie leitete. Wir verdanken ihm zahlreiche Lehr- und Handbuchbeiträge, und er war ein engagierter und gesuchter Vortragender bei Fortbildungsveranstaltungen.

Erst vor wenigen Wochen verstarb hochbetagt im 97. Lebensjahr unser Ehrenmitglied *Prof. Dr. Dr. h.c. Franz Büchner* in Freiburg. Er war Schüler von Aschoff und wurde später nach einer kurzen Zwischenstation in Berlin dessen Nachfolger als Direktor des Pathologischen Instituts der Universität Freiburg. Er hat sich schon frühzeitig der Herz-Kreislauf-Pathologie zugewandt und hat als erster die pathologisch-anatomischen Veränderungen des Herzmuskels bei Patienten mit Angina pectoris beschrieben und aufgrund der Untersuchungen des unvergessenen Physiologen Hermann Rein, der damals ebenfalls in Freiburg arbeitete, den Sauerstoffmangel durch eine eingeschränkte Koronardurchblutung auf dem Boden einer stenosierenden Koronarsklerose dafür verantwortlich gemacht. Die pathologische Anatomie der Koronarinsuffizienz ist untrennbar mit seinem Namen verbunden. Mit ihm hat sich eine herausragende Wegstrecke der Herz-Kreislauf-Pathologie vollendet. Daneben war *Franz Büchner* ein mutiger Mann, der die Kraft aus seinem gelebten Christentum empfing. Während des 3. Reiches war er eine moralische Institution, und er fürchtete sich nicht, seine Überzeugung zu bekennen. 1941, auf dem Höhepunkt der Euthanasie, nach damaligem Sprachgebrauch ‚der Vernichtung unwerten Lebens', sagte er in öffentlicher Rede: „Der einzige Herr, dem der Arzt zu dienen hat, ist das Leben. Der Tod ist ... der große Gegenspieler des Lebens wie des Arztes. Würde man aber dem Arzt zumuten, die Tötung unheilbar Kranker anzuregen und durchzuführen, so hieße das, ihn zu einem Pakt mit dem Tode zu zwingen. Paktiert er aber mit dem Tode, so hört er auf, Arzt zu sein." Wie sein wissenschaftliches Werk sollten auch diese Worte unvergessen bleiben.

Bevor ich zur Verleihung des Frerichs-Preises und damit zu einem Höhepunkt dieser Eröffnungsveranstaltung komme, gestatten Sie mir eine kurze kritische Umschau in die Gegenwartsmedizin, um damit einige aktuelle Fragen anzusprechen, die uns gegenwärtig dringend beschäftigen.

Das Vermeiden und das Heilen von Krankheiten und, wenn dies nicht möglich ist, das Helfen und das Lindern sind unverrückbare Maximen der Medizin. Trotzdem ist die Medizin aber immer auch ein Kind ihrer Zeit, in die sie eingebettet ist. Sie kann nicht außerhalb der Gesellschaft stehen, d.h., sie spiegelt die moralischen, ethischen, sozialen, politischen, aber auch kulturellen und geistigen Strömungen ihrer Zeit wider. Ich möchte in diesem Zusammenhang nur auf die ärztliche Problematik des Schwangerschaftsabbruches hinweisen, ohne dazu Stellung zu beziehen.

Früher waren die Kosten der Medizin absolut tabu. Für das Wirken des Arztes durften sie keine Rolle spielen. Heute stehen dagegen die ständig steigenden Kosten des Gesundheitswesens zu Recht im Mittelpunkt der Diskussion. Computertomographen, Kernspintomographen, Positronenemissionstomographen, Organtransplantationen, immunsuppressive, antibiotische und zytostatische Therapie verursachen Kosten, für deren Finanzierung die Gesellschaft bereit sein muß. Eine Herztransplantation kostet mehr als 150000 DM, die Behandlung einer akuten Leukämie mindestens ebenso viel, und die jährlichen Behandlungskosten eines Dauerdialysepatienten liegen um 40000 DM. Dabei arbeiten im internationalen Vergleich die deutschen Krankenhäuser durchaus kostengünstig. Die Ausstattung mit Personal – übrigens auch mit erfahrenen Fachärzten – liegt allerdings erheblich unter dem internationalen Durchschnitt. Während in den alten Bundesländern auf ein Krankenhausbett 1,15 Personalstellen entfallen, sind es in den USA 2,71 und in Schweden sogar 2,78, also fast 2½ mal so viel. Es ist jetzt schon abzusehen, daß wir Ärzte bald zwischen dem Machbaren und dem Finanzierbaren zu entscheiden haben. In diesem Management des Mangels dürfen wir Ärzte nicht allein gelassen werden, wir brauchen verbindliche Richtlinien, zumindest aber Rahmenbedingungen vom Gesetzgeber. Dabei muß diesem bewußt sein, daß wirksame Einsparungen im Gesundheitswesen nur durch Einschränkungen seiner Leistungen möglich sind. In den gesetzlichen Maßnahmen zur Kostendämpfung im Gesundheitswesen hat man sich aus verständlichen Gründen zu Einschränkungen des Leistungsangebotes nicht durchringen können. Dies hätte nämlich bedeutet, daß man für bestimmte Leistungen, wie z. B. die Implantation von Herzschrittmachern, Bypassoperationen, Endoprothesen, Dialysebehandlungen usw. Alterslimitierungen festsetzen muß, wie dies im Ausland teilweise praktiziert wird. Werden sich Politiker finden, die ähnliche Maßnahmenkataloge verantworten wollen? Ich will damit nur andeuten, daß die Qualität der medizinischen Versorgung u. a. abhängt von dem Preis, den die Gesellschaft dafür zu zahlen bereit ist.

Trotz aller Fortschritte darf nicht übersehen werden, daß das Mißtrauen oder auch die Furcht weiter Kreise der Bevölkerung vor der Medizin zunimmt. Die Möglichkeiten, das Leiden, aber nicht das Leben zu verlängern, die Furcht vor den Möglichkeiten der Gentechnologie und manches mehr müssen von uns Ärzten sehr ernst genommen werden. Sie belasten nicht nur die Einstellung der Öffentlichkeit zur Medizin im allgemeinen, sondern sie vermögen auch das Vertrauen des einzelnen Patienten in seinen Arzt zu tangieren. Die medizinische Wissenschaft ist aufgerufen, noch mehr als bisher durch Aufklärungsarbeit diese Befürchtungen und Vorurteile abzubauen und die Vorteile dieser Technologien für die Bekämpfung von Krankheiten aufzuzeigen. Mir ist bewußt, daß dieses Unterfangen einen Kampf mit den Medien bedeutet, aber mit klagender Resignation wird nichts bewirkt, wir müssen uns Bundesgenossen suchen.

Die ethischen Probleme der Medizin wurden uns bis vor wenigen Jahren durch die Handlungsweisen, das Vorbild und die Persönlichkeit unserer Lehrer vermittelt. Heute, im Zeitalter der Organtransplantationen und Organexplantation, der Möglichkeiten einer Manipulation des Todes, der nicht immer auf den individuellen Patienten abgestimmten großen, manchmal multizentrischen Therapiestudien, der pränatalen Diagnostik, aber vor allem bei den Versuchungen und den Mißbräuchen, die mit der Reproduktionsmedizin verbunden sind, können diese Probleme die betroffenen Ärzte in ihrer Entscheidungsfindung überfordern. In diesen „letzten Fragen" sind wir zunehmend auf das Gespräch und die Beratung mit anderen Disziplinen angewiesen. Das „Salus aegroti suprema lex" gilt natürlich unverändert auch heute noch, aber das „Salus aegroti" ist in Grenzbereichen unscharf geworden. Die Grenze zwischen dem, was getan werden kann oder könnte, und dem, was getan werden darf, ist nicht selten mit drückenden Gewissenskonflikten belastet. Das gilt auch besonders in der Intensivmedizin.

Noch ein letztes Wort zu den Aufgaben des Arztes in der Gesundheitsfürsorge, die den selben Stellenwert haben sollte, aber leider immer noch nicht hat, wie seine Aufgaben in kranken Tagen. Umweltbedingte Gesundheitsschäden, Krankheiten durch Überernährung, Rauchen und Alkohol nehmen ständig zu. Jedes 4.–5. Bett auf unseren Männerstationen ist mit einem Patienten belegt, dessen Krankheit in irgendeinem Zusammenhang mit Alkoholproblemen steht. Diese Beobachtung gilt in zunehmendem Maße auch für jüngere Frauen. Ist dies ein unabwendbarer Zustand? Ich meine nein! Wir dürfen die Hände nicht in den Schoß legen. Wir müssen aufklären und warnen, aber ohne erhobenen Zeigefinger und ohne die Moral zu bemühen, und vor allem ohne damit die Lebensfreude zu vergällen.

Die meisten aktuellen Sorgen, zumindest im Bereich der Kliniken, macht uns aber das, was vereinfachend als Pflegenotstand bezeichnet wird. Leidtragende sind in allerster

Linie unsere Patienten. In vielen Kliniken sind die personellen Engpässe im Pflegebereich so groß, daß die humane Krankenpflege zu einer „Satt- und Sauberpflege" degeneriert ist. Ein Ende ist nicht abzusehen, im Gegenteil. Die Krankenpflegeschulen, die früher überfüllt waren, sind schon seit langem nicht mehr ausgelastet. Die Ursachen reichen weit zurück. Man hat zu lange an die Illusion geglaubt, daß man den Krankenpflegebereich, in dem früher das Motto galt: „Mein Lohn ist, daß ich dienen darf", von dem allgemeinen Streben nach materiellem Wohlstand würde ausschließen können. Man hat nicht zur Kenntnis nehmen wollen, daß sich die Krankenpflege, die jahrhundertelang ein Werk der Barmherzigkeit war, zu einer professionell erbrachten Dienstleistung mit strengen Qualitätskriterien weiterentwickelt hat, die einen an diesen Anforderungen orientierten Preis beanspruchen kann. Hinzu kommt der belastende Schichtdienst, auch an Wochenenden, Feiertagen und während der Nacht. Man mag es bedauern, aber wir müssen akzeptieren, daß im Leben unserer heutigen Gesellschaft Arbeit und Freizeit inzwischen einen gleichwertigen Rang einnehmen. Die Krankenpflege kann weder eine geregelte Arbeitszeit noch eine geregelte Freizeit bieten. Einen in dieser Hinsicht so benachteiligten Beruf dann auch noch mit einer nur bescheidenen Entlohnung abzugelten, das kann nicht gut gehen, und die Quittung wird uns – leider auf dem Rücken unserer Patienten – jetzt serviert. Wer nun aber glaubt, daß die richtigen Konsequenzen gezogen werden, daß man nun endlich alles daran setzt, die Pflegeberufe generell attraktiver zu gestalten, durch höhere Bezüge, großzügige Angebote zur fachlichen Weiterbildung, Bereitstellung von Wohnraum in den Ballungsgebieten, Sonderurlaub, aber auch durch eine Neuorientierung des Verhältnisses von ärztlicher und pflegerischer Tätigkeit, denn eine strenge Trennung zwischen ärztlicher und pflegerischer Versorgung ist medizinisch nicht mehr zu begründen, ich verweise nur auf die Intensivstationen, der sieht sich getäuscht. Statt dessen diskutiert man über ein Pflichtjahr für Frauen, vermehrte Anreize für den Zivildienst, Entlastung der ausgebildeten Krankenschwestern durch den vermehrten Einsatz „billiger" Hilfskräfte, denn das alles darf natürlich nur kostenneutral vor sich gehen, da sonst die mühsam erstrittene Gesundheitsreform mit Kostendämpfung wieder in Frage gestellt wird. Der letzte Tarifabschluß vom 16. März ist ohne Zweifel ein Schritt in die richtige Richtung, dem aber möglichst bald stukturelle und organisatorische Verbesserungen folgen müssen.

Ich möchte nicht mißverstanden werden, und ich möchte deshalb eines ganz deutlich aussprechen: Ich bin seit über 35 Jahren als Arzt tätig. In dieser Zeit sind die Anforderungen an die Pflegeberufe in kaum vorstellbarem Ausmaß gestiegen. Das Können und die Qualität unseres Pflegepersonals haben aber mit diesen Anforderungen Schritt gehalten, aber nicht nur das, Einsatzbereitschaft und Idealismus sind ebenso unverändert vorhanden. Sie werden aber durch die ständige Überlastung und die bereits angesprochene „Satt- und Sauberpflege" in zunehmendem Maße strapaziert. Es ist absolut unberechtigt, einer „guten alten Zeit" der Krankenpflege nachzutrauern, die es sowieso nie gegeben hat, um darüber dringend notwendige Änderungen und Reformen zu vergessen oder noch weiter hinauszuschieben. Es ist schon beschämend, daß unser gewiß nicht armes Deutschland bei der Zahl der in den Pflegeberufen Tätigen einen der letzten Plätze einnimmt.

Theodor-Frerichs-Preis 1991

Der Theodor-Frerichs-Preis ist die höchste wissenschaftliche Auszeichnung, die von der Deutschen Gesellschaft für Innere Medizin verliehen wird. Seine Verleihung ist ein besonderer Höhepunkt jeder Eröffnungssitzung.

Vorstand und Ausschuß der Deutschen Gesellschaft für Innere Medizin haben eine Kommission, bestehend aus den Herren von Wichert (Marburg), Wilms (Würzburg) und Wolfram (München), eingesetzt. Diese Kommission hat in sorgfältiger Auswahl die Arbeit mit dem Kennwort „Kraft-Frequenz-Beziehung" als besonders preiswürdig empfohlen.

Es ist mir eine große Freude, Ihnen, lieber Herr Kollege Hasenfuß, den Preis zu überreichen.

Die Preiskommission kam zu folgender Würdigung:

Die Arbeit untersucht am gesunden und am insuffizienten menschlichen Myokard die Abhängigkeit der myokardialen Kraftentwicklung von der Herzfrequenz. Die Steigerung der myokardialen Kraftentwicklung bei zunehmender Herzfrequenz ist für die Regulation der normalen Kreislauffunktion von großer Bedeutung. Klinische Befunde weisen auf eine gestörte Kraft-Frequenz-Beziehung im insuffizienten menschlichen Myokard hin. Um diese Störung experimentell besser zu definieren und die subzellulären Veränderungen, die der gestörten Kraftentwicklung im insuffizienten menschlichen Herz zugrundeliegen, näher zu charakterisieren, wurden folgende Untersuchungen angestellt:

An linksventrikulären Myokard-Streifenpräparaten von suffizienten und insuffizienten menschlichen Herzen (dilatative Cardiomyopathie; NYHA IV) wurde die Abhängigkeit der isometrischen Kontraktionskraft von der Stimulationsfrequenz untersucht. Bei einer isometrischen Kontraktion wird die gesamte Energie in Form von Wärme frei. Diese gemessene Wärme kann unterteilt und den einzelnen subzellulären Systemen zugeordnet werden. Die gleichzeitige Messung der isometrischen Kontraktionskraft und der Wärmefreisetzung ermöglicht somit eine quantitative Analyse des Energieumsatzes und der Funktion subzellulärer Systeme. Die Messungen geben also Auskunft darüber, ob die gefundene Störung der Kraft-Frequenz-Beziehung im insuffizienten menschlichen Myokard in Verbindung gebracht werden kann mit 1. der elektromechanischen Kopplung, 2. den kontraktilen Proteinen und 3. der oxydativen Phosphorylierung.

Die methodisch sehr fortschrittlichen und anspruchsvollen Untersuchungen kommen zu dem Ergebnis, daß die Kontraktionskraft des *suffizienten* menschlichen Myokards mit ansteigender Stimulationsfrequenz kontinuierlich zunimmt und bei einer Schlagfolge von 166/min ein Maximum erreicht. Im Gegensatz dazu wird bei *insuffizientem* Myokard die maximale Kontraktionskraft bereits bei einer Schlagfolge von 36/min erreicht und nimmt bei höheren Frequenzen kontinuierlich ab.

Bei der gleichzeitigen Messung der Mechanik und der Wärmefreisetzung waren Kontraktionskraft, Geschwindigkeit der Kraftentwicklung und Geschwindigkeit der Relaxation des *insuffizienten* Myokards signifikant um ca. 50% gegenüber dem Kontrollmyokard vermindert. Die spannungsunabhängige Wärme als Index für die Zahl der pro Schlag freigesetzten Calciumionen und die Geschwindigkeit der Freisetzung der spannungsunabhängigen Wärme als Index für die Geschwindigkeit der Calcium-Elimination waren am *insuffizienten* menschlichen Myokard signifikant um ca. 70% vermindert. Das mittlere Spannungs-Zeit-Integral des einzelnen Querbrückenzyklus war am *insuffizienten* Myokard signifikant um 34% verlängert. Das Verhältnis aus Initialwärme und Gesamtwärme als Maß für den Wirkungsgrad der oxydativen Phosphorylierung war mit 0,50 am Kontrollmyokard und 0,54 am insuffizienten Myokard nicht signifikant verschieden.

Der Autor kommt zu der Schlußfolgerung, daß die maximale Kontraktionskraft des *insuffizienten* menschlichen Myokards bei einer dilatativen Kardiomyopathie gegenüber dem Kontrollmyokard signifikant vermindert ist. Die Kraft-Frequenz-Beziehung ist invers. Die gestörte Myokardfunktion kann durch Veränderungen der elektromechanischen Kopplung und Beeinträchtigung der kontraktilen Proteine erklärt werden. Der Autor zieht für die Klinik daraus die Konsequenzen, daß in Anbetracht der gestörten Kraft-Frequenz-Beziehung für die Therapie der Herzinsuffizienz Maßnahmen sinnvoll sind, die keine Frequenzsteigerung, besser noch eine Verlangsamung der Herzschlagfolge bewirken. Für die medikamentöse Therapie sind also Substanzen interessant, die die Herzfrequenz senken, ohne negativ inotrope Eigenschaften zu besitzen. Zur Verbesserung der gestörten elektromechanischen Kopplung im insuffizienten Myokard können Substanzen Bedeutung gewinnen, die wie cAMP eine gesteigerte Calciumfreisetzung und eine gesteigerte Calciumaufnahme durch das sarkoplasmatische Retikulum bewirken, jedoch ohne gleichzeitig die Herzfrequenz zu steigern.

Die Arbeit verbindet in hervorragender Weise physiologische und pathophysiologische Forschung modernster Prägung und den Bezug zur Klinik. Sie vermittelt neue Einblicke in die Pathogenese einer wichtigen klinischen Beobachtung am insuffizienten menschlichen Myokard. Die klinischen Konsequenzen können zu einem neuen Therapiekonzept für die Behandlung der Herzinsuffizienz bei dilatativer Kardiomyopathie führen. Die Ergebnisse dieser Arbeit sind wegweisend für die weitere Erforschung des insuffizienten Myokards bei der dilatativen Kardiomyopathie und stimulieren neue Ansätze für die Behandlung der Herzinsuffizienz.

Sehr geehrter Herr Kollege, Sie haben in dieser sorgfältigen und überzeugenden experimentellen Arbeit mit engem Bezug zu einer wichtigen klinischen Fragestellung neue Ergebnisse über die Ursache der Herzinsuffizienz mit wichtigen Ansätzen für die Arzneimitteltherapie vorgelegt.

Ich gratuliere Ihnen sehr herzlich zu dieser großen Anerkennung Ihrer bisherigen wissenschaftlichen Arbeit und wünsche Ihnen weiterhin viel Erfolg.

Gibt es heute noch eine Innere Medizin?

K. Kochsiek (Medizinische Klinik der Universität Würzburg)

Es wird Ihnen merkwürdig anmuten, den programmatischen Vortrag zur Eröffnung des Jahreskongresses der Deutschen Gesellschaft für Innere Medizin unter die Frage zu stellen, ob es eine Innere Medizin überhaupt noch gibt, und daraus folgt zwangsläufig die Frage, ob wir, d.h. die heutige Medizin, für die Behandlung und die Betreuung unserer Patienten eine Innere Medizin überhaupt noch benötigen. Dinge, die es gibt, die für den Menschen aber nicht unbedingt erforderlich sind, werden als Luxus klassifiziert. Hat sich die Innere Medizin, die, wie Sie wissen, unter ihrem Dach verschiedene sog. Teilgebiete vereinigt, zu einem Luxusgegenstand innerhalb der Medizin entwickelt? Geht nicht schon aus der nicht nur unglücklichen, sondern auch unzutreffenden Bezeichnung „Teilgebiet der Inneren Medizin" hervor, daß man die Innere Medizin in Spezialgebiete aufteilen kann, die ein gemeinsames Haus, nämlich die Innere Medizin, gar nicht mehr benötigen? Diese Meinung ist nicht selten zu hören, meistens mit dem ohne Zweifel zutreffenden Hinweis, daß das riesige Gesamtgebiet der Inneren Medizin von niemandem mehr überblickt werden kann, und schon aus diesem Grunde eine Aufteilung zwingend und realistisch sei. Hat nicht schon Goethe festgestellt, daß erst in der Beschränkung sich der Meister zeigt. Warum zögern die Internisten nun schon seit Jahrzehnten, diesen scheinbar notwendigen Schritt zu vollziehen. Ist es Überheblichkeit oder Unbelehrbarkeit, oder gibt es auch sachliche Gründe, die Einheit der Inneren Medizin als eine essentielle Grundlage für alle Teilgebiete beizubehalten?

Der Entwicklung des Begriffs Innere Medizin hat Dr. William B. Bean von der University of Iowa vor einigen Jahren ein Editorial im New England Journal of Medicine gewidmet. Der Autor kommt darin zu dem Ergebnis, daß der Begriff erstmalig beim ersten Kongreß unserer Gesellschaft 1882 auftaucht. Vorher hat er in der deutschen medizinischen Literatur keine Hinweise darauf gefunden, obwohl er bereits im mündlichen Gebrauch gewesen sein dürfte. Wenig später wird das *Zentralblatt für Klinische Medizin* in *Zentralblatt für Innere Medizin* umbenannt, und es kommen die ersten Lehrbücher der Inneren Medizin auf den Markt. Die amerikanische Medizin des ausgehenden 19. und des beginnenden 20. Jahrhunderts, die von der deutschen Medizin sehr stark beeinflußt worden ist, hat den Begriff Innere Medizin – Internal Medicine and Internist – sofort übernommen, und die Lehrbücher der Inneren Medizin werden als *Principles of Internal Medicine, Textbook of Internal Medicine* usw. benannt. Im benachbarten Großbritannien kennt man dagegen den Begriff offiziell nicht: Die Lehrbücher heißen *Textbook of Medicine* oder ähnlich. Die Klinik für Innere Medizin wird dagegen fast im gesamten angloamerikanischen Sprachraum als Department of Medicine, in den USA nur vereinzelt als Department of Internal Medicine bezeichnet.

Doch zurück zur Inneren Medizin in Deutschland. Was verstehen wir heute unter Innerer Medizin? Ich möchte es so formulieren: Die Innere Medizin ist das zentrale diagnostische und konservativ-therapeutische Fach des Gesamtgebietes der Medizin. Aus der Inneren Medizin haben sich in der Vergangenheit fast alle konservativen, d.h. nicht-operativen Fächer der Medizin entwickelt, z.B. die Kinderheilkunde als die Innere Medizin des Wachstumsalters mit seinem besonderen Problemen, die Dermatologie, große Teile der Neurologie, aber auch die Röntgenologie der inneren Organe und in den letzten Jahrzehnten die Labormedizin. Trotzdem ist die Innere Medizin mit ihren vielen Teilgebieten das Zentrum der nicht-operativen Medizin geblieben, und sie hat als das zentrale diagnostische Fach große Bedeutung für die Chirurgie, insbesondere die

Visceral- und die Herzchirurgie erlangt. Diese integrierende Funktion der Inneren Medizin kommt auch darin zum Ausdruck, daß die Kliniken für Innere Medizin fast überall auf der Welt als Medizinische Klinik oder Department of Medicine bezeichnet werden, daß die Studenten im Fach Innere Medizin unterrichtet und geprüft werden, daß sie aus Lehrbüchern der Inneren Medizin lernen, daß es kaum einen Arzt gibt, der nicht immer wieder gezwungen ist, in Lehrbüchern der Inneren Medizin nachzulesen, und daß es selbstverständlich einen Gebietsarzt, wie es heute heißt, für Innere Medizin gibt, den Internisten, der sich nach mindestens 6jähriger Weiterbildung und nach bestandender Prüfung so bezeichnen darf.

Nach diesen einleitenden Worten werden wahrscheinlich noch mehr von Ihnen als eingangs fragen, wie ein derart abgesichertes Fach in seiner Bedeutung und in seiner Notwendigkeit in Frage gestellt werden kann.

Die Antwort ist einfach: Weil es kein einheitliches, sondern ein integrierendes Fach ist, das immer wieder viel Kraft für diese Integration braucht. Es umfaßt die Gesamtheit der krankhaften Veränderungen innerer Organe oder besser Organsysteme des Menschen, und der Zusammenschluß zur Inneren Medizin besteht darin, daß kein erkranktes Organ isoliert betrachtet werden kann bzw. sollte, sondern daß jedes kranke Organ die Funktion anderer Organe mehr oder weniger stark beeinflußt und vor allem Auswirkungen auf die lebendige Ganzheit des Kranken hat, die die Symptome und das Erscheinungsbild seiner Krankheit nachhaltig prägen.

Sie alle wissen, daß es häufig sogar so sein kann, daß nicht das erkrankte Organ, sondern seine Auswirkungen auf andere Organe das Krankheitsbild beherrschen. Ich erinnere nur an die Herzinsuffizienz, eines der Hauptthemen dieses Kongresses, bei der Symptome von seiten der Lunge, der Leber, des Magens, des Darmes, der Nieren, der Muskulatur, des Gehirn und des Endokriniums ganz im Vordergrund stehen, während die auslösende Ursache, nämlich das kranke Herz, überhaupt keine Symptome zu machen braucht.

Eine Integration, so wie sie die Innere Medizin fordert, ist aber erst möglich nach genauer Analyse vieler Einzelkomponenten, und hier liegt die Gefahr, der sich die Innere Medizin immer wieder, aber in den vergangenen Jahrzehnten in besonderem Maße stellen muß. Wir wissen alle, daß kein Mensch mehr in der Lage ist, die zahlreichen, häufig komplizierten, vielfach instrumentell-manuellen Techniken und Methoden zur Untersuchung und zur Behandlung einzelner Organe zu beherrschen. Selbst über allgemein orientierende Kenntnisse dieser Verfahren kann ein einzelner kaum mehr verfügen. Hinzu kommt, daß in den vergangenen Jahren Behandlungsverfahren entwickelt worden sind, die nur von geübter Hand ausgeführt werden können und sollen: Ich nenne die Ballondilatation stenosierter Gefäße, vor allem der Koronarien, die Extraktion stenosierender Gallenwegskonkremente usw. Aus dieser Aufzählung ist unschwer zu erkennen, daß im Gebäude der Inneren Medizin zahlreiche zentrifugale Kräfte wohnen. Der Spezialist – und hier gebrauche ich die Bezeichnung zum ersten Mal, und um allen Mißverständnissen vorzubeugen, will ich sogleich zum Ausdruck bringen, daß sich damit keine negative, aber auch keine herausgehobene Assoziation verbinden soll, sondern daß ein Arzt gemeint ist, der in der Behandlung eines Kranken eine Funktion ausübt, die er besonders gut oder auch die nur er beherrscht, nicht mehr, aber auch nicht weniger –, der Spezialist also ist immer gefährdet, seine einseitigen, zugegebenermaßen häufig bewundernswerten Fähigkeiten außerhalb des Mutterfaches, losgelöst von der Inneren Medizin ansiedeln zu wollen.

Diese Entwicklung ist nicht neu, und viele Vorsitzende unserer Gesellschaft haben in ihren Eröffnungsreden davor gewarnt. Allerdings finden sich kaum einmal Vorschläge, wie diese Probleme befriedigend, d.h. für alle Beteiligten, und das sind der Patient, der Spezialist und der Allgemeininternist, gelöst werden können. Daß sie gelöst werden müssen, steht jedoch außer Zweifel, denn wir verfügen heute über Beispiele, wohin es führt, wenn Teilgebiete aus der Inneren Medizin auswandern und sich verselbstständigen. Welchen Schaden hat die deutsche Medizin durch die Ansiedlung der Tuberkulose und damit fast der gesamten damaligen Pneumonologie in Sanatorien und in Heilstätten genommen? Diagnostik und Therapie wurden administrativ und organisatorisch von der internistischen Krankenversorgung nahezu vollständig getrennt. Die Ausbildung des wissenschaftlichen Nachwuchses und die klinische Forschung auf dem Gebiet der Lungenkrankheiten kamen fast vollständig zum Erliegen, eine Fehlentwicklung, die bis heute nicht durchgreifend korrigiert werden konnte, so daß die Pulmonologie, die gesundheitspolitisch so wichtige Krankheiten wie die obstruktiven Atemwegserkrankungen und das Asthma bronchiale, aber vor allem auch viele umweltbedingte und arbeitsmedizinische Krankheiten umfaßt, erst langsam und sehr verzögert wieder Anschluß an die Innere Medizin und den internationalen Standard findet. Ohne auf Einzelheiten einzugehen, gilt ähnliches auch für die Rheumatologie, die viele Jahrzehnte nur in Kur- und Badeorten betrieben wurde mit erheblichen negativen Auswirkungen für dieses Fach.

Auch heute bestehen vielfache Bestrebungen, fächerübergreifende organzentrierte Fachkliniken zu gründen, in denen der Sachverstand von Spezialisten organisiert ist. Ich nenne beispielhaft die verschiedenen Herz-Kreislauf-Zentren, die sich aber in der Regel fast ausschließlich mit Diagnostik und Therapie, vor allem der operativen Therapie der koronaren Herzkrankheit befassen. Solche Zentren, auf die wir heute angewiesen sind, um die vielen Patienten mit koronarer Herzkrankheit sachgemäß zu behandeln, haben nur eine dauerhafte Zukunft, wenn es ihrer Vitalität gelingt, ohne nennenswerte eigene Forschungsaktivitäten an den wissenschaftlichen und klinischen Weiterentwicklungen ihres engeren Fachgebietes Anschluß zu halten. Für eine anspruchsvolle klinische Forschung fehlt in diesen, in der Krankenversorgung erfolgreichen Fachkliniken die heute notwendige breite Infrastruktur. Für Spezialkliniken anderer Fachrichtungen gelten ähnliche Überlegungen.

Ähnlich strukturierte Spezialabteilungen an Universitätskliniken oder großen Akutkrankenhäusern anzusiedeln, halte ich für eine Fehlentwicklung. Diese Akutkrankenhäuser haben ihre Aufgabe in der allgemeinen Krankenversorgung. Die Funktion der Fachkliniken besteht dagegen in einer häufig interdisziplinären spezialisierten Krankenversorgung bestimmter, meistens vordiagnostizierter Erkrankungen auf hohem Niveau. Wegen dieser einseitigen Ausrichtung können sie auch nicht als akademische Lehrkrankenhäuser für die Ausbildung von Studenten herangezogen werden. Eine Fehlentwicklung wie in früheren Jahrzehnten bei der Lungenheilkunde ist für die jetzigen Spezialkliniken nicht zu befürchten, solange Krankenversorgung, Lehre und Forschung dieser Fächer in den Hochschulkliniken vertreten bleiben und damit Forschung, Lehre und qualifizierte Weiterbildung gesichert sind.

Lassen Sie mich zur Inneren Medizin zurückkehren. Die erwähnten zentrifugalen Kräfte sind nicht neu. Schon vor über 80 Jahren hat Friedrich von Müller dieses Problem in seiner Eröffnungsrede angesprochen. Nachdem er begründet hatte, daß Spezialisten und die von ihnen vertretenen Teilgebiete notwendig sind, führte er aus: „Wir bekämpfen es aber, wenn die Spezialärzte den Zusammenhang mit der Inneren Medizin verlieren, wenn sie nicht deswegen Spezialärzte geworden sind, weil sie auf einem Gebiet besonders viel, also mehr als auf anderen, leisten, sondern weil sie nur auf einem Gebiet etwas leisten und von der übrigen Medizin zu wenig verstehen". Und er fährt fort: „Wir bekämpfen es, wenn aus dem Vorhandensein weitgehender Spezialisierung geschlossen wird, die Innere Medizin als Lehrgegenstand, also die Innere Klinik müsse in eine Reihe von Spezialfächern zerlegt werden. Wir brauchen eine starke zentrale Innere Klinik, heute noch so sehr wie früher, eine Klinik, in welcher die Übersicht über die Erkrankungen des ganzen Körpers und die Wechselwirkungen der einzelnen Organkrankheiten gelehrt wird ...".

Mancher wird einwenden, daß diese über 80 Jahre zurückliegenden Gedankengänge eines der ganz Großen unseres Faches nicht ewigen Bestand zu behalten brauchen, auch große Geister sind keine Propheten und können irren. Trotzdem meine ich, daß dieser Meinung Friedrich von Müllers auch heute noch voll inhaltlich zuzustimmen ist.

Ich will dies aus verschiedener Sicht begründen:

1. Aus der Sicht des Patienten.
2. Aus der Sicht des Arztes und der ärztlichen Weiterbildung.
3. Aus der Sicht der Lehre und der Ausbildung der Studenten.
4. Aus der Sicht der Forschung.

Patient, Arzt und ärztliche Weiterbildung

Im Zentrum der ärztlichen Tätigkeit hat selbstverständlich der Patient zu stehen, und ich meine, daß diese Selbstverständlichkeit am Anfang aller die Medizin betreffenden Überlegungen zu stehen hat. Aber ist dies tatsächlich der Fall? Wird an erster Stelle an das Wohl der Patienten gedacht, wenn von politischer oder administrativer Seite Dienstzeiten, Überstundenregelungen, Freizeitausgleich usw. festgelegt wurden, wenn von juristischer Seite die Einhaltung widersinniger Kapazitätsnormen und Studentenzahlen eingeklagt werden, aber auch wenn von den selbst betroffenen Ärzten neue Strukturen in den Krankenhäusern eingeführt wurden? Hat man bei diesen vielschichtigen Überlegungen, Verordnungen und Entscheidungen nicht gelegentlich den Eindruck, daß man bestrebt ist, daß es allen im Krankenhaus gut gehen soll, dabei aber erst zuletzt an den Patienten gedacht wird?

Aber lassen Sie mich zu meinem Thema zurückkehren. Die Behandlung und die Betreuung eines Patienten im Krankenhaus ist eng verbunden mit der Weiterbildung der Assistenten und des wissenschaftlichen Nachwuchses als den Trägern der ärztlichen Krankenbetreuung und der zukünftigen Forschung. Dabei ist zu berücksichtigen, daß ein Teil der Assistenten einer Klinik später in die freie Praxis geht, andere eine Chefarztposition anstreben und wieder andere die akademische Laufbahn einschlagen möchten. Eine gut organisierte Klinik muß für diese unterschiedlichen Aufgaben gerüstet sein. Die Leistungsfähigkeit einer guten Klinik beruht nämlich nicht etwa darauf, daß in ihr bessere Ärzte wirken, wie man gelegentlich meint, vielmehr ist die Arbeitsweise entscheidend. Die in einer Medizinischen Klinik Verantwortung tragenden Ärzte müssen alle Aspekte der Inneren Medizin abdecken, und es muß ihnen die Ausrüstung zur Verfügung stehen, mit der sie ihr Fachgebiet klinisch und auch wissenschaftlich bearbeiten können. Die in der Weiterbildung befindlichen jungen Ärzte, die klinisch erfahrenen Oberärzte und die Spezialisten müssen Hand in Hand arbeiten. Die Assistenten müssen mit den Anweisungen der Erfahreneren zurechtkommen, und sie müssen mit speziellen diagnostischen und therapeutischen Techniken vertraut sein, und auch die Schwestern, das medizinisch-technische Personal, die Krankengymnastinnen usw. müssen diesen vielfältigen Ansprüchen gerecht werden. Dies alles muß gut funktionieren. Nicht zuletzt aber – und das sollte eigentlich an erster Stelle stehen – soll der Patient sich in diesem ganzen Getriebe auch noch wohlfühlen, so gut es seine Krankheit zuläßt. Dies alles erfordert, daß in einer großen Medizinischen Klinik die wichtigsten Spezialgebiete vorhanden und von kompetenten Spezialisten vertreten sein müssen.

Für die Integration der Spezialisten gibt es im Prinzip zwei organisatorische Möglichkeiten, und damit greife ich alte Vorschläge des Wissenschaftsrates auf und folge, wie auch schon im Vorhergesagten, Gedankengängen des früheren Münchener Kinderklinikers Prof. Dr. Klaus Betke. Erstens kann man Spezialisten mit eigenen bettenführenden Abteilungen ausstatten und die allgemeine Innere Medizin in einer gleichberechtigten Kernklinik, oder wie immer man sie nennen will, ansiedeln. Wir hätten dann ein Zentrum mit seinen Satelliten, eine wenig angenehme Konstruktion. Für den Patienten würde dies bedeuten, daß er für Diagnostik und Therapie von Spezialist zu Spezialist und von Fachabteilung zu Fachabteilung wandert. In einem solchen System ist der Patient eher der Träger einer Krankheit, die es zu erkennen und zu behandeln gilt. Als

Individuum und Mensch in seiner lebendigen Ganzheit spielt er eine untergeordnete Rolle. Zweitens kann man es aber auch so machen, und ich möchte dies eine patientengerechte Lösung nennen, daß der Patient immer an seinem Platz bleibt und die Spezialisten zu ihm kommen. Ich brauche wohl nicht zu betonen, welchem System ich den Vorzug gebe. Die Aufnahme in einem Krankenhaus ist für den Patienten fast immer ein schockierendes Erlebnis. Der Mensch und besonders der alte Patient, mit dem wir es in zunehmendem Maße zu tun haben, ist nun einmal so veranlagt, daß er einen vertrauten überschaubaren Bereich braucht, um sich wohlfühlen zu können, d.h., er braucht sein Bett, er braucht Schwestern, die er trotz des Schichtbetriebes bald kennt, und er braucht Ärzte, zu denen er Vertrauen faßt, weil sie sich für ihn verantwortlich fühlen. Hinzu kommt, daß es nur mit dieser Organisationsstruktur möglich ist, die Persönlichkeit des Patienten kennenzulernen und seine Verhaltensweise zu beobachten und im Gespräch mit dem Patienten und seinen Angehörigen das so wichtige persönliche und soziale Umfeld zu ergründen. Auch die Angehörigen wissen es zu schätzen, daß sie sich an einen Arzt wenden können und die Auskünfte und Ratschläge nicht „einzusammeln" brauchen.

In diesem System haben die Stationsärzte eine zentrale Funktion, die für den Patienten, aber ebenso für ihre eigene Weiterbildung sehr wichtig ist. Sie müssen die Verantwortung für ihre Patienten tragen. Sie müssen entscheiden, ob und wann ein Spezialist hinzugezogen werden muß, und sie lernen, daß Konsilium mit Ratschlag zu übersetzen ist und daß nicht jeder Rat befolgt zu werden braucht, zumal die Ratschläge verschiedener Fachleute nicht selten divergieren. Und bei alledem hat der Stationsarzt die beruhigende Gewißheit, daß ein Oberarzt und auch der Chef im Hintergrund wachen.

In einem solchen System findet der vielbeklagte Trend zu immer stärkerer und vor allem viel zu frühzeitiger Spezialisierung junger Ärzte, bevor sie sich mit der allgemeinen Inneren Medizin vertraut gemacht haben, ein wirksames Gegengewicht.

Wo sollen in solch einer arbeitsteiligen Struktur die Spezialisten angesiedelt sein, ohne naheliegende und verständliche Empfindlichkeiten oder Ressentiments zu wecken? Einige werden Oberärzte sein, die sich auf dem Weg in eine Lebensposition befinden. Sie sind neben ihrem engeren Fachgebiet in der Klinikroutine tätig, allerdings mit ausreichenden Freiräumen für eigene wissenschaftliche Arbeit. Hier ist die Situation relativ einfach. Spezialisten, die sich besonders qualifiziert haben und mit ihrer wissenschaftlichen Reputation im In- und Ausland auch zum Ansehen der Klinik beitragen und die mit ihrer wissenschaftlichen Arbeit ganz erhebliche Drittmittel zur Forschungsförderung einwerben – ein solcher Spezialist wird nicht selten von außerhalb für diese Aufgabe berufen worden sein –, sollten in Lebensstellungen mit ihrer personell und apparativ ausgestatteten Fachabteilung außerhalb des Routinebetriebes stehen, also auch nicht über einen eigenen Bettenbereich verfügen, damit sie durch die Entbindung von der täglichen Krankenversorgung ihre Hände und Köpfe für ihre eigene wissenschaftliche Arbeit frei behalten. Ein solches System beinhaltet eine gegenseitige Abhängigkeit und einen sanften Zwang zur Kooperation. Die Stationen benötigen den Rat der Fachleute, und diese wiederum benötigen die Stationen, um an die sie interessierenden Patienten heranzukommen. Ein solches System ist sehr flexibel und erlaubt auch einen störungsfreien Wechsel von Schwerpunkten und sogar von Fachabteilungen. Selbstverständlich muß den Fachleuten in Lebenszeitpositionen ein zahlenmäßiges Belegrecht am Gesamtbettenpool der Klinik verbindlich zugesichert werden, um Abhängigkeiten vorzubeugen. Ebenso selbstverständlich haben sie das Recht zur Nebentätigkeit. Es entspricht allerdings meiner Überzeugung, daß für das dauerhafte Funktionieren einer solchen Struktur ein Poolsystem notwendig ist, um allzu große und unberechtigte fachspezifische Einkommensunterschiede, aber auch administrativ bedingte Belastungen auszugleichen.

Ich verkenne nicht, daß die soeben skizzierte ideologiefreie, patientengerechte Struktur einer Medizinischen Klinik, die aber auch auf andere große Fächer übertragbar ist, vielschichtige Probleme beinhaltet, die weniger auf dem fachlichen als vielmehr auf dem psychologisch-menschlichen Gebiet angesiedelt sind. Während z.B.. in Industrie und Wirtschaft die Integration der Spezialisten im Dienste der Produktion oder eines administrativen Systems eine Selbstverständlichkeit ist, fällt vielen Ärzten eine solche Denkweise im Dienste ihrer Patienten ausgesprochen schwer. Ursache ist das besondere Vertrauensverhältnis zwischen Arzt und Patient, das oftmals von beiden Seiten, manchmal aber auch nur einseitig als unteilbar angesehen wird. Obwohl auch heute noch gilt, daß das gegenseitige Vertrauen die wichtigste Voraussetzung für die Behandlung und die Betreuung unserer Patienten ist, darf nicht übersehen werden, daß in vielen Fällen nahezu unbemerkt diese persönliche Vertrauensbasis auf mehrere Ärzte übergegangen ist. Im Krankenhaus ist dies die Regel. Daß hier ein Patient nur von einem Arzt behandelt und betreut wird, ist die ganz große Ausnahme. Aber auch im niedergelassenen Bereich verläuft die Entwicklung ähnlich, in Gemeinschaftspraxen, Praxisgemeinschaften usw. wirken immer mehrere Ärzte bei der Betreuung der Patienten mit. Ist es dadurch zu der gefürchteten Entseelung der Medizin gekommen? Ist dadurch die individuelle von einer kollektiven Medizin abgelöst worden? Ich meine nein und es muß die Frage erlaubt sein: Sollte es wirklich unüberwindliche Schwierigkeiten geben, den tatsächlichen Anteil des einzelnen Arztes bei der Behandlung eines Patienten realistisch einzuschätzen? Unsere Patienten haben in dieser Hinsicht oftmals ein recht sicheres Urteil, das mit der Selbsteinschätzung mancher Ärzte nicht immer übereinstimmt. Die Inanspruchnahme erfahrener Spezialisten wird niemals die vertrauensvolle Beziehung von Patient und Arzt belasten, solange die einheitliche ärztliche Führung gewahrt bleibt. Das aber ist die Aufgabe des Internisten.

Aber natürlich kann eine solche patientengerechte Struktur einer Klinik nur mittelfristig realisiert werden. Doch gerade die Träger großer kommunaler Krankenhäuser haben in der strukturellen Gliederung ihrer Kliniken eine hohe Flexibilität, im Gegensatz zu den Universitäten, die in die Hochschulgesetze des jeweiligen Landes und darüber hinaus in die Beamtengesetze eingebunden sind. Trotzdem sollten von seiten der medizinischen Fakultäten alle Anstrengungen unternommen werden, um die augenblicklichen, von Land zu Land allerdings recht unterschiedlichen, für die Krankenversorgung, die Weiterbildung der Ärzte und, wie ich noch zeigen werde, auch für die Lehre und sogar für die Forschung wenig günstigen Strukturen zu verbessern.

Natürlich werden eine Infektionsstation, eine Intensivstation und eine Dialysestation gebraucht. Auch spezielle Einrichtungen für Transplantationsnachbehandlung, für aggressive zytostatische Therapie usw. sind notwendig. Ich will auch nicht bezweifeln, daß ein Herzkranker bei einem Kardiologen, ein Nierenkranker bei einem Nephrologen usw. besonders gut aufgehoben ist. Aber was soll geschehen, wenn er herz- und nierenkrank ist und darüber hinaus an einem Diabetes mellitus, einem Lungenemphysem und einer Leberzirrhose leidet? Wohin soll der Patient mit ungeklärten Beschwerden, die primär keinem Organ und keinem Fach zugeordnet werden können? Oder sollen unsere großen Medizinischen Kliniken sich nur noch auf Spezialdiagnostik und Spezialtherapie beschränken, den alltäglichen oder den ungeklärten Problempatienten aber kaum noch zu sehen bekommen? Wie sollen dann Internisten weitergebildet und Studenten unterrichtet werden? Ist in der Gliederung oder besser Zergliederung mancher Medizinischer Kliniken in zahlreiche kleine, absolut selbständige Abteilungen nicht des Guten zuviel getan worden? Schon jetzt höre ich von Kollegen, die an Facharztprüfungen beteiligt sind, daß die allgemeininternistischen Kenntnisse und Fähigkeiten von Ärzten aus Universitätskliniken nicht selten Wünsche offenlassen, daß sie aber bei den Prüfungen in den Teilgebieten weit Überdurchschnittliches leisten. Nach meiner Erfahrung, und damit stehe ich nicht allein da, können die Mängel in der Weiterbildung auch nicht allein durch Rotation zwischen den Fachabteilungen ausgeglichen werden. Trotz besten Willens auf allen Seiten fühlt der rotierende Assistent sich fremd in der fremden Abteilung, und er erhält kaum Zugang zu den speziellen diagnostischen und therapeutischen Verfahren der jeweiligen Fachabteilung, über die die Assistenten der Mutterabteilung sorgfältig wachen. Diese Tatbestände und viele weitere Überlegungen sollten Anlaß sein, die Strukturen unserer großen Medizinischen Kliniken zu überdenken und zu überprüfen, ob sie den vielfältigen Anforderungen tatsächlich gerecht werden können, so wie es der Wissenschaftsrat in seinen Empfehlungen zur klinischen Forschung an den Hochschulen bereits 1986 getan hat. An der Erarbeitung dieser Empfehlung haben alle damaligen Bundesländer mitgewirkt, und sie sind einstimmig verabschiedet worden. Einer Umsetzung dürften also keine unüberwindlichen Hindernisse entgegenstehen. Es geht nicht um Reaktion oder gar Restauration, wie gelegentlich zu hören ist, sondern es geht um eine bessere Versorgung unserer Patienten, um eine bessere Weiterbildung unserer Assistenten, um eine bessere Lehre für unsere Studenten und um verbesserte Bedingungen für die klinische Forschung. Lohnt es sich nicht mehr, sich dafür einzusetzen?

Lehre

Ich komme damit zur Lehre. Fehlentwicklungen in der Lehre ist ein erheblicher Anteil der allzu frühen Spezialisierung und der Überbewertung des Fachwissens zuzuschreiben. Fachleuten neigen nun einmal dazu, ihre speziellen Kenntnisse und Fähigkeiten besonders hoch einzuschätzen, das entspricht der allgemeinen menschlichen Erfahrung. Schuld daran trägt nicht zuletzt der traditionell organbezogene Unterricht, in dem jedem Spezialisten die Möglichkeit geboten wird, sein Fach und sein Fachwissen ohne Berücksichtigung des übergeordneten Gesamtgebietes allein vertretend darzustellen. Die Neigung unserer Studenten und jungen Assistenten, die Leistung des Spezialisten bei der Betreuung der Patienten besonders hoch einzuschätzen, hat hier eine ihrer wesentlichen Wurzeln.

In den vielen Bewerbungen um Assistentenstellen, die mich täglich erreichen, wird oftmals nicht der Wunsch geäußert, Internist zu werden, häufig wird als Berufswunsch bereits ein Teilgebiet angegeben, gar nicht selten werden die Bewerbungen direkt an den verantwortlichen Spezialisten gerichtet, der das Fachgebiet vertritt. Dabei sollte den Bewerbern bekannt sein, daß die Weiterbildung in einem Teilgebiet erst nach der abgeschlossenen Weiterbildung zum Internisten erfolgen kann, und das soll auch in Zukunft so bleiben. In der geschilderten Einstellung kommen tiefgreifende Versäumnisse des akademischen Unterrichts der vergangenen Jahrzehnte zum Ausdruck. Durch die organzentrierte Aufteilung in immer kleinere Fachgebiete, deren Ansprüche häufig in reziprokem Verhältnis zu ihrer allgemein internistischen Bedeutung stehen, ist dem angehenden Arzt systematisch der Eindruck vermittelt worden, daß der Patient eigentlich nur von Spezialisten richtig behandelt werden kann. Auch die Einstellung, daß der Träger einer Krankheit behandelt wird und nicht der kranke Mensch, wird dadurch gefördert.

Die meisten von Ihnen wissen und es ist von vielen Seiten darauf hingewiesen worden, daß besonders die Einführung technischer invasiver Verfahren in der Inneren Medizin diese Entwicklung ausgelöst hat. Ich nenne den Herzkatheter, die Endoskopie, die Dialyseverfahren usw. Seit den 70er Jahren verläuft diese Entwicklung aber sehr viel weniger stürmisch, und die typischen allgemeininternistischen intellektuellen Verfahren wie die Klinische Chemie, die Biochemie, die Immunologie, die Molekularbiologie usw. gewinnen wieder zunehmend Bedeutung für Diagnostik und Therapie. Die naturwissenschaftlichen Grundlagen dieser Methoden sind aber im Gegensatz zu den technisch-manuellen Verfahren von Teilgebiet zu Teilgebiet nicht sehr unterschiedlich, so daß es auf dieser wissenschaftlichen Basis nahezu unbemerkt wieder zu einer Annäherung der verschiedenen Fachgebiete kommt. Ich werde darauf noch kurz zurückkommen.

Ein Abbau der in der Vergangenheit teilweise mit tatkräftiger Unterstützung durch die Politik aufgebauten Grenzen – im Vordergrund stand nicht so sehr das Wohl des Patienten, sondern die ideologische Forderung nach Abbau der Klinikhierarchie und nach ungebundener Entfaltung von Arztpersönlichkeiten – ist von der Novellierung der Approbationsordnung zu erhoffen, die jetzt zwingend den Übergang vom organzertrierten zum problemorientierten Unterricht vorschreibt. Problemorientiert, d.h., daß der

Student über die Beschwerden, die Symptome und die Krankheitserscheinungen an die Erkrankung und die persönliche Problematik des einzelnen Patienten herangeführt wird. In einem solchen Unterricht, der allerdings zeitraubende Abstimmungen unter den Fächern, eine sorgfältige Erarbeitung detaillierter Lehrpläne und die disziplinierte Einhaltung von Studienplänen voraussetzt, läßt sich die Bedeutung der allgemeinen Inneren Medizin, aber auch die Notwendigkeit und der Stellenwert der Fachgebiete sehr viel verständlicher darstellen und einordnen. Der Student muß lernen, daß Allgemeininternist und Spezialist eng zusammenarbeiten müssen und daß es eine Hierarchie oder Dominanz in diesem System nicht geben darf. Beiden kommt eine gleichberechtigte Position bei der Betreuung der jeweiligen Patienten zu. Dabei muß der Spezialist wissen, daß er in der Regel nur vorübergehend in Diagnostik oder Therapie tätig werden kann, während der Allgemeininternist dauerhaft mit seinem Patienten verbunden bleibt, dafür aber einen Teil seiner Kompetenz an den Spezialisten abtreten muß. Ich bin davon überzeugt, daß diese Reform des Unterrichts dem Studenten die Rolle des Allgemeininternisten und des Spezialisten in dem komplexen Gebäude einer arbeitsteiligen Krankenbetreuung nahebringen und verständlich machen wird. Ich hoffe, daß damit auch der derzeitige Drang zur Spezialisierung auf ein reales Maß zurückgeführt werden kann.

Forschung

Zum Anschluß noch einige wenige Worte zur Forschung in der Inneren Medizin. Hier ist zuerst einmal festzustellen, daß es eine Forschung in der Inneren Medizin nie gegeben hat. Die Großen unseres Faches haben mit der Pathophysiologie oder der funktionellen Pathologie das komplexe Zusammenwirken der verschiedenen Organsysteme bei krankhaften Prozessen aufgezeigt, geforscht wurde aber in der Regel immer über bestimmte Organkrankheiten oder über Regulationsstörungen. Früher konnten Internisten noch auf verschiedenen Gebieten forschen. So hat z. B. Paul Morawitz, einer meiner Vorgänger auf dem Würzburger Lehrstuhl, wichtige Arbeiten über den Koronarkreislauf erstellt, und seine später veröffentlichte Theorie über die Blutgerinnung hat heute noch volle Gültigkeit. Eine solche Vielfalt ist heute nicht mehr möglich, dafür sind die Methoden und der Forschungsgegenstand zu komplex. Aber eine Verbindung und damit Annäherung zwischen den verschiedenen Fachgebieten erfolgt immer mehr durch gemeinsame oder ähnliche Methoden, mit denen unterschiedliche Fragestellungen bearbeitet werden. Die immunologischen Verfahren in der Rheumatologie, der Nephrologie, der Kardiologie, der Gastroenterologie und der Hepatologie usw. unterscheiden sich nicht grundsätzlich. Ähnliches gilt für die molekularbiologischen Methoden, die für viele Fragestellungen in den verschiedensten Fachgebieten unentbehrlich sind. Zellkulturen sind für die Bearbeitung wissenschaftlicher Fragestellungen in vielen Fachgebieten von zentraler Bedeutung. Schon aus Kostengründen können diese Aktivitäten innerhalb einer Klinik nur in einem einheitlichen Zellkulturlabor zusammengefaßt werden. Ähnliches gilt für zahlreiche kostenaufwendige Apparate, wie Massenspektrometer, Zellsorter, spezielle Tiefkühlzentrifugen usw., deren Anschaffung nur zu verantworten ist, wenn sie optimal genützt werden, und das ist nur gewährleistet, wenn sie verschiedenen Arbeitsgruppen zur Verfügung stehen. Ähnliche Überlegungen gelten für die Integration der Informatik in eine forschungsaktive Klinik. Mit diesen kurzen Beispielen möchte ich nur andeuten, daß die immer aufwendiger werdende Infrastruktur für die Forschung in einer Medizinischen Klinik die Zusammenarbeit der verschiedenen Fachgebiete zwingend erforderlich macht und daß dadurch nicht nur eine willkommene Ergänzung, sondern auch eine gegenseitige Befruchtung und Motivierung, aber vor allem wieder eine Annäherung der verschiedenen Fachgebiete zustandekommt.

Ich komme zum Schluß. Gibt es heute noch und brauchen wir heute noch eine Innere Medizin? Ich möchte die Beantwortung dieser eingangs gestellten Frage Ihnen überlassen. Sollte die Mehrheit sie bejahen, dann brauchen wir aber auch in Zukunft diesen Kongreß, um die Gemeinsamkeiten unseres großen Faches, das sich aus so vielen einzelnen Bausteinen zusammensetzt, darzustellen und zu diskutieren. Ein wichtiger Partner in diesen Diskussionen ist immer die pharmazeutische Industrie gewesen, deren Hilfe und Unterstützung bei der Ausrichtung eines solchen Kongresses unverzichtbar ist, die aber auch gerade vom Internistenkongreß wichtige Anregungen für ihre eigene Arbeit bezieht. Ich hoffe deswegen sehr, daß die augenblickliche Zurückhaltung einiger führender Pharmaunternehmen bei der Beteiligung an unserem Kongreß nur vorübergehend sein wird. Ich bin der festen Meinung, daß das Forum des Jahreskongresses der Deutschen Gesellschaft für Innere Medizin für die pharmazeutische Industrie Vorteile bietet, die wie in der Vergangenheit so auch in der Zukunft Förderung verdienen.

1882 hat Th. von Frerichs bei der Eröffnung das I. Congresses gesagt: „Die innere Heilkunde ist und bleibt der segenspendende Strom, in welchem die Spezialfächer wie Bäche sich abzweigen und gespeist werden, die aber im Sande verrinnen und versiegen werden, wenn sie sich abtrennen". Dieses Plädoyer für die Innere Medizin wurde 100 Jahre später von einem unverdächtigen Zeitzeugen erneuert. Eugene Braunwald, der hochangesehene amerikanische Kardiologe und Chief of the Department of Medicine des Peter Bent Brigham Hospital der Harvard Medical School hat zu dieser Thematik kürzlich sinngemäß gesagt: „Jedes Teilgebiet, das den Mutterboden der Inneren Medizin verläßt, wird eine Schlacht gewinnen, vielleicht auch zwei, aber den Krieg wird es verlieren".

Damit ist der 97. Kongreß der Deutschen Gesellschaft für Innere Medizin eröffnet.

Verstärkte Thrombolyse und verminderte Thrombozytenaggregation durch ein anti-GPIIb/IIIa-Antikörper Urokinase Hybridmolekül (7E3-UK) *

C. Bode[1], T. Nordt[1], M. Freitag[1], J. Ruef[1], M. Kaltenmeier[1], G. Meinhardt[1], W. Kübler[1], E. Haber[2] ([1] Medizinische Klinik III – Kardiologie der Universität Heidelberg, [2]Squibb Institute for Medical Research, Princeton NJ, USA)

Therapie mit Plasminogenaktivatoren führt zu einer signifikanten Reduktion der Mortalität bei Patienten mit akutem Myokardinfarkt. Trotzdem verbleibt eine Reihe von Problemen, die durch bessere Plasminogenaktivatoren überwunden werden könnten. In etwa 25% aller behandelten Patienten sind die derzeit verfügbaren Plasminogenaktivatoren nicht ausreichend wirksam, da eine Reperfusion entweder nicht oder zu spät erreicht wird. Darüberhinaus limitiert eine hohe Rate früher Reverschlüsse den Therapieerfolg.

Arterielle Thromben bestehen überwiegend aus aktivierten, aggregierten Thrombozyten. Um den kombinierten Effekt eines zielgerichteten Thrombolytikums und einer Thrombozytenrezeptorblockade auszunutzen, wurde ein monoklonaler Antikörper (7E3), der spezifisch an den Thrombozytenmembranrezeptor GP IIb/IIIa bindet und dadurch die Plättchenaggregation verhindert, kovalent an Urokinase (UK) gekoppelt und die Wirksamkeit des Konjugates getestet.

Präparation, Reinigung und Charakterisierung des anti-GP IIb/IIIa Antikörper-Urokinase Konjugates

Eine reaktive Disulfidgruppe wurde in das Urokinasemolekül durch Reaktion mit dem heterobifunktionalen Quervernetzungsreagenz N-Succinimidyl-3-(2-pyridyldithio)propionate (SPDP) eingeführt. Der anti-GP IIb/IIIa Antikörper wurde zunächst mit Pepsin zu dem entsprechenden (Fab')2 Molekül verdaut und dann in Gegenwart von Arsenite unter kontrollierten Bedingungen zu Fab' reduziert. So wurden drei Sulfhydrylgruppen für die Disulfidaustauschreaktion mit der modifizierten Urokinase verfügbar. Zunächst hielt ein immobilisierter Antikörper gegen Maus-Fab das Konjugat (und freies, nicht konjugiertes Fab') aus dem Reaktionsgemisch zurück während ungekoppelte Urokinase entfernt wurde. Sodann wurde durch immobilisiertes Benzamidin das Konjugat zurückgehalten, während freies Fab' entfernt wurde. Das Konjugat wurde in seiner molekularen Struktur durch SDS-Gelelektrophorese als überwiegender 1:1 Komplex aus Urokinase und Antikörper-Fab' charakterisiert.

Ergebnisse der Testung des Konjugates

In einem Test, der die Umwandlung von Plasminogen in Plasmin in Gegenwart von immobilisiertem GP IIb/IIIa mißt, zeigte sich 7E3-UK ungekoppelter Urokinase 31fach

* Unterstützt durch eine Sachmittelbeihilfe der Deutschen Forschungsgemeinschaft (Bo 726/3–2).

überlegen ($p < 0{,}0001$). Die Zugabe gereinigten, gelösten IIb/IIIa-Rezeptors verhinderte diese Wirkungsverstärkung und bestätigte damit die spezifische Wirkweise des Hybridmoleküls. In einem Thrombolyseassay, das die Auflösung radioaktiv markierter menschlicher Thromben mißt, war das Hybridmolekül 25mal stärker wirksam ($p < 0{,}009$) als ungekoppelte Urokinase oder eine Mischung aus ungekoppelter Urokinase und ungekoppeltem Antikörper. Enthielt der aufzulösende Thrombus hingegen keine Thrombozyten, wirkten UK und 7E3-UK äquipotent, was erneut die Spezifität des Konjugates unterstreicht. Ex vivo wurde ADP-induzierte Plättchenaggregation durch 7E3-UK bereits in einer Konzentration von 8 nM gehemmt. Um den gleichen Effekt mit einer Mischung aus UK und 7E3 oder UK allein zu erzielen wurden 60 nM und 1000 nM benötigt.

Zusammenfassung und Ausblick

Das Hybrid 7E3-UK vereinigt in einem Molekül die gesteigerte thrombolytische Wirksamkeit eines zielgerichteten Thrombolytikums und die (ebenfalls noch gesteigerte) aggregationshemmende Wirkung des Antikörpers. Eine gesteigerte Thrombolyserate und eine relative Selektivität für plättchenreiche Thromben konnten nachgewiesen werden.

Die Verleihung hoher Affinität zu einem plättchenreichen Thrombus durch einen Antikörper mit eigener Wirkung (Thrombozytenaggregationshemmung) an Urokinase verdeutlicht eine weitere der vielfältigen Möglichkeiten, die das Prinzip der Antikörper-vermittelten Thrombolyse zu bieten hat [1, 2, 3].

Literatur

1. Bode C, Meinhardt G, Runge M, Freitag M, Nordt T, Arens M, Newell JB, Kübler W, Haber E (1991) Platelet-targeted fibrinolysis enhances clot lysis and inhibits platelet aggregation. Circulation (in press) – 2. Bode C, Kübler W (1989) Antikörper-vermittelte Thrombolyse. Ein neues therapeutisches Prinzip. Klin Wochenschrift 67:651–658 – 3. Bode C, Runge M, Schönermark S, Eberle T, Newell JB, Kübler W, Haber E (1990) Conjugation to an antifibrin Fab′ enhances the fibrinolytic potency of single-chain urokinase plasminogen activator. Circulation 81: 1974–1980

Adulte polyzystische Nierenerkrankung – phänotypische und genotypische Eigenschaften des Zystenepithels in vitro

R. Klingel[1], S. Störkel[2], W. Dippold[1], H.-J. Rumpelt[2], H. Köhler[1], K.-H. Meyer zum Büschenfelde[1] ([1]I. Medizinische Klinik und Poliklinik, [2]Institut für Pathologie der Universität Mainz)

Einleitung

Die adulte, autosomal vererbte Form der hereditären polyzystischen Nierenerkrankung (ADPKD) gehört mit einer Häufigkeit von 1:1000 zu den häufigsten hereditären Erkrankungen des Menschen. Schätzungen gehen von ca. 5 Millionen betroffenen

---

Abkürzungen: ADPKD = adult dominant polycystic kidney disease; CK = Cytokeratin; EGF = epidermal growth factor; TGA = Lotus tetragonolobus agglutinin; TGF = transforming growth factor

Patienten weltweit aus, hiervon in den USA ca. 500000 (Grantham 1990). Im Mittel haben 50% der Patienten im 60. Lebensjahr das Stadium der terminalen Niereninsuffizienz erreicht (Churchill et al. 1984).

1985 wurde der erste genetische Locus der ADPKD durch „Linkage"-Untersuchungen auf dem kurzen Arm von Chromosom 16 entdeckt und mit dem Namen PKD1 bezeichnet (Reeders et al. 1985). Es konnte die Nachbarschaft des Gens zu dem polymorphen DNA-Marker 3'HVR gezeigt werden, der etwa 8 kb stromabwärts des Hämoglobin Gen-Clusters liegt (Reeders et al. 1985, 1986). Mittlerweile ist klar, daß ADPKD genetisch keine einheitliche Krankheitsentität darstellt. Es existieren Familien, bei denen das „Linkage" mit dem Chromosom 16p ausgeschlossen werden kann (Romeo et al. 1988; Kimberling et al. 1988). Jüngst wurde über einen möglichen zweiten verantwortlichen Locus auf dem Chromosom 2 berichtet (Norby et al. 1990). Viele der bisherigen Vorstellungen zum Pathomechanismus der hereditären Zystennierenerkrankungen stützten sich ausschließlich auf pathologisch-anatomische Untersuchungen. In menschlichen ADPKD Nieren können Zysten sowohl von proximalen wie distalen Nephronsegmenten entstehen (Faraggiana et al. 1985). Der Locus des PKD1 Gens ist bekannt, nicht aber das Gen oder sein Produkt. Trotzdem konnten inzwischen einige pathogenetische Faktoren identifiziert werden, an denen das PKD1 Gen direkt oder mittelbar beteiligt sein könnte. Das Zystenepithel von ADPKD betroffener Nieren bildet regelmäßig in einigen Zysten mikropapilläre, hyperplastische Strukturen, die teilweise als Mikropolypen imponieren (Bernstein et al. 1987; Evan et al. 1979; Grantham et al. 1987). Die Vorstellung, daß solche papillären Strukturen zu einem Abflußhindernis führen und damit zur Zystenentstehung beitragen, ist nicht mehr gültig. Das Risiko der malignen Entartung dieser Strukturen scheint aber sehr gering (Bernstein et al. 1987). Im Gegensatz hierzu sind Nierenzellkarzinome in erworbenen Zystennieren, wie sie unter einer langjährigen Dialysetherapie entstehen können, häufig (Ishikawa et al. 1990). Neben diesen morphologischen Veränderungen konnten molekulare Veränderungen als Korrelat der Hyperproliferation bisher nicht erkannt werden. Vergleicht man diese Befunde mit dem Mehrschrittmodell der Entwicklung epithelialer Tumoren, und hier besonders mit dem kolorektalen Karzinom, werden Parallelen deutlich (Fearon u. Vogelstein 1990; zur deutschen Übersicht Klingel et al. im Druck 1991). Das Gen der familiären Polyposis coli konnte auf dem Chromosom 5q lokalisiert werden. Dieser Locus ist entscheidend für die Hyperproliferation der Kolonschleimhaut auf dem Weg zum Adenom, dem kritischen Schritt auf dem Weg der Tumorentstehung. Es entstehen Bedingungen, die es einem zunächst kleinen Zellverband ermöglichen, trotz der inhibitorischen Kontrolle des umgebenden Gewebsverbands zu expandieren. Anders als beim Kolonkarzinom führt die genetisch vorgegebene Disposition zur Hyperproliferation bei der ADPKD nur ausnahmsweise zur Entwicklung maligner Tumoren (Grantham 1990).

Mehrere Tiermodelle sind bekannt, die sich der hereditären Situation beim Menschen annähern. Gut untersucht ist der mutante CPK Stamm von C57BL/6J Mäusen. Diese Mäuse entwickeln eine autosomal-rezessive Erkrankung, die morphologisch der menschlichen sehr nahe kommt (Gattone et al. 1988; Preminger et al. 1982). Eine defekte Expression des epidermalen Wachstumsfaktors EGF, veränderte Expression von Basalmembrankomponenten und eine verstärkte c-myc Expression konnten beobachtet werden (Cowley et al. 1987; Ebihara et al. 1988; Gattone et al. 1990; Horikoshi et al. 1991; Taub et al. 1990a). Unabhängig von der Zystenentwicklung sind bei CPK-Mäusen der epidermale Wachstumsfaktor EGF und der transformierende Wachstumsfaktor TGF-alpha wichtig für die Tubulusentstehung während der fetalen Nierenentstehung (Taub et al. 1990b). Als angeborene Anlage liegt weiterhin eine gestörte Abfolge der c-fos, c-myc, c-Ki-ras und c-Ha-ras Aktivierung im Rahmen der Regeneration und normalen Zellproliferation vor (Cowley et al. 1989).

Über in vitro Untersuchungen von menschlichem Zystenepithel wurde erst vereinzelt berichtet (Granot et al. 1990; McAteer et al. 1988; (Wilson et al. 1986). Von den zugehörigen Patienten wurden keine Angaben gemacht, ob ein Linkage mit dem Chromosom 16p besteht, d.h. ob beobachtete Veränderungen möglicherweise Rückschlüsse auf das PKD1 Gen erlauben (Wilson et al. 1986). Veränderte Eigenschaften der zellulären Differenzierung und der Regulation des Wachstums sind bisher nicht bekannt.

Material und Methoden

Zystenwandanteile einer nephrektomierten Zystenniere wurden isoliert, mikrodisseziert und in vitro kultiviert. Mit Hilfe polymorpher DNA-Marker, die den mutmaßlichen Zystennierenlocus PKD1 auf dem kurzen Arm von Chromosom 16 flankieren (3'HVR, 24-1 und 26-6) wurde die zugehörige Familie des nephrektomierten Patienten untersucht (Reeders et al. 1985; Breuning et al. 1987, 1990). Die Berechnungen der „Linkage"-Analyse wurden mit Hilfe des LINKAGE Computer-Programmpaketes durchgeführt (Lathrop u. Lalouel 1984). Die etablierten Zystenepithelzellen wurden mit dem Namen MZ-PKD-1 bezeichnet. Zur morphologischen Charakterisierung der Zellen wurde eine Transmissionselektronenmikroskopie durchgeführt. Monoklonale Antikörper gegen HLA (W6/32), epitheliale Differenzierungsantigene (EPM-1 und EXO-1 [Dippold et al. 1987a, b; Klingel et al. 1990], Cytokeratine CK 1-8, CK 7, CK 18, CK 19), Vimentin, Nephron-Segment typische Strukturen (gamma-GT, Villin, H^+ATPase, Lectin TGA), Nierenzellkarzinom-assoziierte Antigene (URO 2, URO 3/Aminopeptidase N, URO 4/ Adenosin Deaminase bindendes Protein, URO 8) und die beiden Enzyme menschlicher Bürstensaumepithelien Neutrale Endopeptidase und Dipeptidyl-Peptidase lV dienten unter Anwendung immunzytochemischer Methoden der phänotypischen Untersuchung. In der gesamt cytoplasmatischen RNA der MZ-PKD-1 Zellen wurde die Expression von c-myc (Exon 3/1,6 kb Clal-EcoRl Fragment), EGF-Rezeptor (pHER-A-64-1), TGF-alpha (40mer Oligonukleotid) und TGF-beta1 (40mer Oligonukleotid) mit Hilfe spezifischer Proben in der Northern-Blot Analyse bestimmt. Vergleichend wurden normale Nierenzellen und Nierenkarzinomzellen mit gleicher Nephronsegmentdifferenzierung untersucht.

Ergebnisse

Linkage Analyse

Die Familie des nephrektomierten Patienten wurde mit Hilfe der polymorphen DNA-Marker 3'HVR, 24-1 und 26-6 untersucht (Abb. 1). Mit Hilfe des MLINK Programms des LINKAGE Programmpakets konnte ein positives Linkage der Vererbung der Zystennierenerkrankung mit diesen Markern gezeigt werden. Dies führte zu dem Schluß, daß die etablierten MZ-PKD-1 Zellen konstitutionell den Genotyp eines veränderten PKD1 Gens auf Chromosom 16p besitzen.

Etablierung der MZ-PKD-1 Zellen

Die Zellkultur der MZ-PKD-1 Zellen zeichnete sich im wesentlichen durch 3 Wachstumsphasen aus. Etwa 5 Tage nach der Operation begann das Wachstum von Zellkolonien. Es folgten ca. 3 Wochen einer starken Zellproliferation. Hiernach kam es zu einer deutlichen Alterung und zum beginnenden Tod der Zellen. Die Proliferation der MZ-PKD-1 Zellen war von aufeinanderfolgenden Veränderungen der Zellgestalt begleitet (Abb. 2). Polygonale Zellen initial kleiner Inseln wurden zunehmend spindelförmig, und es bildeten sich zentrale wirbelartig angeordnete Zellverbände, die bei Erreichen eines konfluenten Monolayers sich domartig aufschichteten. MZ-PKD-1 Zellen konnten unter flüssigem Stickstoff gelagert werden und zeigten nach Auftauen ein gleichartiges Wachstumsverhalten.

Elektronenmikroskopie

Das augenfälligste Merkmal der MZ-PKD-1 Zellen war die Ausbildung Mikrovilli-artiger Strukturen (Abb. 3). Ein intakter Bürstensaum konnte nicht beobachtet werden.

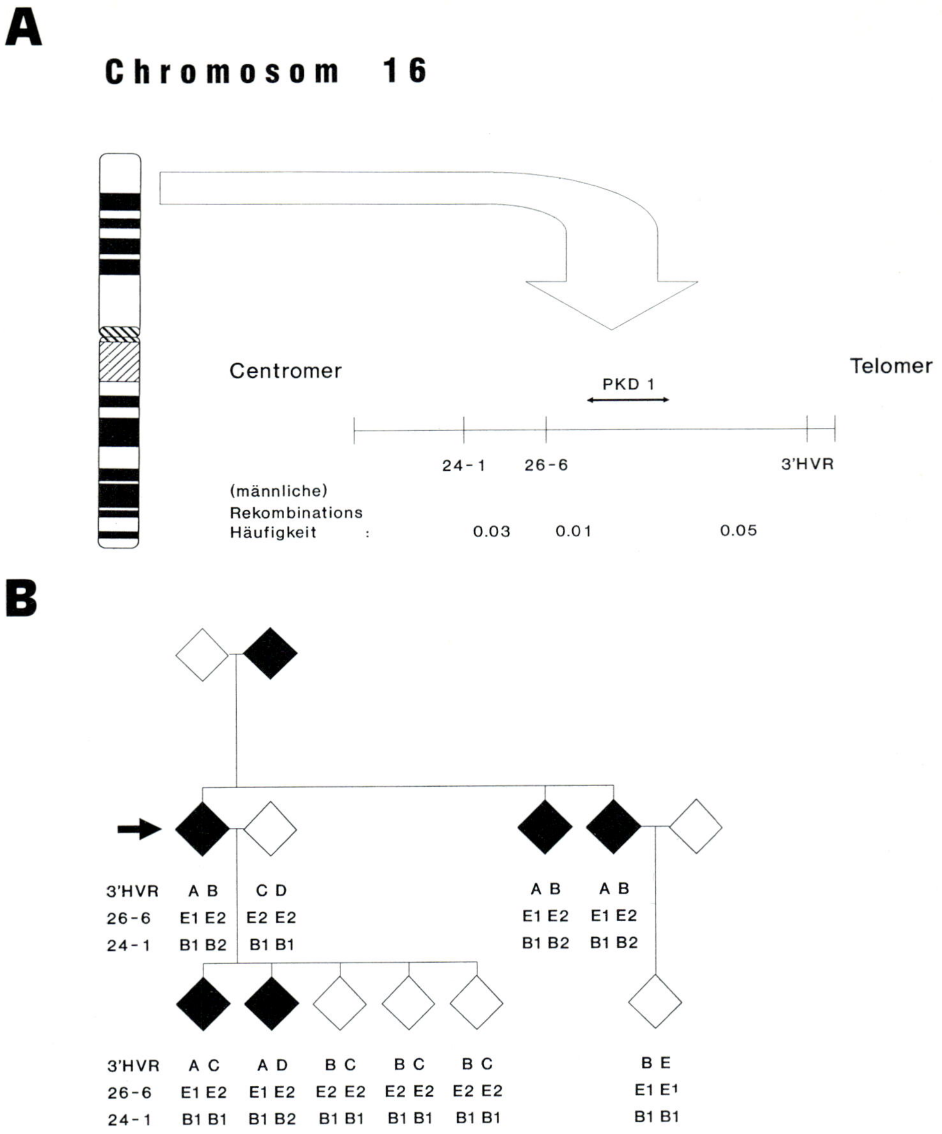

Abb. 1. A Schematische Darstellung des menschlichen Chromosoms 16. Die mutmaßliche Lokalisation des PKD1 Gens ist markiert. Die benutzten polymorphen Marker sind in ihrer Beziehung zum PKD1 Locus telomer bzw. centromer angeordnet. **B** Analyse der Familienangehörigen des nephrektomierten Patienten mit Hilfe der polymorphen Marker 3'HVR, 26-6 und 24-1. *Schwarze Vierecke* symbolisieren betroffene Familienmitglieder. Die Geschlechtszugehörigkeit wurde aus Anonymitätsgründen nicht dargestellt. Der *Pfeil* markiert den nephrektomierten Patienten

Zellulärer Phänotyp

Eigenschaften der zellulären Differenzierung des Zystenepithels wurden in frischem unfixiertem Gewebe der resezierten Zystenniere und an den in vitro kultvierten MZ-PKD-1 Zellen untersucht (Tabelle 1).

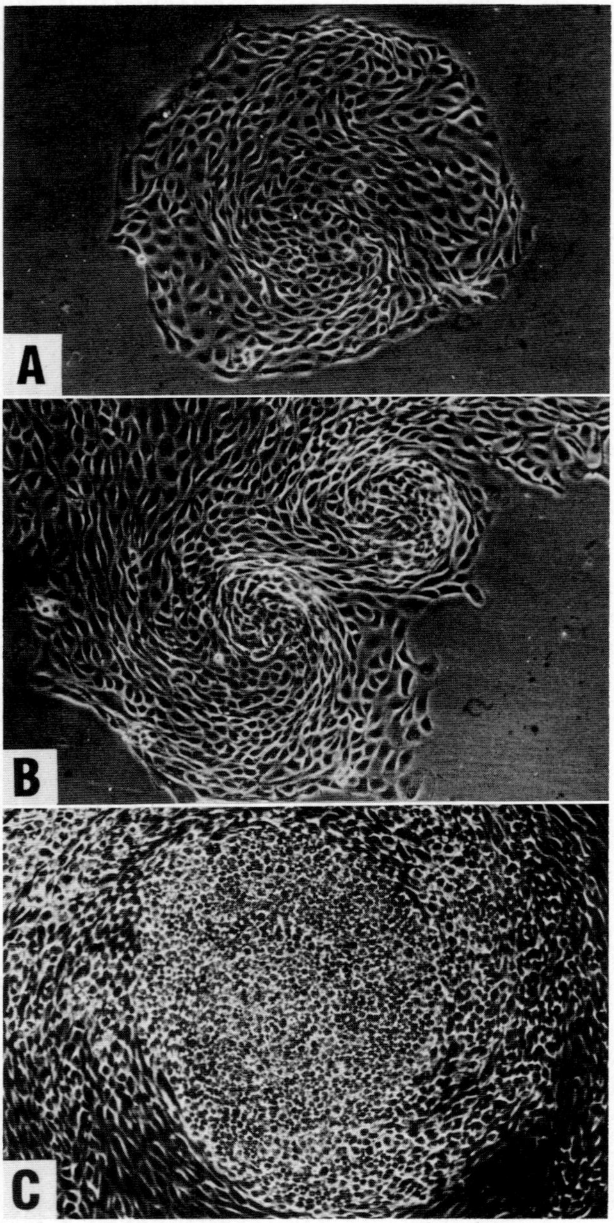

Abb. 2 A–C. Phasenkontrastmikroskopie kultivierter MZ-PKD-1 Zellen. **A** Kleine Insel polygonaler Zellen. **B** Elongierte Zellen mit zentraler Wirbelformation. **C** Vielschichtig übereinander gelagerte Zellen („dome") auf einem zentralen Wirbel

Durch den Nachweis epithelialer Cytokeratine konnte klar die epitheliale Differenzierung der MZ-PKD-1 Zellen in vitro gezeigt werden. Daneben wurde eine Koexpression von Vimentin im Gewebe und in vitro beobachtet. Villin repräsentiert einen Marker von

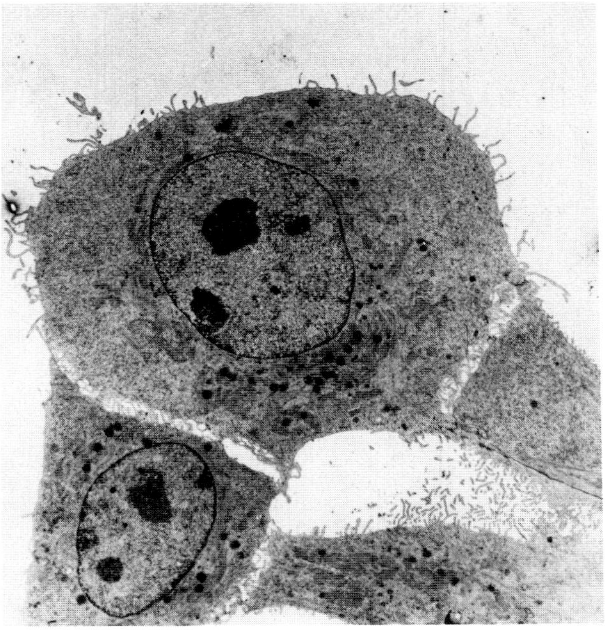

Abb. 3. Transmissionselektronenmikroskopie kultivierter MZ-PKD-1 Zellen. Erkennbar sind Mikrovilli-artige Strukturen an der Zelloberfläche und Adhäsionsplaques an den Stellen mit Zell-Zell Kontakt

Tabelle 1. Charakterisierung des antigenen Phänotyps der Zystenepithelzellen im frischen unfixierten Gewebe und der in vitro kultivierten MZ-PKD-1 Zellen

Antigen	Zystenepithel in unfixiertem Gewebe	Zellen in vitro
HLA-A, B, C	100% +	100% +
cytokeratin 1-8	100% +	100% +
cytokeratin 7	80% +	80% +
cytokeratin 18	100% +	100% +
cytokeratin 19	100% +	100% +
villin	100% +	100% +
gamma-GT	50–80% +	100% +
lectin TGA	50–80% +	80% +
H^+ATPase	–	–
vimentin	30–50% +	100% +
EPM-1	80–100% +	30–50% +

Bürstensaumepithelien und das Enzym gamma-GT ist typischerweise im Bereich des proximalen Tubulus zu finden. Der proximal tubuläre Charakter wurde durch Bindung des Lectins lotus tatragonolobus agglutinin (TGA) und fehlende Expression der H^+ATPase des distalen Nephrons bestätigt.

Der bedeutendste Befund war die Expression des Antigens EXO-1 (Dippold et al. 1987b; Klingel et al. 1990) in 50–80% der Zystenepithelien im Gewebe und in 30–50% der MZ-PKD-1 Zellen in vitro (Tabelle 2, Abb. 4). Die normale Niere exprimiert EXO-1 nur in wenigen überwiegend im proximalen Tubulus lokalisierten Zellen, deren genaue Zuordnung noch nicht bekannt ist. Normale Nierenzellen und Nierenkarzinomzellen waren in vitro negativ.

Northern-Blot Analyse

Die Expression von c-myc, des EGF-Rezeptors, TGF-alpha und TGF-beta1 wurde in den Zystenepithelzellen MZ-PKD-1, in zwei normalen Nierenzellkulturen und drei Nierenzellkarzinomlinien untersucht (Abb. 5). Das Expressionsmuster epithelialer Marker, von Bürstensaumenzymen und Nierenzellkarzinom-assoziierten Antigenen ergab einen Phänotyp proximal tubulärer Zellen, identisch dem der MZ-PKD-1 Zellen. Die Expression wurde durch den Vergleich äquivalenter Mengen gesamtcytoplasmatischer RNA mit Hilfe von Northern Blots untersucht. Die RNA Menge wurde mit einer 28S rRNA Oligonukleotidprobe normalisiert. In den MZ-PKD-1 RNA waren 2,3 kb c-myc, 4,8 kb TGF-alpha, 2,5 kb TGF-beta1 und 10,5 kb EGF-Rezeptor Transkripte als starkes Signal vorhanden. c-myc war in allen untersuchten epithelialen Zellen stark exprimiert. Der Vergleich von EGF-Rezeptor, TGF-alpha und TGF-beta1 ergab deutliche Unterschiede zu den normalen Nierenzellen und Nierenkarzinomzellen. Das Signal der EGF-Rezeptor RNA war sehr schwach in normalen Nierenzellen und war deutlich gesteigert in Nierenkarzinomzellen. Die TGF-beta1 Expression variierte stark ohne Bezug zur Malignität.

Diskussion

Zystenepithelzellen einer Zystenniere konnten erfolgreich in vitro kultiviert werden. Die Zellen hatten erwartungsgemäß eine begrenzte Lebensspanne, die Lagerung unter flüssigem Stickstoff und anschließende Rekultivierung waren möglich. Durch „Linkage"-Analyse konnte für die zugehörige Familie die Assoziation zum Chromosom 16p gezeigt werden. Die Zellen, die als MZ-PKD-1 Zellen bezeichnet wurden, stellen somit ein in vitro Modell eines mutierten PKD1 Gens dar. Zunächst wurde der antigene Phänotyp dieser Zellen charakterisiert und mit der in vivo Situation in Frischgewebe der entfernten Zystenniere verglichen. Es fand sich ein im wesentlichen identischer Phänotyp des proximalen Tubulus. Cytokeratine als typische Strukturmerkmale epithelialer Zellen und Bürstensaumantigen wurden in vitro exprimiert. Elektronenmikroskopisch waren in vitro Mikrovilli-artige Strukturen nachweisbar. MZ-PKD-1 Zellen besaßen eine begrenzte Lebensspanne. Die Zellen zeigten eine hohe konstitutive Expression von c-myc, TGF-alpha, TGF-beta1 und des EGF-Rezeptors.

Die weitere Untersuchung dieser Zellen im Vergleich zu normalen Nierenzellen und Nierenzellkarzinomen ergab interessante neue Befunde. Alle untereinander verglichenen Zellen besaßen einen einheitlichen antigenen Phänotyp des proximalen Tubulus. Dies konnte mit Hilfe monoklonaler Antikörper gegen eine Reihe von Bürstensaumenzymen und Nierenzellkarzinom-assoziierten Antigenen gezeigt werden. Das Antigen Exo-1, das in epithelialen Geweben einen hyperproliferativen Zustand noch nicht terminal differenzierter Zellen anzeigt, war in normalen Nierenzellen und Nierenzellkarzinomen nicht nachweisbar. Aber 50–80% der Zystenepithelien im Frischgewebe und 20–30% der Zellen in vitro exprimierten Exo-1. Die Expression von Genen, die eine funktionelle Bedeutung für Wachstum und Differenzierung der Niere besitzen, ließ sich in den MZ-PKD-1 Zellen gegenüber normalen Nierenzellen als ein höherer mRNA Gehalt für TGF-alpha und den EGF-Rezeptor nachweisen. In den untersuchten Nierenzellkarzinomen waren die Gene des EGF-Rezeptors und TGF-alpha überexprimiert. Zusammenfassend konnten zwei molekulare Veränderungen nachgewiesen werden, die die Hypothese eines hyperproliferativen Potentials des Zystenepithels für die Entwicklung der ADPKD unterstützen.

Tabelle 2. Expression des epithelialen Antigens EXO-1 in Zystenepithelzellen und in vitro kultivierten normalen Nierenzellen und Nierenkarzinomzellen

Zystenepithelzellen		normale Nierenzellen	Nierenkarzinomzellen
unfixiertes Gewebe	MZ-PKD-1	n = 4	n = 3
+ 50–80%	+ 20–50%	–	–

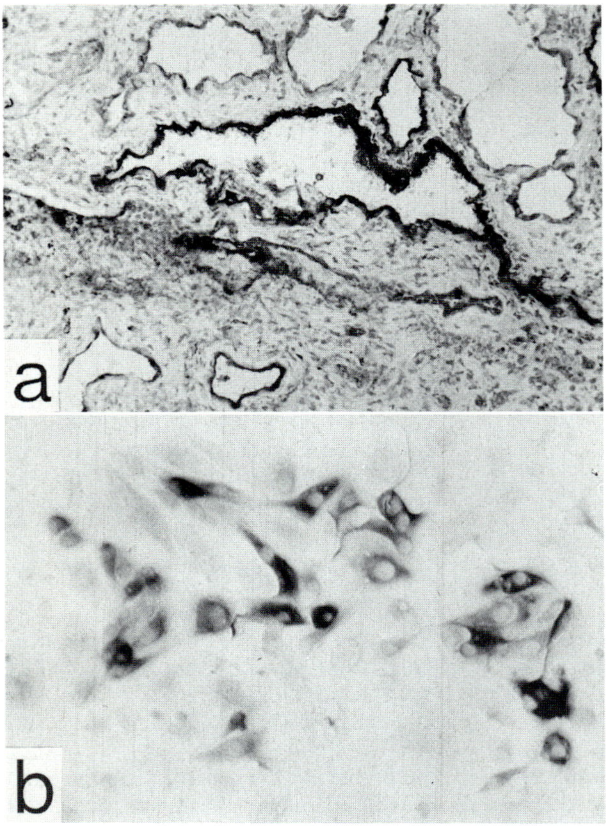

Abb. 4 a, b. Expression des epithelialen Antigens EXO-1 in Zystenepithelzellen im Gewebe **(a)** und in den in vitro kultivierten MZ-PKD-1 Zellen **(b)**

Fetales Wachstum und Differenzierung der adulten Niere werden beim Menschen von einer Reihe von Wachstumsfaktoren und ihrer Rezeptoren beeinflußt. Über Veränderungen dieser Regulationssysteme in Verbindung mit der Zystenentwicklung liegen kaum Daten vor. Es gibt erste Hinweise, daß die mitogene Stimulierbarkeit von ADPKD Zellen durch EGF gegenüber normalen Nierenzellen erhöht ist und EGF sich im Sekret der Zysten findet (Wilson et al. 1991). Der EGF-Rezeptor konnte in ADPKD Zellen sowohl an der apikalen, wie auch basalen Zellmembran nachgewiesen werden und könnte zusammen mit dem EGF im Zystensekret einen permanenten autocrinen

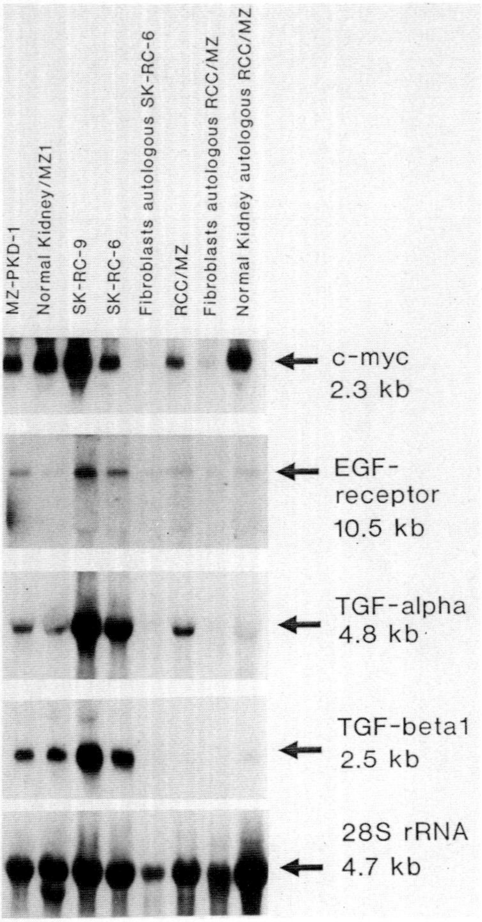

Abb. 5. Northern Blot Analyse der Expression von c-myc, EGF-Rezeptor, TGF-alpha und TGF-beta1 in normalen Nierenzellen, Zystenepithelzellen und Nierenkarzinomzellen. Normalisierung der RNA Menge mit einer 28S rRNA Probe

Stimulus bieten, der zur Hyperproliferation führt (Wilson et al. 1991). Neben dem Einfluß auf das Zellwachstum hat EGF auch einen Einfluß auf den Ionentransport (Vehaskari et al. 1989). EGF und TGF-alpha sind Liganden des EGF-Rezeptors. Die Produktion von TGF-alpha z. B. in malignen Zellen kann die physiologische Rolle von EGF außer Kraft setzen (Pardee 1989).

Die Bedeutung des Transforming Growth Factor beta1 (TGF-beta1), die in einer Vielzahl fetaler und adulter Gewebe exprimiert wird, läßt sich im Moment noch nicht einschätzen. Das Wachstum wird in verschiedenen Geweben sehr unterschiedlich beinflußt, in epithelialen Zellen überwiegt in vivo der inhibitorische Effekt auf die Proliferation (Moses et al. 1990). Auf der anderen Seite wird die Bindegewebsformation im normalen Gewebe sowie bei der Wundheilung verstärkt (Moses et al. 1990). Die Gewebskonzentration scheint für das Überwiegen der aktivierenden oder supprimierenden Wirkung von Bedeutung zu sein. In epithelialen Zellen gibt es keine direkte Interaktion zwischen EGF bzw. dem EGF-Rezeptor und TGF-beta1 (Kartha et al. 1988). Der antiproliferative Effekt setzt unabhängig ein, ein Zielpunkt könnte die c-myc Expression in der späten G1 Phase sein (Moses et al. 1990; Pietenpol et al. 1990). Aus der Sicht dieser Zusammenhänge könnte im Falle der Zystennierenerkrankung die Mutation des PKD1 Gens die inhibitorische Kontrollfunktion von TGF-beta1 außer Kraft setzen und hierdurch das Potential zur Hyperproliferation freisetzen. Der Genotyp eines mutierten PKD1 Gens ist assoziiert mit einer gestörten Regulation der Proliferation. Umgekehrt wäre zu schließen, daß das PKD1 Gen eine Kontrollfunktion dieser Regulation besitzt. Diese Situation besitzt Parallelen zu der Gruppe der Tumor-Suppressor Gene, mit dem Unterschied, daß die biologische Barriere zur malignen Transformation nur sehr selten überschritten wird. Ob das PKD1 Gen für bestimmte Tumoren eine ähnliche Eigenschaft besitzt, ist nicht bekannt. Die exakte molekulare Definition der verschiedenen hereditären Zystennierenerkrankungen wird eine bessere prognostische Einschätzung eines einzelnen Patienten zulassen und vielleicht einen therapeutischen Ansatzpunkt erschließen. Die in vitro Kultur weiterer Zystenepithelzellen stellt ein geeignetes Modell dar, weitere Informationen über zugrunde liegende Pathomechanismen zu erhalten.

Literatur

Bernstein J, Evan AP, Gardner KD (1987) Epithelial hyperplasia in human polycystic kidney disease – its role in pathogenesis and risk of neoplasia. Am J Pathol 129:92–101 – Breuning MH, Reeders ST, Brunner H, Ijdo JW, Saris JW, Verwest A, van Ommen GJB, Pearson PL (1987) Improved early diagnosis of adult polycystic kidney disease with flanking DNA markers. Lancet II:1359–1361 – Breuning MH, Snijdewint FGM, Brunner H, Verwest A, Ijdo JW, Saris JJ, Dauwerse JG, Blonden L, Keith T, Callen DF, Hyland VJ, Xiao GH, Scherer G, Higgs DR, Harris P, Bachner L, Reeders ST, Germinio G, Pearson PL, van Ommen GJB (1990) Map of 16 polymorphic loci on the short arm of chromosome 16 close to the polycystic kidney disease gene (PKD1). J Med Genet 27:603–613 – Churchill DN, Bear JC, Morgan J, Payne RH, McMannamon PJ, Gault MH (1984) Prognosis of adult onset polycystic kidney disease reevaluated. Kidney Int 26:190–193 – Cowley BD, Smardo FL, Grantham JJ, Calvet JP (1987) Elevated c-myc protooncogene expression in autosomal recessive polycystic kidney disease. Proc Natl Acad Sci USA 84:8394–8398 – Cowley BD, Chadwick LJ, Grantham JJ, Calvet JP (1989) Sequential protooncogene expression in regenerating kidney following acute renal injury. J Biol Chem 264:8389–8393 – Dippold WG, Bernhard H, Klingel R, Dienes HP, Kron G, Schneider B, Knuth A, Meyer zum Büschenfelde K-H (1987a) A common epithelial cell surface antigen (EPM-1) on gastrointestinal tumors and in human sera. Cancer Res 47:3873–3879 – Dippold WG, Klingel R, Bernhard H, Dienes HP, Knuth A, Meyer zum Büschenfelde K-H (1987b) Secretory epithelial cell marker on gastrointestinal tumors and in human secretions defined by a monoclonal antibody. Cancer Res 47:2092–2097 – Ebihara I, Killen PD, Laurie GW, Huang T, Yamada Y, Martin GR, Brown KS (1988) Altered mRNA expression of basement membrane components in a murine model of polycystic kidney disease. Lab Invest 58:262–269 – Evan AP, Gardner KD, Bernstein J (1979) Polypoid and papillary epithelial hyperplasia: a potential cause of ductal obstruction in adult polycystic disease. Kidney Int 16:743–750 – Faraggiana T, Bernstein J, Strauss L, Chirg J (1985) Use of lectins in the study of histogenesis of renal cysts. Lab Invest 53:575–579 – Fearon ER, Vogelstein B (1990) A genetic model for colorectal tumorigenesis. Cell 61:759–767 – Gattone VH, Calvet JP, Cowley BD, Evan AP, Shaver TS, Helmstedter K, Grantham JJ (1988) Autosomal recessive polycystic kidney disease in a murine model: a gross and microscopic description. Lab Invest 59:231–238 – Gattone VH, Andrews GK, Niu FW, Chadwick LJ, Klein RM, Calvet JP (1990) Defective epidermal growth factor gene expression in mice with polycystic kidney disease. Dev Biol 138:225–230 – Granot Y, van Putten V, Przekwas J, Gabow PA, Schrier RW (1990) Intra- and extracellular proteins in human normal and polycystic kidney epithelial cells. Kidney Int 37:1301–1309 – Grantham JJ (1990) Polycystic kidney disease: neoplasia in disguise. Am J Kidney Dis 25:110–116 – Grantham JJ, Geiser JL, Evan AP (1987) Cyst formation and growth in autosomal dominant polycystic kidney disease. Kidney Int 31:1145–1152 – Horikoshi S, Kubota S, Martin GR, Yamada Y, Klotman PE (1991) Epidermal growth factor (EGF) expression in the congenital polycystic mouse kidney. Kidney Int 39:57–62 – Ishikawa I, Saito Y, Shikura N, Kitada H, Shinoda A, Suzuki S (1990) Ten-year prospective study on the development of renal cell carcinoma in dialysis patients. Am J Kidney Dis 16:452–458 – Kartha S, Bradham DM, Grotendorst GR, Toback FG (1988) Kidney epithelial cells express c-sis protooncogene and secrete PDGF-like protein. Am J Physiol 255:F800–F806 – Kimberling WJ, Fain PR, Kenyon JB, Goldgar D, Sujanski E, Gabow PA (1988) Linkage heterogeneity of autosomal dominant polycystic kidney disease. New Engl J Med 319:913–917 – Klingel R,

Boukamp P, Moll R, Tilgen W, Fusenig NE, Meyer zum Büschenfelde K-H, Dippold WG Expression of epithelial antigens Exo-1 and EPM-1 in human epidermal keratinocyte maturation and benign and malignant neoplasia. Cancer Res 50:7668–7676 – Klingel R, Dippold W, Meyer zum Büschenfelde K-H (1991) Schleimhaut-Polyp-Karzinom – Ein molekulargenetisches Modell der Entwicklung kolorektaler Tumoren. Dtsch med Wschr (im Druck) – Lathrop GM, Lalouel JM (1984) Easy calculations of lod scores and genetic risks on small computers. Am J Hum Genet 29:235–239 – McAteer JA, Carone FA, Grantham JJ, Kempson SA, Gardner KD, Evan AP (1988) Explant culture of human polycystic kidney. Lab Invest 59:126–136 – Moses HL, Yang EY, Pietenpol JA (1990) TGF-beta stimulation and inhibition of cell proliferation: new mechanistic insights. Cell 63:245–247 – Norby S, Schwartz M (1990) Possible Locus for polycystic kidney disease on chromosome 2. Lancet II:323–324 – Pardee AB (1989) G_1 events and regulation of cell proliferation. Science 246:603–608 – Pietenpol JA, Stein RW, Moran E, Yaciuk P, Schlegel R, Lyons RM, Pittelkow MR, Münger K, Howley PM, Moses HL (1990) TGF-beta1 inhibition of c-myc transcription and growth in keratinocytes is abrogated by viral transforming proteins with pRB binding domains. Cell 61:777–785 – Preminger GM, Koch WF, Fried FA, McFarland E, Murphy E, Mandell J (1982) Murine congenital polycystic kidney disease: a model for studying development of cystic disease. J Urol 127:556–560 – Reeders ST, Breuning MH, Corney G, Jeremiah SJ, Meera Khan P, Davies KE, Hopkinson DA, Pearson PL, Weatherall DJ (1986) Two genetic markers closely linked to adult polycystic kidney disease on chromosome 16. Brit Med J 292:851–853 – Reeders ST, Breuning MH, Davies KE, Nicholls RD, Jarman AP, Higgs DR, Pearson PL, Weatherall DJ (1985) A highly polymorphic DNA marker linked to adult polycystic kidney disease on chromosome 16. Nature 317:542–544 – Romeo G, Devoto M, Costa G, Roncuzzi L, Catizone L, Zuchelli P, Germinio GG, Keith T, Weatherall DJ, Reeders ST (1988) A second genetic locus for autosomal dominant polycystic kidney disease. Lancet II:8–10 – Taub M, Laurie GW, Martin GR, Kleinman HK (1990a) Altered basement membrane protein biosynthesis by primary cultures of cpk/cpk mouse kidney. Kidney Int 37:1090–1097 – Taub M, Wang Y, Szczesny TM, Kleinman HK (1990b) Epidermal growth factor or transforming growth factor alpha is required for kidney tubulogenesis in matrigel cultures in serum-free medium. Proc Natl Acad Sci USA 87:4002–4006 – Vehaskari VM, Hering-Smith KS, Moskowitz DW, Weiner ID, Hamm LL (1989) Effect of epidermal growth factor on sodium transport in the cortical collecting tubule. Am J Physiol 256:F803–F809 – Wilson PD, Schrier RW, Breckon RD, Gabow PA (1986) A new method for studying human polycystic kidney disease epithelia in culture. Kidney Int 30:371–378 – Wilson PD, Sherwood AC (1991) Tubulocystic epithelium. Kidney Int 39:450–463

Verteilung der Prokollagentranskripte bei chronisch entzündlichen Darmerkrankungen mittels in situ Hybridisierung

H. Matthes[1], H. Herbst[2], D. Schuppan[1], A. Stallmach[1], S. Milani[1], H. Stein[2], E.-O. Riecken[1] ([1]Abteilung für Gastroenterologie, [2]Institut für Pathologie, Klinikum Steglitz der Freien Universität Berlin)

Der Morbus Crohn ist durch eine transmurale Entzündung mit Tendenz zur Fibrosierung charakterisiert. Bei einem Bestehen von 10 Jahren eines M. Crohns kommt es in 60–90% der Fälle zu einer Operation, wobei dies in ca. der Hälfte der Fälle wegen einer Stenose am Darm geschieht [1]. So stellt die Stenosierung des Intestinaltraktes bei M. Crohn während des Krankheitsverlaufes eine sehr häufige und wesentliche Komplikation dar. Im Gegensatz dazu kommt es während des Krankheitsverlaufes bei der Colitis ulcerosa nur selten zu Stenosierungen am Darm.

Da Stenosen durch Ablagerung von Bindegewebe, insbesondere der Kollagentypen I, III und V bedingt sind, war es Ziel der Untersuchung, mittels der in situ Hybridisierungstechnik die Quantität und Lokalisation der Prokollagentranskripte Typ I, III und V sowie dem Basalmembranprokollagen Typ IV an Darmgewebe von Patienten mit M. Crohn darzustellen und diese mit denen von Patienten mit Colitis ulcerosa und gesundem Darmgewebe (Kontrollen) zu vergleichen.

Tabelle 1. Verwendete cDNS Klone

Plasmid	Gen	Fragmentgröße subkloniert in pGem 1	kodierende Region
pα_1R 1	Ratten α_1 (I) Prokollagen	Pst I-Pst I 1300 bp	Trippelhelixregion
pα_2R 2	Ratten α_2 (I) Prokollagen	Hinc II-Hinc II 650 bp	carboxyterminales Propeptid
pHf-934	human α_1 (III) Prokollagen	Pst I-Pst I 1300 bp	carboxyterminales Propeptid
pHT 21	human α_1 (IV) Prokollagen	BamH I-BamH I 500 bp	Trippelhelixregion
pNH 20	human α_2 (V) Prokollagen	Hind III-EcoR I 600 bp	carboxyterminales Propeptid

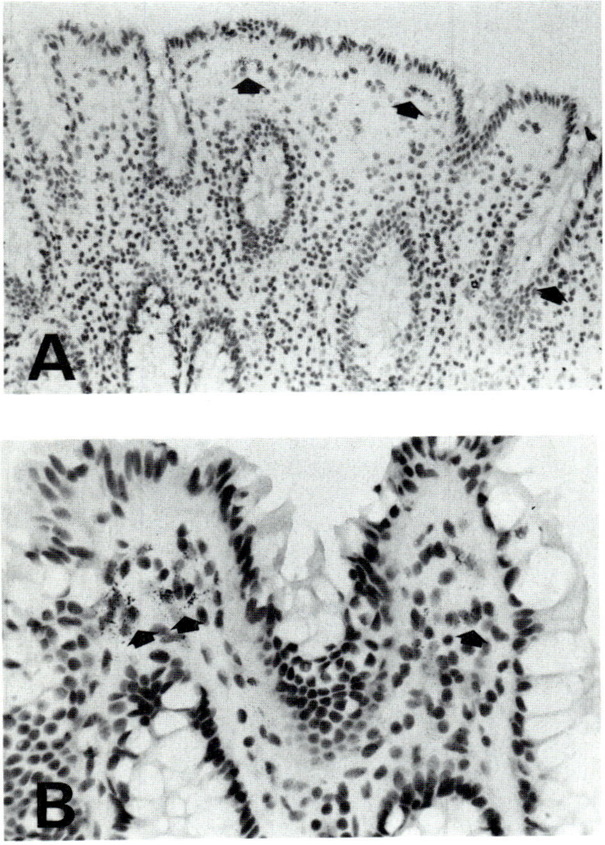

Abb. 1 A, B. *In situ* Hybridisierung mit einer ^{35}S gelabelten α_1 (I) Prokollagen anti-sense RNS Probe an normalem Dickdarmgewebe (Kontrolle). Es finden sich nur wenige positive Zellen mit schwachem Autoradiographiesignal in der Lamina propria, besonders subepithelial. **B** zeigt einen Ausschnitt der Lamina propria, besonders die subepithelial gelegenen Zellen, in höherer Vergrößerung. Originalvergrößerung **A** 130×, **B** 320×. Autoradiographiezeit 10 Tage

Die *in situ* Hybridisierung wurde nach etablierten Protokollen durchgeführt [2]. ^{35}S markierte single-strain RNS Proben wurden mittels der run-off Transkription eines pGEM 1 Vektors mit entsprechend inserierter cDNA für das jeweilige Prokollagen erhalten (s. Tabelle 1). Durch unterschiedliche Linearisierung des Plasmids und

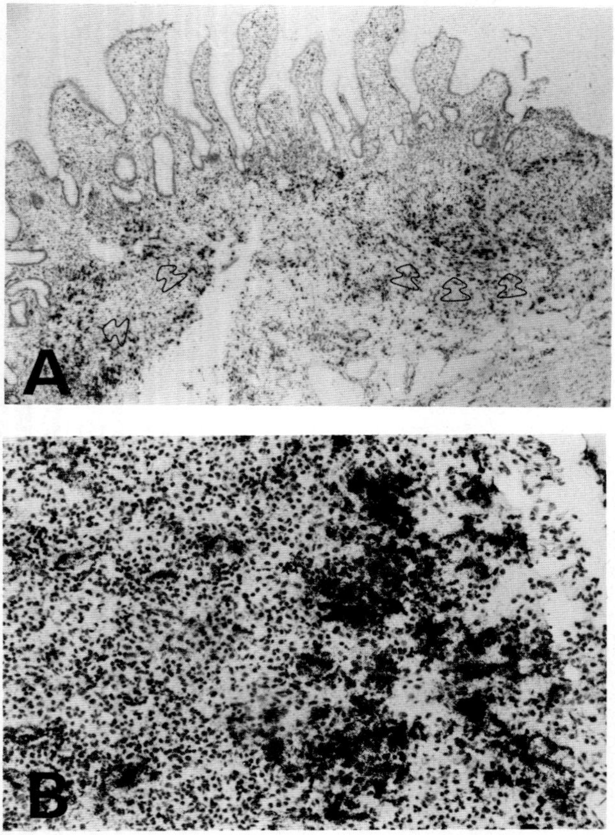

Abb. 2 A, B. *In situ* Hybridisierung mit einer ^{35}S gelabelten α_1 (I) Prokollagen anti-sense RNS Probe bei M. Crohn. Die Übersicht **A** zeigt die massive Zunahme des Autoradiographiesignals vor allem in der Muskularis propria gegenüber dem Normalgewebe. Die Anzahl der positiven Zellen, sowie auch die Signalintensität pro Zelle, sind deutlich erhöht. In der Lamina propria ist ebenfalls, wenn auch geringer ausgeprägt, die Zunahme der positiven Zellen und der Signalintensität pro Zelle, vor allem subepithelial, ersichtlich. **B** zeigt einen Ausschnitt der Lamina propria in einer höheren Vergrößerung. Originalvergrößerung **A** 25 ×, **B** 130 ×. Autoradiographiezeit 10 Tage

entsprechend gewählter RNS Polymerase von SP6 oder T7 wurde jeweils die komplementäre (antisense) Probe oder die anti-komplementäre (sense, negative Kontroll-) Probe erhalten.

Alle untersuchten Gewebe entstammten Operationsresektaten. Insgesamt wurden je 6 verschiedene Patientengewebe von M. Crohn und Colitis ulcerosa sowie 9 Kontrollen untersucht.

An normalem Darmgewebe mit entsprechend regulärer Histologie fanden sich interstitielle Prokollagentranskripte für Typ I, III und V in wenigen mesenchymalen Zellen der Lamina propria, Muskularis mukosa und propria. Das Basalmembranprokollagen Typ IV war vor allem in Zellen, die direkt unterhalb des Epithels gelegen waren, vorhanden, sowie weniger häufig in der restlichen Lamina propria und der Muskularis propria (Abb. 1 und 4).

Beim M. Crohn zeigte sich nun eine hochsignifikante Erhöhung aller untersuchten Prokollagentranskripttypen in allen Schichten des Darmes gegenüber den Kontrolldärmen. Es war nicht nur die Anzahl der positiven Zellen in der jeweiligen Schicht des

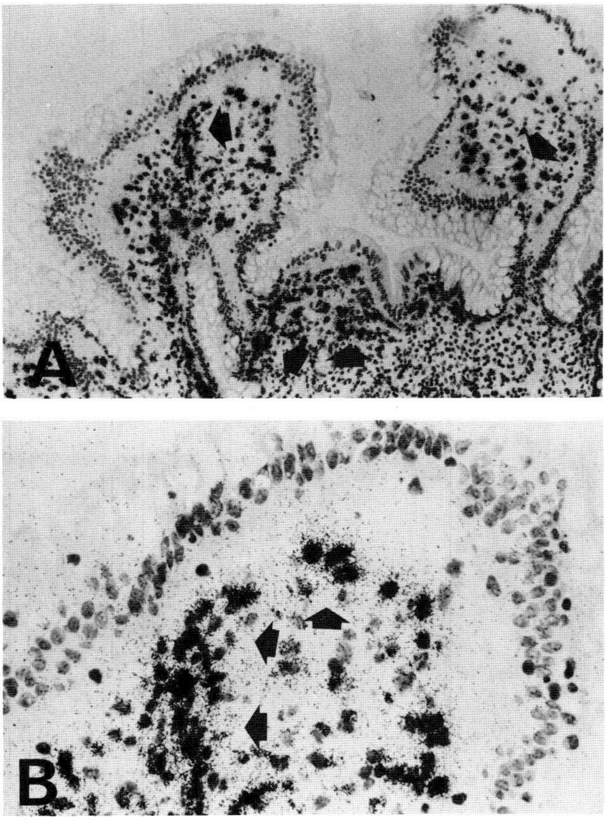

Abb. 3 A, B. *In situ* Hybridisierung mit einer ^{35}S gelabelten α_1 (I) Prokollagen anti-sense RNS Probe bei Colitis ulcerosa. **A** zeigt eine deutliche Zunahme der positiven Zellen und des Autoradiographiesignals pro Zelle innerhalb der Lamina propria, besonders subepithelial, gegenüber dem Normalgewebe (Kontrollen; Abb. 1). **B** zeigt in höherer Vergrößerung einen Ausschnitt der Lamina propria. Originalvergrößerung **A** 75 ×, **B** 600 ×. Autoradiographiezeit 10 Tage

Darmes (Lamina propria, Muskularis propria etc.) erhöht, sondern auch das Autoradiographiesignal pro Zelle hatte eine signifikant erhöhte Intensität (Abb. 2 und 4). Die Intensität des Autoradiographiesignales und die Anzahl der positiven Zellen korrelierten gut mit der jeweils lokalen entzündlichen Infiltration. So zeigten Abschnitte mit hohem entzündlichen Infiltrat auch ein besonders hohes Hybridisierungssignal für die jeweiligen Prokollagentranskripte.

Bei der Colitis ulcerosa fand sich eine noch stärkere Zunahme des Autoradiographiesignals für alle untersuchten Prokollagene in der Lamina propria und besonders in den subepithelial gelegenen Zellen (subepitheliale Myofibroblastenschicht = SEMF). In der Muskularis propria war die Anzahl der positiven Zellen, sowie auch das Signal pro Zelle nicht ganz so stark erhöht wie beim M. Crohn, jedoch noch signifikant gegenüber den Kontrolldärmen erhöht (Abb. 3 und 4). Auch hierbei zeigte sich eine positive Korrelation des Prokollagentranskriptlevels mit dem entzündlichen Infiltrat der Region.

Die Untersuchung zeigt, daß beim M. Crohn eine Erhöhung der Prokollagentranskripte Typ I, III, IV und V sich in allen Schichten des Darmes findet, was gut übereinstimmt mit früheren Immunhistologien, bei denen sich eine Ablagerung von Kollagenen zeigte, die zu den intestinalen Stenosen führen. Es kommt somit zu einer Prokollagen mRNS steady state Erhöhung, woraus eine erhöhte *de novo* Synthese der Prokollagentypen I, III, IV und V geschlossen werden kann.

Erstaunlicherweise zeigte die Colitis ulcerosa eine noch höhere Prokollagentranskriptvermehrung in den oberflächlichen Darmschichten, sowie noch eine mäßige Erhöhung in den tieferen Darmabschnitten, ohne daß dies zu einer größeren Ablagerung von Kollagen und damit Stenosen führt.

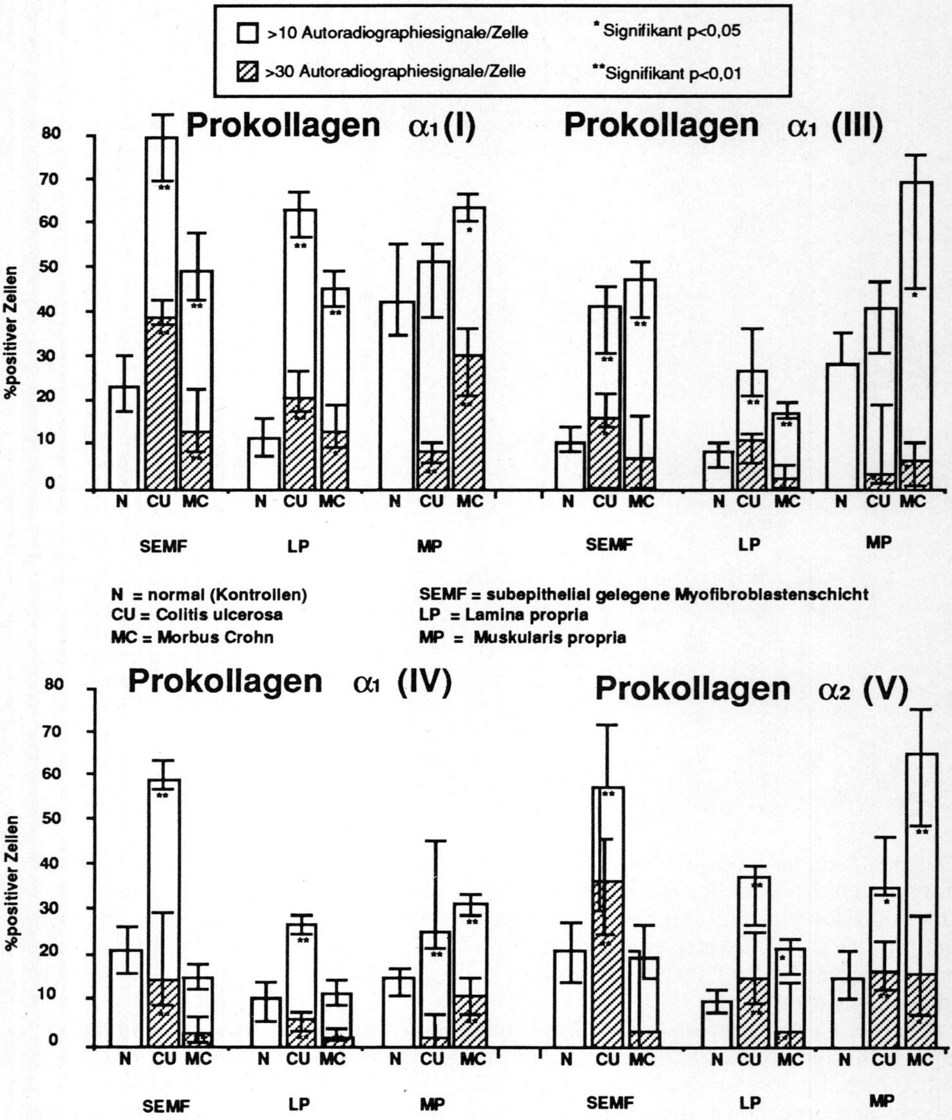

Abb. 4. In einem repräsentativen Feld wurden über jeweils 100 Zellen die Grains ausgezählt. Die Abzisse zeigt den Median der Anzahl der positiven Zellen (>10 Grains/Zelle) in Prozent. Die Balken demonstrieren die 25ste und 75ste Perzentile vom Median. Die Darmwand wurde in 3 Bereiche unterteilt (siehe Legende). Die statistische Signifikanz wurde für M. Crohn und Colitis ulcerosa gegenüber der korrespondierenden Schicht des Kontrolldarmes berechnet. Die Entwicklungszeit der Autoradiographie betrug bei allen Geweben 10 Tage

Dies zeigt, daß die höhere Frequenz von Stenosen beim M. Crohn gegenüber der Colitis ulcerosa nicht nur ein einfacher quantitativer Unterschied der *de novo* Synthese von Prokollagenen in beiden Entitäten ist. Einerseits kann der Unterschied der Stenosehäufigkeit durch die unterschiedliche Lokalisation der *de novo* Synthese von

Prokollagenen bedingt sein. Dabei führt die transmurale Entzündung beim M. Crohn auch zu einer transmuralen Prokollagentranskripterhöhung, im Gegensatz zur Colitis ulcerosa mit ihrer mehr oberflächlichen Entzündung und der damit verbundenen mehr oberflächlichen *de novo* Synthese von Prokollagenen. Andererseits muß auch ein differenter posttranskriptioneller Regulationsunterschied zwischen M. Crohn und Colitis ulcerosa postuliert werden. Da es auch bei der Colitis ulcerosa zu einer massiven Prokollagentranskripterhöhung, die in den oberflächlichen Darmabschnitten noch höher ist als beim M. Crohn, kommt, ohne daß dies jedoch immunhistologisch und biochemisch zu einer nennenswerten Ablagerung von Kollagenen führt, wie dies frühere Arbeiten zeigten [3], ist ein posttranskriptioneller Unterschied, z. B. im Sinne einer vermehrten Degradation der (Pro-)kollagene bei der Colitis ulcerosa, anzunehmen.

Die differente Lokalisation und die unterschiedliche posttranskriptionelle Regulation der Kollagene bei M. Crohn und Colitis ulcerosa scheinen die unterschiedliche Frequenz von Stenosen in beiden Entitäten zu bedingen.

Literatur

1. Bouchier I, Allan R, Hodgson H, Keigley M (1984) Textbook of Gastroenterology, Baillière Tindal. Chapter 12; pp 885–1007 – 2. Milani S, Herbst H, Schuppan D, Kim K, Riecken E, Stein H (1990) Gastroenterology 98:175–184 – 3. Graham MF, Diegelmann RF, Elson CO, Lindblad WJ, Gotschalk N, Gay S, Gay R (1988) Collagen content and types in the intestinal strictures of Crohn's disease. Gastroenterology 94:257–265

1. Hauptthema: Probleme der Langzeittherapie und Therapieschäden

Vorsitz: *W. Dölle*, Tübingen; *K. Kochsiek*, Würzburg

Probleme der Langzeit-Therapie aus der Sicht des Pharmakologen

E. Habermann (Rudolf-Buchheim-Institut für Pharmakologie der Universität Gießen)

Der Raster der Zeit

Langzeit-Therapie unterscheidet sich von der Kurzzeit-Therapie durch die besondere biologische Rolle der Zeit. Zeit ist ein physikalischer Parameter. Er dient der Quantifizierung von Abfolgen. Uhren sind Generatoren systematischer Ungleichzeitigkeiten; sie können daher als Meßinstrumente eingesetzt werden. Auch biologische Organismen sind Uhren, die sich als Instrumente eignen. Abbildung 1 gibt ihre Skalierung wieder. Sie reicht von den Relaxations-Zeiten einzelner Moleküle bis zum Bestand sozialer Systeme. Ihre rechte Seite ordnet den Zeiten biologische Abläufe zu, die zumeist zyklisch, also reversibel sind. Durch Wiederholung entstehen Rhythmen, deren Phasendauer eine Generation oder nur die Offenzeit eines Ionenkanals betragen kann. Aber diese biologischen Uhren haben eine Besonderheit. Während die ideale physikalische Uhr stoß- und schlagfest ist, nehmen biologische Uhren Impulse von außen auf und stellen sich darauf ein. Anders als physikalische Uhren erinnern sie nicht nur andere an die Zeit, sondern sie erinnern auch an den Inhalt ihrer Zeit. Wenn die Zeit eine Arzneitherapie oder eine andere chemische Exposition enthält, so wird die Uhr auch daran erinnern. Die verschiedenen Formen des biologischen Gedächtnisses, soweit sie in der praktischen Medizin gewichtig sind, sind auf der linken Seite der Abb. 1 dargestellt. Die Engramme können genetischer Art sein und erst mit dem Ende der Keimbahn verschwinden. Arzneitherapeutisch gesetzte Engramme auf neuronalen oder immunologischen Trägern enden spätestens mit dem Tode des Individuums. Aber auch Engramme in unserem Sozialsystem sind relevant; man denke an die nichtgenetische Tradition, welche den Umgang mit Arznei-, Genuß- und Nahrungsmitteln mitbestimmt und zu häufig unerwünschten Langzeit-Expositionen beiträgt.

Das biologische Erinnerungsvermögen stellt das Kernproblem der Langzeit-Therapie dar. Man könnte sie anhand von Zahl und Gewicht der Engramme definieren, welche therapiebedingt oder für die Weiterführung der Therapie relevant sind. Der physikalische wird durch einen biologischen Zeitbegriff ersetzt.

Die Chronopharmakologie (Lemmer 1983) ist noch keine ausreichende Grundlage der Langzeit-Therapie oder Langzeit-Toxikologie. Sie handelt nur von der Uhr, nicht vom Gedächtnis (Abb. 2). Eine Störung läßt die biologischen Rhythmen entgleisen; sie werden mittels Therapie entstört, und alles läuft weiter, als sei nichts gewesen. Der Vorgang läßt sich wiederholen. Wenn keine Engramme bleiben, hat man nur eine repetitive Kurzzeit-Therapie durchgeführt.

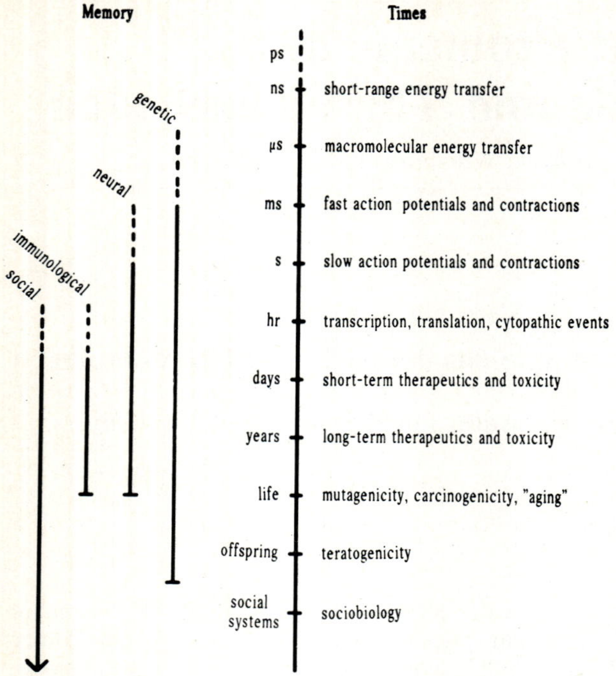

Abb. 1. Skalierung biologischer Zeiten *(rechts)* und Gedächtnisse *(links)*

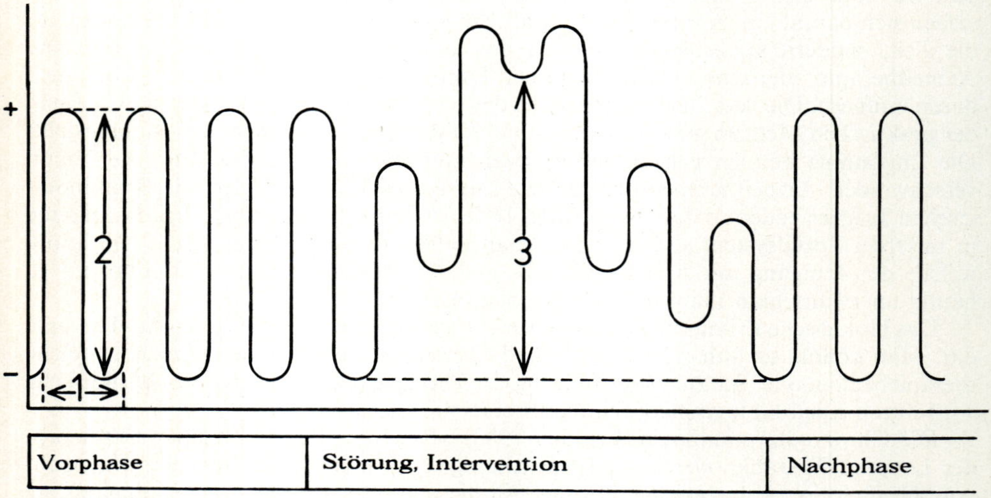

Abb. 2. Die Kurzzeit-Therapie als reversibler Eingriff in die zirkadiane Rhythmik. Mögliche Variablen sind *(1)* Dauer und *(2)* Exkursion der einzelnen Phasen sowie *(3)* Ablenkung von der Ausgangslage

In der Regel stellt man die Arzneitherapie schematisiert als eine stationäre Triade dar, mit Leiden, Person und Mittel als Eckpunkten. Aber das Leiden nimmt seinen Gang, das Mittel kann qualitativ und quantitativ anders wirken; vor allem ändert sich der Patient,

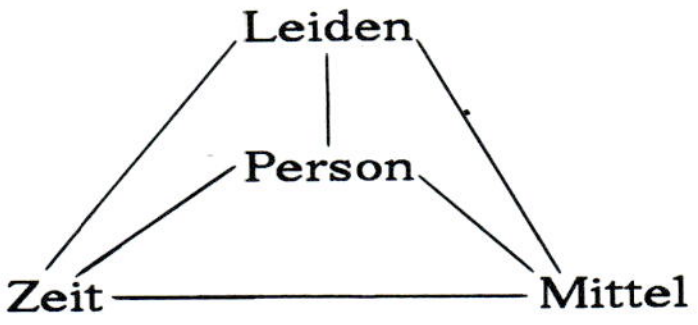

Abb. 3. Die vier Determinanten der Arzneitherapie. Der Faktor Zeit gewinnt mit der Dauer der Therapie ein immer stärkeres Gewicht

den ich in die Mitte des Dreiecks placiert habe (Abb. 3). Die Triade der Kurzzeit-Therapie erweitert sich zur Tetrade der Langzeit-Therapie.

Kairos, die einmalige Arzneimittelzufuhr, wird zum Baustein des Chronos, der sich dahinziehenden Zeit. Der Ablauf wird progressiv (Abb. 4). Das läßt sich sehr einfach an

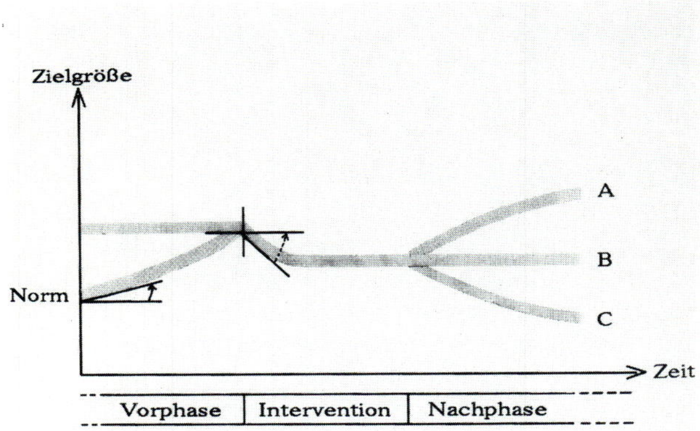

Abb. 4. Formale Beschreibung der Langzeit-Therapie. Die behandlungsbedürftige Zielgröße (z. B. Schwere eines entzündlichen Prozesses) kann sich in der therapiefreien *Vorphase* ändern, wobei der erste Winkel gegen die Zeitachse die Geschwindigkeit der Verschlimmerung wiedergibt. In der Phase einer erfolgreichen therapeutischen Intervention wird eine Besserung erreicht, deren Geschwindigkeit mit dem zweiten Winkel symbolisiert ist. In der therapiefreien *Nachphase* kann die Zielgröße gegenüber der Vorphase überschießen (*A*, auch als rebound-Effekt bezeichnet), der Erfolg kann gehalten werden *(B)*, oder es kann sich eine weitere „spontane" Besserung einstellen (*C*, auch als „afterburn"-Effekt bezeichnet)

der Pharmakokinetik des Digoxins zeigen. Die Plasmakonzentrationen nach wiederholter Gabe kehren nicht zum Ausgangswert zurück; denn mit der Zeit gewinnt die Niereninsuffizienz an Gewicht (Abb. 5). Die Störung, auf welche die Langzeittherapie zielt, besteht vorweg und/oder schreitet fort. Die Prognose wird immer schwieriger. Man kann sie zwar für manche Kollektive, etwa Risikogruppen, stellen; man wird aber dem einzelnen Patienten damit nicht gerecht. Die abgelaufene Therapie schafft neue Bedingungen für die nachfolgende Behandlung; auch die Arzneimittel hinterlassen ihre Engramme im Organismus. Einige Varianten des zeitlichen Ablaufs sind in Abb. 6

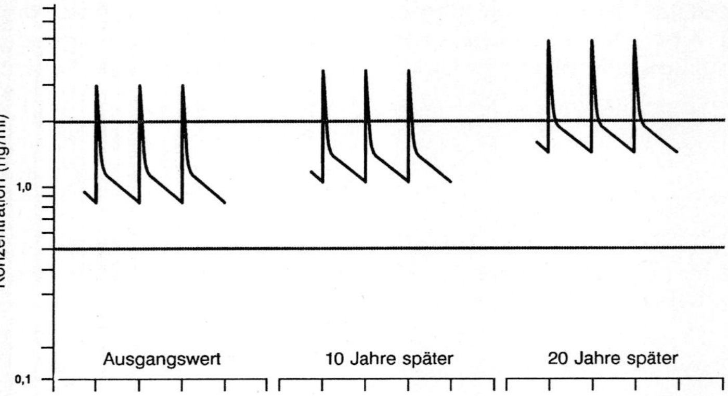

Abb. 5. Änderung der Pharmakokinetik von Digoxin mit dem Alter. Der Darstellung liegt die täglich einmalige Gabe von 0,4 mg Digoxin sowie eine Verschlechterung der renalen Elimination um 1,9%/Jahr zugrunde. Das pharmakokinetische Muster der therapeutischen Einzelmaßnahme (Kairos, vgl. Abb. 6) bleibt unverändert. Die basale Digoxinkonzentration stellt sich aber mit dem Alter (Chronos) trotz konstanter Dosierung auf immer höhere Werte ein

dargestellt. Da viele pathogenetische Faktoren und Bedürfnisse zusammentreffen, ist Langzeit-Therapie in der Regel multifaktoriell (Abb. 7).

Vier Grundbegriffe zur Beschreibung pharmakologischer Abläufe

Der Pharmakologe benutzt bei der Beschreibung von Langzeitexpositionen die vier Begriffe Kumulation, Erschöpfung, Regulation und Plastizität. Sie hängen zusammen, weil der biologische Vorteil der Regulation darin besteht, daß sie der Kumulation und der Erschöpfung entgegenwirkt. Plastizität („coping") beweist der Organismus, indem er unregulierbare Insulte akzeptiert, aber in Grenzen kompensiert.

1. *Kumulation.* Mit einer *Kumulation der Substanz* im Organismus des Patienten ist bei der Langzeit-Therapie häufig zu rechnen. Zwar sind die Zeiten vorbei, in denen man Quecksilber akkumulieren ließ, um eine Lues zu bekämpfen, oder kaum ein Hautkranker dem Arsen der Fowler'schen Lösung entrann. Aber noch immer gibt es die Langzeit-Therapie mit Gold zur Behandlung der rheumatischen Arthritis; bei ihr ist Kumulation der Substanz gefragt. Mit der Kumulation würde man auch die Wirksamkeit mancher Therapie abschaffen. Mit der Kumulation der Substanz kommt der Therapeut zurecht, weil er sie abschätzen und manchmal auch pharmakokinetisch beschreiben kann.

Viel schwieriger ist eine *Kumulation der Wirkung* zu erfassen. Bei der Digitalisierung kumulieren sowohl die Substanz als auch die Wirkung. Letztere wird wägbar, wenn das cardiale Ödem von Tag zu Tag schwindet. Auch mit der gemeinsamen Kumulation mehrerer Einzelfaktoren ist zu rechnen. Die Innenohrschädigung durch Aminoglykoside ist ein Beispiel, wie sich die arzneimittelbedingte, die alters- und die lärmbedingte Schwerhörigkeit addieren und kumulieren. Von allgemeiner Bedeutung ist das Wohlstandssyndrom, in welches Diabetes, Hypertonie, Hyperlipidämie und Rauchen eingehen. Hier muß man eine Kumulation des Erfolges verschiedener therapeutischer Ansätze anstreben, um dem deletären Synergismus der einzelnen Noxen entgegen zu wirken. Unheimlich ist die Kumulation der Strahlenschädigung, wie sie sich mit den Jahren immer deutlicher bei den Spätfolgen von Hiroshima und Nagasaki herausstellt (Abb. 8). Man erkennt den bereits bekannten Anstieg der Leukämien; dieser Phase folgt die

	Akut	Chronisch
Definition von Zielgrößen	gut, oft personal	beschränkt, oft epidemiologisch
Gewicht der ADAPTATIONSPHÄNOMENE	geringer	hoch
Regulation	kurzzeitig	langzeitig
Beurteilung	prompt	spät
Formale Beschreibung	zyklisch	progressiv
Leitwort	Kairos	Chronos

Abb. 6. Unterschiedliche Gesichtspunkte bei der akuten bzw. chronischen Pharmakologie bzw. Toxikologie: Chronos versus Kairos

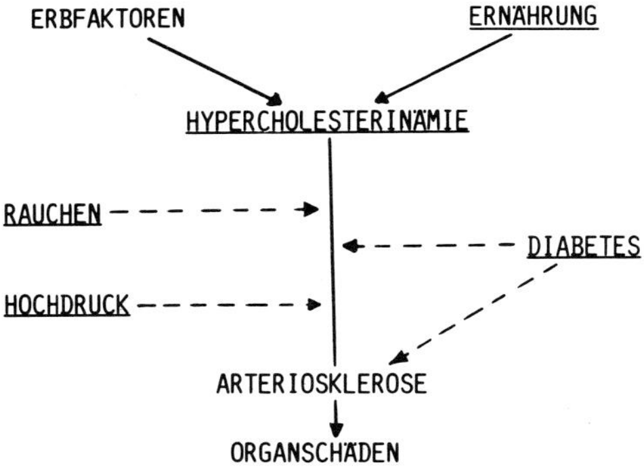

Abb. 7. Mehrdimensionale Langzeit-Therapie zur Verhütung und Behandlung der Folgeschäden der Arteriosklerose. Erforderlich sind hierbei zunächst eine Änderung der Lebensweise (Ernährung, Rauchen), verbunden mit einer eventuellen medikamentösen Therapie von Hochdruck, Diabetes und Hypercholesterinämie. Diese Teilfaktoren, später auch die manifesten Organschäden, erfordern jeweils eine mehrdimensionale Therapie

Erhöhung des strahlenbedingten Risikos solider Tumore. Sie überlagert sich dem altersbedingten Risiko. Radiomimetische Pharmaka, d. h. Initiatoren maligner Tumoren, sind also möglichst zu vermeiden, weil zu ihrem Wirkungsmechanismus die Kumulation gehört. Das sollte auch für das Rauchen in Kliniken gelten, wenn wir unsere Glaubwürdigkeit nicht einbüßen wollen; denn die Karzinogene des Tabakrauches – soweit sie nicht nur Promotoren sind – verhalten sich wie energiereiche Strahlen. Man denke an die Kombinationswirkung von Asbest und Rauchen bei der Tumorentstehung.

2. *Erschöpfung*. Man könnte die Erschöpfung eines Zielorgans unterstellen, wenn es längere Zeit einem Arzneimittel ausgesetzt wird. Die Denkweise setzt den Organismus einem Motor gleich, dessen bewegliche Teile durch dauernden Betrieb Schaden leiden. Erschöpfungen kommen in der Arzneitherapie dann vor, wenn z. B. die Speicherfähigkeit für endogene Wirkstoffe beeinträchtigt wird. Reserpin wirkt auf diese Weise; allerdings wird es heute so niedrig dosiert, daß sein Effekt bei weitem nicht „erschöpfend" ist. Andere Erschöpfungen beruhen darauf, daß zelleigene Stoffwechselprodukte für die Giftung eines Pharmakons verbraucht werden. Erst wenn der Kofaktor nachsynthetisiert ist, kann die Zelle eine erneute Zufuhr des Arzneimittels beantworten. Diese Erschöpfung liegt der Tachyphylaxie durch organische Nitrate zugrunde; sie schließt hier eine Langzeit-Therapie nicht aus, weil die Erholungszeit – oder umgekehrt die Tachyphylaxie – kürzer als einen Tag währt.

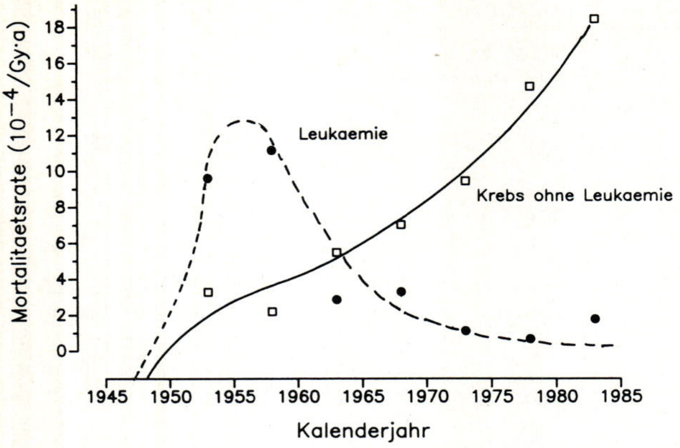

Abb. 8. Fortwirken einer kurzzeitigen Schädigung über die Zeit, am Beispiel der Atombomben-Opfer von 1945. Die zusätzliche Krebsmortalität ist auf die ursprüngliche Exposition (Ordinate) und das Kalenderjahr (Abscisse) bezogen. Man beachte, daß die Spätschäden sich zu verschiedenen Zeiten manifestieren. Sie addieren sich zur altersbedingten Zunahme der Mortalität. Schäden durch Mittel mit radiomimetischer irreversibler Wirkung würden sich in analoger Weise addieren (nach Breckow 1991)

Was sich hingegen erschöpfen kann, ist die Leistung von Regelsystemen. Das Hypophysen-Nebennierenrinden-System ist ein geläufiges Exempel. Die Nebennierenrinde wird durch langfristig hochdosierte Glukokortikoide ruhiggestellt. Das kann so gründlich geschehen, daß sie atrophiert. Die Erholung kann Jahre benötigen (Abb. 9). Jede Atrophie schließt eine Hemmung der Proteinsynthese ein. Selbst wenn der Anlaß der Hemmung entfällt, setzt die Restitution nur zögernd ein. Längere Zufuhr von Glukokortikoiden senkt darüber hinaus die Konzentration der mRNA für ACTH in der Hypophyse, und auch den dortigen Bestand an CRF-Rezeptoren. Störungen der Transkription und Translation überfordern offenbar das Regelsystem, vor allem wenn sie kombiniert einwirken. Auch wenn Pharmaka mit zellulären Proteinen oder mit Nukleinsäuren kovalent reagieren, behebt der Organismus die Schäden nur langsam und mühsam. Bei der Langzeit-Therapie können sie zu toxischen Reaktionen führen. Toxikologie i.e. S. befaßt sich mit der Entstehung und Wirkung reaktiver Metabolite, für die es kein körpereigenes Äquivalent, keine klassischen Rezeptoren und daher auch keinen Regelmechanismus gibt. Hier ist der Organismus auf seine Plastizität angewiesen.

Noch radikaler wird das Zentralnervensystem, das Regelsystem schlechthin betroffen, wenn es längerfristig unter Neuroleptika steht. Die schweren unerwünschten Wirkungen vom Parkinson-Typ entwickeln sich erst binnen Monaten bis Jahren; sie prägen sich – anders als die Veränderungen der Nebenniere – morphologisch nicht aus, bleiben aber auf Dauer bestehen. Es scheint, als ob hier ein Steuersystem ein für allemal ausgeschaltet würde und daher überschießende Reaktionen das neurologisch-psychiatrische Bild neu bestimmten. Dazu paßt die Beobachtung, daß Entzugserscheinungen nach Absetzen von Neuroleptika ausbleiben. Bei derartigen chronischen Schädigungen wird die Plastizität des Nervensystems deutlich: Es versucht zu kompensieren, was nicht mehr zu regulieren ist.

3. *Regulationen und Plastizität.* Regulationen können pharmakokinetische und pharmakodynamische Ereignisse betreffen. Zur *Pharmakokinetik* zählt die Induktion des Fremdstoff-Metabolismus. Die Leber rüstet ihr abbauendes System auf, wenn sie wiederholt gegen abbaufähige Fremdstoffe exponiert wird. Sie produziert mehr Zellproteine, darunter vor allem solche der Cytochrom p450-Gruppe (Meyer et al. 1990) und kann dadurch die Fremdstoffe mit mehrfach erhöhter Vmax abbauen. Eine

CHRONISCHE EFFEKTE VON GLUKOKORTIKOIDEN (--▸)

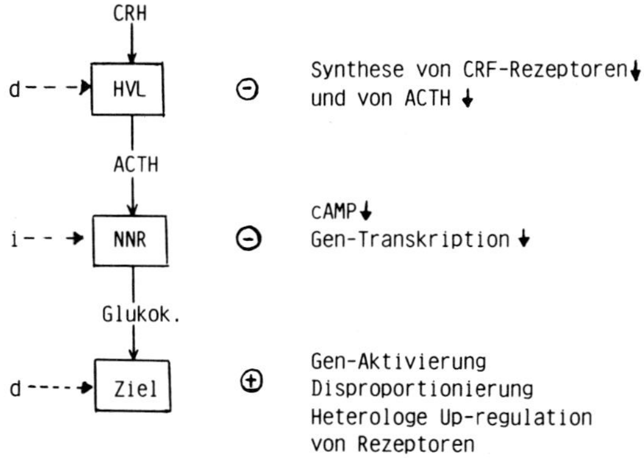

Abb. 9. Kurz- und Langzeit-Regulation am Beispiel der Glukokortikoide. Kurzzeitige direkte *(d)* Exposition der Hypophyse gegen Glukokortikoide führt zu einer prompten Minderung der Corticotropin-Freisetzung. Längere direkte *(d)* Exposition mindert dort den Bestand an CRF-Rezeptoren und die Corticotropin-Produktion. Daraus resultiert indirekt *(i)* eine Minderung des intrazellulären Botenstoffs cAMP in der Nebennierenrinde, was zu einer Minderung der Gentranskription bis zur Atrophie der Drüse führt. Die genetische De-Repression der Zielorgane ist disproportioniert und bedingt u.a. die Änderung des Bestandes heterologer Rezeptoren. Also sind an allen drei Gliedern der Reaktionskette langfristige Änderungen zu erwarten

vermehrte Proteinsynthese braucht Zeit, bis sich ein neues Gleichgewicht eingestellt hat. Die DNS muß de-reprimiert werden, wozu die Induktoren verschieden gut imstande sind. Die Induktion spielt kaum je bei der kurzfristigen Therapie eine Rolle, eher bei der mittel- und langfristigen. Induktion durch Rifampicin bei der Behandlung der Tuberkulose, durch Barbiturate und Phenytoin bei der Epilepsie sind geläufige Beispiele. Im üblichen Betrieb fällt sie nicht auf, weil unwirksame Arzneitherapie zu den Grunderfahrungen des Arztes gehört und vielerlei Ursachen haben kann. Andere Eliminationsprozesse, etwa die multispezifischen Transporte in Niere und Leber, unterliegen keiner gebrauchsabhängigen Regulation.

Ein zweites Beispiel steht an der Grenze zwischen Pharmakokinetik und Pharmakodynamik. Es handelt sich um die Vielfachresistenz von Krebszellen (Kartner u. Ling 1989). Sie kann sich unter der Behandlung mit einem einzigen Chemotherapeutikum entwickeln. Die resistenten Zellen enthalten ein Gen, welches auch in nicht-malignen Zellen von Mensch und Tier gefunden wurde. Es codiert ein Protein der Zellmembran, welches Fremdstoffe nach außen transportiert, unter anderem Zytostatika. Wegen seiner beschränkten Spezifität nennt man es einen multispezifischen Transporter. Solange der Selektionsdruck anhält, sind die transportierenden Zellen im Vorteil.

Im Bereich der *Pharmakodynamik* finden sich Regulationen von ungemeiner Vielfalt. Sie seien in der Reihe zunehmender Komplexität dargestellt, beginnend mit der einzelnen Zelle. Nur langsame Prozesse sind berücksichtigt, weil sie für die Langzeit-Therapie charakteristisch sind. Wie der Fremdstoffabbau, so sind auch andere Zellfunktionen über die Synthese der dafür erforderlichen Proteine geregelt, also über eine Änderung des Differenzierungsmusters. Offenbar ist es biologisch vorteilhaft, wenn die Zelle nicht alle Befehle von außen quantitativ befolgt: sie kann über den Grad ihrer Belastung und die Art ihrer Bewältigung mitbestimmen, indem sie sich selbst ändert. Unangemessen laute Befehle werden weniger gut befolgt, während leisen Befehlen nachgeholfen wird. Mittels cAMP-rezipierender DNA-Sequenzen etwa kann sich die Zelle gegen das von ihr selbst produzierte cAMP verteidigen; denn sie regelt auf diesem Wege die Produktion der β-Adrenozeptoren herunter. Dadurch vermindert sie ihre eigene Reaktion auf solche primäre Botenstoffe, etwa Noradrenalin, welche den cAMP-Gehalt erhöhen (Bristow et al. 1982; Brodde et al. 1988; Böhm et al. 1988). Das geschädigte menschliche Herz schützt sich so vor dem Noradrenalin des Blutplasmas, welches bei schwerer Myokardinsuffizienz erhöht ist. Wenn umgekehrt die Zelle die gewohnten Anstöße zur cAMP-Produktion vermißt, fährt sie weitere Antennen aus: Die Produktion adrenerger β-Rezeptoren wird gefördert, etwa bei der spezifischen und langfristigen Blockade dieser Rezeptoren (Michel et al. 1988). Setzt man die blockierenden Arzneimittel plötzlich ab, dann wird der Rezeptor-Überschuß mehr Katecholamin-Moleküle binden als der Zelle und dem Organismus gut tut: Der resultierende rebound-Effekt könnte sich in einem massiven Wiederanstieg des erfolgreich gesenkten Blutdrucks äußern (Krämer u. Kübler 1984; Reithmann et al. 1987) (vgl. Abb. 10 mit 11).

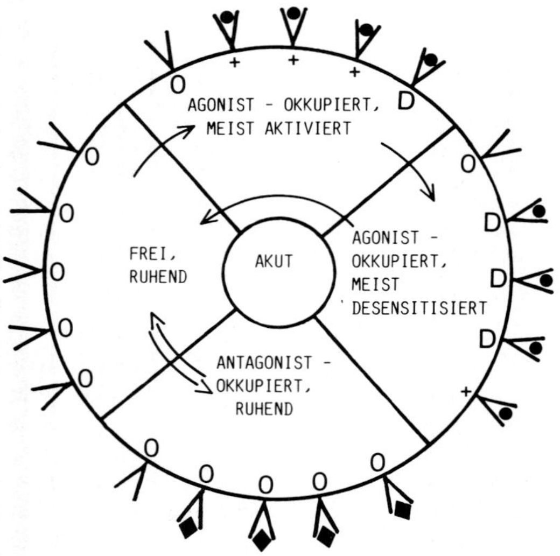

Abb. 10. *Akute* Regulation der Rezeptor*aktivität* am Beispiel der β-Adrenozeptoren (nach Eschenhagen u. Mende 1991) Symbole: *V* Rezeptor, *O* ruhend, + aktiviert, *D* desensibilisiert, ● Agonist, ♦ Antagonist. Der ruhende Rezeptor wird bei Agonisten-Besetzung zunächst aktiviert, dann desensibilisiert und fällt nach Abdissoziation des Agonisten in den ruhenden Zustand zurück *(Pfeile)*. Besetzung mit Antagonisten führt weder zur Aktivierung noch zur Desensibilisierung. Der Rezeptorbestand bleibt durchwegs unverändert

Die Zelle verläßt sich aber nicht nur auf die Regulation der Rezeptoren. Sie sind über sogenannte G-Proteine mit dem Zytoplasma und der Innenseite der Zellmembran verbunden. Um bei dem bestuntersuchten System zu bleiben: Gs-Proteine vermitteln eine Stimulation der Adenylatzyklase, G_i-Proteine deren Hemmung. Beide Proteine können jeweils mit mehreren Rezeptortypen reagieren. Wenn also G_i-Proteine vermehrt exprimiert werden, dann stehen nicht nur den α_2-adrenergen Rezeptoren diese G_i-Proteine reichlicher zur Verfügung, um das intrazelluläre cAMP zu senken. Da G_i-Proteine auch bei der Erregungsübertragung zwischen muskarinischen Rezeptoren und Zytoplasma mitwirken, werden längerfristig gegen Katecholamine exponierte Zellen empfindlicher gegen Acetylcholin. Für das insuffiziente menschliche Herz ist das Zusammenspiel zwischen Hinabregulation von β-Adrenozeptoren und Hinaufregulation von G_i-Protein in Abb. 12 dargestellt (Eschenhagen u. Mende 1991). Beide Regelprozesse wirken in die gleiche Richtung, indem sie die Inotropie des Herzens senken. Die stimulierenden und hemmenden G-Proteine sind offenbar kreuzreguliert. Als Sensor dient die Beanspruchung der Signalkette (Hadcock et al 1990).

Für die Änderung der Proteinsynthese durch Belastung der Zelle finden sich weitere Beispiele. Adrenerge Neuronen des Nervensystems synthetisieren Tyrosinhydroxylase,

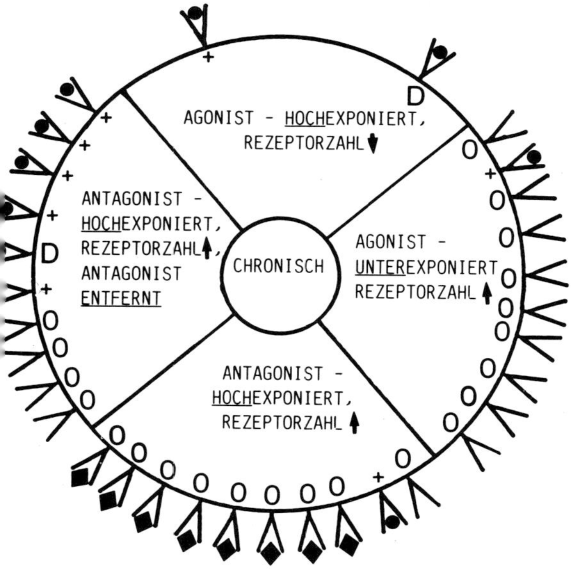

Abb. 11. *Chronische* Regulation des Rezeptor*bestandes* am Beispiel der β-Adrenozeptoren. Hohe chronische Exposition mit Agonisten mindert den Bestand *(oberer Quadrant)*, niedrige Exposition mit Agonisten *(rechter Quadrant)* oder hohe Exposition mit Antagonisten *(unter Quadrant)* erhöht ihn. Erhöhter Bestand an freien Rezeptoren *(linker Quadrant)* führt zu erhöhtem Ansprechen der Zielzelle bei „normaler" Agonist-Konzentration. Symbole wie in Abb. 10

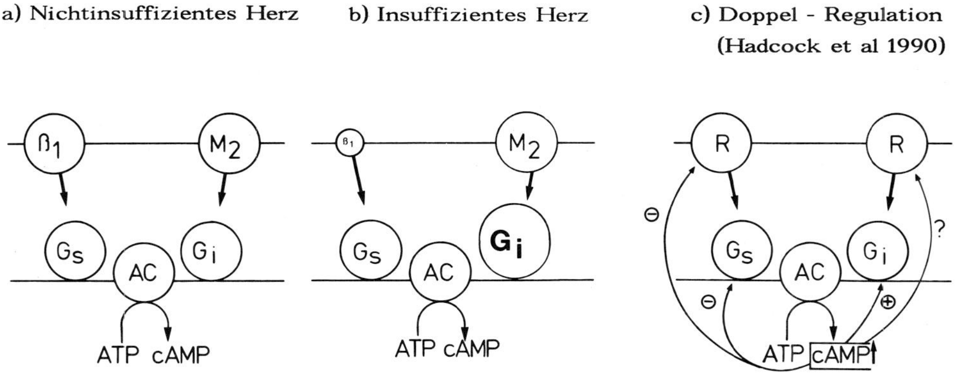

Abb. 12. Vereinfachtes Schema zur Regulation der Adenylatcyclase im **(a)** nichtinsuffizienten und **(b)** insuffizienten Myokard (nach Eschenhagen u. Mende 1991). β_1 symbolisiert den β_1-Adrenozeptor, M_2 den M_2-Cholinozeptor, G_s das stimulatorische GTP-bindende Protein, G_i das inhibitorische GTP-bindende Protein. *AC* Adenylatcyclase; *ATP* Adenosintriphosphat; *cAMP* cyclisches Adenosinmonophosphat. Beachte die Herunter-Regulation des β_1-Adrenozeptors und die im gleichen Sinne wirkende Hinauf-Regulation des G_i-Proteins. **(c)** Mehrfache Rückregulation, über den Gehalt der Zelle an cAMP gesteuert (Hadcock et al. 1990). Beachte die hier zusätzlich eingeführte Herabregulation von G_s

das Schlüsselenzym für die Katecholaminsynthese (Abb. 13). In vitro kann man langfristig die Aktivität kultivierter Zellen des L. coeruleus erhöhen, etwa durch Depolarisation mit Veratridin oder K^+. Dann steigt auch der Enzymbestand. Er sinkt, wenn man die Aktivität senkt, etwa mithilfe des Na^+-Kanalblockers Tetrodotoxin (Black et al. 1984.)

Der Skeletmuskel reagiert im Gegensinn. Wird er denerviert, so erhöht er binnen einer Woche die Gesamtzahl seiner Acetylcholinrezeptoren sieben- bis achtfach, die zugehörige mRNA sogar fast hundertfach. Die Neusynthese kann unterdrückt werden, indem man den denervierten Muskel elektrisch erregt (Übersicht bei Anderson 1987). Elektrische Stimulation scheint die Stabilität der Rezeptoren zu erhöhen, während der Bestand der Rezeptoren im Endplattenbereich offenbar durch trophische Faktoren aus den Nerven aufrecht erhalten wird (Fumagalli et al. 1990). Offenbar ist es gleichgültig, ob die Synapse pharmakologisch oder chirurgisch ruhiggestellt wird.

Wahrscheinlich gibt es außer Rezeptoren und G-Proteinen noch weitere Zellbestandteile, welche bei der Regulation der Empfindlichkeit mitwirken. Es liegt nahe, an Änderungen der Lipidmatrix zu denken, in welche die Proteine der Signalketten eingebaut sind. Jedoch fehlen dazu Befunde, welche über Hinweise hinausgehen (Übersicht bei Kenakin 1990). Auch die Phosphorylierungen innerhalb der Zielzelle spielen eine Rolle. Phosphorylierte und dephosphorylierte β-Adrenozeptoren unterscheiden sich in ihrer Affinität. Dieser Regelprozeß ist schnell, weil er keine Proteinsynthese braucht. Welche Rolle er in vivo spielt, ist unbekannt. Die Vielfalt der Regulationen am β_2-Adrenozeptor ist in Abb. 14 dargestellt.

Was die Zelle für sich selbst an Regulationen leistet, das erbringen *systembezogene* Regelkreise für das Zusammenwirken von Organen. Dabei erstaunt immer wieder, wie nachgiebig die Regelkreise sind, d.h. wie wenig sie dem Einfluß von Arzneimitteln, auch und gerade in der Langzeittherapie gegensteuern. Es besteht also eine biologische Plastizität. Natürlich aktiviert jeder Na^+-Verlust durch Diuretika und mancher Vasodilatator durch Drucksenkung das Plasma-Reninsystem, aber lange nicht so stark, daß dadurch der antihypertensive Effekt dieser Mittel hinweg geregelt würde.

Der weibliche Zyklus toleriert das Kommando hormonaler Kontrazeptiva über viele Jahre und nimmt nach deren Absetzen seinen eigenen Rhythmus wieder auf. Nur bei den Glukokortikoiden kann die Langzeit-Therapie deletär sein, aber gerade sie greifen direkt in massiver Weise in die Transkription zahlreicher Zellen ein. Gegen Eingriffe an der DNA und in die Proteinsynthese kann sich der Körper offenbar nicht durch Regulation wehren (vgl. Abb. 9). Er muß die entstandenen Defekte nach Möglichkeit durch seine Plastizität ausgleichen.

Lernen, Behalten, Wiedergeben

Wenn Lernen, Behalten und Wiedergeben die wichtigsten Faktoren sind, welche die Langzeit-Therapie bestimmen, dann müssen gerade diejenigen Systeme besonders betroffen sein, zu deren Profession das Gedächtnis gehört, also das Immunsystem und das Nervensystem.

Das *Immunsystem* trägt nichts Positives zur üblichen Arzneitherapie bei. Wenn aber Arzneimittel der Langzeit-Therapie abgesetzt oder eingeschränkt werden müssen, so zumeist wegen unerwünschter Wirkungen, an denen das Immunsystem zumindest beteiligt war. Es ist ratsam, gerade nach ihnen zu fahnden. Immunreaktionen bei Langzeit-Therapie würden eine eigene Darstellung rechtfertigen

Das *Zentralnervensystem* erkennt völlig andere Signaturen als das Immunsystem. Die Störungen lassen sich in drei Gruppen einteilen.

1. *Auf niedriger Funktionsebene* können sie durch Angriff an wohldefinierten Synapsen zustande kommen. Als Beispiel diene das Dopamin-System mit der Vielfalt seiner Störungen, die auf parkinsonähnliche Bilder hinauslaufen. Sie reichen von der akuten Dystonie über die Parkinsonoide, die Akathisie bis hin zur tardiven Dyskinesie, und können die Langzeit-Therapie der Schizophrenie unendlich erschweren. Diese Reaktionen stellen noch keine Besonderheit des Zentralnervensystems dar; denn sie ergeben sich aus der Regel, daß Blockade von Synapsen – hier: der dopaminergen –

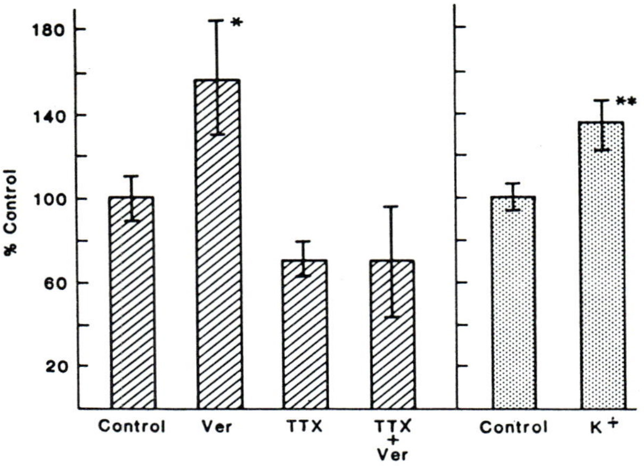

Abb. 13. Induktion von Tyrosinhydroxylase-Aktivität in Nervenzellkulturen durch langzeitige Depolarisation mit Veratridin *(Ver)* oder K^+. Beachte auch die Hemmung des Veratridin-Effekts durch Tetrodotoxin *(TTX)*, was die Öffnung von Na^+-Kanälen als Mechanismus ausweist (Black et al. 1984)

MECHANISMEN	t 1/2	TYP	Effekt auf	Ausmaß %
Schnelle Reaktionen				
Rezeptorkinase	sec	homolog	Funktion	50
Proteinkinase A	min	heterolog	Funktion	50
Internalisierung	min	homolog	Zahl	25
"Down-regulation"				
Agonist-abhängig	Std.	homolog	Zahl	30
PKA-abhängig	Std.	heterolog	Zahl	30
mRNA-Minderung	Std.	heterolog	Zahl	50
"Up-regulation"				
Antagonist-abhängig	Std.	homolog	Zahl	?
Glukokortikoide	Std.	heterolog	mRna	dreifach
Testosteron	Std.	heterolog	Zahl	2.5fach
Thyroidhormon	"langsam"	heterolog	Zahl	?

Abb. 14. Klassifikation der „schnellen" Reaktionen und „langsamen" Regulationen für β-Adrenozeptoren (nach Lohse 1991; Collins et al. 1989)

einerseits Supersensitivität hervorruft, andererseits aber zum funktionellen Ungleichgewicht führen muß. Wir können solche Störungen am Versuchstier nachahmen. Das Experiment beruht darauf, daß Eingriffe an den Basalganglien den Drehsinn der Körperbewegungen ändern. Unterbricht man im chronischen Versuch einseitig die Verbindung von der S. nigra zu den Basalganglien, so werden die nunmehr denervierten Gebiete allmählich supersensitiv gegen postsynaptisch dopaminerg wirkende Substanzen. Deren systemische Applikation bringt die Tiere dazu, kontralateral zur lädierten Seite zu rotieren. Im ipsilateralen Sinne rotieren Tiere, wenn man die Dopaminfreisetzung pharmakologisch fördert; denn solche Wirkstoffe finden nur noch auf der intakten

Seite ihren Angriffsort (Abb. 15). Das Beispiel zeigt, wie sich der Eingriff auf niedriger Ebene zu einer Verhaltensänderung des Gesamtorganismus hinaufmultiplizieren kann.

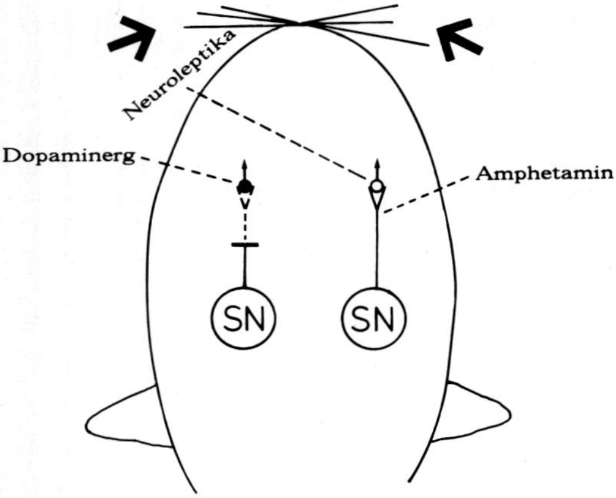

Abb. 15. Der Drehsinn der Ratte als Indikator für chronische Hochregulation. Die *Pfeile* am Kopf der Ratte geben den Drehsinn an. Die Verbindung zwischen Substantia nigra (SN) und C. striatum ist linksseitig irreversibel und chronisch unterbrochen. Dadurch degenerieren links die präsynaptischen Strukturen, während die postsynaptisch lokalisierten Rezeptoren supersensitiv werden. Systemische Gabe von Dopamin oder eines Verwandten führt daher zur kontralateralen Drehrichtung. Amphetamin setzt Dopamin aus der Präsynapse frei. Sie fehlt auf der denervierten Seite; daher erzeugt die systemische Gabe von Amphetamin eine ipsilaterale Drehung. Neuroleptika würden die so erzeugte Drehung verhüten

2. *In höheren Funktionsebenen* gedeihen Dependenz, Toleranz und Entzugssymptome. Sie können nicht mehr von einzelnen Synapsen her verstanden werden, sondern setzen eine Neuprogrammierung des neuronalen Netzwerks voraus, sind also Ausdruck von Regulation und Plastizität. In wenigen Wochen lernt das Nervensystem nicht nur des Menschen, sondern auch der Affen oder der Ratte, daß sich die Selbstversorgung mit Opiaten „lohnt“. Die Diskrimination zwischen Opioiden und Nicht-Opioiden ist erstaunlich deutlich, wenn erst einmal der Prototyp der Opioidwirkung erlernt ist. Prinzipiell das Gleiche gilt für alle von der WHO definierten Gruppen von Mitteln, welche Abhängigkeit erzeugen. Im allgemeinen verläuft arzneimittelbezogene Abhängigkeit, Toleranzentwicklung und Entzug wie auf dem Schema für Barbiturate gezeigt (Abb. 16). Der Opiatabhängigkeit liegt wahrscheinlich eine Förderung der Synthese bestimmter Proteine zugrunde. Dafür wird die chronische Besetzung von Opiatrezeptoren in bestimmten Hirnregionen, vor allem dem L. coeruleus verantwortlich gemacht. Wieder sind es G-Proteine, aber auch Adenylatzyklase und cAMP-abhängige Proteinkinasen, die diskret, aber deutlich vermehrt sind (Nestler 1990).

3. Den dependenzerzeugenden Mitteln der WHO-Liste kommt ein kräftiges Stück pharmakologischer Eigenwirkung zu, auf welches sich das neuronale Netzwerk früher oder später einstellt. Die Situation ist prinzipiell ähnlich bei den *milden Mitteln*, etwa den rezeptfreien leichten Analgetika, Schlafmitteln, Abführmitteln, Muntermachern, kurz den vielen Mitteln und Mittelchen zur Erleichterung des Alltags. Sie werden nicht selten als Langzeit-Selbstmedikation eingesetzt. Viele von ihnen erkennt der Mensch erst allmählich als „lohnend“. Bei den Benzodiazepinen dauert es etwa 3–4 Monate. Bei

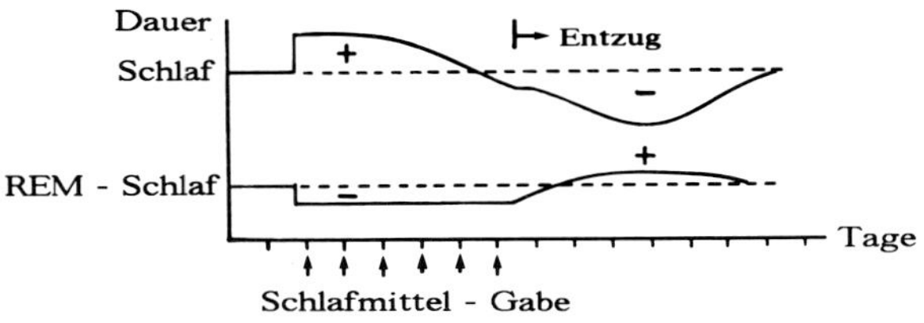

Abb. 16. Toleranzentwicklung und Entzugserscheinungen bei längerfristiger Gabe von Mitteln des Barbiturat-Typs. Man beachte die gegenläufigen Reaktionen des orthodoxen und des paradoxen (REM)-Schlafes. Die gegenläufige Entwicklung beim Entzug könnte auch als „Rebound" interpretiert werden

Langzeit-Therapie nehmen immer mehr Patienten diese Vorteile wahr. Man muß ihnen nur Zeit dazu lassen (Abb. 17).

Gewohnheitsbildung, auch Habituation genannt, ist das Resultat vieler, kleiner Belohnungen. Die Belohnung muß nicht mit Dependenz verknüpft sein. Auch handelt es sich dabei nicht um eine Besonderheit des Menschen. Trainierte Tiere können lernen, zwischen pharmakologisch differenten Arzneimittelgruppen zu unterscheiden; Voraussetzung ist eine zentralnervöse Wirkung und eine Verbindung mit Belohnung bzw. Bestrafung (Colpaert u. Slangen 1982)

Die Person des Patienten spielt bei solchen Habituationen eine entscheidende Rolle, was eine vorsichtige Unterscheidung von den Effekten harter Drogen rechtfertigt. Daß es mit der Pharmakologie nicht weit her sein kann, zeigt auch die Habituation an Placebos, etwa Homöopathika, bestimmte Naturheilmittel oder recht niedrig dosierte orthodoxe Arzneimittel. Sie tun sich gerade dadurch als Placebos kund. Der Ablauf folgt einem Schema, welches generell für die Symptombildung funktioneller Störungen gilt (Abb. 18).

Sonderprobleme der Arzneimitteltoxikologie im Rahmen der Langzeit-Therapie

Unerwünschte Wirkungen spielen in der Langzeit-Therapie eine besondere Rolle, und dies vor allem aus *subjektiven* Gründen. Die Kurzzeit-Therapie richtet sich gegen eine Störung, die dem Patienten bewußt wird. Er wird zu einem Risiko bereit sein, um sie abzuwenden. Die Langzeit-Therapie dient meist nur als Prophylaxe gegen Verschlimmerungen. Ihr Erfolg schlägt sich in der Statistik nieder; aber der Patient kann nicht wissen, ob die Therapie gerade ihm nützt. Ihr Erfolg kommt manchmal später als ihre unerwünschten Wirkungen. Langzeit-Therapie ist zumeist ambulante Therapie. Ambulante Therapie ist gegen unerwünschte Wirkungen besonders anfällig; der Patient versagt dann seine Mitarbeit. Langzeit-Therapie soll die Qualität und Gewohnheiten des Lebens möglichst wenig einschränken. Der Patient möchte er selbst bleiben. Oft genügt schon ein Mißbehagen, und seine Compliance ist dahin.

Aber es gibt auch *objektive* Gründe. Während man die Risiken der Kurzzeit-Therapie in den präklinischen Studien oder in der Phase I der klinischen Prüfung näherungsweise abbilden kann, verlieren diese hilfreichen Techniken an Aussagekraft, je länger wir behandeln. Wir nähern uns dem Konzept der Null-Toxikologie.

Ist sie überhaupt erreichbar? Darüber haben die Toxikologen seit fast 100 Jahren nachgedacht, gerade in Zusammenhang mit der Langzeit-Toxikologie. Der Chemiker Haber hat die Wirkung einer gasförmigen Substanz auf die Dauer der Exposition bezogen. Setzen wir an Stelle der Gaskonzentration eine fiktive mittlere Plasmakonzentration ein, dann erhalten wir das in Abb. 19 wiedergegebene Diagramm für die Haber'sche $c \times t$-Regel. Bei strenger Auslegung lehrt sie, daß es keine Schwellendosis gibt, wenn man die Zeitachse hinreichend verlängert. Wir müssen aber der Elimination des Wirkstoffes (e) und Reversibilität (r) des Effektes, d.h. der Löschung seiner Engramme gerecht werden. Daher korrigieren wir die Ordinate. Die Regel lautet dann (c-

Dauer der Vorbehandlung	Entzugserscheinungen % mehrtägige	transiente
<8 Mo	5	4
>8 Mo	43	14

Abb. 17. Dependenz nach Diazepam in Abhängigkeit von der Behandlungsdauer (Rickels et al. 1983). Die Dosis betrug 15–40 mg/die bei nichtpsychotischer Angst. Ein Wirkungsverlust blieb aus, obwohl Diazepam langfristig gegeben wurde. Die Rezidivrate lag bei ca. 50%

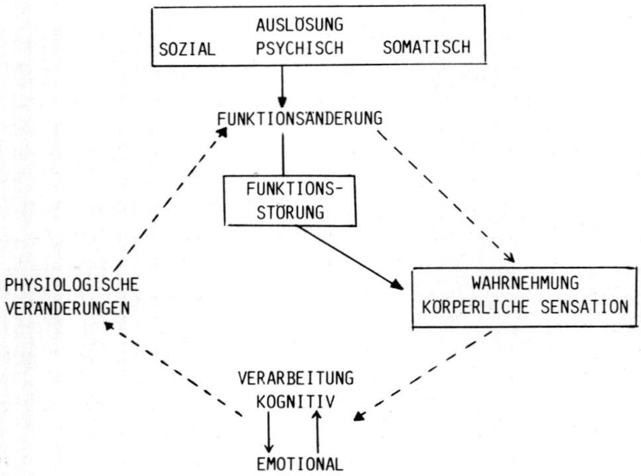

Abb. 18. Grundschema der Symptombildung bei funktionellen Störungen (nach v. Uexküll). Das Schema gilt grundsätzlich auch für die Entwicklung von Dependenz, Toleranz und Gewohnheitsbildung. So ließe sich unter „Auslösung“ auch ein Abführmittel verstehen, das bei wiederholter Zufuhr die Funktion des Magen-Darm-Trakts beeinflußt

e-r) $\times$ t = const. Die formale Beschreibung weist wieder auf die große Bedeutung der Zeit in der Arzneimitteltoxikologie hin. Sie zeigt zugleich grundsätzliche Grenzen methodischer Art; denn die Dauer der Tierexperimente reicht oft nicht aus, um Nutzen und Risiko von Langzeit-Therapien mit hinreichender Zuverlässigkeit zu erfassen. Schon das beschränkte Lebensalter unserer Versuchstiere schließt uns das Laborbuch allzu früh. An ihrer Stelle wird der Mensch zum alleinigen Indikator der Langzeit-Toxikologie.

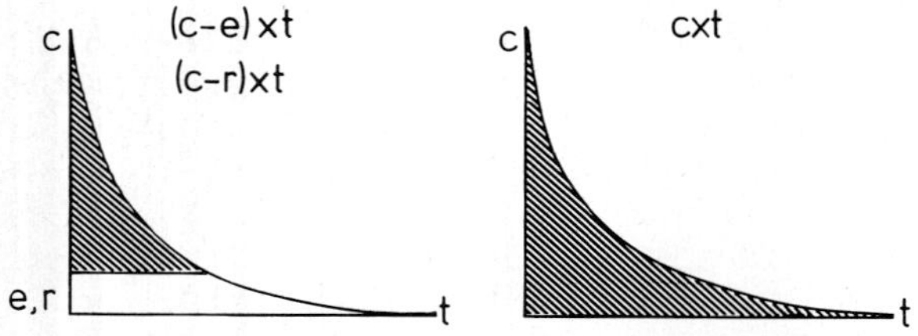

Abb. 19. Die cxt-Regel als Maß von Schwere und Wahrscheinlichkeit unerwünschter Wirkungen. Sie beruht auf der (nicht immer zutreffenden) Hypothese, daß die Wirkungen eines Fremdstoffes dem Produkt aus Konzentration (oder Dosis) und Einwirkungsdauer annähernd entsprechen, was durch die schwarze Fläche angedeutet ist. *Rechts* ist die orthodoxe Darstellung gegeben. Die *linke Darstellung* enthält die erforderlichen Korrekturen bei Einbeziehung von Elimination des Wirkstoffs *(e)* und Reparatur des Schadens *(r)*

Zur *ärztlichen* Gewichtung müssen wir immer die Schwere der unerwünschten Wirkungen einbringen, entsprechend der allgemeinen Formel: Risikopotential = Häufigkeit × Schwere. Bei der Langzeit-Therapie tritt noch die Dauer der einzelnen unerwünschten Wirkungen hinzu. Also ist die Formel zu erweitern auf

Risikopotential = Häufigkeit × Schwere × Dauer,

was Abb. 20 für die akute und Langzeit-Toxikologie der Neuroleptika darstellt.

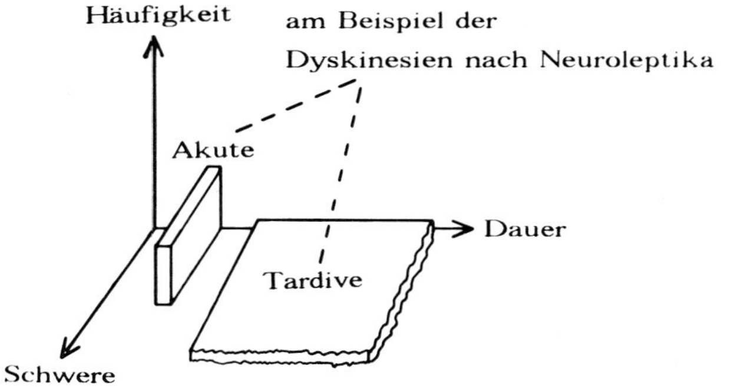

Abb. 20. Dreidimensionale Darstellung unerwünschter Wirkungen am Beispiel der Neuroleptika. Die drei Dimensionen symbolisieren Häufigkeit, Schwere und Dauer. Akute Dyskinesien sind häufig und sehr störend, aber halten nur kurze Zeit an. Tardive Dyskinesien sind seltener, aber schwer und dauerhaft

Ich habe meinen Vortrag mit einer Erwägung über die Zeit in der Biologie begonnen. Zum Schluß möchte ich auf *Zeitbomben* hinweisen. Gemeint sind Ereignisse, die dem Patienten bei einer Langzeit-Therapie allseits unbemerkt widerfahren sind. Nach vielen Jahren kommen sie als Altlasten längst beendeter Auseinandersetzungen zum Vorschein. Als schlimme Beispiele sei an die heimtückischen Lungenschäden nach Cytostatika (Limper u. McDonald 1990), an maligne Tumore nach Immunsuppressiva, an das Vaginalkarzinom beim Nachwuchs stilböstrolbehandelter Frauen, und auch an die fatalen Folgen des langdauernden „overtreatments“ mit Antiarrhythmika erinnert.

Aber es gibt nicht nur Altlasten, sondern auch Altguthaben. In jüngster Zeit wurde über die günstigen Spätfolgen einer Langzeit-Therapie berichtet. In zwei Studien war der Effekt einer Cholesterin-senkenden Therapie nach deren Abschluß kaum sichtbar (Canner et al 1986; Martin et al. 1986). Er wurde aber recht deutlich, als man sechs bzw. neun Jahre später nachuntersuchte (Hulley 1990, personal communication to Erkelens).

Solche „afterburn“-Effekte, ob positiv oder negativ, bestimmen letztendlich den Stellenwert mancher Langzeit-Therapien. Darauf gerichtete Untersuchungen verlangen große Geduld bei den Untersuchern, hohe Compliance bei den Patienten, und ein beständiges Interesse bei den Geldgebern, d. h. der Gesellschaft. Dem wissenschaftlichen Nachwuchs sei empfohlen, mit Langzeitstudien frühzeitig zu beginnen, damit die eventuelle Habilitation nicht hinter die Emeritierung fällt.

Literatur

Anderson DA (1987) Molecular biology of the acetylcholine receptor: Structure and regulation of biogenesis. In: M Salpeter (ed) The vertebrate neuromuscular junction. Liss, New York, pp 285–315 – Black JB, Adler JE, Dreyfus CF, Jonacait GM, Katz DM, LaGamma EF, Markey KM (1984) Neurotransmitter plasticity at the molecular level. Science 225:1266–1270 – Böhm M, Beuckelmann D, Brown L, Feiler G, Lorenz B, Näbauer M, Kemkes B, Erdmann E (1988) Reduction of beta-adrenoceptor density and evaluation of positive inotropic responses in isolated, diseased human myocardium. Eur Heart J 9:844–852 – Breckow J (1991) Zur Bewertung des Krebsrisikos durch ionisierende Strahlung nach der Dosimeterrevision von Hiroshima und Nagasaki. Med Klin 86:92–98 – Bristow MR, Ginsburg R, Minobe W, Cubiccotti RS, Sageman WS, Lurie K, Billingham ME,

Harrison DC, Stinson EB (1982) Decreased catecholamine sensitivity and β-adrenergic receptor density in failing human heart. N Engl J Med 307:205–211 – Brodde OE (1988) Die Rolle adrenerger alpha- und beta-Rezeptoren in der Pathogenese von Hypertonie und Herzerkrankungen. Internist 29:397–413 – Canner PL, Berge GK, Wenger NK et al. (1986) J Amer Coll Cardiol 8:1245 – Collins S, Bolanowski MA, Caron MG, Lefkowitz RA (1989) Genetic regulation of β-adrenergic receptors. Ann Rev Physiol 51:203–215 – Colpaert FC, Slangen JL (1982) Drug discrimination: applications in CNS pharmacology. Elsevier Biomed Press, Amsterdam – Erkelens DW (1990) Lipids: Who should be treated? Triangle 29 (1):17–26 – Eschenhagen T, Mende U (1991) Expression GTP-bindender Proteine bei der terminalen Myokard-Insuffizienz des Menschen: Hinweise für eine Modulation durch Katecholamine. Hamburg Ärztebl (im Druck) – Fumagalli G, Balbi S, Cangiano A, Lomo T (1990) Regulation of turnover and number of receptors at neuromuscular junctions. Neuron 4:563–569 – Hadcock JR, Ros M, Watkins DG, Malbon CC (1990) Crossregulation between G-protein-mediated pathways. J Biol Chem 265:14784–14790 – Hulley (1990) personal communication to DW Erkelens – Kartner N, Ling V (1989) Vielfach-Resistenz von Krebszellen. Spektrum der Wissenschaft 5:64–71 – Krämer B, Kübler W (1984) Absetzphänomene nach chronischer β-Blockade. Dtsch med Wschr 109:465–471 – Kenakin T (1990) Drugs and receptors. An overview of the current state of knowledge. Drugs 40:666–687 – Lemmer B (1983) Chronopharmakologie. Tagesrhythmen und Arzneimittelwirkung. Wiss Verlagsges Stuttgart – Limper AH, McDonald JA (1990) Delayed pulmonary fibrosis after nitrosourea therapy. N Engl J Med 323:407–409 – Lohse MJ (1991) Mechanisms of β-adrenergic receptor desensitization. In: Hargrave PA, Hofmann KP, Kaupp UB (eds.) Signal transduction in photoreceptor cells. Springer, Berlin (im Druck) – Martin MJ, Hulley SB, Browner WS, Kuller LH, Wentworth D (1986) Serum cholesterol, blood pressure, and mortality: Implications from a cohort of 361,662 men. Lancet 2:933–936 – Meyer UA, Zanger UM, Grant D, Blum M (1990) Adv Drug Res 19:198–241 – Michel MC, Pingsman A, Beckeringh JJ, Zerkowski HR, Doetsch N, Brodde OE (1988) Selective regulation of β_1- and β_2-adrenoceptors in the human heart by chronic β-adrenoceptor antagonist treatment. Br J Pharmacol 94:685–692 – Nestler EJ (1990) Adaptive changes in signal transduction systems: molecular mechanisms of opiate addiction in the rat locus coeruleus. In: Ritchie JM, Magistretti PJ, Bolis L (eds) Progress in Cell Research 1:73–88. Elsevier, Amsterdam – Reithmann C, Thomschke A, Werdan K (1987) The role of endogenous noradrenaline in the β-blocker withdrawal phenomenon. Klin Wschr 65:308–316 – Rickels K, Case WG, Downing RW, Winokur A (1983) Long-term diazepam therapy and clinical outcome. J Amer Med Assoc 250:767–771

Probleme der Langzeittherapie und Therapieschäden aus der Sicht der Klinik

Kardiologie

B. Lüderitz (Medizinische Klinik – Innere Medizin-Kardiologie – der Universität Bonn)

Die medikamentöse Behandlung kardiovaskulärer Erkrankungen ist in aller Regel eine Langzeit-Therapie. Dies gilt besonders für die symptomatisch zu behandelnde koronare Herzkrankheit, die Herzinsuffizienz und die vielfältigen Formen kardialer Arrhythmien.

A. Koronare Herzkrankheit

Nitrate Die Therapie der Angina pectoris als Ausdruck der koronaren Herzkrankheit gliedert sich seit jeher in Akuttherapie und Dauerbehandlung. Der Anfallskupierung dient Nitroglycerin als Kapsel oder Nitro-Spray. Beide sollten frühzeitig, gegebenenfalls auch prophylaktisch genommen werden. Die tägliche Dosierung richtet sich ausschließlich nach der Zahl der pectanginösen Anfälle. Für die Dauertherapie stehen Betarezeptorenblocker, Langzeit-Nitrate und Kalziumantagonisten als Monosubstanzen oder in Kombination zur Verfügung. Von sämtlichen Wirkstoffgruppen sind zahlreiche lang- und kurzwirksame Präparate mit unterschiedlichem Nebenwirkungsspektrum auf dem Markt.

Der Wirkungsmechanismus der Nitrate beruht auf der

- Senkung der Vorlast durch venöses „Pooling",
- Senkung der Nachlast durch arterielle Vasodilatation,
- Vasodilatation der epikardialen Kranzgefäße und
- Redistribution des subendokardialen Koronarflusses.

Eine wichtige *Limitation* ergibt sich durch die Nitrattoleranz, d.h. Wirkstoffabschwächung bzw. Wirkverlust durch kontinuierliche Anwendung hoher Nitratdosen [1, 2, 11, 14]. Dies betrifft die Blutdruckreduktion und die Auslösung von Kopfschmerz ebenso wie die antiischämischen und antianginösen Wirkungen (vgl. Abb. 1) [2, 15]. Die

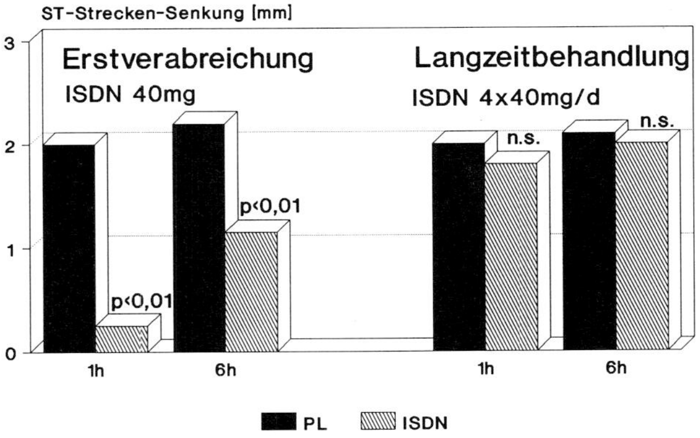

Abb. 1. ST-Streckensenkung eine Stunde *(1 h)* bzw. sechs Stunden *(6 h)* nach Gabe von 40 mg Isosorbiddinitrat *(ISDN)* bei Erstverabreichung und unter Langzeit-Behandlung mit 4 × 40 mg ISDN im Vergleich zu Placebo *(PL)* [2]

Nitrattoleranz läßt sich vermeiden durch diskontinuierliche Anwendung bzw. nitratfreies Intervall in der Tagesdosierung. Weitere unerwünschte Wirkungen der Nitrate betreffen Nausea, Schwindel, Kopfschmerz, Tachykardie und Blutdruckabfall.

Betarezeptorenblocker bewirken eine Senkung der sympathischen Aktivität, insbesondere bei Belastung in Form der

- Abnahme der Herzfrequenz,
- Verminderung der Kontraktilität,
- Senkung des arteriellen Blutdrucks.

Gesamtheitlich wird dadurch eine Verminderung des myokardialen Sauerstoffbedarfs erreicht.

Limitationen sind gegeben durch Bradykardie, Herzinsuffizienz, arterielle Verschlußkrankheit, obstruktive Lungenerkrankung und das sog. Rebound-Phänomen bei plötzlichem Absetzen der Betablocker.

Die jüngste Wirkstoffgruppe stellen die recht heterogenen *Kalziumantagonisten* dar, die durch komplexe Wirkungsmechanismen ausgezeichnet sind, nämlich:

- arterielle Vasodilatation (Nachlast),
- negative Inotropie (Diltiazem, Verapamil),

- negative Dromotropie (Verapamil, Diltiazem),
- negative Chronotropie (Verapamil, Diltiazem) und
- Koronardilatation.

Die *Limitationen* der Kalziumantagonisten bestehen besonders in Flush (Nifedipin), negativer Inotropie (Verapamil), Obstipation (Verapamil) und bradykarden Rhythmusstörungen aufgrund einer Sinus- und AV-Knoten-Depression (Verapamil, Gallopamil, Diltiazem) (vgl. [10])

B. Herzinsuffizienz

Wesentliche Prinzipien der Langzeit-Therapie der Herzmuskelinsuffizienz sind:

- Steigerung der Kontraktionskraft des Myokards (Glykoside, Amrinon, Betasympathomimetika),
- Entlastung des Herzmuskels (Diuretika, Vasodilatantien, Angiotensin-Converting-Enzym-Inhibitoren).

Unter den zahlreichen Einzelsubstanzen, die ursachenbezogen bei der Herzinsuffizienz eingesetzt werden, kommen Digitalisglykosiden, Diuretika und ACE-Hemmern besondere Bedeutung zu.

Alle herzwirksamen *Glykoside* haben qualitativ gleichartige Wirkungen und eine geringe therapeutische Breite. Für die prophylaktische Anwendung von herzwirksamen Glykosiden gibt es keine Indikation.

Glykoside steigern die Kontraktilität des Myokards und vermindern die Herzfrequenz. Am insuffizienten Herzen resultiert daraus eine verbesserte Pumpleistung und eine Ökonomisierung der Herzarbeit.

Daneben bewirken Herzglykoside eine Verminderung der Reizbildung und eine Verzögerung der Erregungsleitung.

Unerwünschte Wirkungen herzwirksamer Glykoside sind: Rhythmusstörungen jeder Art, besonders Sinusbradykardie, AV-Block, AV-Tachykardie und paroxysmale atriale Tachykardie mit Block; ventrikuläre Extrasystolie und Kammertachykardie. Extrakardiale Nebenwirkungen sind Anorexie, Nausea, Erbrechen, Durchfall, Müdigkeit, Verwirrtheit bis zu psychotischen Reaktionen, in seltenen Fällen Gynäkomastie, Sehstörungen (Xanthopsie) oder Thrombozytopenie. Das Auftreten von Nebenwirkungen wird begünstigt durch Elektrolytstörungen, die zu erhöhter Glykosidempfindlichkeit führen und Niereninsuffizienz, die eine Erhöhung des Digoxinspiegels bedingt.

Amrinon steigert die Kontraktionskraft des Herzmuskels und senkt darüber hinaus den peripheren Gefäßwiderstand. Die Therapie mit Amrinon soll unter klinischer Intensivüberwachung erfolgen. Bei Infusionsbehandlung soll eine Dauer von 14 Tagen vorläufig nicht überschritten werden. Tachyarrhythmien müssen vor Therapiebeginn beseitigt sein. – Unter der Behandlung mit Amrinon können auch andere unerwünschte Wirkungen z. B. Thrombozytopenien, seltener Störung der Leberfunktion auftreten (vgl. [7]).

Betasympathomimetika steigern die Kontraktionskraft des Myokards, können aber auch unerwünschte Herzfrequenzsteigerungen bewirken. Für eine parenterale Notfalltherapie des akuten Herzversagens kommen insbesondere Infusionen von Dubutamin und Dopamin in Betracht. Für die Langzeit-Therapie sind diese Substanzen nicht geeignet.

Durch die Anwendung von *Diuretika* können kardial bedingte Ödeme ausgeschwemmt werden. Die gleichzeitige Verminderung des zirkulierenden Blutvolumens entlastet das Herz akut und vermindert bei Lungenstauung die Dyspnoe. Bei der Daueranwendung kommt es zu einer anhaltenden Senkung des peripheren Widerstandes und somit zu einer Blutdrucksenkung bei arterieller Hypertonie. Thiazid- und Schleifendiuretika können zu Hypokaliämie führen und bei gleichzeitiger Gabe von Herzglykosiden die Toxizität der Pharmaka steigern.

Gemeinsame unerwünschte Wirkungen der Saluretika sind Kaliumverlust sowie Anstieg der Harnsäure im Plasma, verminderte Glykosetoleranz, Erhöhung der Triglyceride und des Cholesterins im Plasma. Die Ausprägung der genannten Stoffwechselstörungen sind dosisabhängig (vgl. [20]).

Nach hohen Dosen von Schleifendiuretika kann es in seltenen Fällen – insbesondere bei ausgeprägter Niereninsuffizienz – zu Hörstörungen kommen. Ethacrynsäure kann darüber hinaus zu Appetitlosigkeit, Erbrechen, Magenblutungen und Durchfällen führen; selten werden Thrombozytopenie und Agranulozytose beobachtet.

ACE (Angiotensin Converting Enzyme)-Hemmer vermindern die enzymatische Bildung von Angiotensin II und senken damit die Vor- und Nachlast des Herzens. Darüber hinaus vermindern ACE-Hemmer auch den Sympathikotonus und die Aldosteronbildung. Toleranzphänomene sind bisher nicht beobachtet worden.

Bei Herzmuskelinsuffizienz kann der Kreislauf von der Aktivierung des Renin-Angiotensin-Aldosteron-Systems abhängig sein, insbesondere nach einer diuretischen Therapie und salzarmer Kost. Daher muß die Behandlung mit ACE-Hemmern bei der Indikation Herzmuskelinsuffizienz besonders vorsichtig eingeleitet werden, um einen kritischen Blutdruckabfall zu vermeiden.

Gelegentlich auftretende Nebenwirkungen von ACE-Hemmern sind Exantheme, Hustenreiz und Störungen des Geschmackssinnes. Ferner kann es zu Proteinurie und – insbesondere bei doppelseitiger Nierenarterienstenose – zu Niereninsuffizienz kommen. Ein angioneurotisches Ödem tritt nur selten auf [5, 6, 20].

Bei Patienten mit eingeschränkter Nierenfunktion und mit gestörter Immunreaktion sind unter hohen therapeutischen Dosen in seltenen Fällen Veränderungen des weißen Blutbildes bis hin zur Agranulozytose beobachtet worden.

Vasodilatantien kommen vor allem zur kurzfristigen Behandlung einer akuten Herzmuskelinsuffizienz in Betracht; bei den meisten Mitteln ist damit zu rechnen, daß ihre Wirkung während einer Dauertherapie nachläßt (Tabelle 1) [17, 20].

C. Herzrhythmusstörungen

Von besonderer klinischer Relevanz sind die Probleme der medikamentösen Arrhythmiebehandlung im Langzeitverlauf. Unerwünschte Wirkungen in der Arrhythmiebehandlung erwachsen aus der noch lückenhaften Kenntnis von Pharmakokinetik und Pharmakodynamik, sowie dem unvollständigen Wissen über den Wirkungsmechanismus und die Entstehung von Nebenwirkungen.

Eine pathophysiologisch gezielte antiarrhythmische Therapie ist in den meisten Fällen nicht möglich. Die zugrundeliegende Störung des Verhältnisses von Erregungsleitungsgeschwindigkeit und Refraktärzeit und die gebotene Normalisierung dieser Parameter in der Weise, daß wieder ein geordneter Ablauf von Reizbildung und Erregungsleitung gewährleistet ist, lassen sich beim Patienten in der Regel vor Therapieeinleitung nicht objektivieren.

Proarrhythmische Effekte

Zu den Risiken der Arrhythmiebehandlung gehören kardiale und extrakardiale Nebenwirkungen, mit denen bei der Vielzahl der hierzulande verwendeten Substanzen potentiell gerechnet werden muß. Kardiale unerwünschte Wirkungen im engeren Sinne stellen die Akzeleration von Tachykardien bzw. die Degeneration in Kammerflimmern dar. Entsprechende Komplikationen sind unter anderem bekannt für Amiodaron, Chinidin, Mexiletin und Disopyramid [4, 15]. Die Gefahr der Aggravation und Provokation ventrikulärer Arrhythmien scheint für Chinidin (ca. 15–20%) höher zu liegen als für andere Antiarrhythmika (vgl. [22]). Dabei ist die arrhythmogene Wirkung der einzelnen Arzneistoffe in Abhängigkeit von der zugrundeliegenden Rhythmusstö-

Tabelle 1. Bewertung von Pharmaka in der Behandlung der chronischen Herzinsuffizienz (nach [17])

Substanzgruppe	sichere Langzeitwirkung	Toleranz	Nebenwirkungen	Nutzen-Risiko-Verhältnis
Diuretika	ja	nein	mäßig	gut
Digitalis	ja	nein	mäßig, jedoch geringe therapeutische Breite	mäßig
ACE-Hemmer	ja	nein	mäßig	gut
andere Vasodilatatoren (Nitrate, Hydralazin, Prazosin)	nein	ja	mäßig bis stark	schlecht
Calciumantagonisten	nein	nein	mäßig bis stark	schlecht
Beta-Rezeptoren-Agonisten (Prenalterol, Pirbuterol)	nein	ja	stark	schlecht
Phosphodiesterase-hemmer	nein	nein	mäßig	schlecht

Tabelle 2. Arrhythmogene Wirkung unter antiarrhythmischer Therapie (Mod. nach [12])

Antiarrhythmikum	Komplexe VES (24-Std.-EKG) (n)	%	Ventrikuläre Tachykardien (Elektrophysiologische Testung) (n)	%
Chinidin	20/130	15	5/25	20
Procainamid	5/55	9	4/19	21
Disopyramid	6/102	6	1/21	5
Mexiletin	11/144	8	8/40	20
Tocainid	12/120	10	1/21	6
Aprindin	9/80	11	5/26	19
Encainid	1/47	2	10/90	11
Flecainid	14/223	4	30/254	12
Summe	78/901	8%	64/496	14%

rung bzw. der Indikation zur Behandlung und von der methodischen Überprüfung des proarrhythmischen Effektes (24-Stunden-Langzeit-EKG oder elektrophysiologische Testung) zu berücksichtigen (vgl. Tabelle 2) [12].

Eine besondere Situation ergibt sich für das 1C-Antiarrhythmikum Flecainid (Tambocor) durch die Ergebnisse der sog. CAST-Studie (Cardiac Arrhythmia Suppression Trial) [19]. Bei Infarktpatienten zeigte sich nach 10monatiger Behandlungsdauer in der Flecainid-Patientengruppe eine höhere Inzidenz von Herzstillstand und Todesfällen (16 von 315 Patienten) als bei der Placebo-Gruppe (7 von 309 Patienten).

Die CAST-Studie umfaßt Infarktkranke mit 6 oder mehr ventrikulären Extrasystolen pro Stunde im 24-Stunden-Langzeit-EKG, die in einem Zeitraum zwischen 6 Tagen und 2 Jahren nach dem Infarktereignis objektiviert wurden.

Untersucht wurden – in Abhängigkeit zur linksventrikulären Auswurffraktion – Flecainid, Encainid und Moricizin gegenüber Placebo. Die Food- and Drug-Administration (FDA) entschied aufgrund der Zwischenergebnisse, die Indikation für Flecainid und Encainid erheblich einzuschränken, nämlich auf die Behandlung lebensbedrohlicher persistierender ventrikulärer Tachykardien.

In der Bundesrepublik erfolgte eine Indikationsbeschränkung auf lebensbedrohende supraventrikuläre und ventrikuläre Tachykardien. Aus der vorläufigen Veröffentlichung [19] ergibt sich die Folgerung, daß Patienten mit asymptomatischen ventrikulären Rhythmusstörungen nach Myokardinfarkt nicht mit Flecainid (oder Encainid) behandelt werden sollen, auch wenn die Medikamente in der Suppression von Herzrhythmusstörungen initial wirksam sind. Inwieweit die Ergebnisse auf andere Patienten (und andere Antiarrhythmika) zu übertragen sind, bleibt zunächst offen.

In der multizentrischen Studie [19] wird keine Erklärung für den Befund gegeben, daß die Zahl der Todesfälle in der Placebo-Gruppe wesentlich niedriger lag als zu erwarten war. Ebensowenig konnten ursächliche Faktoren für die unterschiedliche Mortalität in der Verum- und Placebo-Gruppe identifiziert werden, wenngleich vieles für einen proarrhythmischen Effekt der 1C-Substanzen spricht [9].

Nach dem letzten „Rote-Hand-Brief" des Bundesgesundheitsamtes zur CAST-Problematik (18.01.1990) lauten die Anwendungsgebiete für Flecainid wie folgt:

„Symptomatische und behandlungsbedürftige supraventrikuläre Herzrhythmusstörungen wie paroxysmale supraventrikuläre Tachykardien aufgrund von AV-Reentry-Tachykardien oder WPW-Syndrom und paroxysmales Vorhofflimmern.

Schwerwiegend symptomatische ventrikuläre Herzrhythmusstörungen wie z.B. anhaltende ventrikuläre Tachykardien, wenn diese nach Beurteilung des Arztes lebensbedrohend sind."

Zusätzlich findet sich folgender Hinweis:

„Für die Dauerbehandlung von Herzrhythmusstörungen mit Antiarrhythmika einschließlich Flecainid (Tambocor) ist ein lebensverlängernder Effekt bislang nicht erwiesen."

Zusätzliche Gegenanzeigen: „Zustand nach Myokardinfarkt, eingeschränkte Herzleistung (LVEF < 35%). Ausnahme für beides sind Patienten mit lebensbedrohenden ventrikulären Herzrhythmusstörungen" [3].

Hämodynamik

Die hämodynamischen Nebenwirkungen bei der Arrhythmiebehandlung werden durch mehrere Einflußgrößen bestimmt: Das Lebensalter, die Grundkrankheit, die Auswurffraktion und naturgemäß Art und Häufigkeit der Arrhythmie (supraventrikulär, ventrikulär).

Nahezu alle praktisch-klinisch wesentlichen Antiarrhythmika besitzen kardiodepressive negativ-hämodynamische Wirkungen, die sich auf myokardiale Kontraktilität, Gefäßwiderstand, Herzzeitvolumen und Blutdruckverhalten beziehen. Die Substanzen der Wirkstoffklasse 1A (sog. Natriumantagonisten) nach Vaughan Williams [21] beeinflussen die myokardiale Kontraktilität negativ, vor allem Chinidin und Disopyramid; letzteres erhöht zudem den peripheren Widerstand und vermindert das Herzzeitvolumen. Ajmalin verhält sich dagegen relativ neutral, wie auch die Klasse-1B-Substanzen Lidocain, Mexiletin und Tocainid. Unter den Klasse-1C-Antiarrhythmika hat Propafenon nennenswerte hämodynamische Auswirkungen, ebenso der noch nicht handelsübliche Propafenon-Abkömmling Diprafenon und – in geringerem Ausmaß – Flecainid. Sotalol als Klasse III-Antiarrhythmikum vermindert die Kontraktilität auch wegen der gleichzeitigen Betablocker-Wirkung.

Extrakardiale Nebenwirkungen

Die Behandlung mit Antiarrhythmika ist durch eine Vielzahl unerwünschter extrakardialer Wirkungen gekennzeichnet (Tabelle 3). Disopyramid (Disoduriles, Norpace, Rytmodul) und in gewissem Maße auch Chinidin weisen anticholinerge Nebenwirkungen auf (Mundtrockenheit, verschwommenes Sehen, Miktionsstörung). Eine vorbestehende

Tabelle 3. Extrakardiale Nebenwirkungen der Antiarrhythmika (Handelsnamen in Klammern)

Medikamente	Extrakardiale Nebenwirkungen
AJMALIN (Gilurytmal)	Übelkeit, Kopfschmerzen, Appetitlosigkeit, Cholestase, Leberenzymanstieg
PRAJMALIN (Neo-Gilurytmal)	Cholestase, Übelkeit, Kopfschmerzen, Schwindel, Leberenzymanstieg, Thrombozytopenie
AMIODARON (Cordarex)	Korneaablagerungen, Photosensibilität, Schilddrüsenstoffwechselstörungen; selten: Lungenfibrose, Tremor, Polyradikulitis, Hepatopathie
APRINDIN (Amidonal)	Tremor, Doppelsehen, Psychosen, cholest. Hepatitis, Agranulozytose
CHINIDINBISULFAT (z. B. Chinidin-Duriles, Optochinidin Ret.)	Gastrointestinale Beschwerden, Sehstörungen, Ohrensausen, Synkopen, Leukopenie, Hepatitis, hämolytische Anämie; selten: Thrombozytopenie, Agranulozytose, schwere Überempfindlichkeitsreaktionen
DISOPYRAMID (Diso-Duriles, Norpace, Rythmodul)	Mundtrockenheit, Seh- und Miktionsstörungen, gastrointestinale Beschwerden, Sedierung, Cholestase
FLECAINID (Tambocor)	Doppelsehen, Schwindel, Kopfschmerzen, Müdigkeit
LIDOCAIN (Xylocain)	Benommenheit, Schwindel, zentralnervöse Symptome
LORCAINID (Remivox)	Schlafstörungen, zentralnervöse Störungen; selten: gastrointestinale Beschwerden
MEXILETIN (Mexitil)	Zentralnervöse Beschwerden, Parästhesie, Hypotonie, gastrointestinale Beschwerden
PROCAINAMID (Novocamid)	Blutdruckabfall, Depressionen, Agranulozytose, systemische LE
PHENYTOIN (Phenhydan, Zentropil)	Nystagmus, Ataxie, Lymphadenopathie, Gingivahyperplasie
PROPAFENON Rytmonorm	Mundtrockenheit, salziger Geschmack, Kopfschmerzen, Schwindel, gastrointestinale Beschwerden, Cholestase
PROPRANOLOL (Dociton)	Schwindel, Nausea, Diarrhö, Bronchospasmus, periphere Durchblutungsstörungen, Alpträume
SOTALOL (Sotalex)	Wie Propranolol, ausgeprägte Hypotonie (kardial: Bradykardie!)
TOCAINID (Xylotocan)	Übelkeit, Erbrechen, Schwindel, Tremor, Hautreaktionen, zentralnervöse Beschwerden, Agranulozytose
VERAPAMIL (Isoptin)	Hypotonie, gastrointestinale Beschwerden

Prostatahypertrophie muß daher als Kontraindikation für die Anwendung von Disopyramid und Chinidin gelten.

Zahlreiche Antiarrhythmika können zu Blutbildschäden führen: Procainamid, Ajmalin, Phenytoin, Chinidin, Propranolol, Lidocain und Disopyramid. Hervorgehoben sei hier das Aprindin, das wegen schwerer, zum Teil tödlich verlaufender Nebenwirkungen (Blutschädigungen vom Typ der Agranulozytose) von der Arzneimittelkommission der Deutschen Ärzteschaft nurmehr zur eingeschränkten Anwendung empfohlen wird.

Eine engmaschige Bestimmung der Leberfunktionsparameter läßt eine Schädigung durch Antiarrhythmika wie Ajmalin, Prajmalin, Phenytoin, Amiodaron oder Aprindin meist rechtzeitig erkennen. Das Lupus-Erythematodes-Syndrom bei Procainamid-

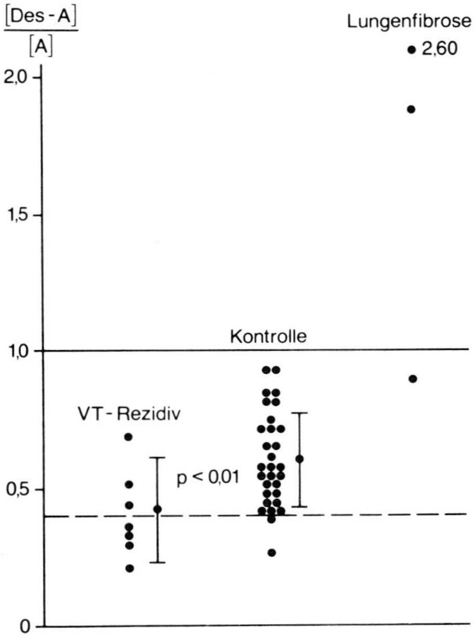

Abb. 2. Quotient aus Desethylamiodaron *(Des-A)*- und Amiodaron *(A)*-Konzentrationen bei Patienten mit Rezidiven ventrikulärer Tachyarrhythmien *(VT)* während Amiodaron-Therapie und bei drei Patienten mit Lungenfibrose im Vergleich zur Kontrollgruppe ($P < 0{,}01$) [13]

Anwendung muß als gravierende Nebenwirkung gelten [18]. Unter Tocainid – dem 1982 als Xylotocan eingeführten Antiarrhythmikum mit dominierender Wirkung distal des His-Bündels – wurden ebenfalls LE-Nebenwirkungen mit positiver Immunhistologie der Niere mitgeteilt.

Bei Patienten, die einer Amiodaron-Therapie unterliegen, bedarf es einer regelmäßigen Spaltlampenuntersuchung zur Feststellung von Corneaablagerungen und einer Überdosierung der Schilddrüsenparameter zum Ausschluß einer Hyper- oder Hypothyreose.

Die Amiodaron-Spiegel korrelieren nicht mit der Wirksamkeit und mit der Inzidenz von Nebenwirkungen. Bei Lungenfibrose fanden sich jedoch hohe Desethylamiodaron-Konzentrationen im Serum (>2,5 μg/ml) und im Erythrozytenhämolysat (>4 μg/ml). 4 von 7 Patienten mit Rezidiven einer ventrikulären Tachykardie wiesen relativ niedrige Desethylamiodaron-Konzentrationen im Serum auf (Desethylamiodaron/Amiodaron-Quotient <0,4) [13]. Die Kontrolle bei Amiodaron-Therapie kann somit durch Spiegelbestimmungen erweitert werden, da die Konzentrationen des Metaboliten Desethylamiodaron mit Rezidiven ventrikulärer Tachykardien und schweren Nebenwirkungen korrelieren (Abb. 2).

Nebenwirkungen in der Arrhythmiebehandlung sind nur zum Teil vermeidbar. Angesichts der besonderen Gefährdung von Patienten mit gestörter linksventrikulärer Pumpfunktion, ist vor einer unkritischen antiarrhythmischen Dauerprophylaxe zu warnen. In der Nutzen-Risiko-Abwägung erscheint vielmehr eine auf den Einzelfall ausgerichtete Entscheidungsfindung geboten. Die Gabe inadäquater Antiarrhythmika sollte bei sorgfältiger Differentialdiagnose vermeidbar sein. Nach Möglichkeit sollte nicht grundsätzlich ein sog. Antiarrhythmikum der l. Wahl verwendet werden, sondern – wo immer möglich – der Differentialtherapie der Vorzug gegeben werden. Bei ausreichender Kenntnis der verwendeten antiarrhythmischen Substanzen unter Berücksichtigung von Indikation, Kontraindikation und Nebenwirkungen, könnten die vermeidbaren Risiken in der Arrhythmiebehandlung auf ein Minimum zu reduzieren sein.

Zusammenfassung

Die medikamentöse Behandlung kardiovaskulärer Erkrankungen ist in aller Regel eine Langzeittherapie. Wichtigster „Therapieschaden" sind fehlerhafte Medikamentenwahl und mangelnder Therapieerfolg durch Unter- oder Überdosierung. Spezielle Probleme bestehen bei koronarer Herzkrankheit (KHK), Herzinsuffizienz und Herzrhythmusstörungen: *KHK*: Wirkabschwächung oder Wirkungsverlust durch kontinuierliche Anwendung hoher Nitratdosen („Nitrattoleranz"). Spezifische und unspezifische Nebenwirkungen der Betarezeptorenblocker und der Kalziumantagonisten. – *Herzinsuffizienz*: Nebenwirkungen der Herzglykoside (kardial, gastrointestinal u. a.); Nebenwirkungen der Diuretika (Hypokaliämie, Hypovolämie, Hyperurikämie, verminderte Glykosetoleranz u. a.); Nebenwirkungen der ACE-Hemmer (Nierenfunktionsstörungen, Proteinurie, Reizhusten, Allergie u. a.). – *Herzrhythmusstörungen-Antiarrhythmika*: Negative Inotropie, arrhythmogene Wirkung; extrakardiale Nebenwirkungen (Blutbild, parenchymatöse Organe). Keine Prognoseverbesserung durch Antiarrhythmika quoad vitam.

Folgerungen:

1. Kardiotrope Medikamente sind bei gegebener Indikation unverzichtbar und oft lebenswichtig.
2. Das Vorenthalten einer indizierten Medikation beinhaltet eine wesentlich größere Schädigung als die medikamentöse Langzeit-Therapie selbst.
3. Je schwerer die Erkrankung, desto eingreifender sind in der Regel Therapie und konsekutive Probleme.
4. Vermeidbare Therapiefehler bzw. Risiken umfassen: Fehldiagnosen, Nichtbeachtung von Kontraindikationen, Vernachlässigung von Nebenwirkungen, unerlaubte Kombinationen von Medikamenten.
5. Unvermeidbare Fehler bzw. Risiken betreffen: Terminale Ineffizienz einer kardiotropen Medikation, kardiale und extrakardiale Nebenwirkungen, proarrhythmische Wirkungen von Antiarrhythmika und Arzneimittelinteraktionen.
6. Der Krankheitsverlauf wird unter anderem determiniert durch Alter, Pumpfunktion des linken Ventrikels, Lebensführung und Begleitkrankheiten; beispielsweise ist ein unbehandelter arterieller Hochdruck gefährlicher als die Risiken einer Langzeit-Therapie.
7. Schädigender als die Langzeit-Medikation sind die Folgen ungesunder Lebensweise: Rauchen, fettreiche Kost, Immobilität, Alkohol etc.

Literatur

1. Abrams J (1986) Tolerance to organic nitrates. Circulation 74:1181–1185 – 2. Blasini R, Reiniger G, Rudolph W (1986) Vermeidung einer Toleranzentwicklung bei Langzeittherapie mit Nitraten durch korrekte Dosierung. Z Kardiol 75:42–49 – 3. Bundesgesundheitsamt: Roter-Hand-Brief vom 18.01.1990 – 4. Cocco G, Strozzi C, Chu D, Pansini R (1980) Torsades de pointes as a manifestation of mexiletine toxicity. Am Heart J 100:878–880 – 5. DiBianco R (1990) ACE Inhibitors in the Treatment of Heart Failure. Clin Cardiol 13:VII-32–38 – 6. Heck I, Müller HM, Esser H, Lüderitz B (1989) Captopril versus Digoxin in der Behandlung der leichten bis mittelschweren Herzinsuffizienz. Dtsch med Wschr 114:695–699 – 7. Leyen v.d. H (1991) Phosphodiesterase-III-Hemmstoffe in der Therapie der Herzinsuffizienz. Arzneimitteltherapie 2:42–55 – 8. Lüderitz B (1987) Therapie der Herzrhythmusstörungen. Leitfaden für Klinik und Praxis (3. Aufl.) Springer Berlin Heidelberg London Paris Tokyo – 9. Lüderitz B (1989) Indikationsbeschränkung für Flecainid. Münch Med Wochenschr 131:436 – 10. Lüderitz B, Wagner WL, Manz M (1990) Die Koronarinsuffizienz: Symptome und Diagnosesicherung kausale/symptomatische Therapie. In: Miehlke K (Hrsg.) Verhandlungen der Deutschen Gesellschaft für Innere Medizin. 96. Kongreß Wiesbaden Ss 85–95 – 11. Makhoul N, Dakak N, Flugelman MY, Merdler A, Shefer A, Schneeweiss A, Halon DA, Lewis

BS (1990) Nitrate tolerance in heart failure: differential venous, pulmonary and systemic arterial effects. Am J Cardiol 65:28J-31J – 12. Morganroth J, Horowitz LN (1984) Flecainide: Its proarrhythmic effect and expected changes on the surface electrocardiogram. Am J Cardiol 53:89B-94B – 13. Nitsch J, Lüderitz B (1984) Kontrolle der antiarrhythmischen Therapie mit Amiodaron. Bedeutung der Serumspiegelbestimmung. Dtsch Med Wochenschr 13:492–495 – 14. Packer M, Lee WH, Kessler PD, Gottlieb SS, Medina N, Yushak M (1987) Prevention and reversal of nitrate tolerance in patients with congestive heart failure. New Engl J of Med 13:799–804 – 15. Robertson CE, Miller HC (1980) Extreme tachycardia complicating the use of disopyramide in atrial flutter. Br Heart J 44:602 – 16. Rudolph W, Blasini R, Froer KL, Brügmann U, Mannes A, Hall D (1981) Effects of acute and chronic administration of isosorbide dinitrate, sustained-release form, in patients with angina pectoris. In: Lichtlen PR, Engel HJ, Schrey A, Swan HJC: Nitrates III. Cardiovascular effects. Springer, Berlin Heidelberg New York pp 75–81 – 17. Schüren KP (1990) Differentialtherapie der chronischen Herzinsuffizienz. Dtsch Med Wochenschr 115:1319–1324 – 18. Sonnhag C, Karlsson E, Hed J (1979) Procainamide-induced lupus erythematosus-like syndrome in relation to acetylator phenotype and plasma levels of procainamide. Acta Med Scand 206:245 – 19. The Cardiac Arrhythmia Suppression Trial (CAST) Investigators (1989) Preliminary report: Effect of Encainide and Flecainide on mortality in a randomized trial of arrhythmia suppression after myocardial infarction. New Engl J of Med 321:406–412 – 20. Transparenzliste für das Indikationsgebiet Herzmuskelinsuffizienz. Bundesgesundheitsamt 1990 – 21. Vaughan Williams EM (1970) Classification of antiarrhythmic drugs. In: Sandoe E, Flensted-Jensen E, Olesen KH (Ed.): Cardiac Arrhythmias. Astra: Södertälje 449–469 – 22. Velebit V, Podrid P, Lown B, Cohen BH, Graboys TB (1982) Aggravation and provocation of ventricular arrhythmias by antiarrhythmic drugs. Circulation 65:886–894

Hypertonie

W. Vetter (Departement für Innere Medizin, Medizinische Poliklinik, Universitätsspital Zürich)

(Abstract)
In der Langzeittherapie der Hypertonie gehören Probleme wie bei fast allen chronischen Erkrankungen zur täglichen Praxis. In den komplexen Wechselbeziehungen zwischen Arzt und Patient und Pharmakotherapie können Störungen des einen oder anderen Bestandteils dieses Verbundsystems auslösende Ursache sein. Dabei kann eine Anzahl von Problemen, welche vorprogrammiert sind, in Kenntnis der Zusammenhänge weitgehend vermieden werden. Die wichtigsten Themenkomplexe sind Therapieresistenz, Therapieabbrüche, Therapieänderungen und durch Pharmaka verursachte Nebenwirkungen, um die wichtigsten zu nennen. Nach Einführung moderner Antihypertensiva ist echte Therapieresistenz sehr selten geworden, unechte oder Pseudotherapieresistenz, deren Ursache meist eine Non-Compliance ist, weit häufiger. Bei echter Therapieresistenz ist es ratsam, einen zweiten diagnostischen Anlauf zu unternehmen, da in diesen Fällen eine bisher unbekannte sekundäre Hypertonie (Nierenarterienstenose, Phäochromozytom) zugrundeliegende Ursache sein kann. Nicht wenige Patienten brechen die Behandlung unvorhersehbar abrupt ab. Durch gute Patientenaufklärung und durch gleichzeitige Blutdruckselbstmessung läßt sich dieses „Drop-out"-Phänomen deutlich verringern. Bei gut eingestellter Hypertonie mit konstant normotensiven Werten kann unter engmaschiger Kontrolle von seiten des Arztes eine Dosisreduktion vorgenommen werden. Dieses Verfahren kommt darüber hinaus dem Wunsch vieler Patienten entgegen, möglichst geringe Medikamentendosen einzunehmen. Befragungen unserer Patienten

konnten nachweisen, daß unverhältnismäßig viele Patienten ihre Therapie selbst titrieren. Ob subjektive Nebenwirkungen bei derartigen Patienten seltener sind, bleibt weiteren Untersuchungen vorbehalten.

Rheumatologie

F. J. Wagenhäuser (Rheumaklinik und Institut für Physikalische Medizin, Universitätsspital Zürich)

Häufigkeit und Chronizität der rheumatischen Krankheiten konfrontieren unweigerlich nicht nur Internisten, sondern auch jeden Allgemeinpraktiker fast täglich mit der Problematik der Nutzen-Risiko-Bewertung einer medikamentösen Langzeitbehandlung. Bekanntlich hat heute eine „Anti-Medikamentenwelle" die Öffentlichkeit erfaßt; verursacht durch zum Teil unseriöse, zum Teil sensationell aufgebauschte Presseberichte und Fernsehsendungen, deren Darstellungsform und Wahrheitsgehalt aus der Sicht des Arztes nicht nur als geschmacklos, sondern auch als unverantwortlich bezeichnet werden muß. Kein Wunder, daß es gerade bei Patienten mit chronischen Krankheiten zu einer gewissen Verängstigung und bei den Ärzten zu einer entsprechenden Verunsicherung gekommen ist. Daß der Arzneimittelschatz, der uns in der modernen Rheumatologie zur Verfügung steht, wirksam aber nicht ungefährlich ist, wissen Rheuma-Patienten und behandelnde Ärzte. Ein wechselseitiges Vertrauensverhältnis ist die beste Voraussetzung, um mit der eingeleiteten Behandlung das *verantwortbare Risiko* auf sich zu nehmen und auch zu akzeptieren. Rheumatische Krankheiten sind überwiegend schwere Leiden, und es darf nicht vergessen werden, daß Konnektivitiden und die chronische Polyarthritis auch heute noch mit einer verminderten *Lebenserwartung* einhergehen. Daß sich aber die relative Lebenserwartung dank moderner Therapiekonzepte – nicht zuletzt wirksamerer medikamentöser Behandlungen – signifikant gebessert hat, läßt sich am Polyarthritiker-Krankengut unserer Zürcher Rheumaklinik nachweisen (Tabelle 1). Chronische Schmerzen und Funktionsstörungen des Bewegungsapparates prägen das Alltagsleben des Rheumatikers und vermindern auch bei an sich harmlosen Krankheitsbildern sehr häufig seine Lebensqualität. Wir haben bei 170 Patienten mit chronischer Polyarthritis (66% weiblich, 34% männlich) eine eingehende Untersuchung bezüglich Beeinflussung der *Lebensqualität* durchgeführt. Nur 2 Beispiele (Abb. 1, 2) seien angeführt, um darauf hinzuweisen, wie wichtig die Antirheumatika für einen Polyarthritiker im täglichen Leben sein können. Leider gehen diese Aspekte gerade in der negativen Beurteilung dieser Medikamentengruppe allzu oft vergessen. Viele Rheumatiker können ein menschenwürdiges Leben nur dank einer adäquaten medikamentösen Therapie führen. Selbstverständlich ist es ein ärztliches Grundgesetz, bei notwendigen medikamentösen Langzeittherapien alles zu tun, um das Risiko der Therapieschäden möglichst niedrig zu halten. In den folgenden Ausführungen beschränken wir uns auf die wesentlichen Gesichtspunkte, die für jeden Arzt in der Praxis wichtig sind, wenn er Patienten mit

Tabelle 1. Die relative Lebenserwartung 1950–1986 bei 129 Patienten mit cP (Rheumaklinik Universitätsspital Zürich)

Relative Lebenserwartung	1950–1962	1963–1974	1975–1986
Männer	33,7%	37,8%	50,8%
Frauen	37,5%	42,1%	45,3%
Total	36,3%	40,7%	47,1%

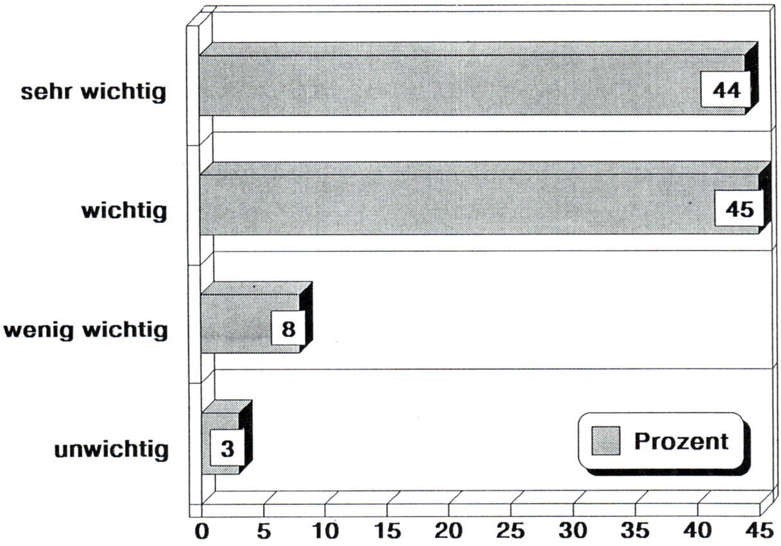

Abb. 1. Wie wichtig sind Antirheumatika in Ihrem täglichen Leben?

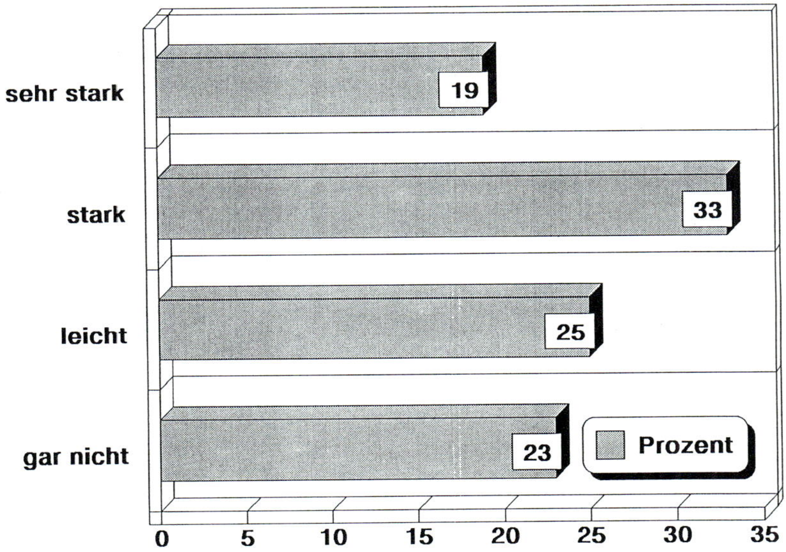

Abb. 2. Erleichtern Ihnen die Antirheumatika den Kontakt mit Menschen?

rheumatischen Affektionen behandeln muß. Auf detaillierte technische Einzelheiten wird verzichtet, sie sind in der einschlägigen Literatur, auf die verwiesen wird, nachzulesen.

Die Bedeutung der rheumatologischen Diagnose

Eine korrekte medikamentöse Behandlung setzt eine bestmöglich gesicherte Diagnose voraus. Gerade bei den rheumatischen Krankheiten ist dies aber gar nicht immer so einfach, besonders in den Frühstadien, hinter denen sich zahlreiche andere Krankheiten verbergen können, welche eine rheumatische Symptomatologie vortäuschen. Hochdifferente und potente Medikamente dürfen nur dann zum Einsatz gelangen, wenn die Diagnose feststeht. All zu oft werden „antirheumatische" Mittel verordnet bei Beschwerdebildern, die mit einer rheumatischen Affektion überhaupt nichts zu tun haben, und bei denen eventuell gewöhnliche Analgetika weit besser indiziert wären. Während des langen Krankheitsverlaufes muß der Arzt sich immer wieder fragen, ob die Diagnose überhaupt noch stimmt, oder ob zum Beispiel nicht eine chronische Polyarthritis in einen systemischen Lupus erythematosus oder eine Fingerpolyarthrose in eine Propfpolyarthritis umzuschlagen beginnt, was ganz neue medikamentöse Einsätze erfordert. Das Stadium der Krankheit kann für den Einsatz einer Langzeittherapie entscheidend sein, so ist es zum Beispiel sinnlos, eine chronische Polyarthritis im „erloschenen Krankheitsstadium" (Stadium IV) oder eine schwere fortgeschrittene Arthrose noch mit Basistherapeutika anzugehen.

Der Behandlungsplan

Rheumatische Krankheiten sind generell und individuell außerordentlich vielfältig und benötigen meist eine *komplexe Behandlung* mittels verschiedener Methoden. Die Wahl der Mittel hängt von Art, Verlauf, Akuität, Stadium, Alter und Begleitkrankheiten ab. Tabelle 2 zeigt den schematischen Therapieplan bei rheumatischen Krankheiten. Er ist vergleichbar mit einem strategischen Plan, es handelt sich um einen Kampf auf lange Zeit und auf verschiedensten Ebenen, er muß mit allen zur Verfügung stehenden Mitteln sinnreich und koordiniert geführt werden. Momentane taktische Aktionen dürfen nie über das angestrebte Endziel der Therapie hinwegtäuschen. Die verschiedenen Behandlungsmaßnahmen dürfen sich nicht widersprechen, sondern sollen sich ergänzen. Der Unerfahrene neigt dazu, die ganze Behandlung mit allzu großem Schwergewicht auf die medikamentöse Therapie abzustützen und die anderen Maßnahmen erst dann zu Hilfe zu nehmen, wenn der erwartete Erfolg ausbleibt. Die passive physikalische Therapie auch in einfachster Form (Kälte- und Wärmeanwendungen, Elektrotherapie) kann ausgesprochen schmerzstillend und medikamenteneinsparend wirken. Eine aktive Physiotherapie ist unumgänglich notwendig zur Verbesserung oder Erhaltung der Bewegungsfähigkeit und für das Ausdauertraining des Bewegungsapparates. Sie ist durch keine anderen

Tabelle 2. Therapieplan bei rheumatischen Krankheiten

1. Allgemeine Maßnahmen (inkl. Information und Beratung)
2. Medikamentöse Therapie
   - Basistherapeutika
   - Symptomatika
   - Synoviorthese
3. Physikalische Therapie
   - passiv
   - aktiv
4. Orthopädische Therapie
   - konservativ
   - operativ
5. Ergotherapie
6. Balneotherapie, Klimatherapie
7. Psychotherapie
8. Rehabilitation
   - medizinisch
   - beruflich
   - sozial

Methoden ersetzbar. Nicht die einseitige medikamentöse Therapie, sondern die sinnvolle, *dynamisch angepaßte Kombination* der verschiedenen Behandlungsmöglichkeiten führt in der Rheumatologie zu den besten Therapieerfolgen.

Die Basistherapie

Die in der Rheumatologie benutzten *Basistherapeutika* vermögen zwar nicht die Ursachen der Erkrankungen zu beseitigen, sondern greifen an verschiedenen Orten in den pathogenetischen Mechanismus ein. Von diesen Medikamenten ist also nicht primär eine eigentliche Heilung, aber eine günstige Beeinflussung des Krankheitsverlaufes zu erwarten, wie dies auch aus den verschiedenen Synonyma erkennbar ist (Tabellen 3a, b). Die Möglichkeiten eines Einsatzes von Basistherapeutika sind quantitativ und qualitativ bei den einzelnen Krankheitsbildern unterschiedlich (Tabelle 4). Diese Kenntnisse müssen vorausgesetzt werden bei der grundsätzlichen Frage nach der Möglichkeit, den Erfolgsaussichten und der Wahl eines Basistherapeutikums. Basistherapie ist immer Langzeittherapie und stellt erhebliche Anforderungen an die Geduld des Patienten wie des behandelnden Arztes, um so mehr, da ein Therapieerfolg allgemein erst nach monatelanger Anwendung zu erwarten ist. Immerhin ist bei der chronischen Polyarthritis mit einem Therapieerfolg von 50–75% zu rechnen, die Nebenwirkungsrate schwankt zwischen 20–40%. Die Gefahr dieser unerwünschten Wirkungen soll aber den Arzt nicht abhalten von einem *frühen Einsatz* der Basistherapeutika, der statistisch gesichert, mit einer höheren Erfolgsquote einhergeht. Über Indikationen, Kontraindikationen, Art und Häufigkeit der möglichen Nebenerscheinungen, Dosierungs- und Kontrolluntersuchungsvorschriften liegen heute in der einschlägigen Literatur gut übereinstimmende Richtlinien vor [1, 2, 4]. Der wenig Erfahrene tut aber in jedem Fall gut daran, für den Einsatz der Basistherapie den Rat eines Spezialisten einzuholen, dies gilt auch beim Auftreten von möglichen oder sicheren Nebenwirkungen, die nicht unbedingt in jedem Fall einen Abbruch erzwingen, oft darf es bei einem mehr oder weniger langen

Tabelle 3a. Basistherapeutika

- Langsam wirkende Langzeitmedikamente
- Langwirksame Antirheumatika
- Remission induzierende Pharmaka
- Krankheitsmodifizierende Medikamente
- Antirheumatika der 2. Wahl (second line drugs)

Tabelle 3b. Basistherapeutika

- Long acting substances
- Slow acting antirheumatic drugs
- Disease modifying drugs
- Remission inducing drugs

Tabelle 4. Basistherapie

cP	+++
LES	++
Übrige Konnektivitiden	+
Seroneg. Spondarthritiden	+
Arthrosen	++
Weichteilrheumatismus	∅
Degen. WS-Syndrome	∅

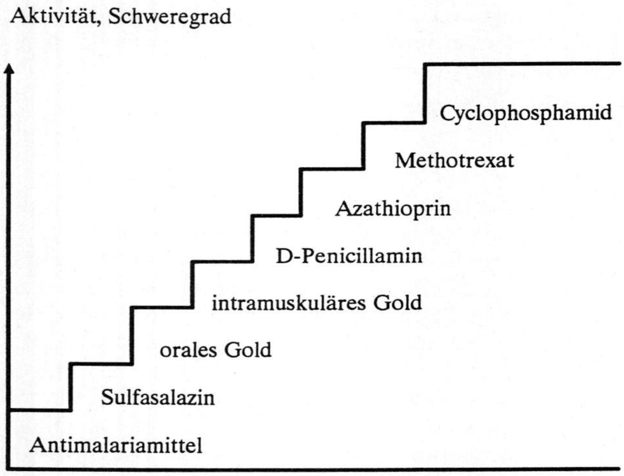

Abb. 3. Stufenplan zur Basistherapie der chronischen Polyarthritis

Tabelle 5a. Kortikoide: absolute Indikationen

- Polymyalgia rheumatica arteriitica
- Systemischer Lupus erythematosus
- Dermato-Polymyositis
- Maligne cP mit viszeralen Manifestationen
- Still-Syndrom

Tabelle 5b. Kortikoide: relative Indikationen

- Hochaktive Arthritis-Phasen (Stoßtherapie)
- Therapieresistente cP (Langzeittherapie)

Unterbruch bleiben. Der Einsatz eines Basistherapeutikums hängt natürlich weitgehend von Schweregrad, Aktivität und bisherigem Verlauf des Krankheitsbildes ab. Als Beispiel ist in Abbildung 3 ein Stufenplan zur Basistherapie der chronischen Polyarthritis dargestellt. Wiederum ist es in erster Linie Sache des Spezialisten, Ratschläge zu erteilen, auf welcher Stufe man „einsteigen" soll und welche nächste Stufe bei etwaigem Mißerfolg oder bei unerwünschten Nebenerscheinungen angezeigt ist. Der Begriff Basistherapie impliziert, daß selbstverständlich immer zusätzlich symptomatische Maßnahmen (medikamentöse Symptomatika, physikalische Therapie usw.) je nach momentanem Stadium und Aktivität der Krankheit notwendig sind.

Es muß darauf hingewiesen werden, daß *Kortikoide* keine Basismedikamente im strengen Sinne sind. Sie sind die stärksten entzündungshemmenden Substanzen, über die wir heute verfügen. Die heute gültigen, absoluten Indikationen für eine Langzeittherapie mit Kortikoiden in der Rheumatologie sind aus Tabelle 5a ersichtlich, Tabelle 5b zeigt die relativen Indikationen. Ist eine langdauernde Kortikoidtherapie indiziert, soll auf jeden Fall eine Osteoporose-Prophylaxe mit einer Zufuhr von 1 g Calcium täglich durchgeführt werden.

Die Behandlung mit Symptomatika

Schmerzen sind die quälendste Hauptmanifestation der rheumatischen Krankheiten, sie sind es, die in erster Linie den Patienten zum Arzt führen und nicht nur unmittelbar, sondern meist über sehr lange Zeit medikamentös behandelt werden müssen. Daraus ergibt sich die zentrale Bedeutung der *nichtsteroidalen Analgetika* in der Rheumatologie. *Reine Analgetika* mit zentraler oder peripherer Wirkung (Tabelle 6) bringen Schmerzlinderung ohne oder mit nur wenig antiphlogistischer Wirkung. Sie werden eingesetzt bei nichtentzündlichen Schmerzzuständen und zusätzlich zu einer nicht ausreichend wirksamen antiphlogistischen Medikation. Opiate und Opioide sind allgemein bei entzündlich-rheumatischen Schmerzen unwirksam und daher kontraindiziert. Bei Arthrose- oder Wirbelsäulenschmerzen schwerer Art kann eine möglichst kurzfristige Verabreichung von zentralnervös wirksamen Substanzen (z. B. Valoron, Tramal, Temgesic u. a.) indiziert sein. Langdauernde Verordnung ist immer mit Suchtgefahr und den diesen Substanzen eigenen Nebenwirkungen verbunden. Es ist eine ärztliche Führungsaufgabe, den Rheumapatienten mit chronifizierten Schmerzzuständen vor Analgetika-Mißbrauch zu bewahren. Kombinationspräparate (Analgetika und Barbiturate, Coffein oder Codein) sollten wegen der erhöhten Gefahr unerwünschter Nebenwirkungen nur in Ausnahmefällen gegeben werden. In der Regel sind Monosubstanzen als Analgetika zu verordnen. Als Zusatz-Analgetikum zu den Antirheumatika wie auch allein bei nichtentzündlichen Schmerzzuständen verordnet, hat sich vor allem das Paracetamol bewährt.

Von den reinen Analgetika sind die sogenannten *nichtsteroidalen Antirheumatika* (NSAR) zu unterscheiden. Auch sie besitzen zwar eine unterschiedlich starke periphere analgetische Wirkung (Tabelle 6), ihre wesentliche Wirkung ist aber entzündungshemmend, sie wirken daher bei rheumatischen Erkrankungen, deren Schmerzen vorwiegend auf Entzündungsvorgänge zurückzuführen sind. Der Begriff „Antirheumatika" ist letztlich und endlich ein klinischer Begriff, mit dem wir überwiegend antiphlogistisch, aber auch peripher analgetisch wirksame Substanzen bezeichnen, die nachweisbar auf die Schmerzmanifestation rheumatischer Affektionen einen besonders wirksamen Einfluß nehmen. Entsprechend dieser begründeten Definition *sollten Antirheumatika nicht wahllos als Schmerzmittel eingesetzt werden*, sondern dem entzündlich-rheumatischen Schmerz vorbehalten bleiben. Bei allen Arthritiden und rheumatischen Spondarthritiden ist somit die Indikation gegeben. Bei den Arthrosen sind primär Antirheumatika nur dann indiziert, wenn der Schmerz bedingt ist durch eine sekundäre Synovitis (aktivierte Arthrose), bei der dekompensierten Arthrose hingegen stehen Muskel-, Sehnen- und Bandschmerzen nichtentzündlicher Art im Vordergrund, sie sollten in erster Linie mit reinen Analgetika behandelt werden. Auch der sogenannte Weichteilrheumatismus stellt allgemein eine schlechte Indikation für Antirheumatika dar, da bei diesen Krankheitsbildern die entzündlichen Phänomene ganz im Hintergrund stehen. Nebst den reinen Analgetika sind hier vor allem Muskelrelaxantien indiziert, und ganz allgemein liegt hier ein Hauptindikationsgebiet für die schmerzstillende Wirkung der passiven physikalischen Therapie vor. Bei psychogenen Schmerzzuständen sind verständlicherweise Psychopharmaka (Tranquilizer, Antidepressiva, Neuroleptika) oft wirksamer als Antirheumatika.

Nichtsteroidale Antirheumatika sind gekennzeichnet durch gemeinsame *Wirkungsmechanismen* und ein dementsprechend gemeinsames *Wirkungsprofil* (Tabelle 7, 8). Alle Antirheumatika haben eine große Ähnlichkeit in ihren Strukturbildern, sie zeigen alle eine ausgeprägte hydrophil/lipophile Polarität, eine deutliche Säureeigenschaft und eine

Tabelle 6. Wirkungsort nichtsteroidaler Analgetika

- Zentral (Opiate, Opioide)
- Peripher
  saure NSA
  Anilinderivate (Paracetamol)
  nichtsaure Pyrazole (Novalgin)

hohe Plasmaeiweißbindung. Offenbar sind diese drei Eigenschaften von entscheidender Bedeutung für die antiphlogistische Wirksamkeit dieser Substanzen. Für den Arzt ist es entscheidend zu wissen, daß die Unmenge von Antirheumatika trotz unterschiedlichster chemischer Namen große substantielle Ähnlichkeiten aufweisen in bezug auf ihre Stoffeigenschaften, ihre Pharmakokinetik, ihre Wirkungen und Nebenwirkungen. Der „Stammbaum", nach dem sich die verschiedenen Substanzen ordnen lassen, ist in Abb. 4 dargestellt. Die Kenntnis der Gruppenzugehörigkeit ist nicht nur für die Beurteilung der Wirksamkeit wichtig, der Vergleich mit bereits bekannten Verbindungen der gleichen Gruppe erlaubt zu beurteilen, ob strukturell ein echter Fortschritt vorliegt. Patienten mit Überempfindlichkeit gegenüber einer Substanz einer bestimmten Gruppe sollte besser eine Substanz aus einer anderen Gruppe verabreicht werden. Das gleiche kann für mangelnde Wirksamkeit gelten. Die Wahl eines nichtsteroidalen Antirheumatikums richtet sich vor allem nach der Wirkungspotenz und der Verträglichkeit. Entgegen den

Tabelle 7. NSA Wirkungsmechanismen

Hemmung der
– Prostaglandinsynthese
– Enzym-System-Aktivitäten
– Bildung von Sauerstoffradikalen
– Antikörperbildung

Tabelle 8. Wirkung der NSA

– Antiphlogistisch
– Analgetisch
– Antipyretisch
– Thrombozyten-Aggregationshemmend
– Immunmodulatorisch (?)

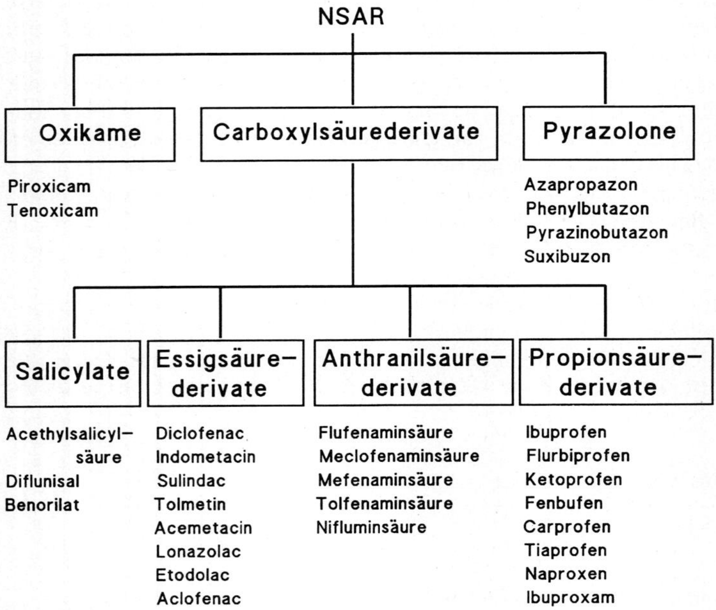

Abb. 4. Strukturelle Klassifikation der Antirheumatika

Prospektangaben bestehen hier große *individuelle Unterschiede*, wenn auch Wirksamkeit und Häufigkeit der unerwünschten Nebenwirkungen bei den modernen Antirheumatika aufs Große und Ganze gesehen ziemlich gleich sind.

Ist ein nichtsteroidales Antirheumatikum *ungenügend wirksam*, so sind zunächst die möglichen Gründe zu erwägen (Tabelle 9a), liegt die Schuld tatsächlich beim Medikament, so sind die in Tabelle 9b dargestellten Möglichkeiten zu wählen. Grundsätzlich soll ein Wechsel nur erfolgen, wenn das Antirheumatikum trotz korrekter Dosierung und Chronotherapie zuwenig wirksam ist oder wenn eindeutige Nebenerscheinungen auftreten. Abzuraten ist von einem Wechsel aus „modischen Gründen", denn das neuere Medikament ist keinesfalls immer besser als das bewährte alte.

Es gibt kein nichtsteroidales Antirheumatikum ohne Nebenwirkungen, denn auch diese sind weitgehend begründet im gemeinsamen Wirkungsmechanismus, überwiegend handelt es sich um unerwünschte Folgen der Prostaglandinsynthesenhemmung. Man soll diese Nebenwirkungen kennen, sie aber nicht fürchten [5]. *Häufige Nebenwirkungen* betreffen den Magen-Darmtrakt, das zentrale Nevensystem, die Haut und die Niere, *seltene Nebenwirkungen* das blutbildende System, die Leber, das Bronchialsystem und die Schilddrüse. Über mögliche Nebenwirkungen soll der Patient adäquat und vernünftig durch den behandelnden Arzt aufgeklärt werden. In der Schweiz verfügen wir über ein entsprechendes Merkblatt der Rheumaliga, das den Patienten anstelle einer langen Erklärung abgegeben werden, aber doch zugleich auch erläutert werden kann.

Eine *systematische Therapieüberwachung* vermindert erheblich das Risiko unerwünschter Nebenerscheinungen bei notwendiger Dauertherapie mit NSAR. Die notwendigen Maßnahmen in den entsprechenden Zeitabständen sind in den Tabellen 10a–d festgehalten.

Die unerwünschten *Nebenerscheinungen von seiten des Gastrointenstinaltraktes* stellen ein noch nicht allseits vollständig geklärtes Problem erster Güte dar. Die gefürchteste Komplikation stellt selbstverständlich die Ulkuskrankheit mit Blutung dar. Über Häufigkeit und Intensität der gastrointestinalen Läsionen bestehen immer noch – aufgrund der unterschiedlichen Untersuchungsmethoden und Beurteilungskriterien – kontroverse Angaben. *Als gesichert können folgende Aussagen gelten:* Eine Behandlung mit nichtsteroidalen Antirheumatika erhöht wesentlich das Ulkusrisiko. Das Ulcus ventriculi ist häufiger als das Ulcus duodeni. Frauen erkranken häufiger als Männer. Weniger als die Hälfte aller Patienten mit Oberbauchbeschwerden zeigt endoskopisch Erosionen oder Ulzera. Ein hoher Anteil der Ulkus-Patienten ist symptomfrei, dies gilt besonders für ältere Patienten.

Als Risikofaktoren gelten: Höheres Alter, Begleitkrankheiten (Magen-Darm, Nieren, Leber, Haut, Allergien), Ulkusanamnese, Süchtigkeit (Alkohol, Rauchen, Drogen, Medikamente), falsche Eßgewohnheiten, schlechter Allgemeinzustand, Langzeitbehandlung mit NSAR mit Tagesdosen im oberen oder Höchstbereich, gleichzeitige Behandlung

Tabelle 9a. Bei ungenügender Wirkung eines NSA überprüfen:

- Indikation
- Schmerzursachen
- Dosierung
- Korrekte, adäquate Verordnung (Chronotherapie)
- Compliance

Tabelle 9b. Bei ungenügender Wirkung eines NSA

- Wechsel der Substanz
- Kombination mit einem Analgetikum (Paracetamol)
- Kombination mit Psychopharmaka (Antidepressiva, Anxiolytika, Neuroleptika)

mit Antikoagulantien, schwere („maligne") Formen von chronischer Polyarthritis oder Konnektivitiden.

Gastrointestinale Unverträglichkeiten leichterer Art sind bei Behandlungen mit NSAR relativ häufig und erfordern folgende Maßnahmen: Überprüfung der Indikation, Dosisreduktion evtl. kombiniert mit reinen Analgetika (z. B. Paracetamol), Einnahme nach dem Essen, zusätzliche Verordnung von Antacida, Wechsel auf topische Anwendung injizierbarer analgesierender Substanzen (Lokalanästhetika evtl. gemischt mit Kortikoiden). *Eine medikamentöse Prophylaxe möglicher gastrointestinaler Nebenwirkungen erachten wir nur für obligat bei Risikopatienten (Ulkusanamnese, Alkohol-Nikotinabusus, maligne cP mit Vaskulitiden).* Die medikamentöse *Ulkusprophylaxe* wird heute ebenfalls noch unterschiedlich gehandhabt, Tabelle 11 zeigt die verschiedenen Möglichkeiten auf. Im Zweifelsfalle ist es auch hier ratsam, den Rat eines Gastroenterologen einzuholen.

Ein unkompliziertes Ulkus stellt keine absolute Kontraindikation für eine NSAR-Therapie dar, sofern diese absolut indiziert ist, was bei schweren Polyarthritiden und Spondarthritiden sowie Konnektivitiden durchaus der Fall sein kann.

Tabelle 10a. NSA Therapieüberwachung

Selbstbeobachtung:
– Magen-Darm-Störungen
– Kopfschmerzen, Schwindel
– Hauterscheinungen
– Ödeme (Gewichtszunahme)

Tabelle 10b. NSA Therapieüberwachung

– Anfangs alle 2 Wochen
– Später alle 1–2 Monate
– Bei gut tolerierter Langzeittherapie alle 3–4 Monate

Tabelle 10c. NSA Therapieüberwachung

Klinische Untersuchung:
– Haut
– Ödeme
– Blutdruck
– Struma

Tabelle 10d. NSA Therapieüberwachung

Labor:
– Blutbild mit Thrombozyten
– Urin
– Leberenzyme
– evtl. Kreatinin, Kalium

Tabelle 11. Medikamentöse Ulkusprophylaxe

H_2-Antagonisten	Ulcus duodeni
Omeprazol	Ulcus ventriculi
Misoprostol	Ulcera ventriculi und duodeni
Sucralfat	Reflux-Oesophagitis

Selbstverständlich sind *endoskopische Kontrollen* nicht bei jedem NSAR-Patienten notwendig. Wir lassen sie grundsätzlich in folgenden Situationen durchführen: Wenn bei gastrointestinaler Unverträglichkeit die früher erwähnten Therapiemodifikationen nutzlos sind (nach 3–6 Wochen), evtl. bei Ulkusanamnese, evtl. bei ausgesprochenen Risikopatienten. Obligat ist die Endoskopie beim Auftreten von Blutungen.

In letzter Zeit wurde immer wieder die Frage diskutiert, ob Antirheumatika nicht den Knorpel schädigen und damit die Entwicklung einer Arthrose fördern. Dazu kann heute gesagt werden: *Es gibt keine schlüssigen Beweise, daß bestimmte NSAR bei therapeutischer Anwendung chondrotoxisch oder chondroprotektiv wirken [3].*

Um die Gefahr der Nebenwirkungen der NSAR-Therapie zu reduzieren, gibt es noch eine Reihe einfacher klinischer Regeln. Eine entscheidende Rolle spielt die *elastische Dosierung* nach der alten Regel „soviel wie nötig, sowenig wie möglich". Das Antirheumatikum soll nicht in sturer gleichbleibender Dosierung verordnet werden, die Verordnung hat sich vor allem der Akuität anzupassen. Allgemein ist es günstig, mit dem Medikament hochdosiert einzusetzen, um eine rasche Reduktion der Schmerzintensität zu erreichen und dann langsam die Dosis ausschleichend zu reduzieren. Bereits haben wir darauf hingewiesen, daß es in vielen Fällen besser ist, das Medikament zu wechseln, statt die Dosis gefährlich zu steigern. Selbstverständlich müssen bei den Dosierungsvorschriften die *Plasmahalbwertzeiten* berücksichtigt werden, Präparate mit langer Halbwertzeit oder Retardwirkung dürfen wegen der Gefahr der Kumulation selbstverständlich nur 1–2mal im Tage eingenommen werden, den Patienten muß man genau erklären, daß eine Steigerung auch bei ungenügender Wirkung verboten ist. Einen wichtigen Faktor für die erwünschte Wirksamkeit eines Antirheumatikums bildet auch die *Chronotherapie* (6). Arzneimittelwirkungen unterliegen nicht nur einem zirkadianen Rhythmus, d.h. die Gabe eines Arzneimittels löst zu unterschiedlichen Tageszeiten unterschiedliche Effekte aus, die Verabreichung des Antirheumatikums hat sich auch dem charakteristischen Schmerzrhythmus der einzelnen rheumatischen Krankheiten anzupassen. Die richtige Applikationszeit eines Analgetikums bzw. eines Antiphlogistikums kann dessen therapeutischen Effekt wesentlich steigern. Gerade die entzündlich-rheumatischen Krankheiten zeigen ja eine charakteristische Periodik der Beschwerdeintensität, die im medikamentösen Therapieplan streng berücksichtigt werden muß. So leidet z. B. der Spondylitis ankylosans Patient am häufigsten morgens zwischen 03.00 und 04.00 Uhr am heftigsten an seinen Kreuzschmerzen, er benötigt sein Antirheumatikum deshalb auf die Nacht. Die chronische Polyarthritis verursacht am Morgen und am Vormittag am meisten Beschwerden. Diese Patienten benötigen die höchste Wirkdosis ihres Medikamentes am Morgen. Der Arthrosen- und Spondylarthrosenschmerzrhythmus ist offensichtlich viel weniger einförmig und hängt von zahlreichen individuellen Faktoren ab. Der Arthrotiker und Spondylarthrotiker soll daher individuell die Therapie seinem Schmerzrhythmus bei Tag oder Nacht anpassen. Nur auf diese Weise kann man diesen Patienten den schmerzhaften Alltag wirkungsvoll erleichtern. Gewarnt werden muß allerdings gerade beim Arthrotiker vor einem sogenannten *medikamentösen Doping*. Die schmerzlindernde Wirkung des Analgetikums oder Antirheumatikums soll ihn nicht dazu verleiten, sein arthrotisch erkranktes Gelenk übermäßig oder unsinnig zu belasten, gerade diesen Patienten soll ja erklärt werden, daß Beschwerdefreiheit nicht identisch ist mit Heilung.

Bei jeder Verordnung von NSAR sind auch die *Interaktionen* dieser Substanzen mit anderen Medikamenten zu beachten. Ältere Patienten mit rheumatischen Krankheiten werden ja oft wegen ihrer Polymorbidität mit verschiedensten Medikamenten behandelt, die sich gegenseitig negativ beeinflußen können, woraus schwerwiegende Nebenwirkungen resultieren. Die modernen Antirheumatika zeigen allerdings ein relativ geringfügiges Interaktionspotential, aber grundsätzlich soll man immer bei der Verordnung von NSAR an mögliche Interaktionen denken. Diese betreffen vor allem die gleichzeitige Behandlung mit Antikoagulantien (verstärkter Effekt bis zu Blutungen) und die Antidiabetika (verstärkter antidiabetischer Effekt bis zum hypoglykämischen Schock). Betablocker und Diuretika können ebenfalls in ihrer Wirkung gebremst werden.

Die *ärztliche Führung* ist entscheidend für die Reduktion der Nebenwirkungsgefahr. Dazu gehört eine ständige Kontrolle der „Buchhaltung" über die eingenommenen Medikamente. Nicht selten schluckt der Patient immer noch Mittel, die gar nicht mehr notwendig sind oder die von früher her immer noch im Medikamentenkästchen als Reserve eingelagert wurden und bei Schmerzen ohne ärztliche Verordnung plötzlich wieder eingesetzt werden. Die „medikamentöse Paraphagie" ist gerade beim chronischen Rheumatiker viel häufiger als man glaubt. Neben den verordneten werden zusätzliche Medikamente erworben, die frei erhältlich, aber nicht ungefährlich sind wie z. B. die Salicylate. Oft entdeckt dann der Arzt, daß aufgetretene Nebenerscheinungen nicht dem von ihm verordneten Medikament angelastet werden dürfen, sondern andere Ursachen haben. Eine entscheidende Rolle spielt selbstverständlich auch die *Compliance* des Patienten, die durch ein gutes Vertrauensverhältnis gefördert werden kann. Entscheidend, um es noch einmal zu sagen, ist hier die adäquate Aufklärung aber auch die ganz exakte, am besten schriftliche Verordnung des Medikamentes. Eine erfolgreiche, möglichst risikoarme antirheumatische Therapie setzt voraus: *Das gute Medikament aus der Hand des guten Arztes für den Patienten mit guter Compliance.*

Literatur

1. Mathies H, Wagenhäuser FJ, Siegmeth W (1983) Richtlinien zur Therapie rheumatischer Erkrankungen. Eular, Basel – 2. Miehle W (1985) Medikamentöse Therapie rheumatischer Krankheiten. Thieme, Stuttgart – 3. Mohr W, Emmert KH (1989) Gelenkzerstörung bei entzündlichen rheumatischen Erkrankungen. Steinkopf, Darmstadt – 4. Müller W, Schilling F, Schmidt KL (1989) Rheumatherapie in der Praxis. Eular, Basel – 5. Wagenhäuser FJ (1985) Nutzen und Risiken der Antirheumatika. Eular, Basel – 6. Wagenhäuser FJ (1988) Chronobiologische Aspekte der Schmerztherapie. Eular, Basel

Endokrinologie

K.-H. Usadel (Zentrum der Inneren Medizin, Abteilung für Endokrinologie, Klinikum der Universität Frankfurt/Main)

Langanhaltende Über- bzw. Unterproduktion von Hormonen führt zu Endokrinopathien. Diese führen, bleiben sie unbehandelt, zu Komplikationen, die mitunter den Tod zur Folge haben. Aus dieser Problematik heraus ergeben sich verschiedene Langzeittherapieprobleme. Andererseits werden mit Hormonanaloga pharmakotherapeutische Wirkungen auf Dauer gewünscht, wie z. B. beim Asthma bronchiale durch Glucocorticoide, welche durch die Ausbildung von Nebenwirkungen zu großen Problemen führen können. Im folgenden wird zu einer Auswahl von 7 Problemkreisen Stellung bezogen.

1. Hypophysentumoren (Akromegalie, Prolactinom).
2. Endokrine Tumoren des Gastrointestinaltraktes.
3. Indikation zur Glucocorticoidtherapie.
4. Anabolika.
5. Diabetes mellitus.
6. Schilddrüse.
7. Hypocorticismus.

Ohne auf die pathophysiologischen Gesichtspunkte zur Akromegalie und zum Prolactinom an dieser Stelle eingehen zu können, kann gesagt werden, daß nach eingehender Diagnostik, die sämtliche bildgebenden Verfahren einschließt, eine medikamentöse Therapie insbesondere bei Prolactinomen große Bedeutung gewonnen hat [1]. Die Symptomatik der Wachstumshormonüberproduktion durch Prolactinome wird durch die Hormonwirkung selbst bedingt, aber auch durch den Tumor, der durch Druckatrophie auf die Umgebung wirken kann. Neben den operativen Möglichkeiten, die in erster Linie zum Tragen kommen, wenn medikamentöse Versuche mit Somatostatinanaloga und Dopaminagonisten nicht ausreichend zur Wirkung kommen, sind die letztgenannten Medikamente ergänzend als Langzeittherapie indiziert. Sollte eine ausreichende Senkung der Wachstumshormonspiegel durch diese Medikamente erzielbar sein, können sich Langzeitprobleme einstellen, die beachtet werden müssen.

Unter den Dopaminagonisten spielt Bromocriptin eine herausragende Rolle. Bromocriptin wird nach oraler Applikation rasch in einem Serum-Peak innerhalb der ersten 9 min resorbiert und wirkt dann über eine Stimulation von Dopaminrezeptoren, wobei die maximale Prolactinsuppression dann allerdings bei 7 h liegt. Bromocriptin hemmt so die basale und stimulierte Prolactinfreisetzung über 8–12 h. Neben einer direkten dopaminerg-agonistischen Wirkung hemmt Bromocriptin die Hormonsekretion. Außerdem ist sehr häufig eine deutliche Tumorinvolution bis zur nicht mehr Nachweisbarkeit bei Prolactinomen zu beobachten. Die Dosierung erfolgt einschleichend und sollte, wenn möglich, nicht mehr als 30 mg pro Tag betragen. Neben Bromocriptin (Pravidel®) ist Lisurid (Dopergin®) als Analogpräparat zu nennen.

Unter Nebenwirkungen sind solche zu nennen, die häufig, und solche, die seltener vorkommen. In der Regel sind sie sämtlich dosisabhängig und reversibel. Unter den häufig vorkommenden sind Nausea, Erbrechen, Schwindel, Orthostasesyndrom, Obstipation und eine depressive Verstimmung zu nennen.

Bei den selten vorkommenden Nebenwirkungen, die vorwiegend bei höheren Dosierungen auftreten, sind zu nennen: Kollapszustände, Halluzinationen, Schwäche, Verwirrtheit, Erythromegalie, Dyskinesie, Raynaud-Symptomatik (Ergotismus), Blasenstörungen, Alkoholintoleranz, Doppelbilder, gastrointestinale Blutungen sowie Angina pectoris. Hervorgehoben werden sollte die Raynaud-Symptomatik, die insbesondere bei hohen Dosierungen in Begleitung von Nikotinabusus auftreten kann und zumeist die Fingerendglieder betrifft. Sehr seltene Ergotismuswirkungen, die das Gebiet der Arteriae mesentericae superior und inferior betreffen, können zu Darmnekrosen führen.

Neben der Domäne der Dopaminagonisten spielt bei der medikamentösen Therapie der Akromegalie ebenfalls die Anwendung von Somatostatinanaloga eine Rolle, wobei das biologische Somatostatin in seiner zyklischen Form mit rund 14 Aminosäuren wenig effektiv ist. Bei parenteraler Anwendung ist lediglich von 1,5 min Halbwertszeit auszugehen, so daß eine anhaltende Wachstumshormonsuppression nur durch eine kontinuierliche i. v. Infusion erzielt werden kann. Die Entwicklung von Wachstumshormonanaloga mit deutlich längerer Halbwertszeit und subcutaner guter Resorption hat große Fortschritte erbracht. Das potenteste derzeit verfügbare Somatostatinanalog SMS201-995 (Sandostatin®) wirkt nachhaltig sekretionshemmend auf verschiedenste Hormonsysteme. Es führt bei Normalpersonen und bei den meisten Akromegaliepatienten zu einer lang anhaltenden Senkung der Wachstumshormonspiegel, wobei die therapeutische Dosis, die in der Regel verwendet wird, bei 3×100 g pro Tag liegt. In dieser Dosierung von Sandostatin® werden nahezu bei allen Patienten die Wachstumshormonspiegel supprimiert, normalisieren sich aber nur in 40% der Fälle [3]. An Nebenwirkungen sind folgende zu nennen:

Einige Patienten berichten über Übelkeit einige Minuten nach der Injektion, und einige klagen über Schmerzen an der Injektionsstelle in Form von Brennen. Unter Sandostatin® steigt die Stuhlfettausscheidung signifikant an. Es führt ebenfalls zu einer

Verlängerung der intestinalen Transitzeit. Die Resorption von Zuckern [2] wurde unterschiedlich beeinflußt: Während die Galaktose-Aufnahme reduziert wird, war die Xylose-Resorption sogar gesteigert. Die postprandialen Blutzuckerspiegel liegen häufig höher, vermutlich durch eine verzögerte Insulinausschüttung bedingt.

Bei einer Somatostatin-Langzeittherapie ist zu nennen, daß Diarrhöen als Ausdruck eines Malassimilations-Syndroms die Patienten mitunter sehr beeinträchtigen können. So klagen zwischen 20–40% der Patienten über Diarrhöen, etwa 10% über Oberbauchschmerzen und etwa 6% über Übelkeit und Erbrechen. Gallensteine werden gehäuft bei Patienten mit einem Somatostatinom gefunden, sie sind allerdings auch häufig nach einer Langzeittherapie mit Somatostatin zu beobachten. Bisher vorliegende Ergebnisse aus Beobachtungen bei Akromegaliepatienten lassen das Risiko einer Gallensteinentstehung in einer Größenordnung von etwa 10–25% im 1. Jahr annehmen. Es ist bislang nicht bekannt, ob mit steigender Dosierung die Inzidenz zunimmt. In der Regel findet sich eine asymptomatische Cholecystolithiasis. Während spontane Lysen nach Absetzen des Präparats beobachtet wurden, scheint eine Gallensäuretherapie Erfolg zu haben.

Durch die Hemmung der Insulinsekretion durch Somatostatin muß auf Veränderungen im Kohlenhydratstoffwechsel kurz eingegangen werden. In der Praxis sind behandlungsbedürftige Veränderungen des Glucosestoffwechsels selten. Zwar steigt der Blutzucker in der Mehrzahl der Fälle etwas über das Niveau vor Behandlungsbeginn an, therapeutische Konsequenzen ergeben sich daraus aber meistens nicht. Weiterhin kann man davon ausgehen, daß initiale Blutzuckererhöhungen im weiteren Behandlungsverlauf in der Regel rückläufig sind.

Zusammenfassend muß festgehalten werden, daß die Parameter des Kohlenhydratstoffwechsels regelmäßig kontrolliert werden sollten und die Bildung von Gallensteinen im Auge behalten werden muß.

Endokrine Tumoren des Gastrointestinaltraktes

Bei den hormonproduzierenden Tumoren des Gastrointestinaltraktes spielt das Carcinoid-Syndrom eine herausragende Rolle, insbesondere dadurch, daß Somatostatinanaloga (Sandostatin®) zumindestens hervorragend symptomatisch wirken. Inwieweit eine Tumorinvolution tatsächlich stattfindet, wie es vereinzelt berichtet wurde, muß abgewartet werden, denn entsprechende prospektive Studien sind im Gange. Von Tumoren, die zum Carcinoid-Syndrom führen können, werden Faktoren wie Serotonin, Histamin, Kallikrein und Bradykinin sezerniert, die zu Symptomen wie Tenesmen, Flush, Diarrhoe, Herzbeschwerden, Bronchospasmus und Muskelschwäche führen. Die antihormonelle Wirkung durch Somatostatinanaloga geschieht in gleicher Weise, wie unter dem Absatz Akromegalie aufgeführt, durch eine Hemmung der Hormonsekretion. Die dabei auftretenden Probleme einer Langzeittherapie sind absolut vergleichbar.

Indikation zur Glucocorticoid-Langzeittherapie

Bei einer Glucocorticoid-Langzeittherapie muß im engeren Sinne von einer Pharmakotherapie mit Cortisonanaloga gesprochen werden, da eine Behandlung auch auf Dauer mit einem biologischen Cortisonpräparat eine Hormonbedürftigkeit im Sinne einer Hormonsubstitutionstherapie verstanden wird.

Bei einer Glucocorticoid-Dauertherapie muß insbesondere bei Überschreiten der sogenannten Cushingschwelle mit Nebenwirkungen im Sinne einer Überdosierung gerechnet werden. Im einzelnen müssen folgende Wirkungen beachtet werden:

1. Steigerung der Gluconeogenese durch Proteolyse.
2. Hyperglykämie, Glucosurie.

3. Wachstumshemmung.
4. Antiphlogistische Wirkung.
5. Antiproliferative Wirkung.
6. Immunsuppressive Wirkung.
7. Eosinopenie, Thrombopenie.
8. Endokrine Rückkopplung.
9. Wirkungen auf das zentrale Nervensystem.

Hieraus ergibt sich zwangsläufig, daß bei relativer Überdosierung auf Dauer die Symptomatik eines Hypercorticismus imitiert wird: Infektionsgefahr, gestörte Wundheilung, kataboler Effekt (Atrophie von Muskulatur, Haut- und Fettgewebe), Osteoporose, diabetogene Wirkung, Elektrolytstörung, psychische Veränderungen, Glaukom, Striae, Steroidakne.

Wenn man das Problem der Cushingschwelle anspricht, so ist damit diejenige Dosis gemeint, bei der unter Dauertherapie mit dem Auftreten von Hypercorticismus-Symptomen gerechnet werden muß (ca. 7 mg Prednisolon, individuell schwankend). In diesem Zusammenhang entsprechen folgende durchschnittliche Äquipotenzdosen einer dazugehörigen Halbwertszeit:

20 mg Hydrocortison entsprechen 1,8 h.
6 mg Methylprednisolon entsprechen 3,3 h.
5 mg Fluocortolon bzw. Prednison/-olon entsprechen 1,3–2,8 h.
4 mg Triamciolon entsprechen 7–8 h.
2 mg Paramethason entsprechen 5 h.
0,75 mg Dexamethason/Betamethason entsprechen 3–5 h.

Das Ziel einer jeden Pharmakotherapie mit Glucocorticoiden ist also eine möglichst niedrige Erhaltungsdosis. Sie sollte, wie gesagt, möglichst unter der sogenannten individuellen Cushingschwelle liegen.

Anabolika

Mit gezielten synthetischen Änderungen des Testosteronmoleküls wurde versucht, den anabolen Effekt von Androgenen zu steigern und gleichzeitig die androgene Wirkung zu verringern, um auf diese Weise zu Wirksubstanzen mit vorwiegend anabolen, d. h. die Eiweißbildung im Organismus fördernden Eigenschaften zu gelangen. Diese Hoffnungen auf eine solche Wirkungsdifferenzierung haben sich jedoch nur sehr bedingt erfüllt.

Neben der positiven Eiweißbilanz sind weitere Wirkungen von Anabolika die gesteigerte Bildung von Mucopolysacchariden und einer Retention von Kalium-, Calcium- und von Phosphat-Ionen sowie von Kreatinin.

Man muß feststellen, daß Anabolika oft dann gegeben werden, wenn diätetische Maßnahmen nicht mehr ausreichen, einen Eiweißmangel zu beseitigen z. B. bei malignen Tumoren, reduziertem Allgemeinzustand infolge chronischer Infektionskrankheiten, nach Operationen (insbesondere im Alter), destruierenden Knochenprozessen und Muskeldystrophie. Anabolika werden außerdem bei Osteoporose, schlecht heilenden Knochenwunden, aplastischen Anaemien sowie nach Röntgenbestrahlung (Röntgenkater) und bei einer Zytostatica-Therapie gegeben. Die mißbräuchliche Anwendung bei Hochleistungssportlern zur Vermehrung der Muskelmasse ist heute, Gott sei Dank, verboten.

Da, wie erwähnt, eine eindeutige Abtrennung der androgenen von der anabolen Wirkung nicht gelang, entsprechen die Nebenwirkungen der Anabolika denen der Androgene. Besonders zu berücksichtigen ist, daß bei Frauen als erste Symptome einer beginnenden Virilisierung Stimmbandveränderungen (Stimmbruch!) auftreten können, die meist irreversibel sind. Anabolika fördern bei Frauen außerdem den Haarwuchs, vor allem an den Beinen und unter Umständen auch im Gesicht (Bartwuchs), zirkummamillär sowie die Entwicklung einer virilen Genitalbehaarung. Entscheidend ist die Tatsache, daß durch die hemmende Wirkung der Anabolika auf die LH- und FSH-Sekretion der Hypophyse sich eine Amenorrhoe einstellt, die mitunter irreversibel ist.

Aus der Sicht des internistischen Endokrinologen sollten Anabolika, wenn möglich, überhaupt nicht oder als Ultima ratio nach eingehender und kritischer Abwägung der Nebenwirkungen überhaupt nur gestattet sein.

Diabetes mellitus

Man muß feststellen, daß die meisten insulinpflichtigen Diabetiker meistens therapeutisch hyperinsuliniert sind. Dies gilt insbesondere dann, wenn keine intensivierte Insulintherapie verwendet wird. Untersuchungen bei Insulinpumpenträgern haben nachhaltig gezeigt, daß eine häufig sehr viel niedrigere Insulindosis pro Tag ausreichend ist. Es muß vermutet werden, daß aufgrund dieser Tatsache Spätschäden, insbesondere die progressive Retinopathie gefördert werden. Dies muß insbesondere aus der Tatsache geschlossen werden, daß dem Insulin eine unspezifische Wachstumsförderung an verschiedenen Geweben zugeschrieben werden muß. Eine Hyperinsulinierung führt ergänzend durch eine notwendige höhere Kalorienzufuhr, um eine Blutglukosehomöostase individuell auszugleichen, zu einer Gewichtszunahme, die dem Begriff einer Insulinmast zuzurechnen ist.

Therapie mit Schilddrüsenhormonen

Probleme einer Langzeittherapie mit Schilddrüsenhormonen ergeben sich bei korrekter Diagnose in adäquater Therapie meist nicht. Jedoch können Besonderheiten auftreten, die beachtet werden müssen.

Bei Hypothyreosen wird therapiebedingt meist keine Überdosierung mit der Ausbildung von Überfunktionssymptomen erfolgen. Häufiger sind Unterdosierungen, die keine konsequente Kompensation der Hypothyreosesymptome nach sich zieht. Eine Normalisierung der TSH-Spiegel stellt neben den peripheren Schilddrüsenhormonbestimmungen die Richtschnur für die Kontrolle einer euthyreoten Stoffwechsellage. Bei einer Strumalangzeittherapie, die zum Ziel hat, durch die Schilddrüsenhormongabe auf die Schilddrüse selbst, aber auch supprimierend auf die Hypophyse zu wirken, muß beachtet werden, daß eine totale TSH-Suppression zu Überfunktionssituationen führen kann. Dies ist insbesondere dann bedeutsam, wenn sich trotz Dauertherapie autonome Bezirke innerhalb der Schilddrüse durch einen vorausgegangenen Jodmangel entwickeln. Dann kann die Situation entstehen, daß bei zunehmender und vermehrter Schilddrüsenhormoneigenproduktion die Suppressionstherapie mit Schilddrüsenhormonen additiv wirkt. Hier empfehlen sich Ausschleich- bzw. Absetzversuche mit Kontrollen sämtlicher Schilddrüsenhormonparameter. Bei einer postoperativen Rezidivprophylaxe mit Schilddrüsenhormonen muß die konsequente Kontrolle der Schilddrüsenhormonparameter gefordert werden, damit sich weder Unterfunktions- noch Überfunktionszustände einstellen. Postoperative regelmäßige Calciumkontrollen müssen einen latenten bzw. manifesten Hypoparathyreotismus definitiv ausschließen, der ansonsten adäquat therapiebedürftig ist. Eine konsequente TSH-suppressive Therapie bei Schilddrüsencarcinom hat zum Ziel, daß eine TSH-Wirkung auf möglicherweise noch vorhandene Schilddrüsencarcinomzellen ausgeschlossen ist. Hier muß bis zur Grenze der Toleranz mit Thyroxin therapiert werden (d.h. bis sich Überfunktionssymptome einstellen). Die

Erfahrung eines Spezialisten sollte insbesondere bei diesem Krankheitsbild hinzugezogen werden.

Hypocorticismus

Kommt es zu dem Krankheitsbild eines primären, sekundären oder tertiären Hypocorticismus mit absolutem Cortisonmangel, also einer vitalen Bedürftigkeit einer Cortisontherapie (im Gegensatz zur Corticoidpharmakotherapie), so sind die Patienten über die Notwendigkeit einer konsequenten und ausreichenden Therapie nachhaltig aufzuklären. Bei einer Langzeittherapie bestehen immer wieder Probleme der Unterdosierung von Cortison bzw. Hydrocortison und ergänzend notwendigen Mineralocorticoiden. Dies trifft insbesondere dann zu, wenn zusätzliche Faktoren auftreten, die einen erhöhten Cortisonbedarf benötigen: Infektionen, körperliche Belastung, Gastroenteritis, Operationen und Streß im weitesten Sinne. Wenn der Gesunde bei diesen Situationen in der Lage ist, streßadäquat durch eine erhöhte endogene Cortisonsekretion zu reagieren, so muß der aufgeklärte Patient entweder selbst oder in Absprache mit seinem Arzt adäquat die Dosis erhöhen. Um akuten Unterdosierungssituationen im Sinne einer Addisonkrise begegnen zu können, müssen die Patienten ganz besonders aufgeklärt werden, im Besitz eines Notfallausweises sein und bei Besonderheiten in der Lage sein, gezielte Dosiserhöhungen selbst durchzuführen. Gegebenenfalls muß der Patient eine parenterale Cortisontherapie durchführen können, und insbesondere bei Urlaubsreisen sollte der Patient injizierbare Cortisonpräparate bei sich haben.

Literatur

1. Althoff PH (1985) Zur medikamentösen Therapie von Hypophysentumoren. Der Internist 26:8 – 2. Koop H (1990) Gastroenterologische Aspekte einer Langzeittherapie mit Octreotide. Z Gastroenterol (Suppl. 2) 28:52 – 3. von Werder K, Mehltretter G, Müller OA (1990) Behandlung der therapieresistenten Akromegalie mit Sandostatin. Z Gastroenterol (Suppl 2) 28:29

Psychopharmaka

B. Müller-Oerlinghausen (Psychiatrische Klinik der Universität Berlin)

Die Vorsitzenden haben für den folgenden Vortrag einen Titel gewählt, der nicht auf eine internistische Subspezialität oder eine Indikationsgruppe zielt, sondern auf eine einzige Arzneimittelgruppe – die Psychopharmaka. Dies hat sicher seinen Grund darin, daß Psychopharmaka in den verschiedensten Bereichen der inneren Medizin verwendet werden. Die große Häufigkeit der Psychopharmakaverordnungen ergibt sich aus den kassenärztlichen Verschreibungszahlen des GKV-Indexes:

Danach gehören die Psychopharmaka einschließlich der Hypnotika/Sedativa zu der drittstärksten Verordnungsgruppe überhaupt nach den Analgetika/Antirheumatika und den Antitussiva/Expectorantien.

Tabelle 1. Prozentualer Anteil vor ZNS-aktiven Substanzen an der Verordnungshäufigkeit der 40 häufigstverordneten Arzneimittel im Modellversuch Dortmund (Müller-Oerlinghausen u. Günther 1989)

	Nerven	Intern.	Allgem.
Analgetica/Antirheumatica	5,7	10,4	11,9
Psychopharmaka	48,9	6,0	5,4
Hypnotika/Sedativa	7,5	3,2	3,3
Durchblut.förd.	8,5	4,0	3,2
Gesamt	70,6	23,6	23,8

Aus dem Modellversuch zur Arzneimitteltransparenz und -beratung in der Region Dortmund wissen wir, daß auch bei Internisten und Allgemeinmedizinern Psychopharmaka ca. 9% ihrer Verordnung pro Quartal ausmachen (Tabelle 1).

Dabei hat in den vergangenen 10 Jahren die Verordnung von Tranquilanzien ständig ab-, die der Antidepressiva und Neuroleptika gleichzeitig aber konstant zugenommen.

Die Häufigkeitsangaben sagen nun allerdings nichts über die Dauer der jeweiligen Verordnungen aus; wir wissen aber aus den verschiedensten Untersuchungen (z. B. Münchener Hochdruckstudie, Freie Universität Berlin; Dortmunder Modellversuch etc.) daß Psychopharmaka oft über sehr lange Zeit verordnet werden; dies liegt zum einen in der Natur der oft rezidivierenden psychiatrischen Erkrankungen, kann zum anderen aber auch eine Therapeuten-Non-Compliance mit bestehenden Therapieempfehlungen bedeuten.

Im nachfolgenden will ich nun ganz kurz und systematisch die speziellen Risiken einer längerfristigen Medikation mit den folgenden Psychopharmakagruppen skizzieren: Neuroleptika, Antidepressiva, Lithiumsalze, Tranquilizer/Hypnotika. Ich bitte dabei um Verständnis, wenn ich der Übersichtlichkeit halber auf quantitative Angaben weitgehend verzichte.

Neuroleptika

Zu den Neuroleptika gehören u. a. die in Tabelle 2 gezeigten Substanzen. Angegeben sind die 1989 verordneten Tagesdosen in Millionen pro Jahr.

Längerfristig eingesetzt werden Neuroleptika u. a. bei folgenden Indikationen (vgl. hierzu die Haloperidol-Monografie der Aufbereitungskommission B3 am BGA Berlin):

- Symptomsuppression und Rezidivprophylaxe chronisch verlaufender endogener und exogener Psychosen
- Kombinationstherapie chronischer oder schwerer Schmerzen

Tabelle 2. VO von Neuroleptica 1989 (Auswahl)

	DDD (Mio)
Imap 1,5 mg (Fluspirilen)	30,2
Haldol (Haloperidol)	25,7
Atosil (Promethazin)	20,0
Melleril (Thioridazin)	17,7
Eunerpan (Melperon)	11,3
Neurocil (Levomepromazin)	8,7

- (zentrales) Erbrechen
- (nichtpsychotische) Angstsyndrome
- (rezidivierende) psychomotorische Erregungszustände (insbesondere im Senium)

Unter den Bedingungen der Langzeitmedikation (LZM) ist u.a. mit folgenden unerwünschten Arzneimittelwirkungen (UAW) bzw. Risiken zu rechnen:

Häufig als Ausdruck einer zumindest relativen Überdosierung können auftreten:

- Parkinsonismus, Akathisie;
- Herzrhythmusstörungen, plötzlicher Herztod;
- depressives Syndrom;
- Delir;
- Grand Mal Anfall.

Ein besonders gravierendes, weil in ca. 50% der Fälle irreversibles Risiko, das in 10–20% unselektierter Stichproben auftritt, ist die

- Spätdyskinesie.

Weiterhin treten u. U. erst nach längerer, d.h. mehrmonatiger, Therapie auf:

- Agranulozytose bzw. aplastische Anämie;
- Hepatopathie.

Schließlich ist bei fast allen Neuroleptika an die klinischen Folgen der durch den Dopaminantagonismus bedingten

- Hyperprolactinämie

zu denken (Libidoverlust, Galactorrhoe, Gynäkomastie).

Genauere quantitative Angaben für die Häufigkeit der verschiedenen UAW unter Neuroleptika, zumindest so weit sie bei stationären Patienten auftreten, haben insbesondere die Untersuchungen des AMÜP-Projektes an über 15000 Patienten in Deutschland ergeben (vgl. Grohmann et al. 1990).

Hingewiesen sei noch darauf, daß das „atypische" Neuroleptikum Clozapin (Leponex) zwar möglicherweise in einem höheren Prozentsatz als andere Neuroleptika Blutbildschädigungen auslöst (Baldessarini u. Frankenburg 1991), dafür aber nicht zu dyskinetischen Spätschäden führt.

Antidepressiva

Tabelle 3 zeigt eine Auswahl häufig verordneter Antidepressiva. Bemerkenswert erscheint, daß die Kombination eines klassischen Antidepressivum mit einem Benzodi-

Tabelle 3. VO von Antidepressiva 1989 (Auswahl)

	DDD (Mio)
Saroten (Amitriptylin)	30,1
Aponal (Doxepin)	28,7
Limbatril (Kombination)	27,0
Ludiomil (Maprotilin)	21,0
Equilibrin (Amitript.-NO)	15,0
Tolvin (Mianserin)	5,3
(Dogmatil (Sulpirid)	4,8)

azepin (Limbatril®) immer noch zu den meist verordneten Arzneimitteln dieser Indikationsgruppe gehört.

Indikationen für eine LZM mit Antidepressiva sind:

- Depression (Erhaltungstherapie, Rezidivprophylaxe, chronische Depression);
- spezielle Angstsyndrome (Panikattacken);
- Kombinationstherapie chronischer Schmerzzustände;
- Enuresis nocturna.

An Risiken unter den Bedingungen der Langzeitmedikation sind zu nennen:

- Ileus, akute Harnsperre, Delir (cave Kombinationen!);
- Kollaps;
- Herzrhythmusstörungen, plötzlicher Herztod (cave Vorschädigung!);
- Zahnschäden (?);
- Suizid (cave N3 Packungen!).

Insbesondere die durch anticholinerge Teilwirkungen bedingten Komplikationen lassen sich oft vermeiden, wenn nicht mehrere anticholinerg wirksame Substanzen (z. B. trizyklische Antidepressiva mit trizyklischen Neuroleptika) kombiniert werden. Alternativ ist an moderne nicht-trizyklische Antidepressiva zu denken, die aber oft ein ganz andersartiges Nebenwirkungsspektrum aufweisen und immer das Risiko noch nicht bekannter neuartiger unerwünschter Wirkungen implizieren.

Lithiumsalze

Die langfristige und u. U. lebenslange Medikation mit Lithiumsalzen ist indiziert

- zur Rezidivprophylaxe unipolarer und bipolarer affektiver Psychosen;
- zur Suppression und Rezidivprophylaxe pathologischer rezidivierender Aggressionszustände.

Die UAW von Lithiumsalzen sind insbesondere auch im Hinblick auf relevante internistische Aspekte vielfach und ausführlich dargestellt worden (vgl. Müller-Oerlinghausen 1990). Hier seien nur die unter einer Langzeitmedikation wesentlichen Risiken aufgeführt:

- euthyreote Struma, Hypothyreose;
- Verminderung der renalen Konzentrationsfähigkeit;
- unspezifische, chronische interstitielle Nephropathie;
- Lithium-Intoxikation;
- teratogene Wirkung im 1. Trimenon.

Regelmäßige Kontrolle des Lithium-Serumspiegels und sorgfältige internistische Kontrollen sind Vorbedingung einer sicheren Lithiumprophylaxe.

Hypnotika/Tranquilizer

Hier sind vor allem die Benzodiazepine zu erwähnen, die vielleicht nicht unbedingt zu häufig, aber höchstwahrscheinlich in vielen Fällen zu lange verordnet werden. Ein Hinweis darauf könnte der hohe Prozentsatz an N3 Packungen unter den Benzodiazepin-Verordnungen auch der Internisten in der Dortmunder Studie geben (Tabelle 4) (vgl. Müller-Oerlinghausen u. Günther 1989).

Tabelle 4. Zahl der Verordnungen von Tranquillanzien bei Dortmunder Ärzten im Quartal 1/85 mit Angabe des prozentualen Anteils an N3 Packungen

Nervenärzte			Internisten		
	VO	%N3		VO	%N3
Tavor	515	67%	Adumbran	659	85%
Tranxillium	285	39%	Lexotanil	566	66%
Frisium	243	70%	Tranquase (Diazepam)	450	–
Lexotanil	193	53%	Frisium	409	52%
			Tranxillium	349	49%
Tranquase	162		Tavor	335	68%

Die wesentlichen Risiken einer LZM mit dieser Substanzgruppe sind:

- Mißbrauch/Abhängigkeit, wobei zu beachten ist, daß dieses Risiko bei Patienten mit einer Angstneurose wesentlich höher ist als bei Patienten mit neurotischer oder endogener Depression (Schmidt et al. 1989). Es gibt auch – im Gegensatz zu Alkoholabhängigen – keinen Hinweis auf eine erhöhte Mortalität von Patienten mit Benzodiazepinmißbrauch oder -abhängigkeit.
- Muskelrelaxation mit Gefahr von Verletzungen, insbesondere Oberschenkelhalsfraktur (cave Alter; cave Kumulation von Benzodiazepinen mit langer Halbwertszeit).

Für jede Langzeitmedikation mit Psychopharmaka, von denen ja viele hinsichtlich der akuten Toxizität eine große therapeutische Breite haben, gilt wie für andere medikamentöse Strategien auch, daß eine sichere und effektive Therapie die regelmäßige Kontrolle der psychischen und somatischen Funktionen ebenso impliziert wie das niemals nachlassende Bemühen um die Dosisoptimierung. Letzteres kann schwierig sein und erfordert Erfahrung, weil der zeitliche Zusammenhang zwischen Dosisänderung und Wirkung nicht immer unmittelbar evident ist.

Literatur

Grohmann R, Schmidt LG, Antretter K, Rüther E (1990) Unerwünschte Wirkungen von Psychopharmaka – ausgewählte Ergebnisse aus dem multizentrischen Zehnjahresprojekt AMÜP. Internist 31:468–474 – Müller-Oerlinghausen B (1990) Die Lithiumprophylaxe affektiver Psychosen aus internistischer Sicht. Internist 31:456–467 – Müller-Oerlinghausen B, Günther K (1989) Wege zu verbesserter Transparenz auf dem Psychopharmaka-Markt im Lichte des Modellversuchs „Arzneimitteltransparenz und -beratung in der Region Dortmund". In: Heinrich K, Linden M, Müller-Oerlinghausen B (Hrsg) Werden zuviele Psychopharmaka verbraucht? Thieme, Stuttgart, S 69–86 – Baldessarini RJ, Frankenburg FR (1991) Clozapine. A novel antipsychotic agent. New Engl J Med (March 14):746–754

Gastroenterologie

W. Dölle (Abteilung Innere Medizin I, Medizinische Klinik der Universität Tübingen)

Den Begriff „Langzeittherapie" kann man weiter und enger fassen. Jede ärztliche Betreuung über einen längeren Zeitraum – gleichgültig ob spezielle therapeutische Maßnahmen angewendet werden oder nicht – fällt unter diesen Begriff. Auch eine Sekundärprophylaxe gehört dazu.

Die ärztliche Führung eines chronisch Kranken und die sogenannte kleine Psychotherapie gehören ganz wesentlich zu jeder Langzeitbehandlung und machen sie oft allein oder wenigstens zeitweise allein aus. Sie sind von besonderer Bedeutung bei den vielen funktionellen Störungen, die sich nicht beseitigen, sondern nur symptomatisch beeinflussen lassen. Hier besteht die Therapie u. a. darin, die Einstellung des Kranken zu seinen Beschwerden zu ändern, dem Kranken zu helfen „mit der Krankheit zu leben" [3] (sogenanntes „Coping"). Das ist oft ein langwieriger Prozeß. Die Einsicht in die Notwendigkeit einer solchen Behandlung bestimmt ganz wesentlich das Verhalten des Arztes bei immer wiederholten Begegnungen mit dem Kranken. Entscheidend ist das Bewußtsein des Arztes, daß schon die Aussprache und das immer erneute Anhören der Beschwerden zur Therapie gehören. Vor allen Dingen darf der Arzt den Patienten keinerlei Zeichen der Abwehr oder Frustration erkennen lassen, selbst wenn Begegnungen mit chronisch Kranken nicht selten als Last empfunden werden. Solche Empfindungen des Arztes entspringen der Enttäuschung gegenüber einer therapeutisch oft unbefriedigenden und zeitlich unabsehbaren Situation. Der geschilderte Aspekt der Langzeitbehandlung macht häufig nur einen Teil der Betreuung chronisch Kranker aus, der aber gleichgewichtig und gleichberechtigt neben anderen Formen der Therapie steht. Ich nenne als ein Beispiel nur die Langzeitbetreuung von Patienten mit Colitis ulcerosa [1, 4]. Neben der Verordnung von Arzneimitteln ist die geduldige Verfügbarkeit des Arztes ebenso wichtig. Nur die kombinierte Anwendung der Droge Arzt und der Medikamente führt zum Erfolg. Nicht selten beantwortet ein Kranker mit Colitis ulcerosa die von ihm als mangelhaft empfundene Zuwendung des Arztes mit einem Schub der Krankheit.

Im folgenden möchte ich zunächst – ohne Anspruch auf Vollständigkeit – einen Überblick geben über die verschiedenen Erfordernisse und Formen einer Langzeittherapie in der Gastroenterologie.

Da handelt es sich zunächst einmal um die Notwendigkeit der *Karenz oder Restriktion.*

In diesem Bereich kommt es einmal darauf an, den Patienten die Notwendigkeit einer solchen Vorschrift zu erläutern und den Zusammenhang mit der Krankheit zu begründen. Dabei ist es zweckmäßig, Familienangehörige, den Ehe- oder Lebenspartner mit einzubeziehen und sich seiner Hilfe bei der kontinuierlichen Überwachung der Einhaltung der Vorschriften zu versichern. Tabelle 1 gibt einen Überblick über solche langfristig anzuwendenden Karenz- oder Restriktionsmaßnahmen.

Tabelle 1. Karenz oder Restriktion

1) Gluten (Idiopath. Sprue)
2) Lactose (Laktase-Mangel)
3) Na^+ oder Protein (Aszites, Encephalopathie)
4) Monomere KH (Dumping-Syndrom) („Anti-Dumping-Kost")
5) Oxalat (z. B. Kurzdarm-S.)
6) Allergen (echte NM-Allergie)
7) Alkohol (Leber- und Pankreaserkr.)
8) Großvolumige Mahlzeiten (kleiner Magen, Gastrektomie)

Tabelle 2. Substitution

1) Pankreasenzyme oder Insulin (P.-Insuff.)
2) Fettlösliche Vit. und Mineralien (z. B. Ca^{++} bei Malabsorption mit Steatorrhoe)
3) Vit. B_{12}, Folsäure (Magenresektion, totale M.S.-Atrophie, Ileumresektion, Ileitis)
4) Mittelkettige Fettsäuren (Steatorrhoe)
5) Protein (Exsud. Enteropathie)
6) Fasern (chron. Obstipation, Colondivertikel)

Tabelle 3. Pharmakotherapie

1)	Diuretika (Aszites bei L.C.)
2)	Glukokortikoide u. Azathioprin (CAH, L.C.)
3)	Desferrioxamin, Aderlässe (Hämochromatose, P.c.t.)
4)	D-Penicillamin oder Zinksalze (M. Wilson)
5)	SASP, 5-ASA, Prednisolon, Azathioprin, 6-MP, Metronidazol (M. Crohn, Colitis ulc.)
6)	Antibiotika (Blinde Schlinge, M. Whipple)
7)	Colestyramin (Chologene Diarrhoe, Pruritus)
8)	Gallensäuren (Litholyse, Chron. Cholostase, P.B.C.)
9)	Betablocker (Portale Hypertension)
10)	H_2-Antagonisten (Ulcus-Krankheit)
11)	Omeprazol (Reflux-Kr.)

Weitere Maßnahmen kann man unter dem Oberbegriff der Substitution zusammenfassen. Sie sind in Tabelle 2 dargestellt.

Das reicht von der exogenen Zufuhr von Substanzen, die der kranke Organismus nicht mehr in ausreichender Menge produzieren kann, über die parenterale Gabe, z. B. von Vitaminen, deren Aufnahme auf physiologischem Wege nicht mehr ausreichend möglich ist, bis hin zum Ersatz krankheitsbedingter Verluste, z. B. von Proteinen bei der exsudativen Enteropathie, oder der Verbesserung pathologisch eingeschränkter Funktionen wie der Fettresorption durch erhöhte exogene Zufuhr bestimmter Nahrungsbestandteile (mittelkettige Fettsäuren) oder der Komplementierung zivilisationsbedingter Defekte in der Ernährung durch die Verordnung einer faser- bzw. schlackenreichen Kost bei chronischer Obstipation und Colondivertikulose.

Einen breiten Raum nimmt auch in der Gastroenterologie eine langfristige *Pharmakotherapie* ein. Tabelle 3 listet insgesamt 11 solcher Langzeittherapien mit Arzneimitteln auf.

Wie bei jeder Arzneimitteltherapie ist besonders bei einer Langzeittherapie eine enge Zusammenarbeit zwischen Arzt und Patient erforderlich. Nicht nur der Arzt, sondern auch der Patient müssen sich über das Therapieziel oder die Therapieziele einig sein. Die Kontrolle des Verlaufs der Krankheit und damit auch der Wirkung der Therapie müssen langfristig festgelegt werden, und der Patient muß vom Arzt ausführlich über die Wirkungen, mögliche unerwünschte Wirkungen und Interaktionen mit anderen Arzneimitteln aufgeklärt werden. Nur so ist auf Dauer eine einigermaßen befriedigende Compliance der Patienten bei Langzeittherapien zu erreichen. Bei einer ganzen Reihe von medikamentösen Langzeittherapien ist es möglich, ja zweckmäßig, daß Patienten in bestimmten Situationen die medikamentöse Therapie selbständig an den Krankheitsverlauf anpassen. Ich nenne als Beispiel nur die Einnahme von mehr oder weniger Diuretika, entsprechend dem Gewichtsverhalten bei Aszites, oder die Möglichkeit einer intermittierenden Therapie mit H_2-Antagonisten bei der Ulcuskrankheit [2].

Hier ist das Zweckmäßige und Notwendige zu tun, aber auf der anderen Seite zu vermeiden, daß ängstliche Kranke durch zu häufige und unnötige Kontrollen beunruhigt werden, wie z. B. der chronisch Leberkranke, der bei wöchentlichen Transaminasenkontrollen jede geringfügige Änderung der Meßergebnisse registriert und in entsprechende Schwankungen seiner Lebensqualität umsetzt. Es muß auch vermieden werden, daß ein Therapieziel zum „Fetisch“ wird. So ist es häufig besser, bei Patienten mit portal dekompensierter Leberzirrhose auf die völlige Beseitigung des Aszites als Therapieziel zu verzichten und einen Restaszites als Dauerzustand zu akzeptieren.

Ich möchte nun auf einige ausgewählte Probleme im Zusammenhang mit der Langzeittherapie eingehen.

Zunächst 2 Kasuistiken.

Eine 30jährige Patientin mit Morbus Crohn, der sich vor 15 Jahren erstmals manifestiert hat und vor 14 Jahren diagnostiziert wurde, mußte sich vor 3 ½ Jahren einer

Ileohemicolectomie wegen einer Dünndarmstenose unterziehen. 2 Jahre später wurde eine erneute Operation wegen einer Stenose an der Darmanastomose notwendig. Die Patientin kommt im Jahre 1991 wegen intermittierend auftretender breiiger Diarrhoen bis 4 × /Tag, mit rezidivierenden Gelenkbeschwerden, aber bei fehlenden klinischen und laborchemischen Aktivitätszeichen ihrer chronisch entzündlichen Darmerkrankung zur Aufnahme. Es besteht eine Eisenmangelanämie. Eine ausführliche Anamnese ergibt, daß die Patientin erheblich unter häuslichen Konflikten und Problemen zu leiden hat. Eine medikamentöse Therapie gegen die zur Zeit als inaktiv angesehene Darmerkrankung wird nicht eingeleitet, sondern lediglich eine Eisensubstitution und eine vorübergehende niedrig dosierte Benzodiazepin-Gabe eingesetzt. Im übrigen wird die Patientin über den Zusammenhang ihrer Darmbeschwerden mit ihren psychischen Problemen ausführlich aufgeklärt. Nach 3 Tagen kommt es zu einer deutlichen Besserung, und die Patientin kann ohne spezifische Therapie, etwa Gabe von Glucocorticoiden, aus stationärer Behandlung entlassen werden. Eine solche Situation tritt im Verlauf der Langzeitbetreuung von Patienten mit chronisch entzündlichen Darmerkrankungen gar nicht so selten auf.

Bei einer Verschlechterung der Darmsymptomatik von Kranken mit Morbus Crohn oder Colitis ulcerosa ist neben der Möglichkeit psychogener Ursachen einer solchen Symptomatologie natürlich immer auch an das von der Grundkrankheit unabhängige Auftreten einer akuten infektiösen Ursache von Durchfällen, Fieber und Abdominalschmerzen zu denken. Weitere differentialdiagnostische Schwierigkeiten können aus der Tatsache entstehen, daß gelegentlich Arzneimittel, die zur Behandlung chronisch entzündlicher Darmerkrankungen eingesetzt werden, wie 5-Aminosalicylsäure in Form von Olsalazin oder Mesalazin selber ein führendes Symptom der behandelten Krankheit, nämlich Durchfälle, erzeugen können.

Von besonderer Bedeutung ist das ständige Bemühen, die Compliance der Patienten bei einer Langzeitbehandlung aufrecht zu erhalten. Hierzu ein weiteres Beispiel einer Patientin mit chronisch entzündlicher Darmerkrankung.

Eine 33jährige Patientin erkrankt 1977 erstmals mit perianalen Fisteln, 1980 tritt eine Iridocyclitis auf, 1983 hat sie erstmals Diarrhoen. 1985 erfolgt eine erste Untersuchung mit dem Nachweis einer Proktitis und der Einleitung einer Behandlung mit Glucocorticoiden und SASP. Ein erneuter Schub tritt 1986 auf. Es wird eine chronisch entzündliche Darmerkrankung, am ehesten eine Colitis ulcerosa, angenommen. Die Patientin setzt die Therapie jedoch nach relativ kurzer Zeit selbständig ab und erleidet 12 Wochen später einen erneuten Schub. Nach einer wieder aufgenommenen Decortin-Behandlung mit wöchentlicher Reduktion der Dosis kommt es erst nach über einem Jahr wieder zu einem Schub, diesmal einer Pancolitis. Eine erneute Glucocorticoid-Behandlung bringt Besserung, und die Patientin wird auf einer Erhaltungsdosis mit Glucocorticoiden weitergeführt. 2 Jahre später scheitert eine Akutphasentherapie wegen eines erneuten Schubes einer linksseitigen Colitis unter der Behandlung mit SASP und einer Ernährungssonde. Die Patientin toleriert die Sonde nicht, fährt wenige Tage später in Urlaub und setzt das SASP selbständig ab. 3 Monate später wird die Patientin erneut in reduziertem Zustand aufgenommen und gesteht ein, daß das Glucocorticoid schneller als vorgesehen von ihr aus Angst vor unerwünschten Wirkungen abgesetzt worden ist. Im weiteren Verlauf wird der Versuch unternommen, mit einer relativ niedrigen Prednison-Behandlung unter Zugabe von Azathioprin eine Remission zu erreichen und aufrechtzuerhalten. Nach wenigen Monaten setzt die Patientin das Azathioprin ab, da ihr gesagt worden ist, daß sie unter dieser Behandlung nicht schwanger werden dürfe. Sie hat aber Kinderwunsch, obwohl sie sich durch Zwillinge bereits überfordert fühlt. Kurze Zeit später erleidet sie einen Virusinfekt mit allgemeinen Krankheitserscheinungen und setzt in der irrigen Annahme, es handle sich um eine Exazerbation ihrer Grundkrankheit, nun selbständig die Steroidmedikation herauf. Weitere 5 Wochen später steigert die Patientin die Steroidmedikation wiederum selbständig von 30 auf 50 mg, und nachdem es ihr subjektiv besser geht, reduziert sie sie von heute auf morgen auf 20 mg, 3 Monate später wird wegen erneuter Aktivitätszunahme bei linksseitiger Colitis eine stationäre Aufnahme mit Akutphasentherapie der Colitis mittels Steroiden, SASP und Ernährungssonde notwendig.

Dies ist ein Musterbeispiel, wie durch mangelnde Kooperation und Einsicht der Patientin eine Langzeittherapie unbefriedigend und zum Schaden der Patientin verlaufen ist, die innerhalb von 5 Jahren insgesamt 6mal von der vorgesehenen therapeutischen Einstellung selbständig abgewichen ist.

Mangelnde Compliance kann aber auch zu noch viel schlimmeren Folgen für chronisch Kranke führen.

Walshe berichtete über eine Patientin mit Morbus Wilson, die mit 14 Jahren erkrankte, 20 Jahre unter der D-Penicillamin-Therapie symptomfrei war, das Mittel dann absetzte und 2½ Jahre später an einer Leberzirrhose starb [8].

Tabelle 4 zeigt in eindrucksvoller Weise 11 Patienten mit Morbus Wilson und fehlender Compliance, die Scheinberg und Sternlieb 1987 publiziert haben [7].

Nach zum großen Teil über 10jähriger Behandlung mit D-Penicillamin haben alle diese 11 Patienten selbständig die Behandlung abgesetzt und 8 von ihnen sind zwischen ¾ Jahr und 6 Jahren nach Absetzen dieser Behandlung verstorben.

Bei den meisten Langzeittherapien im Bereich der Gastroenterologie handelt es sich um die Behandlung chronischer Krankheiten mit einer Eigendynamik, die durch die Therapie möglichst günstig modifiziert werden soll. Dennoch kann es natürlich im Verlauf der Krankheit zu krankheitsbedingten Entwicklungen kommen, die eine Änderung der Therapie erforderlich machen. Ich nenne als Beispiel etwa das Auftreten eines Lymphoms bei Patienten mit Glutenenteropathie, die Entwicklung einer Stenosesymptomatik bei Morbus Crohn oder das Auftreten einer primär sklerosierenden Cholangitis bei Colitis ulcerosa. Solche Entwicklungen verlangen die Definition neuer Therapieziele und die Anwendung neuer therapeutischer Maßnahmen, wie etwa die Operation zur Beseitigung einer Stenose, sei es durch eine Darmresektion oder durch einen minimalen chirurgischen Eingriff zur Erweiterung der Stenose, oder die Einlage einer Gallengangsprothese zur Gewährleistung eines freien Abflusses der Galle bei primär sklerosierender Cholangitis. Schließlich sei auch noch erwähnt, daß das rechtzeitige und korrekte Erkennen der Entwicklung eines Abszesses beim Morbus Crohn den schnellen Abbau einer Glucocorticoid-Behandlung zwingend erfordert oder daß mit dem Nachweis einer enterovesicalen Fistel eine absolute Operationsindikation gegeben ist.

Bei der Mehrzahl der Patienten, die einer Langzeitbehandlung bedürfen, ist also neben der ständigen Kontrolle und Anpassung der Therapie eine Kontrolle des Krankheitsverlaufes erforderlich (Tabelle 5).

Tabelle 4. Verlauf von 11 Patienten mit Morbus Wilson und fehlender Compliance (Scheinberg, Sternlieb NEJM, '87, 209)

Jahre d. Behandlung (Penicillamin) mit	ohne	Verlauf
19	1	Tod i. Lebervers.
4	4	Tod i. Lebervers.
10	6	Tod i. fulm. Lebervers.
9	0,75	Tod i. fulm. Lebervers.
13	1	Tod i. fulm. Lebervers.
13	3	Tod i. fulm. Lebervers.
3	4	Tod i. fulm. Lebervers.
5	2	Tod i. fulm. Lebervers.
12	1	Neurolog. Behinderung
11	0,25	Lebt, Leberdysfunk.
16	1	Lebertransplantation

Bekanntlich gibt es eine Reihe von Verbänden und Selbsthilfegruppen, in denen sich chronisch Kranke zusammengeschlossen haben (Tabelle 6).

Ich führe als ein Beispiel nur die Aufgaben und Ziele der Deutschen Morbus Crohn/Colitis ulcerosa Vereinigung (DCCV) auf. Sie bestehen in: Beratung und Unterstützung von Kranken, Öffentlichkeitsarbeit, Förderung der Forschung, Unterstützung von örtlichen Selbsthilfegruppen, Verbesserung und Erweiterung der ambulanten und klinischen Versorgung, Zusammenarbeit mit Verbänden im Ausland, Zusammenarbeit mit Ärzten, Pflegepersonal, Behörden und Körperschaften sowie der pharmazeutischen Industrie und im Aufbau eines überregionalen Beratungszentrums. Nicht allen, aber einem Teil chronisch Kranker kommt der Anschluß an einen solchen Verband und Selbsthilfegruppe entgegen und in einem solchen Fall kann es für den Kranken von Vorteil sein und braucht die Beziehung zu seinem Arzt nicht zu beeinträchtigen.

Erlauben Sie mir abschließend noch einige Worte zur sogenannten RUDER-Studie (*R*anitidin beim *U*lcus *d*uodeni, *E*pidemiologie und *R*ezidivverhütung), die unter der Leitung von Prof. Blum aus Lausanne durchgeführt wurde [6].

Dabei handelt es sich um eine über 2 Jahre laufende wissenschaftliche prospektive Untersuchung über die Wirkung von Ranitidin beim Ulcus duodeni mit dem Ziel, Informationen über Epidemiologie und die Rezidivverhütung zu gewinnen. Ziel der Studie war es, Risikofaktoren zu untersuchen, die die Abheilung eines Ulcus verzögern bzw. das Auftreten eines Rezidivs begünstigen. Folgende Risikofaktoren konnten in dieser Studie für das Ulcusrezidiv ermittelt werden: Rauchen, Streß, schwere und

Tabelle 5. Kontrolle des Krankheitsverlaufes

Endoskopische Kontrollen bei
- Colonpolypen
- Totaler und langjähriger Colitis ulcerosa
- Totaler Magenschleimhautatropie (Perniziosa)
- Langdauernder schwerer Refluxösophagitis
- Zustand nach Carcinomoperation an Ösophagus, Magen oder Colon (Tumornachsorge)

Laborkontrollen
- Tumormarker, z. B. AFP bei Leberzirrhose, CEA nach oper. Colon-Ca., 5-Hydroxyindolessigsäure n. beh. Carcinoid

Bildgebende Verfahren
- Sonographie (Lebermetastasen, Ly.-Kn.)
- CT (Leber, Ly.-Kn.)
- NMR (Fisteln, Abszesse i. kl. Becken)

Tabelle 6. Verbände und Selbsthilfegruppen

- Arbeitskreis der Pankreatektomierten
- Gesellschaft für Inkontinenzhilfe e.V.
- Deutsche Morbus Crohn/Colitis ulcerosa Vereinigung (DCCV)
- Deutsche Ileostomie-Colostomie-Vereinigung
- Deutsche Zöliakie-Gesellschaft
- Deutsche Gesellschaft zur Bekämpfung der Muskoviszidose
- Leberhilfe e.V.
- Familienhilfe Polyposis coli
- Verein Morbus Wilson e.V.

Adressen Reha-Helfer
Leitfaden für die Zusammenarbeit mit Selbsthilfegruppen.
Hrsg.: Bundesverband der Betriebskrankenkassen.
4300 Essen, Kronprinzenstraße 6.

Tabelle 7. Fehlermöglichkeiten

Patient	Fehler möglich	Arzt
(AM, Lebensführung Diät) Symptomregistr.	– Kontrollen (Termine) – Überprüfung Therapieziele	– AM-Interferenzen – Notwendige Therapieänderungen – Befunderhebung – Befunddeutung – Verkennen von Komplikationen (Krankheits- u. Therapiebedingt) – Dokumentation
	Cave Routine !!!	

schwerste körperliche Arbeit, mehr als ein Rezidiv in den letzten 2 Jahren vor Studienbeginn, Bulbusveränderungen und schließlich Symptome trotz Abheilung. Dabei zeigte sich, daß die Rezidivrate proportional zur Anzahl der Risikofaktoren angestiegen war. Bei einer explorativen Testung konnten weitere Risikofaktoren eines beschleunigten Ulcusrezidivs identifiziert werden: multiple Ulcera, Krankheitsdauer über 10 Jahre, der Genuß von Tee, eine hohe Motivation und schließlich war auch das Risiko für Norddeutsche größer als für Süddeutsche.

Diese Studie mit 2109 eingeschlossenen Patienten belegte nicht nur die Senkung der Häufigkeit eines Rezidivs durch Langzeittherapie auf 1/10, sondern ergab unter anderem auch den wichtigen Befund, daß eine 2jährige Langzeittherapie mit einem H_2-Blocker den natürlichen Verlauf der Ulcuskrankheit tatsächlich zu ändern scheint. Nach Absetzen der Langzeittherapie war in dieser Studie die Rezidivrate deutlich geringer als vor der Langzeittherapie.

In einer letzten Übersicht möchte ich noch einmal einige wesentliche Punkte meiner Ausführungen zusammenfassen (Tabelle 7):

Jede Langzeittherapie muß auf einer guten Partnerschaft zwischen Arzt und Patient beruhen. Fehlermöglichkeiten sind sowohl von seiten des Patienten wie von seiten des Arztes gegeben. Beim Patienten steht an erster Stelle eine mangelnde oder im Verlauf der Langzeittherapie nachlassende Compliance im Hinblick auf die Einnahme von Arzneimitteln, die Einhaltung einer notwendigen Diät und einer entsprechenden Lebensführung. Aber der Patient kann auch Fehler machen, indem er Symptome bei sich falsch registriert, sie dem Arzt verschweigt oder eigenmächtig die Therapie an ein solches von ihm nicht richtig gedeutetes Symptom anpaßt. Fehlermöglichkeiten, die sowohl dem Patienten wie dem Arzt zur Last gelegt werden können, sind eine schlechte Einhaltung der festgelegten Kontrollen und der dabei vorzunehmenden Überprüfung der Therapieziele im Hinblick auf eine erwünschte oder unerwünschte Änderung der Zielparameter. Auf seiten des Arztes sind zu nennen das Versäumen einer notwendigen Änderung und Adaptation der Therapie an den Verlauf der Krankheit, das Übersehen unerwünschter Arzneimittelwirkungen oder von Arzneimittelinterferenzen, eine falsche Symptomdeutung, eine mangelhafte Befunderhebung und schließlich das Verkennen von Komplikationen, seien sie krankheits- oder therapiebedingt, und letztendlich eine nicht ausreichende Dokumentation, die einen Überblick über den Langzeitverlauf erschwert [4, 5].

Dies alles kann man zusammenfassen in der Warnung, daß jedes Einspielen einer Routine über die oft langjährige Dauer einer Langzeittherapie von Schaden ist und in dem einen oder anderen hier aufgeführten Punkt zu Fehlern und Unterlassungen führen kann.

Literatur

1. Dölle W (1975) Langzeitbehandlung bei gastrointestinalen Erkrankungen. Therapiewoche 25:4798 – 2. Dölle W, Müller-Oerlinghausen B (1986) Differentialtherapie. In: Dölle W, Müller-Oerlinghausen B, Schwabe U (Hrsg) Grundlagen der Arzneimitteltherapie. Bibliographisches Institut, Mannheim Wien Zürich – 3. v. Engelhardt D (1986) Mit der Krankheit leben. Verlag für Medizin, Heidelberg – 4. Goebell H, Hotz J, Farthmann EH (Hrsg) (1984) Der chronisch Kranke in der Gastroenterologie. Springer, Berlin Heidelberg New York Tokyo – 5. Weber E (1986) Verlaufskontrolle und Erfolgsbeurteilung der Arzneitherapie. In: Dölle W, Müller-Oerlinghausen B, Schwabe U (Hrsg) Grundlagen der Arzneimitteltherapie. Bibliographisches Institut Mannheim Wien Zürich – 6. RUDER (1991) Ranitidin beim Ulcus duodeni, Epidemiologie und Rezidiv-Verhütung. Beilage Nr. 1/91 zum Deutschen Ärzteblatt – 7. Scheinberg IH, Jaffe ME, Sternlieb I (1987) The Use of Trientine in Preventing the Effects of Interrupting Penicillamine Therapy in Wilson's Disease. New Engl J Med 317:209–213 – 8. Walshe JN, Dixon AK (1986) Dangers of Non-Compliance in Wilson's Disease. Lancet 1:845–847

Hämatologie/Onkologie

H. D. Waller, B. Steinke, M. R. Clemens (Abteilung Innere Medizin II, Medizinische Klinik und Poliklinik der Universität Tübingen)

Langzeittherapien in der Hämatologie und Onkologie weisen oft einige besondere Probleme auf, die einmal in den erheblichen Nebenwirkungen der angewandten Medikamente, einschließlich der Spättoxizitäten, und zum anderen in der oft schlechten, ja tödlichen Prognose der Erkrankung liegen. Diese Besonderheiten sollen vorwiegend Gegenstand des Referates sein.

Der Indikation zur Therapie und der Akzeptanz der Therapie durch den Kranken kommen unter Beachtung der Prognose eine besondere Bedeutung zu. Der Arzt muß nicht nur die Wirkungen und Nebenwirkungen – auch die Spätkomplikationen – der Therapie, sondern auch deren Abgrenzung von Störungen durch das Fortschreiten der Erkrankung kennen. Die Abschätzung von Nutzen und Schaden seiner Behandlung hat für das Schicksal des Patienten ein großes Gewicht. Er muß sich außerdem auf die besondere psychische Situation eines chronisch Kranken einstellen, der sich oft nicht nur von den Gefahren durch seine Erkrankung, sondern ebenso durch die therapeutischen Maßnahmen bedroht fühlt. Erschwerend wirken hierbei die gesetzlich vorgeschriebenen Angaben auch über seltene Nebenwirkungen, die im Vergleich zur kurzen Beschreibung der nützlichen Wirkungen einen unverhältnismäßig großen Raum auf den Begleitzetteln der Medikamentenpackungen einnehmen.

Wegen der Fülle des Stoffes können jeweils nur einige grundsätzliche Probleme zur eingangs angegebenen Thematik besprochen werden. Der Gliederung des Beitrages werden hierbei nicht nur verschiedene Behandlungsformen, sondern auch nosologische Gesichtspunkte zugrundegelegt. Auf die besonderen Probleme der psychologischen Führung von Patienten mit malignen Erkrankungen wird ebenfalls einzugehen sein.

1. Substitutionstherapie

Hauptindikationen für diese Form der Behandlung sind die Substitution von Eisen bei Eisenmangelanämien, von Vitamin B_{12} und Folsäure bei megaloblastären Anämien, die

Gabe von Gerinnungsfaktoren bei hämorrhagischen Diathesen, sowie die Transfusion zellulärer Blutelemente, z. B. von Erythrozyten bei hochgradigen therapierefraktären Anämien oder von Thrombozyten bei Thrombozytopenien.

1.1 Als erstes Beispiel soll die *Eisentherapie* bei Eisenmangelanämien besprochen werden. Für eine effektive Therapie ist die längerfristige Gabe von täglich 100–200 mg Fe^{++} p. o. erforderlich. Die Eisensubstitution sollte nicht nur bis zur Normalisierung der Hämoglobinkonzentration, sondern auch zum Auffüllen der meistens entleerten Eisenspeicher länger fortgeführt werden (Tabelle 1). Die Gesamtdosis liegt bei hochgradigen Anämien im Mittel bis zur Normalisierung des Blutfarbstoffs bei 6 g in 2 Monaten, sie erhöht sich zum Sättigen der Eisenspeicher um 12 g in den folgenden 2–3 Monaten (Waller 1978). Kriterium für die Sättigung der Eisenspeicher ist die Normalisierung der Ferritinkonzentration im Serum.

Die *Probleme* für die langfristige Eisentherapie liegen darin, daß der Arzt die Eisensubstitution zu früh, d. h. bereits nach Normalisierung der Hämoglobinkonzentration beendet. Häufig fehlt es auch an der Compliance des Patienten, die ihre Ursachen in den Nebenwirkungen der Eisenbehandlung hat. Sie äußern sich in Oberbauchbeschwerden, Obstipation oder Durchfall, Meteorismus und Appetitlosigkeit, Übelkeit oder auch Erbrechen. Neuerdings lassen sich diese Beschwerden bei fast dreifach höherer Eisenabsorption durch Anwendung eines sogenannten „Gastric delivery systems“ weitgehend vermeiden. Hierbei wird das Eisensulfat aus Kapseln durch Bindung an Hydroxypropylcellulose, hydrogeniertes Pflanzenöl und andere Zusätze sehr langsam in Stunden in den Darm freigesetzt (Cook et al. 1990).

1.2 Als zweites Beispiel sei die *Transfusionsbehandlung* bei therapierefraktären Anämien genannt, die über Jahre durchgeführt wird. Die Probleme einer langfristigen Substitutionstherapie mit Blutzellen liegen in der heute durch die Vortestungen sehr selten gewordenen Übertragung von Hepatitis- und HIV-Viren (Bastiaans et al. 1980; Perkins et al. 1987); in der Bildung von Isoagglutininen mit Verkürzung der Recovery beim Empfänger (Müller-Eckhardt 1988) und in der Eisenüberladung der Organe (Halliday et al. 1989; Halliwell u. Gutteridge 1989). Die durch die Organhämosiderose bei Thalassaemia major unter der Transfusionsbehandlung ausgelösten Störungen sind in Tabelle 2 zusammengestellt. Als Ursache für die Gewebszerstörungen wird heute die

Tabelle 1. Kriterien für den Erfolg oraler Eisentherapie (zu Beginn 6,0 g Hämoglobin/100 ml) Initialer Hämoglobinanstieg 0,2 bis 0,3 g/dl tgl. Retikulozytenanstieg (5–9 Tage)

Normalisierung der Hb-Konzentration nach		
1 Monat	(200 mg Fe^{++} tgl.)	Gesamtdosis 6 g
2 Monaten	(100 mg Fe^{++} tgl.)	
Sättigung der Eisenspeicher⁺ nach		
2 Monaten	(200 mg Fe^{++} tgl.)	Gesamtdosis 12 g
4 Monaten	(100 Na Fe^{++} tgl.)	

⁺ Normalisierung von Eisen, Transferrin u. zuletzt Ferritin im Plasma (n. Waller 1978)

Tabelle 2. Klinische Manifestationen der Eisenüberladung bei Thalassaemia major

- Hepatosplenomegalie
- Kohlehydratintoleranz
- Libidoverlust
- Hautpigmentation
- Störung des Längenwachstums
- Kardiomyopathie
- Arthropathien

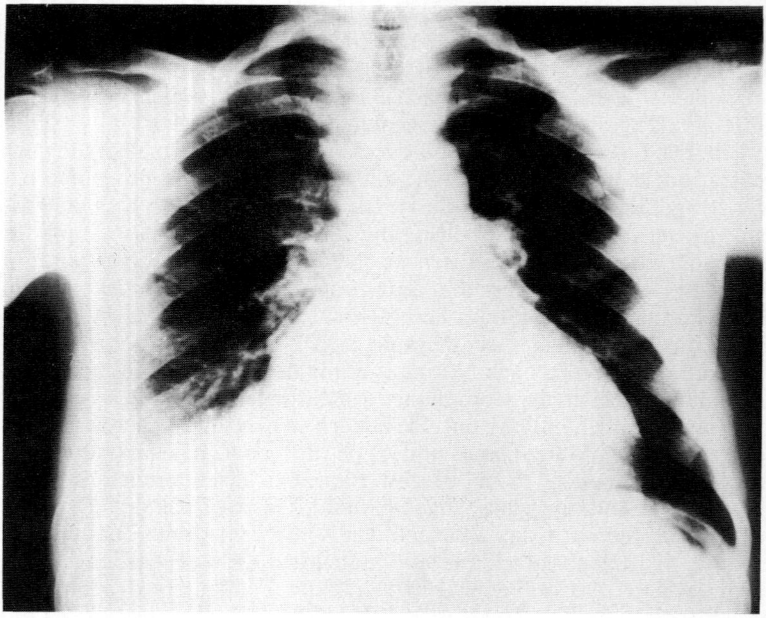

Abb. 1. Thoraxaufnahme ap eines 30j. Patienten mit Thalassaemia major und dilatativer Kardiomyopathie

Bildung von freien Radikalen diskutiert (Halliwell u. Gutteridge 1989). Hier sei kurz der klinische Verlauf bei einem jetzt 30 Jahre alten griechischen Studenten mit Thalassaemia major dargestellt, bei dem – auch nach Splenektomie im Alter von 4 Jahren – regelmäßig Bluttransfusionen durchgeführt wurden. Er wurde vor 7 Jahren wegen einer schweren Herzinsuffizienz mit Rhythmusstörungen in unsere Klinik aufgenommen. Abbildung 1 zeigt die Röntgenaufnahme des durch eine dilatative Kardiomyopathie stark vergrößerten Herzens. Die Herzinsuffizienz und die Rhythmusstörungen bildeten sich unter einer täglichen Applikation von 2,5 g Desferal trotz der Notwendigkeit 4–6wöchiger Transfusionen von je 2 × 250 ml Erythrozytensediment schnell zurück. Desferal wurde jeweils nachts über 8–10 h subcutan mit Hilfe einer Infusionspumpe gegeben. Abbildung 2 ist der Verlauf der Hämoglobin- und Ferritinkonzentrationen unter der kombinierten Transfusions- und Desferrioxamintherapie zu entnehmen.

Wegen der schlechten Compliance der Patienten bei der parenteralen Desferalbehandlung bemüht man sich jetzt um die Entwicklung oraler Eisenchelatbildner. Die Ergebnisse mit Derivaten des Hydroxypyridon (L_1) lassen bisher noch keine endgültige Aussage über den Erfolg zu (Olivieri et al. 1990).

2. Immunsuppressive Therapie

Indikationen für eine immunsuppressive Therapie in der Hämatologie sind u.a. immunhämolytische Anämien, Immunthrombozytopenien und auch aplastische Anämien. In den letzten Jahren ist die sehr komplizierte und große Erfahrung voraussetzende immunsuppressive Behandlung bei Patienten nach Knochenmarktransplantation zur Unterdrückung der Graft-versus-Host-Krankheit hinzugekommen. Die

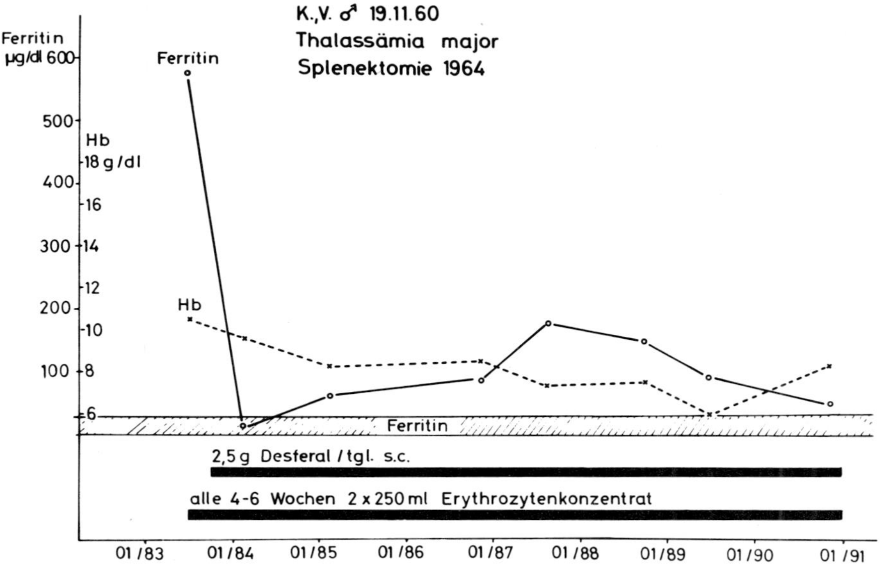

Abb. 2. Verlaufskurve der Hämoglobin- und Ferritinkonzentrationen bei einem 30j. Patienten mit Thalassaemia major unter gleichzeitiger Transfusions- und Desferalbehandlung

für die Immunsuppression am häufigsten eingesetzten Medikamente und ihre akuten sowie späten Nebenwirkungen sind den Tabellen 3 und 4 zu entnehmen.

Die *Probleme* einer langfristigen immunsuppressiven Therapie liegen in der mangelnden Compliance vieler Patienten aus Furcht vor den Nebenwirkungen oder in der Notwendigkeit ihres Abbruchs wegen einer Magen-Darmblutung. Die Nebenwirkungen bei den NNR-Steroiden bestehen vor allem im Auftreten der Facies lunata, Akne, Osteoporose, Diabetes mellitus, Hypokaliämie, Magen-Darmulzera und der erhöhten Infektlabilität. Die Compliance beträgt z.B. nur 26,8% der Behandlungszeit über 6 Monate für Patienten, die unter Prednisolontherapie stehen (Levine et al. 1987). Die

Tabelle 3. Immunsuppressiva

	Toxizität	
	akut	*chronisch*
Prednisolon u. Derivate	Hypokaliämie vermind. Glucosetoleranz Wasserretention psych. Störungen Akne asept. Knochennekrosen	Cushing-Syndrom Infektanfälligkeit Magen-Darmulzera Hypertonie Osteoporose Myopathie Hirsutismus Katarakt
Azathioprin	Hämatotoxizität Übelkeit/Erbrechen „venoocclusive-disease“ der Leber (selten) Interaktion mit Allopurinol	Infektionen Sekundärtumoren (Leukämien, MDS, NHL) (Gilman et al. 1990)

Tabelle 4. Immunsuppressiva

	Toxizität akut	Toxizität chronisch
Cyclophosphamid	Hämatotoxizität Haarausfall Übelkeit/Erbrechen Stomatitis hämorrh. Zystitis inadäquate ADH-Sekretion	Infektionen Sekundärtumoren
Cyclosporin	Nephrotoxizität (25–90%) Tremor (50–90%) Hepatotoxizität (Transam.-Anstieg, Bili-Erh. 50%) Krampfanfälle (–5%)	Hirsutismus (30%) Hypertonie (30%) Gingivahyperplasie (10–30%) Infektionen (Viren, Pilze) Sekundärtumoren (selten, NHL) Gynäkomastie

(Gilman et al. 1990)

Tabelle 5. Immunsuppression nach KMT

Cyclosporin	5 mg/kg KG tägl. i.v. beginnend Tag –3, Dosisanpassung je nach Plasmaspiegel, Nephrotoxizität oder Bilirubin gewünschter Spiegel: 250–400 ng/ml
bei Patienten >30 Jahre zusätzlich	Methotrexat 10 mg/m^2 (maximal 15 mg) Tag 1, 3, 6
Prednisolon-Therapie bei Auftreten einer akuten GvH >Grad 1	

(Ehninger et al. 1990)

Spätkomplikationen für Azathioprin und Cyclophosphamid können in der Manifestation von myelodysplastischen Syndromen, Leukämien und Zweittumoren, für Cyclosporin A in Störungen der Nierenfunktion, Hypertonie und Hirsutismus liegen (Gilman et al. 1990). Nach engmaschigen Kontrollen in der Initialphase der Behandlung sind daher auch später regelmäßige und gründliche Untersuchungen in mindestens 2monatigen Abständen erforderlich. Unter der Cyclosporinbehandlung sollten neben den harnpflichtigen Substanzen die Cylosporinkonzentrationen im Blut und der Blutdruck 14tägig gemessen werden.

2.1 Als Beispiel sei die immunsuppressive Therapie bei einer 29jährigen Patientin mit akuter myeloischer Leukämie aufgezeigt, bei der in Vollremission nach Konditionierung mit Cyclophosphamid und Ganzkörperbestrahlung eine allogene Knochenmarktransplantation durchgeführt wurde. Zur Behandlung einer Graft-versus-Host-Reaktion wurde die in Tabelle 5 angegebene immunsuppressive Therapie durchgeführt (Ehninger et al. 1989). Sechs Wochen nach Transplantation trat als typische Komplikation eine progrediente interstitielle Pneumonie (Abb. 3) auf, an der die Patientin verstarb. Als Erreger wurden im Blut Cytomegalieviren angezüchtet. Graft-versus-Host-Reaktionen und interstitielle Pneumonien werden häufig nach Knochenmarktransplantationen beobachtet, so daß engmaschige Kontrolluntersuchungen der Patienten, oft über Jahre, in Verbindung von Hausarzt und Transplantationszentrum erforderlich sind (Meyers et al. 1986).

3. Zytostatische Therapie

Bei der zytostatischen Therapie stehen allgemeine, meistens akute Nebenwirkungen vor allem an Geweben mit hoher Proliferationsrate, wie dem hämatopoetischen System und

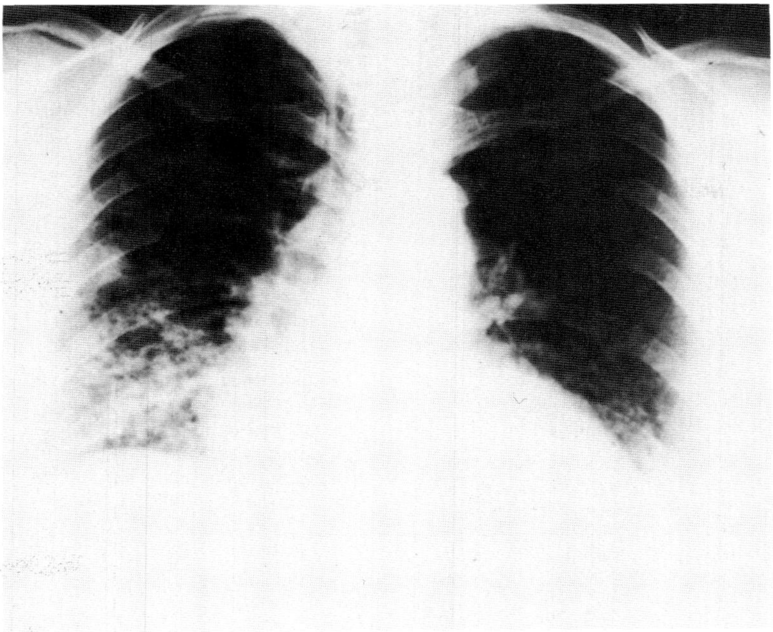

Abb. 3. Thoraxaufnahme ap einer 29j. Patientin mit akuter myeloischer Leukämie nach Knochenmarktransplantation. Unter einer immunsuppressiven Therapie wegen GvH-Reaktion trat eine interstitielle CMV-Pneumonie auf

dem Magen-Darmtrakt, im Vordergrund. Von ihnen sind medikamentenspezifische Nebenwirkungen an Herz, Lunge, Leber, Nieren und Nervensystem zu unterscheiden. Sie können akut, aber auch nicht selten als Spättoxizitäten auftreten, so daß deren Entwicklung während und vor allem auch nach der Therapie einer sorgfältigen Beobachtung und Abgrenzung von krankheitsbedingten Störungen bedarf. Hier können Probleme der Langzeittherapie mit Zytostatika nur exemplarisch an einigen malignen Erkrankungen des hämatopoetischen und lymphatischen Systems dargestellt werden.

3.1 Als erstes Beispiel soll die Langzeittherapie der *chronischen Myelose* besprochen werden. Die mittlere Lebenserwartung der Patienten mit Nachweis des Philadelphiachromosoms beträgt 3½–4 Jahre, bei etwa 25% kann sie über 5 Jahre betragen. Alle in Tabelle 6 mit ihren Nebenwirkungen angegebenen Therapieverfahren führen – vielleicht mit Ausnahme des Interferon α – nicht zu einer sicheren Lebensverlängerung, sondern nur zu einer vorübergehenden Besserung der hämatologischen und klinischen Befunde (Talpaz et al. 1988; Hehlmann et al. 1991). Die einzige bisher kurativ wirksame Behandlungsmethode ist die Knochenmarktransplantation (Ehninger et al. 1989; Ostendorf et al. 1986).

Die akuten Nebenwirkungen äußern sich für Busulfan und Hydroxyurea in der Hämatotoxizität, beim Interferon α vor allem in grippeartigen Beschwerden mit Fieber und Muskelschmerzen. Spättoxizitäten sind vor allem für das Alkylans Busulfan bekannt. In einem Zeitraum von 8 Monaten bis 10 Jahren wurden, wahrscheinlich ohne Dosisabhängigkeit, bei 2–10% der behandelten Patienten eine Lungenfibrose und in 5–10% eine Hautpigmentierung beobachtet, selten kann auch ein „wasting syndrome" auftreten (Ries et al. 1987; Talpaz et al. 1988). Bei der Interferon-Therapie können Appetitlosigkeit und Gewichtsabnahme, „wasting syndrome" und Müdigkeit längerfristig persistieren. Bei höherer Dosierung können neurologische Störungen auftreten (Quesada et al. 1986).

Tabelle 6. Therapie der chronischen Myelose (chronische Phase)

Therapiealternativen:		
palliativ	Busulfan (Myleran) Hydroxyurea (Litalir) Interferon-α	
kurativ	Knochenmarktransplantation	
Nebenwirkungen:	*akut*	*spät*
Busulfan	Hämatotoxizität	Lungenfibrose (2–10%) „wasting syndrome" (selten) Hautpigmentierung (5–10%)
Hydroxyurea	Hämatotoxizität Übelkeit/Erbrechen (selten)	nicht bekannt
Interferon	„flulike syndrome" Fieber Muskelschmerzen	Müdigkeit (Dosisabh.) Appetitlosigkeit Gewichtsabnahme (30–50%) „wasting syndrome" Transaminasenanstieg (25–30%) Proteinurie (15–20%)

(n. Talpaz et al. 1988 und Quesada et al. 1986)

Abbildung 4 zeigt den Lungenbefund bei einem 49jährigen Patienten mit chronischer Myelose, bei dem nach 3½jähriger Busulfan-Behandlung erstmals eine interstitielle Fibrose der Lunge beiderseits auftrat.

Probleme bestehen für die Busulfantherapie vor allem darin, daß die Lungenfibrose oft als chronische Bronchitis, interstitielle Pneumonie oder Lungengerüstinfiltrate der Leukämie fehlgedeutet wird. Hier kann manchmal nur die histologische Untersuchung eines Lungenpunktates oder eine offene Lungenbiopsie die Klärung bringen. Ein ethisches Problem stellt die Indikation zur allein kurativen Knochenmarktransplantation dar. Der bei etwa 50% der Kranken zu erwartende kurative Erfolg ist davon abhängig, daß die Transplantation in der chronischen Phase, d.h. während weitgehenden Wohlbefindens des Patienten durchgeführt wird. Bei etwa der Hälfte der Kranken führt die Knochenmarktransplantation durch die nachfolgenden Komplikationen zum frühzeitigen Tod (Ostendorf et al. 1986). In Abwägung der Risiken kann hier der Patient nur selbst eine lebensphilosophisch geprägte Entscheidung treffen.

3.2 Als zweites Beispiel sollen Probleme der Langzeittherapie für den Morbus Hodgkin erörtert werden. Sie liegen bei der Lymphogranulomatose wegen der akuten Nebenwirkungen der Therapie in der unterschiedlichen Compliance der Patienten mit einer Therapieabbruchrate von etwa 20% (Diehl et al. 1989) und in den oft verkannten Spätkomplikationen der Therapie.

Zunächst sei die hohe Rate von *Fertilitätsstörungen* erwähnt, die unter der COPP- und MOPP-Therapie bei Männern mit 80–100% Azoospermie und bei Frauen abhängig vom Lebensalter mit 15–79% Amenorrhoe angegeben wird (Kreuser et al. 1987).

Die Mitteilungen über *sekundäre Tumoren* und *Leukämien* nach der Therapie des M. Hodgkin sind in der Literatur sehr unterschiedlich, z.T. widersprüchlich und nicht vergleichbar. Sie hängen vom angewandten Therapieschema, vom Alter der Patienten, dem Umfang der ausgewerteten Kohorten, der Dauer der Beobachtungszeit und den verwendeten statistischen Modellen ab. In Tabelle 7 sind die Ergebnisse für die sekundären Leukämien und in Tabelle 8 für die sekundären soliden Tumoren und Non-Hodgkin-Lymphome von 3 Zentren mit jeweils mehr als 1000 behandelten Patienten wiedergegeben (Cosset et al. 1991; Tucker et al. 1988; Valagussa et al. 1986). Nach der Stanfordstudie besteht die statistische Wahrscheinlichkeit, nach der Behandlung eines M.

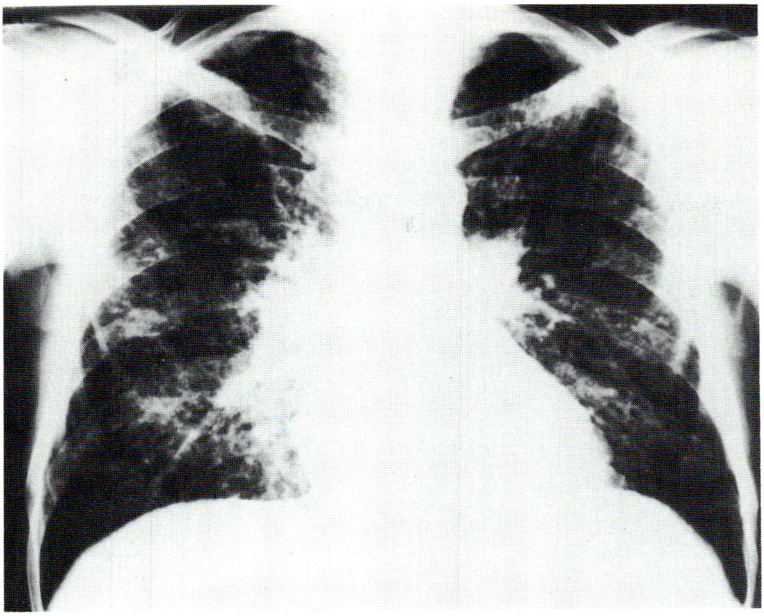

Abb. 4. Thoraxaufnahme ap bei einem 49j. Patienten mit chronischer Myelose. Nach 3½jähriger Busulfantherapie trat eine Lungenfibrose auf

Tabelle 7. Sekundärleukämien nach Morbus Hodgkin

Studie Autor Jahr	Patienten (n)	Leukämien (n)	Erwartete Fälle (n)	Therapie	Mittlerer Beobachtungszeitraum	Statistisches Risiko
Stanford Tucker et al. 1988	1507	28	0,4	RT/CT/ RT+CT/ Rezidiv	6,2 J.	3,3%/15 J.
Mailand Valagussa et al. 1986	1329	19	–	dito	9,5 J.	4,8%/12 J.
EORTC Cosset et al. 1991	1660	17	0,5	dito	–	2,3%/15 J.
				MOPP		1,4–11,5%/ 12 bzw. 15 J.
				MOPP + RT		4,9–10,2%/ 12 bzw. 15 J.
				RT		0–0,6%/12 bzw. 15 J.

Hodgkin innerhalb von 15 Jahren an einer sekundären Neoplasie zu erkranken, 17,6%. Sie liegt für die sekundären akuten myeloischen Leukämien zwischen 2,3% und 4,8%, hierbei nach Chemotherapie mit dem MOPP-Schema zwischen 1,4% und 11,5%, nach

Tabelle 8. Solide Tumoren und NHL nach Morbus Hodgkin

Studie Autor Jahr	Patienten (n)	Tumoren/ NHL (n)	Erwartete Fälle Tumoren/NHL (n)	Therapie	Mittlerer Beobachtungszeitraum	Statistisches Risiko
Stanford Tucker et al. 1988	1507	46/9	14,5/0,5	RT/CT/ RT + CT/ Rezidiv	6,2 J.	13,2%/15 J. (Tu) 1,6%/15 J. (NHL)
Mailand Valagussa et al. 1986	1329	41/6	–/–	dito	9,5 J.	6,5%/12 J. (Tu) 0,8%/12 J. (NHL)
EORTC Cosset et al. 1991	1660	33/13	19,4/0,4	dito	–	8,8%/15 J. (Tu) 1,9%/15 J. (NHL)
				MOPP	(Tumoren)	0%–5,5%/12 bzw. 15 J.
				MOPP+RT	(Tumoren)	9,9–11,7%/12 bzw. 15 J.
				RT	(Tumoren)	7,0–8,9%/12 bzw. 15 J.

reiner Strahlentherapie zwischen 0% und 0,6% und nach kombinierter Strahlen-Chemotherapie zwischen 4,9% und 10,2%. Non-Hodgkin-Lymphome sind nach 12–15 Jahren bei 0,8–1,9%, solide Tumoren bei 6,5% und 13,2% der Patienten zu erwarten. Die Wahrscheinlichkeit, einen soliden Tumor zu bekommen, liegt hier bei der kombinierten Strahlen- und Chemotherapie mit 9,9–11,7% am höchsten, während sie nach reiner Chemotherapie zwischen 0% und 5,5% und reiner Strahlenbehandlung zwischen 7,0% und 8,9% liegt. Bei der Aufschlüsselung der Tumoren finden sich vor allem Bronchial- und Magenkarzinome, aber auch osteogene Sarkome und Parotistumoren. Besondere Risikofaktoren sind die Strahlentherapie mit nachfolgender salvager Chemotherapie, die Großfeldbestrahlung mit Häufung der Tumoren im Bestrahlungsfeld und höheres Lebensalter über 50 Jahre. Die höchste Rate an Sekundärleukämien wird bei Anwendung von Alkylantien und Procarbazin in Abhängigkeit von der kumulativen Dosis beobachtet (Coleman 1986). Ursache der malignen Transformation zu myelodysplastischen Syndromen oder zur myeloischen Leukämie sind wahrscheinlich medikamenteninduzierte Deletionen am Chromosom 5 mit Ausfall von für die Proliferation und Differenzierung hämatopoetischer Stammzellen wichtiger Gene, sowie Aberrationen am Chromosom 7 (Le Beau et al. 1986).

Für die Praxis ist wichtig, daß nach Abschluß der Therapie regelmäßige Kontrollen des Blutbildes erfolgen. Makrozytose der Erythrozyten, refraktäre Anämie mit und ohne Panzytopenie sollten immer den Verdacht auf eine Transformation in die Myelodysplasie oder akute Leukämie erwecken und Veranlassung zu einer Knochenmarkuntersuchung sein.

Spätfolgen am Gastrointestinaltrakt mit Perforation, Stenosen, Ulcus und Gastritis werden bei 5,3% der Patienten nach paraaortaler Lymphknotenbestrahlung, besonders nach Staging-Laparotomie beschrieben (Cosset et al. 1991).

Erhöhte Aufmerksamkeit wurde in den letzten Jahren der Entwicklung *kardialer Störungen* beim M. Hodgkin nach Mediastinalbestrahlung geschenkt (Bookman u. Longo 1986). Neben AV-Block I. Grades wird bei etwa 13% der Kranken eine Perikarditis gefunden. Über eine Zunahme von Herzinfarkten nach Mediastinalbestrahlung sind die Angaben kontrovers (Cosset et al. 1991). Der Perikarderguß kann

6 Monate bis 25 Jahre nach Bestrahlung mit Dosen über 40 Gy auftreten und führt nur selten zu einer konstriktiven Perikardobliteration. Bei zusätzlicher Zytostatikatherapie mit hohen Dosen von Cyclophosphamid, insbesondere jedoch Anthracyclinen reichen oft auch niedrigere Strahlendosen aus (Carmel u. Kaplan 1976; Findlay 1988). Hierbei ist zu beachten, daß Adriamycin mit einer kumulativen Dosis unter 500 mg/m^2 bei weniger als 1%, bei Dosen über 600 mg/m^2 bei mehr als 30% der Kranken, vor allem Kindern eine kongestive Kardiomyopathie auslöst (Green et al. 1982; Lipshultz et al. 1991). In der Pathogenese kommt wahrscheinlich der Bildung freier Radikale und deren nicht ausreichenden Entgiftung im Glutathionperoxidase-System des Herzmuskels eine Bedeutung zu (Doroshow 1991).

Die *Problematik* für den behandelnden Arzt liegt in der differentialdiagnostischen Abgrenzung der Strahlenfolgen von einem Perikardrezidiv der Lymphogranulomatose. Echokardiographie, wenn nötig Computertomographie, und die zytologische Untersuchung des Perikardpunktates können meistens die Klärung ohne Thorakotomie bringen.

Bei der regelmäßigen Nachsorge ist besonderer Wert auf die Angaben des Patienten zu legen. Das Rezidiv läßt sich nach unseren Untersuchungen in 62% bereits aus der Selbstbeobachtung des Patienten von Lymphknotenschwellungen und B-Symptomen (Fieber, Nachtschweiß, Gewichtsabnahme) erkennen. Weitere 11% ergeben sich erst aus der klinischen Untersuchung, die restlichen 27% aus technischen Untersuchungen und Labordaten (Lenz et al. 1986).

3.3 Als letztes Beispiel soll das *overtreatment* bei der zytostatischen Behandlung von Patienten mit *niedrig malignen Non-Hodgkin-Lymphomen (NHL)* besprochen werden. Während bei den hochmalignen NHL die Proliferationsrate der Tumorzellen – gemessen als ^3H-Thymidinmarkierungsindex – im Mittel mit 10,4% hoch ist, liegt er bei den niedrig malignen NHL nur bei 1,8% (Silvestrini et al. 1989). Das Verhältnis von Wirkungen zu Nebenwirkungen der Zytostatika ist daher bei den niedrig malignen NHL ungünstiger – die Nebenwirkungen betreffen vor allem das stark proliferierende hämatopoetische System und die Schleimhaut des Magen-Darmtraktes. Die Entscheidung über das einzusetzende Therapieverfahren muß daher unter Berücksichtigung des histologischen Befundes und Erkrankungsstadiums sehr sorgfältig getroffen werden. Die Problematik soll am Beispiel der chronischen lymphatischen Leukämie verdeutlicht werden.

In der Tabelle 9 sind die 3 Stadien der chronischen Lymphadenose und die jeweilige Häufigkeit und mittlere Lebenserwartung nach der Klassifikation der French Cooperative Group on Chronic Lymphocytic Leukemia aus dem Jahr 1979 zusammengestellt. Abbildung 5 zeigt, daß für die Patienten im Stadium A die Behandlung mit tgl. 0,1 mg Chlorambucil/kg keine Verbesserung der Überlebenskurven im Vergleich zu den

Tabelle 9. Klassifizierung der chronischen lymphatischen Leukämie (French Cooperative Group on Chronic Lymphocytic Leukemia, Daten 1987)

Stadien	Kriterien	mittlere Überlebenserwartung (Jahre)	Häufigkeit %
A	keine Anämie keine Thrombopenie <3 LK-Regionen	etwa normal	50
B	keine Anämie keine Thrombopenie >3 LK-Regionen einschl. Milz u. Leber	7	35
C	Anämie (Hb <10 g/dl) Thrombopenie ($<100\,000/\mu l$)	2	15

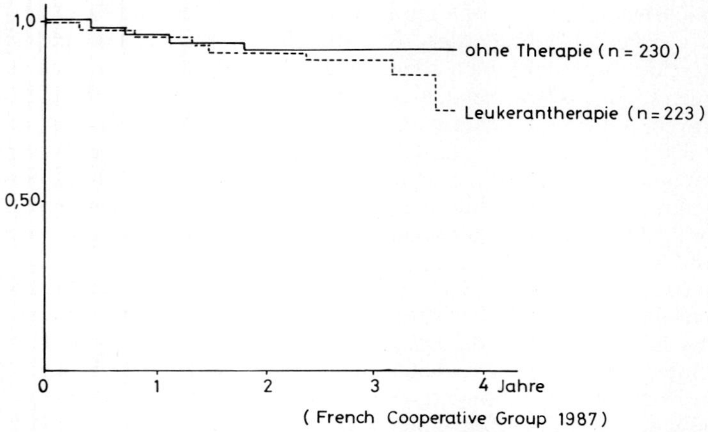

Abb 5. Überlebenszeiten von Patienten mit chronischer lymphatischer Leukämie im Stadium A mit und ohne Chlorambuciltherapie (0,1 mg/kg tgl.). Ergebnisse der French Cooperative Group on Chronic Lymphocytic Leukemia 1987

unbehandelten Patienten bringt. Im Stadium B ist die Behandlung mit Chlorambucil ebenso wirksam wie die mit dem Kombinationsschema COP (C = Cyclophosphamid, O = Vincristin, P = Prednisolon). Im Gegensatz hierzu hat sich beim prognostisch sehr ungünstigen Stadium C der Einsatz des aggressiven CHOP-Schemas (COP plus Adriamycin) als am wirksamsten erwiesen (French Cooperative Group on Chronic Lymphocytic Leukemia, Daten von 1987).

Die *Probleme der Langzeittherapie* liegen vor allem in der Compliance der Patienten, die wegen des Mißverhältnisses zwischen Effektivität und Nebenwirkungen der Behandlung die Therapie häufig abbrechen und den Arzt wechseln. Andererseits sind die Kranken über den weiteren Verlauf ihrer Erkrankung besorgt, wenn der Arzt von einer Kausaltherapie abrät. Hier sind intensive Gespräche und zur Beruhigung des Patienten regelmäßige Kontrollen in nicht zu großen Abständen dringend notwendig.

4. Therapie mit Zytokinen

In den letzten Jahren werden in der Hämatologie zunehmend Zytokine eingesetzt, von denen Interferon α und rekombinantes Erythropoietin bereits zugelassen sind. Hauptindikationen zur Anwendung von Interferon α sind derzeit die Haarzell-Leukämie und die chronische Myelose (Ho et al. 1990; Talpaz et al. 1988). Die wichtigsten Indikationen zur Applikation von Erythropoietin sind renale Anämien, Tumoranämien und das Plasmozytom (Eschbach et al. 1989; Miller et al. 1990; Ludwig et al. 1990). Langfristige Nebenwirkungen (Tabelle 10) können bisher nur für Interferon α angegeben werden, auf sie wurde eingangs bereits hingewiesen. Beim Erythropoietin ist auf das dosisabhängige Ansteigen des Blutdrucks, Shuntthrombosen und auf die seltener auftretenden grippeartigen Beschwerden zu achten. Die Erythropoietinapplikation sollte daher mit allmählich steigenden Dosen erfolgen.

Neuerdings werden in klinischen Studien auch die Zytokine G-CSF (Granulocyte colony stimulating factor) und GM-CSF (Granulocyte monocyte colony stimulating factor) bei Granulozytopenien und Knochenmarkaplasien eingesetzt. Über Langzeitnebenwirkungen läßt sich bisher noch nichts aussagen (Rosenthal et al. 1990).

Zusammenfassend ist festzuhalten, daß bei der Anwendung zytostatischer Substanzen wegen der starken Nebenwirkungen und Spättoxizitäten folgende Gesichtspunkte zu beachten sind:

Tabelle 10. Therapie mit Zytokinen

Substanz	Indikation	Frühtoxizität	Spättoxizität
Interferon α	Haarzell-Leuk. CML	„flulike syndrome“ Fieber Muskelschmerzen	Müdigkeit (Dosisabh.) Appetitlosigkeit Gewichtsabnahme (30–50%) „wasting syndrome“ Transaminasenanstieg (25–30%) Proteinurie (15–20%)
Erythropoietin	renale Anämie	Hypertonie (20–80%) (Dosisabh.) Shuntthrombosen (10–20%) „flulike syndrome“ (selten)	

(Quesada et al. 1986 u. Adamson et al. 1990)

Maximale Einzeldosen und kumulative Dosen
Arzneimittelinterferenzen
allgemeine und spezifische akute Nebenwirkungen
Spättoxizitäten
Abgrenzung der Spättoxizitäten von krankheitsspezifischen Komplikationen regelmäßige Kontrolluntersuchungen der Patienten

Angst und Sorge über den Verlauf der Erkrankung und vor den Gefahren der medikamentösen Therapie belasten Patienten mit malignen Erkrankungen in besonderem Maße und erfordern ein hohes Engagement des Arztes bei der *psychologischen Betreuung* der Kranken.

Nach Diagnosestellung ist vor Therapiebeginn ein offenes Gespräch mit dem Kranken über Möglichkeiten, Grenzen und Nebenwirkungen der Behandlung zu führen. Inhalt des Gespräches sollte auch die Gewichtung der Nebenwirkungen der Therapie sein, damit nicht unnötige Ängste, aber auch keine folgenschweren Verdrängungen auftreten. Es sollte ebenfalls alle Alternativen der Behandlung offenhalten und ohne Dramatisierung erfolgen.

Die Einsicht des Patienten in die notwendige Inkaufnahme z.T. erheblicher Nebenwirkungen wird bei zu erwartendem kurativem Erfolg weniger problematisch sein, als wenn die Behandlung „nur“ eine Lebensverlängerung von kürzerer Dauer, oft unter Verlust der Lebensqualität, ermöglicht. Die Entscheidung zwischen einer Kausaltherapie oder einer die Beschwerden lindernden symptomatischen Behandlung wird – besonders bei älteren Patienten – immer nur gemeinsam von Arzt und Patient getroffen werden können. Regelmäßige Kontrolluntersuchungen, auch bei symptomatischer Behandlung, geben dem Kranken die Sicherheit, nicht allein gelassen zu sein. Er sollte die Gewißheit haben, jederzeit kurzfristig bei auftretenden Ängsten zu einem Gespräch von seinem behandelnden Arzt empfangen zu werden. Wichtig sind die Einbeziehung der Angehörigen und die enge Kommunikation zwischen Hausarzt und Klinik.

Ein oft schwerwiegendes Problem stellt die Behandlung unerträglicher Schmerzen dar. Hier müssen alle Möglichkeiten der analgetischen Therapie, besonders der zirkadianen Kombinationsbehandlung, gegebenenfalls unter Einbeziehung einer speziellen Schmerzambulanz, ausgeschöpft werden. Die Notwendigkeit einer eventuellen frühzeitigen Berentung sollte vor allem mit jüngeren Patienten abwägend besprochen und von der individuellen Situation abhängig gemacht werden. Die Trennung von täglichen Aufgaben hat nicht selten negative psychologische Auswirkungen.

Die Langzeittherapie von Patienten mit malignen Erkrankungen hat – wie dargestellt – ihre speziellen Probleme. Sie enden nicht mit der Erschöpfung aller medikamentösen, chirurgischen und strahlentherapeutischen Möglichkeiten, sondern schließen auch die vertrauensvolle Begleitung des Kranken bis zu seinem Tode ein.

Literatur

Bastiaan MJS, Dodd RY, Nath N et al. (1980) Hepatitis-associated markers in American Red Cross volunteer blood donor population I. Trends in HBsAg detection 1975–1978. Vox Sang 39:1 – Bookman MA, Longo DL (1986) Concomitant illness in patients treated for Hodgkin's disease. Cancer Treatm Rev 13:77–111 – Carmel RJ, Kaplan HS (1976) Mantle irridiation in Hodgkin's disease: an analysis of technique, tumor eradication, and complications. Cancer 37:2813–2825 – Coleman CN (1986) Secondary Malignancy After Treatment of Hodgkin's Disease: An Evolving Picture. Editorial J Clin Oncol 4: 821–824 – Cook JD, Carriaga M, Kahn SG et al. (1990) Gastric delivery system for iron supplementation. Lancet 335:1136–1139 – Cosset JM, Henry-Amar M, Meerwaldt JH (1991) Long-term toxicity of early stages of Hodgkin's disease therapy: The EORTC experience. Ann Oncol 2, Suppl 2:77–82 – Diehl VM, Pfreundschuh M, Löffler M et al. (1989) Chemotherapy of Hodgkin's lymphoma with alternating cycles of COPP and ABVD. Results of the HD1 and HD3 trials of the German Hodgkin study group. Med Oncol Tumor Pharmacother 6:155–162 – Doroshow JH (1991) Doxorubicin-induced cardiac toxicity. N Engl J Med 324:843–845 – Ehninger G, Dopfer R, Einsele H, Schmidt H et al. (1989) Transplantation von Knochenmark unverwandter Spender bei chronischer myeloischer Leukämie. Dtsch Med Wschr 114:986 – Eschbach JW, Kelly NR, Haley NR et al. (1989) Treatment of the anemia of progressive renal failure with recombinant human erythropoietin. N Engl J Med 321:158–163 – Findlay IN (1988) Cardiac complications of malignant disease. Baillières Clin Oncol 2:283–317 – French Cooperative Group on Chronic Lymphocytic Leukemia (1987) Prognostic and therapeutic advances in CLL management: the experience of the French Cooperative Group. Sem Hematol 24:275–290 – Gilman AG, Rall TW, Nies AS et al. (1990) The pharmacological basis of therapeutics. 8th ed. Pergamon Press, New York – Green MD, Speyer JL, Stecey P, Muggia FM (1987) ICRF-187 prevents doxorubicin cardiotoxicity: results of a randomised clinical trial. Proc Amer Soc Clin Oncol 6:28 – Halliday CEW, Halliday JW, Powell LW (1989) The clinical manifestations of chronic iron overload. Baillières Clin Haematol 2:403–421 – Halliwell B, Gutteridge JMC (1989) Iron toxicity and oxygen radicals. Ballières Clin Haematol 2:195–256 – Hehlmann R, Heimpel H, Heinze B et al. (1991) Multizentrische prospektive kontrollierte Studie zur Therapie der chronisch myeloischen Leukämie. Vergleich von Busulfan, Hydroxyurea und Interferon alpha (Stand April 1990). Onkologie 14: 66–73 – Ho AD, Pezzuto A, Hunstein W (1990) Therapie der Haarzell-Leukämie. Dtsch Med Wschr 115:1556 – Kreuser ED, Xiros N, Hetzel WD, Heimpel H (1987) Reproductive and endocrine gonadal capacity in patients treated with COPP chemotherapy for Hodgkin's disease. J Cancer Res Clin Oncol 113:260–266 – Le Beau MM, Albain KS, Larson RA et al. (1986) Clinical and cytogenetic correlation in 63 patients with therapy-related myelodysplastic syndromes and acute nonlymphocytic leukemia: further evidence for characteristic abnormalities of chromosomes no 5 and 7. J Clin Oncol 4:325–345 – Lenz HJ, Steinke B, Waller HD (1986) Recognition of relapses of patients with malignant lymphomas: Efficiency of different methods. Cancer Res Clin Oncol 111:Suppl 103 (abstr) – Levine AM, Richardson JL, Marks G et al. (1987) Compliance with oral drug therapy in patients with hematologic malignancy. J Clin Oncol 5:1469–1476 – Lipshultz St E, Colan St D, Gelber RD et al. (1991) Late cardiac effects of doxorubicin therapy for acute lymphoblastic leukemia in childhood. N Engl J Med 324:808–815 – Ludwig H, Fritz E, Kotzman H et al. (1990) Erythropoietin treatment of anemia associated with multiple myeloma. N Engl J Med 322:1693–1699 – Meyers JD, Flournoy N, Thomas ED (1986) Risk factors for cytomegalovirus infection after human bone marrow transplantation. J Infect Dis 153:478–488 – Miller CB, Jones RJ, Piantadosi St et al. (1990) Decreased erythropoietin response in patients with anemia of cancer. N Engl J Med 322:1689–1692 – Müller-Eckhardt C (1988) Transfusionsmedizin, Springer Berlin Heidelberg New York – Olivieri NF, Koren G, Hermann Ch et al. (1990) Comparison of oral iron chelator L1 and desferrioxamine in iron-loaded patients. Lancet 336:1275–1279 – Ostendorf P, Ehninger G, Schmidt H et al. (1986) Knochenmarktransplantation bei chronischer myeloischer Leukämie. Dtsch Med Wschr 111:259 – Perkins HA, Samson S, Garner J et al. (1987) Estimating the risks of AIDS for recipients of blood components from donors who subsequently developed AIDS. Blood 70:1604 – Quesada JR, Talpaz M, Rios A, Kurzrock R, Gutterman JU (1986) Clinical toxicity of interferons in cancer patients: A review. J Clin Oncol 4:234–243 – Ries F, Sculier JP, Klastersky J (1987) Diffuse bilateral pneumopathies in patients with cancer. Cancer Treatm Rev 14:119–130 – Rosenberg SA (1991) The continuing challenge of Hodgkin's disease. Ann Oncol 2, Suppl 2:29–31 – Rosenthal FM, Lindemann A, Herrmann F, Mertelsmann R (1990) Interleukins and Haematopoietic Growth Factors. In: Mertelsmann R (edit) Lymphohaematopoietic Growth Factors in Cancer Therapy. Springer, Berlin Heidelberg New York – Silvestrini R, Costa A, Giardini R et al. (1989) Prognostic implications of cell kinetics, histopathology and pathologic stage in Non-Hodgkin's lymphomas. Hemat Oncol 7:411–422 – Talpaz M, Kantarjian HM, Kurzrock R, Gutterman J (1988) Therapy of chronic myelogenous leukemia: Chemotherapy and interferons. Sem Hematol 25:62–73 – Tucker MA, Coleman CN, Cox RS, Varghese A, Rosenberg SA (1988) Risk of second cancers after treatment for Hodgkin's disease. N Engl J Med 318:76–81 – Valagussa P, Santoro A, Fossati-Bellani F, Banfi A, Bonadonna G (1986) Second acute leukemia and other malignancies following treatment for Hodgkin's disease. J Clin Oncol 4:830–837 – Waller HD (1978) Behandlung von Eisenmangelzuständen. Vhlg Dtsch Ges Inn Med 84:105–108

Pneumologie

H. Fabel (Abteilung Pneumologie, Krankenhaus Oststadt, Medizinische Hochschule Hannover)

(Abstract)
Folgende Probleme in der Langzeittherapie pulmonaler Erkrankungen sind klinisch relevant und werden besprochen:

1. Probleme der Langzeittherapie mit oralen Glucocorticoiden (im Vergleich zu anderen steroidbedürftigen Erkrankungen) und mit inhalativen Steroiden
2. Probleme der Langzeittherapie mit Theophyllin unter Berücksichtigung der geringen therapeutischen Breite und des Nebenwirkungspotentials
3. Probleme der Antibiotikatherapie bei chronisch entzündlichen Lungen- und Bronchialkrankheiten unter Berücksichtigung der Mucoviszidose im Erwachsenenalter
4. Probleme der Sauerstofflangzeittherapie unter Berücksichtigung der Therapieziele
5. Probleme der Betreuung von Patienten auf der Warteliste vor Organtransplantation
6. Probleme der unerwünschten Wirkungen von Pharmaka zur Langzeittherapie nichtpulmonaler Erkrankungen auf die Lunge

2. Hauptthema: Die ischaemische Herzkrankheit

Vorsitz: *W. Kübler*, Heidelberg; **H. Blömer**, München

Makro- und Mikropathologie der Koronargefäße

G. Mall[1], I. Siemens[1], R. Zimmermann[2] ([1]Pathologisches Institut und [2]Medizinische Klinik der Universität Heidelberg)

Die kardiovaskuläre Morbidität und Mortalität in den Industrienationen ist – vor allem beim männlichen Geschlecht – wesentlich durch ischämische Erkrankungen des Myokards bestimmt [18]. Ursächlich steht die Atherosklerose der epikardialen Koronararterien an erster Stelle, die zu Stenosen und Verschlüssen der Gefäße führen kann.

Die großen Koronararterienäste zeigen mit zunehmendem Alter eine kontinuierliche fibrozelluläre Verbreiterung der Intima mit Defekten der Lamina elastica interna [17]. Sie beruht auf einer Proliferation glatter Muskelzellen und auf einer Migration von Mediazellen in die Intima. Diese „Alterungsprozesse" setzen bereits im Säuglingsalter ein [12]. Bereits in jugendlichem Alter findet man in den Koronararterien – vor allem bei Männern – zusätzlich zur diffusen Intimaverdickung einzelne atherosklerotische Läsionen [8]. Eigene Untersuchungen an 95 jungen Unfallopfern im Alter zwischen 10 und 35 Jahren haben gezeigt, daß die Intimaveränderungen bei jungen Männern stärker ausgeprägt sind als bei Frauen. Zwischen dem 17. und 34. Lebensjahr nehmen beim männlichen Geschlecht die Intimafläche im Koronararterienquerschnitt von 1,2 mm^2 auf 2,5 mm^2 ($r=0{,}47$; $p<0{,}005$) und die Anzahl der Intimazellkerne im Querschnitt von 2300 auf 3700 ($r=0{,}39$; $p<0{,}01$) zu. Es ist bisher nicht eindeutig geklärt, ob das Ausmaß der diffusen Intimaverbreiterung in der Jugend für spätere atherosklerotische Läsionen prädiktiv ist, ein Zusammenhang ist jedoch wahrscheinlich. Multizentrische Studien sind erforderlich, um ggf. nachweisen zu können, daß in Populationen mit hoher Morbidität der koronaren Herzkrankheit stärkere Intimaveränderungen in der Jugend vorkommen als in Populationen mit geringem Risiko. Seit 1988 wird eine WHO/ISFG-Studie (Pathobiological Determinants of Atherosclerosis in Youth, PBDAY) durchgeführt, um diese Frage zu klären.

Die meisten Patienten mit ischämischer Herzkrankheit zeigen pathologisch-anatomisch eine schwere Atherosklerose der Koronararterien. Umgekehrt ist aufgrund autoptischer Untersuchungen an Unfallopfern bekannt, daß hochgradige atherosklerotische Stenosen der Koronararterien auch ohne ischämische Myokardschäden vorkommen [10]. Die Atherosklerose ist pathologisch-anatomisch definiert als das Vorkommen *variabler* Intimaveränderungen der Arterien mit *fokaler* Akkumulation von Fetten, Kohlenhydraten, Blutbestandteilen, Bindegewebe und Kalziumablagerungen [5]. Makroskopisch werden drei Typen von Läsionen unterschieden: 1. Fatty streaks (Frühveränderung mit Akkumulation von Lipiden in der Intima), 2. fibroatheromatöse Plaques (Polster, die sich in das Gefäßlumen vorwölben), 3. komplizierte Plaques (mit zusätzlichen Veränderungen wie Hämorrhagie, Verkalkung, Ulzeration oder Thrombose). Die Atherosklerose betrifft die extramuralen (epikardialen), nicht die intramuralen (kleineren) Arterien. Die Gefäßlumina sind in der Mehrzahl der Fälle exzentrisch stenosiert, das eingeengte Gefäßlumen ist dann häufig sichelförmig gestaltet [3]. Histologisch findet man eine Proliferation von glatten Muskelzellen, die elektronenmikroskopisch dem synthetischen Phänotyp entsprechen [10]. Sie enthalten reichlich Ergastoplasma als Äquivalent der Proteinsynthese und wenig Aktinfilamente. Lipide werden sowohl in glatten Muskelzellen als auch in Monozyten gefunden (Schaumzellen). Proliferative und regressive Veränderungen kommen in den atherosklerotischen Polstern nebeneinander vor (Abb. 1). Besonders in fortgeschrittenen Läsionen findet man

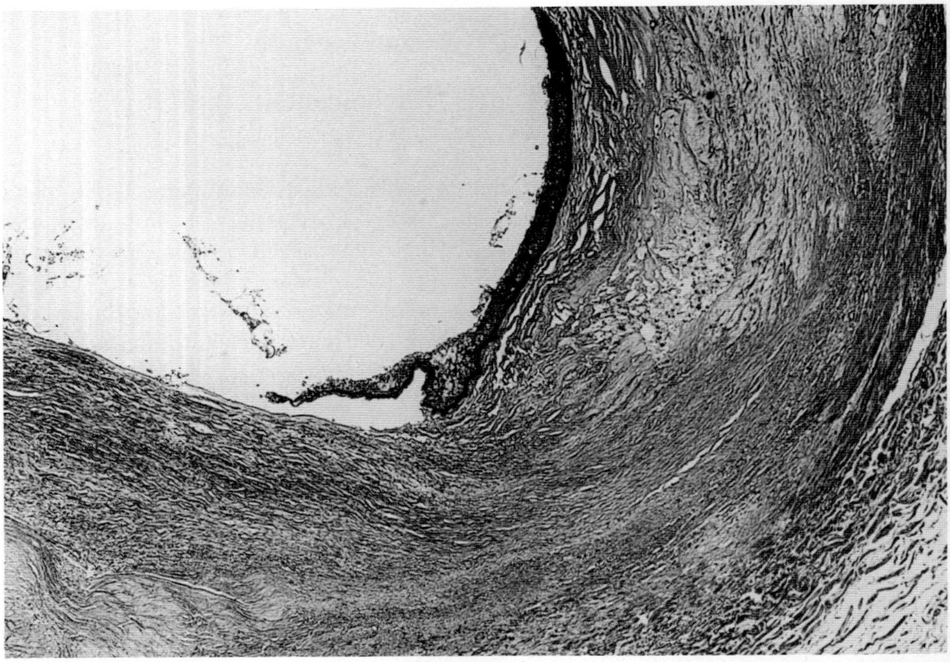

Abb. 1. Querschnitt einer Koronararterie, Trichromfärbung, Vergrößerung 90:1. Atherosklerotische Plaque mit Lipidablagerungen und Schaumzellen in der Tiefe. Zwischen Atherom und Gefäßlumen erkennt man die fibröse Kappe. Auf der inneren Oberfläche sieht man einen Fibrinfilm

regelmäßig Monozyten und Lymphozyten, die in der Pathogenese der Atherosklerose eine wichtige Rolle zu spielen scheinen [15]. Da die Zunahme der Zellzahl mit einer überproportionalen Zunahme von Bestandteilen extrazellulärer Matrixbestandteile (z. B. Kollagene) korreliert ist, erscheinen die Polster trotz der Zunahme der absoluten Zellzahl im histologischen Schnitt eher zellarm. In der Tiefe atherosklerotischer Plaques findet man oft eine Plaqueerweichung auf dem Boden von Lipidablagerungen oder aufgrund einer Atheronekrose [19, 20]. Die schmale fibröse Platte, die die erweichte Region vom Gefäßlumen trennt, wird als fibröse Kappe bezeichnet. In solchen atherosklerotischen Beeten können leicht Fissuren, Plaquerupturen und Plaquedissektionen auftreten. Wird das Endothel verletzt, wird die Entstehung nicht-okklusiver und okklusiver Koronarthrombosen begünstigt [2, 6] (Abb. 2).

Serienschnittuntersuchungen von thrombosierten Koronararterien haben gezeigt, daß in über 90% der Fälle Defekte der inneren Gefäßoberfläche nachweisbar sind [2]. Transmurale Myokardinfarkte sind in mehr als 90% der Fälle Folge von okklusiven Thrombosen. Kleine oder subendokardiale Infarkte sind häufiger mit hochgradigen Stenosen ohne vollständigen Gefäßverschluß assoziiert.

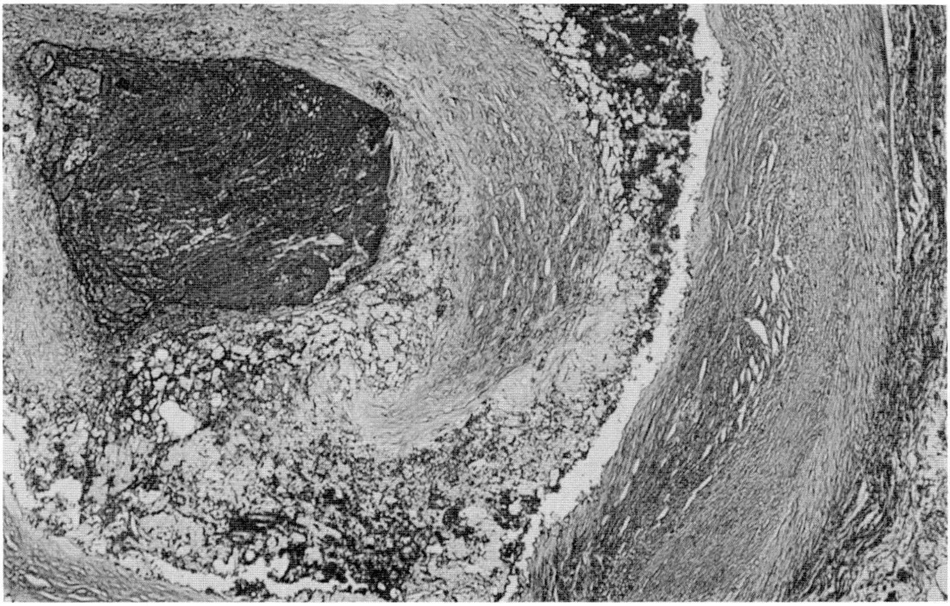

Abb. 2. Querschnitt einer Koronararterie, Trichromfärbung, Vergrößerung 70:1. Plaquedissektion mit Einblutung, okklusive Thrombose

In atherosklerotischen Gefäßsegmenten ist die Media atrophisch, was zu einer sekundären Erweiterung des Gefäßes führen und als Regression der Atherosklerose fehlgedeutet werden kann. Auch die senile Ektasie der Koronarien kann der Stenosewirkung arteriosklerotischer Plaques entgegenwirken. Dagegen liegt eine echte Regression der Atherosklerose dann vor, wenn die Größe der Plaques abnimmt [16].

Die Häufigkeit einer Restenose nach perkutaner transluminaler Koronarangioplastie scheint durch die Morphologie der Plaques wesentlich beeinflußt zu werden, neben durch die Geometrie der Plaques beeinflußten mechanischen Faktoren dürfte auch die Zahl der glatten Muskelzellen in den Plaques das Risiko bestimmen [9].

Nicht-atherosklerotische Erkrankungen epikardialer Koronararterien sind demgegenüber Raritäten. Neben Koronariitiden (Panarteriitis nodosa, Riesenzellarteriitis u. a.) werden gelegentlich auch Mediadissektionen gesehen [4]. Koronarembolien (z. B. bei Aortenendokarditis, Vorhofmyxom) werden im Sektionssaal nicht ganz selten beobachtet.

Intramurale Arterien

Gelegentlich findet man auch pathologische Veränderungen der intramuralen Koronararterien, beispielsweise bei rheumatoider Arthritis, systemischem Lupus erythematodes und Sklerodermie (Abb. 3). Allergische Vaskulitiden kommen auch im Herzen vor [21]. Die Transplantatvaskulopathie betrifft nicht nur die epikardialen, sondern auch die intramuralen Arterien (Abb. 4). Arteriopathien nach Radiatio wurden früher im Sektionsgut häufig gesehen. Perfusionsstörungen bei hypertrophischer Kardiomyopathie werden zu einer Mikroarteriopathie mit Intimaproliferation und einer Mediahypertrophie in Beziehung gesetzt [21].

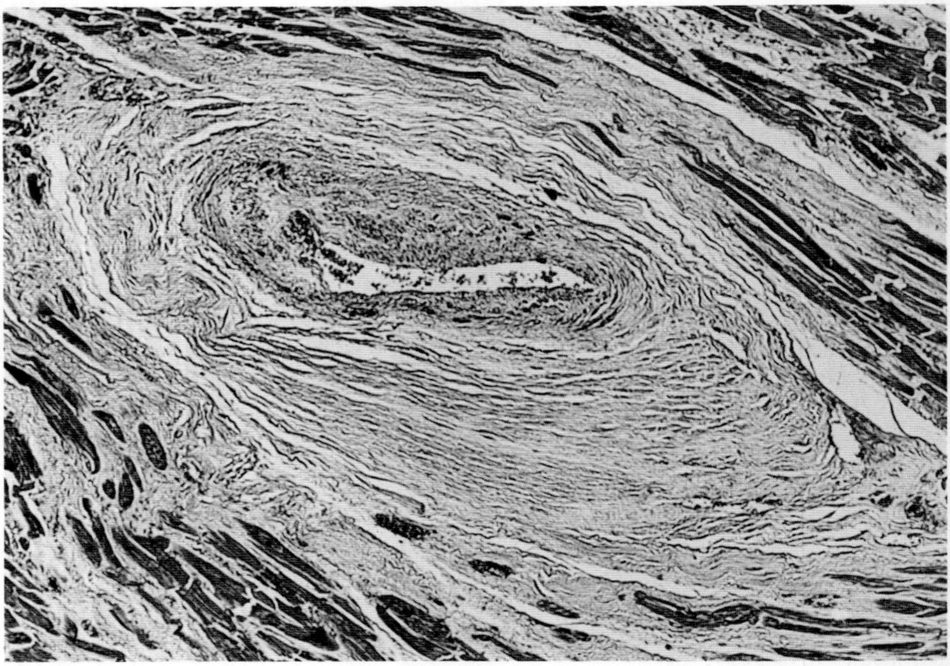

Abb. 3. Myokardschnitt mit Arterie, Trichromfärbung, Vergrößerung 75:1. Transplantatvaskulopathie mit stenosierender Intimasklerose einer kleineren Koronararterienverzweigung

Bei Hypertonie-Patienten ist die Koronarreserve auch dann häufig eingeschränkt, wenn die epikardialen Arterien frei durchgängig sind. Ob die Perfusionsstörung mit einer Alteration der arteriellen Gefäßwand einhergeht, ist noch umstritten [14]. Nach eigenen Beobachtungen wird zwar nicht regelmaßig, aber doch in Einzelfällen eine Gefäßwandverdickung bei Hypertonikern gefunden (Abb. 5). Unumstritten ist das Vorkommen einer periarteriellen Fibrose bei Hypertonikern, die möglicherweise die Regulation der Widerstandgefäße ungünstig beeinflußt. Möglicherweise besteht eine kausale Beziehung zur Pathogenese des Hochdrucks, insbesondere zum Renin-Angiotensin-System.

Bei experimentellem Hochdruck (renovaskulärer Hochdruck durch chirurgische Nierenarterienstenose, Ratten mit genetisch bedingtem Hochdruck) ist eine Mikroarteriopathie des Herzens regelmäßig nachweisbar, deren Entwicklung durch eine antihypertensive Therapie mit Nifedipin verhindert werden kann [11].

Kapillaren

Bezüglich der Auswirkungen von Koronarstenosen auf das Myokard ist der Hypertrophiegrad von großer Bedeutung. Neben der Tatsache, daß bei gegebenem Koronararterienquerschnitt bei Myokardhypertrophie eine größere Muskelmasse durchblutet werden muß, spielt auch die quantitative Struktur der terminalen Strombahn eine wichtige Rolle. Im Hypertoniker-Herzen nimmt die Kapillardichte aufgrund der Muskelfaserverbreiterung ab, die interkapilläre Distanz vergrößert sich. Eine medikamentöse Hypertrophie-Regression normalisiert die Kapillarversorgung. Zusätzlich ergaben experimentelle Untersuchungen der letzten 10 Jahre Hinweise darauf, daß die Kapillarversorgung des Myokards nicht allein durch den Hypertrophiegrad, d. h. die Größe der Myozyten bestimmt ist, sondern daß auch der Hypertrophie-Stimulus (Trainingshypertrophie!) eine

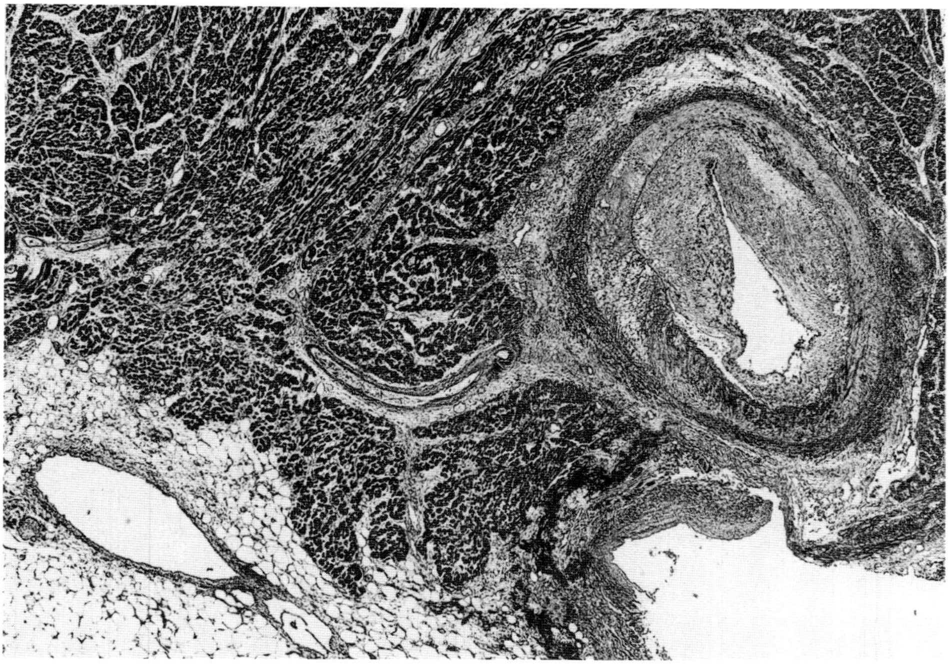

Abb. 4. Kleine intramyokardiale Arterie, Hämatoxylin-Eosin, Vergrößerung 40:1. Betonte periarterielle Fibrose und fibröse Wandverdickung, Herzbeteiligung bei rheumatoider Arthritis

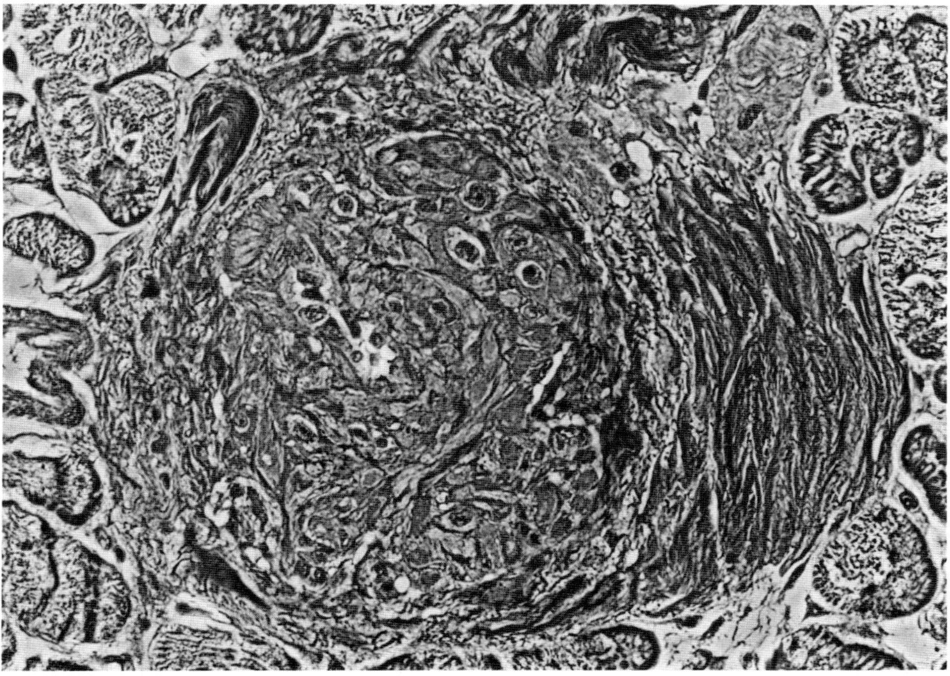

Abb. 5. Kleine intramyokardiale Arterie, Trichromfärbung, Vergrößerung 500:1. Massive Hypertrophie der glatten Muskelzellen der Gefäßwand (klinisch: arterielle Hypertonie)

Tabelle 1

Vorderwandmotilität	VV Int	SV Kap	SV Kap/Myoz.	D Myoz.
normal (n = 20)	25 ±2	272 ±9	366 ±11	26 ±1
eingeschränkt (n=11)	39 ±4	185 ±24	291 ±24	26 ±1
Student's t Test	p < 0,02	p < 0,005	p < 0,005	–

Mittelwerte ± Standardfehler (20 vs. 11 Patienten)

VV Int Volumendichte des Interstitiums (Fibrose) (Vol%);
SV Kap Oberfläche Kapillaren zu Volumeneinheit Myokard (cm^2/cm^3);
SV Kap/Myoz Oberfläche Kapillaren zu Volumeneinheit Myozyt (cm^2/cm^3);
D Muskelfaserdurchmesser (μm).
SV Kap/Myoz ist ein vom Interstitium, d.h. vom Fibrosegrad unabhängiger Parameter der Kapillarisierung.

Rolle spielt [1]. Des weiteren wurde in Experimenten gezeigt, daß manche Pharmaka einen günstigen Effekt auf die Kapillarversorgung haben [11].

Auch beim Menschen gibt es Hinweise darauf, daß die Kapillarisierung nicht allein durch die Herzhypertrophie beeinflußt wird. Eigene Untersuchungen an transmuralen Biopsien von Bypass-Patienten in poststenostischen Myokardarealen haben ergeben, daß bei eingeschränkter lokaler Wandbeweglichkeit nicht nur der Fibrosegrad (Vernarbung) des Myokards großer ist, sondern daß auch eine verminderte Kapillarisierung (unabhängig von Fibrose und Hypertrophiegrad) und sog. degenerative Veränderungen der Myozyten (auf dem Boden einer chronischen bzw. repetitiven Ischämie) nachweisbar sind (Tabelle 1). Im Gegensatz zur Myokardvernarbung dürften dabei die eingeschränkte Kapillarversorgung und die Myozytendegeneration reversibel sein.

Danksagung: Mit Unterstützung durch die Deutsche Forschungsgemeinschaft (SFB 320, Ma-912/3), das Bundesministerium für Forschung und Technologie (BMFT) und die Fa. Giulini. Für technische Hilfe sei den medizinisch-technischen Assistenten G. Gorsberg, J. Scheuerer, W. Nottmeyer, M. Werner, R. Schröter gedankt und den Herren P. Rieger und H. Derks für die Unterstützung bei besonderen technischen Fragestellungen.

Literatur

1. Anversa P, Ricci R, Olivetti G (1987) Effects of exercise on the capillary vasculature of the rat heart. Circulation 75 (suppl I): 12–18 – 2. Davies MJ, Thomas T (1981) The pathological basis and microanatomy of occlusive thrombus formation in human coronary arteries. Phil Trans R Soc Lond B 294:225–229 – 3. Doerr W (1972) Pathologie der Coronargefäße. Anthropologische Aspekte. Sitzungsberichte der Heidelberger Akademie der Wissenschaften Mathematisch-naturwissenschaftliche Klasse. 2. Abhandlung. Springer, Berlin Heidelberg New York – 4. Doerr W (1979) Unspezifische Entzündungen: Koronaritis. Deutsches Ärzteblatt 32:2033–2038 – 5. Doerr W (1983) Pathologisch-anatomische Definition der Arteriosklerose. Theorien Zur Entstehung der Arteriosklerose. Deutsches Ärzteblatt – Ärztliche Mitteilungen. Sonderdruck 20:33–43 – 6. Gertz D, Kalan JM, Kragel AH, Roberts WC, Braunwald E (1990) Gardiac morphologic findings in patients with acute myocardial infarction treated with recombinant tissue plasminogen activator. Am J Cardiol 65:953–961 – 7. Glagov S, Weisenberg E, Zarins CK, Stankunavicius R, Kolettis GJ (1987) Compensatory enlargement of human atherosclerotic coronary arteries. N Engl J Med 316:1371–1375 – 8. Ishii T, Newman WP, Guzman MA, Hosoda Y, Strong JP (1986) Coronary and aortic

atherosclerosis in young men from Tokyo and New Orleans. Lab Invest 54:561–565 – 9. Liu MW, Roubin GS, King SB (1989) Restenosis after coronary angioplasty. Potential biologic determinants and role of intimal hyperplasia. Circulation 79:1374–1384 – 10. Silver MD (1983) Cardiovascular pathology. Churchill Livingstone, New York Edinburgh London Melbourne – 11. Mall G, Greber D, Gharebhaghi H, Wiest G, Mattfeldt T, Ganten U (1991) Myokardprotektion und Hypertrophie-regression bei spontan hypertensiven Ratten durch Nifedipin und Moxonidin – stereologische Untersuchungen In: Ganten D, Mall G (1991) Herz-Kreislauf-Regulation, Organprotektion und Organschäden. Schattauer, Stuttgart New York, pp 91–105 – 12. Pesonen E, Norio R, Sarna S (1975) Thickenings in the coronary arteries in infancy as an indication of genetic factors in coronary heart disease. Circulation 51:218–225 – 13. Potkin BN, Roberts WC (1988) Effects of percutaneous transluminal coronary angioplasty on atherosclerotic plaques and relation of plaque composition and arterial size to outcome. Am J Cardiol 62:41–50 – 14. Rahlf G (1985) Morphologie der intramuralen Koronararterien bei Herzhypertrophien. In: Mall G, Otto HF (1985) Herzhypertrophie. Springer, Berlin Heidelberg New York Tokio, S 144–167 – 15. Ross R (1986) The pathogenesis of atherosclerosis – an update. N Engl J Med 314:488–500 – 16. Schettler G (1985) Gangarten der Arteriosklerose. In: Mall G, Otto HF (1985) Herzhypertrophie. Springer, Berlin Heidelberg New York Tokio: 134–143 – 17. Sims FH, Gavin JB, Vanderwee MA (1989) The intima of human coronary arteries. Am Heart J 118:32–38 – 18. Sytkowski PA, Kannel WB, D'Agostino RB (1990) Changes in risk factors and the decline in mortality from cardiovascular disease. The Framingham heart study. N Engl J Med 322:1635–1641 – 19. Tracy RE, Devaney K, Kissling G (1985) Characteristics of the plaque under a coronary thrombus. Virch Arch A 405:411–427 – 20. Tracy RE, Kissling GE, Lopez CR, Gandia M (1986) Histometric components of aortic atherosclerosis which vary or remain constant among eight populations. Lab Invest 54:314–321 – 21. Virmani R, Forman MB (1989) Nonatherosclerotic ischemic heart disease. Raven Press, New York

Katecholaminfreisetzung und Betarezeptoren im ischaemischen Myokard

A. Schömig (Abteilung Innere Medizin III, Medizinische Klinik der Universität Heidelberg)

(Manuskript nicht eingegangen)

Stunned und Hibernating Myocardium

P. Schanzenbächer (Medizinische Klinik der Universität Würzburg)

Bei Patienten mit koronarer Herzerkrankung findet man häufig linksventrikuläre Funktionsstörungen bereits unter Ruhebedingungen. Der Kliniker steht vor der schwierigen Entscheidung, unter Patienten mit regionalen Kontraktionsstörungen diejenigen mit einer reversiblen Funktionsstörung nach erfolgreicher Revaskularisation herauszufinden und von den Patienten mit irreversibel geschädigtem Myokard abzugrenzen, das durch Narbengewebe ersetzt wurde.

Bereits im Jahre 1935 haben Tennant u. Wiggers die Wirkung einer kurzdauernden Myokardischämie auf die linksventrikuläre Kontraktion untersucht [35]. Sie konnten zeigen, daß bereits nach einer 60 s dauernden Koronarokklusion die aktive systolische Verkürzung in eine passive systolische Dehnung übergeht. Die Normalisierung der Koronardurchblutung nach einer kurzzeitigen Myokardischämie führte zu einer raschen und vollständigen Normalisierung des Kontraktionsverhaltens.

Ausgehend von diesen und vielen nachfolgenden experimentellen und klinischen Beobachtungen glaubte man fast über 40 Jahre, daß es in Abhängigkeit von der Dauer und der Intensität einer Myokardischämie zu folgenden Auswirkungen kommt:

1. Eine länger als 20 min dauernde Myokardischämie führt in Abwesenheit einer signifikanten Kollateraldurchblutung zu einer irreversiblen Schädigung des Endokards und zur Ausbildung einer Nekrose. Trotz Reperfusion normalisiert sich die Funktion nicht.
2. Kürzer dauernde lschämien induzieren nur temporäre Funktionsstörungen und die Normalisierung der Koronardurchblutung führt zur Normalisierung der linksventrikulären Kontraktionsstörung.

Diese pathophysiologischen Vorstellungen wurden erst während der letzten 10 Jahre modifiziert. Man erkannte zwei Zustände des Myokardgewebes, während der ein ausgeprägtes Mißverhältnis besteht zwischen Myokardfunktion und der Manifestation einer Myokardischämie. Diese werden „myocardial stunning“ und „myocardial hibernation“ genannt (Tabelle 1).

Tabelle 1. Gesicherte und hypothetische Unterschiede zwischen „myocardial stunning“ und „myocardial hibernation“

Stunning	*Hibernation*
Kontraktionsstörung *nach* Ischämie	Kontraktionsstörung *während* anhaltender Durchblutungsminderung
Keine Nekrose	Keine Nekrose
ATP erniedrigt	ATP normal
Langsam reversibel	Rasch reversibel

Stunned Myocardium

Unter „myocardial stunning“ versteht man eine anhaltende linksventrikuläre Funktionsstörung nach einer vorausgehenden Myokardischämie ohne Ausbildung einer Nekrose [15]. Die Funktionsstörung persistiert, obwohl sich die Durchblutung wieder normalisiert hat. Zahlreiche experimentelle Beobachtungen zeigten, daß die Normalisierung des gestörten Kontraktionsverhaltens umgekehrt proportional zur Dauer der Koronarokklusion verläuft [28]. Im Tiermodell kann es mehrere Tage dauern, bis sich nach einer kürzer als 20 min bestehenden Unterbrechung der Koronardurchblutung die Kontraktion in einem vorher ischämischen Myokardareal wieder normalisiert hat.

Ellis et al. [9] untersuchten den zeitlichen Verlauf des Kontraktionsverhaltens im Zentrum und in der Peripherie eines ischämischen Myokardareals. Die Untersuchungen wurden an Hunden mit 90minütiger Koronarokklusion und anschließender Reperfusion durchgeführt. Im Zentrum des ischämischen Myokardabschnitts dauerte es mindestens 72 h nach Einsetzen der Reperfusion, bis sich wieder eine aktive systolische Wanddickenzunahme einstellte. Auch nach 2 Wochen bestand noch eine Einschränkung der systolischen Kontraktion. Bei Versuchstieren mit permanentem Koronarverschluß zeigte sich nach 2 Wochen eine passive systolische Dehnung. In der Peripherie des ischämischen Myokardareals erholte sich die systolische Wanddickenzunahme bereits nach 6 h und hatte sich nach 2 Wochen vollständig normalisiert.

Ein „stunning" kann auch während einer Ischämie ohne komplette Unterbrechung der Koronardurchblutung auftreten. Eine für Stunden anhaltende Mangeldurchblutung auf dem Boden einer subtotal stenosierten Koronararterie kann eine linksventrikuläre Funktionsstörung verursachen, die für Tage nach Normalisierung der Durchblutung anhält [21].

Trotz intensiver experimenteller Untersuchungen während der letzten Jahre ist der Pathomechanismus der prolongierten postischämischen Dysfunktion nicht bekannt (Tabelle 2). Das Myokardgewebe zeigt keine gravierenden morphologischen Veränderungen und elektronenmikroskopisch finden sich an den ehemals ischämischen Myozyten nur diskrete und voll reversible ultrastrukturelle Veränderungen [15].

Obwohl eine Abnahme des ATP-Gehalts beim stunning meßbar ist [9], spricht allerdings gegen die Hypothese einer Störung der Energiebereitstellung oder -verwertung, daß durch positiv inotrope Stimuli eine normale Kontraktion induziert werden kann [1, 3]. Eine zweite Theorie postuliert die Entstehung zytotoxischer freier Sauerstoffradikale während der Ischämie oder Reperfusion [22]. Experimentell ließ sich durch Gabe von sogenannten „free radical scavengers" wie Superoxiddismutase in Kombination mit Katalase vor der Koronarokklusion ein „stunning" abschwächen [29]. Andere Hypothesen diskutieren eine Störung des Calciumtransports oder ein vermindertes Ansprechen der Myofibrillen auf intrazelluläre Calciumerhöhungen [16, 17]. Weiterhin wird diskutiert eine Störung der Mikrozirkulation durch Leukozytenakkumulation mit Verstopfung der Blutbahn und extrazellulärer Produktion sogenannter freier Radikale [10]. Eine zusammenfassende kritische Diskussion der pathophysiologischen Mechanismen wurde kürzlich von Bolli publiziert [4].

Tabelle 2. Hypothesen zum Pathomechanismus des „stunned" Myokard

Pathomechanismus der prolongierten postischämischen Dysfunktion („stunned myocardium")
1. Störung der Energiebereitstellung oder Verwertung
2. Produktion zytotoxischer freier Sauerstoffradikale ($\cdot OH^-$, $\cdot O_2^-$)
3. Störung des Kalziumtransports oder der Kalziumwirkung
4. Leukozytenakkummulation
5. Störung der Mikrozirkulation

Klinisch manifestiert sich ein „stunned myocardium" unterschiedlich. So haben mehrere angiographische Studien gezeigt, daß sich nach einer erfolgreichen Thrombolyse beim akuten Myokardinfarkt innerhalb von 48 h nach Rekanalisation keine Verbesserung der regionalen Kontraktionsstörung findet. 2–3 Wochen nach erfolgreicher Reperfusion fand man allerdings eine deutliche Verbesserung der Kontraktionsstörung und eine Zunahme der Auswurffraktion [26]. Bei Patienten ohne erfolgreiche Reperfusion kam es im Gegensatz hierzu zu keiner Änderung der Funktionsstörung oder gar zu einer Verschlechterung.

Auch bei Patienten mit instabiler Angina pectoris konnte nichtinvasiv eine anhaltende reversible regionale Kontraktionsstörung auch während schmerzfreier

Phasen nachgewiesen werden [24]. Schließlich wurde auch bei chronisch stabiler Angina pectoris ein myokardiales „stunning" beschrieben. Mittels zweidimensionaler Echokardiographie fand man während Belastungen auftretende Wandbewegungsstörungen, die bis zu ½ h nach Normalisierung der mit Angina pectoris einhergehenden ischämischen EKG-Veränderungen anhielten [33]. Schließlich kann eine prolongierte postischämische Dysfunktion nach einer aortokoronaren Bypassoperation auftreten. Manche Patienten benötigen trotz moderner Kardioplegie postoperativ für Stunden oder Tage Katecholamine [2].

Hibernating myocardium

Unter hibernating myocardium versteht man eine dauerhaft anhaltende linksventrikuläre Funktionsstörung als Folge einer chronischen Minderung der Koronardurchblutung. Die Koronardurchblutung ist hierbei noch ausreichend, um die Vitalität des Myokardgewebes zu gewährleisten [30]. Während ein „stunned myocardium" durch eine einzige protrahierte Ischämie entstehen kann und nach Normalisierung der Durchblutung persistiert, entsteht ein „hibernating myocard" durch Wochen oder Monate bestehende chronische Ischämie (Tabelle 1). Es ist denkbar, daß in Anwesenheit einer flußlimitierenden Stenose die Kontraktionsminderung als Schutzmechanismus dient, um den Sauerstoffverbrauch des mangeldurchbluteten Myokardgewebes zu reduzieren und die Ausbildung einer Nekrose zu verhindern. Das Herz könnte somit als ein „intelligentes Organ" bezeichnet werden [31].

Obwohl das Konzept des „winterschlafenden" Myokardgewebes erst kürzlich eingeführt wurde, gibt es bereits aus den 70er Jahren Hinweise dafür, daß ein solcher pathophysiologischer Mechanismus besteht. 1974 haben Klocke et al. [12] Durchblutungsmessungen bei Patienten mit atypischer Angina pectoris und koronarer Mehrgefäßerkrankung durchgeführt. Die auf 100 g Myokardgewebe bezogene Durchschnittsdurchblutung des linken Ventrikels wurde mit der Heliumtechnik gemessen. Die Myokarddurchblutung war bei Patienten mit Angina pectoris und koronarer 2- und 3-Gefäßerkrankung deutlich niedriger unter Ruhebedingungen, als bei Patienten mit atypischen thorakalen Schmerzen und angiographisch normalen Koronararterien. Dieser Befund war überraschend, weil man ursprünglich annahm, daß sich ein Unterschied in der Koronardurchblutung zwischen Normalpersonen und Patienten mit koronarer Herzerkrankung nur unter Belastungsbedingungen ausbildet.

Später zeigten regionale Durchblutungsmessungen bei Patienten mit 90–100%iger Stenose des Ramus interventricularis anterior eine deutliche Verminderung der Koronardurchblutung unter Ruhebedingungen. Die Ruhedurchblutung zeigte auch nicht die normale Beziehung mit dem Druckfrequenzprodukt, sondern schien eher auf einem niedrigeren, als zu erwartenden Niveau fixiert zu sein. Der Befund einer erniedrigten Durchblutung ohne Angina pectoris, Laktatproduktion usw. war wiederum überraschend. Die Verminderung der Koronardurchblutung konnte nicht auf einen früher durchgemachten Myokardinfarkt zurückgeführt werden. Dies führte erstmals zu der Hypothese, daß eine chronische Reduktion des basalen Sauerstoffbedarfs, möglicherweise vermittelt durch eine veränderte mechanische Kontraktion, möglich ist [13, 14].

Wie beim „stunning" ist auch beim „hibernating" Myokard der Pathomechanismus auf zellulärer Ebene ungeklärt. Marban diskutiert unter anderem eine verminderte Aktivierung der Myofilamente bei unbehindertem intrazellulärem Kalziumeinstrom [19].

Klinische Bedeutung des „stunned" und „hibernating" Myokards

In den Anfängen der aortokoronaren Bypasschirurgie wurde eine ausgeprägte linksventrikuläre Funktionsstörung mit Verminderung der Auswurffraktion als Kontraindikation für die Operation angesehen. Man glaubte, daß sie durch irreversibel geschädigtes und durch Narbengewebe ersetztes Myokardgewebe bedingt sei. Heute weiß man, daß sich die Funktion eines „stunned" oder „hibernating" myocards nach einer erfolgreichen Revaskularisation verbessern kann. Abbildung 1 zeigt die Ventrikulographie eines 40jährigen Patienten mit einer 90%igen Stenose des linken Hauptstamms vor und 2 Monate nach erfolgreicher aortokoronarer Bypassoperation. Bis 2 Wochen vor Diagnosestellung war der Patient vollkommen beschwerdefrei. Dann kam es zu progredienter Angina pectoris und Belastungsdyspnoe. Nach der Operation normalisierte sich die regionale Kontraktion in allen Wandabschnitten. Die Auswurffraktion stieg von 27% auf 63% an [6].

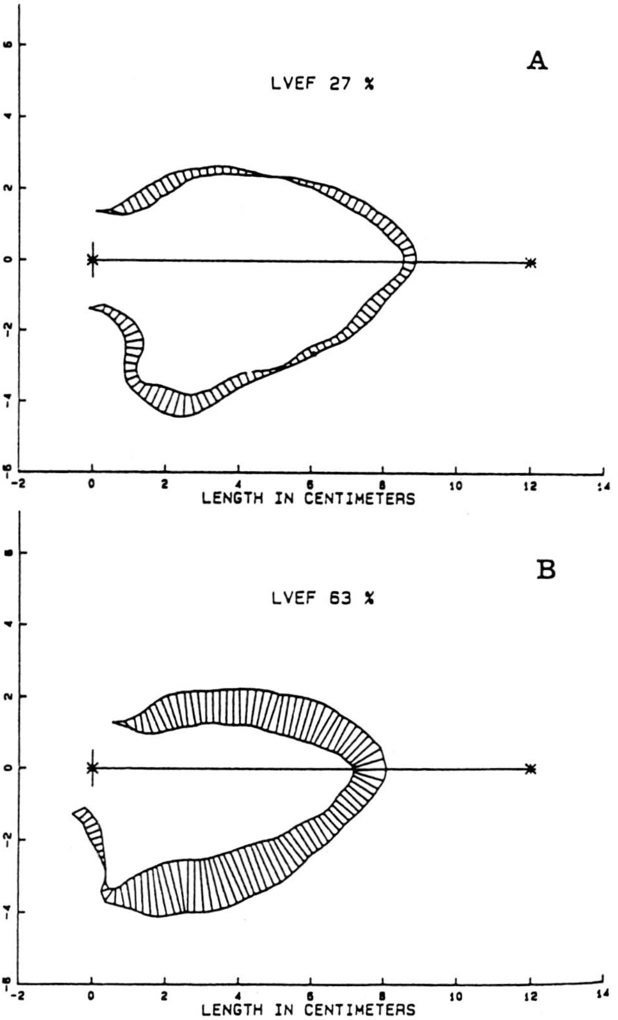

Abb. 1. A, B. Schematische Darstellung der linksventrikulären Angiographie vor **(A)** und nach **(B)** aortokoronarer Bypassoperation. Die diastolische und systolische Kontur ist in der RAO-Projektion gezeigt. Nach der Operation **(B)** kommt es zu einer Verbesserung der regionalen Kontraktion in allen Wandabschnitten. *LVEF* linksventrikuläre Auswurffraktion

Invasiver Nachweis von vitalem Restmyokard (Kontraktionsreserve)

Im Rahmen der diagnostischen Katheteruntersuchung steht traditionell die Interventionsventrikulographie zur Verfügung (Tabelle 3). Ischämisches, aber noch vitales Myokardgewebe verfügt über eine Kontraktionsreserve. Diese kann postextrasystolisch

Tabelle 3. Interventionsventrikulographische Methoden zum Nachweis von vitalem Restmyokard bei eingeschränkter linksventrikulärer Funktion

Invasiver Nachweis von vitalem Myokardgewebe – Kontraktionsreserve –

1. Postextrasystolische Potenzierung
2. Sympathikomimetika
3. Glyceroltrinitrat (NTG)

oder durch Infusion von Sympathikomimetika mobilisiert werden [15]. Glyceroltrinitrat senkt Vor- und Nachlast, so daß der Sauerstoffbedarf abnimmt und sich ischämisches Myokard ebenfalls besser kontrahieren kann [31]. Popio et al. [27] haben Auswurffraktion und regionale Wandbewegung bei Patienten mit koronarer Herzerkrankung vor und nach aortokoronarer Bypassoperation untersucht. 86% der Patienten mit postoperativer Zunahme der Auswurffraktion hatten präoperativ eine postextrasystolische Potenzierung gezeigt. Im Gegensatz hierzu war dies nur bei 40% der Patienten der Fall, bei denen sich nach der Revaskularisierung die Auswurffraktion nicht änderte. Eine Analyse der regionalen Wandbewegung zeigte ebenfalls eine signifikante Beziehung zwischen postextrasystolischer Potenzierung und postoperativer Verbesserung der Wandbewegungsstörung. Von 26 Segmenten mit postoperativ verbesserter Revaskularisation fand sich bei 11 eine Zunahme der regionalen Kontraktion. Alle 11 Segmente hatten während der diagnostischen Katheteruntersuchung eine postextrasystolische Potenzierung gezeigt. Im Gegensatz hierzu zeigten nur 5 von 15 Segmenten postoperativ eine verbesserte Wandbewegungsstörung, die zuvor keine postextrasystolische Potenzierung gezeigt hatten.

Nesto et al. [23] zeigten, daß ein Anstieg der Auswurffraktion nach Infusion von Sympathikomimetika zu einem gewissen Grade eine Voraussage erlaubt über die Kurz- und Langzeitprognose nach chirurgischer Revaskularisation bei Patienten mit eingeschränkter Ventrikelfunktion. Ein Anstieg der Auswurffraktion von mehr als 10% nach positiv inotroper Stimulation zeigte eine gute Korrelation mit der postoperativen Zunahme der Auswurffraktion und einer verbesserten 5-Jahres-Überlebensrate.

Sensitivitat, Spezifität und prädektiver Aussagewert der postextrasystolischen Potenzierung, der Interventionsventrikulographie mit Sympathikomimetika oder nach Gabe von Glyzeroltrinitrat sind allerdings gering. Deshalb ist der klinische Stellenwert dieser Methoden erheblich eingeschränkt.

Nuklearmedizinische Methoden zum Nachweis von vitalem Restmyokard

Die Vitalität von Myokardzellen setzt die Produktion und den Verbrauch von energiereichen Phosphaten wie z.B. ATP voraus. Deshalb muß im Myokard mit reversibel gestörter Kontraktion ein basaler Stoffwechsel vorhanden sein. Glukose ist das Hauptsubstrat für den Basalstoffwechsel [7]. Sie kann aerob und anaerob metabolisiert werden. Da die Metabolite der Glykolyse mit dem Basalstoffwechsel interferieren, müssen sie vom Myokardgewebe entfernt werden. Voraussetzung hierfür ist eine Restdurchblutung.

Im wesentlichen stehen 2 nichtinvasive Verfahren zum Nachweis von vitalem Myokardgewebe zur Verfügung, deren Aussagekraft in den letzten Jahren durch methodische Modifikationen verbessert wurden (Tabelle 4):

1. die Redistributionsszintigraphie mit Thallium-201 und,
2. die Positron Emissions Tomographie (PET).

Tabelle 4. Zusammenstellung der szintigraphischen Methoden zum Nachweis von vitalem Myokardgewebe in funktionsgestörten linksventrikulären Wandabschnitten

Szintigraphische Methoden zum Nachweis von vitalem Myokardgewebe

- Thallium 201 Redistributionsszintigramm
  24–48 h Spätaufnahme
  Thallium Reinjektion
- PET Durchblutungs- /Metabolismusszintigraphie
  N13-Ammoniak, Rubidium 82
  F18-Deoxyglucose

Mittels Thallium-201 ist eine Durchblutungsminderung nachweisbar. Da es wahrscheinlich Kalium in dem energieabhängigen ATPase System ersetzen kann, ist auch die Erfassung des transmembranösen Ionengradienten moglich. Nur metabolisch aktive Myozyten können einen Ionengradienten aufrecht erhalten. Die Thalliumtechnik wurde kürzlich durch die Einführung von Spätaufnahmen nach 24 oder 48 h sowie durch die Reinjektionstechnik verbessert.

PET ermöglicht die Untersuchung von funktionell gestörtem Myokardgewebe in 2 Arbeitsgängen. Die Myokarddurchblutung kann mit N13 markiertem Ammoniak oder Rubidium 82 dargestellt werden. In einem zweiten Arbeitsgang wird dann die Stoffwechselaktivität von hypoperfundierten Myokardabschnitten durch intravenöse Gabe von F18 markierter Deoxyglukose (FDG) untersucht. FDG ist ein Glukoseanalogon, das den noch vorhandenen Basalstoffwechsel erfaßt, da Glukose, wie bereits erwähnt, die Hauptenergiequelle von ischämischem Myokardgewebe darstellt.

Bei der Myokardszintigraphie mit Thallium-201 wird Thallium während körperlicher Belastung oder nach pharmakologischer Vasodilatation injiziert. Die erste, nach 30 min angefertigte Aufnahme, zeigt die relative Verteilung der Koronardurchblutung im Myokard. Wenn ein Perfusionsdefekt nachweisbar ist, wird nach 3 oder 4 h, eine erneute Aufnahme angefertigt. Eine vollständige oder partielle Normalisierung eines Perfusionsdefektes, auch Redistribution genannt, weist auf eine reversible Dysfunktion hin. Eine fehlende Redistribution oder ein fixierter Perfusionsdefekt zeigt eine irreversible Myokardschädigung an.

Die Verbesserung bzw. Normalisierung einer Wandbewegungsstörung nach erfolgreicher Revaskularisation wird im allgemeinen als Referenzmethode für die Genauigkeit der Vorhersage einer reversiblen oder irreversiblen Dysfunktion angesehen. Gibson et al. [11] und Liu et al. [18] haben Befunde der Thalliumszintigraphie vor und nach chirurgischer Revaskularisation oder koronarer Angioplastie verglichen. Von den Segmenten mit präinterventioneller Thallium-Redistribution zeigten 88% bzw. 85% eine normale Thalliumaufnahme nach erfolgreicher Revaskularisation.

Interessant ist jedoch, daß in der Studie von Gibson et al. [11] 45% und in der Studie von Liu et al. [18] sogar 75% der Segmente mit fixiertem Perfusionsdefekt eine normale Thalliumaufnahme nach Revaskularisation zeigten. Dies legt die Schlußfolgerung nahe, daß fixierte Perfusionsdefekte keine verläßlichen Parameter für den Nachweis von irreversiblen Funktionsstörungen darstellen.

Es gibt mehrere Erklärungsmöglichkeiten für die gestörte Thallium-Redistribution in Myokardgewebe mit potentiell reversibler Funktionsstörung. Am einleuchtensten ist, daß eine hochgradige Stenose mit Verminderung der Ruhedurchblutung den Thalliumeinstrom in das ischämische Gebiet limitiert. Ein rascher Abfall der Thalliumkonzentration im Blut ist eine andere Erklärung. Thallium steht dann für die Redistribution nicht mehr zur Verfügung. Beide Erklärungen haben zur Modifikation der Thalliumtechnik geführt:

1. Die erste Modifikation verlängert den Zeitraum für die Redistribution, und die zweite Aufnahme wird nicht nach 3–4 h, sondern später nach 24 oder gar erst 48 h angefertigt.
2. Die andere Modifikation besteht darin, die Thalliumkonzentration im Blut durch eine zweite Injektion zu erhöhen (Reinjektionstechnik), um mehr Thallium für die ischämischen Segmente bereit zu stellen.

Dilsizian et al. [8] und Ohtani et al. [25] haben die Ergebnisse der Reinjektionstechnik zur Vorhersage einer Verbesserung der systolischen Wandbewegung nach koronarer Angioplastie oder aortokoronarer Bypassoperation untersucht. Beide Studien fanden eine Verbesserung der Wandbewegung bei 87% bzw. 80% der Segmente mit verstärkter Thalliumaufnahme nach der Reinjektion. Von den Segmenten mit fixiertem Perfusionsdefekt zeigte in der Studie von Dilsizian et al. [8] keines und in der Studie von Ohtani et al. [25] nur 18% ein verbessertes Kontraktionsverhalten.

Die Reinjektionstechnik mit Thallium-201 ist sicherlich eine vielversprechende Methode zur exakten Erfassung einer reversiblen Dysfunktion und sicheren Abgrenzung von irreversiblen Funktionsstörungen. Allerdings umfassen die beiden genannten Studien bisher nur kleine Patientenzahlen, und es bedarf umfangreicher Untersuchungen an großen Patientenkollektiven, um diese Ergebnisse zu bestätigen.

Die Positron Emissions Tomographie (PET) mit der Möglichkeit, Durchblutung und Myokardstoffwechsel zu untersuchen, stellt ein direkteres Verfahren zum Nachweis einer reversiblen Funktionsstörung dar. N13 Ammoniak bzw. Rubidium 82 ist ein Indikator für die Myokarddurchblutung und F18 Deoxyglukose (FDG) ist ein Indikator der exogenen Glukoseaufnahme, die einen noch vorhandenen myokardialen Stoffwechsel und somit vitale Myozyten anzeigt. Die Aufnahme von Glukose ist in ischämischem Myokardgewebe gesteigert, hauptsächlich infolge des anaeroben Metabolismus [7].

Beim Myokardinfarkt und somit beim Vorliegen von Narbengewebe ist konkordant die N13 Ammoniak- und die FDG-Aktivität erniedrigt. Ischämische Myokardabschnitte zeigen hingegen ein diskordantes Verhalten. Die Aufnahme von FDG ist gesteigert, während sich eine Verminderung der N13 Ammoniakaktivität zeigt [20, 36].

Zwei Studien an insgesamt 53 Patienten und 124 funktionsgestörten Wandsegmenten haben die prediktive Wertigkeit von PET untersucht (Tillisch et al. [36] und Tamaki et al. [34]). Ein diskordantes Verhalten von Durchblutung und Stoffwechsel („blood flow/metabolism mismatch") erlaubte mit einer Genauigkeit von 78% und 85% die Voraussage einer postoperativen Verbesserung der Wandbewegungsstörungen. Ein konkordantes Verhalten von Durchblutung und Stoffwechsel („blood flow/metabolism match") erfaßte zu 78% und 92% exakt, daß sich diese Kontraktionsstörung nach Revaskularisation nicht veränderte.

Die sequentielle Untersuchung des Myokards mittels PET ist augenblicklich sicher die attraktivste und konzeptionell überzeugendste Methode zum Nachweis von vitalem Restmyokard in funktionsgestörten Wandabschnitten. PET ist allerdings teuer, aufwendig, an das Vorhandensein eines Zyklotrons gebunden und momentan weltweit nur an wenigen Zentren durchführbar.

Einfache klinische Parameter zur Erkennung reversibler linksventrikulärer Funktionsstörungen

Um Patienten mit reversibler Dysfunktion durch Anwendung einfacher klinischer Parameter zu identifizieren, haben wir 14 Patienten mit chronischem, proximalem Verschluß des Ramus interventricularis anterior und retrograder Perfusion des Gefäßes durch die rechte Kranzarterie über gut ausgebildete Kollateralen vor und nach Rekanalisation mittels koronarer Angioplastie untersucht. Alle Patienten hatten eine chronisch stabile Angina pectoris und ventrikulographisch ausgeprägte anteriore Kontraktionsstörungen. Das Ruhe-EKG zeigte erhaltene R-Zacken in den präkordialen Ableitungen bei fehlenden Q-Zacken. Keiner der Patienten hatte ein akutes Ereignis innerhalb der letzten 3 Wochen vor der Katheterrekanalisation. Eine Kontrollangiographie incl. Ventriklographie wurde zwischen 3 und 9 Monate nach der erfolgreichen Ballonrekanalisation durchgeführt. Nur Patienten mit offenem Koronargefäß ohne Rezidivstenose wurden für die Analyse berücksichtigt, so daß es sich um ein selektioniertes Patientenkollektiv handelt.

Die Auswurffraktion des linken Ventrikels stieg im Mittel von 55±6 auf 71±7%. Das regionale Kontraktionsverhalten wurde nach der Halbachsenmethode analysiert. In Abb. 2 ist für jeden Patienten jeweils ein Segment mit der am stärksten ausgeprägten Kontraktionsstörung dargestellt. Durchschnittlich stieg die prozentuale Verkürzung signifikant von 22± auf 52±2% an.

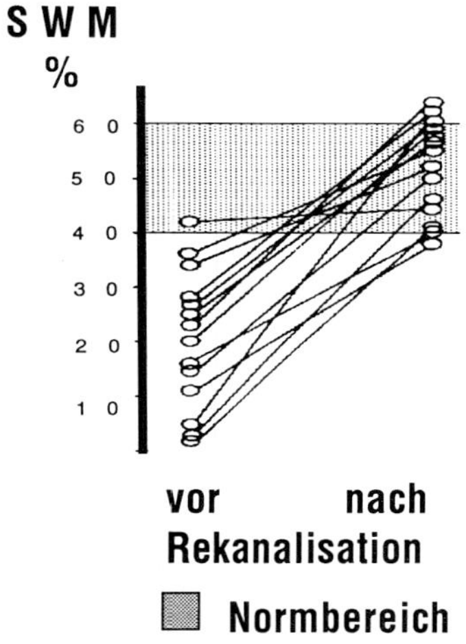

Abb. 2. Verbesserung der regionalen Wandbewegungsstörung, analysiert nach der Kurzachsenmethode vor und 3–9 Monate nach erfolgreicher Katheterrevaskularisation eines chronischen Verschlusses des Ramus interventricularis anterior. Durch die straffierte Fläche wird der Normbereich dargestellt. *SWM* systolische Wandbewegung

Zusammenfassend erlaubt bereits ein Blick auf das Ruhe-EKG bei einer koronarmorphologisch klaren Situation, ob sich bei einem Patienten ohne transmurale Infarzierung eine anteriore Hypokinesie, Akinesie oder Dyskinesie nach einer erfolgreichen Revaskularisierung erholt.

Renkin et al. [32] haben kürzlich eine ähnliche Analyse durchgeführt. Sie untersuchten 32 Patienten mit instabiler Angina pectoris, bei denen im Mittel 11±8 Tage vor der stationären Aufnahme retrosternale Schmerzen aufgetreten waren. Alle Patienten klagten über Ruhe-Angina und ein transmuraler Myokardinfarkt konnte durch 6stündliche CK-Kontrolle über 48 h, ausgeschlossen werden. Alle Patienten hatten im Ruhe-EKG isolierte symmetrische T-Negativierungen in den präkordialen Ableitungen von mehr als 0,2 mV. ST-Streckensenkungen waren nicht vorhanden. Angiographisch fand sich eine subtotale Stenose des Ramus interventricularis anterior und eine Hypokinesie im Versorgungsbereich dieses Gefäßes. Alle Patienten wurden nach 6 Monaten kontrollangiographiert. Die primär negativen T-Wellen hatten sich mit einer Ausnahme bei 31 von 32 Patienten wieder normalisiert. Bei 36% der Patienten war allerdings in der Zwischenzeit eine zweite und bei 8% eine dritte PTCA erforderlich gewesen. Die Auswurffraktion stieg signifikant von 61±8 auf 69±10% an. Eine regionale anteriore Wandbewegungsanalyse wurde bei allen Patienten in 2 Segmenten vorgenommen. Hier stieg die regionale Verkürzungsfraktion von 44% auf 61%, von 39% auf 58% an.

Die Autoren kommen zu der Schlußfolgerung, daß primäre T-Negativierungen bei instabiler Angina pectoris nach Ausschluß eines subendokardialen Infarktes Ausdruck eines mechanischen und elektrischen „stunning" darstellen. Primär negative T-Wellen gehen immer mit einer Hypokinesie einher. Als Erklärung wird diskutiert, daß die elektrische Repolarisation in einem mechanisch geschädigten Myokard ebenfalls verändert ist.

Zusammenfassung

1. Die Reversibilität einer linksventrikulären Funktionsstörung kann teilweise durch Analyse einfacher Parameter, wie z. B. das Ruhe-EKG vorhergesagt werden.
2. Die konventionelle Thallium-Redistributions-Szintigraphie ermöglicht die Erkennung einer reversiblen Dysfunktion, unterschätzt allerdings zum Teil noch vitale und potentiell reversible Myokardsegmente.
3. Die Spätredistributionsaufnahme oder Reinjektionstechnik verbessert die Aussagekraft der Thalliumszintigraphie erheblich.
4. PET Durchblutungs-/Stoffwechselszintigraphie ist momentan wohl die attraktivste Methode zum Nachweis von funktionell gestörtem aber noch vitalem Myokardgewebe.

Literatur

1. Arnold et al. (1985) Inotropic stimulation of reperfused myocardium: effect on myocardial function. J Am Coll Cardiol 6:1026–1034 – 2. Ballantyne CM et al. (1987) Delayed recovery of severely „stunned" myocardium with the support of a left ventricle device after coronary artery bypass graft sugery. J Am Coll Cardiol 10:710–712 – 3. Bolli et al. (1985) Beta adrenergic stimulation reverses post-ischemic myocardial dysfunction. Am J Cardiol 56:964–968 – 4. Bolli R (1990) Mechanism of myocardial „stunning". Circulation 82:723–738 – 5. Braunwald E, Kloner RA (1982) The stunned myocardium: prolonged postischemic left ventricular dysfunction. Circulation 66:1146–1149 – 6. Brill DA et al. (1988) Recovery of servere ischemic ventricular dysfunction after coronary artery bypass grafting. Am J Cardiol 81:850–851 – 7. Camici P et. al. (1986) Increased uptake of F18-deoxyglucose in postischemic moycardium of patients with exercise-induced angina. Circulation 74:81–88 – 8. Dilsizian V et al. (1990) Enhanced detection of ischemic but viable myocardium by reinjection of thallium after stress redistribution imaging. N Eng J Med 323:141–147 – 9. Ellis SG et al. (1983) Time course of functional and biochemical recovery of myocardium salvaged by reperfusion. J Am Coll Cardiol 1:1047–1055 – 10. Engler R (1983) Leukozyte capillary plugging in myocardial ischemia and reperfusion in the dog. Am J Physiol 111:98–111 – 11. Gibson RS et al. (1983) Prospective assessement of regional myocardial perfusion before and after coronary revascularization by thallium-201 szintigraphy. J Am Coll Cardiol 1:804–812 – 12. Klocke FJ et al. (1974) Average coronary blood flow per unit weight of left ventricle in patients with and without coronary artery disease. Circulation 50:547–559 – 13. Klocke FJ et al. (1977) Myocardial blood flow determined with helium desaturation and great cardiac vein/coronary sinus sampling in patients with left anterior descending artery stenosis. Herz 2:15–11 – 14. Klocke FJ (1983) Measurements of coronary blood flow and degree of stenosis. Current clinical implications and continuing uncertainties. J Am Coll Cardiol 1:31–41 – 15. Kloner RA et al. (1989) Altered myocardial states. Am J Med 86 (suppl. 1A):14–22 – 16. Krause SM et al. (1986) Alterations in sarcoplasmatic reticulum Ca^{2+} transport in post-ischemic stunned myocardium (abstr.). Circulation 74:II–67 – 17. Kusuoka H et al. (1987) Pathophysiology of stunned myocardium. J Clin Invest 79:950–961 – 18. Liu P et al. (1985) The persistent defect on exercise thallium imaging and its fate after myocardial revascularization. Does it represent scar or ischemia? Am Heart J 111:996–1002 – 19. Marban E (1991) Myocardial stunning and hibernation. Circulation 83:681–688 – 20. Marshall RC et al. (1983) Identification and differentiation of resting myocardial ischemia and infarctions in mean with PET. Circulation 67:766–778 – 21. Matsuzaki M et al. (1983) Sustained regional dysfunction produced by prolonged coronary stenosis. Circulation 68:170–182 – 22. McCord JM (1985) Oxygeno-derived free radials in postischemic tissue injury. N Engl J Med 312:159–163 – 23. Nesto RW et al. (1982) Inotropic contractile reserve: a useful

predictor of increased 5 year survival and improved postoperative left ventricular function in patients with coronary artery disease and reduced ejection fraction. Am J Cardiol 50:39–44 – 24. Nixon JV et al. (1982) Identification of transient and persistent segmental wall motion abnormalities in patients with instable angina. Circulation 65:1497–1503 – 25. Ohtani H et al. (1990) Value of Thallium-201 reinjection after delayed SPECT imaging for predicting reversible ischemia after coronary artery bypass grafting. Am J Cardiol 66:394–399 – 26. Patch B et al. (1988) Postischemic myocardial stunning: a clinical relevant phenomenon. Ann Intern Med 108:626–628 – 27. Popio KA et al. (1977) Postextrasystolic potentiation as a predictor of potential myocardial viability. Am J Cardiol 39:944–953 – 28. Preuss KC et al. (1987) Time course of recovery of stunned myocardium following variable periods of ischemia. Am Heart J 114:696–703 – 29. Przyklenk K, Kloner RA (1986) Superoxid dismutase plus katalase improve contractile function in the canine model of stunned myocardium. Circ Res 58:148–156 – 30. Rahimtoola SH (1985) A perspective on the three large multicenter randomized clinical trials of coronary artery bypass surgery for chronic stable angina pectoris. Circulation 72:V 123–V 135 – 31. Rahimtoola SH (1989) The hibernating myocardium. Am Heart J 117:211–221 – 32. Renkin J et al. (1991) Reversal of segmental hypokinesis by coronary angioplasty in patients with unstable angina, persistent T wave inversion, and LAD coronary artery stenosis. Additional evidence for myocardial stunning-humans. Circulation 82:913–921 – 33. Robertson WS (1983) Exercise echocardiography: a clinical practical addition in the evaluation of coronary artery disease. J Am Coll Cardiol 2:1085–1091 – 34. Tamaki N et al. (1989) Positron Emission tomography using fluorine-18 deoxyglucose in evaluation of coronary artery bypass grafting. Am J Caridol 64:861–865 – 35. Tennant R, Wiggers CJ (1935) The effect of coronary occlusion on myocardial contraction. J Physiol 112:351–361 – 36. Tillisch J et al. (1986) Reversibility of cardiac wall-motion abnormalities predicted by PET. N Engl J Med 314:884–888

Instabile Angina pectoris

P. R. Lichtlen (Abteilung für Kardiologie, Medizinische Hochschule Hannover)

(Abstract)
Mehrere Faktoren führen zur Instabilität der Angina pectoris bzw. der Myokardischämie: im Vordergrund stehen anatomische Veränderungen der atherosklerotischen Plaque, welche in einer raschen Größenzunahme derselben und kritischen Einengungen des Restlumens der Koronargefäße resultieren. Zugrunde liegt vor allem die Ruptur der fibrösen Deckplatte der Plaque mit anschließender rascher Formation eines ins Lumen hineinragenden Plättchenthrombus an der Rupturstelle, vergleichbar dem Mechanismus beim frischen Infarkt; eine sekundäre, intramurale Blutung in die Plaque kann zusätzlich zur Volumenzunahme derselben führen. Neue Untersuchungen haben ergeben, daß nicht nur höhergradige klinisch-symptomatische Plaques (über 75%ige), sondern auch niedriggradige, klinisch noch stumme (unter 50%ige) und neben älteren vor allem auch frische, neugebildete Plaques an diesem Vorgang beteiligt sind – an zweiter Stelle stehen funktienelle Phänomene, vor allem eine lokale Steigerung des Vasomotorentonus (VMT) in den noch normalen Wandanteilen exzentrischer Stenosen, was zusammen mit den anatomischen Veränderungen zu einer zusätzlichen Abnahme des Restlumens, u. U. bis zum vorübergehenden, reversiblen Verschluß (Spasmus) führen kann. Die Vasokonstriktion wird durch das teilweise Fehlen des Endothels im Bereiche der Plaque und der umgebenden, noch normalen, Wandanteile, bzw. durch die ungenügende Bildung von endothelialem relaxierenden Faktor (EDRF) noch verstärkt; schließlich tragen dazu auch die von den Plättchen freigesetzten vasoaktiven Substanzen, Thrombin, Thromboxan und ADP, bei. Die Rückbildung der durch diese Vorgänge ausgelösten Ruhe-

ischämie bzw. die Normalisierung des Ruheflusses erfolgt aufgrund der Senkung der erhöhten VMT nach Erschöpfung der Produktion der genannten vasokonstriktiven Substanzen, teilweise auch aufgrund der Spontanlyse des Plättchenthrombus, aber auch durch Wegwaschen der Plättchen bei Wiederzunahme des Flusses und durch Abheilung der Plaque-Ruptur. Die Progredienz dagegen besteht aufgrund eines häufig mit einem Infarkt einhergehenden Gefäßverschlusses durch Persistieren des Plättchenthrombus. – Das Ziel der Behandlung ist die Verhinderung der Folgen des möglichen Gefäßverschlusses mit Infarkt. Im Vordergrund steht die massive Vasorelaxation zur Erweiterung des Lumens im Bereiche der exzentrischen Stenosen; überdies in der Bekämpfung des Plättchenthrombus durch antiaggregatorische Maßnahmen (Aspirin); eine Thrombolyse ist nur dann sinnvoll, wenn durch (frühzeitige) Angiographie ein Thrombus nachgewiesen ist; zeigt diese eine höhergradige ischämiesierende Stenose, so ist diese rasch – vor Auftreten eines Infarktes – zu beheben, sei es durch Ballondilatation oder Anlegen eines Bypasses, je nach anatomischer Situation. Alle diese Maßnahmen verlangen die rasche Einweisung des Patienten in einen koronaren Wachsaal mit der Möglichkeit der kontinuierlichen EKG-Überwachung und sofortigen invasiven Diagnostik, gefolgt von der entsprechenden Therapie.

Medikamentöse Therapie der Angina pectoris

H. Tillmanns (Abteilung Innere Medizin – Kardiologie, Medizinische Klinik der Universität Gießen)

(Abstract)
Das Ziel der medikamentösen Therapie der symptomatischen Myokardischaemie (stabilen und instabilen Angina pectoris) ist die Beseitigung der pectanginösen Beschwerden und die Verbesserung der Prognose. Die Angriffspunkte der bei der medikamentösen Therapie der Angina pectoris verwendeten Substanzen sind 1.) der myokardiale Sauerstoffverbrauch (Reduktion durch Beta-Rezeptoren-Blocker, Nitrate und vor allem frequenzsenkende Calcium-Antagonisten), 2.) die Gefäßwandmotilität (Gefaßdilatation durch Nitrate und Calcium-Antagonisten), 3.) die koronaren Leitungsarteriolen (Erweiterung durch Calcium-Antagonisten und Nitrate) und 4.) bei der instabilen Angina der partiell okkludierende Thrombus (Thrombozyten-Aggregationshemmer thrombolytisch wirksame Substanzen).

Nitrate: Obwohl langjährige klinische Erfahrungen zeigen, daß die pectanginösen Beschwerden bei Patienten mit stabiler und instabiler Angina durch oral bzw. intravenös verabreichte Nitrate positiv beeinflußt werden können, ist ein Einfluß auf die Prognose in keiner größeren Untersuchung dokumentiert worden.

Beta-Rezeptoren-Blocker: Entgegen früheren Befürchtungen, daß Beta-Rezeptoren-Blocker durch Erhöhung des Koronargefäßtonus eine Zunahme der Angina pectoris bewirken könnten, konnte in mehreren Studien ein positiver therapeutischer Effekt bei Patienten mit instabiler Angina pectoris aufgezeigt werden, auch in prognostischer Hinsicht.

Calcium-Antagonisten: Aufgrund von Hinweisen, daß eine Zunahme des Koronargefäßtonus bis hin zum Spasmus eine wesentliche pathogenetische Bedeutung bei der Zunahme der Beschwerdesymptomatik bei Patienten mit instabiler Angina pectoris besäße, wurde die Therapie durch Calcium-Antagonisten ergänzt, welche die größeren Koronararteriolen (Durchmesser 31 bis 300 μm) erweitern. Günstige Wirkungen bezüglich der Prognose von Patienten mit instabiler Angina pectoris konnten lediglich mit Verapamil (320 bis 480 mg/Tag) und mit Nifedipin in Kombination mit anderen antianginösen Substanzen aufgezeigt werden. Mit Hilfe von Gallopamil konnte eine Verbesserung des regionalen Myokardstoffwechsels in der poststenotischen Region nachgewiesen werden.

Antikoagulantien und Thrombozyten-Aggregationshemmer: Trotz Fehlens eines antianginösen Effektes konnte mit Hilfe von Heparin und Thrombozyten-Aggregationshemmern die Prognose der medikamentösen Therapie der instabilen Angina deutlich verbessert werden. Die markante Verminderung des Risikos, einen akuten Myokardinfarkt oder einen plötzlichen Herztod zu erleiden, wurde mit Acetylsalizylsäuredosierungen von 324 mg/Tag bzw. 4 × 325 mg/Tag erzielt. Ob niedrigere Dosierungen (bis 100 mg/Tag) denselben prognostisch günstigen Effekt bewirken, ist bisher noch nicht erwiesen. Ebenso sind noch keine Daten vorhanden, welche einen prognostisch günstigen Effekt einer thrombolytischen Therapie bei Patienten mit instabiler Angina pectoris belegen.

Interventionelle Therapie der Angina pectoris

W. Kübler, E. Hoberg, Th. Nordt, I. Ott, A. Schömig (Abteilung Innere Medizin III, Medizinische Klinik der Universität Heidelberg)

Die perkutane transluminale Koronarangioplastie (PTCA) ist heute fester Bestandteil der Therapie koronarer Durchblutungsstörungen. Für die rasche Verbreitung der Methode ist der eindrücklich nachweisbare Akuteffekt mit Besserung der Symptomatik und Reduzierung der Myokardischämie infolge weitgehender Beseitigung einer Koronarstenose entscheidend. Ergebnisse kontrollierter randomisierter Studien zur therapeutischen Wirksamkeit der PTCA im Vergleich zur Bypass-Chirurgie einerseits bzw. zur konservativ-medikamentösen Therapie andererseits liegen bislang nicht vor.

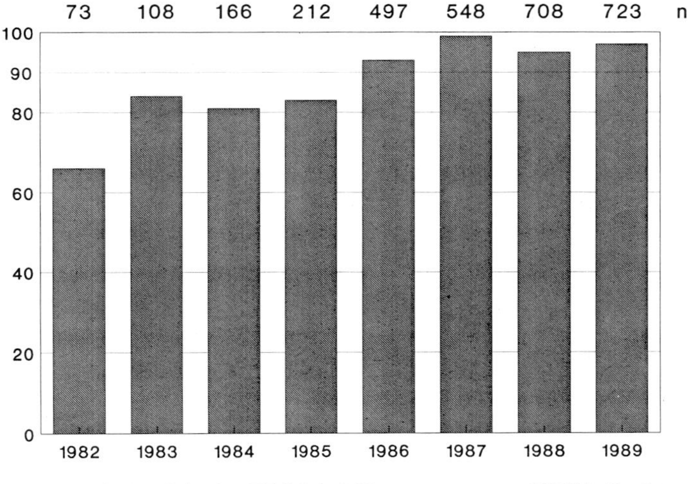

Abb. 1. Primärerfolg der PTCA bei Koronarstenosen (PTCA-Register Heidelberg)

Auf Grund zunehmender Erfahrung der Sondeure und technischer Weiterentwicklung des Kathetermaterials haben während der vergangenen Jahre für die Dilatation von Stenosen die Erfolgsraten deutlich zugenommen; sie liegen heute in erfahrenen Zentren über 90% [1], wie am Beispiel des Heidelberger PTCA-Registers gezeigt werden kann (Abb. 1).

Parallel zur Zunahme der Erfolgsraten hat auch die Indikation zur PTCA eine Wandlung und Erweiterung erfahren. Während der vergangenen 8 Jahre hat im Heidelberger Krankengut die relative Häufigkeit von 1-Gefäßerkrankungen, die ursprünglich als alleinige Indikation zur Dilatation galten, kontinuierlich abgenommen. Bei über 50% der PTCA-Fälle liegt heute eine 2- bzw. 3-Gefäßerkrankung vor (Abb. 2).

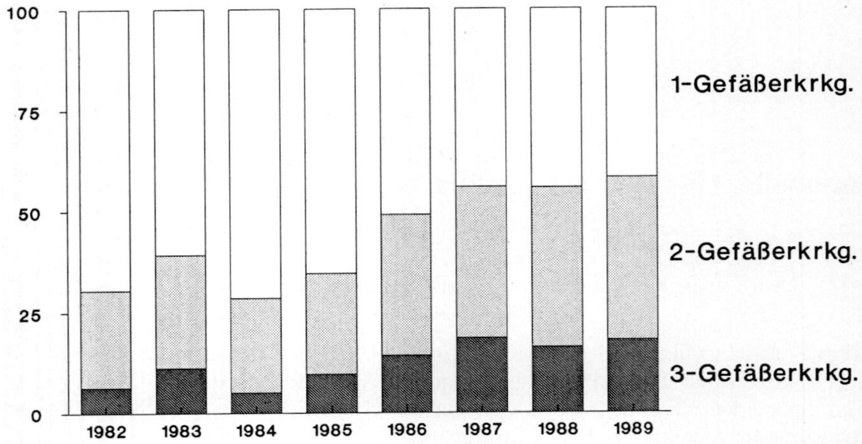

Abb. 2. Indikation zur PTCA bei 1-, 2- und 3-Gefäßerkrankung (PTCA-Register Heidelberg)

Auch in den Krankheitsbildern ist ein Wandel eingetreten. Überwog zunächst die stabile Angina pectoris, so stellt jetzt die instabile Angina die häufigste Indikation zur PTCA dar. Die Zahl der Koronardilatationen beim akuten Myokardinfarkt war bis vor wenigen Jahren relativ stabil, auf Grund der Ergebnisse der TIMI-Studie [2] ist während der vergangenen 2 Jahre ein Rückgang zu verzeichnen (Abb. 3).

Obwohl immer kompliziertere Stenosen angegangen werden, zeigen die schwerwiegenden Komplikationen in ihrer prozentualen Häufigkeit eine abnehmende Tendenz [3]. Im eigenen Krankengut kam es während der vergangenen 8 Jahre bei 2% der Patienten zu einem akuten Gefäßverschluß, 1,2% mußten sich notfallmäßig einer Bypassoperation unterziehen; die Letalität betrug 0,3% – einschließlich der im Anschluß an eine Notoperation Verstorbenen (Abb. 4).

Im Gegensatz zur Indikation sind die absoluten Kontraindikationen gegen eine PTCA heute allgemein akzeptiert. Dazu gehören:

- Keine signifikante Koronarstenose.
- Schwere, diffuse Mehrgefäßerkrankung.
- Ungeschützte Stammstenose.
- Kein kardiochirurgisches Zentrum in unmittelbarer Nähe (in der Regel im Bereich des Klinikums).

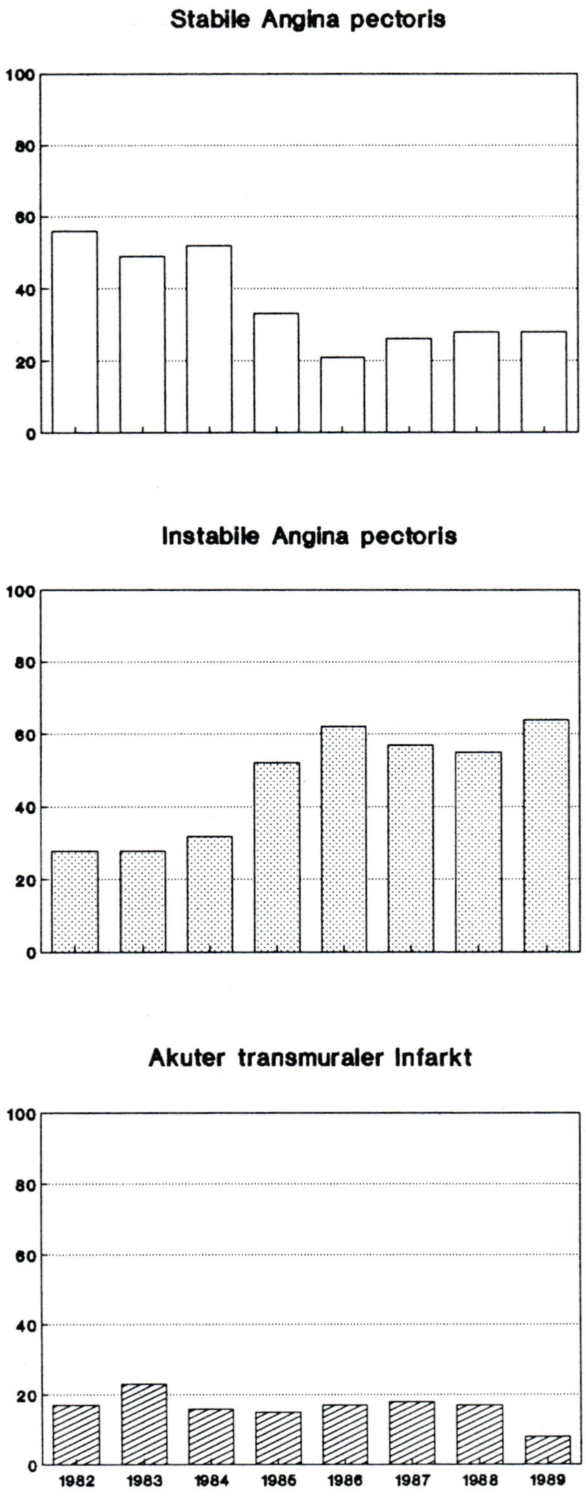

Abb. 3. Indikation zur PTCA bei stabiler Angina, instabiler Angina und akutem Myokardinfarkt (PTCA-Register Heidelberg)

Auch die relativen Kontraindikationen gegen eine PTCA sind weitgehend gesichert. Dazu gehören:

- Gerinnungsstörungen.
- Fehlender Nachweis einer Myokardischämie.
- Mehrgefäßerkrankung mit Gefahr eines kardiogenen Schocks bei akutem Verschluß des dilatierten Gefäßes.
- Geringe Wahrscheinlichkeit eines Langzeiterfolges (?).
- Stenosen <60% auch bei aufgepfropfter vasospastischer Angina.
- Nicht-infarktbezogene Stenose bei akutem Myokardinfarkt und Mehrgefäßerkrankung. (Modifiziert nach ACC/AHA Task Force 1988) [4]).

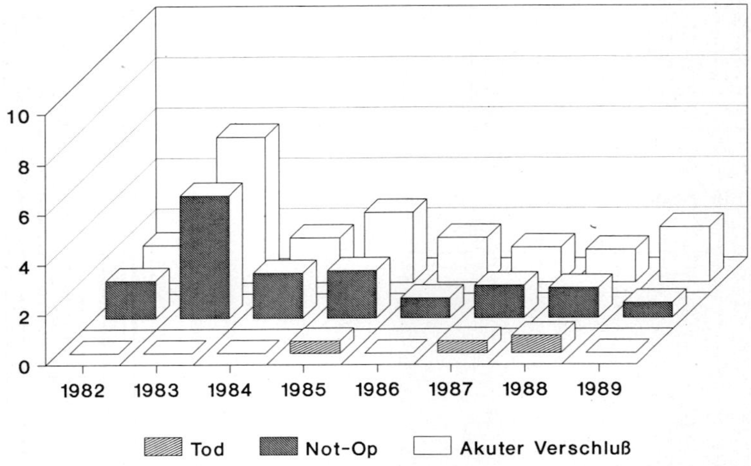

Abb. 4. Komplikationen der PTCA – ohne akute Infarkte (PTCA-Register Heidelberg)

Hohe Erfolgsraten >95% bei geringer Komplikationsrate von 2% ließen die PTCA als ein fast ideales Verfahren zur Behandlung der koronaren Herzerkrankung erscheinen, bestünde nicht ein gravierender Nachteil in Form der häufigen Restenosen. Die in der Literatur mitgeteilten Restenoseraten (Tabellen 1 und 2) schwanken zwischen 17–65% [5, 6, 7], wobei – allein schon aus psychologischen Gründen – den höheren Werten die größere Plausibilität zukommen dürfte. Innerhalb eines Beobachtungszeitraumes von 3–6 Monaten muß im Mittel mit einer Restenoserate von 30–40% gerechnet werden; in diesem Bereich liegen auch die eigenen Werte (Tabelle 1). Bei erfolgreicher Wiedereröffnung chronischer Koronarverschlüsse beträgt die Restenoserate im Mittel 40–50% (Tabelle 2). Nach einem halben Jahr ist das Auftreten einer Restenose unwahrscheinlich [8].

Die Restenosen beruhen vornehmlich auf einer Intimaverdickung infolge Proliferation glatter Muskelzellen. Dieser Prozeß wird wahrscheinlich durch die Freisetzung von Wachstumsfaktoren aus dem bei der Dilatation zerstörten Gewebe induziert [9].

Empirisch konnten Risikofaktoren einer Restenosierung identifiziert werden. Dazu gehören als **Patienten-bezogene Risikofaktoren** (gewichtet nach der Literaturangabe [3, 5, 8, 10, 11, 12, 13]).

- Instabile Angina.
- Diabetes mellitus.
- Mehrgefäßerkrankung.
- Männliches Geschlecht (?).

Tabelle 1. Restenoseraten nach zunächst erfolgreicher PTCA von Koronarstenosen

Autor	Jahr	n	Restenose-rate [%]	Intervall [Monate]
Grüntzig A	1982	169	25	18
Meyer J	1983	100	21	6
Meier B	1984	608	33	10
Holmes DR (NHLBI)	1984	665	34	6
Cowley MJ (NHLBI)	1985	3079	33	18
Kaltenbach M	1985	356	17	6
Leimgruber PP	1985	1880	28	7
Mabin TA	1985	229	32	14
Levine S	1985	100	40	6
Leimgruber PP (nur 1-Gefäßerkrankungen)	1986	1995	30	6
Ernst SMPG	1987	1352	24	6
Rosing DR	1987	108	29	6
Guiteras Val P	1987	205	25	5
Rapold HJ	1987	293	27	14
Vandormael MG (nur Mehrgefäßerkrankungen)	1987	209	52	7
Nobuyoski M	1988	229	49	6
Cequier A	1988	110	38	5
Lambert M	1988	119	34	6
Ellis SG	1989	500	33	7
Benchimol D	1990	124	33	5–8
Rupprecht HJ	1990	473	29	6
Heidelberg	1989	3035	31	6

Tabelle 2. Restenoseraten nach Wiedereröffnung chronischer Koronarverschlüsse mittels PTCA

Autor	Jahr	n	Restenose-rate [%]	Intervall [Monate]
Holmes DR	1985	10	20	7
Clark DA	1985	45	56	>6
Libow MA	1985	42	43	6
Geuskens R	1986	32	28	3–48
DiSciascio G	1986	29	48	4–12
Melchior JP	1987	40	55	1–48
Warren RJ	1990	44	65	>4
Heidelberg	1989	232	46	6

Die **Stenose-bezogenen Risikofaktoren** einer Restenosierung umfassen [3, 5, 8, 10, 12, 14, 15, 16, 17]

a) vor PTCA:

- Chronischer Verschluß.
- Hochgradige Stenose.
- LAD-Stenose.
- Proximale Stenose.
- Stenose in einem Venenbypass.
- Stenose im Bereich einer Bifurkation/Gefäßbiegung.
- Stenoselänge >1 cm.

b) nach PTCA

- Residualstenose >30% (Residualgradient >15 mm Hg).
- Fehlen einer umschriebenen Dissektion.

Eine gesicherte medikamentöse Prophylaxe der Restenosierung gibt es nicht (Tabelle 3). Während die Wirkung von Acetylsalicylsäure (ASS) zur Reduzierung eines akuten thrombotischen Verschlusses nach PTCA gesichert ist [18], ist für die Restenoserate allenfalls ein Trend in 2 Studien zu beobachten [19, 20]. Auch mit Prostazyklin wurde ein fraglich positives Ergebnis erzielt [21]. Für Coumarine und Heparin sind die Ergebnisse negativ [22, 23]. Für Eicosapentaensäure werden uneinheitliche Studienergebnisse berichtet [24, 25, 26, 27]; für Lipidsenker und Methotrexat liegen keine verläßlichen Daten von Patienten vor. Für alle anderen geprüften Substanzen sind die Ergebnisse gleichfalls negativ (Tabelle 3) Dabei muß berücksichtigt werden, daß negative Studienergebnisse nicht oder nur schwer erreichbar publiziert werden, so daß für weitere Substanzgruppen – z. B. neuere Thromboxanantagonisten – mit einem negativen Resultat gerechnet werden muß.

Eine eigene von Herrn Hoberg aus unserer Klinik durchgeführte randomisierte, kontrollierte Studie zur Verhütung von Restenosen nach PTCA mittels hochdosierter Verapamil-Therapie (2 × 240 mg (Isoptin RR) tgl.) zeigte bei Patienten mit stabiler Angina eine signifikante Reduktion der Restenoserate um >20%. Es handelt sich hierbei allerdings um ein ausgewähltes Patientenkollektiv, bei dem auf Grund Patienten- und/oder Stenose-bezogener Risikofaktoren mit einer hohen Restenoserate zu rechnen war, die im Kontrollkollektiv 62% betrug. Bei Patienten mit instabiler Angina hatte Verapamil keinen signifikanten protektiven Effekt [28].

Tabelle 3. Studienergebnisse zur medikamentösen Prophylaxe einer Restenosierung nach zunächst erfolgreicher PTCA

Substanz(gruppe)	Ergebnis
ASS	– –
Ticlopidin	–
Sulotroban	–
Prostazyklin	–
Coumarin	–
Heparin	–
Fischöl	+ – + –
Lipidsenker	keine Humanstudie
Methotrexat	keine Humanstudie
Corticosteroide	– – –
Nifedipin	–
Diltiazem	–
Molsidomin	–

Auch eine Restenose ist einer erneuten PTCA zugänglich, der Primärerfolg liegt wieder über 90%, die Komplikationsrate ist nicht erhöht. Nach Re-PTCA ist mit dem Auftreten einer erneuten Re-Stenose in etwa einem Drittel der Fälle zu rechnen (Tabelle 4) [8, 11, 12].

Zur Reduzierung der hohen Restenoseraten, zur Beherrschung von Komplikationen der PTCA – wie akute Gefäßverschlüsse infolge einer Dissektion – und zur Wiedereröffnung chronischer Gefäßverschlüsse wurden neue Interventionstechniken entwickelt, wie Laser-Angioplastie, Laser-Balloon-Angioplastie [29], Atherektomie [30], rasche Rotablation und langsame Rotations-Angioplastie sowie Stent-Implantation [31]. Trotz großer Erwartungen vor allem in der Laienpresse konnte bislang für keines dieser Verfahren eine Überlegenheit im Vergleich zur konventionellen PTCA nachgewiesen werden. Das größte Interesse haben bislang Laser-Angioplastie, Atherektomie und Stent-Implantation gefunden.

Für die Laser-Angioplastie werden entweder Neodyn-YAG-Laser bzw. Argon-Laser mit photothermischer Ablation oder gepulste Excimer-Laser mit direkter energieabhängiger Zerstörung chemischer Bindungen verwendet. Nach Berichten der Literatur und nach eigenen Erfahrungen dürfte der Excimer-Laser dem Argon-Laser überlegen sein [32]. Die besten Ergebnisse mit diesen Systemen liegen für die peripheren Arterien mit ihrem eher geradlinigen Verlauf vor [33]. An den Koronararterien konnten bislang noch keine überzeugenden Resultate erzielt werden. Bei zu hoher Energieapplikation besteht die Gefahr der Gefäßperforation, geringere Energien reichen oft nicht aus, Gefäßverschlüsse zu eröffnen. Ein Teil der dem Laser zugeschriebenen Erfolge dürfte auch auf eine mechanische Erweiterung der Koronararterien durch die relativ kaliberstarken Katheter zurückzuführen sein. Bei rund 50% der Patienten reicht die durch den Laser erzielte Gefäßerweiterung nicht aus, so daß eine konventionelle Ballon-Dilatation angeschlossen werden muß. Die Laserkatheter sind ferner relativ steif und unhandlich, so daß nur günstig gelegene, meist proximale Stenosen bei relativ geradlinigem Gefäßverlauf passiert werden können. Nach vorläufigen Ergebnissen liegt die Restenoserate etwa im gleichen Bereich wie bei der konventionellen PTCA [34]. Beim derzeitigen Stand der Technik stellt der Excimer-Laser keine Alternative, allenfalls eine begrenzte Ergänzung zur konventionellen PTCA dar, z. B. bei der Wiedereröffnung chronischer Gefäßverschlüsse oder von akuten Koronarokklusionen infolge Dissektion nach konventioneller PTCA.

Tabelle 4. Häufigkeit einer Rezidivstenose nach erneuter PTCA wegen einer Restenosierung nach zunächst erfolgreicher PTCA

Autor	Jahr	n	erneute Restenose [%]
Meier B	1984	95	26
Williams DO	1984	203	34
Rapold HJ	1987	76	36
Black AJR	1988	392	31
Quigley FJ	1989	117	32
Glazier JJ	1989	196	26
Heidelberg	1989	100	36

Bei der Atherektomie wird mittels spezieller Katheter stenosierendes Material von der Gefäßwand abgetragen. Die besten Ergebnisse werden an den peripheren Arterien erzielt. Die Systeme sind relativ starr und kaliberstark, so daß sie weder zur Erweiterung von Stenosen in stark geschlängelt verlaufenden Koronararterien, noch für hochgradige starre Stenosen, noch für periphere Stenosen geeignet sind. Die Restenoserate dürfte im unteren Bereich der für die konventionelle PTCA mitgeteilten Ergebnisse liegen [35]. Eine besondere Indikation für die Atherektomie könnte die Abtragung proximaler LAD-Stenosen darstellen, die bei konventioneller PTCA eine besonders hohe Rezidivrate aufweisen. Auch die Abtragung von Gewebe bei akuten Dissektionen könnte eine mögliche Indikation darstellen.

Bei der Stent-Implantation wird zum Offenhalten des Gefäßes ein Maschendrahtgeflecht mittels eines Ballonkatheters an die Intima gedrückt. Bis zu der nach wenigen Wochen abgeschlossenen Endothelialisierung besteht die große Gefahr eines thrombotischen Verschlusses. Deshalb muß eine exakte Antikoagulation – anfangs mit Heparin, dann mit Marcumar – mit Zugabe von Plättchenaggregationshemmern – wie ASS – für die ersten 3 Monate durchgeführt werden. Den verschiedenen Stents ist gemeinsam, daß ein mit einem Stent armierter Ballonkatheter in seiner Flexibilität eingeschränkt ist, so daß schwer erreichbare Stenosen für eine Stent-Implantation nicht in Betracht kommen. Langzeitbeobachtungen liegen nicht vor, so daß die Möglichkeit eines chronischen Wachstumsreizes mit Gefäßobliteration am proximalen oder distalen Pol des Stents nicht ausgeschlossen werden kann. Insbesondere bei schweren Dissektionen der Koronararterien mit Gefahr des akuten Verschlusses könnte die Stent-Implantation eine wichtige Ergänzung der bisherigen Möglichkeiten darstellen. Wegen der Gefahr eines akuten thrombotischen Verschlusses sollte nach Stent-Implantation, vor allem wenn besonders kritische Stellen des Koronarsystems betroffen sind, die Indikation zur Bypassoperation großzügig gestellt werden.

Zusammenfassend können wir feststellen:

1. Trotz fehlender randomisierter Studien ist die PTCA fester Bestandteil in der Therapie der koronarsklerotisch bedingten Angina pectoris auf Grund des angiographisch nachweisbaren Akuterfolges, der Besserung der Symptomatik und der Reduzierung der Myokardischämie.
2. In erfahrenen Zentren liegen die Erfolgsraten für die Dilatation von Stenosen >95%. Die Komplikationsrate ist relativ gering. Nach den eigenen Erfahrungen werden Gefäßverschlüsse in 2% der Fälle beobachtet, eine notfallmäßige Bypass-Operation ist bei 1,2% der Patienten erforderlich, die Letalität beträgt 0,3%.
3. Medikamentöse Maßnahmen können zwar die Inzidenz der akuten thrombotischen Verschlüsse durch ASS reduzieren, eine sichere Prophylaxe der hohen Restenoseraten von 30–40% gibt es nicht. In einem ausgewählten Kollektiv mit hoher Restenoserate konnte ein protektiver Effekt hoher Verapamil-Dosen bei Patienten mit stabiler – aber nicht mit instabiler – Angina nachgewiesen werden.
4. Infolge gravierender Nachteile stellt derzeit keine der neuen perkutanen tansluminalen Kathetertechniken eine Alternative zur konventionellen Ballon-Dilatation dar. Die neuen Verfahren könnten jedoch die konventionelle Technik ergänzen insbesondere zur Wiedereröffnung chronischer Gefäßverschlüsse und zur Beherrschung akuter Komplikationen infolge Gefäßdissektion.

Literatur

1. Block PC (1990) Restenosis after percutaneous transluminal coronary angioplasty – anatomic and pathophysiological mechanisms. Strategies for prevention. Circulation 81 (suppl IV):IV-2-IV-4 – 2. The TIMI Study Group (1989) Comparison of invasive and conservative strategies after treatment with intravenous tissue plasminogen activator in acute myocardial infarction. Results of the thrombolysis in myocardial infarction (TIMI) phase II trial. N Engl J Med 320:618–27 – 3. McBride W, Lange RA, Hillis LD (1988) Restenosis after successful coronary angioplasty. Pathophysiology and prevention. N Engl J Med 318:1734–7 – 4. ACC/AHA Task Force Report (1988) Guidelines for percutaneous transluminal coronary angioplasty. J Am Coll Cardiol 12:529–45 – 5. Meier B (1988) Restenosis after coronary angioplasty: review of the literature. Eur Heart J 9 (suppl C):1–6 – 6. Laarman GJ, Planté S, de Feyter PJ (1990) PTCA of chronically occluded coronary arteries. Am Heart J 119:1153–60 – 7. Warren RJ, Black AJ, Valentine FA, Manolas EG, Hunt D (1990) Coronary angioplasty for chronic total ooclusion reduces the need for subsequent coronary bypass surgery. Am Heart J 120:270–4 – 8. Fanelli C, Aronoff R (1990) Restenosis following coronary angioplasty. Am Heart J 119:357–68 – 9. Liu MW, Roubin GS, King III SB (1989) Restenosis after coronary angioplasty. Potential biologic determinants and role of intimal hyperplasia. Circulation 79:1374–87 – 10. Ellis SG, Roubin GS, King III SB, Douglas JS, Cox WR (1989) Importance of stenosis morphology in the estimation of restenosis risk after elective percutaneus transluminal coronary angioplasty. Am J Cardiol 63:30–4 – 11. Quigley PJ, Hlatky MA, Hinohara T et al. (1989) Repeat percutaneous transluminal coronary angioplasty and predictors of recurrent restenosis. Am J Cardiol 63:409–13 – 12. Rapold HJ, David PR, Guiteras Val P, Mata AL, Crean PA, Bourassa MG (1987) Restenosis and its determinants in first and repeat

coronary angioplasty. Eur Heart J 8:575–86 – 13. Guiteras Val P, Bourassa MG, David PR et al. (1987) Restenosis after successful percutaneous transluminal coronary angioplasty: The Montreal Heart Institute experience. Am J Cardiol 60:50B-55B – 14. Black AJR, Anderson HV, Roubin GS, Powelson SW, Douglas JS, King III SB (1988) Repeat coronary angioplasty: Correlates of a second restenosis. J Am Coll Cardiol 11:714–8 – 15. Lambert M, Bonan R, Coté G et al. (1988) Multiple coronary angioplasty: A model to discriminate systemic and procedural factors related to restenosis. J Am Coll Cardiol 12:310–4 – 16. Teirstein PS, Hoover CA, Ligon RW et al. (1989) Repeat coronary angioplasty: Efficacy of a third angioplasty for a second restenosis. J Am Coll Cardiol 13:291–6 – 17. Leimgruber PP, Roubin GS, Hollman J et al. (1986) Restenosis after successful coronary angioplasty in patients with single-vessel disease. Circulation 73:710–7 – 18. Barnathan ES, Schwartz JS, Taylor L et al. (1987) Aspirin and dipyridamole in the prevention of acute coronary thrombosis complicating coronary angioplasty. Circulation 76:125–34 – 19. Schwartz L, Bourassa MG, Lespérance J et al. (1988) Aspirin and dipyridamole in the prevention of restenosis after percutaneous transluminal coronary angioplasty. N Engl J Med 318:1714–9 – 20. Thornton HA, Grüntzig AR, Hollman J, King III SB, Douglas JS (1984) Coumadin and aspirin in prevention of recurrence after transluminal coronary angioplasty: a randomized trial. Circulation 69:721–7 – 21. Knudtson ML, Flintoft VA, Roth DL, Hansen JL, Duff HJ (1990) Effect of short-term prostacyclin administration on restenosis after percutaneous transluminal coronary angioplasty. J Am Coll Cardiol 15:691–7 – 22. Ellis SG, Roubin GS, Wilentz J, Douglas JS, King III SB (1989) Effect of 18- to 24-hour heparin administration for prevention of restenosis after uncomplicated coronary angioplasty. Am Heart J 117:777–82 – 23. Urban P, Buller N, Fox K, Shapiro L, Bayliss J, Rickards A (1988) Lack of effect of warfarin on the restenosis rate or on clinical outcome after balloon coronary angioplasty. Br Heart J 60:485–8 – 24. Grigg LE, Kay TWH, Valentine PA et al. (1989) Determinants of restenosis and lack of effect or dietary supplementation with eicosapentaenoic acid on the incidence of coronary artery restenosis after angioplasty. J Am Coll Cardiol 13:665–72 – 25. Dehmer GJ, Popma JJ,, van den Berg EK et al. (1988) Reduction in the rate of early restenosis after coronary angioplasty by a diet supplemented with n-3 fatty acids. N Engl J Med 319:733–40 – 26. Reis GJ, Boucher TM, Sipperly ME et al. (1989) Randomised trial of fish oil for prevention of restenosis after coronary angioplasty. Lancet 1989 II:177–81 – 27. Milner MR, Gallino RA, Leffingwell A et al. (1989) Usefulness of fish oil supplements in preventing clinical evidence of restenosis after percutaneous transluminal coronary angioplasty. Am J Cardiol 64:294–9 – 28. Hoberg E, Schwarz F, Schömig A et al. (1990) Prevention of restenosis by verapamil. The Verapamil Angioplasty Study (VAS). Circulation 82 (suppl III):III-428 – 29. Spears JR (1987) Percutaneous transluminal coronary angioplasty restenosis: Potential prevention with laser balloon angioplasty. Am J Cardiol 60:6lB-64B – 30. Simpson JB, Zimmerman JJ, Selmon MR et al. (1986) Transluminal atherectomy: initial results in 27 patients. Circulation 74 (suppl II) II-203 – 31. Sigwart U, Puel J, Mirkovitch V, Joffre F, Kappenberger L (1987) Intravascular stents to prevent occlusion and restenosis after transluminal angioplasty. N Engl J Med 316:701–6 – 32. Schömig A, Brachmann J, Wilhelm C et al. (1990) Recanalization of femoropopliteal occlusions by argon and excimer laser-balloon angioplasty. Eur Heart J 11 (suppl):82 – 33. Litvack F, Grundfest WS, Segalowitz J et al. (1990) Interventional cardiovascular therapy by laser and thermal angioplasty. Circulation 81 (suppl IV):IV-109-IV-116 – 34. Karsch KR, Haase KK, Voelker W, Baumbach A, Mauser M, Seipel L (1990) Percutaneous coronary excimer laser angioplasty in patients with stable and unstable angina pectoris. Acute results and incidence of restenosis during 6-month follow-up. Circulation 81:1849–59 – 35. Simpson JB, Rowe MH, Selmon MR et al. (1990) Restenosis following directional coronary atherectomy in de novo lesions of native coronary arteries. Circulation 82 (suppl III) III-313

Operative Therapie der Angina pectoris

W. Bircks (Abteilung für Thorax- und kardiovaskuläre Medizin, Chirurgische Klinik und Poliklinik der Universität Düsseldorf)

Ansätze zur operativen Therapie bei koronarer Herzkrankheit (KHK) konnten sich – dem Entwicklungsstand der Chirurgie entsprechend – zu Beginn unseres Jahrhunderts nur eines extrakardialen Zugangs bedienen. In dieser 1. Periode, die man etwa auf die

Jahre 1916–1933 eingrenzen kann, bemühte man sich entweder um die chirurgische Unterbrechung von sensiblen Nervenbahnen oder um die Reduzierung der Herzarbeit zur Minderung des Sauerstoffbedarfs durch die Entfernung der Schilddrüse.

Die 2. Periode (1934–1958) konnte im Rahmen der Entwicklung der klinischen Chirurgie am geschlossenen Herzen einen myokardialen Zugang nutzen. In dieser Phase der indirekten Revaskularisation versuchte man, eine „Ausgleichsversorgung" zu stimulieren durch die Erzeugung von Verwachsungen mit Umgehungsorganen oder Manipulationen an den großen Herzvenen. Die einfache Ligatur der Arteria thoracica interna im mittleren Drittel in der Vorstellung, hierdurch die Durchblutung vorher abgehender Perikardäste zu vermehren, folgte einem eklatanten Nichtwissen haemodynamischer Gesetze. – Der erste Eingriff, der vorübergehend eine gewisse Popularität gewann, war die Implantation der aus terminalen Seitenästen blutenden Arteria thoracica interna in operativ angelegte Myokardtunnel des linken Ventrikels. Diese sogenannte Vineberg-Operation konnte die aktuelle Durchblutung des operativ zusätzlich geschädigten Myokards nicht bessern, war deshalb risikoreich und ergab keine regelmäßig reproduzierbaren Besserungen der Beschwerden oder gar der Prognose. Sie wurde deshalb fast gänzlich aufgegeben, obwohl gelegentlich gute Langzeitverläufe beobachtet werden konnten.

In der etwa 1956 beginnenden Periode, in der wir uns noch befinden, machten die zu dieser Zeit sich etablierenden Methoden der offenen Herzchirurgie, insbesondere auch die Verfahren des künstlichen Herzstillstands den unmittelbaren arteriellen Zugang möglich. Gefäßplastische und Umgehungsoperationen wurden Methoden der Wahl, der autologe Venen- und arterielle Bypass Routine. Die Patcherweiterungsplastik als alleinige Maßnahme erwies sich ebenso wie die Thrombendarteriektomie ohne Bypass als unsicher.

Die Entwicklung einfach zu handhabender Systeme zur extrakorporalen Zirkulation, d.h. von Herz-Lungenmaschinen leistete der Verbreitung der Operation Vorschub. Zunächst entwickelte sich die Venenbypassoperation wegen technischer Vorteile schneller. Beinvenen erwiesen sich gegenüber Armvenen als vorteilhafter. Dem Einfachbypass bei der Eingefäßerkrankung folgte bald der multiple Bypass bei Vorliegen einer Mehrgefäßerkrankung. Zur Verbesserung des Blutflusses im Venentransplantat, aber auch zur Einsparung des kostbaren autologen Materials verbindet man Venen oft in sequentieller Form mit mehreren Koronararterienabschnitten. Ein solcher sequentieller Bypass wird leider im Neuhochdeutsch auch Jump-graft oder Snake-graft genannt. – Eine koronararterielle Thrombendarteriektomie kann bei einem proximal verschlossenen, distal über Kollateralen gut dargestellten Koronarabschnitt geplant werden und muß vorgenommen werden, wenn die Inzision einer Koronararterie zu einer unbeabsichtigten, umfangreicheren Dissektion führt. Sie wird dann immer mit dem Anschluß einer Bypassvene komplettiert.

Für den arterio-arteriellen Bypass bietet sich in besonderer Weise die Arteria thoracica interna ein- oder beidseitig an. In Anlehnung an den angloamerikanischen Sprachgebrauch (internal mammary arteriy, abgekürzt IMA) wird auch bei uns meist vom IMA-Bypass, seltener vom ITA- (internal thoracic artery) – oder gar vom ATI- (Arteria thoracica interna) Bypass gesprochen. Auch andere Arterien der unmittelbaren Umgebung (z.B. die Arteria gastro-epiploica dextra) werden benutzt. Proximal bleiben diese Arterien mit ihrem Stammgefäß in Verbindung; es wird also nur eine distale Anastomose angelegt. Bei der präparativen Auslösung der Bypassarterien aus ihrem Gefäßbett werden die zu durchtrennenden Seitenäste oft nicht ligiert, sondern mit röntgenologisch sichtbaren Silberclips verschlossen. Frei transplantierte arterielle Arterienabschnitte (z.B. der Arteria radialis) werden bislang selten verwendet. Fremdtransplantate (z.B. homologe Umbilikalvene oder heterologe Arteria carotis) oder künstliche alloplastische Gefäßprothesen haben sich bisher nicht bewährt.

Die Frühergebnisse von Bypassoperationen sind unter der Voraussetzung einer ausgereiften Operationstechnik natürlich abhängig von der Indikation (Patientenselektion), von der intraoperativen Myokardprotektion und der postoperativen Intensivobservation. Die Langzeitergebnisse werden in erster Linie bestimmt durch die Vollständigkeit der Revaskularisation, durch das Problem des Offenbleibens der Bypassgefäße und durch die Progression gefäßsklerotischer Veränderungen. Eine Revaskularisation kann anatomisch oder technisch komplett sein; ersteres bedeutet, daß alle stenosierten Gefäßabschnitte überbrückt wurden, letzteres, daß alle technisch möglichen Bypassverbindungen angelegt wurden, daß aber die anatomischen bzw. technischen Möglichkeiten nicht gegeben waren, alle minderversorgten Gefäßprovinzen mit einem Bypass zu versorgen. Inkomplett im engeren Sinn ist demgemäß eine Bypassoperation bzw. Revaskularisierung, wenn bei gegebener anatomischer und technischer Gegebenheit ein stenosiertes Gefäß nicht überbrückt wurde.

Die intraoperative transluminale Katheterdilatation von Zweitstenosen peripher oder proximal der Anastomosierungsstelle für einen Bypass hat wenig Verbreitung gefunden wegen mangelnder Möglichkeiten zur Qualitätskontrolle. Die Laserbehandlung solcher Stenosen ist noch experimentell.

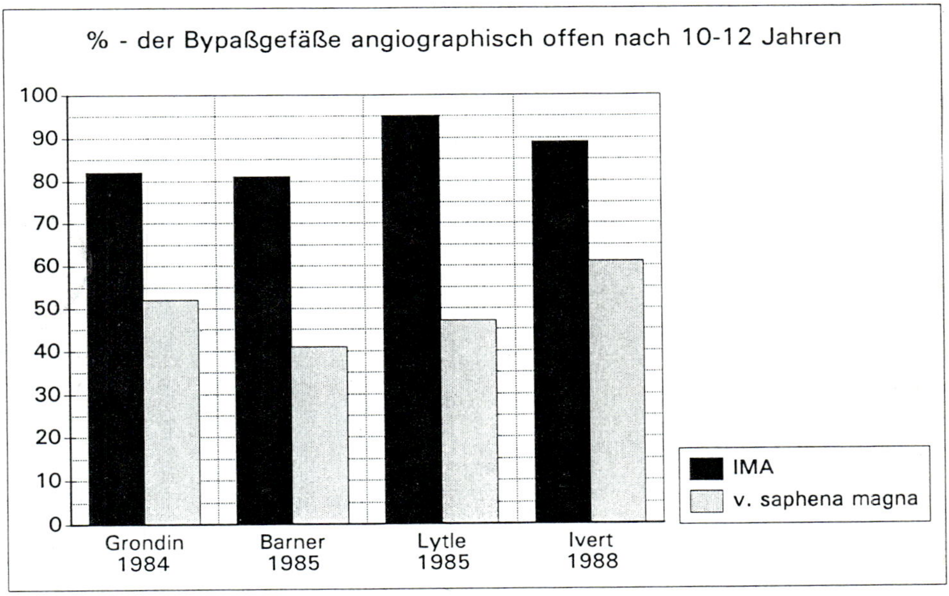

Abb. 1. Literaturangaben zur Offenheitsrate von koronaren Bypassgefäßen nach 10–12 Jahren (*IMA* internal mammary artery)

Auf die chirurgische Behandlung von Infarktfolgen kann hier aus Zeitgründen nicht eingegangen werden. Für die Indikation zu Eingriffen wegen infarktbedingter Mitralinsuffizienz, Ventrikelseptum- oder -wandruptur oder Ventrikelaneurysma haben sich schon gefestigte Regeln ergeben.

Faktoren für das Eintreten eines perioperativen Myokardinfarkts sind die Ausdehnung diffuser Veränderungen der Koronararterien, die Zahl der notwendigen Bypassverbindungen und die Notwendigkeit einer Thrombendarteriektomie, während die Faktoren Alter, Symptomatik, früherer Infarkt, Dauer der extrakorporalen Zirkulation und der operationsbedingten Myokardischaemie eine geringere Rolle spielen. Der haemodynamisch sich nicht unmittelbar auswirkende perioperative Infarkt beeinträchtigt das Langzeitüberleben nicht (Schaff et al. 1984).

Postoperative angiographische Kontrollen nach 2–5 Jahren haben ergeben, daß nach Thrombendarteriektomie in ca. 60%, nach Venenbypass in ca. 80% und nach Arterienbypass in ca. 95% die Verbindungen noch offen sind. Nach 10–12 Jahren werden für den Venenbypass Zahlen zwischen 40% und 60%, für den IMA-Bypass zwischen 80% und 95% angegeben (Abb. 1). Unterschiedliche Werte für Offenheitsprozentsätze (patency rate) sollten nicht ohne weiteres zur Qualitätskontrolle herangezogen werden:

1) sagt die Zahl nichts aus über Blutflußquantitäten,
2) steht sie in keiner Beziehung zur Frage der Komplettheit der Revaskularisation.

Hierzu ein Beispiel: Der Operateur A legt fünf Bypassverbindungen an, davon drei zu Arterienabschnitten guter Qualität mit großem Versorgungsareal und zusätzlich zwei zu grenzwertigen Koronarabschnitten; von letzteren verschließt sich ein Bypass; der Patient hat vier offene Verbindungen, die Offenheitsrate ist 80%. In einem vergleichbaren Fall begnügt sich Operateur B mit drei Bypassanlagen; alle bleiben offen, die patency rate ist 100%. – Die Progression gefäßsklerotischer Veränderungen kann das blutzuführende Bypassgefäß, die blutableitende Koronararterie oder beide betreffen. Das Problem der Indikation zu eventueller Zweitoperation wird hiervon berührt.

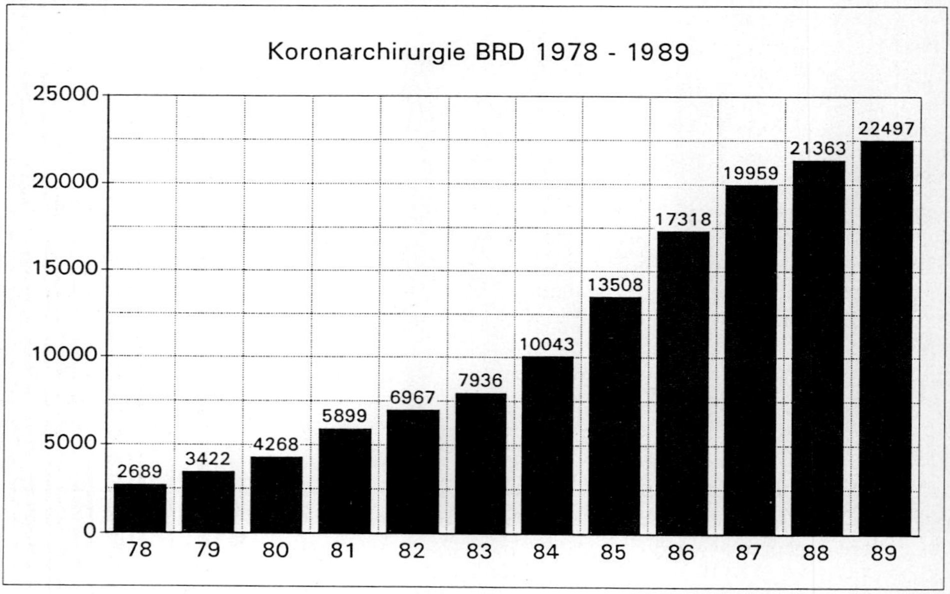

Abb. 2. Aufstellung koronarchirurgischer Operationen in der Bundesrepublik Deutschland 1978–1989 (Bericht der Deutschen Gesellschaft für Thorax-, Herz- und Gefäßchirurgie (Kalmar u. Irrgang 1990)

Die immer noch ansteigende Zahl jährlich durchgeführter Koronaroperationen (Abb. 2), demonstriert anhand der Leistungszahlen der Deutschen Gesellschaft für Thorax-, Herz- und Gefäßchirurgie (Kalmar u. Irrgang 1990), und die weiterhin bestehenden, oft unerträglichen Wartelisten weisen nach, daß die diesbezügliche Operationskapazität gesteigert werden muß, so schwer dies auch bei dem großen Mangel an Pflegekräften ist.

Die Altersverteilung des Krankengutes (Abb. 3) verschob sich in den ersten 20 Jahren der Koronarchirurgie immer mehr in Richtung auf ein hohes Durchschnittsalter zum

Operationszeitpunkt. Nahezu die Hälfte aller Operierten hat das 6. Lebensjahrzehnt bereits vollendet.

Die unbestreitbaren Vorteile der Benutzung der Arteria thoracica interna als Bypass-Conduit (Azarides et al. 1990; Galotti et al. 1991; Hall 1989; Vukmirovic et al. 1990) haben auch im eigenen Krankengut dazu geführt, daß in etwa der Hälfte aller Fälle die Arterie allein oder in Kombination mit Venenumgehungen genutzt wird (Abb. 4). Zweifellos ist jedoch nicht in jedem Fall die Indikation zur Benutzung der Arterie gegeben. Die dargestellte Altersverteilung (Abb. 5) spiegelt eine übertriebene Zurückhaltung bei älteren Patienten im zurückliegenden Zeitraum wider.

Die nicht optimal häufige Verwendung der Arteria thoracica interna in unserem Land (39% im Jahr 1990, Kalmar 1991) hat unter anderem ihre praktischen Gründe. Sie kostet durch zusätzliche Lagerungsänderung, Präparationsarbeit und langwierige Blutstillung Zeit und schränkt bei personell bedingten Operationsengpässen die verbleibende Kapazität weiter ein. Dies soll im folgenden erläutert werden. Die Operationsdauer bei Verwendung der Arterie war nach eigenen Erhebungen deutlich länger und zwar gleichbleibend über mehrere Jahre, also nicht mehr abhängig von einer sogenannten Lernkurve (Abb. 6).

Der Zeitunterschied ergab sich auch, wenn man das Operationskrankengut nach der Komplexität der Revaskularisierung aufgliederte (Abb. 7). Der zusätzliche Zeitbedarf bei Verwendung der IMA betrug bei uns 43 min pro Operation (Abb. 8). Rechnerisch kam es im Erfassungszeitraum zu einem Zeitaufwand, in dem mehr als 5% weitere Operationen hätten durchgeführt werden können (Abb. 9). – Diese objektivierte Einschränkung war geringer, als es den vorher sehr subjektiven Vorstellungen entsprach. Sie darf natürlich nicht verhindern, daß die Operationsmethode der Wahl bei gegebener Indikation angewendet wird.

Die perioperative Letalität und die perioperative Infarktrate bei isolierter Revaskularisierung waren über die Jahre rückläufig und haben sich in den letzten Jahren stabilisiert. Im eigenen Krankengut lag die Letalität bei 2,35% mit überdurchschnittlichen Prozentsätzen jenseits des 70. Lebensjahres. Ein altersabhängiger Trend der Häufigkeit perioperativer Infarkte, im Durchschnitt 3,2%, war nicht erkennbar (Tabelle 1). Bei Revaskularisierungsoperationen in Kombination mit weiteren operativ korrigierenden Maßnahmen lag die perioperative Letalität mit durchschnittlich 5,4% deutlich höher Tabelle 2. Der Vollständigkeit halber muß gesagt werden, daß 41 wegen KHK operierte Patienten mit 3 tödlichen Ausgängen (7,3%) aus diesem Erfassungszeitraum nicht in den demonstrierten Tabellen erfaßt sind, weil sie sehr komplexe Krankheitsbilder boten (z. B. Kombinationen mit gleichzeitiger Thrombendarteriektomie der Karotiden) oder Extremindikationen darstellten (z. B. schwerste Herzinsuffizienz bei Ventrikelaneurysma und notwendige Rezidivoperation an den Koronararterien). Unter Einschluß aller Patienten mit KHK lag im Berichtszeitraum die perioperative Letalität bei 3,1%. – Die weiteren, nicht tödlichen Komplikationen waren entsprechend allgemeiner Erfahrungen auch bei uns mit höherem Lebensalter der Patienten häufiger.

Die Operationssterblichkeit verursacht vordergründig für die Betroffenen, aber auch für das Behandlungsteam die größte Belastung. Sie kann leider außerdem als falsches Qualitätskriterium mißbraucht werden und zu einer defensiven Indikationsstellung führen. Es ist die Erfahrung langjährig etablierter, hochqualifizierter Teams, daß oft gerade diesen Risiko-Patientengruppen zugewiesen werden und daß zusätzlich bedingt durch die Veränderung der Alterspyramide das durchschnittliche Operationsrisiko in den letzten Jahren wieder ansteigt (McGrath et al. 1990; Rick et al. 1988).

Welchen Nutzen hat nun der Patient nach einer koronaren Revaskularisierung?

Nach fast übereinstimmenden Ergebnisberichten haben 75% der Patienten nach 5 Jahren und etwas mehr als 50% nach 10 Jahren eine anhaltende wesentliche Besserung oder ein Ausbleiben von Angina pectoris bei im allgemeinen erhöhter Belastungstoleranz

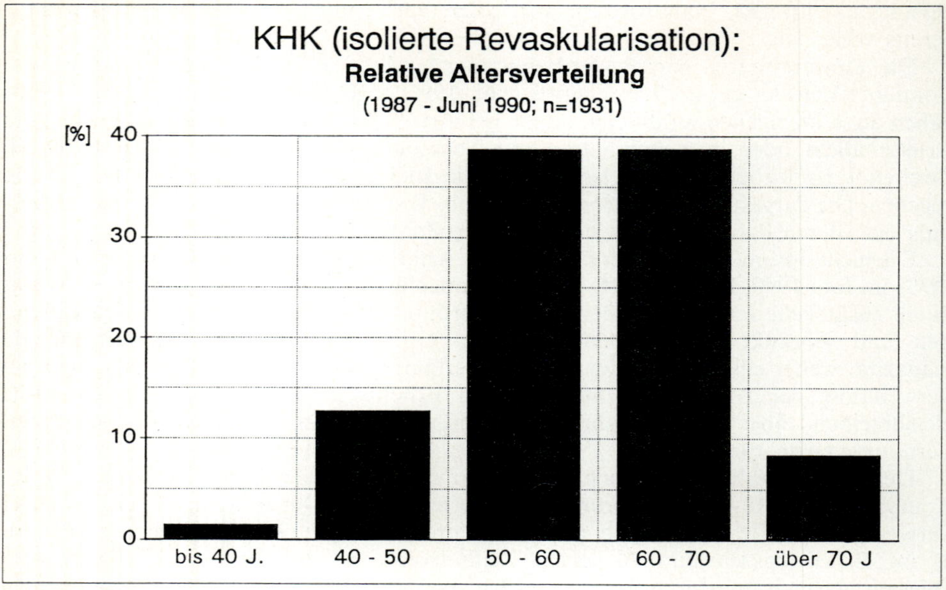

Abb. 3. Altersverteilung von Patienten, die sich wegen einer koronaren Herzerkrankung einer isolierten myokardialen Revaskularisierung unterzogen, Krankengut der Düsseldorfer Klinik

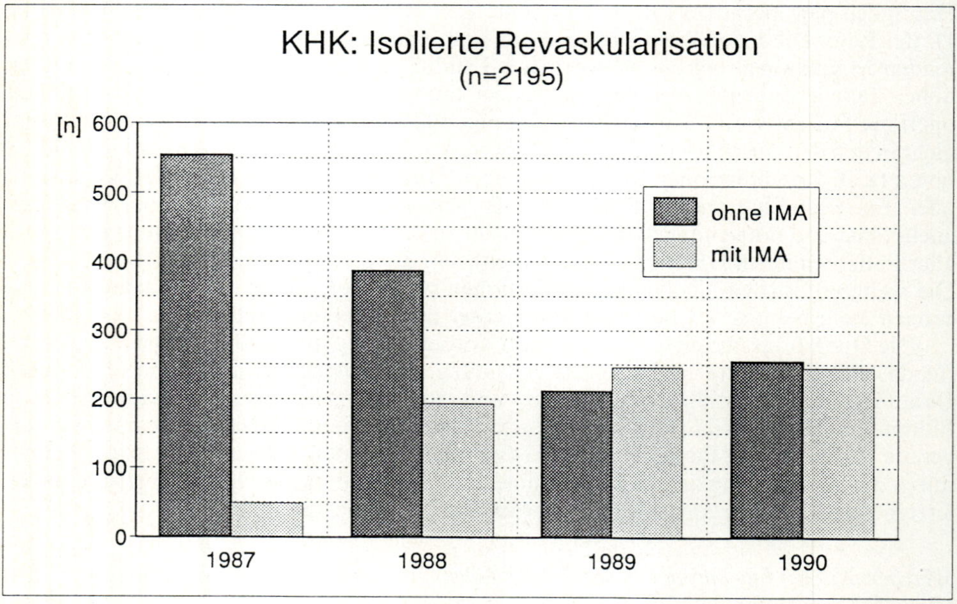

Abb. 4. Anteil von Venen (ohne IMA) und arteriellen Bypassgefäßen (mit IMA) bei isolierter myokardialer Revaskularisierung im Zeittrend im Krankengut der Düsseldorfer Klinik (*IMA* internal mammary artery)

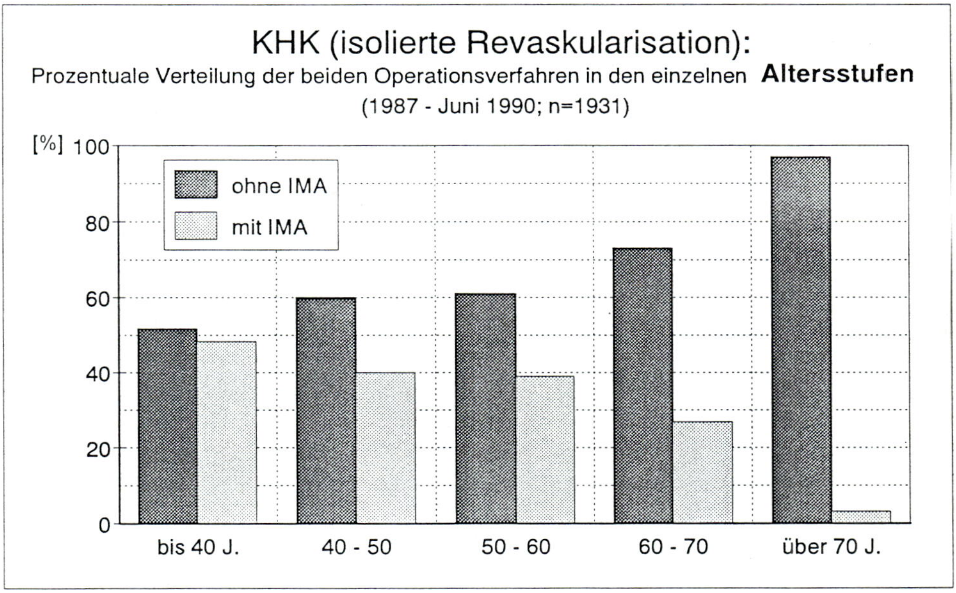

Abb. 5. Altersstufen und Häufigkeit der Verwendung von venösen und arteriellen Gefäßen als koronarer Bypass im Krankengut der Düsseldorfer Klinik

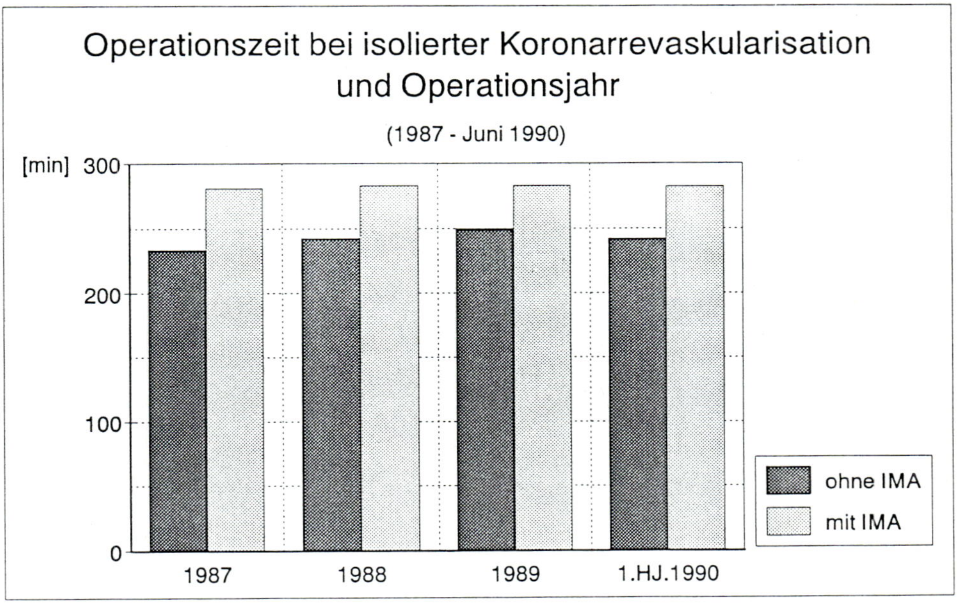

Abb. 6. Unterschiede der Dauer von Bypassoperationen ohne und mit Verwendung der Arteria thoracica interna (*IMA* internal mammary artery), Krankengut der Düsseldorfer Klinik

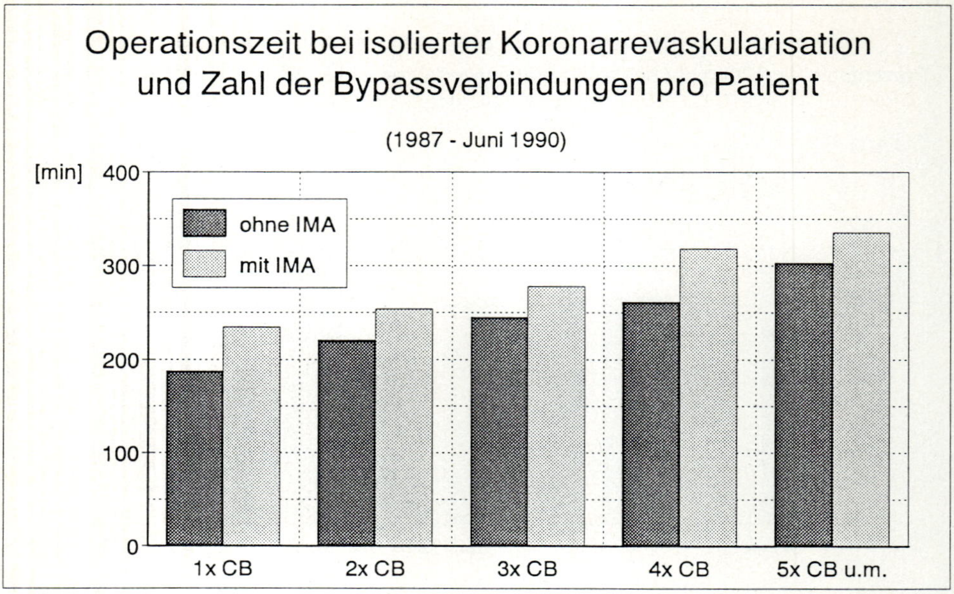

Abb. 7. Wie Abb. 6, Patientengruppen nach Zahl der angelegten Bypassgefäße

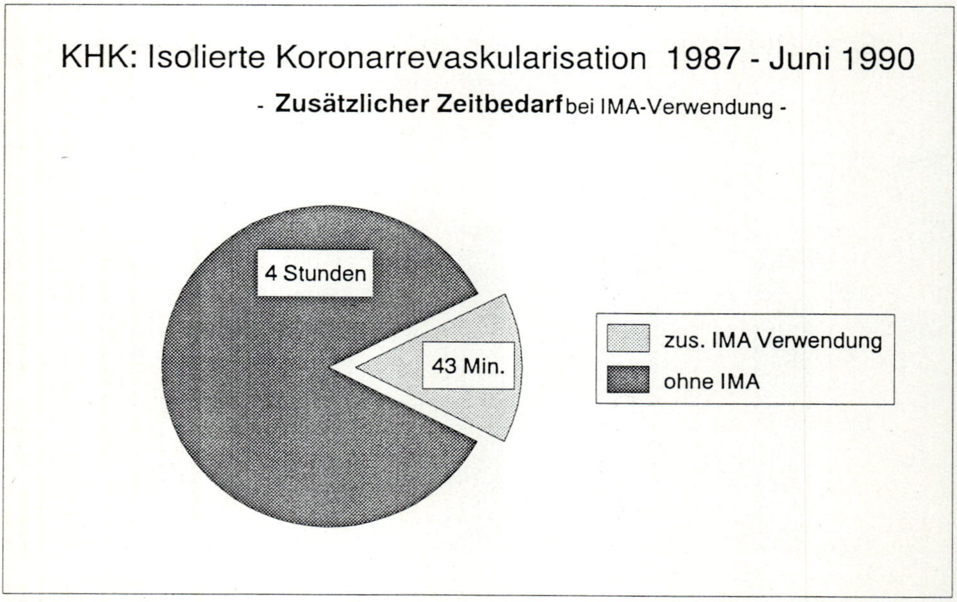

Abb. 8. Graphische Darstellung des zusätzlichen Zeitbedarfs bei Verwendung arterieller Bypassgefäße im Krankengut der Düsseldorfer Klinik (*IMA* internal mammary artery)

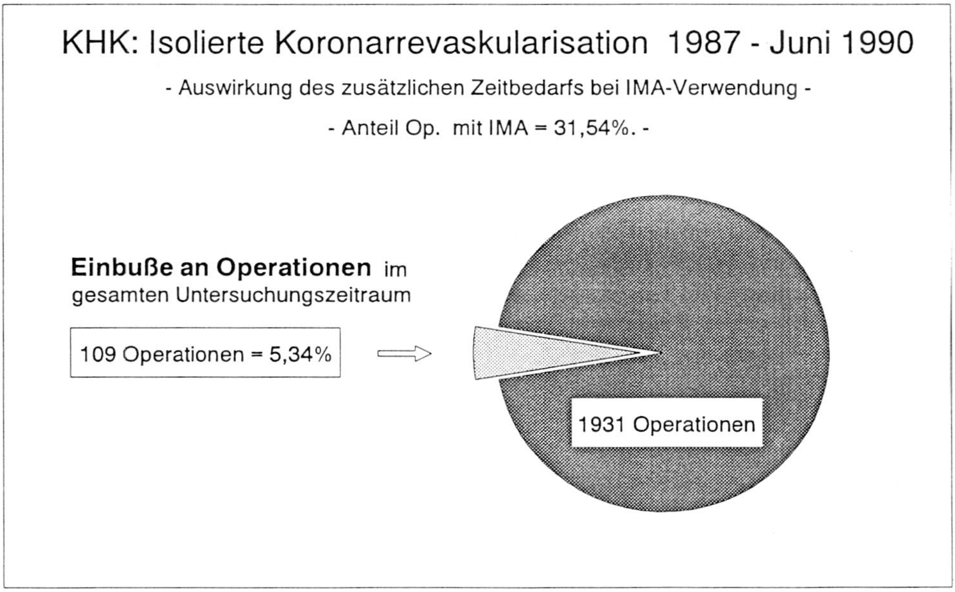

Abb. 9. Einfluß des zusätzlichen Zeitbedarfs für die Revaskularisierung mit Arterien auf die Operationskapazität im Krankengut der Düsseldorfer Klinik (*IMA* internal mammary artery)

Tabelle 1. Perioperative Letalität und perioperative Infarktrate anläßlich isolierter myokardialer Revaskularisierung bezogen auf Altersgruppen, Krankengut der Düsseldorfer Klinik

KHK: Isolierte Revaskularisation (III/1987–IV/1990)					
	Pat.	Perioperative Letalität		Perioperative Infarktrate	
Alter (Jahre)	(n)	(n)	(%)	(n)	(%)
–39	32	1	3,1	1	3,1
40–49	226	3	1,3	6	2,6
50–59	761	10	1,3	20	2,6
60–69	793	24	3,0	30	3,8
70–79	181	8	4,4	7	3,9
80–	7	1	14,3	–	–
Gesamt	2000	47	2,35	64	3,2

Heinrich Heine-Universität Düsseldorf, Abt. Thorax- und Kardiovaskular-Chirurgie

zu erwarten. Dies trifft in gewissem Sinn unter der Voraussetzung einer möglichst kompletten Revaskularisierung in gleichem Maß für Patienten mit Ein- oder Mehrgefäßerkrankung zu. Für einen Zeitraum bis zu 7 Jahren ergibt sich für diese Patienten eine Angleichung ihrer Überlebenskurven.

Ausgedehnte prospektive und randomisierte Studien, so die Veterans' Administration Cooperative Study (Takaro et al. 1982), die sogenannte CASS-Studie, d.h. eine amerikanische Coronary Artery Surgery Study (CASS principal investigators 1983;

Tabelle 2. Perioperative Letalität anläßlich kombinierter Eingriffe zur myokardialen Revaskularisierung und zu weiteren korrigierenden Eingriffen, Krankengut der Düsseldorfer Klinik (*VA* Ventrikelaneurysma; *VT* ventrikuläre Tachyarrhythmie; *MKE* Mitralklappenersatz; *AKE* Aortenklappenersatz)

KHK: Revaskularisation + Zusatzmaßnahmen
– Perioperative Letalität –
(III/1987–IV 1990)

Zusatzmaßnahme	Pat. (n)	+ (n)	+ (%)
VA	55	3	5,5
VA + VT	56	2	3,6
VA + VT + MKE	2	–	–
AKE	152	6	3,9
MKE	57	4	7,0
Mehrfachklappenoperation	28	4	14,3
Gesamt	350	19	5,4

Heinrich Heine-Universität Düsseldorf, Abt. Thorax- und Kardiovaskular-Chirurgie

Killip et al. 1985) und die European Coronary Surgery Study (Varnauskas et al. 1988) sind angestellt worden, um zu klären, welchen Nutzen die Koronarchirurgie für die Lebenserwartung der Koronarpatienten erbringen kann. Danach haben einen lebensverlängernden Effekt Operationen, die bei stabiler Angina pectoris und wohl erst recht bei instabiler Angina eine Stammstenose der linken Kranzarterie, eine Dreigefäßerkrankung oder eine Zweigefäßerkrankung unter Einschluß einer proximalen Stenose des vorderen absteigenden Astes der linken Herzkranzarterie zum Gegenstand haben. Belastungsinduzierte elektrokardiographische Ischaemiezeichen und bereits verminderte linksventrikuläre Leistung in den genannten Situationen unterstützen die aus diesen Daten abgeleitete Operationsindikation, die jedoch nach wie vor in jedem Einzelfall und unter Beachtung aller Risikofaktoren wie aber auch alternativer, medikamentöser und invasiver Behandlungsverfahren ernst zu diskutieren ist. Die invasive Kardiologie hat seit 1977 mit der perkutanen, transluminalen Koronarangioplastik (PTCA) das Spektrum chirurgischer Indikationen zur koronaren Revaskularisierung zweifellos verändert. Die primären Indikationen zur PTCA richteten sich damals nach den gültigen Operationsrichtlinien mit der Einschränkung auf kurzstreckige Stenosen vorwiegend bei Eingefäßerkrankungen. Es ist offensichtlich bisher nicht gelungen, die Indikationskriterien so weitgehend verbindlich zu definieren wie für die Koronarchirurgie, die ihrerseits in der Kardiologie bei ihren Studien eine Kontrollinstanz hatte. Versuche, beide Methoden zu vergleichen, führen zu dem zu erwartenden Resultat, daß die Operation und die PTCA nicht als konkurrierende, sondern als ergänzende Methoden zu verstehen sind (Frankl 1990). Das Zusammenleben (von Kardiologen und Herzchirurgen) ist – frei nach Jean Gabin – kein Fertighaus, sondern ein Gebäude, an dem ständig konstruiert und repariert werden muß. Die PTCA führt in zweierlei Weise zu einer Zusatzbelastung der Chirurgen: der durchschnittliche Schwierigkeitsgrad der Operationen nimmt zu durch vorherige Auslese der einfacheren Fälle für die PTCA und eine streng gehandhabte Standby-Funktion der Chirurgen für die PTCA erfordert Organisation und Zeit. Die gelegentlichen, unvermeidbaren PTCA-Zwischenfälle lassen sich in vielen Fällen chirurgisch meistern (Schröder et al. 1990).

Was ist nun bezüglich der Koronarchirurgie zur Zeit besonders problematisch?

Ungeklärte Fragestellungen der Indikation zur Chirurgie ergeben sich vor allem bei alten Patienten. Es besteht kein Zweifel, daß das operative Letalitätsrisiko jenseits des 70., insbesondere des 80. Lebensjahres erheblich ansteigt, daß das erhoffte Operationsresultat sich in einem gewissen, mit dem Alter zunehmenden Prozentsatz nicht einstellt, daß nicht tödliche, ebenfalls mit steigendem Alter prozentual erheblich zunehmende Komplikationen zu Restzuständen führen können, die die Lebensqualität einschränken, und schließlich daß die Letalität höherer Altersgruppen in der Posthospitalphase überdurchschnittlich hoch ist.

Mit erheblichem statistischem Aufwand herauskristallisierte Risikofaktoren bleiben im Einzelfall unerheblich. Eine Operationsindikation läßt sich nicht berechnen; sie bleibt individuell, intuitiv und emotional besonders bei hohem Alter des Patienten. Auch der häufig ins Feld geführte Begriff des „biologischen" Alters hilft im Einzelfall nicht weiter. Es gibt eine Disharmonie des Alterns.

Es wird heute – insbesondere im Bereich der Altersmedizin – viel mit dem verschwommenen Begriff der „Lebensqualität" argumentiert. Die Einstellung unserer Patienten zur Lebensqualität, definiert als „Lebenszufriedenheit", erscheint auf den ersten Blick oft paradox. Patienten geben nicht selten trotz verbesserten Befindens eine verminderte Zufriedenheit an, oder sie fühlen sich zufriedener trotz verschlechterten Befindens. Eine positive Krankheitsadaptation basiert auf einer Abwertung leistungsbetonter Aspekte und auf einer Aufwertung anderer Lebensbereiche wie Familienleben, Geselligkeit und Religionsausübung. Patienten mit maladaptiver Krankheitsbewältigung bedürfen besonderer ärztlicher Zuwendung, eventuell einer speziellen psychosozialen Betreuung (Bircks 1990).

Wir haben gesehen, daß bezogen auf das Lebensalter nur knapp die Hälfte der koronaroperierten Patienten – nach bundesrepublikanischer Denkungsweise – noch im Erwerbsleben steht. Die Gründe, die dazu führen, daß ein Großteil der jüngeren Operierten nicht ins Berufsleben zurückkehrt, sind vielfältig. Nicht genügend beachtet wird, daß ein langwieriger präoperativer, zur Arbeitsunfähigkeit führender Krankheitsverlauf mit Verzögerung der entscheidenden Diagnostik, also der Koronarographie im besonderen, und der Operation, bedingt durch Wartelisten, diese Negativhaltung fördert. Wir dürfen nicht müde werden, diese Vorbedingungen gerade für die Patienten im Vor-Rentenalter zu verbessern.

In diesem Vortrag konnten viele Punkte nur angedeutet werden. Die Ergebnisse der Koronarchirurgie sind besser, als wir uns dies vor 20 Jahren erhofften.

Für viele Patienten können wir anhand gesicherter Ergebnisse Entscheidungshilfen anbieten bzw. Operationsindikationen formulieren. In einer nicht kleinen Zahl von Fällen muß aber um die Indikation noch gerungen werden. Besonderer Skeptizismus ist bei älteren Kranken über 70 Jahre angebracht.

Die Angina pectoris kann bei vielen Patienten beseitigt oder gemindert werden. Lebensqualität und Belastbarkeit nehmen zu. In einem erheblichen Teil der Fälle führt die Operation zur Lebensverlängerung.

Literatur

1. Azariades M, Fessler CL, Floten H St, Starr A (1990) Five-year results of coronary bypass grafting for patients older than 70 years: role of internal mammary artery. Ann Thorac Surg 50:940–945 – 2. Barner HB, Standeven JW, Reese J (1985) Twelve-year experience with internal mammary artery for coronary artery bypass. J Thorac Cardiovasc Surg 90:668–675 – 3. Bircks W (1990) Herzchirurgie – Vergangenheit, Gegenwart, Zukunft. Z Kardiol 79, suppl 4:1–5 – 4. CASS principal investigators and their associates (1983) Coronary Artery Study (CASS); a randomized trial of coronary artery bypass surgery: survival data. Circulation 68:939–950 – 5. Frankl WS (1990) A comparison of coronary artery bypass surgery and percutaneous transluminal coronary angioplasty in the treatment of coronary angioplasty in the treatment of coronary artery disease. Modern Concepts of Cardiovascular Disease (American Heart Association) 59:31–42 – 6. Galotti R, Mamolo G, Casucci R, Maslowsky F, Gross C, Ornaghi D, Panisi P, Semeraro F, Respighi E (1991) Reoperation for myocardial revascularization using the internal mammary artery. J Cardiovasc Surg 32:8–11 – 7. Groudin CM (1984) Late results of coronary artery grafting: is there a

flag in the field? J Thorac Cardiovasc Surg 87:161–166 – 8. Hall RJ (1989) Coronary artery bypass in perspective. Texas Heart Institute, Journal 16:127–130 – 9. Ivert TK, Huttunen K, Landou C, Björk VO (1988) Angiographic studies of internal mammary artery grafts 11 years after coronary artery bypass grafting. J Thorac Cardiovasc Surg 96:1–12 – 10. Kalmar P, Irrgang E (1990) Cardiac Surgery in the Federal Republic of Germany during 1989, a report by the German Society for Thoracic and Cardiovascular Surgery. Thorac Cardiovasc Surgn 38:198–200 – 11. Kalmar P (1991) Persönliche Mitteilung, basierend auf einer noch nicht publizierten Erfassung der Deutschen Ges. f. Thorax-, Herz- und Gefäßchirurgie. Thorac Cardiovasc Surgn – 12. Killtip T, Passamani E, Davis K, CASS principal investigators and their associates (1985) A randomized trial of coronary bypass surgery. Eight years follow-up and survival in patients with reduced ejection fraction. Circulation 72 (suppl V):105–109 – 13. Lytle BW, Loop FD, Cosgrove DM, Ratcliffe NB, Easley K, Taylor PC (1985) Long-term (5 to 12 years) serial studies of internal mammary artery and saphenous vein coronary bypass grafts. J Thorac Cardiovasc Surg 89:248–258 – 14. McGrath LB, Laub GW, Graf D, Gonzales-Lavin L (1990) Hospital death on a cardiac surgical service: negative influence of changing practice patterns. Ann Thorac Surg 49:410–412 – 15. Rich MW, Keller AJ, Schechtman KB, Marshall WG, Kouchoukos NT (1988) Morbidity and mortality of coronary bypass surgery in patients 75 years of age or older. Ann Thorac Surg 46:638–644 – 16. Schaff V, Gersh BJ, Fisher LD, Frye RL, Mock MB, Ryan JT, Eis RB, Chaitman BR, Alderman EL, Kaiser GC (1984) Detrimental effect of perioperative myocardial infarction on late survival after coronary artery bypass. – Report from the Coronary Artery Surgery Study – CASS –. J Thorac Cardiovasc Surg 88:972–981 – 17. Schröder T, Hörmann E, Leitz K, Engel H-J (1990) Die sofortige Bypass-Operation verhindert den Herzinfarkt beim PTCA-Notfall. Z Kardiol 79:669–676 – 18. Takaro T, Hultgren HN, Detre KM, Peduzzi P (1982) The Veterans Administration Cooperative Study of stable angina: Current status. Circulation 65 (suppl II):60–67 – 19. Varnauskas E, European Coronary Surgery Study group (1988) Twelve-year follow-up of survival in the randomized European Coronary Artery Surgery Study. N Engl J Med 1988:332–337 – 20. Vukmirovic NB, Bircks W (1990) Die Bedeutung der Arteria mammaria interna als Bypassgefäß. Dt Ärztebl 87:4105–4112

Die stumme Myokardischämie – diagnostisches Dilemma und Herausforderung

B. Maisch (Abteilung Innere Medizin – Kardiologie der Universität Marburg)

Myokardischämie und Hypoxämie: Grundsätzliches und Triviales

Unter *Myokardischämie* versteht man eine Verminderung der Koronardurchblutung unter die für den Ruhe- oder Belastungsstoffwechsel erforderliche Flußrate bei normaler Sauerstoffsättigung des Blutes. Bei der *Hypoxämie* ist die Flußrate normal, aber die Sauerstoffsättigung vermindert. Eine O_2-Mangelversorgung des Herzens kann auf beidem beruhen. Am häufigsten ist sie Folge einer stenosierenden Koronarsklerose. Die Ischäme kann stumm (SMI) oder symptomatisch (Angina pectoris) sein.

Ihr *pathophysiologischer Mechanismus*, das Mißverhältnis zwischen Sauerstoffbedarf und Sauerstoffangebot, kann vielfältige Ursachen haben. Die häufigste Ursache einer Ischämie ist eine Stenose epikardialer Leitungsgefäße, ihr folgt nach der Häufigkeit der vermehrte O_2-Bedarf bei einer erhöhten Wandspannung infolge meist hypertoniebedingter Myokardhypertrophie. Auch sie kann zu ischämischen Episoden führen, ohne daß eine signifikante Lumeneinengung großer Herzkranzgefäße vorliegen muß.

Seltener sind Koronarspasmen ohne, häufiger solche bei strukturellen Veränderungen der Koronargefäße [60] die in Ruhe oder in Belastungssituationen [87] Ischämien auslösen können.

Daß die symptomatische Form der KHK mit dem Warnsignal der Angina pectoris prognostisch ungünstig ist, ist nicht erst seit den doppelblind-randomisierten Studien unserer Tage belegt. Bereits in Ebers Papyrus, 3000 v. Chr., läßt sich nachlesen: „Untersucht man einen Mann mit Herzbeschwerden oder hat er ständig Schmerzen auf der Brust, dann ist er dem Tode nahe".

Neu hingegen ist, daß neben der symptomatischen Form der Myokardischämie auch asymptomatische oder stumme Ischämien eine Bedrohung darstellen. Sie sind für Patient und Arzt aufgrund der fehlenden Symptome weit weniger eindrucksvoll als die meisten anderen dramatischeren Erscheinungsformen der KHK wie der akute Myokardinfarkt, die stabile oder instabile Angina pectoris oder die als Folgezustände der Ischämie oder des Infarkts auftretende Herzinsuffizienz und die Herzrhythmusstörungen.

Pathologisch-anatomisches Korrelat der stummen wie der symptomatischen Ischämie ist meist die stenosierende Koronarsklerose. Bei instabilen ischämischen Zuständen findet sich in situ häufig eine lokale Thrombozytenaggregation oder ein rupturierter atheromatöser Plaque.

Als Teilmanifestation der KHK trägt die stumme Ischämie in der Bundesrepublik und weltweit zur führenden *epidemiologischen* Rolle der KHK in der Todesursachenstatistik mit 55,3% aller Herz- und Gefäßkrankheiten bei (Statistisches Bundesamt 1985).

Die „stumme Ischämie" (SMI) ist längst kein Modethema mehr am Rande, sondern akzeptierte Realität bei Patienten mit KHK. Sie ist auch nicht mit dem Etikett des „falsch positiven" Belastungs-EKG (ohne Angina pectoris) [25] richtig bewertet.

Ihr Nachweis hat prognostische und therapeutische Konsequenzen [6, 63]. Zum „Screening" von Patienten mit dem Risikoprofil einer KHK gehört es heute, stumme Ischämien nachzuweisen oder auszuschließen. Sie ist Bestandteil des Fragenkatalogs bei Patienten mit wahrscheinlicher oder möglicher KHK [1, 2]:

1. Ist die Ischäme symptomatisch oder stumm?
2. Wodurch werden die Ischämien ausgelöst? (spontan, belastungs- oder streßabhängig).
3. Persistiert die Mangeldurchblutung d.h. ist es eine reversible, eine Innenschichtischämie oder transmuraler Infarkt?

Damit ist die SMI eine neu erkannte Dimension der KHK [75]. Mit welcher Methode sie sensitiv und spezifisch genug erfaßt wird, ist nicht unumstritten. Dies ist ihr diagnostisches Dilemma [36]. Mit der Güte der diagnostischen Methoden steht und fällt die prognostische Wertigkeit und Notwendigkeit, evtl. weitergehende invasive diagnostische und interventionelle oder koronarchirurgische therapeutische Konsequenzen zu ziehen. Dies ist die gegenwärtige Herausforderung.

In diesem Beitrag wird dem aktuellen Stand unseres Wissens und Unwissens über die stumme Myokardischämie (SMI) mit folgenden Fragen nachgegangen:

1. Was ist eine stumme Ischämie?
2. Wie läßt sie sich dennoch beweisen?
3. Welche Patienten haben eine stumme Ischämie?
4. Warum ist die stumme Ischämie stumm?
5. Wie häufig ist die stumme Ischämie?
6. Welche Faktoren lösen eine stumme Ischämie aus?
7. Welche Prognose hat die stumme Ischämie im Vergleich zur symptomatischen koronaren Herzerkrankung?
8. Wie ist die stumme Ischämie zu behandeln?

1. Was ist eine stumme Ischämie?

Die stumme Myokardischämie (SMI) gehört zu den Erscheinungsformen der koronaren Herzerkrankung. Die stumme Mangeldurchblutung ist objektivierbar, obgleich sie ohne Angina pectoris oder deren Äquivalente (z.B. Dyspnoe oder Rhythmusstörungen) verläuft. Vereinfacht wurde deshalb die stumme Ischämie als *„Angina pectoris ohne Schmerz"* charakterisiert, denn die formale Gleichsetzung von SMI und Angina pectoris impliziert, daß das pathologisch-anatomische Korrelat, die Pathophysiologie, die Pathogenese und die Prognose vergleichbar wären und deshalb analoge diagnostische und therapeutische Konsequenzen wie bei einer symptomatischen koronaren Herzerkrankung zu ziehen sind.

Eine solche Gleichsetzung läßt sich aber schon innerhalb der symptomatischen Myokardischämie nicht ungeprüft aufrechthalten: Pathophysiologie und -mechanismus der stabilen und instabilen Angina pectoris sind nicht identisch. Ähnliches dürfte auch für stumme Formen stabiler und instabiler Ischämien gelten, denn auch die stumme Ischämie läßt wie alle anderen Ischämieformen sich nach Symptomatik, Auslösung und Persistenz (Abb. 1) einteilen. Fehlt „das Warnsignal Angina pectoris", mag dies für den Patienten weniger bedrohlich erscheinen. Für den behandelnden Arzt stellt die SMI eine diagnostische Herausforderung dar, weil sie ohne ein ihm vom Patienten entgegengebrachtes Krankheitszeichen auftritt: Der Patient ist „krankheitsblind", der Arzt benötigt „technische, diagnostische Instrumente", um das anamnestisch nicht erfragbare Symptome Ischämie doch zu erfassen.

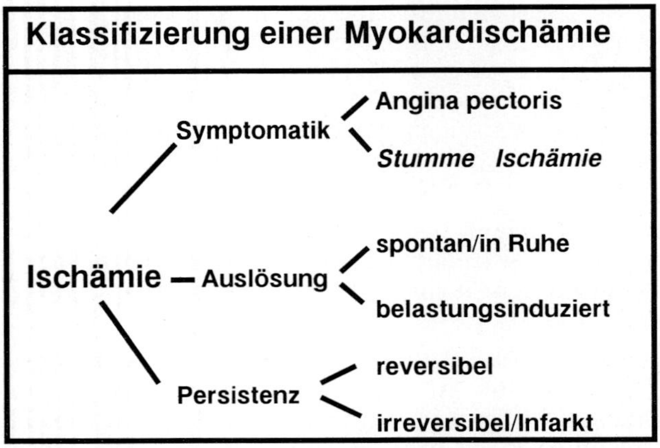

Abb. 1. Möglichkeiten zur Definition eines Ischämiezustandes [1, 2]

Die zeitliche Sequenz hämodynamischer, elektrokardiographischer Veränderungen und ihre Assoziation zur Angina pectoris läßt sich exemplarisch bei einer perkutanen transluminalen Angioplastie simulieren: Angina pectoris tritt nicht als erstes Symptom auf, sondern gehört zu den späten Phänomenen nach einer Koronarokklusion. Binnen weniger Sekunden kommt es zunächst zu Störungen der (diastolischen) Relaxation im betroffenen Myokardareal, wenig später zur Beeinträchtigung der systolischen Kontraktion. Die Beeinträchtigung von Diastole und Systole zieht einen Anstieg des linksventrikulären Füllungsdruckes nach sich. Relaxations- und Kontraktionsstörung sowie der Anstieg des enddiastolischen Drucks im linken Ventrikel sind Folge des relativen O_2-Defizits, d.h. der Abnahme des regionalen Sauerstoffangebotes bei weiterbestehendem O_2-Bedarf. Es kommt zu einer kritischen Minderung des Sauerstoffpartialdruckes im ischämischen Areal.

Dieses Defizit führt zu regionalen metabolischen Veränderungen, deren Ziel es ist, den Koronarfluß zu verstärken (Freisetzung von Mediatoren, „second messenger" oder ADP). Sind diese regionalen Gegenmaßnahmen erfolglos, zeigt sich im EKG eine ST-Streckenalteration. Nach 30–60 sec. tritt im Regelfall auch Angina pectoris auf. Da die Angina pectoris bei Koronarokklusion oder hämodynamisch relevanter Koronarstenose aber nicht obligat ist, führt das Fehlen von Angina pectoris trotz nachweisbarer Ischämie zur 2. Frage:

2. Wie läßt sich die stumme Ischämie dennoch nachweisen?

Die Antwort hierauf ist einfach und schwierig zugleich. Trivial ist die Schlußfolgerung, daß die Myokardischämie mit einem nicht-invasiven oder invasiven diagnostischen Verfahren nachgewiesen werden muß [46]. Der Ischämienachweis mit dem Arsenal der einzelnen nicht invasiven Methoden kann allerdings nur mit unterschiedlicher Sensitivität und Spezifität geführt werden:

a) Belastungs-EKG

Das Belastungs-EKG als Fahrradergometrie im Liegen oder Sitzen, als Laufband-Ergometrie im Rahmen eines modifizierten Bruce- oder Naughton-Protokolls oder als Stufentest gehört zu den klassischen nicht-invasiven Nachweismethoden einer Ischämie, die mit oder ohne Angina pectoris ablaufen kann. In den Brustwandableitungen sollte eine ST-Streckensenkung von mindestens 0,2 mV in den Einthoven'schen oder Goldberger'schen Ableitungen von mindestens 0,1 mV vorliegen.

Das Belastungs-EKG gibt dann Hinweise auf eine Ischämie, wenn eine ST-Streckensenkung oder eine ST-Streckenhebung um mindestens 0,2 mV bei der ergometrischen Belastung vorliegt. Es ist damit gut zum Ischämienachweis geeignet, auch wenn der Patient keine Angina pectoris angibt [44, 49]. Abbildung 2 zeigt ein suspektes Ruhe- und „positives" Belastungs-EKG eines 67jährigen Patienten mit koronarer Dreigefäßerkrankung und ST-Streckensenkungen >0,2 mV sowohl über der Vorder- als auch über Hinterwand bereits bei dreiminütiger Belastung mit 50 Watt. Der Patient ist Diabetiker und asymptomatisch.

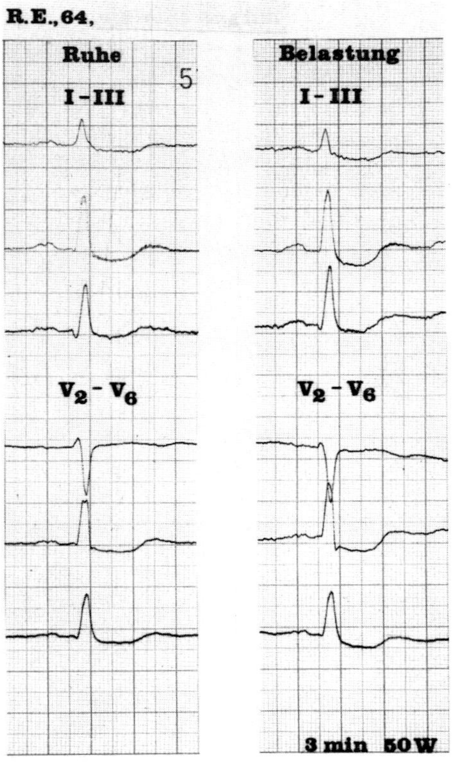

Abb. 2. Belastungs-EKG eines 64-jährigen asymptomatischen Diabetikers mit leichten Veränderungen des Ruhe-EKG über Vorder- und Hinterwand und signifikanten ST-Streckensenkungen in den Abl. II, III, V4 bis V6 unter 3 Minuten 50 Watt. Dem Belastungs-EKG liegt eine koronare Dreigefäßerkrankung zugrunde

Einem positiven Belastungs-EKG kommt bei Patienten mit nachgewiesener koronarer Herzerkrankung eine prognostische Relevanz zu. Nach Mark et al. [50] soll bei nachgewiesener koronarer Ein- oder Mehrgefäßerkrankung die Prognose der Patienten ohne Symptome und ohne ST-Streckensenkungen erwartungsgemäß besser sein als die Lebenserwartung der Patienten, die eine ST-Streckensenkung aufweisen, aber unter Belastungsbedingungen asymptomatisch sind. Kommt bei Patienten mit nachgewiesener koronarer Herzerkrankung eine nicht belastungslimitierende Angina pectoris hinzu, ist diese Prognose noch ungünstiger. Am stärksten beeinträchtigt ist die Lebenserwartung von Patienten mit belastungslimitierender Angina pectoris und ST-Streckensenkungen in der Ergometrie.

Die prognostische Bedeutung eines positiven Belastungstests gilt auch nach abgelaufenem Herzinfarkt [80].

b) Nuklearmedizinische Verfahren

In den ersten szintigraphischen Untersuchungen zur SMI verwendeten Deanfield et al. [15–17] das rasch zerfallende und deshalb nicht überall anwendbare Rubidium als Tracer zum Nachweis einer Perfusionsstörung. Mit der 201-Thallium- oder Te-Nitrilszintigraphie in Ruhe und bei Belastung lassen sich mit einem stabileren Tracer belastungsabhängige Ischämieareale bei symptomatischen und asymptomatischen Patienten nicht-invasiv nachweisen. Abbildung 3 aus der Marburger PTCA-Studie zeigt das Szintigramm eines asymptomatischen Patienten mit hochgradiger Ischämiereaktion bei der Belastung auf dem Fahrradergometer. In der anschließenden Ruhephase sind die anteroseptalen Perfusionsdefekte nicht mehr nachweisbar. Nach erfolgreicher PTCA sind erwartungsgemäß weder Ruhe- noch Belastungsdefekte nachweisbar.

Nach Untersuchungen von Beller [4] und Hecht et al. [40] sind nuklearmedizinische Methoden im Vergleich zum einfachen Belastungs-EKG besser geeignet, die gesamte ischämische Last („total ischemic burden“) des Herzens abzuschätzen. Nur 32% der 28 Patienten mit im 201 Thallium-Spect-Szintigramm validierter stummer Ischämie hatten auch ein positives Belastungs-EKG mit ST-Streckensenkungen von $>0{,}2$ mV [40]. Dagegen zeigte das Belastungs-EKG bei 70% der Patienten ($n=28$) mit symptomatischen Episoden eine ST-Streckensenkung. Daraus folgt, daß symptomatische Patienten auch häufiger elektrokardiographische Veränderungen unter Belastung aufweisen als asymptomatische Patienten und daß die Belastungsszintigraphie auch bei negativem Belastungs-EKG Risikopatienten mit Koronarstenosen erkennen kann [3].

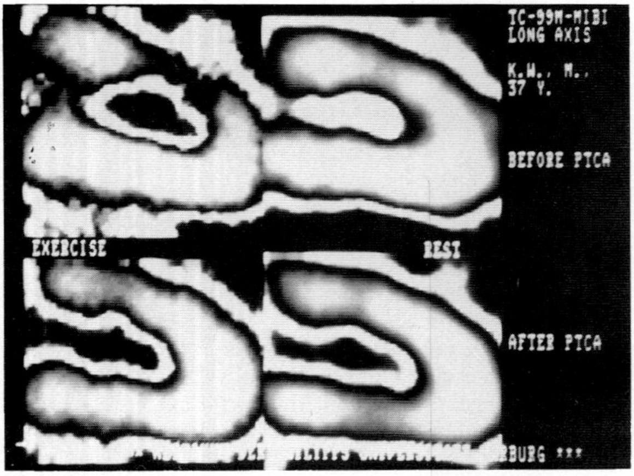

Abb. 3. Nitril-SPECT-Szintigraphie eines 59-jährigen Patienten aus der Marburger PTCA-Studie mit dem Leitsymptom Rhythmusstörungen Lown IVb ohne echtes Angina pectoris-Korrelat vor (*oben*) und nach PTCA (*unten*). Die *linken* Abbildungsteile stellen jeweils die Belastungsszintigramme, die *rechten* Abbildungsteile die Reperfusionsphase dar

Es bleibt zu fragen, ob die größere Sensitivität der szintigraphischen Methoden im Vergleich zum Belastungs-EKG auch mit einer ausreichenden Spezifität einhergeht oder die höhere Sensitivität nicht mit einer größeren Anzahl falsch positiver Befunde erkauft wird. Dies ist auch für die Nitril- oder Thalliumszintigraphie mit Dipyridamol noch nicht abschließend geklärt.

Nach Hendel et al. [41] besitzt die Dipyridamol-Szintigraphie gleichfalls einen prognostischen Aussagewert: Patienten ohne Perfusionsstörungen nach Dipyridamol haben eine wesentlich bessere Überlebenswahrscheinlichkeit als solche mit Perfusionsdefekten nach Dipyridamolgabe (Persantin).

c) Langzeit-EKG

Als ein besonders bedeutsames diagnostisches Verfahren zum Nachweis einer stummen Ischämie wurde in den letzten Jahren die Langzeit-EKG-Registrierung (Holter) bewertet [56–58, 76, 77, 81]. Grundsätzlich kann bei einer stummen ischämischen Episode es sowohl zu seltenen ST-Streckenhebungen als auch zu ST-Streckensenkungen kommen. Bei dem 62jährigen Mann, dessen Holter-EKG eine ST-Streckenelevation als asymptomatisches Ischämieäquivalent zeigte (Abb.4), lag eine proximale Riva-Stenose vor. Bei ihm lief die in Abb. 4 dokumentierte ischämische Episode als „Prinz-Metal-Angina ohne Angina" ab.

Häufiger sind dagegen im Langzeit-EKG neu oder zusätzlich auftretende ST-Streckensenkungen, die mit tachykarden Phasen assoziiert auftreten können (Abb. 5).

Eine weitere mögliche Folge einer Ischämie sind komplexe ventrikuläre Rhythmusstörungen (Abb. 6a und b).

Für die Bewertung ischämischer Episoden im Langzeit-EKG hat sich die *1 × 1 × 1-Regel* bewährt. Sie besagt, daß mehr als 1 mm (0,1 mV) ST-Streckensenkung mindestens 1 Minute andauern sollte und von der nächsten Episode im Holter-EKG eine weitere Minute getrennt sein muß.

Langzeit- und Belastungs-EKG können, aber müssen nicht gleichgerichtete Ergebnisse beim Versuch eines Ischämienachweises ergeben: Welche der beiden Methoden die größere diagnostische Sensitivität und Spezifität besitzt, bleibt umstritten:

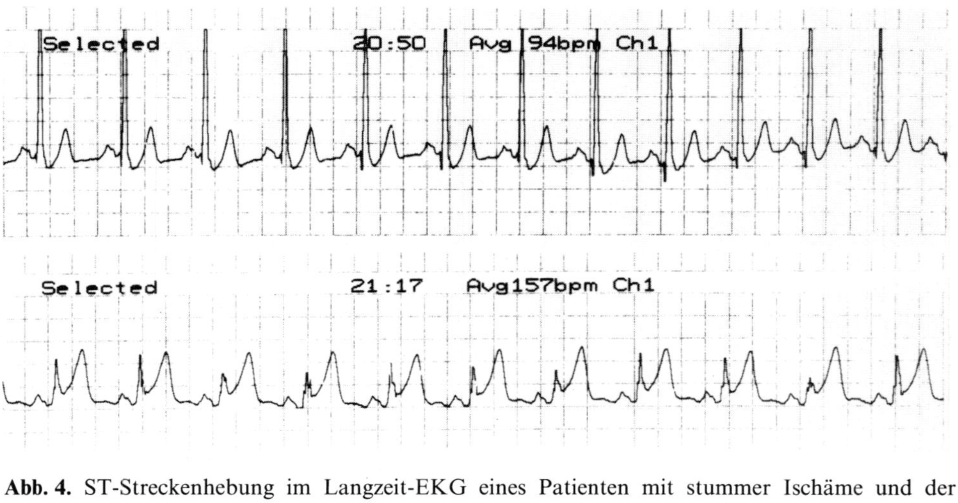

Abb. 4. ST-Streckenhebung im Langzeit-EKG eines Patienten mit stummer Ischäme und der Prinz-Metal-Angina ohne Angina. Morphologisches Korrelat war eine subtotale proximale Riva-Stenose.

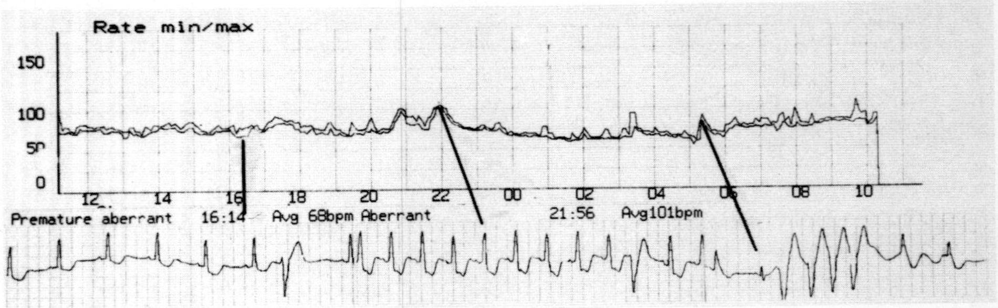

Abb. 5. Langzeit-EKG-Registrierung eines Patienten mit bereits in Ruhe bestehenden ST-Streckensenkungen, die assoziiert zu einem Frequenzanstieg deutlich zunehmen. Es zeigen sich Episoden monotoper ventrikulärer Extrasystolie

So ist die Aussagekraft des Langzeit-EKG auch für Patienten mit positivem Belastungs-EKG und nachgewiesener koronarer Herzerkrankung erfahrungsgemäß durch die Ableitungsbedingungen vorgegeben. Deshalb konnten Hausmann et al. [39] zeigen, daß die Inzidenz von ST-Streckensenkungen dann am ausgeprägtesten war, wenn die R-Zacken am höchsten waren. Mit dieser Bedingung eines pathologischen Befundes von den Ableitungsbedingungen ist auch vereinbar, daß Ischämien der Vorderwand, d. h. höhergradige Stenosierungen des Ramus interventricularis anterior am besten erfaßt werden, weil sie die größten R-Potentiale ergeben.

Bei Patienten mit instabiler Angina pectoris kommt der Anzahl zusätzlicher stummer Ischämien nach Gottlieb et al. [33–35] eine prognostische Bedeutung zu. Das Langzeit-EKG erfaßt die gesamte Ischämielast, die das Herz zu tragen hat, besser als dies die Summe der Angina pectoris-Anfälle es kann. Dagegen hatten Patienten mit Herzschmerzen ohne ischämische Episoden im Langzeit-EKG eine höhere Überlebenswahrscheinlichkeit.

Ischämische Episoden können mit und ohne Angina pectoris-Symptomatik einhergehen und gravierende Rhythmusstörungen induzieren, die zum plötzlichen Herztod führen (Abb. 6a und b). Nach Sheps u. Heis [73] könnte durch eine Behandlung von Patienten mit stummen Ischämien vom Typ II nach Cohn [11, 12], d.h. Patienten mit abgelaufenem Herzinfarkt und stummer Ischämie im Langzeit-EKG, Myokardszintigraphie oder Belastungs-EKG die Inzidenz des plötzliches Herztodes drastisch gesenkt werden. Ob dieser hypothetische Therapieansatz insbesondere nach den Ergebnissen der CAST-Studie (proarrhyhtmische oder negativ inotrope Wirkung von Klasse Ic-Antiarrhythmika als prognoseverschlechternde Therapie im Vergleich zu Placebo) jemals praktische Bedeutung zukommen wird, bleibt spekulativ.

Bei Patienten mit arterieller Hypertonie sind ischämische Episoden nicht selten mit Blutdruckspitzen verknüpft [20]. Ischämische und hypertensive Episoden folgen häufig einer zirkadianen Rhythmik [69, 89]: Blutdruckspitzen und Ischämien treten in den frühen Morgenstunden und in der Zeit von 14 bis 21 Uhr besonders häufig auf. Nach Scheler u. Strauer [69] sind stumme ischämische Episoden bei Patienten mit exzentrischer Hypertrophie besonders häufig. Bei ihnen dürfte die linksventrikuläre Wandspannung, die ein Maß für den Sauerstoffverbrauch des Herzens darstellt, besonders hoch sein.

Bei begründetem Verdacht (Nachweis einer stummen Ischämie von Patienten mit Risikokonstellation für eine koronare Herzerkrankung) sollte auch die asymptmatische KHK durch Herzkatheter und Koronarangiographie validiert werden. Das Ausmaß der der Ischämie zugrundeliegenden Koronarsklerose kann heute quantitativ erfaßt werden

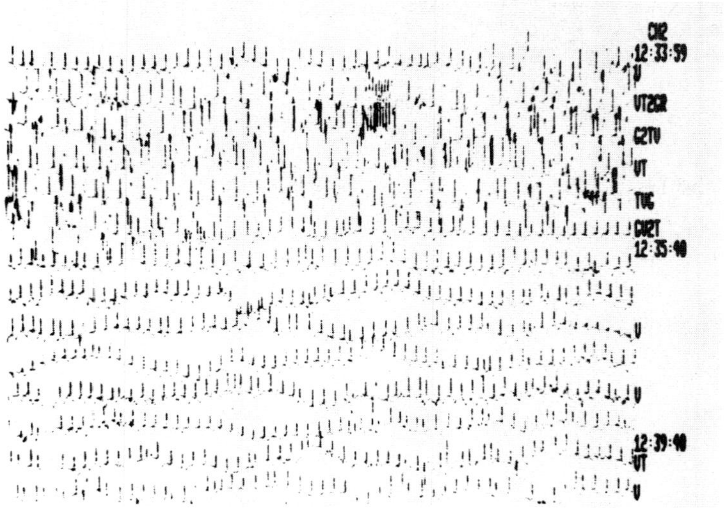

a

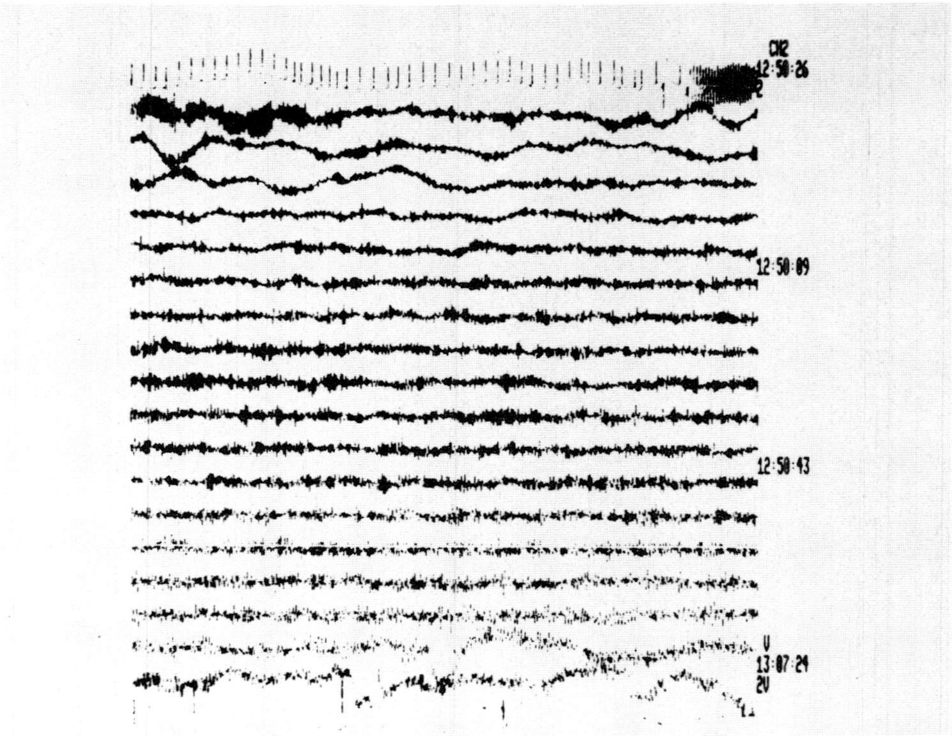

b

Abb. 6 a, b. Kontinuierliche Langzeit-EKG-Registrierung eines Patienten mit Zustand nach Vorderwandinfarkt und stumm verlaufender Ischäme (nach Cohn) Typ 2: Nach monotopen ventrikulären Extrasystolen und einer Warnarrhythmie kommt es zur Kammertachykardie, die in Kammerflimmern degeneriert

(Abb. 7), ebenso auch eine regionale Wandbewegungsstörung in der Laevokardiographie oder Echokardiographie.

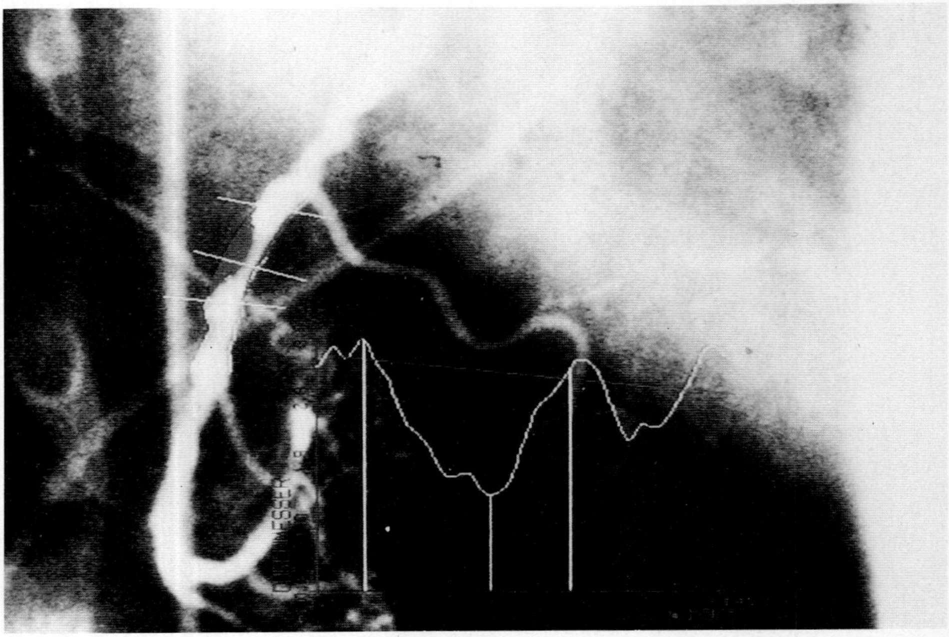

Abb. 7. Quantitative Koronarangiographie bei einem Patienten mit einer subtotalen Stenose der rechten Herzkranzarterie

3. Welche Patienten haben eine stumme Ischämie?

Die Epidemiologie der stummen Ischämie entspricht im wesentlichen der Epidemiologie der koronaren Herzerkrankung. Von ihr betroffen sind 2–4 % der Männer im mittleren Alter zwischen 40 und 65 Jahren. In den alten und neuen Bundesländern dürften das ca. 1,2 Millionen Patienten sein. Nach Cohn [12] lassen sich verschiedene Erscheinungsformen abgrenzen: Typ 1 umfaßt völlig asymptomatische Patienten mit stummer Ischämie (dies sind ca. 3–5 % der Erkrankten), Typ 2 sind Patienten mit stummer Ischämie nach Herzinfarkt, d.h. ca. 20%, Typ 3 sind Patienten mit stummer Ischämie und Angina pectoris. Dies ist mit 75–80% die größte Gruppe (Tabelle 1).

Tabelle 1. Risikotypen der stummen Ischämie

Typ I:	Völlig asymptomatische Patienten
Typ II:	Asymptomatische Patienten nach Herzinfarkt
Typ III:	Symptomatische Patienten mit zusätzlichen stummen Episoden

4. Warum ist die stumme Ischämie stumm?

Wenn die Angina pectoris fehlt, kann dies verschiedene Gründe haben [7, 8, 26, 27, 47, 51, 52, 72, 74, 75]:

1. Das Areal ischämischen Myokards könnte zu klein sein, um Angina pectoris zu verursachen. Dieser Vorstellung widerspricht allerdings, daß die szintigraphisch ermittelten Ischämieareale bei Patienten mit stummer und symptomatischer Ischämie durchaus vergleichbar sein dürften.
2. Eine zu kurze Ischämiedauer kann gleichfalls Ursache für eine fehlende Angina pectoris-Symptomatik sein. Dies belegt jedesmal neu die perkutane transluminale Angioplastie von kritischen Koronarstenosen [86]. Das Warnsignal „Angina pectoris" tritt erst als letztes Symptom in Erscheinung. Zunächst sind Störungen der Relaxation (10–20 sec.), dann der Kontraktion (20–30 sec.) nachweisbar. Erste EKG-Veränderungen treten nach 30–50 sec. auf. Erst dann kommt es zur Angina pectoris. Außerdem können bereits ausgebildete Kollateralen das Auftreten von Angina pectoris verzögern. Dem entspricht die Beobachtung, daß einer invasiven Nachuntersuchung „falsch-positiver" Belastungs-EKG d.h. von ST-Streckensenkungen ohne Angina pectoris, häufig doch relevante Koronarstenosen nachgewiesen wurden [25].
3. Wenn das Warnsystem der Angina pectoris versagt, kann dies auch Folge einer variablen Schmerzschwelle, von Störungen der neuronalen Erregungsleitung und Wahrnehmung sein. Bei Patienten mit asymptomatischer Myokardischämie liegt die Angina pectoris-Schwelle höher als bei Patienten mit symptomatischer Koronarmangeldurchblutung. Nach Droste et al. [21–23] kann dies viele Ursachen haben (Abb. 8): Ischämie trifft den Myozyten, Endothel und extrazelluläre Matrix. Störungen der Perzeption können den Rezeptor, den Nerv selbst bzw. die aszendierende Leitungsbahn, die deszendierende Nervenbahn und das zentrale Nervensystem betreffen. Mit dem morphologischen Substrat kann die Kodierung, die Leitung, die Inhibition und die Verarbeitung des Ischämiesignals beeinträchtigt sein. Dabei können mechanische Alterationen, Neuropathien, z.B. bei Diabetes mellitus [7, 26, 59] sowie erhöhte Endorphinspiegel oder psychische Faktoren eine wesentliche Rolle spielen, wenn es dazu kommt, daß Angina pectoris unterbleibt (Abb. 8). Nach Untersuchungen von Grossman [37], Lind et al. [48] und Sheps et al. [74] wird dies besonders gut belegt durch die höheren Endorphinspiegel z.T. in Ruhe [74] und noch sicherer unter

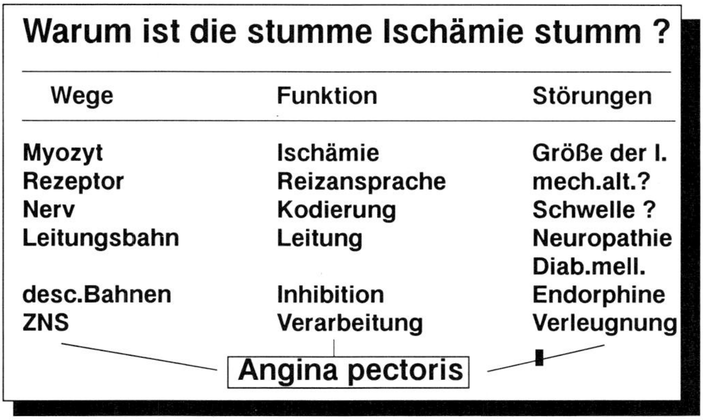

Abb. 8. Wege von der Wahrnehmung der Ischämie bis zu ihrer Verarbeitung und zum Auftreten von Angina pectoris-Symptomatik sowie mögliche Störungs- unter Interaktionsmöglichkeiten (nach Droste et al. [21, 22])

Belastung bei Patienten mit asymptomatischer koronarer Herzerkrankung. Die erhöhte Angina pectoris-Schwelle kann mit Hilfe des Naloxon-Tests [24] erniedrigt werden: Aus stummer Ischämie wird so Angina pectoris.

5. *Wie häufig ist die stumme Ischämie?*

Ungefähr 50% aller Herzinfarkte verlaufen unerkannt (Framingham Studie [45]).

Zahlreiche Langzeit-elektrokardiographische Untersuchungen zeigen, daß 3 von 4 Ischämien stumm verlaufen. Dabei sind, wie bereits dargelegt (Tabelle 1), die verschiedenen Gruppen von Patienten mit stummer Ischämie unterschiedlich stark betroffen. Völlig asymptomatische Patienten mit stummen Ischämien finden sich nur 3–5 % der Fälle, 20% der Patienten nach Myokardinfarkt haben nur stumme Ischämien [12–14, 60]. Patienten mit gemischten Formen der symptomatischen und asymptomatischen Ischämie sind mit 75–80% am häufigsten vertreten. Hieraus ergibt sich die Vorstellung, daß die Angina pectoris mit ca. 20–25% nur die Spitze des Eisberges der gesamten ischämischen Episoden darstellt, d.h. daß stumme Ischämien 75–80% der Gesamtzahl aller ischämischer Episoden ausmachen.

6. *Welche Faktoren losen eine stumme Ischämie aus?*

Symptomatische wie stumme Ischämien sind Folge eines regionalen Mißverhältnisses von myokardialem Sauerstoffbedarf und begrenztem Angebot bei stenokardiebedingter Perfusionsstörung. Erhöhter O_2-Bedarf infolge körperlicher und psychischer Belastung und Änderungen des Gefäßtonus sind bei gegebener Koronarmorphologie einer kritischen oder subkritischen Stenose kausale Determinanten der Ischämie. Daneben sind stumme wie die manifeste Ischämie zirkadianen Schwankungen ihrer Häufigkeit unterworfen (Abb. 9). Diese sind Folge der Biorhythmik. Dabei kommt es meist zu

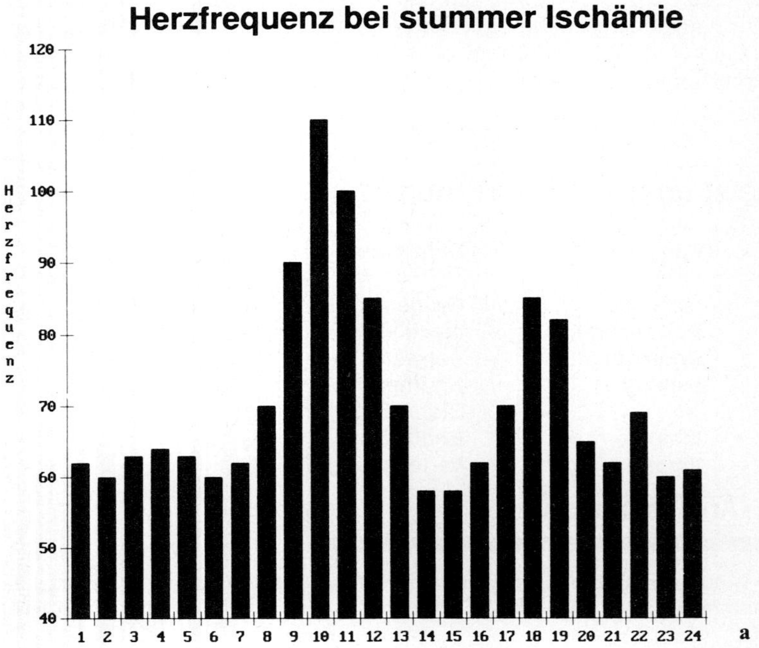

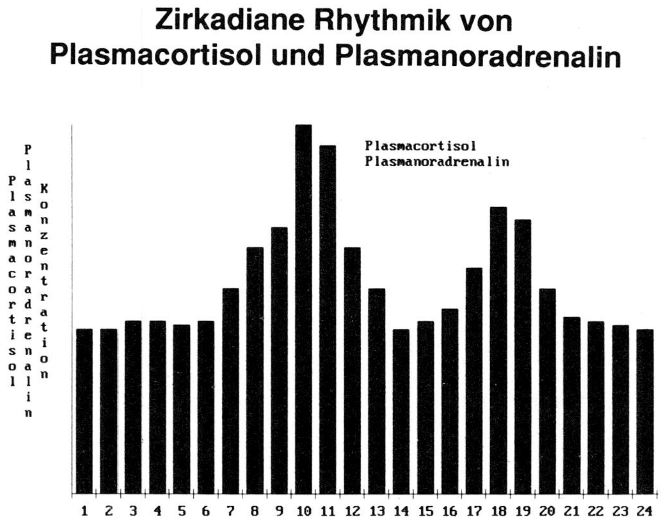

b

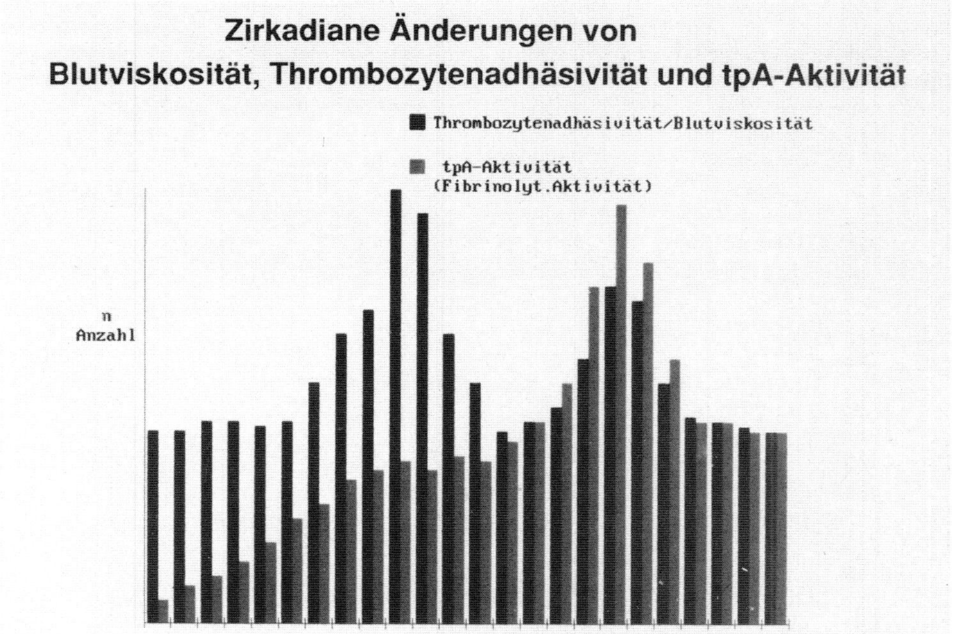

c

Abb. 9a–c. Zirkadiane Rhythmik der symptomatischen und stummen Ischämien. Es zeigt sich ein ausgeprägtes Morgen- und ein diskretes Nachmittagshoch. Sie geht einher mit einer Frequenzerhöhung morgens und am frühen Nachmittag (**a**). Vergleichbare Kurven finden sich auch für die zirkadiane Rhythmik beim Auftreten von Myokardinfarkten (Deanfeld [16, 17] und Muller [53, 54]), für das Auftreten des plötzlichen Herztodes [Muller 53,54], über Plasmacortisol und Plasmaadrenalinspiegel (**b**) (nach Muller [53]), für die zirkadianen Veränderungen der Blutviskosität reziprok auch für das Auftreten einer endogenen lytischen Aktivität (Tpa) (**c**) einem frühen Vormittagsgipfel ischämischer Episoden um 6 bis 8 Uhr und zu einem kleineren frühen Nachmittagsgipfel zwischen 12 und 13 Uhr. Diese zirkadiane Rhythmik findet sich auch bei Blutdruckmessungen im Verlauf des Tages, in den tageszeitlichen Schwankungen im Auftreten von Myokardinfarkten [54], in der vermehrten Inzidenz des plötzlichen Herztodes während der beiden Gipfelpunkte [53], in den Schwankungen des Plasmacortisols, des Plasmanoradrenalins und in Änderungen der Thrombozytenadhäsivität. Die Thrombozytenadhäsivität ist in den frühen Morgen- und Nachmittagsstunden besonders stark. Sie zeigt ein spiegelbildliches Verhalten in der fehlenden endogenen fibrinolytischen Aktivität in den Morgenstunden. Diesem Biorhythmus überlagert sind körperliche Belastungen und emotionaler Streß, die die myokardiale Sauerstoffbilanz ungünstig beeinflussen. Nach Cecchi et al. [5] und Cohn [14] sind bei intensiver körperlicher Aktivität stumme und symptomatische Ischämien nahezu gleich häufig [71], bei mäßiger Aktivität, beim Autofahren, während des Essens, aber insbesondere auch in Ruhe- und Schlafepisoden überwiegen stumme Ischämien. Bemerkenswert ist, daß bei psychischem Streß stumme und symptomatische Ischämien gleichfalls nahezu gleich häufig auftreten sollen [14, 28].

7. Welche Prognose hat die stumme im Vergleich zur symptomatischen Ischämie?

Nicht unerwartet konnten Giagoni et al. 1983 [23] zeigen, daß bei Patienten mit positivem Belastungs-EKG, d.h. einer Belastungsischämie die Zahl kardialer Ereignisse (Infarkt, plötzlicher Herztod, instabile Angina pectoris) über den Beobachtungszeitraum von 10 Jahren zunehmen. Nach dieser Studie [32] und den Untersuchungen anderer Autoren [58, 82, 84] zeigt sich, daß unabhängig vom Auftreten oder Fehlen der Angina pectoris-Symptomatik bei Belastung, d.h. mit stummer Ischämie eine gleich schlechte Prognose haben wie diejenigen Patienten, die Angina pectoris in Ruhe oder bei Belastung haben bzw. eine ST-Streckensenkung mit oder ohne Symptomatik bei der Ergometrie aufweisen. Eine solche Schlußfolgerung ist logisch nachvollziehbar [9, 10, 12, 66, 68]. Dies gilt allerdings kaum für Untersuchungen von Yeung et al. 1990 [88], die zeigen, daß Patienten, die sowohl ein pathologisches Belastungs-EKG wie stumme Ischämien im Langzeit-EKG aufwiesen, eine signifikant schlechtere Prognose haben sollen als Patienten ohne ischämische Reaktion im Langzeit-EKG. Danach wäre im Regelfall das Langzeit-EKG die sensitivere und spezifischere Methode.

8. Wie ist die stumme Ischämie zu behandeln?

Behandlungsbedürftig ist die Ischämie, unabhängig davon, ob sie stumm oder symptomatisch verläuft [9, 13, 29–31].

Die Therapie der SMI ist damit identisch mit der Therapie der KHK. Sie umfaßt Primärprävention, Sekundärprophylaxe, die medikamentöse Therapie und Therapie der Folgeschäden wie Herzinsuffizienz und Rhythmusstörungen. Vereinfachend gilt das Prinzip, daß die Behandlung der stummen Ischämie der Behandlung der symptomatischen Ischämie entspricht.

Bei häufigen ischämischen Episoden wird bei Ein- und Zweigefäßerkrankung in der Regel eine Ballondilatation, bei Mehrgefäßerkrankung eine Bypassoperation erfolgen.

Das Reportoire medikamentöser Maßnahmen umfaßt die Acetylsalicylsäure (Aspirin), die Nitrate, die Betarezeptorenblocker [62] und die Calciumantagonisten [61, 64]. Eine Monotherapie entspricht heutigen Vorstellungen nicht mehr. Die Kombination von 2 bzw. 3 Substanzgruppen hat den Vorzug bester Wirksamkeit und nur kleiner Nebenwirkungsrate.

Ischämie-bedingte segmentale Kontraktionsstörungen können damit normalisiert werden: Van der Wall [83] zeigte dies bei der Behandlung mit Diltiazem, Stone [78, 79] bei der Behandlung mit Verapamil und Nifedipin, Impiri et al. [43] bei der Behandlung mit Metoprolol.

Auch die zirkadiane Rhythmik ischämischer Episoden kann durch Betablockade aufgehoben werden [43].

Daß Kammerflimmern bei KHK mit symptomatischen; aber auch stummen ischämischen Episoden einhergeht, ist gut belegt [70, 85]: Es ist anzunehmen, daß die antiischämische Therapie auch hier wirksam ist. Ein prognostisch günstiger Einfluß ist selbst durch wirksame antiarrhyhtmische Therapie in der CAST (Cardiac Arrhythmia Suppression Trial)-Studie widerlegt. Die beste Option bei dokumentiertem Kammerflimmern ist heute der automatische implantierbare Kardioverter und Defibrillator (AICD). Bei komplexen Rhythmusstörungen wird in der Zeit nach CAST der Einsatz von Betablockern und Klasse III Antiarrhythmika (Amiodarone, Sotalol) empfohlen.

Wie bei allen symptomatischen Ischämien besitzen die kausal ansetzenden kardiochir-
urgischen und interventionellen Maßnahmen therapeutische Priorität. Nach Stone et al. [79] wird durch die perkutane transluminale Angioplastie – nicht unerwartet – die Anzahl stummer ischämischer Episoden drastisch reduziert. Es wäre nur logisch zu erwarten, daß die Reduktion ischämischer Ereignisse auch prognostische Bedeutung hat. Belegt ist dies bisher nicht. Auch den Beweis in randomisierten Studien zu erbringen, dürfte nicht einfach sein, da die Einjahresüberlebensrate bei Ein- und Zweigefäßerkrankungen bereits unter rein medikamentöser Therapie außerordentlich günstig ist. In doppelblinden randomisierten Studien wird gegenwärtig diesen Fragen nachgegangen: der Vergleich einer medikamentösen Therapie mit der PTCA ist Ziel der ACME-Studie („angioplasty contra medication") bei koronarer Eingefäßkrankheit. Bei der Zweigefäßerkrankung soll der Vergleich von Bypassoperation und PTCA (EAST- und BARI-Studie) klären, welcher Therapie der Vorzug zu geben ist.

Zusammenfassung

Die stumme Ischämie ist eine häufige Erscheinungsform der koronaren Herzerkrankung. Sie ist meist nicht die alleinige einzige Erscheinungsform der KHK sondern assoziiert mit Angina pectoris-Symptomatik. Es überwiegen asymptomatische Formen der Ischämie und solche, die mit Angina pectoris einhergehen im Verhältnis 1:3 bis 1:4. Der anginöse Schmerz ist das letzte Symptom im Ablauf der Ischämie. Ihr gehen Störungen der Relaxation, Kontraktion und Veränderungen im EKG voraus, die die metabolischen Folgen der Mangeldurchblutung dokumentieren. Die stumme Ischämie läßt sich im Belastungs-EKG, in der Belastungsszintigraphie oder dem Langzeit-EKG nachweisen. Der begründete Verdacht auf SMI muß invasiv abgeklärt und anschließend genauso konsequent behandelt werden wie die Angina pectoris. Ein generelles Screening asymptomatischer Patienten wird nicht empfohlen. Bei Risikopatienten (Männer zwischen 45 und 70 Jahren, bei denen mindestens ein Risikofaktor vorliegt oder bei Zustand nach Herzinfarkt) sollte gezielt nach ihr gefahndet werden.

Dann ist das Behandlungsprinzip die Behandlung der Ischämie, unabhängig davon, ob sie symptomatisch ist oder nicht.

Literatur

1. Arnim T von, Szeimies-Seebach U, Erath A, Schreiber MA, Höfling B (1989) Transient ischemic episodes – a marker for future cardiac events in patients with stable angina pectoris. In: Arnim T, von, Maseri, A (eds) Predisposing conditions for acute ischemic syndromes, Steinkopff, Darmstadt; Springer, Berlin Heidelberg New York Tokyo, pp 117–125 – 2. Arnim T von (1987) Silent ischemia in patients with coronary heart disease: prevalence and prognostic implications. Eur Heart J 8 (Suppl G):115–118 – 3. Bairey CN, Rozanski A, Maddahi J, Resser KJ, Berman DS (1989) Exercise Thallium-201 scintigraphy and prognosis in typical angina pectoris and negative exercise electrocardiograpiy. Am J Cardiol 64:282–287 – 4. Beller GA (1987) Role of nuclear cardiology in

evaluating the total ischemic burden in coronary artery disease. Am J Cardiol 59:31C-38CC – 5. Cecchi AC, Dovellini EV, Marchi F, Pucci P, Santoro GM, Fazzini PF (1983) Silent myocardial ischemia during ambulatory electrocardiographic monitoring in patients with effort angina. J Am Coll Cardiol 1:934–939 – 6. Chatterjee K (1989) Ischemia-Silent or manifest: Does it matter? (Editorial comment) J Am Coll Cardiol 13:1503–1505 – 7. Chiariello, M (1985) Asymptomatic transient ST changes during ambulatory ECG monitoring in diabetic patients. Am Heart J 110:529–534 – 8. Cohn PF (1980) Silent myocardial ischemia in patients with a defective anginal warning system. Amer J Cardiol 45:697–702 – 9. Cohn PF (1983) Prognosis and treatment of asymptomatic coronary artery disease. J Am Coll Cardiol. 1:959–964 – 10. Cohn PF (1989) Prognosis in exercise-induced silent) ischemia: Is there a consensus? J Am Coll Cardiol 14:893–4 – 11. Cohn PF (1984) Time for a new approach to management of patients with both symptomatic and asymptomatic episodes of myocardial ischemia. Am J Cardiol 54:1358–1359 – 12. Cohn PF (1985) Silent myocardial ischemia: Classification, prevalence, and prognosis. Am J Med 79:Suppl. 3A:2–6 – 13. Cohn PF (1985) Silent myocardial ischemia as a manifestation of asymptomatic coronary artery disease: What is appropriate therapy? Am J Cardiol 56:28D-34D – 14. Cohn PF (1987) Silent myocardial ischemia and infarction. Dekker, New York – Goy, KM; Imperi, GA, Lambert, CR, Pepine CJ (1987) Silent myocardial ischemia during daily activities in asymptomatic men with positive exercise test responses. Am J Cardiol 59:45–49 – 15. Deanfield JE, Kensett M, Wilson RA, Shea M, Horlock P, Landsheere CM de, Selwyn AP (1984) Silent myocardial ischaemia due to mental stress. Lancet II:1001–1004 – 16. Deanfield JE, Ribeiro P, Oakley K, Krikler S, Selwyn AP (1984) Analysis of ST-Segment changes in normal subjects: Implications for ambulatory monitoring in angina pectoris. Am J Cardiol 54:1321–1325 – 17. Deanfield JE, Selwyn AP, Chierchia S, Maseri M, Ribeiro P, Krikler S (1983) Myocardial life ischaemia during daily life in patients with stable angina: its relation to symptoms and heart rate changes. Lancet II:753–758 – 18. Deedwania PC, Carbajal EV (1990) Silent ischemia during daily life is an independent predictor of morality in stable angina. Circulation 81:748–756 – 19. Deedwania PC, Carbajal EV (1990) Exercise test predictors of ambulatory silent ischemia during daily life in stable angina pectoris. Am J Cardiol 66:1151–1156 – 20. Deedwania PC, Nelson JR (1990) Pathophysiology of silent myocardial ischemia during daily life. Hemodynamic evaluation by simultaneous electrocardiographic and blood pressure monitoring. Circulation 82:1296–1304 – 21. Droste G, Roskamm H (1983) Experimental pain measurement in patients with asymptomatic myocardial ischemia. J Am Coll Cardiol 1:940–945 – 22. Droste C (1984) Asymptomatische Myokardischämie, In: Roskamm H. (Hrsg) Handbuch der inneren Medizin Bd IX/3: Koronarerkrankungen. S 613–642 – 23. Droste C (1987) Pathophysiologie schmerzhafter und stummer Myokardischämie. Herz 12:369–386 – 24. Ellestadt MH, Kuan P (1984) Naloxone and symptomatic ischemia: Failure to induce angina during exercise testing. Am J Cardio 54:982–984 – 25. Erikssen J, Enge J, Forfang K, Storstein O (1976) False-positive diagnostic tests and coronary angiographic findings in 105 presumably healthy males. Circulation 54:371–376 – 26. Faerman I, Faccio E, Milei J (1977) Autonomic neuropathy and painless myocardial infarction in diabetic patients: histologic evidence of their relationship. Diabetes 26:1147–1158 – 27. Fisch S (1980) On the origin of cardiac pain. Arch Intern Med 140:754–755 – 28. Freeman LJ, Nixon PGF, Sallabank P, Reaveley D (1987) Psychological stress and silent myocardial ischemia. Am Heart J 114:477–482 – 29. Frishman WH, Teicher M (1987) Antianginal drug therapy tor silent myocardial ischemia. Am Heart J 114 – 30. Fox K (1986) The choice of therapy in chronic ischaemic heart disease. Symposium: Cardioprotection in ischaemic heart disease: Fact or Fantasy? Basel, 18. Januar – 31. Fox K (1987) Should we treat silent ischaemia? J Cardiovasc Pharmacol 10 (Suppl. 2):S34-S36 – 32. Giagnoni E, Secchi MB, Wu SC, Morabito A, Oltrona I, Mancarella S, Volpin N, Fossa L, Bettazzi L, Arangio G, Sachero A, Folli G (1983) Prognostic value of exercise EKG testing in asymptomatic normotensive subjects: A prospective matched study. N Eng J Med 309:1085–1089 – 33. Gottlieb SO, Ouyang P, Mellits ED, Gerstenblith G (1985) Silent ischemia during medical therapy predicts unfavorable outcomes in unstable angina. Circulation 72:111–163 – 34. Gottlieb SO, Weisfeldt ML, Ouyand P, Mellits ED, Gerstenblith G (1986) Silent ischemia as a marker for early unfavorable outcomes in patients with unstable angina. N Engl J Med 314:1214–1219 – 35. Gottlieb SO, Weisfeldt ML, Ouyand P, Mellits ED, Gerstenblith G (1987) Silent ischemia predicts infarction and death during 2 year follow-up of unstable angina. J Am Coll Cardiol 10:756–760 – 36. Grauer K (1990) Silent myocardial ischemia: dilemma or blessing? Am Fam Physician 42 (Suppl):13S–16S – 37. Grossman A (1984) Endorphins and exercise. Clin Cardiol 7:255–260 – 38. Hausdorf K (1987) Ergometrie und stumme Ischämie. Münch Med Wschr 38:664–667 – 39. Hausmann D, Nikutta P, Daniel WG, Wenzlaff P, Lichten P (1991) Determinanten für das Auftreten von Ischämie-Episoden im Langzeit-EKG bei Patienten mit positivem Belastungs-EKG. Z Kardiol 80 (Suppl. 3):24(A62) – 40. Hecht HS, Shaw RE, Bruce T, Myler RK (1989) Silent ischemia: Evaluation by exercise and redistribution tomographic thallium-201 myocardial imaging. J Am Coll Cardiol 14:895–900 – 41. Hendel RG, Layden JJ, Leppo JA (1990) Prognostic value of dipyridamole thallium scintigraphy for evaluation of ischemic heart disease. J Am Coll Cardiol 15:109–116 – 42. Hoberg E, Schwarz F, Kübler W (1987) Stumme Ischämien bei stabiler Angina pectoris. Dtsch Med Wschr 112:1197–1200 – 43. Imperi GA, Lambert CR, Coy K, Lopez L, Pepine CJ (1987) Effects of titrated beta blockade (metoprolol) on silent myocardial ischemia in ambulatory patients with coronary artery disease. Am J Cardiol 60:519–524 – 44. Juul-Möller S, Hedblad HO, Svensson K, Hanson BS, Isacsson SO, Janzon L, Lindell SE, Steen B, Johannsson (1989) Prognostic information carried by ST segment depressions and arrhythmias in a cohort from a general population. Circulation 80:615 – 45. Kannel WB, Abbott RD (1984) Incidence and prognosis of unrecognized myocardial infarction: An update on the Framingham Study. N Engl J Med 311:1144–1147 – 46. Kennedy HL, Underhill SJ, Caralis DG, Khan MA, Poblete PF (1976) Detection of non-anginal or silent ischemic ST-segment depression in patients with ischemic heart disease. Am J Cardiol 37:147 – 47. Kowalchuk GJ, Nesto RW (1989) Silent myocardial ischemia-mechanisms and rationale for therapy. Am J Med, 86 (Suppl 1A): 9–13 – 48. Lind P, Eber B, Bitner G, Költringer P, Brandt D, Klein W, Eber O (1990) 201-Tl myocardial spect and β-endorphin levels in patients with suspected silent ischemia. Nucl-Med 29:153–157 – 49. Löllgen H (1987) Stille Myokardischämie und ergometrische Belastungsuntersuchung. Schwerpunktmed 10:17–24 – 50. Mark DB, Hlatky MA, Califf RM, Morris JJ, Sisson SD, McCants CB, Lee KL, Harrel FE, Pryor DB (1989) Painless exercise ST deviation on the treadmill: Long-term prognosis. J Am Coll Cardiol 14:885–892 – 51. Maseri A (1983) The changing face of angina pectoris: Practical implications. Lancet I:746–749 – 52. Maseri A, Chierchia S, Davies G, Glazier J (1985) Mechanisms of ischemic cardiac pain and silent myocardial ischemia. Am J Med 79; Suppl 3A:7–11 – 53. Muller JE, Ludmer PL, Willich SN, Tofler GH, Aylmer G, Klangos I, Stone PH (1987) Circadian variation in the frequency of sudden cardiac death. Circulation 75:131–138 – 54. Muller JE, Stone PH, Turi ZG, Rutherford JD, Czeisler CA, Parker G, Poole K, Passamani E, Roberts R, Robertson R, Sobel BE, Willerson JT, Braunwald E (1985) Milis Study Group: Circadian variation in the frequency of onset of acute myocardial infarction. N Engl J Med 21:1315–1322 – 55. Multiple Risk Factor Intervention Trial Research Group (1985) Exercise electrocardiogram and coronary heart disease mortality in the Multiple Risk Factor Intervention Trial. Am J Cardiol 55:16–24 – 56. Nademanee K, Intarachot V, Piontek M, Vaghaiwalla M, Mody D, Josephson M, Singh BN (1984) Relationship by myocardial ischemia detected by compact Holter analog technique to that induced by ETT. Circulation 70:II-451 – 57. Nademanee K, Intarachot V, Piontek M, Vaghaiwalla M, Mody D, Raider M, Josephson M, Singh BN (1984) Silent myocardial ischemia on Holter: Has it clinical or prognostic significance? Circulation 70:II-451 – 58. Nademanee K, Intarachot V, Josephson MA, Rieders D, Mody D, Vahaiwalla F, Singh, BN (1987) Prognostic significance of silent myocardial ischemia in patients with unstable angina. J Am Coll Cardiol 10:1–9 – 59. Nesto RW, Kett KJ (1988) Silent myocardial ischemia in the diabetic patient. In: Singh, B.N. (ed.). Silent myocardial ischemia and angina. Pergamon, New York Oxford Beijing Frankfurt Sao Paulo Sydney Tokyo Toronto, pp 126–133 – 60. Ouyang P, Shapiro EP, Chjandra NC, Gottlieb SH, Chew PH, Gottlieb SO (1987) An angiographic and functional comparison of patients with silent and symptomatic treadmill ischemia early after myocardial infarction. Am J Cardiol 59:730–734 – 61. Parodi O, Simonetti I, Michelassi C, Carpeggiani C, Biagni A, L'Abbate A, Maseri A (1986) Comparison of verapamil and propranolol therapy for angina pectoris at rest. A randomized, multiple-crossover, controlled trial in the coronary care unit. Am J Cardiol 57:899–906 – 62. Pasternack PF, Gross EA, Baumann FG, Riles TS, Lamparello PJ, Giangola G, Lawrence KP, Mintzer R, Imparato AM (1989) Beta-blockade to decrease silent myocardial ischemia during peripheral vascular surgery. Am J Surg 158:113–116 – 63. Pohost GM (1989) „Silent Ischemia": What is it? – Editorial Comment – J Am Coll Cardiol 14, 901–2 – 64. Previtali M, Salerno J, Tavazzi L, Ray M, Medici A, Chimienti M, Specchia B, Bobba P (1980) Treatment of angina at rest with nifedipine: a short-term controlled study. Am J Cardiol 45:825–830 – 65. Prinzmetal M, Ekmekei N, Kennamer R, Kwoczynski JK, Shubin H, Toyoshima H (1960) Variant form of angina pectoris. Previously undelineated syndrome. JAMA 174: 1794–1800 – 66. Raby KE, Goldman L, Creager MA, Cook EF, Weiberg MC, Whitemore AD, Selwyn AP (1989) Correlations between preoperative ischemia and major cardiac events after peripheral vascular surgery. N Engl J Med 321:1296–1300 – 67. Rozanski A, Berman DS (1987) Silent myocardial ischemia. I. Pathophysiology, frequency of occurence, and approaches toward detection. Am Heart J 114:615–626 – 68. Rozanski A, Berman DS (1987) Silent myocardial ischemia. II Prognosis and implications for the clinical assessment of patients with coronary artery disease. Am Heart J 114:627–638 – 69. Scheler S, Motz W, Strauer BE (1989) Transiente Myokardischämien bei Hypertonikern. Z Kardiol 78:1987–203 – 70. Sharma B, Asinger R, Francis

GS, Hodges M, Wyeth RP (1987) Demonstration of exercise-induced painless myocardial ischemia in survivors of out-of-hospital ventricular fibrillation. Am J Cardiol 59:740–745 – 71. Shea MJ, Deanfield JE, Wilson R, Landsheere C de, Jones T, Selwyn AP (1985) Transient ischemia in angina pectoris: frequent silent events with everyday activities. Am J Cardiol 56:34E-38E – 72. Shepard JT (1985) The heart as a sensory organ. J Am Coll Cardiol 6:83B-87B – 73. Sheps DS, Heiss G (1989) Sudden death and silent myocardial ischemia. Am Heart J 117:177–184 – 74. Sheps DS, Adams KF, Hinderliter A, Price G, Bissette J, Orlando G, Margolis B, Koch G (1987) Endorphins are related to pain perception in coronary artery disease. Am J Cardiol 59:523–527 – 75. Silber S, Vogler A (1986) Die stumme Myokardischämie: Dimensionierung eines Problems. Intensivmed 23:52–63 – 76. Stern S, Tzivoni D (1974) Early detection of silent ischemic heart disease by 24-hour electrocardiographic monitoring of active subjects. Br Heart J 36:481–486 – 77. Stern S, Tzivoni D, Stern Z (1975) Diagnostic accuracy of ambulatory ECG monitoring in ischemic heart disease. Circulation 52:1045–1049 – 78. Stone PH (1987) Calcium antagonists for Prinzmetal's variant angina, unstable angina and silent myocardial ischemia: Therapeutic tool and probe for identification of pathophysiologic mechanisms. Am J Cardiol 59:101B-115B – 79. Stone GW, Spaude S, Ligon RW, Hartzler GO (1989) Usefulness of percutaneous transluminal coronary angioplasty in alleviating silent myocardial ischemia in patients with absent or minimal painful myocardial ischemia. Am J Cardiol 64:560–564 – 80. Theroux P, Waters DD, Halphen C, Debaisieux J-G, Mizgala HF (1979) Prognostic value of exercise testing soon alter myocardial infarction. N Engl J Med 301:341–345 – 81. Tzivoni D, Benhorin J, Gavish A, Stern S (1985) Holter recording during treadmill testing in assessing myocardial ischemic changes. Am J Cardiol 55:1200–1203 – 82. Tzivoni D, Stern S (1990) Editorial: Prognostic significance an therapeutic implications of silent myocardial ischaemia. Eur Heart J 11:288–293 – 83. Wall EE van der, Cats V, Blokland KAL, Bosker JA, Arndt JW, Pauwels EKJ, Bruschke AVG (1989) The effects of diltiazem on cardiac function in silent ischemia after myocardial infarction. Am Heart J 118: 655–661 – 84. Weiner DA, Ryan TJ, McCabe CH, Ng G, Chaitman BR, Sheffield T, Tristani FE, Fisher LD (1989) The role of exercise-induced silent myocardial ischemia in patients with abnormal left ventricular function. A report from the Coronary Artery Surgery Study (CASS) registry. Am Heart J 118:649–654 – 85. Whitaker MP, Sheps DS (1989) Prevalence of silent myocardial ischemia in survivors of cardiac arrest. Am J Cardiol 64:591–593 – 86. Wohlgelernter D, Jaffe CC, Gabin HS, Yeatman LA, Gleman M (1987) Silent ischemia during coronary occlusion produced by balloon inflation: relation to regional myocardial dysfunction. J Am Coll Cardiol 10:491–498 – 87. Yasue S (1979) Circadian variation of exercise capacity in patients with Prinzmetal's variant angina: Role of exercise-induced coronary arterial spasm. Circulation 59:938–948 – 88. Yeung AC, Barry J, Selwyn AP (1990) Silent ischemia alter myocardial infarction. – Prognosis, mechanism, and intervention. Circulation 82 (suppl I):II-143-II-148 – 89. Yurenev AP, DeQuattro V, Devereux RB (1990) Hypertensive heart disease: Relationship of silent ischemia to coronary artery disease and left ventricular hypertrophy. Am. Heart J. 120:928–933, 1990

Akuter Myokardinfarkt – Diagnostik

W. Bleifeld, W. Terres (Abteilung für Kardiologie, Medizinische Klinik, Universitätskrankenhaus Eppendorf, Hamburg)

(Abstract)

Als Grundlage für die Therapie ist beim akuten Myokardinfarkt eine schnelle und effiziente Diagnostik entscheidend. Die Diagnose des Infarktes ergibt sich bei der Mehrheit der Patienten aus dem typischen, für mindestens eine halbe Stunde anhaltenden therapierefraktären Thoraxschmerz in Verbindung mit den charakteristischen Veränderungen im EKG. Bis zu 20% aller Infarkte können allerdings stumm verlaufen, in einem nicht unerheblichen Prozentsatz ist mit atypischen Symptomen oder uncharakteristischen EKG-Veränderungen zu rechnen. Nach Diagnosestellung gilt es zunächst zu klären, ob der Patient für eine thrombolytische Therapie in Betracht kommt. Hierfür sind

Schmerzdauer (nicht länger als 4–6 Stunden), Ausmaß der EKG-Veränderungen (ST-Streckenhebungen in mindestens 2 Ableitungen – mindestens 0,1 mV in den Extremitäten- und 0,2 mV in den Brustwandableitungen) und eventuelle Kontraindikationen gegen eine thrombolytische Therapie von Bedeutung. Als Kontraindikationen gelten insbesondere eine Ulkusblutung oder ein größerer operativer Eingriff innerhalb der letzten 6 Wochen, maligne Erkrankungen und Punktionen von Arterien, V. subclavia oder V. jugularis in der letzten Woche vor dem Infarktereignis. Bei Vorliegen eines kardiogenen Schocks sind diese Kontraindikationen zu relativieren. Die körperliche Untersuchung des Patienten klärt im weiteren, ob er für eine Therapie mit einem Betablocker in Frage kommt. Die wichtigsten Kontraindikationen hiergegen sind der Nachweis einer pulmonalen Stauung, ein systolischer Blutdruck unter 100 mmHg, eine Bradykardie von weniger als 60/min oder höhergradige AV-Blockierungen. Im weiteren Verlauf geben Schmerzen und EKG des Patienten Auskunft über eine eventuelle Reperfusion im Infarktareal. Typisch für die Reperfusion sind Nachlassen der Schmerzen auch ohne Opiate, Reperfusionsarrhythmien und Rückbildung der ST-Streckenhebungen. Fehlen Zeichen der Reperfusion und befindet man sich noch immer im Zeitintervall von 6 Stunden, kann insbesondere beim kardiogenen Schock die akute Koronarangioplastie als therapeutische Option in Betracht gezogen werden. Bei Thoraxschmerzen ohne charakteristische EKG-Veränderungen sind extrakardiale Ursachen differentialdiagnostisch zu erwägen. Zur Klärung kommen hier nuklearmedizinische Methoden (z. B. Infarktszintigraphie mit 99m-Technetium-Pyrophosphat) und die frühe Koronarangiographie in Frage. In Zukunft werden möglicherweise Blutuntersuchungen, die eine frühe Diagnose einer myokardialen Zellschädigung erwarten lassen (z. B. Troponin T) eine Rolle spielen.

Zur Zeit erlaubt die serielle Bestimmung der Creatinphosphokinase und ihres MB-Isoenyzms während der ersten 36 Stunden nach Schmerzbeginn eine erste Abschätzung der Infarktgröße. Im Gegensatz zur betont einfachen und schnellen Diagnostik im akuten Infarktstadium steht die aufwendigere diagnostische Evaluierung des Patienten in der Phase 1 bis 3 Wochen nach Infarkt. Nach Mobilisation sollten hierbei heutzutage Belastungs-EKG, sowie bei Vorliegen eines Schenkelblockbildes im EKG oder bei Diskrepanzen zwischen klinischem Beschwerdebild und Belastungs-EKG, die Thallium-Myokardszintigraphie obligatorisch durchgeführt werden. Eine echokardiographische Untersuchung zu diesem Zeitpunkt erlaubt Aufschlüsse über die globale und regionale Funktion des linken Ventrikels. Der asyptomatische Patient ohne Nachweis einer Ischämie oder einer globalen Kontraktionsstörung des linken Ventrikels kann nach neuesten Ergebnissen konservativ ohne weitere invasive Diagnostik geführt werden. Bei positiven Befunden ist hingegen (mit Einschränkung für sehr alte Patienten oder Patienten mit schwerwiegenden Begleiterkrankungen) eine invasive Abklärung durch Herzkatheteruntersuchung anzustreben. Die Herzkatheteruntersuchung erlaubt dabei neben einer Klärung des Koronarstatus die derzeit exakteste Quantifizierung der Größe des abgelaufenen Infarktes. Neben der medikamentösen Behandlung ergeben sich aus der Herzkatheteruntersuchung die Koronarangioplastie bzw. die aortokoronare Bypass-Operation als therapeutische Optionen.

Therapie des akuten Myokardinfarktes

H. Kreuzer (Medizinische Klinik der Universität Göttingen)

(Manuskript nicht eingegangen)

Entwicklung der Herzinsuffizienz nach Myokardinfarkt

G. Ertl, P. Gaudon, C. Eilles, K. Kochsiek (Medizinische Klinik der Universität Würzburg)

Die Herzinsuffizienz nimmt eine besondere Stellung im Rahmen der Herz-Kreislauferkrankungen ein. Es handelt sich nämlich nicht um ein einheitliches Krankheitsbild, sondern um ein heterogenes klinisches Syndrom aufgrund unterschiedlicher Funktionsstörungen des Herzens oder Kreislaufs. Bei Vitien und Kardiomyopathien kann sie Erstmanifestation der Erkrankung sein. Häufigste Ursache für eine Herzinsuffizienz stellt in den entwickelten Industrieländern jedoch die koronare Herzerkrankung, und da insbesondere der Myokardinfarkt dar. Etwa 15% aller Patienten, die einen Myokardinfarkt erleiden, entwickeln im Laufe von 5 Jahren eine Herzinsuffizienz [1]. Die Prognose steht in Beziehung zur Schwere der Symptomatik. So sind bei Patienten mit einem Schweregrad IV, beurteilt nach der New York Heart Association (Beschwerden schon in Ruhe), nach einem Jahr nur mehr 20% am Leben [2]. Im allgemeinen kommt es zu einer Progression des klinischen Bildes, und das Syndrom ist mit seiner ungünstigen Prognose vergleichbar mit manchen malignen Erkrankungen.

Die Manifestation der Herzinsuffizienz spiegelt letztlich das Versagen kardialer und die Aktivierung systemischer Kompensationsmechanismen bei einer chronischen myokardialen Überlastung wider. Bei Patienten mit einem Myokardinfarkt ist die Überlastung Resultat des Verlustes an kontraktilem Myokard, der vom erhaltenen Restmyokard kompensiert werden muß. Das Versagen dieses Restmyokards tritt akut auf, wenn der Myokardinfarkt zu einer Nekrose von 40% des linksventrikulären Myokardes oder mehr führt. Überlebt der Patient dieses akute Versagen, so kann sich der Zustand stabilisieren oder eine chronische Herzinsuffizienz über Monate oder Jahre entwickeln. Auch Patienten, die in der Akutphase ihres Myokardinfarktes nicht herzinsuffizient sind, sind auf Dauer vor einer solchen Entwicklung nicht sicher. Dieser Verlauf ist multifaktoriell bestimmt, und es gehen die Progression der koronaren Herzerkrankung, Reinfarkte, aber auch zusätzliche Risikofaktoren wie die Hypertonie als Determinanten mit ein. Tierexperimentelle Studien haben gezeigt, daß sich nach Ligatur eines Koronargefäßes über Wochen und Monate eine chronisch progressive linksventrikuläre Dilatation und. schließlich Herzinsuffizienz entwickeln kann, die in einer deutlich gesteigerten Mortalität mündet [3]. Der Infarkt und der mit diesem einhergehende Verlust an kontraktilem Gewebe führt also zunächst zu einer linksventrikulären Funktionsstörung, die über eine gewisse Dauer kompensiert werden kann, ohne daß es zu den Zeichen der Herzinsuffizienz kommt. Diese tierexperimentellen Untersuchungen sind von besonderer pathophysiologischer Bedeutung, weil sie einen Mechanismus für die Entwicklung der Herzinsuffizienz zeigen, der von der Progression der koronaren Herzerkrankung und zusätzlichen Risikofaktoren unabhängig ist. Die ursprünglich im Infarkt und Verlust an kontraktilem Gewebe begründete Funktionsstörung ist die entscheidende Determinante dieses Mechanismus, da die Infarktgröße für den Grad und Zeitverlauf der Entwicklung der Herzinsuffizienz bestimmend ist [3].

Linksventrikuläre Dilatation nach Myokardinfarkt

Eine entscheidende hämodynamische Größe bei diesem Mechanismus scheint das linksventrikuläre Volumen zu sein. Die prognostische Bedeutung des linksventrikulären Volumens ist seit längerem bekannt. Auch die globale linksventrikuläre Auswurffraktion kann schon Stunden nach dem akuten Myokardinfarkt Auskunft über die 1-Jahresprognose geben [4]. Wurde die Aussagekraft der Auswurffraktion aber verglichen mit dem enddiastolischen und endsystolischen Volumen, bestimmt 1–2 Monate nach Myokardinfarkt, so ergab sich eine Überlegenheit des enddiastolischen Volumens über die globale Ejektionsfraktion und des endsystolischen über das enddiastolische Volumen für die Voraussage der Überlebensrate [5]. Von 120 Patienten, die in einem Beobachtungszeitraum von im Mittel 6½ Jahren verstarben, starben 101 an einer kardialen Ursache, jedoch 71 oder 70% einen plötzlichen Herztod. Nur 17% verstarben an einem Reinfarkt oder nach einem prolongierten Anfall von Angina pectoris und nur 8% in der Herzinsuffizienz. Als direkte Todesursache tritt die Herzinsuffizienz also nicht so in den Vordergrund, allerdings blieb unerwähnt, wie viele von den Patienten mit plötzlichem Herztod Symptome einer Herzinsuffizienz aufwiesen. Bei der hohen Inzidenz von Herzrhythmusstörungen bei schlechter linksventrikulärer Funktion und Prävalenz des Sekundenherztodes bei Patienten mit Herzinsuffizienz [6] kann man spekulieren, daß die Patienten einen plötzlichen Herztod starben, *bevor* sie ein terminales Stadium der Herzinsuffizienz erreichten. In anderen Worten, die linksventrikuläre Dilatation an sich stellt ein vitales Risiko dar, auch wenn es noch nicht zum klinischen Syndrom der Herzinsuffizienz gekommen und diese nicht direkte Todesursache ist, der Patient also nicht im kardialen Lungenödem oder kardiogenen Schock verstirbt.

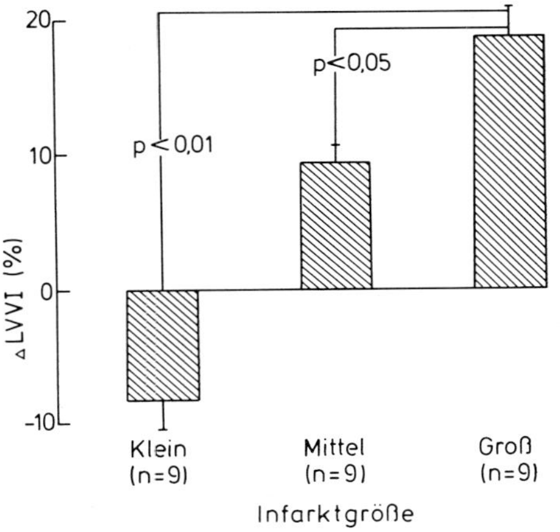

Abb. 1. Veränderungen des linksventrikulären Volumenindex (Δ LVVI) nach Myokardinfarkt. Patienten mit kleinem Myokardinfarkt weisen eine Abnahme des linksventrikulären Volumens auf, wohingegen Patienten mit mittelgroßen und großen Infarkten eine Zunahme des enddiastolischen Volumens schon in den ersten Wochen nach Infarkt zeigen

Die Mechanismen, die zur linksventrikulären Dilatation nach Myokardinfarkt führen, waren in den letzten Jahren daher Gegenstand zahlreicher tierexperimenteller und klinischer Untersuchungen [3]. Die Zunahme des linksventrikulären Volumens könnte auch einen kompensatorischen Mechanismus darstellen [7, 8]. Wir untersuchten bei Patienten nach einem ersten Myokardinfarkt die Entwicklung des linksventrikulären Volumens, ihre Determinanten und vor allem ihre hämodynamischen Konsequenzen. Tierexperimentelle Untersuchungen haben gezeigt, daß die Prognose und linksventrikuläre Volumenentwicklung entscheidend von der Myokardinfarktgröße abhängt, und in Pilotuntersuchungen fanden wir bei Patienten mit kleinen Infarkten keine Zunahme des linksventrikulären Volumens während der ersten 4 Wochen nach Myokardinfarkt [9]. Dagegen zeigten Patienten mit mittelgroßen und großen Infarkten, etwa zwei Drittel der Gesamtpopulation, eine deutliche linksventrikuläre Volumenzunahme (Abb. 1). Bei folgenden Untersuchungen an einer größeren Gruppe beschränkten wir uns auf eine Einteilung in Patienten mit größeren und solchen mit kleineren Infarkten. Es ist zu berücksichtigen, daß ein Alter über 70 Jahre, eine protrahierte hämodynamische Instabilität oder persistierende maligne Arrhythmien ein Ausschlußkriterium darstellen.

Das linksventrikuläre Volumen wurde mit einer Radionuklidmethode (Gated Single Photon Emissionscomputertomographie) [10], das Schlagvolumen mittels Rechtsherzkatheter und Thermodilutionsmessungen bestimmt, und mit demselben Katheter die Drücke im Pulmonalkreislauf 2–6 Tage, 3–5 Wochen und 6–8 Monate gemessen. Die Gruppierungen nach Infarktgröße wurde anhand einer seriellen Analyse der Kreatinphosphokinase in der akuten Myokardinfarktphase vorgenommen. Die beiden Gruppen unterschieden sich nicht bezüglich des Alters, der Geschlechtsverteilung und insbesondere nicht in der Therapie während der ersten 4 Wochen nach Myokardinfarkt. Nach 6 Monaten fand sich jedoch in der dem behandelnden Arzt freigestellten Therapie eine Prävalenz von Digitalis und Angiotensin-Conversionsenzym(ACE)-Hemmern bei Patienten mit großem Myokardinfarkt. Diese Patienten wiesen eine deutliche und statistisch signifikante Reduktion der globalen linksventrikulären Auswurffraktion auf, die im Beobachtungszeitraum auch immer im Vergleich zu Patienten mit kleinem Infarkt reduziert blieb (Tabelle l). Die Auswurffraktion änderte sich im Beobachtungszeitraum weder bei Patienten mit kleinem noch mit großem Infarkt. Keine Unterschiede zeigten sich zwischen den Gruppen bei der pulmonalarteriellen Drücken, insbesondere nicht bei dem pulmonalkapillären (PC) Verschlußdruck, welcher als Maß für den linksventrikulären Füllungsdruck gelten kann. Der PC-Druck fand sich in Ruhe auch unverändert im Beobachtungszeitraum bei beiden Gruppen. Das enddiastolische Volumen war in der Frühphase nach Myokardinfarkt bei beiden Patientengruppen ebenfalls nicht unterschiedlich und im Normbereich, das endsystolische Volumen tendentiell bei Patienten mit großem Myokardinfarkt größer als bei Patienten mit kleinem Myokardinfarkt. Das enddiastolische und endsystolische Volumen blieb bei Patienten mit kleinen Infarkten zunächst konstant und fiel in der späteren Beobachtungsphase sogar eher ab. Dagegen nahm bei Patienten mit großen Myokardinfarkten sowohl das enddiastolische als auch das endsystolische Volumen progressiv im Beobachtungszeitraum zu (Tabelle 1).

Tabelle 1. Hämodynamik und linksventrikuläre Volumina bei Patienten mit großem Myokardinfarkt (n = 37) definiert anhand der Fläche unter der Kreatinkinase/Zeitkurve $> 10\ U/l \times h \times m^2$

	Zeit nach dem Myokardinfarkt 2–6 Tage	3–5 Wochen	5–8 Monate
Arterieller Mitteldruck (mm Hg)	92 ± 14	89 ± 12	95 ± 10
Herzfrequenz (beats/min)	80 ± 11	74 ± 13	75 ± 10
LV Ejektionsfraktion (%)	43 ± 2	43 ± 2	41 ± 3
LV Enddiastolischer Volumenindex (ml/m^2)	72 ± 3	86 ± 5*	92 + 5*⁺
Pulmonaler Kapillardruck (mm Hg)			
Ruhe	11 ± 6	13 ± 9	12 ± 5
Belastung‡	20 ± 3**	30 ± 3⁺**	
LV Schlagindex (ml/m^2)			
Ruhe	35 ± 2	42 ± 2*	42 ± 2*
Belastung‡	55 ± 3**	45 ± 3	

* $p < 0{,}05$ geg. 2–6 Tage; ⁺ $p < 0{,}05$ geg. 3–5 Wochen; ** $p < 0{,}05$ geg. Ruheuntersuchung; ‡ Belastung im Liegen am Fahrradergometer über 5 min, 50 Watt.

Interessanterweise ging diese Zunahme des linksventrikulären Volumens mit einer Zunahme des Schlagvolumens in den ersten 4 Wochen nach Myokardinfarkt einher. Dies legt tatsächlich eine kompensatorische Funktion der linksventrikulären Volumenzunahme nahe. Theoretisch könnte dies auch auf der Basis des Frank-Starling Mechanismus geschehen, dieser dürfte jedoch nur für kurzfristige rasche Anpassungen des Schlagvolumens Bedeutung haben [7, 8]. Aufgrund geometrischer Bedingungen wirft jedoch ein größerer Ventrikel bei gleicher Auswurffraktion und zircumferentieller

Verkürzungsfraktion ein größeres Schlagvolumen aus (Abb. 2). Bei unseren Patienten mit großem Myokardinfarkt fand sich, wie gesagt, ein unveränderter linksventrikulärer Füllungsdruck, was gegen einen Frank-Starling Mechanismus und für eine strukturelle linksventrikuläre Dilatation spricht.

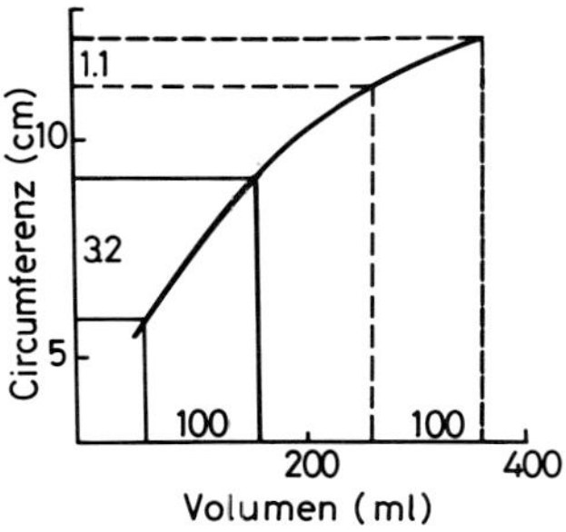

Abb. 2. Beziehung zwischen enddiastolischem Volumen, zirkumferentieller Faserverkürzung und Schlagvolumen im Kugelmodell. Ein größeres Herz (*gestrichelte Linien*) muß eine zirkumferentielle Faserverkürzung um 1,1 cm aufbringen, um ein Schlagvolumen von 100 ml zu fördern. Ein kleineres Herz muß für dasselbe Schlagvolumen seine Zirkumferenz um 3,2 cm verkürzen

In der späteren Phase zwischen 3–5 Wochen und 5–8 Monaten nach Infarkt kommt es dann nicht mehr zu einer weiteren Zunahme des Schlagvolumens, die linksventrikuläre Volumenzunahme ist also nur zunächst kompensatorisch, später jedoch ohne hämodynamischen Profit (Tabelle 1). Auch die hämodynamische Anpassung an körperliche Belastung entwickelt sich in dieser Phase ungünstig. So steigt der PC-Druck als Maß für den linksventrikulären Füllungsdruck nach 5–8 Monaten erheblich stärker an als bei der Untersuchung nach 3–5 Wochen. Das Schlagvolumen, das zunächst unter Belastung deutlich zunimmt, bleibt jetzt fast unverändert (Tabelle 1). Der Mechanismus für diese ungünstige Entwicklung ist nicht exakt geklärt. Eine Zunahme des linksventrikulären Volumens führt jedoch entsprechend dem La Place'schen Gesetz zu einer Zunahme des linksventrikulären Wandstresses, also der Belastung der einzelnen Herzmuskelfasern

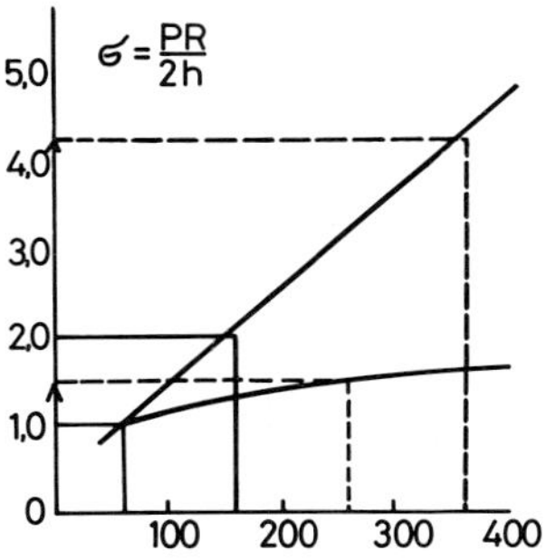

Abb. 3. Beziehung zwischen Volumen und Wandstress (σ). Berechnet in einem Kugelmodell ist für ein größeres Volumen (*gestrichelte Linien*) der enddiastolische Wandstress (obere lineare Beziehung) mehr als doppelt so groß wie für das kleinere Volumen (*durchgezogene Linien*), vorausgesetzt, die Kugelwanddicke ist identisch. Auch der endsystolische Wandstress hat um etwa 50% zugenommen

(Abb. 3). Wenn nicht eine entsprechende Hypertrophie der Herzwand diese auffängt, könnte eine solche Zunahme des Wandstresses, die sowohl am Patienten als auch exakt in tierexperimentellen Studien schon sehr früh nach dem Myokardinfarkt nachgewiesen wurde, zu einer progressiven linksventrikulären Dilatation führen. Der Circulus vitiosus von Volumenzunahme und Zunahme des Wandstresses könnte sich so vom initial schädigenden Ereignis verselbständigen und eine progressive linksventrikuläre Dilatation mit ungünstiger Prognose hervorrufen (Abb. 4). Bei unseren Patienten mit großem

Myokardinfarkt, welche die Hälfte des Patientengutes ausmachten, wobei noch zu berücksichtigen ist, daß die akut schweren Verläufe ausgeschlossen waren, kam es immerhin zu einer im Mittel 20%igen Zunahme des linksventrikulären enddiastolischen Volumenindex in 5–8 Monaten.

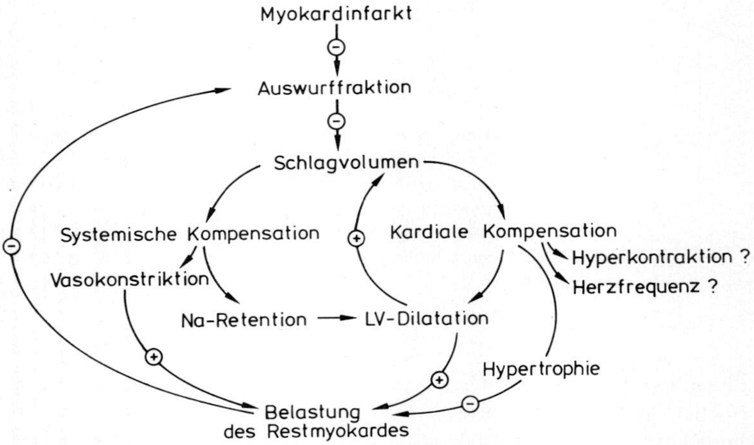

Abb. 4. Schematische Darstellung der Zusammenhänge zwischen initialer Schädigung durch den Myokardinfarkt, den kardialen und systemischen Kompensationsmechanismen und der Belastung des Restmyokardes, die auf Dauer zur Herzinsuffizienz führen kann

Determinanten der linksventrikulären Dilatation

Als wesentliche Determinanten der linksventrikulären Dilatation wurde schon die Zeit nach dem Myokardinfarkt und die Infarktgröße genannt (Tabelle 2). Darüber hinaus dürfte der Status des Koronargefäßsystems nach Infarkt eine Rolle spielen. Dazu gehört einerseits der Befall weiterer Herzkranzgefäße, insbesondere, wenn diese höhergradig stenosiert oder verschlossen sind und es sich um einen Reinfarkt handelt. Andererseits scheint es von entscheidender Bedeutung zu sein, ob das *Infarktgefäß* wiedereröffnet oder permanent verschlossen ist [11]. Wiedereröffnete Koronargefäße scheinen unabhängig von der Myokardinfarktgröße einer linksventrikulären Dilatation entgegenzuwirken [3]. Tierexperimentelle Untersuchungen zeigen, daß eine Reperfusion zu einem Zeitpunkt,

Tabelle 2. Determinanten der linksventrikulären Dilatation nach Myokardinfarkt

- Zeit
- Infarktgröße
- Koronargefäßstatus
- Reinfarkt
- Hypertonie
- Belastung
- Alter?

bei welchem eine Reduktion der Infarktgröße nicht mehr möglich ist, eine Dilatation des Infarktsegmentes verhindern können [12].

Auch der *Lokalisation des Myokardinfarktes* wurde eine Bedeutung für die Entwicklung einer Linksventrikulären Dilatation zugeschrieben. So fanden wir bei Patienten mit Vorderwandinfarkt im Mittel eine Zunahme des linksventrikulären Volumens, jedoch nicht im Gesamtkollektiv der Patienten mit Hinterwandinfarkt (Abb. 5). Allerdings

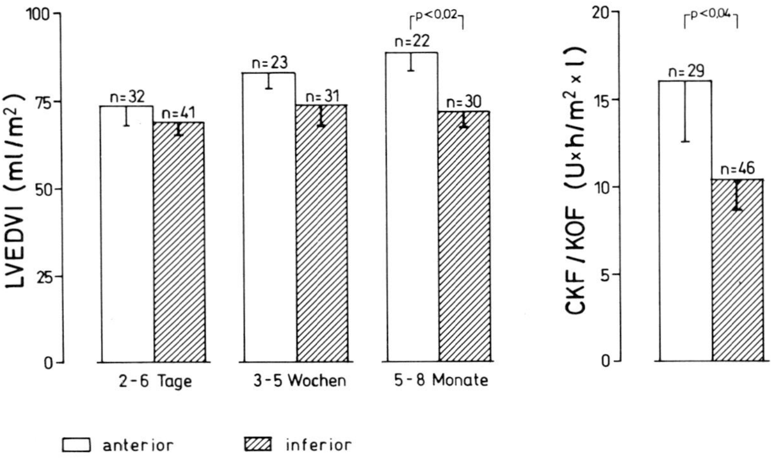

Abb. 5. Linksventrikuläres enddiastolisches Volumen in Abhängigkeit von der Infarktlokalisation. Die Gesamtgruppe der Patienten mit Vorderwandinfarkt (anterior) zeigte eine Zunahme des linksventrikulären Volumens, die Gesamtgruppe der Patienten mit Hinterwandinfarkt (inferior) zeigte keine Veränderung. Allerdings war die Myokardinfarktgröße bei Patienten mit Vorderwandinfarkt im Mittel deutlich größer als bei Patienten mit Hinterwandinfarkt und die Gruppe der Patienten mit großem Infarkt und Volumenzunahme bestand zur Hälfte aus Patienten mit Hinterwandinfarkten (s. a. Tabelle 3)

waren auch die Infarkte bei Patienten mit Vorderwandinfarkt deutlich größer, und sowohl wir, als auch andere Arbeitsgruppen fanden eine Zunahme des linksventrikulären Volumens auch bei einer Anzahl von Patienten mit Hinterwandinfarkt (Tabelle 3) [11]. Da der linksventrikuläre Wandstress vermutlich eine Schlüsselrolle bei der linksventrikulären Dilatation spielt, könnten der *Hypertonie*, aber auch der körperlichen Belastung eine Rolle zukommen, deren Ausmaß jedoch bisher, vor allem beim Patienten nicht geklärt ist. In unseren Untersuchungen spielte das Lebensalter keine wesentliche Rolle, es war bei Patienten mit und solchen ohne linksventrikulärer Dilatation nicht wesentlich unterschiedlich. Allerdings waren Patienten im höheren Lebensalter von unserer Studie ausgeschlossen. Röntgenuntersuchungen, die relativ frühzeitig nach Myokardinfarkt durchgeführt wurden (4 Wochen), zeigen eine strenge Altersabhängigkeit der Inzidenz einer Herzvergrößerung (Tabelle 4) [13].

Tabelle 3. Ventrikeldilatation 6 Monate nach Infarkt.

	Linksventrikuläres Volumen		
	↑	±	↓
Infarktlokalisation:			
anterior	12	12	5
inferior	9	9	3
CK-max(U/l)	2500	1700	1400

(Nach Jeremy et al. JACC 1989)

Therapeutische Ansätze

Aus einigen Determinanten der linksventrikulären Dilatation könnten sich Möglichkeiten zur Prävention dieser prognostisch ungünstigen Entwicklung nach Myokardinfarkt ergeben (Tabelle 5). So könnte die Thrombolyse durch eine Reduktion der Infarktgröße die linksventrikuläre Dilatation verhindern. Tatsächlich fand sich bei der Analyse von Daten der GISSI-Studie bei Patienten, die einer thrombolytischen Therapie zugeführt

Tabelle 4. Alter, Herzvergrößerung und Prognose nach Myokardinfarkt

Alter	Pat. (n)	Herzvergrößerung (%)	Verstorben (% n. 5 J.)
36	1	0	0
40–49	22	22	31
50–59	50	30	34
60–69	28	50	50
70–83	14	93	64

(Waris et al. 1966)

worden waren, ein kleineres linksventrikuläres Volumen als bei Patienten, bei denen keine Thrombolysetherapie durchgeführt worden war [14]. Ob dies nun auf einer Reduktion der Infarktgröße beruht, oder nur darauf, daß diese Patienten häufig früher ein offenes Infarktgefäß aufweisen, ist unklar. In der ISIS-Studie wurde auch bei Patienten, die relativ spät und daher vermutlich ohne Effekt auf die Myokardinfarktgröße einer thrombolytischen Therapie unterzogen wurden, die Prognose günstig beeinflußt [15]. Theoretisch könnte hier auch die Rekanalisation oder Dilatation des Infarktgefäßes einen Therapieansatz darstellen. Bei Patienten mit Mehrgefäßerkrankung und eingeschränkter globale, linksventrikulärer Funktion wurde auch durch die Koronarchirurgie eine Lebensverlängerung erreicht [16]. Da davon ausgegangen werden muß, daß eine Progression der koronaren Herzerkrankung in jeder Beziehung, einschließlich der linksventrikulären Dilatation, ungünstig sein muß, dürfte auch die Behandlung von Risikofaktoren eine Rolle spielen. Besonders der Hypertonie als zusätzlicher Faktor für einen gesteigerten Wandstress muß hierbei Rechnung getragen werden.

Tabelle 5. Möglichkeiten zur Prävention der linksventrikulären Dilatation nach Myokardinfarkt

Thrombolyse	Reduktion der Infarktgröße Offenes Koronargefäß
Koronarinterventionen	Chirurgie bei Mehrgefäßerkrankungen? Dilatation des Infarktgefäßes?
Behandlung von Risikofaktoren	Progression der KHK Hypertonie
Spezifische Therapie	ACE-Hemmer Nitrate? Andere?

Inwieweit eine spezifische Therapie die linksventrikuläre Dilatation aufhalten kann, ist derzeit Gegenstand ausgedehnter Untersuchungen. Ergebnisse für eine Behandlungsdauer von 1 Jahr bei Patienten mit großen Vorderwandinfarkten liegen bisher aus der Arbeitsgruppe um Pfeffer [17] und der Arbeitsgruppe um Sharpe [18] vor. Pfeffer et al.

konnten zeigen, daß das enddiastolische Volumen, bestimmt mittels der Laevokardiographie, sich bei diesen Patienten unter der Therapie eines ACE-Hemmers (Captopril) nicht statistisch signifikant vergrößerte, wohingegen es in einer placebobehandelten Kontrollgruppe zunahm. Sharpe und seine Arbeitsgruppe verglichen mittels seriellen echokardiographischen Untersuchungen Patienten, die mit Placebo behandelt wurden, mit Patienten, die entweder das Diuretikum Furosemid oder den ACE-Hemmer Captopril erhielten. Furosemid hatte keinen statistisch signifikanten Einfluß auf die linksventrikuläre Dilatation nach Myokardinfarkt und es fand sich kein Unterschied zur placebobehandelten Gruppe. Dagegen war das linksventrikuläre Volumen nach einem Jahr bei Patienten, die den ACE-Hemmer erhielten, signifikant reduziert. Die Untersuchungen von Pfeffer et al. waren nach Absetzen des ACE-Hemmers durchgeführt worden, was dafür spricht, daß es sich tatsächlich um die Prävention einer strukturellen linksventrikulären Dilatation handelt. Jugdutt et al. haben ähnliche Untersuchungen mit Nitraten durchgeführt und eine Volumenreduktion unter Nitrattherapie beobachtet [19]. Sowohl bei Untersuchungen von Sharpe als auch denen von Jugdutt könnte es sich jedoch um akute vorlastsenkende Effekte gehandelt haben, da sie unter laufender Therapie mit Vasodilatantien durchgeführt wurden.

Die Behandlung der Herzinsuffizienz nach Myokardinfarkt stellt also eine besondere Situation insofern dar, als die linksventrikuläre Dilatation als Vorläufer der Herzinsuffizienz mit geeigneten Methoden diagnostiziert werden kann. Es ist daher denkbar, daß eine Therapie einsetzen kann zu einem Zeitpunkt, bei welchem die Herzinsuffizienz als klinisches Syndrom selbst noch nicht manifest ist. Die linksventrikuläre Dilatation nach Myokardinfarkt dürfte darüber hinaus eine von der Herzinsuffizienz unabhängige prognostische Bedeutung haben. Es wird daher zur Zeit in groß angelegten Studien geprüft, inwieweit sie therapeutisch beeinflußt und so die Mortalität nach Myokardinfarkt und Inzidenz der Herzinsuffizienz gesenkt werden kann.

Literatur

1. Kannel WB, Sorlie P, McNamara PM (1979) Prognosis after myocardial infarction. The Framingham Study. Am J Cardiol 44:31–59 – 2. Gorlin R Incidence, etiology, and prognosis of heart failure. Cardiovascular Reviews and Reports 1983 4: 765–769 – 3. Pfeffer MA, Braunwald E (1990) Ventricular remodeling after myocardial infarction. Experimental observations and clinical implications. Circulation 81:1161–1172 – 4. Taylor GJ, Humphries JO, Mellits ED, Pitt B, Schulze RA, Griffith LSC, Achuff SC (1980) Predictors of clinical course, coronary anatomy and left ventricular function after recovery from acute myocardial infarction. Circulation 62:960–969 – 5. White HD, Norris RM, Brown MA, Brandt PWT, Whitlock RML, Wild CJ (1987) Left ventricular end-systolic volume as the major determinant of survival after recovery from myocardial infarction. Circulation 76:44–51 – 6. Parmley WW, Chatterjee K (1986) Congestive heart failure and arrhythmias: An overview. Am J Cardiol 57:34B–37B – 7. Gülch RW, Jacob R (1988) Geometric and muscle physiological determinantes of cardiac stroke volume as evaluated on the basis of model calculations. Basic Res Cardiol 83:476–485 – 8. Ertl G, Gaudron P, Eilles Chr, Schorb W, Kochsiek K (1991) Compensatory mechanisms for cardiac dysfunction in myocardial infarction. Basic Res Cardiol (im Druck) – 9. Gaudron P, Eilles C, Ertl G, Kochsiek (1990) Early remodelling of the left ventricle in patients with myocardial infarction. Eur Heart J 11 (Suppl. B), 139–146 – 10. Maisch B, Ertl G, Eilles C, Gerhards W, Knoblauch J, Kochsiek K (1985) Left ventricular function during VVI and DVI pacing at different rates as assessed by m-mode and two-dimensional echocardiography, gated single photon emission computerized tomography (GASPECT) and thermodilution. In: Behrenbeck DW, Sorston E, Fontaine G, Winter UJ (ed) Cardiac Pacemakers, Steinkopff, Darmstadt 158–169 – 11. Jeremy RW, Hackworthy RA, Bautovich G, Hutton BF, Harris PJ (1987). Infarct artery perfusion and changes in left ventricular volume in the month after acute myocardial infarction. J Am Coll Cardiol 9:989–995 – 12. Hochman JS, Choo H (1987) Limitation of myocardial infarct expansion by reperfusion independent of myocardial salvage. Circulation 75:299–306 – 13. Waris EK, Siitonen L, Himanka E (1966) Heart size and prognosis in myocardial infarction. Am Heart J 71:187–195 – 14. Marino P,

Zanolla L, Zardini P (1989) Effect of strepokinase on left ventricular modeling and function after myocardial infarction: The GISSl (Gruppo Italiano per lo Studio della Streptochinasi nell'Infarto Miocardico) Trial. J Am Coll Cardiol 14:1149–1158 – 15. ISIS-2 (Second International Study of Infarct Survival) Collaborative Group (1988) Randomized trial of intravenous streptokinase, oral aspirin, both or neither among 17,187 cases of suspected acute myocardial infarction: ISIS-2. Lancet ii:349–360 – 16. CASS Principal Investigators and Their Associates (1988) Myocardial infarction and mortality in the Coronary Artery Surgery Study (CASS) randomized trial. N Engl J Med 310:750–758 – 17. Pfeffer MA, Lamas GA, Vaughan DE, Parisi AF, Braunwald E (1988) Effect of captopril on progressive ventricular dilatation after anterior myocardial infarction. N Engl J Med 319:80–86 – 18. Sharpe N, Murphy J, Smith M, Hannan S (1988) Treatment of patients with symptomless left ventricular dysfunction after mycordial infarction. Lancet i:255–259 – 19. Jugdutt BI, Warnica JW (1988) Intravenous nitroglycerin therapy to limit myocardial infarct size, expansion, and complications. Circulation 78:906–919

3. Hauptthema: Herzinsuffizienz

Vorsitz: *H. H. Hilger*, Köln; *M. Kaltenbach*, Frankfurt/Main

Ursachen der Herzinsuffizienz

B. E. Strauer (Medizinische Klinik und Poliklinik B der Universität Düsseldorf)

Einleitung und Definition

Eine Herzinsuffizienz ist durch das Unvermögen des Herzens als globales Pumporgan gekennzeichnet, eine ausreichende nutritive Organdurchblutung für die kardialen und extrakardialen Strombahngebiete aufrechtzuerhalten. Ätiologisch kommen koronare, myokardiale und extrakardiale Ursachen in Betracht, am häufigsten hypertensive und ischämische Herzerkrankungen sowie primäre und sekundäre Kardiomyopathien.

Die Mehrzahl der für die Entstehung der Herzinsuffizienz pathogenetisch bedeutsamen Faktoren führt zu einer Kontraktionsstörung des myokardialen kontraktilen Proteins. Dadurch werden die für die arterielle Druckentwicklung wichtige Fähigkeit des Myokards zur isovolumetrischen Spannungsentwicklung sowie das für die Förderleistung bedeutsame Ausmaß der auxotonen Muskelfaserverkürzung herabgesetzt. Einer Herzinsuffizienz liegt somit auch meist auch eine Myokardinsuffizienz zugrunde, wenn auch Erkrankungen mit globaler Herzinsuffizienz bei weitgehend normaler Myokardfunktion (Perikarderkrankungen, Bradykardie-Tachykardie-Syndrom etc.) klinisch bedeutsam sein können.

Von der Vielzahl der möglichen Darstellungsformen der ursächlichen Faktoren einer Herzinsuffizienz, die unter anderem nosologische, ätiologische, funktionelle, zellphysiologische, ventrikeldynamische, energetische und pharmakologisch-toxische Gesichtspunkte zu berücksichtigen haben, werden im folgenden einige für die diagnostischen und therapeutischen Konsequenzen wichtige Einteilungsprinzipien systematisch beschrieben. Darüberhinaus wird auf neue Befunde zur Pathophysiologie und Ätiologie der chronischen Herzinsuffizienz bei der hypertensiven Herzkrankheit auf dem Boden einer hypertensiv bedingten koronaren Mikrozirkulationsstörung eingegangen.

Determinanten der Herzfunktion

Die Pumpfunktion des Herzens wird im wesentlichen von vier Kenngrößen bestimmt: Der Vorlast (Preload), der Nachlast (Afterload), der Kontraktilität und der Herzfrequenz.

Die Vorlast stellt den Grad der tatsächlichen Muskelfaservordehnung dar, dem eine numerische Verlängerung der Sarkomeren mit Zunahme der Z-Abstände zugrunde liegt.

Die Vorlast läßt sich durch die Bestimmung von enddiastolischem Druck und Volumen sowie durch die Ermittlung diastolischer Druck-Volumen-Beziehungen und der diastolischen Wandspannung der Ventrikel abschätzen. Da die diastolische Druck-Volumen-Beziehung auch durch den Hypertrophiegrad, die absolute Muskelmasse, bindegewebige Myokardstrukturen und perikardiale Rückwirkungen beeinflußt wird, ist die genaue Bestimmung der Vorlast nur durch die Berücksichtigung derjenigen Faktoren möglich, die außer dem aktuellen Füllungsverhalten auch den Verlauf der Druck-Volumenbeziehung und die Summe der die Dehnbarkeit des Myokards bestimmenden Größen beinhalten. Für die Klinik, insbesondere für die Beurteilung der Ventrikelfunktion bei chronischen Herzerkrankungen im Rahmen diagnostischer, invasiver und nichtinvasiver Maßnahmen, ist die Ermittlung von enddiastolischem Druck und Volumen und einfacher Dehnbarkeitsindizes (Quotient aus diastolischem Druck- und Volumenanstieg, diastolische Druckanstiegsgeschwindigkeit etc.) ausreichend, während sich unter Intensiv-Stationsbedingungen die Messung des Pulmonalarteriendruckes und Pulmonalkapillardruckes als zumindest orientierende und zur Therapie-Beurteilung praktikable Größe bewährt hat.

Die Nachlast repräsentiert in der Bilanz die dem Ventrikel systolisch nachgeschalteten Lastfaktoren, das heißt die Summe der Auswurfwiderstände, gegen die der Ventrikel während der Systole das Auswurfvolumen zu fördern hat. Von seiten der Auswurfbetrachtung sind es der periphere Widerstand und die aortale Impedanz und damit die jeweilige Beziehung zwischen Druck und Fluß sowie weitere Faktoren, wie intraaortales Blutgesamtvolumen, Dehnbarkeit der Aorten- und Arterienwände und Blut-Viskosität, die der Ventrikelaktion jenseits der Aortenklappe als „Nachlast" entgegenwirken. Da die Nachlast vom Ventrikelmyokard während der Systole aufgebaut und aufrecht erhalten werden muß, ist sie mit der im Myokardwall entwickelten Spannung, das heißt dem systolischen Wandspannungs-Zeit-Integral quantitativ vergleichbar. Die systolische Wandspannung ist als das klinisch bedeutsame Äquivalent der Nachlast anzusehen. Da ihre Ermittlung gleichzeitig die Ventrikelgeometrie (Wanddicke, Radius, Ventrikelmasse) berücksichtigt, ist sie auch bei unterschiedlicher Nachlast gültig. Unter klinischen Bedingungen kann aus Gründen der Vereinfachung der maximal erreichbare Wert der Wandspannung während der Systole (maximale systolische Wandspannung) verwendet werden, zumal invasive Verlaufsstudien eine signifikante Korrelation zwischen dem systolischen Wandspannungs-Zeit-Integral und der maximalen systolischen Wandspannung ergeben haben. Meßtechnisch eignen sich zur Ermittlung der Wandspannung ventrikulographische, und insbesondere echokardiographische Verfahren, mit denen die systolische Wandspannung zu einem definierten Zeitpunkt, z.B. zum Zeitpunkt des Öffnens der Aortenklappen, exakt erfaßt werden kann.

Die Kontraktilität umfaßt Änderungen von Kontraktionsgrößen bei gegebenen Ausgangsbedingungen, das heißt bei Konstanz von Vorlast und Nachlast. Zunahmen der Kontraktilität lassen sich zum Beispiel durch Noradrenalin, Dobutamin und Frequenz steigerungen erreichen. Abnahmen der Kontraktilität treten zum Beispiel unter Kalziumentzug, Betarezeptorenblockern, Analgetika und Antiarrhythmika auf. Änderungen der Kontraktilität äußern sich durch eine Änderung der Kontraktionsgeschwindigkeit sowie in unterschiedlichem Maße durch Änderungen der Muskelverkürzung und Fähigkeit des Herzmuskels zur Spannungsentwicklung. Unter klinischen Bedingungen lassen sich inotrope, das heißt die Kontraktilität beeinflussende Eingriffe, durch Erfassung der isovolumetrischen Geschwindigkeitsindizes sowie durch die Messung von Pumpgrößen während der auxotolen Auswurfphase objektivieren. Neben Änderungen der Myosin-ATPase-Aktivität kommt eine Vielzahl zellphysiologischer Parameter für Änderungen der Kontraktilität in Betracht, die Struktur- und Funktionsänderungen kontraktiler Proteine, Störungen der oxidativen Phosphorylierung, Aktivitätsänderungen kalzium- und magnesiumabhängiger ATPase, Beeinflussung des Ionentransports, der Membranpermeabilität und membranständiger Rezeptoreigenschaften.

Tabelle 1. Pathogenese der Herzinsuffizienz

1. Veränderungen der Vorlast
   Abnorme Volumenbe- und -entlastungen
   (z. B. Hypervolämie, Aorteninsuffizienz, Mitralinsuffizienz; vermindertes venöses Angebot)
2. Veränderungen der Nachlast
   Abnorme Druckbe- und -entlastungen
   (z. B. Hypertonie, Cor pulmonale, arterioläre Vasodilatation)
3. Veränderungen der Kontraktilität
   (z. B. ischämische Herzerkrankungen, negativ-inotrop wirkende Pharmaka)
4. Veränderungen der Herzfrequenz
   im Gefolge bradykarder oder tachykarder Herzrhythmusstörungen
   (unterhalb und oberhalb der sog. kritischen Herzfrequenz)

Pathogenese der Herzinsuffizienz

Die Pathogenese der Herzinsuffizienz (Tabelle 1) beinhaltet eine abnorme Änderung einer oder mehrerer Determinanten der Herzfunktion (Vorlast, Nachlast, Kontraktilität, Herzfrequenz): Bei abnormen Änderungen der Vorlast (extreme Volumenbelastung bzw. Volumenentlastung) wird der Herzauswurf verringert (Aderlaß, Volumenentzug: Transfusion, Aorten- und Mitralklappenregurgitation u. a.). Abnorme Zunahme der systolischen Wandspannung bewirken eine Abnahme der Auswurffraktion (Ventrikeldilatation bei chronischen Druck- und Volumenbelastungen des Herzens u. a.). Abnorme Abnahmen der Kontraktilität führen über eine Änderung der Kontraktionsfähigkeit des Ventrikelmyokards, das heißt des kontraktilen Proteins, zu einer auch von Änderungen der Vorlast und Nachlast unabhängigen Abnahme der Ventrikelfunktion, meßbar durch Abnahme der Muskelverkürzung (Schlagvolumen) , der maximalen Spannungsentwicklung (Wandspannungsreserve), und isometrischen wie auch auxotonen Kontraktionsgeschwindigkeiten. Abnorme Änderungen der Herzfrequenz schließlich können durch abnorm kurze diastolische Füllungszeiten zu ungenügender Ventrikelfüllung und zur Verringerung des Herzauswurfes führen (Tachykardie, Tachyarrhythmie, ventrikuläre Extrasystolie). Umgekehrt kann es bei Bradykardie zu einer Verringerung des Sauerstoffangebots an das Herz mit konsekutiver Myokardischämie und Kontraktionsinsuffizienz kommen.

Pathogenese der Herzinsuffizienz bei hypertensiver Herzerkrankung

Die Entwicklung einer Herzinsuffizienz sei anhand der hypertensiven Herzerkrankung exemplarisch dargestellt:

Durch die arterielle Druckbelastung kommt es zunächst zu einer konzentrischen Myokardhypertrophie mit Vermehrung der Wanddicken, der linksventrikulären Muskelmasse, mit Zunahme der Masse-Volumen-Relation des Ventrikels und konsekutiver Konstanz der systolischen Wandspannung (Nachlast). Herzindex und Auswurffraktion sind normal. Signifikante Änderungen des myokardialen Sauerstoffverbrauches treten nicht auf. Allerdings ist bereits der Koronarwiderstand erhöht und die Koronarreserve auch beim jugendlichen hypertrophierten Hochdruckherzen deutlich eingeschränkt.

In 14% aller Hypertoniker entwickelt sich eine irreguläre Hypertrophie mit asymmetrischen Hypertrophiearealen, die im Bereich der Vorderwand, Hinterwand, Herzspitze, Herzbasis und des Septums lokalisiert sein können. Die Wand ist verdickt, die Masse-Volumen-Relation ist erheblich vermehrt und die systolische Wandspannung ist erniedrigt. Ventrikuläre Funktionsgrößen bleiben weitgehend normal, der pro Gewichtseinheit relativierte myokardiale Sauerstoffverbrauch ist normal oder herabgesetzt. Wie bei der harmonischen, konzentrischen Hypertrophie ist der Koronarwiderstand erhöht und die Koronarreserve herabgesetzt. Beiden Formen (konzentrische Hypertrophie, irreguläre Hypertrophie) ist eine Konstanz (konzentrische Hypertrophie) oder gar Abnahme (irreguläre Hypertrophie) der Wandspannung gemeinsam.

Bei starker und langdauernder Druckbelastung, bei Myokardfibrosierung, bei hypertensiv bedingter koronarer Mikroangiopathie, bei koronaren und extrakardialen Zweiterkrankungen sowie bei begleitender Myokarditis und pharmakologisch-toxischen Nebenwirkungen kann es zu einer myokardialen Schädigung mit Zunahme des Ventrikelradius, Zunahme des enddiastolischen Volumens und Zunahme der systolischen Wandspannung kommen. Der Ventrikel dilatiert definitionsgemäß exzentrisch. Die ventrikulären Pumpgrößen (Herzindex, Auswurffraktion etc.) nehmen ab, und der myokardiale Sauerstoffverbrauch pro Gewichtseinheit ist erheblich gesteigert. Wie bei den anderen Hypertrophieformen ist der Koronarwiderstand erhöht, die Koronarreserve ist jetzt, infolge zusätzlicher Erhöhung der myokardialen Komponente des Koronarwiderstandes, beträchtlich eingeschränkt.

Das Beispiel „Hochdruckherz" zeigt, daß dem Hypertrophie- bzw. Dilatationsgrad, abschätzbar durch die systolische Wandspannung, eine prinzipiell grundlegende Bedeutung in der Pathogenese der Herzinsuffizienz zukommt. Solange die Wandspannung normal oder erniedrigt ist, sind Abnahmen von Pump- und Geschwindigkeitsgrößen nicht zu verzeichnen. Dagegen kommt es mit zunehmender Wandspannung, das heißt bei abnorm veränderten Hypertrophiegradbedingungen, zu einer Exzentrizität der Hypertrophie und damit zur Ventrikeldilatation, Herzgrößenzunahme und Funktionsabnahme mit konsekutiver Dekompensationsbereitschaft des Myokards.

Ätiologie der Herzinsuffizienz

Eine Herzinsuffizienz kann durch kardiale und extrakardiale Erkrankungen entstehen (Tabelle 2). Die häufigste kardiale, zur Herzinsuffizienz führende Erkrankung ist die koronare Herzkrankheit (Ischämie); die häufigste extrakardiale Erkrankung mit myokardialer Folgesymptomatik ist die arterielle Hypertonie. Zweidrittel aller Patienten mit Herzinsuffizienz entwickeln das kardiale Symptomenbild auf dem Boden einer koronaren und hypertensiven Herzerkrankung, wobei dem arteriellen Bluthochdruck eine ätiologisch vorrangige Rolle zukommt. Bei arterieller Hypertonie selbst wiederum sterben ca. 40–50% der Hypertoniker an den Folgen der Herzhypertrophie und Herzinsuffizienz, und ca. 30–40% sterben an den Folgen der Koronarinsuffizienz. Die Summe der extrakardial ausgelösten Herzinsuffizienz beträgt bilanzmäßig ca. 60%, die der kardial induzierten Herzinsuffizienz etwa 40%.

Zu weiteren kardialen Erkrankungen, die zu einer Herzinsuffizienz führen, gehören Herzklappenstenosen und -insuffizienzen, intrakardiale Kurzschlußverbindungen, Störungen der Erregungsbildung und -leitung (Bradykardie-Tachykardie-Syndrom) und primäre Kardiomyopathien.

Zu den extrakardialen Ursachen der Herzinsuffizienz (Tabellen 3 und 4) zählen alle Erkrankungen, die zu einer Verminderung des Sauerstoffangebots an das Herz bzw. zur

Tabelle 2. Ätiologie der chronischen Herzinsuffizienz

1. Myokardiales Versagen
   – Druck- und Volumenbelastungen, ischämische Erkrankungen, entzündliche Prozesse
2. Herzrhythmusstörungen
   – Bradykard/tachykard, av-Blockierungen, Vorhofflimmern u. a.
3. Mechanische Behinderung der Herzaktion
   – Ventrikelthromben, Perikarderkrankungen, Aneurysmen u. a.
4. Verminderung des venösen Angebots
   – Extreme Vasodilatation (Fieber, Sepsis), Hypovolämie u. a.

Tabelle 3. Kardiale Ursachen der Herzinsuffizienz

- Ventrikelmyokard: Primäre (und sekundäre) Cardiomyopathien
- Koronararterien: Koronare Herzkrankheit
- Herzklappen: Herzklappenstenosen und -insuffizienzen
- Perikard: Perikarderguß, Perikardkonstriktion
- Erregungsbildung und -leitung: Brady-Tachykardie

Tabelle 4. Extrakardiale Ursachen der Herzinsuffizienz

- Sekundäre Cardiomyopathien: Hyperthyreose, Hypothyreose Anämie, Polyglobulie, Paraproteinämie u. a.
- Hypertensive Herzerkrankung: Herzhypertrophie- und Insuffizienz (Hochdruckherz)
- Systemische Kollagenosen und Immunopathien: Lupus erythematodes, progressive Skerodemie, Periarteritis nodosa u. a.
- Generalisierte Angiopathie: Diabetes mellitus (?), Hochdruck, Immunkomplexvaskulitis
- Niereninsuffizienz: Überwässerung, kongestives Herzversagen

Entstehung eines Mißverhältnisses zwischen Sauerstoffangebot und Sauerstoffbedarf führen; ferner sekundäre Kardiomyopathien (spezifische Herzmuskelerkrankungen) im Gefolge internistischer Allgemeinerkrankungen (arterielle Hypertonie, Hyperthyreose, Hypothyreose, Urämie, Hämochromatose, Azidose, Hyperkaliämie, Diabetes mellitus, Hyperlipoproteinämie u. a.), systemische Kollagenosen mit vasculärer und/oder myokardialer Beteiligung (Immunkomplexvasculitis, Immunkardiomyopathie) sowie das Spektrum der durch die Pharmaka und toxischen Eingriffe möglichen Formen der Myokardinsuffizienz. Wesentliches diagnostisches Ziel ist hierbei die Erkennung der Grundkrankheit, das als therapeutische Konsequenz die stets vorrangige Basistherapie beinhaltet.

Pathogenese des Lungenoedems

Das kardial ausgelöste Lungenoedem stellt den Extremfall einer akuten Herzinsuffizienz dar (Tabelle 5). Wie bei der chronischen Herzinsuffizienz kommen ätiologisch kardiale (Myokardinfarkt, Mitralstenose, Herzdilatation u. a.) und extrakardiale Ursachen in Betracht (Lungenembolie, Überwässerung, Hochdruckkrise, toxische Pharmaka u. a.). Den kardialen Ursachen ist meistens gemeinsam, daß neben humoralen, adrenergen und kolloidosmotischen Begleitfaktoren eine schwere Kontraktionsinsuffizienz des linken Ventrikels mit Unfähigkeit zum Pumptransport der angebotenen Blutmenge vorliegt. Dies kann durch Verlust an kontraktiler Substanz (akuter Myokardinfarkt), extremer Erhöhung der Nachlast (dilatierte Herzklappenvitien, Kardiomyopathien, Lungenembolie) und extremer Erhöhung der Vorlast (Überwässerung) bedingt sein. Die wohl häufigste extrakardiale Ursache ist die akute Druckbelastung infolge einer arteriellen Hypertonie mit druckabhängiger Steigerung der systolischen Wandspannung und konsekutiven Abnahmen der Ventrikelfunktion, Steigerung des myokardialen Sauerstoffverbrauches und Erzeugung einer regionalen und globalen Myokardischämie. Wichtig ist, daß aus Gründen der Ventrikelgeometrie ein gleichstarker arterieller Blutdruckanstieg bei bereits vorbestehender Ventrikeldilatation zu einer weitaus

Tabelle 5. Ätiologie und Pathogenese des Lungenödems

1. Erhöhung des Pulmonalkapillardruckes
   – Linksherzinsuffizienz, Hypervolämie, Mitralstenose u. a.
2. Verminderung des kolloidosmotischen Druckes
   – Hypalbuminämie, Überwässerung u. a.
3. Gesteigerte Eiweißpermeabilität der Lungenkapillaren
   – Intoxikationen, Höhenkrankheit, Schock u. a.
4. Verminderung des intraalveolären Gewebsdruckes
   – Drainage von Pleuraergüssen
5. Kombinierte Verlaufsformen
   – Chronische Niereninsuffizienz, Lungenembolie, Aspiration von Magensaft u. a.

Tabelle 6. Pharmakologisch-toxisch induzierte Kontraktilitätsabnahme

z. B. Adriamycin (akut, chronisch)
Analgetika (z. B. Pethidin)
Antiarrhythmika (z. B. Diphenylhydantoin)
Barbiturate
Beta-Rezeptorenblocker (z. B. Propranolol)
Calciumantagonisten (z. B. Verapamil)
Corticosteroide (chronisch)
Katecholamin-Exzess
Trizyklische Antidepressiva (z. B. Amitriptylin)

stärkeren Wandspannungszunahme führt als bei normaler Ventrikelgröße. Dies bedeutet die Ventrikelfunktionsabnahme und damit die Dekompensationsbereitschaft unter gleichstarker Druckbelastung bei bereits großen Herzen. Dies trifft für den rechten Ventrikel (akutes Cor pulmonale) und den linken Ventrikel zu (akute Linksherzinsuffizienz bei arterieller Hochdruckkrise). Umgekehrt gilt, daß sich Drucksenkungen therapeutisch wirksamer am dilatierten als am nicht dilatierten Herzen auswirken.

Pharmakologisch-toxisch induzierte Kontraktilitätsabnahme

Viele Pharmaka zeigen akute und chronische negativ-inotrope Nebenwirkungen, die insbesondere am vorgeschädigten koronarkranken, hypertrophierten und dilatierten Herzen die Entstehung einer Herzinsuffizienz auszulösen und zu begünstigen vermögen (Tabelle 6). Die Kenntnis der myokardialen Wirkungen dieser Substanzen ermöglicht oft eine rationale Differentialdiagnostik und Kausaltherapie der Herzinsuffizienz.

Die negativ inotrope Eigenwirkung der Betarezeptorenblocker, die bei der koronaren Herzkrankheit zur Senkung des myokardialen Sauerstoffverbrauches erwünscht ist, kann bei Überdosierung, am vorgeschädigten Myokard, bei vorbestehender Bradykardie und bei kombiniertem Einsatz mit anderen negativ-inotrop, wirksamen Pharmaka zur akuten Herzinsuffizienz führen. Unter den klinisch gebräuchlichen Betarezeptorenblokkern kommt dabei dem Propranolol die, wohl stärkste relative kontraktilitätshemmende Potenz zu. Zahlreiche Antiarrhythmika zeigen im therapeutisch wirksamen Bereich nahezu regelhaft eine negativ-inotrope Eigenwirkung. Nach pharmakologisch-experimentellen Befunden haben Lidocain und Mexilitin eine eher geringere kardiodepressive Wirkung, während unter Verapamil (i.v.), Diphenylhydantoin (i.v.) und Disopyramid (oral, i.v.) mit einer stärkeren negativ-inotropen Eigenwirkung zu rechnen ist. Die Indikation zum Einsatz dieser Antiarrhythmika bei vorgeschädigten Herzen sollte daher zurückhaltend gestellt werden. Die bei akuten kardialen Schmerzzuständen (akuter Myokardinfarkt, Perikarditis etc.) klinisch gebräuchlichen Analgetika gehen mit zum Teil erheblichen Abnahmen der Kontraktilen und Pumpfunktion einher. Morphin, Piritramid, Fentanyl und Telidin sind nahezu ohne Einfluß auf die kardialen Funktionsgrößen, während unter Pethidin (Dolantin) erhebliche Abnahmen der linksventrikulären Pumpgrößen und Kontraktilitätsindizes auftreten können. Diese Wirkungen sind bereits unter klinischen steady-state-Bedingungen meßbar, so daß bei einer der Hauptindikationen, dem akuten Myokardinfarkt, eine noch stärkere kardio-depressive Wirkung auftreten könnte. Der Spättyp der Adriamyzintoxizität ist durch eine meist irreversible Herzinsuffizienz gekennzeichnet. Durch chronische Glukokortikoidapplikation ist infolge des Verlustes an kontraktiler Myokardsubstanz (antianabole Steroidwirkung) mit einer Steroidkardiomyopathie zu rechnen. Exzessiv hohe Katecholaminmengen können zu Myokardnekrosen führen. Weitere Pharmaka bzw. Substanzgruppen mit negativ-inotroper Wirkung sind trizyklische Psychopharmaka, Inhalationsnarkotika, Äthanol in hoher Dosierung, Kalziumantagonisten u. a.

Zellphysiologische Gesichtspunkte

Die aus Gründen der klinischen Praktikabilität in den Vordergrund gerückte Pathogenese der Herzinsuffizienz nach ventrikeldynamischen ätiologischen und pharmakologisch-toxischen Aspekten darf nicht darüber hinwegtäuschen, daß die Mehrzahl der gezeigten Noxen und Auslösungsbedingungen der Herzinsuffizienz auf einer Störung der elementaren Zellfunktion auf der Ebene der Membranen, des sarkoplasmatischen Retikulums, der Mitochondrien, des Kalziumtransportes, der Kontraktionsenzyme und der kontraktilen Proteine zurückgeführt werden kann. Der Pathomechanismus der Zellfunktionsstörung ist meist nur unvollständig bekannt und klinisch in den wenigsten Fällen objektivierbar. Zudem schließt eine zellphysiologisch gesicherte Wirkung einer Substanz (z. B. Digitalisglykoside) an eine Struktur (z. B. Membran-ATPase weitere Wirkungen der gleichen Substanz an anderen Zellstrukturen (z. B. sarkoplasmatisches Retikulum, Kontraktionsenzyme) nicht aus.

Klinische Auswirkungen einer Ventrikeldilatation

Eines der objektivierbaren Zeichen der Rekompensierung einer Herzinsuffizienz in Gefolge herzinsuffizienztherapeutischer Maßnahmen ist die Abnahme bzw. Verkleinerung einer vergrößerten Herzsilhouette. Neben weiteren klinischen Befunden (Abnahme von Venenstauung, Lungenstauung, Leberdämpfung, Oedemen, III. HT, Zyanose u. a.) und subjektiver Beschwerdeänderung (insbesondere Besserung von Dyspenoe und Orthopnoe) ist die klinisch faßbare Herzgrößenänderung als ein einfaches, empirisch gesichertes Kriterium zur nichtinvasiven und klinisch ausreichenden Beurteilung der Herzfunktion einzustufen. Eine Herzinsuffizienz geht fast regelhaft mit einer Herzgrößenzunahme einher, während umgekehrt eine myokardiale Rekompensierung zu einer Verkleinerung der Herzgröße führt. Die pathophysiologische Bedeutung des Parameters „Herzgröße" liegt u. a. in der engen Beziehung zum ventrikulären Füllungsvolumen und damit zu den vom Füllungsvolumen abhängigen ventrikeldynamischen Größen (Wandspannung, myokardialer Sauerstoffverbrauch, Koronarreserve).

Die klinischen Auswirkungen einer Ventrikeldilatation betreffen somit mindestens vier klinische Parameter: die systolische Wandspannung, den myokardialen Sauerstoffverbrauch, die Koronarreserve des linken Ventrikels und die Inzidenz ventrikulärer Arrhythmien. Mit steigender Herzgröße, das heißt mit steigender Wandspannung, nimmt

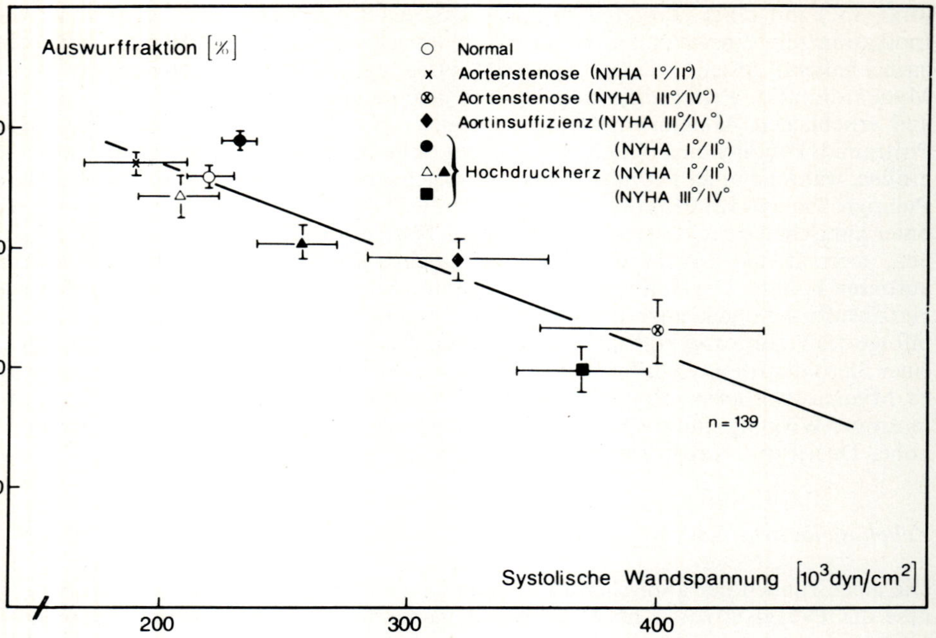

Abb. 1

die Auswurffraktion des linken Ventrikels konsekutiv ab. Dabei haben Patienten auch mit starker Druckbelastung und Herzhypertrophie in Gegenwart von arterieller Hypertonie und Vitien eine normale Auswurffraktion, solange die systolische Wandspannung nicht ansteigt. Steigt letztere an, so nimmt die Auswurffraktion konsekutiv ab. Umgekehrt kommt es im Gefolge ventrikelentlastender Eingriffe (Vasodilatatoren, ACE-Hemmer etc.) zu einer umgekehrten Verlaufsrichtung der Wandspannungs-Funktionsbeziehung (Abb. 1). Neben der Auswurffraktion bestimmt die systolische Wandspannung ganz entscheidend den myokardialen Energiebedarf (Abb. 2). Mit steigender Wandspannung nimmt der myokardiale Sauerstoffverbrauch annähernd linear zu. Herzen mit hoher Wandspannung sind daher auf zwei Arten gefährdet: einmal ist die Ventrikelfunktion verschlechtert, zum anderen ist der myokardiale Sauerstoffverbrauch, das heißt das koronare oder ischämische Risiko) gesteigert. Therapeutisches Ziel sollte daher stets eine Ventrikelgrößen- und Wandspannungsabnahme mit konsekutiver Verbesserung der Ventrikelfunktion und Abnahme des erhöhten myokardialen Sauerstoffverbrauches sein. Der dritte, von der Ventrikelgröße und Wandspannung abhängige klinische Parameter, ist die Koronarreserve des linken Ventrikels. Mit steigender systolischer Wandspannung nimmt die Koronarreserve deutlich ab (Abb. 3). Dieser Mechanismus ist teils auf eine begleitende Mikroangiopathie (Hochdruckherz), zum anderen auf eine Erhöhung der extravasalen Komponente des Koronarwiderstandes und eine Steigerung des myokardialen Energiebedarfes mit Ausschöpfung der Koronarreserve zurückzuführen. Dennoch wird hieraus besonders exemplarisch deutlich, daß eine Ventrikeldilatation einen Circulus vitiosus inauguriert, der über eine Störung der Koronarperfusion zur Myokardschädigung, zur Ventrikeldilatation und damit wiederum zu intensivierten Myokardperfusionsverschlechterung führt. Viertens schließlich sind hypertrophierte und insbesondere dilatierte Herzen mit einer besonders hohen Inzidenz von teilweise bedrohlichen ventrikulären Arrhythmien begleitet. Ursächlich dürfte hier eine regionale und auch globale Ischämie infolge gestörten myokardialen Sauerstoffbedarfes bei ungenügender Sauerstoffzufuhr in Betracht kommen.

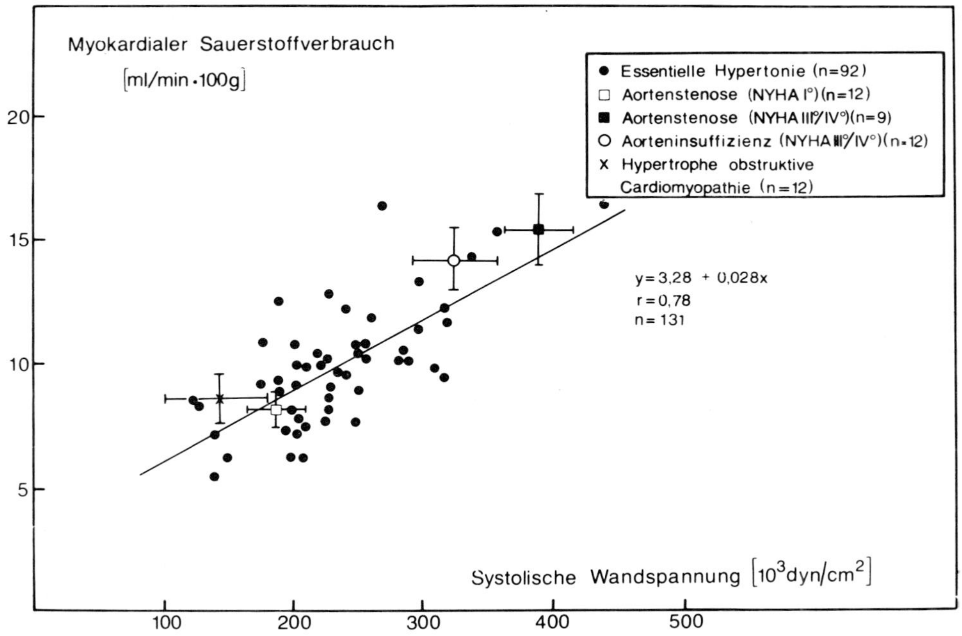
Myokardialer Sauerstoffverbrauch
[ml/min·100g]
Essentielle Hypertonie (n=92)
Aortenstenose (NYHA I°)(n=12)
Aortenstenose (NYHA III°/IV°)(n=9)
Aorteninsuffizienz (NYHA III°/IV°)(n=12)
Hypertrophe obstruktive Cardiomyopathie (n=12)
y=3,28 + 0,028x
r=0,78
n=131
Systolische Wandspannung [10³dyn/cm²]
20
15
10
5
100
200
300
400
500

Abb. 2

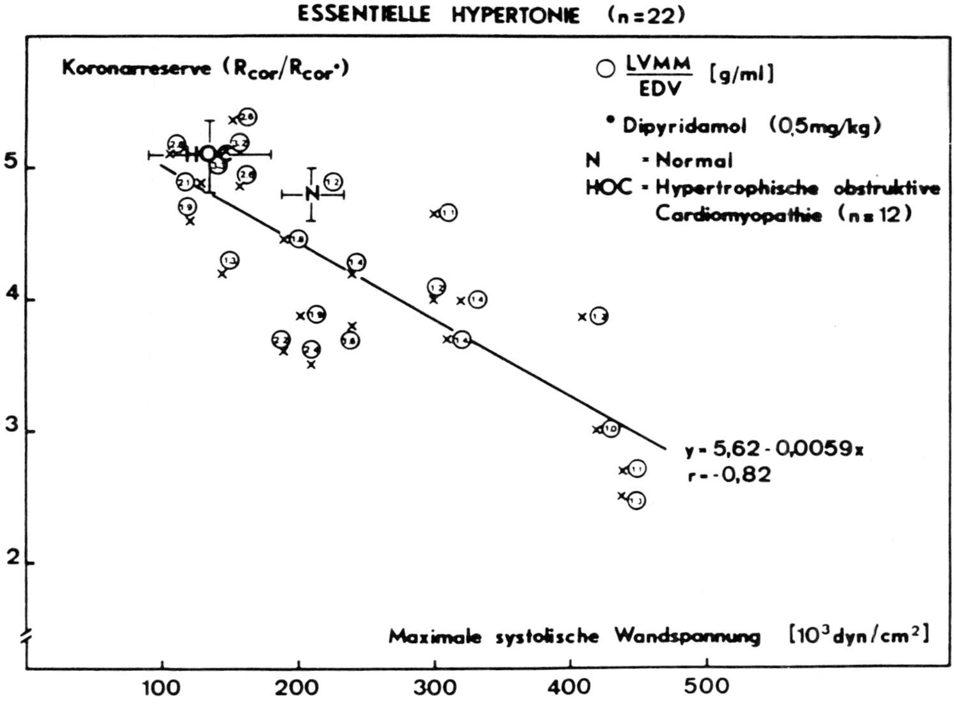
ESSENTIELLE HYPERTONIE (n=22)
Koronarreserve (Rcor/Rcor•)
LVMM/EDV [g/ml]
• Dipyridamol (0,5mg/kg)
N = Normal
HOC = Hypertrophische obstruktive Cardiomyopathie (n=12)
y = 5,62 - 0,0059x
r = -0,82
Maximale systolische Wandspannung [10³dyn/cm²]
5
4
3
2
100
200
300
400
500

Abb. 3

Diastolische Dysfunktion

Beobachtungen zahlreicher Autoren haben gezeigt, daß die klinischen Zeichen einer Herzinsuffizienz auch bei normaler systolischer Funktion auftreten können. Ursächlich kommen hier myokardiale Strukturänderungen in Betracht, die über eine Änderung der diastolischen Dehnbarkeit zur Versteifung des Ventrikels, zur Erhöhung der Füllungsdrücke und zur Abnahme der Relaxation führen (Tabelle 7). Ein gesteigerter Fibrosegehalt des Myokards (z. B. bei hypertensiv bedingter Herzhypertrophie), eine zelluläre Texturstörung (insbesondere bei Kardiomyopathien), eine Herzhypertrophie (bei Hochdruck und Herzklappenvitien) sowie ischämische Prozesse (abnorme Lastbedingungen und kritische Herzfrequenzen können dazu entscheidend beitragen. Wenn auch in diesen Fällen die Kontraktionsfähigkeit des verbliebenen kontraktilen Apparates normal sein kann, so ist aufgrund der gestörten diastolischen Funktion, meist strukturell bedingt, eine Erhöhung der Füllungsdrücke mit Dyspnoe und mit eingeschränkter Belastbarkeit vorhanden.

Tabelle 7. Diastolische Dysfunktion

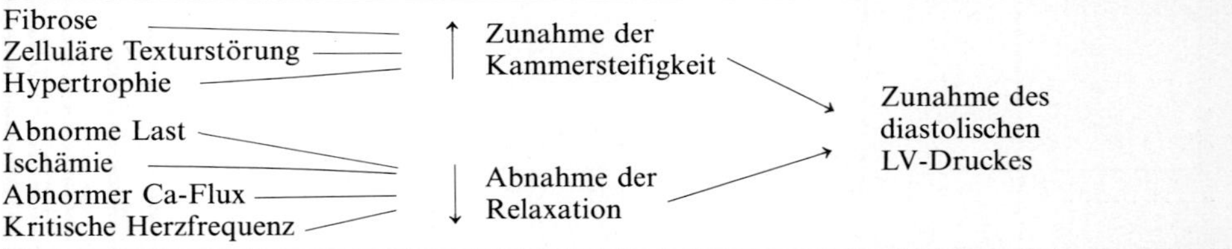

Nicht-myozytäre Ursachen der Herzinsuffizienz

Während die diastolische Dysfunktion überwiegend *myokardial* bedingt zu den klinischen Zeichen der Herzinsuffizienz führen kann, so sind es eine Reihe von *koronaren* Faktoren, die ebenfalls zum Auftreten einer Herzinsuffizienz beitragen können (Tabelle 8). Hierbei sind insbesondere Intimaverdickungen, Mediahypertrophie und perivasculäre Kollagenvermehrung anzuführen. Durch Intimaverdickungen und Mediahypertrophie (überwiegend bei arterieller Hypertonie) kommt es zur Lumeneinengung des koronaren Strombahngebietes, das heißt sowohl der Arteriolen als auch der Kapillaren, mit Zunahme der Wanddicke-Radius-Relation und zur Abnahme der Koronarreserve des Herzens. Die perivasculäre Kollagenvermehrung führt ebenfalls zur Abnahme der Dilatationsbereitschaft der Herzkranzgefäße. Eine Abnahme der Koronarreserve wiederum ist Grundlage für die Entstehung einer Vielzahl von Prozessen, die zur Herzinsuffizienz führen (Hochdruck, Ventrikeldilatation, Hypertrophieformen, Vasculitis etc.) Prototyp einer nicht-myozytär bedingten Herzinsuffizienz ist das Auftreten der Herzinsuffizienz bei der hypertensiven Herzkrankheit.

Tabelle 8. Nicht-myozytäre Ursachen der Herzinsuffizienz

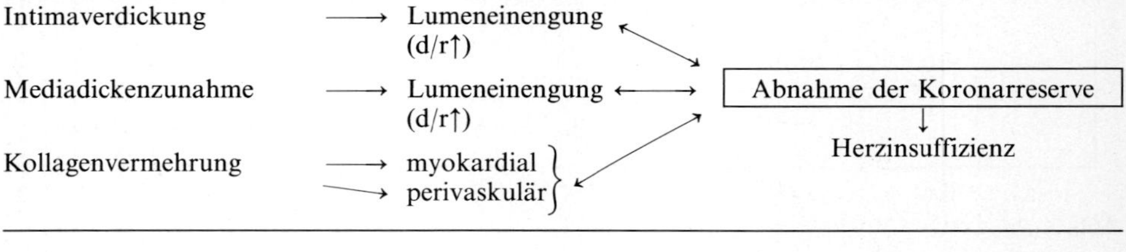

Ursachen der Herzinsuffizienz bei hypertensiver Herzkrankheit

Die häufigste Form der Druckbelastung des linken Ventrikels ist die arterielle Hypertonie. Hierbei kommt es zur Herzmuskelhypertrophie (Tabelle 9) und zum Auftreten einer Herzinsuffizienz (Tabelle 10). Neben dem klassischen, akzeptierten Modell einer Ventrikeldilatation nach Linzbach kommen insbesondere Folgen der veränderten Mikrozirkulation des Koronarkreislaufs und strukturelle Abnormalitäten des Myokards in Betracht. Wie neuere Befunde aus unserer Klinik gezeigt haben, zeigt bereits das kardial kompensierte, konzentrisch oder irregulär hypertrophierte Hochdruckherz nahezu regelhaft die Existenz kleiner Narben, eine signifikante Muskelfaserverbreiterung, eine Zunahme des myokardialen sowie des perivasculären Kollagens und eine in Abhängigkeit vom Ausmaß der Hypertonie und Hypertrophie verdickten Media und Intima der koronaren Widerstandsgefäße. Diese Faktoren lassen sich als diastolische Dysfunktion und in den Bereich der nicht-myozytären Ursachen der Herzinsuffizienz einordnen. Dabei ist hervorzuheben, daß bei Hochdruckpatienten mit unauffälligen Koronararterien (bioptische Resultate) die Koronarreserve des linken Ventrikels weitgehend normal ist, während bei Hypertonikern mit bioptisch verdickten Koronarien stets regelhaft eingeschränkte Koronarreservenwerte vorliegen (Abb. 4). Der Mechanismus, das heißt die Ursache der hierbei auftretenden strukturellen Veränderungen und Herzinsuffizienz, ist auf eine Sequenz zurückzuführen, die über die Druckbelastung mit Hypertrophie zur Zunahme der Diffusionsstrecken im Myokard führt, die regionale Ischämien und Nekrosen auslöst, zur Einschränkung der Koronarreserve führt und damit zur Aufrechterhaltung, Perpetuierung und Intensivierung eines Prozesses führt, der bei fortbestehender Druckbelastung Hypertrophie, Ausmaß der diastolischen Funktion, Einschränkung der Koronarreserve und Intensivierung des Sauerstoffmangels weiter vorantreibt. Die Kenntnis über diese Vorgänge dürfte dazu beitragen, bei der hypertensiv bedingten Herzinsuffizienz, der häufigsten Form dieses Krankheitsbildes, den Pathomechanismus zu erhärten und Grundlagen für eine Kausaltherapie dieser Erkrankung entsprechend einer Hypertrophieregression mit Verhütung all derjenigen Faktoren, die zur Herzinsuffizienz beitragen, zu gewährleisten.

Tabelle 9. Ursachen der Herzhypertrophie (LV)

Arterielle Hypertonie	70%
Herzvitien (angeboren, erworben)	8%
Cardiomyopathien	5%
Sportherz	5%
Koronare Herzkrankheit	4%
Spezifische Herzmuskelerkrankungen	2%
Endokrinopathien	<1%
Stoffwechselerkrankungen	<1%
Hyperviskositätssyndrom	<1%
Neuromuskuläre Erkrankungen	<1%
Andere	2%

Tabelle 10. Ätiologie der chronischen Herzinsuffizienz, Framingham-Studie

75%	Hypertensive Herzkrankheit
15%	Koronare Herzkrankheit
10%	Entzündliche Herzerkrankung, Kardiomyopathien, Vitien

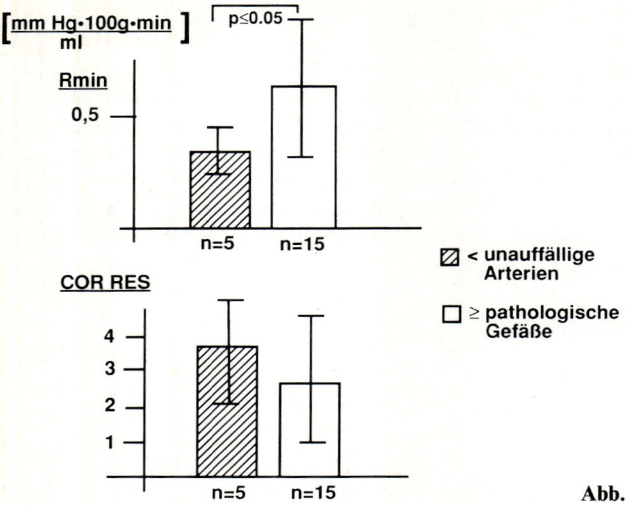

Abb. 4

Die Hypertrophieregression als Kausaltherapie der hypertensiv bedingten Herzinsuffizienz

Die Hypertrophieregression hat als Ziel, eine Rückbildung der Herzmuskelhypertrophie zu erreichen und damit den Stimulus zur Entstehung einer hypertensiv bedingten Herzinsuffizienz zu verändern (Tabelle 11). Dementsprechend gilt es, den Übergang vom *kompensierten* Hochdruckherzen mit konzentrischer oder irregulärer Hypertrophie, mit hoher Masse-Volumen-Relation und normaler Ventrikelfunktion in das Stadium des *dekompensierten* Hochdruckherzens mit exzentrischer Hypertrophie und Dilatation, niedriger Masse-Volumen-Relation und Herabsetzung der Ventrikelfunktion durch Präventivmaßnahmen oder regressionstherapeutische Eingriffe zu verhindern. Am Ventrikelmyokard gilt dieser Prozeß als kausal-therapeutisch gesichert, und eine Reihe von Untersuchungen haben eine wirksame Abnahme der Herzhypertrophie, Verbesserung der systolischen Eigenschaften und Verbesserung der diastolischen Dysfunktion ergeben. Seitdem bekannt ist, daß das Hochdruckherz nahezu regelhaft eine deutliche Einschränkung der Koronarreserve aufweist, die überwiegend medihypertrophieabhängig ist, wurde versucht, durch pharmakotherapeutische Eingriffe eine Verbesserung der

Tabelle 11

Kompensiertes Hochdruckherz	
Konzentrische oder irreguläre Hypertrophie	
Hohe Masse-Volumen-Relation	
Normale Ventrikelfunktion	
Hypertrophie	– Prävention – Regression
Dekompensiertes Hochdruckherz	
Exzentrische Hypertrophie, Dilatation	
Niedrige Masse-Volumen-Relation	
Herabgesetzte Ventrikelfunktion	

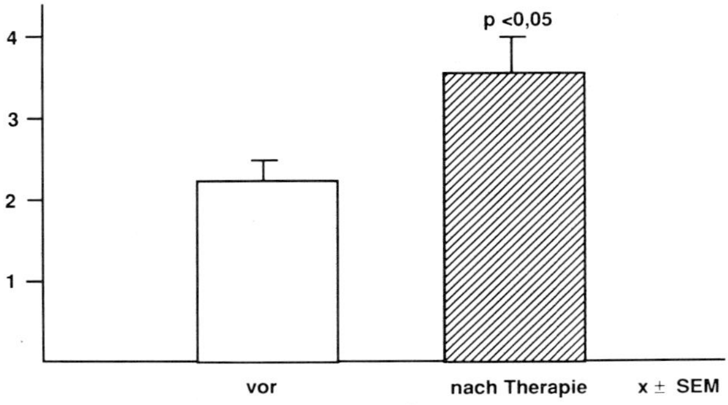

Abb. 5

koronaren Zirkulation nachzuweisen. Erste Messungen aus unserer Klinik nach Langzeit-Therapie von Hypertonikern haben ergeben, daß. sich die Koronarreserve tatsächlich signifikant verbessern läßt (Abb. 5), wobei Therapiezeiträume von ca. 9–12 Monaten erforderlich waren. Dieses bisher an neun Patienten durchgeführte Therapiekonzept kann daher unter der Voraussetzung der Bestätigung an größeren Patientengruppen als geeignet angesehen werden, die Koronarreserve des Hochdruckherzens durch Langzeit-Therapie zu verbessern und damit der hypertensiv-bedingten Herzinsuffizienz therapeutisch und prophylaktisch vorzubeugen. Bislang ist offen, ob eine alleinige Drucksenkung, langfristig durchgeführt, ausreichend ist, oder ob präferentielle Therapiemöglichkeiten durch den Einsatz von ACE-Hemmern oder Kalziumantagonisten oder Betarezeptorenblockern gegeben sind.

Koronare Mikrozirkulation und Herzinsuffizienz bei hypertensiver Herzkrankheit

Auf dem Boden der genannten Daten läßt sich für die Entstehung der Herzinsuffizienz bei Hochdruckkranken folgende Hypothese ableiten (Tabelle 12): Das normale Herz verfügt über eine normale Koronarreserve, ein normales Sauerstoffangebot an das Myokard bei normaler Wanddicke-Radius-Relation der koronaren Widerstandsgefäße. Durch die im Gefolge des Hochdrucks auftretende Druckbelastung kommt es zur Herzmuskelhypertrophie mit Zunahme der Wanddicke der Koronarien, mit Zunahme der Wanddicke-Radius-Relation, zur Einschränkung der Koronarreserve und zur Herabsetzung des myokardialen Sauerstoffangebotes an das Herz. Durch die Malnutrition des Myokards resultieren neben der Myokardhypertrophie fibrotische Umbauvorgänge, die Entstehung kleiner Narben und eine Vermehrung des myokardialen und perivasculären Kollagens, entsprechend dem Auftreten einer diastolischen Dysfunktion und nicht-myozytärbedingten Strukturänderung der koronaren Widerstandsgefäße. Durch diese Vorgänge wird die Ventrikelfunktion, diastolisch und systolisch, einge-

Tabelle 12

	Druckbelastung ↓	
Normales Herz ⟶	Hypertrophie ⟶	Herzinsuffizienz
|	| ↑	
Normale Koronarreserve	Koronarreserveneinschränkung	
Normale d/r-Relation	Gesteigerte d/r-Relation	
Normales O_2-Angebot	Herabgesetztes O_2-Angebot	

schränkt, und das Auftreten einer Herzinsuffizienz ist begünstigt. Eine wirksame Hypertrophieregression des Myokards und der glatten Muskulatur der Koronargefäße wäre geeignet, diesen Prozeß zu unterbrechen und als Kausaltherapie bzw. -prophylaxe der späteinsetzenden, hypertensiv bedingten Herzinsuffizienz wirksam zu werden.

Zusammenfassung

Die akute und chronische Herzinsuffizienz ist ein klinisch bedrohliches und epidemiologisch besonders häufiges Krankheitsbild mit hoher Sterblichkeit sowie mit gezieltem Aufforderungscharakter für die Analyse ihrer Ursachen und ihrer Therapie. Pathogenetisch und ätiologisch stehen kritische Störungen der hämodynamischen Determinanten sowie kardiale und/oder extrakardiale Ursachen im Vordergrund. Ventrikelgröße und systolische Wandspannung sind die wichtigsten Determinanten der Herzdynamik, die mindestens vier klinisch wesentliche kardiale Funktionsparameter bestimmen: Auswurffraktion, myokardialer Sauerstoffverbrauch, Koronarreserve, ventrikuläre Arrhythmien. Im Vordergrund der Herzinsuffizienz steht das systolische Pumpversagen. Die diastolische Dysfunktion erlangt pathogenetische und klinische Bedeutung bei Myokardfibrosierungen, Kollagenvermehrungen und bei narbigem Kontraktionsverlust (hypertensive Herzkrankheit, Herzklappenvitien, Kardiomyopathien, chronische Ischämie u. a.). Bei kardial kompensierter konzentrischer oder asymmetrischer Linksherzhypertrophie kommt der pharmako-therapeutisch erreichbaren Hypertrophieprävention und -regression eine vorrangige Bedeutung mit dem Ziel der Prävention und Therapie der spät einsetzenden hypertensiv bedingten Herzinsuffizienz zu. Die hypertensive Herzkrankheit zeigt nahezu regelhaft die quantifizierbare Manifestation einer koronaren Mikrozirkulationsstörung. Diese bedingt: klinische Zeichen der Koronarinsuffizienz, Einschränkung der Koronarreserve, der Mediahypertrophie der koronaren Widerstandsgefäße, Nekrosefolgen des Myokards mit diastolischer Dysfunktion. Die hypertensiv verursachte koronare Mikroangiopathie führt zur mediahypertrophieabhängigen Einschränkung der Koronarreserve des linken Ventrikels. Dieser Prozeß ist durch eine Langzeit-Therapie mit Antihypertensiva reversibel. Die auf der Basis neuer Daten zur Struktur, Pathogenese und Ätiologie der hypertensiven Herzinsuffizienz erarbeitete Hypothese beinhaltet, daß die koronare Mikroangiopathie bei hypertensiver Herzkrankheit mit/ohne Linksherzhypertrophie zu einer kritischen Sauerstoffversorgung des chronisch druckbelasteten Herzmuskels führt. Myokardnekrosen, Vermehrung des Kollagengehaltes, diastolische Dysfunktion und systolische Vorwärts-Pumpfunktionsstörung sind die Folge.

Literatur

1. Alpert N, Mulieri LA (1981) The utilization of energy by the myocardium hypertrophied secondary to pressure overload. In: Strauer BE (ed) The heart in hypertension. Springer, Berlin Heidelberg New York, pp 153–165 – 2. Arnold-Schmiebusch H, Klepzig M, Staubesand J, Strauer BE (1986) Die morphologische Grundlage der arteriellen Wandspannung im Koronargefäßsystem bei SHR verglichen mit Wistar-Kyoto-Ratten (WKY): Eine licht- und elektronenmikroskopisch morphometrische Studie zur Mediawanddicke gedehnter Gefäße. Verh Anat Ges 80:585–586 – 3. Bethge C, Motz W, von Hehn A, Strauer BE (1987) Ventricular arrhythmias in hypertensive heart disease with and without heart failure. J Cardiovasc Pharmacol 10, Suppl. 6:119–128 – 4. Bretschneider HJ (1967) Aktuelle Probleme der Koronardurchblutung und des Myokardstoffwechsels. Regensburg Ärztl Fortbild 1:11 – 5. Drayer JJM, Garding JM, Waber MS, Aronow WS

(1983) Cardiac muscle mass during vasodilatation therapy of hypertension. Clin Pharmacol Ther 33:727–732 – 6. Eisenlohr H, Schmiebusch H, Strauer BE (1988) Regression of medihypertrophy in hypertensive coronary resistance vessels by antihypertensive therapy. Circulation (Suppl. II) 78/4:169 – 7. Ford LE (1976) Heart size. Circ Res 39:297 – 8. Fouad FM, Hakashima Y, Tarazi RC, Salcedo EE (1982) Reversal of left ventricular hypertrophy in hypertensive patients treated with methyldopa. Am J Cardiol 49:795–801 – 9. Frohlich ED (1981) Beta-adrenergic receptor blockade in the treatment of essential hypertension. In: Strauer BE (ed) The heart in hypertension. Springer, Berlin Heidelberg New York, pp 425–436 – 10. James T (1977) Small arteries of the heart. Circulation 56:2 – 11. Kannel WB, Sorlie P (1981) Left ventricular hypertrophy in hypertension: Prognostic and pathogenetic implications (The Framingham Study). In: Strauer BE (ed) The heart in hypertension. Springer, Berlin Heidelberg New York, pp 223:242 – 12. Klepzig M, Eisenlohr H, Steindl S, Schmiebusch H, Strauer BE (1987) Media hypertrophy in hypertensive coronary resistance vessels. J Cardiovasc Pharmacol 10:97–102 – 13. Kochsiek K, Heiss HW, Tauchert M, Strauer BE (1971) Koronarreserve und Sauerstoffverbrauch bei hypertrophischer obstruktiver Cardiomyopathie. Verh Dtsch Ges Inn Med 77:880 – 14. Leschke M, Vogt M, Motz W, Strauer BE (1990) Blood rheology as a contributing factor in reduced coronary reserve in systemic hypertension. Am J Cardiol 65:56G-59G – 15. Linzbach AJ (1960) Heart failure from the point of view of quantitative anatomy. Am J Cardiol 5:370 – 16. Linzbach AJ (1981) Structural adaption of the heart in hypertension and the physical consequences. In: Strauer BE (ed) The heart in hypertension. Springer, Berlin Heidelberg New York, pp 243–250 – 17. McLenachan JM, Henderson E, Morris KI, Dargie HJ (1987) Ventricular arrhythmias in patients with hypertensive left ventricular hypertrophy. H Engl J Med 317:787–792 – 18. Messerli FH, Ventura HO, Elizardi DJ, Dunn FG, Frohlich ED (1984) Hypertension and sudden death: increased ventricular ectopic activity in left ventricular hypertrophy. Am J Med 77:18–22 – 19. Motz W, Ringsgwandl G, Strauer BE (1984) Regression of left ventricular muscle mass and collagen following nifedipine therapy. Circulation 70:237 – 20. Motz W, Strauer BE (1984) Regression of structural cardiovascular changes by antihypertensive therapy. Hypertension 6:133–139 – 21. Motz W, Strauer BE (1989) Left ventricular function and collagen content after regression of hypertensive hypertrophy. Hypertension 13:43–50 – 22. Motz W, Strauer BE (1990) Differential therapy of hypertensive heart disease. Am J Cardiol 65:60G-64G – 23. Schwartzkopff B, Frenzel H, Vogt M, Motz W, Strauer BE (1989) Myocardial structure in patients with reduced coronary reserve in hypertensive heart disease. Circulalion (Suppl. 2) 4/80:532 – 24. Schwartzkopff B, Steg M, Lösse B, Scheler S, Motz W, Strauer BE (1990) Myokardischämie bei Patienten mit hypertropher Kardiomyopathie. Z Kardiol (Suppl. 1) 79:83 – 25. Strauer BE (1972) Contractile response to morphine, piritramide, meperidine and fentanyl: a comparative study of effects on the isolated ventricular myocardium. Anesthesiology 387:304 – 26. Strauer BE, Kramer H, Avenhaus H, Bolte HD, Lüderitz B, Neubaur J, Riecker G (1975) Hämodynamik, Volumina und Dehnbarkeit des linken Ventrikels bei 167 Patienten mit angeborenen und erworbenen Herzfehlern. Klin Wochenschr 53:961 – 27. Strauer BE, Kramer H, Bolte HD, Riecker G (1975) Die Beziehungen zwischen Volumengrößen und Auswurffraktion des linken Ventrikels bei Mitral- und Aortenklappenregurgitation. Klin Wochenschr 53:975 – 28. Strauer BE (1975) Die hypertrophischeobstruktive Kardiomyopathie. Internist (Berlin) 16:530 – 29. Strauer BE (1981) Koronare Mikrozirkulationsstörungen. Klin Wochenschr 59:1125 – 30. Strauer BE (1977) Die quantitative Bestimmung der Koronarreserve in der Diagnostik koronarer Durchblutungsstörungen. Internist (Berlin) 18:579 – 31. Strauer BE (1979) Myocardial oxygen consumption in chronic heart disease: role of wall stress, hypertrophy and coronary reserve. Am J Cardiol 44:730 – 32. Strauer BE (1979) Ventricular function and coronary hemodynamics in hypertensive heart disease. Am J Cardiol 44:999 – 33. StrauerBE (1983) Left ventricular dynamics, energetics and coronary hemodynamics in hypertrophy heart disease. Eur Heart J (Suppl. A) 4:137 – 34. Strauer BE (1985) Progression und Regression der Herzhypertrophie beim arteriellen Bluthochdruck. Z Kardiol [Suppl. 7] 74...171 – 178 – 35. Strauer BE (1987) Structural and functional adaptation of the chronically overloaded heart in arterial hypertension. Am Heart J 114:948–957 – 36. Strauer BE (1988) Coronary hemodynamics in hypertensive heart disease. Am J Med (Suppl. 3) 84:45A-53A – 37. Strauer BE (1990) Significance of coronary circulation in hypertensive heart disease for development and prevention of heart failure. Am J Cardiol 65:34–41 – 38. Strauer BE (1990) The significance of coronary reserve in clinical heart disease. J Am Coll Cardiol 15:775 – 39. Vogt M, Rabenau O, Motz W, Strauer BE (1989) Evidence of endothelial dysfunction in patients with angina pectoris and angiographically normal coronary arteries. Circulation (Suppl. 2) 4/80:436 – 40. Vogt M, Motz W, Scheler S, Strauer BE (1990) Disorders of coronary microcirculation and arrhythmias in systemic arterial hypertension. Am J Cardiol 65:45G-50G – 41. Vogt M, Motz W, Schwartzkopff B, Strauer BE (1990) Coronary microangiopathy and cardiac hypertrophy. Eur

Heart J (Suppl. B) 11:133–138 – 42. Vogt M, Motz W, Strauer BE (1990) Einfluß der linksventrikulären Hypertrophie auf die Einschränkung der koronaren Regulationsbreite bei Patienten mit arterieller Hypertonie. Klin Wochenschr (Suppl. 19) – 43. Vogt M, Scheler S, Motz W, Strauer BE (1990) Ventrikuläre Herzrhythmusstörungen bei Hypertonikern. Z Kardiol (Suppl. 1) 79:103

Pathophysiologie und Pathobiochemie der Herzinsuffizienz: Myokard

H.-P. Schultheiß (Abteilung für Kardiologie, Pneumologie und Angiologie, Medizinische Klinik und Poliklinik B der Universität Düsseldorf)

Die Herzinsuffizienz ist definiert als das Unvermögen des Herzens, Blut entsprechend den metabolischen Bedürfnissen des Körpers bei ausreichendem venösem Rückfluß und normalen Füllungsdrucken zu pumpen. Im Rahmen der Entstehung der Herzinsuffizienz kommt es mit dem Ziel, die Förderleistung des Herzens trotz myokardialer Schädigung zu normalisieren, zu drei wesentlichen Kompensationsmechanismen:

1. Ausnützung des Franck-Stalin-Mechanismus,
2. Aktivierung neurohumoraler Mechanismen,
3. Veränderungen auf zellulärer und molekularer Ebene.

Unter physiologischen Bedingungen kommt es bei unveränderter Kontraktilität, Nachlast und Compliance des linken Ventrikels zu einer Regulation der Pumpleistung durch eine Veränderung der Vorlast, das heißt, innerhalb gewisser Grenzen wird eine Erhöhung der Vordehnung die Kontraktion fördern und somit das Schlagvolumen des linken Ventrikels erhöhen. Hieraus ergibt sich die Funktionskurve des linken Ventrikels, welche die Beziehung zwischen Vorlast und Schlagvolumen herstellt. Nimmt die Kontraktilität zu oder aber die Nachlast ab, erhöht sich ebenfalls das linksventrikuläre Schlagvolumen. Umgekehrt wird das Schlagvolumen sinken, wenn die Nachlast sich erhöht oder aber die Kontraktilität abnimmt. Mit zunehmendem Schweregrad der linksventrikulären Funktionsstörung wird jedoch ein Punkt erreicht, bei dem eine weitere Erhöhung der Vorlast keine weitere Verbesserung des linksventrikulären Schlagvolumens bewirkt. Es kommt zu einer Aktivierung neurohumoraler Mechanismen, die neben der Kontraktilitätssteigerung sowohl vasokonstriktorische als auch vasodilatatorische Systeme betreffen. Pathophysiologisch von Bedeutung sind insbesondere die Aktivierung des sympathischen Nervensystems, des Renin-Angiotensin-Aldosteron-Systems und der Freisetzung von Vasopressin. Als Folge kommt es zu einer Vasokonstriktion sowohl im arteriellen als auch im venösen Schenkel sowie zu einer Erhöhung des zirkulierenden Blutvolumens durch eine vermehrte Kochsalz- und Wasserretention. Entwicklungsphysiologisch wurden diese Systeme primär zur Sicherung der Kreislauffunktion unter Bedingungen des akuten Schocks oder der vorübergehenden Hypotonie angelegt, das heißt, sie sind geeignet, kurzfristig pathophysiologische Veränderungen zu korrigieren. Chronisch überwiegen jedoch die ungünstigen Effekte, als da sind: Erhöhung der Vor- und Nachlast, Zunahme des zirkulierenden Blutvolumens, Steigerung des Sauerstoffverbrauchs und Arrhythmiezunahme. Insbesondere über die Erhöhung des peripheren Widerstandes und der Nachlast kommt es zu einer zunehmenden Einschränkung der linksventrikulären Funktion mit weiterer Abnahme der Auswurfleistung und somit weiterer Aktivierung der oben angesprochenen Kompensationsmechanismen, so daß ein für die kardiale Funktion negativer Circulus vitiosus entsteht (Abb. 1). Unabhängig von

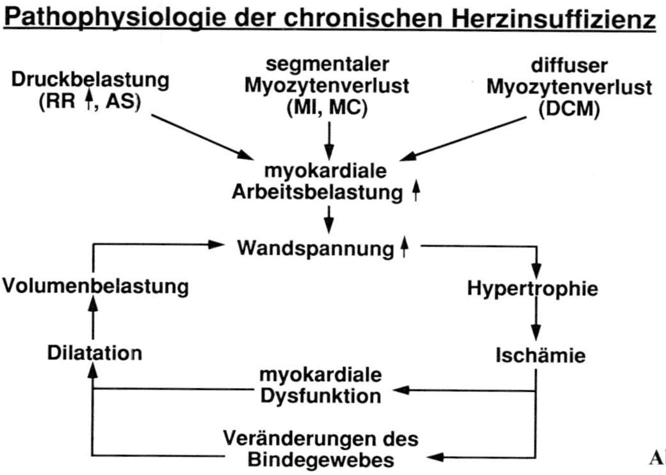

Abb. 1

der Ursache der Entstehung der Herzinsuffizienz (Druck- oder Volumenbelastung, segmentaler oder diffuser Myozytenverlust) kommt es zu einer vermehrten Arbeitsbelastung der noch intakten Myokardzellen. Durch die Erhöhung der Wandspannung bei gleichzeitig erhöhter neurohumoraler Aktivität (= proliferative Wirkung) kommt es u. a. zunächst zur Ausbildung einer Zellhypertrophie, chronisch gesehen jedoch durch biologische Limitationen der Myozyten-Hypertrophie und die Entstehung einer chronischen Ischämie bei gleichzeitig stattfindenden Veränderungen der Myokardstruktur und Veränderungen des Bindegewebes zu einer zunehmenden Dilatation und Volumenbelastung des linken Ventrikels (Abb. 2).

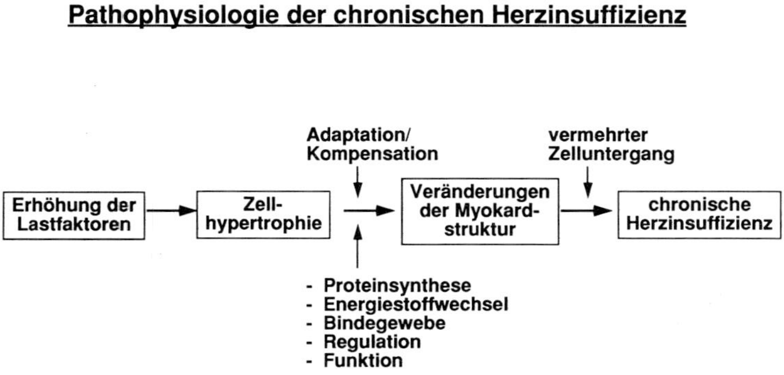

Abb. 2

Veränderungen der Genexpression als Folge einer Erhöhung der Lastfaktoren

Als Folge der Erhöhung der Lastfaktoren kommt es chronisch im Rahmen der myokardialen Adaptation zu einer Zellhypertrophie und hierdurch zu einer erhöhten Effizienz der Kontraktion. Die Hypertrophie ist die Folge einer Aktivierung der Transkription, die erhöhte Effizienz der Kontraktion die Folge eines Isoenzym-Shifts verschiedener Proteine. Mechanische, metabolische und hormonelle Faktoren wirken als Trigger-Mechanismen, die über Veränderungen des Zytoskeletts und die Aktivierung von

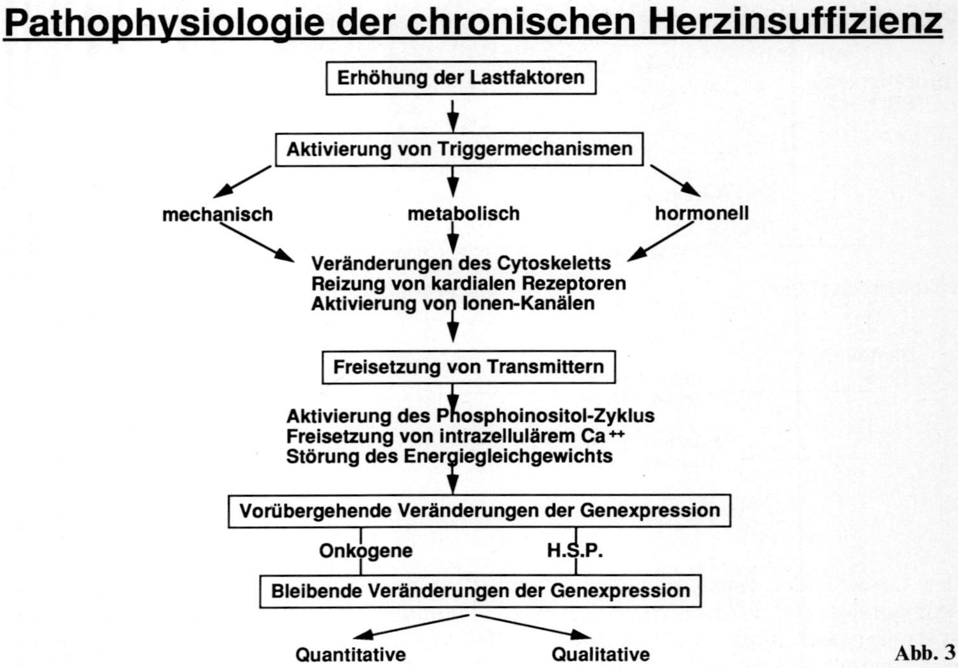

Abb. 3

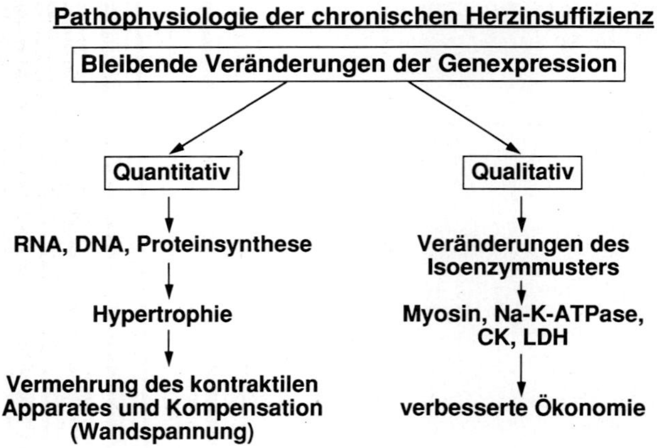

Abb. 4

Ionenkanälen über die Freisetzung von Transmittern sowohl eine vorübergehende als auch eine bleibende Veränderung der Genexpression bewirken (Abb. 3). Die quantitative Veränderung der Genexpression betrifft insbesondere die Vermehrung des kontraktilen Apparates und dient als wesentlicher Kompensationsmechanismus der Abnahme der Wandspannung. Die qualitative Veränderung der Genexpression führt zu einer Veränderung des Isoenzymmusters (z. B. Myosin, Natrium-Kalium-ATPase, Kreatinkinase, Laktatdehydrogenase) und hat als wesentliches Ziel eine Verbesserung der Ökonomie des Kontraktionsablaufes (Abb. 4).

Pathophysiologie der chronischen Herzinsuffizienz - Adrenozeptor-Adenylatzyklase-System -

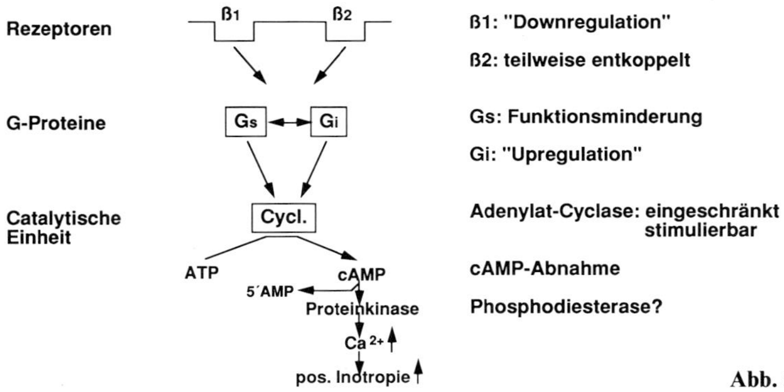

Abb. 5

Darüber hinaus kommt es im Rahmen des Adaptationsprozesses zu erheblichen Veränderungen membranständiger Proteine und Rezeptoren. Dies hat erhebliche Konsequenzen, u. a. für das Adrenozeptor-Adenylatzyklase-System (Abb. 5) und für die Kalziumhomöostase (Abb. 6) der Zelle. Unter anderem als Folge der erhöhten Plasmanoradrenalinspiegel bei chronischer Herzinsuffizienz kommt es zu einer Abnahme der membrangebundenen β_1-Adrenozeptoren. Diese Rezeptor-Downregulation führt bei gleichzeitiger Funktionsminderung der stimulierenden G-Proteine zu einer eingeschränkten Stimulierbarkeit der Adenylatzyklase. Obwohl die β_2-Adrenozeptoren bei der chronischen Herzinsuffizienz nicht oder nur sehr gering vermindert sind, zeigen neuere Untersuchungen, daß β_2-Agonisten die Kontraktionskraft des insuffizienten Herzens nicht wesentliche steigern können. Ursache hierfür scheint eine „Upregulation" der inhibitorisch wirksamen Proteine zu sein, d.h. die β_2-Rezeptoren scheinen teilweise entkoppelt zu sein und haben somit keine stimulierende Wirkung mehr auf die Adenylatzyklase. Als Folge dieser Veränderungen auf der Ebene der β-Rezeptoren und der G-Proteine kommt es bei der chronischen Herzinsuffizienz zu einer deutlichen Einschränkung der Adenylatzyklase-Aktivität. Die Folge hiervon ist, daß die Bildung von zyklischem AMP bei der chronischen Herzinsuffizienz deutlich vermindert ist (Abb. 5).

Die Störung der intrazellulären Kalziumhomöostase ist wahrscheinlich durch die fehlende Induktion der Genexpression wesentlicher am Kalziumstoffwechsel beteiligter Proteine bedingt (Abb. 6). So ist sowohl die Kalzium-ATPase des sarkoplasmatischen Retikulums als auch der Natrium-Kalzium-Austauscher des Sarkolemms sowohl an Zahl als auch an Dichte pro Zelle vermindert. Dies hat zur Folge, daß einerseits sowohl die Kalziumfreisetzung aus dem sarkoplasmatischen Retikulum als auch die Kalziumrückaufnahme in dasselbe gestört sind. Da gleichzeitig auch über die relativ verminderte Zahl des Natrium-Kalzium-Austauschers der Kalziumflux über die Zellmembran vermindert ist, muß derzeit von einer Störung der intrazellulären Kalziumregulation ausgegangen werden. Neuere Untersuchungen scheinen zu belegen, daß bei insuffizienten Herzen das intrazelluläre Kalzium während des Kontraktionsablaufes länger erhöht ist und auch ein höheres Kalziumruheniveau besteht. Darüber hinaus konnte an isolierten Herzmuskelzellen schwer herzinsuffizienter Patienten gezeigt werden, daß die Kalziumanstiegsgeschwindigkeit verlangsamt ist, die maximal erreichbare Kalziumkonzentration deutlich unter der gesunder Herzmuskelzellen liegt und die Geschwindigkeit des Kalziumabfalls verlangsamt ist. Für eine Störung der intrazellulären Kalziumregulation

Pathophysiologie der chronischen Herzinsuffizienz
- Störung der Ca^{2+}-Homöostase -

Ca^{2+}-ATPase des SR	Zahl und Dichte ↓ Funktion intakt ↓	Ca^{2+}-Freisetzung ↓ Ca^{2+}-Rückaufnahme ↓
Na^{+}/Ca^{2+}-Austauscher des SL	Zahl und Dichte ↓	Ca^{2+}-Flux ↓
Ca^{2+}-Kanal (L-Typ) des SL	Zahl ↑, Dichte =	Ca^{2+}-Aufnahme/ pro Zelle ↑

Abb. 6

im insuffizienren Myokard sprechen auch neuere Befunde, die zeigen, daß die frequenzbedingte Kontraktionskraftzunahme am insuffizienten Herzen gegenüber einem suffizienten Herzen deutlich vermindert ist. Da der triggernde Ca^{++}-Strom über die Membran bei schwerer Herzinsuffizienz vergleichbar dem bei gesunden Herzen ist, stellt die nicht adäquate Freisetzung von Ca^{++} aus dem SR offenbar eine partielle elektromechanische Entkopplung dar.

Die Störung der intrazellulären Kalziumhomöostase und hierbei insbesondere die verzögerte Wiederaufnahme von Kalzium in das sarkoplasmatische Retikulum stellt eine wesentliche Ursache der diastolischen Funktionsstörung bei Herzinsuffizienz dar. Eine verminderte Bereitstellung energiereicher Phosphate, die verminderte Verfügbarkeit von zyklischem AMP sowie die verminderte Zahl der am Kalziumtransport beteiligten Membranproteine kommen zusätzlich als wesentliche Ursache in Frage. Darüber hinaus ist auch der erhöhte Bindegewebsgehalt bei gleichzeitig veränderter Kollagenzusammensetzung für die Störung der diastolischen Funktion mitveranwortlich (s. u.).

Seit längerem ist bekannt, daß eine Erhöhung der extrazellulären Kalziumkonzentration an isolierten, elektrisch stimulierten Papillarmuskelstreifen terminal insuffizienter Herzen zu einer nahezu normalen Zunahme der Kontraktionskraft führt. Diese Befunde sprechen dafür, daß der kontraktile Apparat terminal-insuffizienter Herzen im wesentlichen intakt zu sein scheint. Dem entspricht auch der Befund, daß im Gegensatz zu den Befunden bei der Ratte am menschlichen Myokard keine wesentlichen Veränderungen der Myosin-Schwerkettenisoformen beobachtet werden (Abb. 7). Auch die Myosin-

Pathophysiologie der chronischen Herzinsuffizienz

- Kontraktiler Apparat -

Ventrikel

Myofibrilläre Mg-ATPase	↓	N. Alpert, 1962 E. Pagani, 1988
Myosin-Leichtketten (ALC-1)	↑	Hirzel, 1985
Myosin	↑	H. Rupp, 1985
Myosin-Schwerketten-Isoformen (a, ß Kette)	=	J.J. Mercadier, 1985
Myosin-ATPase	=	B. Lauer, 1989
Ca^{2+}-abhängige Kontraktionskraft isolierter Papillarmuskel	=	E. Erdmann, 1990
Troponin-T-Isoformen	?	P. Anderson, 1990 A. Remppis, 1991

Abb. 7

ATPase scheint in ihrer Aktivität bei der schweren Herzinsuffizienz nicht beeinträchtigt zu sein. Nichtsdestotrotz wurde die bereits 1962 erstmals von Alpert beschriebene Abnahme der myofibrillären Magnesium-ATPase-Aktivität bei der schweren Herzinsuffizienz vor kurzem erneut bestätigt. Insgesamt muß man aus diesen Befunden schließen, daß sich auf der Ebene des kontraktilen Apparates derzeit keine schlüssigen Erklärungen für die eingeschränkte Pumpfunkrion des chronisch insuffizienten Herzens finden lassen. Die verminderte myofibrilläre ATPase-Aktivität könnte u. U. ihre Ursache in Veränderungen der Aktin-Myosin-Interaktion (Querbrückencycling), der Kalziumsensitivität oder aber der bereits oben diskutierten Störung der intrazellulären Kalziumhomöostase haben. Letztere bedingt einerseits eine erhebliche Beeinflussung der Systole durch die partielle elektromechanische Entkoppelung als auch der Diastole durch eine deutlich gestörte Relaxation.

Störung des myokardialen Energiestoffwechsels

Zahlreiche neuere Befunde deuten darauf hin, daß es bei der schweren Herzinsuffizienz auch bei normalen Koronarien (z. B. bei der dilatativen Kardiomyopathie) aufgrund der hämodynamischen Veränderungen zu einer Störung des Energiegleichgewichtes kommt (Abb. 8). Die Erhöhung der Wandspannung bei erhöhtem enddiastolischem Druck, die verkürzte Diastolendauer bei gleichzeitig beeinträchtigter diastolischer Relaxation und die relativ verminderte Kapillardichte führen einerseits zu einer Abnahme der Koronarperfusion, andererseits bedingt die Erhöhung der Wandspannung, der Herzfrequenz und der Kontraktilität durch die erhöhte neurohumorale Aktivität eine Zunahme des myokardialen Sauerstoffverbrauches. Darüber hinaus deuten neuere Untersuchungen darauf hin, daß – z. B. bei der DCM – sowohl Endotheldysfunktionen als auch koronare Mikrospasmen zu einer weiteren Störung der Koronarperfusion führen können. Hierfür spricht auch eine deutlich eingeschränkte Koronarreserve bei Patienten mit dilatativer Kardiomyopathie. Das Ausmaß der verminderten Myokarddurchblutung scheint subendokardial am ausgeprägtesten zu sein.

Da keine Methoden zur direkten Bestimmung der intrazellulären Sauerstoffverteilung im Myokard zur Verfügung stehen, versuchten wir, durch die Analyse des LDH-Isoenzymverteilungsmusters indirekt eine Aussage über die Energiestoffwechselsituation des Myokards bei schwerer Herzinsuffizienz zu machen. Zahlreiche experimentelle Untersuchungen haben gezeigt, daß der Redoxstatus der Pyridinnukleotide einen sehr

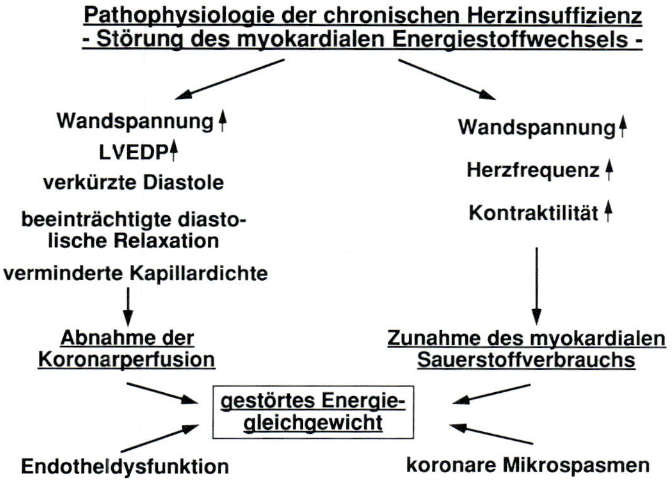

Abb. 8

sensiblen und sensitiven Marker bezüglich des funktionellen Status' der zellulären Oxidation darstellt. Bedingt durch die funktionelle Charakteristik der LDH-Isoenzyme läßt sich aus dem Verteilungsmuster derselben auf die Energiestoffwechselsituation des Gewebes rückschließen: Die LDH_5 (M-Typ) katalysiert im wesentlichen die Reaktion Pyruvat in Laktat und entspricht somit einer Pyruvat-Reduktase, wohingegen die LDH_1 (H-Typ) primär als Laktatdehydrogenase eine Umwandlung von Laktat in Pyruvat bedingt. Die Analyse des LDH-Isoenzymmusters in Myokardbiopsien von Patienten mit dilatativer Kardiomyopathie ergab gegenüber einem Kontrollkollektiv eine deutliche Verschiebung dieses Isoenzymmusters (Abb. 9). Mit zunehmendem Anstieg des enddiastolischen Druckes kam es zu einer signifikanten Reduktion der LDH_1 (H-Untereinheit) bei gleichzeitiger Zunahme der LDH_5 (M-Untereinheit). Diese Befunde sprechen dafür, daß es zumindest subendokardial mit zunehmendem Schweregrad der Herzinsuffizienz (entsprechend einer Zunahme des linksventrikulären enddiastolischen Druckes) zu einer Aktivierung der anaeroben Glykolyse bei gleichzeitiger Abnahme der oxidativen Phospholierung kommt. Der hierdurch bedingte zunehmende Anstieg der Reduktionsäquivalente ($NADH_2$) führt dann sekundär zu einer Aktivierung der LDH_5, was eine Reduktion von Pyruvat in Laktat bedingt. Eine gleichzeitig durchgeführte Bestimmung

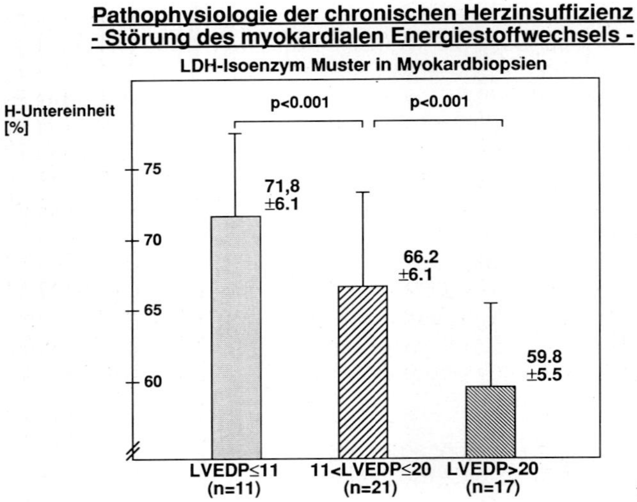

Abb. 9

der energiereichen Phosphate in den Myokardbiopsien von Patienten mit dilatativer Kardiomyopathie ergab, daß bei Patienten mit schwerer linksventrikulärer Funktionsstörung (linksventrikulärer enddiastolischer Druck über 20 mmHg) der ATP-Gehalt gegenüber Kontrollen und gegenüber Patienten mit einem nur leicht erhöhten enddiastolischen Druck deutlich vermindert war (Abb. 10). Dies zeigt, daß ganz offensichtlich bei schwerer Herzinsuffizienz trotz der vermuteten Aktivierung der anaeroben Glykolyse ein Mangel an energiereichen Phosphaten im Myokard zu bestehen scheint.

Insgesamt zeigen die genannten Befunde, daß es mir zunehmendem Schweregrad der Herzinsuffizienz als Folge einer Abnahme der subendokardialen Perfusion bei gleichzeitiger Zunahme des Sauerstoffbedarfs zu einer chronischen Ischämie, zumindest im subendokardialen Myokardgewebe, kommt. Dies findet seinen Ausdruck in der

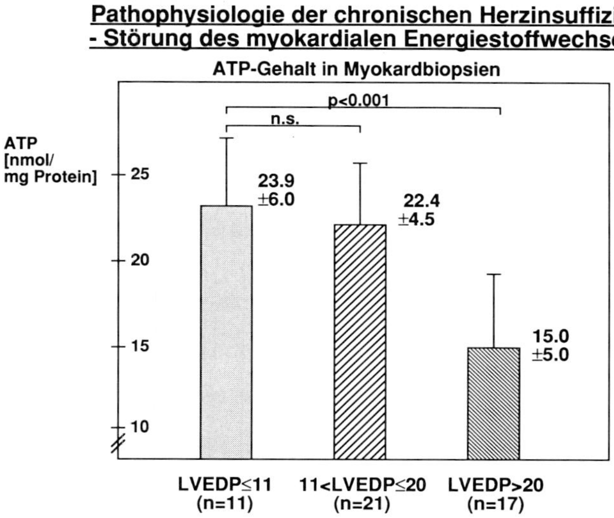

Abb. 10

Verschiebung des LDH-Isoenzymmusters und in der signifikant verminderten ATP-Konzentration im Myokard dieser Patienten. Folge dieser chronischen Ischämie wird ein zunehmender Verlust an Myokardgewebe sein, welcher konsekutiv durch einen erhöhten Bindegewebsanteil ersetzt wird. Neben der Ischämie scheinen insbesondere auch die erhöhten Konzentrationen an Katecholaminen und Angiotensin II Triggermechanismen für eine zunehmende Fibrose im Myokard herzinsuffizienter Patienten darzustellen. In der Spätphase der Herzinsuffizienz kommt es dann zusätzlich zu einer Verschiebung der Subtypen des Kollagens mit einer Abnahme von Kollagen Typ I bei gleichzeitiger Zunahme von Kollagen Typ III. Durch diese quantitative und qualitative Veränderung der Bindegewebsanteile kommt es zusätzlich zu einer Störung sowohl der systolischen als auch der diastolischen Funktion. Darüber hinaus kommt es über das „myocyte slippage" zu einer zunehmenden Gefügedilatation des Ventrikels (Abb. 11).

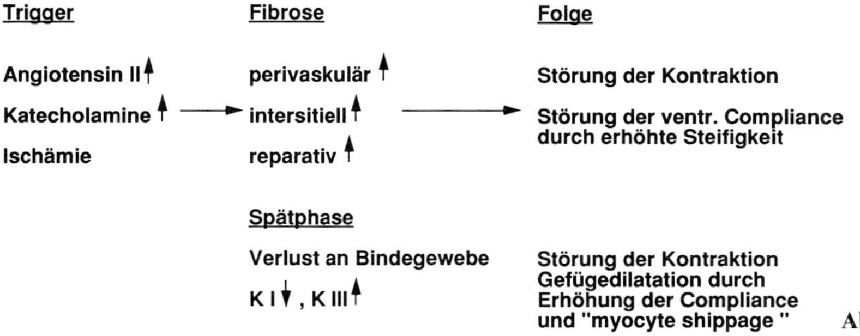

Abb. 11

Pathophysiologie der chronischen Herzinsuffizienz
- Bleibende Veränderungen der Genexpression -

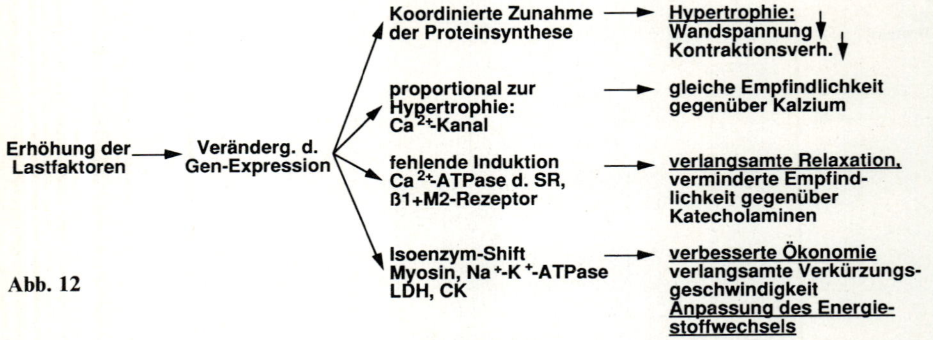

Abb. 12

Zusammenfassend läßt sich feststellen, daß es als Folge der Erhöhung der Lastfaktoren zu einer deutlichen Veränderung der Genexpression in der Herzmuskelzelle kommt (Abb. 12). Diese Veränderungen stellen primär den Versuch der noch intakten Herzmuskelzellen dar, sich an die veränderten Bedingungen zu adaptieren. Die koordinierte Zunahme der Proteinsynthese führt über eine Zunahme der Sarkomeren zur Zellhypertrophie, welche primär über eine Senkung der Wandspannung einen positiven Kompensationsmechanismus darstellt. Die bei der Ratte beobachtete Verschiebung der Myosinisoenzyme von V_1 in V_3 stellt den Versuch der Zelle dar, über eine Verlangsamung der Kontraktionsgeschwindigkeit eine Ökonomisierung der Herzarbeit zu erreichen. Insbesondere die fehlende Induktion einer gesteigerten Genexpression bzgl. der Kalzium-ATPase des sarkoplasmatischen Retikulum und des Natrium-Kalzium-Austauschers bei unveränderter Dichte und Aktivität des Kalziumkanals der Zelloberfläche führen zu einer Störung der intrazellulären Kalziumhomöostase, was sowohl zu einer partiellen elektromechanischen Entkoppelung als auch zu einer Störung der diastolischen Funktion der Herzmuskelzelle führt. Die nicht ausreichende Angiogenese sowie die hämodynamischen Veränderungen bei zunehmender Herzinsuffizienz sowie die negativen Effekte der neurohumoralen Aktivierung führen insbesondere in den subendokardialen Schichten zu einer chronischen Minderperfusion mit konsekutiver Ischämie. Die Abnahme der energiereichen Phosphate sowie die Verschiebung des LDH- und CK-Isoenzymmusters sind die Folge dieser veränderten Stoffwechselsituation. Als Konsequenz der chronischen Ischämie kommt es einerseits zu einem kontinuierlichen Zelluntergang mit konsekutivem Ersatz durch Bindegewebe bei gleichzeitiger Aktivierung der Fibroblasten. Neben der Zunahme des Bindegewebes spielt auch eine Verschiebung der prozentualen Anteile der einzelnen Kollagentypen bei zunehmender Herzinsuffizienz eine wesentliche Rolle bezüglich der Störung der systolischen und diastolischen Funktion. Letztendlich kommt es als Folge der neurohumoralen Aktivität zu einer Down-Regulierung vor allem der β_1-Rezeptoren und zu einer partiellen Entkopplung der β_2-Rezeptoren durch veränderte Aktivitäten der G-Proteine. Dies führt über eine Abnahme der Adenylatzyklaseaktivität zu einer verminderten Synthese von zyklischem AMP, was ebenfalls zu einer Störung der systolischen Funktion bei verminderter Empfindlichkeit gegenüber Katecholaminen führt. Da bis heute keine wesentlichen Veränderungen des kontraktilen Apparates des Menschen bei der chronischen Herzinsuffizienz gefunden wurden, muß man davon ausgehen, daß die verminderte myofibrilläre ATPase-Aktivität ihre Ursache in Veränderungen der Aktin-Myosin-Interaktion, der Kalziumsensitivitat oder aber der intrazellulären Kalziumhomöostase hat.

Virologisch und/oder immunologisch vermittelte Störung der Myokardfunktion

In den letzten Jahren mehren sich die Befunde, die darauf hindeuten, daß es bei genetisch prädisponierten Patienten als Folge einer Virusmyokarditis zu einer Induktion einer Autoimmunreaktion gegen verschiedene myokardiale Proteine kommt (Abb. 13). Parallel zu den Veränderungen des Immunsystems läßt sich bei ca. 20–30% der Patienten mit dilatativer Kardiomyopathie im Myokard eine Viruspersistenz nachweisen. Obwohl bisher ungeklärt ist, ob der Virusbefall des Myokards selbst entscheidend für die Progression der Erkrankung ist, deuten neuere Untersuchungen darauf hin, daß unabhängig von der Viruspersistenz eine Kreuzreaktion (molekulares Mimikry) zwischen Virusprotein und körpereigenem Protein (z.B. Coxsackie B3 und ADP/ATP-Carrier) einen entscheidenden Triggermechanismus für die Induktion des autoimmunologischen Prozesses darstellt. Der Nachweis organspezifischer Autoantikörper gegen funktionelle Membranproteine (Kalziumkanal, β-Rezeptor, Konnexon der Zelloberfläche; ADP/ATP-Carrier und Komplex 3 der inneren mitochondrialen Membran) und der gleichzeitige Nachweis einer Antikörper-vermittelten Beeinflussung der Funktion dieser Proteine legen nahe, daß diesen Autoantikörpern eine bedeutsame Rolle in der Pathogenese der postviralen Herzmuskelerkrankung zukommt. Dies wird durch neuere tierexperimentelle Untersuchungen bestätigt, bei denen gezeigt werden konnte, daß es

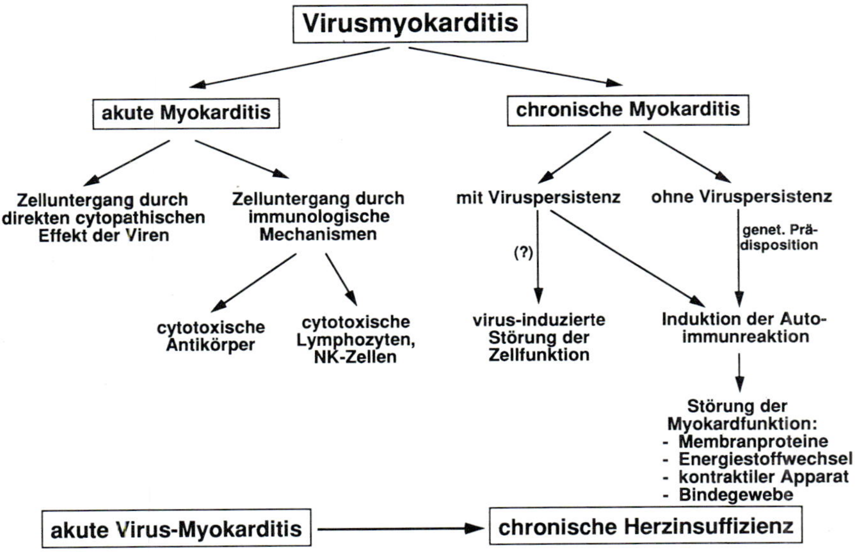

Abb. 13

durch die Immunisierung mit einem organspezifischen Autoantigen (ADP-ATP-Carrier) antikörpervermittelt über die Störung der Funktion dieses spezifischen Transportproteins für energiereiche Phosphate zu einer Beeinflussung der myokardialen Funktion kommt (Abb. 14). Daß sich diese Beeinflussung der myokardialen Funktion auch nach Virusinfektion durch die konsekutive Bildung von Autoantikörpern gegen dieses Membranprotein induzieren läßt, legt die Verbindung zwischen Virusinfektion, Induktion einer Autoimmunreaktion und der Entstehung der Herzinsuffizienz nahe. Inwieweit es im Rahmen einer chronischen Virusinfektion zu eine veränderten Expression von für die Funktion der Herzmuskelzellen wesentlichen Proteinen kommt, müssen zukünftige Untersuchungen zeigen.

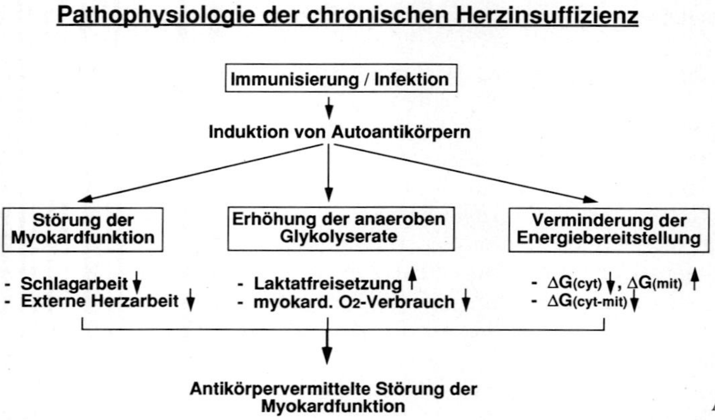

Abb. 14

Schlußfolgerungen

Die Entstehung der Herzinsuffizienz ist prinzipiell die Folge biologischer Limitationen der myokardialen Adaptation an veränderte Lastbedingungen sowie negativer Auswirkungen der neurohumoralen Stimulation. Durch das zunehmende Verständnis der dem Entstehungsprozeß der Herzinsuffizienz zugrundeliegenden Mechanismen sollten sich in Zukunft neue therapeutische Ansatzpunkte ergeben, die einerseits den natürlichen Anpassungsprozeß gezielt so modifizieren, daß die negativen Langzeiteffekte dieser Anpassungsprozesse verhindert oder hinausgezögert werden können und die andererseits durch die Kenntnis molekularer Vorgänge direkt in den Entstehungsprozeß der Herzinsuffizienz eingreifen. Hierbei kämen u.a. in Betracht:

- die Anpassung von Wirksubstanzen an veränderte Strukturen der Membranproteine,
- die gezielte Modifizierung langfristig schädlicher Adaptationsprozesse,
- die Stimulation der Angiogenese,
- die Beeinflussung der Genexpression,
- die Verbesserung des Energiestoffwechsels,
- die Elimination einer bestehenden Viruspersistenz,
- eine gezielte antigenspezifische Immunmodulation.

Erste positive Ergebnisse solcher pathophysiologisch begründeter, gezielter therapeutischer Ansätze (z.B. ACE-Hemmer-Therapie, Kalziumsensitizer, immunsuppressive Therapie bei chronisch-lymphozytärer Infiltration des Myokards) lassen hoffen, daß es in Zukunft gelingen wird, die insgesamt sehr schlechte Prognose der chronischen Herzinsuffizienz zu verbessern.

Pathophysiologie und Pathobiochemie der Herzinsuffizienz: Peripherie

A. J. G. Riegger (Medizinische Klinik der Universität Würzburg)

Neurohumorale Mechanismen

Bei der Regulation der Ventrikelfunktion in der Herzinsuffizienz spielen neurohumorale Faktoren eine zentrale Rolle durch direkte Beeinflussung der Myokardfunktion sowie indirekt durch Modulation von Vor- und Nachlast. Bei Zunahme der linksventrikulären Dysfunktion wird die Leistungsfähigkeit des linken Ventrikels in zunehmendem Maße von der Nachlast abhängig.

In den letzten 2 Jahrzehnten wurden zahlreiche vasokonstriktorische und vasodilatatorische Mechanismen identifiziert, welche in einem komplizierten Regelsystem entscheidende Einflüsse auf die Entwicklung einer Herzinsuffizienz haben. Die wichtigsten Faktoren sind in Tabelle 1 aufgelistet.

Tabelle 1. Periphere Regulationsmechanismen bei der Herzinsuffizienz

Vasokonstriktorische Mechanismen
Sympathische Aktivität
Renin-Angiotensin-Aldosteron System
Vasopressin
Endothelin-1
Vasodilatatorische Mechanismen
Atriales natriuretisches Peptid
Prostaglandin E_2
Prostacyclin
EDRF
Bradykinin
Dopamin
Andere Faktoren
Tumornekrosefaktor
Neuropeptid Y
Vasoaktives intestinales Peptid

Die zunehmende Dysfunktion des linken Ventrikels während der Ausbildung einer Herzinsuffizienz führt zu einem reduzierten effektiven arteriellen Volumen/Druck mit verminderter Perfusion der Nieren, was über Mechanismen, deren Klärung im einzelnen noch aussteht, wobei jedoch Barorezeptoren und kardiopulmonale Rezeptoren eine wichtige Rolle spielen, zu einer Stimulation vasokonstriktorischer volumen- und natriumretinierender Systeme führt. Die hieraus resultierende Vasokonstriktion, Salz- und Wasserretention wirkt sich dann wieder ungünstig auf die linksventrikuläre Funktion aus.

Wichtige gegenregulatorische Mechanismen sind vasodilatatorische Prostaglandine und das atriale natriuretische Peptid. Das atriale natriuretische Peptid wird im wesentlichen durch einen Dehnungsreiz myoendokriner Zellen der Vorhöfe und in der Herzinsuffizienz auch der Ventrikelmuskulatur in den Blutkreislauf sezerniert, wo es zu einer Vasodilatation, Verminderung des venösen Rückflusses und in manchen Untersuchungen auch zu einer Permeabilitätssteigerung der Gefäße führt mit der Folge eines Shifts von Flüssigkeit aus dem Intravasal- in den Extravasalraum. Außerdem ist das atriale natriuretische Peptid in der Lage, direkt die Sekretion von Aldosteron zu hemmen, sowie direkt oder indirekt die Freisetzung von Renin. In der Niere führt atriales natriuretisches Peptid zu einer Zunahme der Natrium- und Flüssigkeitsexkretion, zu einer Erhöhung der glomerulären Filtrationsrate und der Filtrationsfraktion sowie unter bestimmten Bedingungen auch zu einer Erhöhung der Nierendurchblutung.

Aus tierexperimentellen Untersuchungen konnten in letzter Zeit neue Erkenntnisse bezüglich des Zusammenwirkens der oben geschilderten vasokonstriktorisch und vasodilatatorisch wirksamen Mechanismen in den verschiedenen Stadien der Entwicklung einer Herzinsuffizienz gewonnen werden.

Bei relativ leichtgradiger Herzinsuffizienz [1], im Beginn der Erkrankung, kommt es frühzeitig zu einer Stimulation der sympathischen Aktivität und zu einer Zunahme der Sekretion des atrialen natriuretischen Peptids. Trotz Reduktion des Herzminutenvolumens, Verminderung des Blutdrucks und Stimulation der sympatischen Aktivität und damit Aktivierung potenter Mechanismen der Reninsekretion, findet man am Beginn der

Herzinsuffizienz eine fehlende Aktivierung oder sogar Suppression des Renin-Angiotensin-Aldosteron-Systems. Ebenfalls kommt es wohl durch die Auswirkung vasodilatatorischer Mechanismen zu keinem Anstieg im peripheren arteriellen Widerstand, sowie zu keiner signifikanten Änderung der Nierendurchblutung. Zur Aufrechterhaltung der Nierendurchblutung spielen vasodilatatorische Faktoren, insbesondere Prostaglandin E_2, welches in der Niere gebildet wird, eine wichtige Rolle. Durch Blockade der Cyclooxygenase und damit der Synthese von Prostaglandinen durch Indomethacin konnte in den Frühstadien der Herzinsuffizienz experimentell gezeigt werden, daß die Reduktion der Prostagladin E_2-Synthese in der Niere zu einer erheblichen Zunahme des renovaskulären Widerstandes führt, vorwiegend durch Konstriktion des Vas afferens des Glomerulus. Auf Grund dieser Befunde liegt der Schluß nahe, daß neben den vasodilatatorischen Prostaglandinen, welchen eine wichtige Funktion bei der Aufrechterhaltung der Nierendurchblutung in den Frühstadien der Herzinsuffizienz zukommt, dem atrialen natriuretischen Peptid als einem direkten Gegenspieler vasokonstriktorischer Mechanismen, wie der sympathischen Aktivität und dem Renin-Angiotensin-System eine wichtige Rolle zukommt, durch Verhinderung des Anstiegs des peripheren arteriellen Widerstandes sowie durch Suppression des Renin-Angiotensin-Systems.

In der Frühphase der Herzinsuffizienz gibt es jedoch noch andere Mechanismen, die eine suppressorische Wirkung auf vasokonstriktorische Mechanismen auszuüben in der Lage sind. In zahlreichen Studien konnte gezeigt werden, daß die arteriellen Baroreflexfunktionen in der Herzinsuffizienz vermindert sind. Wenig ist jedoch bisher bekannt über kardiopulmonale Rezeptoren, die über vagale Afferenzen zum Nucleus tractus solitarius einen inhibitorischen Einfluß auf das Vasomotorenzentrum haben und in die Regulation der sympathischen Aktivität, der Reninsekretion und der Freisetzung von Vasopressin eingreifen. Hier konnte experimentell gezeigt werden [2], daß in der Frühphase der Herzinsuffizienz nach Blockade der vagalen Afferenzen signifikante Anstiege in der Reninsekretion sowie massive Anstiege in der Freisetzung von Vasopressin nachzuweisen sind. Somit muß angenommen werden, daß kardiopulmonale Rezeptoren in der Frühphase der Herzinsuffizienz neben den oben angesprochenen Mechanismen wie dem atrialen natriuretischem Peptid ebenfalls eine wichtige Funktion bei der Supprimierung des Reninsystems als auch des Vasopressins zukommt. In diesem Zusammenhang ist interessant, daß bei fortgeschrittener Herzinsuffizienz experimentell gezeigt werden konnte, daß die elektrische Aktivität der oben erwähnten vagalen Afferenzen abnimmt und somit die hemmenden Einflüsse auf vasokonstriktorische Mechanismen vermindert werden. Dies ist möglicherweise auf eine Adaptation oder Schädigung der kardiopulmonalen Mechanorezeptoren zurückzuführen, was dann in der Spätphase der Herzinsuffizienz zu einem Anstieg der Sekretion von Renin und zu einem inadäquaten, nicht mehr der Osmoregulation unterliegenden Anstieg der Vasopressinsekretion führen kann.

In den späteren Stadien der Herzinsuffizienz mit Zunahme der kardialen Dysfunktion kommt es zu einer zunehmenden Abschwächung der gegenregulatorischen Wirksamkeit vasodilatatorischer Mechanismen. So findet sich unter den Bedingungen der schwereren Herzinsuffizienz [3] eine signifikante Stimulation des Renin-Angiotensin-Aldosteron Systems mit Anstieg des peripheren arteriellen Widerstandes, Abfall der Nierendurchblutung bei jedoch relativ gut kompensiertem Giomerulumfiltrat, basierend auf einem Mechanismus, der vorwiegend durch die Vasokonstriktion des Vas efferens des Glomerulus durch Angiotensin II zustande kommt. In dieser Phase der Entwicklung einer Herzinsuffizienz sind die Effekte des atrialen natriuretischen Peptids erheblich abgeschwächt.

Lokale Gewebsfaktoren

Bei der Verminderung der Leistungsfähigkeit von Patienten mit Herzinsuffizienz spielen jedoch nicht nur neurohumorale Faktoren eine wichtige Rolle, sondern auch lokale periphere Mechanismen, insbesondere im Bereich der Extremitäten, welche für die frühe

Ermüdbarkeit verantwortlich gemacht werden können. Bedingt durch die verminderte Pumpfunktion des Herzens kommt es zu einer Verminderung, insbesondere der maximalen Durchblutung der Skelettmuskulatur bei körperlicher Anstrengung, was zu einer frühen Ermüdbarkeit führt mit der Folge einer Inaktivität, die wiederum eine Muskelatrophie auslöst. Hierdurch kommt es zu strukturellen Veränderungen, insbesondere der Mitochondrien und damit zu einer funktionellen Beeinträchtigung mit der Folge einer verminderten Energiebereitstellung [4]. Auffallend ist bei experimenteller Herzinsuffizienz als auch bei Patienten mit Herzinsuffizienz eine reduzierte vasodilatatorische Kapazität der arteriellen Gefäße. Hierbei spielen Mechanismen möglicherweise eine wichtige Rolle, welche sowohl im Endothel als auch in der glatten Gefäßmuskulatur lokalisiert sind. So konnte kürzlich experimentell bei Tieren mit Herzinsuffizienz gezeigt werden, daß es trotz fehlender Stimulation des renalen Renin-Angiotensin-Systems zur Aktivierung eines lokalen Renin-Angiotensin-Systems in der glatten Muskulatur der peripheren Widerstandsgefäße kommt [5]. Hieraus resultieren mögliche Gewebseffekte, wie eine Verminderung der arteriolären Compliance und ein Anstieg des Widerstandes, was eine erhöhte Nachlast des Herzens bedingen würde, als auch eine Venokonstriktion mit der Folge einer erhöhten Vorlast des Herzens wie auch eine Vasokonstriktion renaler und splanchnischer Gefäße mit der Folge der Störung des regionalen Blutflusses in diesen Organen. Die Aktivierung lokaler Renin-Angiotensin-Systeme bei fehlender Stimulation des humoralen renalen Renin-Angiotensin-Systems ist eine Erklärungsmöglichkeit für das gute Ansprechen von Patienten mit Herzinsuffizienz auf ACE-Hemmer, ohne daß das renale Renin-Angiotensin-System stimuliert gefunden wird.

1988 wurde Endothelin entdeckt [6], welches ein 21-Aminosäurepeptid darstellt, im Endothel synthetisiert wird und als der stärkste im Körper vorkommende Vasokonstriktor identifiziert werden konnte. Endothelin-1 ist möglicherweise ein wichtiger Gegenspieler des vasodilatatorisch wirksamen EDRF, welcher in seinem wesentlichen Bestandteil als Stickstoffmonoxid (NO) identifiziert wurde. Beide Faktoren werden durch eine Zunahme der Fließgeschwindigkeit des Blutes freigesetzt [7]. Endothelin-1 kann außerdem durch einen Dehnungsreiz des Endothels sezerniert werden. So wurde Endothelin-1 bei Patienten mit Herzinsuffizienz im Plasma erhöht gefunden. Umgekehrt konnte experimentell gezeigt werden, daß die Funktion des EDRF in der Herzinsuffizienz vermindert ist [8]. Beides zusammen würde zu einer Zunahme des peripheren arteriellen Widerstandes und zu einer Abnahme der dilatatorischen Kapazität der Widerstandsgefäße in der Herzinsuffizienz führen.

Zusammenfassung

Die hier vorgestellten Ergebnisse zeigen, daß das Zusammenspiel von vasokonstriktorisch und vasodilatatorisch wirksamen humoralen und lokalen Mechanismen während der einzelnen Phasen in der Entwicklung der Herzinsuffizienz verschieden ist, wobei die zu Beginn protektiven Auswirkungen wie z. B. des atrialen natriuretischen Peptids und der hemmenden Einflüsse kardiopulmonaler Rezeptoren im Laufe der Entwicklung der Erkrankung abgeschwächt werden, so daß immer mehr vasokonstriktorisch natrium- und volumenretinierende Faktoren die Oberhand gewinnen. Aus den hier gezeigten Befunden ergeben sich möglicherweise neue interessante Ansatzpunkte in der Behandlung von Patienten mit Herzinsuffizienz, wobei die Therapie auf die verschiedenen Stadien der Erkrankung spezifisch abgestimmt werden kann.

Literatur

1. Riegger AJG, Elsner D, Kromer EP (1989) Circulatory and renal control by prostaglandins and renin in low cardiac output in dogs. Am J Physiol 256:H1079–H1086 – 2. Elsner D, Kromer EP, Riegger AJG (1990) Effect of vagal blockade on neurohumoral systems in conscious dogs with heart

failure. J Cardiovasc Pharmacol 15:586–591 – 3. Riegger AJG, Elsner D, Kromer EP, Daffner C, Forssmann WG, Muders F, Pascher EW, Kochsiek K (1988) Atrial natriuretic peptide in congestive heart failure in the dog: plasma levels, cyclic guanosine monophosphate, ultrastructure of atrial myoendocrine cells, and hemodynamic, hormonal, and renal effects. Circulation 77:398–406 – 4. Minotti JR, Johnson EC, Hudson TL, Zuroske G, Murata G, Fukushima E, Cagle TG, Chick TW, Massie BM, Icenogle MV (1990) Skeletal muscle response to exercise training in congestive heart failure. J Clin Invest 86:751–758 – 5. Hirsch AT, Pinto YM, Schunkert H, Dzau VJ (1990) Potential role of the tissue renin-angiotensin system in the pathophysiology of congestive heart failure. Am J Cardiol 66:22D–32D – 6. Yanagisawa M, Kurihara H, Kimura S (1988) A novel potent vasoconstrictor peptide produced by vascular endothelial cells. Nature 332:411–415 – 7. Rubanyi GM, Romero JC, Vanhoutte PM (1986) Flow-induced release of endothelium-derived relaxing factor. Am J Physiol 250: H1145–H1149 – 8. Elsner D, Müntze A, Kromer EP, Riegger AJG (1991) The systemic vasoconstriction induced by inhibition of nitric oxide synthesis is attenuated in conscious dogs with heart failure. Cardiovasc Res (in press)

Diagnostik der Herzinsuffizienz

H. Just (Abteilung Innere Medizin III – Kardiologie –, Medizinische Klinik der Universität Freiburg)

(Manuskript nicht eingegangen)

Neue Aspekte für die Therapie der chronischen Herzinsuffizienz mit positiv inotropen Substanzen

E. Erdmann (Medizinische Klinik I, Klinikum Großhadern der Universität München)

Die chronische Herzinsuffizienz ist die häufigste kardiale Erkrankung mit extrem schlechter Prognose. Im Stadium III NYHA ist mit einer Mortaliät von etwa 50% innerhalb von 3 Jahren zu rechnen, im Stadium IV NYHA gar mit einer Mortalität von etwa 50% pro Jahr. Dementsprechend sind alle Maßnahmen zur schnellen Diagnostik und effektiven Therapie bei den verschiedenen Formen der chronischen Herzinsuffizienz indiziert, die zur Besserung der Prognose beitragen.

Auch wenn die chronische Herzinsuffizienz pathophysiologisch eine Vielzahl von Ursachen hat, so ist doch festzuhalten, daß ab einem bestimmten Grad der Herzinsuffizienz vorwiegend sympathoadrenerge aber auch andere neurohumorale Gegenregulationsmechanismen wirksam werden, die selbst die Funktion des Herzens weiter einschränken können. Eine erfolgreiche Therapie der chronischen Herzinsuffizienz kann auch daran evaluiert werden, daß die vorher erhöhten Plasmanoradrenalinspiegel rücklaufig sind und daß die Herzmuskulatur wieder auf den physiologischen Regulator der Kontraktilität, das Noradrenalin, anspricht. Dazu existieren verschiedene Therapieprinzipien (Tabelle 1).

Tabelle 1. Medikamentöse Therapieprinzipien bei chronischer Herzinsuffizienz

1. Senkung der Vor- und Nachlast
   a. Diuretika
   b. Vasodilatation (ACE-Hemmer)
2. Steigerung der Kontraktilität
   a. Digitalis
   b. andere positiv inotrope Pharmaka (?)
3. Verlängerung der diastolischen Füllungszeit
   a. Digitalis (besonders bei Vorhofflimmern)
   b. β-Adrenozeptorenblocker
   c. Verapamil
4. Hemmung von Gegenregulationsmechanismen
   a. Aldosteronantagonisten
   b. ACE-Hemmer
   c. β-Adrenozeptorenblocker (?)
5. Kombination von 1–4

1. Pathophysiologische Aspekte

Aufgrund einer primären Funktionsstörung kommt es zu einer Aktivierung des sympathoadrenergen Systems mit der Folge erhöhter Plasmanoradrenalinspiegel, einer Aktivierung des Renin-Angiotensin-Aldosteron-Systems (s. Abb. 1) [1]. Dies führt zum einen zur „downregulation" funktioneller β-adrenerger Rezeptoren in der Herzmuskulatur mit konsekutiver Ineffektivität des Noradrenalins hinsichtlich einer Steigerung der Kontraktionskraft [3, 7, 13]. Da aber die α-Adrenozeptoren am peripheren Gefäßsystem (Widerstandsgefäße) funktionell intakt bleiben, führen erhöhte Noradrenalinkonzentrationen des weiteren zu einer Zunahme der Nachlast. Die gleichzeitige Natrium- und Wasserretention erhöht die Vorlast und sekundär ebenfalls die Nachlast.

In dieser Situation sind Vor- und Nachlastsenker (Diuretika und ACE-Hemmer) therapeutisch indiziert [8, 9, 16, 23]. Im folgenden soll aber lediglich der Stellenwert positiv inotroper Pharmaka evaluiert werden, auch wenn heute häufig eine Kombinationstherapie durchgeführt wird (Tabelle 1).

2. Positiv inotrope Pharmaka

β-Adrenozeptoragonisten

In experimentellen und klinischen Studien konnte eindeutig nachgewiesen werden, daß aufgrund der „downregulation" der β-Adrenozeptoren bei schwerer chronischer Herzinsuffizienz alle Medikamente primär ineffektiv sind bzw. zur Toleranzentwicklung führen, die über β-Adrenozeptoren und das cAMP-System wirken [5, 6, 11, 30]. Das gilt für Isoprenalin, Dobutamin und andere Pharmaka.

Bei manchen Formen der chronischen Herzinsuffizienz ist eine Konstanz von β_2-Adrenozeptoren nachgewiesen worden. Trotzdem scheinen β_2-Adrenozeptoragonisten nicht in der Lage, die kontraktile Reserve des insuffizienten menschlichen Myokards auszuschöpfen [6]. Dies ist wahrscheinlich durch eine Entkoppelung der β_2-Adrenozeptoren von der Adenylatzyklase bei schwerer chronischer Herzinsuffizienz bedingt. Dementsprechend sind auch diese Pharmaka nicht zur Therapie der chronischen Herzinsuffizienz geeignet.

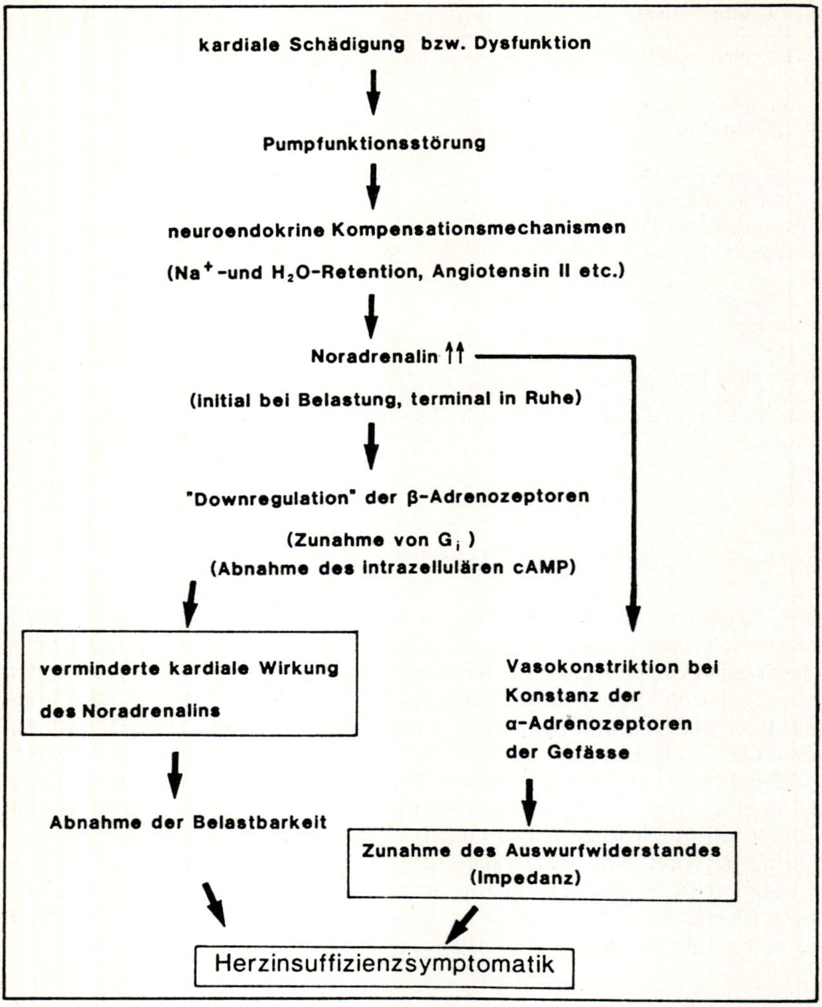

Abb. 1. Schematische Darstellung der Regulationsstörungen des β-Rezeptor-Adenylatzyklase-Systems bei Herzinsuffizienz

Partielle β_1-Adrenozeptoragonisten

Partielle β-Adrenozeptoragonisten sollen bei erhöhter Plasmanoradrenalinkonzentration (körperliche Belastung) wie β-Blocker wirken und das Herz vor der übermäßigen Katecholaminstimulation schützen. Bei niedrigen Plasmanoradrenalinspiegeln sollen sie selbst einen gewissen positiv inotropen Effekt haben. Mit Xamoterol (Corwin®) wurde ein partieller β_1-Adrenozeptoragonist entwickelt, der sich auch bei mittelgradiger Herzinsuffizienz mit einer Zunahme der Belastbarkeit als wirksam erwies. Bei schwereren Formen der chronischen Herzinsuffizienz ist aber eine Verschlechterung der Prognose wegen erhöhter Mortalitat nachgewiesen worden [28]. Als Ursache wurde eine erhöhte Herzfrequenz unter Ruhebedingungen (nachts) wahrscheinlich gemacht. Dementsprechend eignen sich diese Medikamente nicht für die Therapie schwerer chronischer Herzinsuffizienzzustände.

Inodilatoren mit leichter positiv inotroper Wirksamkeit

Ibopamin (Inopamil®) ist primär ein Agonist an dopaminergen Da_1- und Da_2-Rezeptoren [18]. Dadurch wird vorwiegend eine Vasodilatation im renalen, koronaren und mesenterialen Bereich erreicht. Außerdem wird über Da_2-Rezeptoren eine Reduktion der Noradrenalinfreisetzung bewirkt. Die positiv inotrope Wirkung der β_1-Adrenozeptoren ist nur gering ausgeprägt. Günstige Resultate sind berichtet worden. Noch fehlen multizentrische doppelblind randomisierte Untersuchungen an einem großen Kollektiv mit schwerer chronischer Herzinsuffizienz.

Phosphodiesteraseinhibitoren

Bei defektem β-adrenergen System mit verminderter Produktion von intrazellulärem cAMP – auch aufgrund einer Zunahme des Guanin-Nukleotid-bindenden inhibitorischen Proteins – wäre eine Abbauhemmung des cAMP eigentlich aus theoretischer Sicht günstig [12]. Da Phosphodiesterase-III-Inhibitoren gleichzeitig vasodilatierend wirken, zählen diese Medikamente auch zu den Inodilatoren. Leider haben sich in den letzten Jahren sowohl Milrinon als auch Enoximon in randomisierten prospektiven Studien als prognostisch ungünstig erwiesen, da in der Verumgruppe mehr Patienten verstorben sind als in der Plazebogruppe (Tabelle 2) [10, 24]. Aus diesen Gründen können Phosphodiesteraseinhibitoren heute nicht mehr für die Therapie der chronischen Herzinsuffizienz empfohlen werden.

Tabelle 2. Therapie der chronischen Herzinsuffizienz mit PDE-Inhibitoren (Aus [10, 24])

Substanz	Patienten (Aktiv/Plazebo)	Dauer (Monate)	Letalitat (Aktiv/Plazebo)
1. Milrinon	59/49	3	7/3
2. Enoximon	50/52	4	5/0

Natriumkanalmodulatoren

Substanzen wie das DPI 201–106 oder das BDF 9148 sind in der Lage, die sarkolemmalen Natriumkanäle verlängert offen zu halten. Das dementsprechend erhöhte intrazelluläre Natrium bewirkt über den Natrium-Kalzium-Gegenaustauschmechanismus eine Zunahme der intrazellulären Kaliumaktivität und darüber eine verstärkte Kontraktionskraft. Erste günstige klinische Effekte mit diesen Medikamenten auch am insuffizienten Herzen wurden erhoben [22, 27, 29]. Wegen einer Verbreiterung des QRS-Komplexes muß an die Möglichkeit von schwerwiegenden Arrhythmien gedacht werden. Größere klinische Studien fehlen.

Herzglykoside

Experimentell konnte in letzter Zeit nachgewiesen werden, daß trotz einer „downregulation“ β-adrenerger Rezeptoren bei schwersten Formen der dilatativen Kardiomyopathie eine Konstanz der Herzglykosidrezeptoren gefunden wird [26]. Auch der positiv inotrope Effekt der Herzglykoside blieb erhalten. Natürlich kommt es zu einer Abnahme funktioneller Herzglykosidrezeptoren dann, wenn kontraktiles Myokard im Rahmen ischämischer Insulte durch Bindegewebe ersetzt wird. In diesem Fall werden alle positiv inotropen Pharmaka weitgehend unwirksam (Tabelle 3).

Tabelle 3. Notwendige Voraussetzungen für die Therapie mit positiv inotropen Pharmaka, die bislang nur für Digitalisglykoside nachgewiesen wurden

1. Es besteht eine kontraktile Reserve des Herzmuskels
2. Das Medikament kann diese Reserve mobilisieren
3. Keine Toleranzentwicklung
4. Wenig Nebenwirkungen
5. Keine erhöhte Letalität

In drei großen kontrollierten prospektiven Untersuchungen wurde die Wirksamkeit von Herzglykosiden bei chronischer Herzinsuffizienz (NYHA II bis IV) eindeutig nachgewiesen [2, 9, 10]. Zwar ist die Belastbarkeit der Patienten unter einer gleichzeitigen ACE-Hemmertherapie etwas besser, die Rhythmusstörungen, die wahrscheinlich keine große Bedeutung für die Prognose der chronischen Herzinsuffizienz hatten, nahmen unter ACE-Hemmern ab, während die ventrikulären Extrasystolen unter Digitalis eher zunahmen. In Hinsicht auf die Herzinsuffizienzsymptomatik, Nebenwirkungen und Notfallaufnahmen in die Klinik waren Herzglykoside anderen Pharmaka ebenbürtig oder sogar überlegen. Eine Prognoseverbesserung durch Herzglykoside bei der chronischen Herzinsuffizienz ist bislang nicht nachgewiesen.

In vier dazu angelegten kontrollierten Untersuchungen [14, 15, 17, 19] erwiesen sich Herzglykoside als wirksam, wenn ein dritter Herzton, eine Jugularvenenstauung, ein großes Herz und eher eine fortgeschrittene chronische Herzinsuffizienz vorlagen (Tabelle 4). Nach dem heutigen Kenntnisstand muß man davon ausgehen, daß unabhängig von

Tabelle 4. Wann ist mit günstiger Digitaliswirkung zu rechnen?

1. Es besteht ein III. Herzton
2. Das Herz ist groß (Rö, Herzecho)
3. Jugularvenenstauung ist nachweisbar
4. Vorwiegend systolische Funktionsstörung
5. Eine frühere Wirksamkeit ist bekannt
6. Es besteht eine Linksherzinsuffizienz

der Ursache der chronischen Herzinsuffizienz Herzglykoside dann bei vorwiegend systolischer Funktionsstörung wirksam sind, wenn genügend stimulierbares kontraktiles Myokard vorhanden ist [12, 25]. Dies vor Therapiebeginn herauszufinden fällt schwer. Dementsprechend wird man Herzglykoside bei chronischer Herzinsuffizienz und Sinusrhythmus allein oder in Kombination mit Diuretika und ACE-Hemmern geben und die Wirksamkeit nachzuweisen [15] versuchen. Bei Ineffektivität sollten sie auch wieder abgesetzt werden.

3. Zusammenfassung

Es ist festzuhalten, daß von allen positiv inotropen Pharmaka heute lediglich Herzglykoside in der Lage sind, die kontraktile Reserve des Myokards auszuschöpfen ohne die Prognose der Patienten zu verschlechtern bzw. ohne daß Toleranzphänomene auftreten (Tabelle 4). Sie verlieren allerdings an Wirksamkeit, wenn die kontraktile Herzmuskelmasse abnimmt. Dies ist insbesondere bei Formen der chronischen Herzinsuffizienz im Gefolge ischämischer Insulte der Fall. Eine Kombinationstherapie mit

Diuretika und ACE-Hemmer ist häufig notwendig. Dafür ist auch eine Prognoseverbesserung nachgewiesen worden. Wenn heute positiv inotrope Pharmaka gegeben werden sollen, sind zur Zeit nur Herzglykoside indiziert.

Literatur

1. Bayliss J, Norell M, Canepa-Anson R, Sutton G, Poole-Wilson P (1987) Untreated heart failure: clinical and neuroendocrine effects of introducing diuretics. Br Heart J 57:17–22 – 2. Beaune J (1989) Comparison of enalapril versus digoxin for congestive heart failure. Am J Cardiol 63: 22D-25D – 3. Böhm M, Beuckelmann D, Brown I, Feiler G, Lorenz B, Näbauer M, Kemkes B, Erdmann E (1988) Reduction of β-adrenoceptor density and evaluation of positive inotropic responses in isolated, diseased human myocardium. Eur Heart J 9:844–852 – 4. Böhm M, Mittmann C, Schwinger RHG, Erdmann E (1991) Effects of xamoterol on inotropic and lusitropic properties of the human myocardium and on adenylate cyclase activity. Am Heart J 120:1381–1392 – 5. Böhm M, Morano I, Pieske B, Rüegg JC, Wankerl M, Zimmermann R, Erdmann E (1990) Contribution of cAMP-Phosphodiesterase inhibition and sensitization of the contractile proteins for calcium to the inotropic effect of pimobendan in the failing human myocardium. Circ Res 68:689–701 – 6. Böhm M, Reuschel-Janetschek E, Erdmann E (1990) Lack of sustained hemodynamic effects of the β_2-adrenoceptor agonist dopexamine in end-stage congestive heart failure. Am J Cardiol 65:395–396 – 7. Bristow MR, Ginsburg R, Minobe W, Cubicciotti RS, Sageman S, Lurie K, Billingham ME, Harrison DC, Stinson EB (1982) Decreased catecholamine sensitivity and β-adrenergic-receptor density in failing human hearts. New Engl J Med 307:205–211 – 8. Brozena S, Jessup M (1990) Pathophysiologic strategy in the management of congestive heart failure. Ann Rev Med 41:65–74 – 9. Captopril Multicenter Research Group (1983) A placebo-controlled trial of captopril in refractory chronic congestive heart failure. JACC 2:755–763 – 10. DiBianco R, Shabetai R, Kostuk W, Moran J, Schlant RC, Wright R (1989) A comparison of oral milrinone, digoxin, and their combination in the treatment of patients with chronic heart failure. New Engl J Med 320:677–683 – 11. Erdmann E (1989) The value of positive inotropy in acute and chronic heart failure. J Cardiovasc Pharmacol 14, Suppl 3:S36-S41 – 12. Erdmann E, Böhm M, Schwinger RHG, Beuckelmann DJ (1990) Neue Aspekte zur Pathogenese der Herzinsuffizienz. Internist 31:632–640 – 13. Feldman MD, Copelas L, Gwathmey JK, Phillips P, Warren SE, Schoen FJ, Grossman W, Morgan JP (1987) Deficient production of cyclic AMP: pharmacologic evidence of an important cause of contractile dysfunction in patients with end-stage heart failure. Circulation 75:331–339 – 14. Fleg JL, Gottlieb SH, Lakatta EG (1982) Is digoxin really important in treatment of compensated heart failure? Am J Med 73:244–250 – 15. Fleg JL, Lakatta EG (1984) How useful is digitalis in patients with congestive heart failure and sinus rhythm? Int J Cardiol 6:295–305 – 16. Guyatt GH (1986) The treatment of heart failure. A methodological review of the literature. Drugs 32:538–568 – 17. Guyatt GH, Sullivan MJJ, Fallen EL, Tihal H, Rideout E, Halcrow S, Nogradi S, Townsend M, Taylor W (1988) A controlled trial of digoxin in congestive heart failure. Am J Cardiol 61:371–375 – 18. Henwood JM, Todd PA (1988) Ibopamine. A preliminary review of its pharmacodynamic and pharmacokinetic properties and therapeutic efficacy. Drugs 36:11–31 – 19. Jaeschke R, Oxman AD, Guyatt G (1990) To what extent do congestive heart failure patients in sinus rhythm benefit from digoxin therapy? A systemic overview and meta-analysis. Am J Med 88:279–286 – 20. Kelly RA (1990) Cardiac glycosides and congestive heart failure. Am J Cardiol 65:10E–16E – 21. Kimmelstiel C, Benotti R (1988) How effective is digitalis in the treatment of congestive heart failure? Am Heart J 116:1063–1070 – 22. Kostis JB, Lacy CR, Raia JJ, Dworkin JH, Warner RG, Casazza LA (1987) DPI 201–106 for severe congestive heart failure. Am J Cardiol 60:1334–1339 – 23. Packer M (1988) Vasodilator and inotropic drugs for the treatment of chronic heart failure: distinguishing hype from hope. JACC 12:1299–1317 – 24. Packer M, Medina N, Yushak M (1984) Hemodynamic and clinical limitations of long-therm inotropic therapy with amrinone in patients with severe chronic heart failure. Circulation 70:1038–1047 – 25. Schüren KP, Hüttemann U (1974) Chronisch obstruktive Lungenerkrankungen: Die hämodynamische Wirkung von Digitalis beim chronischen Cor pulmonale in Ruhe und unter Belastung. Klin Wschr 52:736–746 – 26. Schwinger RHG, Böhm M, Erdmann E (1990) Effectiveness of cardiac glycosides in human myocardium with and without "downregulated" β-adrenoceptors. J Cardiovasc Pharmacol 15:692–697 – 27. Schwinger RHG, Böhm M, Mittmann C, La Rosée K, Erdmann E (1991) Evidence for an enhanced effectiveness of sodium-channel activators in failing human myocardium. J Mol Cell Cardiol: in press – 28. The Xamoterol in severe heart failures study group (1990)

Xamoterol in severe heart failure. Lancet 136:1–6 – 29. Thormann J, Kramer W, Kindler M, Neuss H, Bilgin Y, Schlepper M (1985) Wirkungsvergleich des neuen Kardiotonikums DPI 201–106 versus Dobutamin bei dilatativer Kardiomyopathie: Analyse durch Registrierung serieller Druck/Volumen-Beziehungen und On-line-MVO_2-Bestimmung. Herz Kreisl 11:605–615 – 30. Unverferth DV, Blanford M, Kates RE, Leier CV (1980) Tolerance to dobutamine after a 72 hour continuons infusion. Am J Med 69:262–266

Stellenwert peripher wirkender Substanzen in der Behandlung der chronischen Herzinsuffizienz

R. Dietz (Abteilung Innere Medizin III, Medizinische Klinik der Universität Heidelberg)

Der Stellenwert der heute verfügbaren Vasodilatoren für die Behandlung der Herzinsuffizienz soll an folgenden Kriterien gemessen werden:

1. Welche hämodynamischen Parameter werden kurzfristig gebessert?
2. Geht es dem Patienten unter dieser Behandlung besser? Damit auch verbunden die Frage: Gibt es eine Beziehung zwischen den gemessenen hämodynamischen Verbesserungen und der vom Patienten geschilderten Änderung der Lebensqualität?
3. Bleiben die positiven hämodynamischen Veränderungen auch unter Langzeitbehandlung bestehen?
4. Wirkt sich diese Behandlung günstig im Sinne einer Lebensverlängerung aus?

Grundsätzlich stehen zwei verschiedene Prinzipien zur vasodilatierenden Behandlung der chronischen Herzinsuffizienz zur Verfügung. Einmal der Ansatz zur Verstärkung endogener vasodilatierender Stoffe, um eine Weitstellung der Gefäße zu erreichen. Dazu gehören die Verstärkung der Kinine, der Prostaglandine, des ANF und des EDRF's bzw. des Stickoxides. Probleme mit diesem Prinzip ergeben sich in der Langzeitbehandlung der Herzinsuffizienz, teils wegen der Notwendigkeit parenteraler Zufuhr, teils wegen Toleranzentwicklung. Für die Behandlung der chronischen Herzinsuffizienz steht die Zufuhr exogener vasodilatierender Substanzen im Vordergrund. Hier unterscheiden wir zwischen Medikamenten, die vorwiegend zu einer Erweiterung der venösen Kapazitätsgefäße führen und solchen, die ihren Angriffspunkt vorwiegend an den arteriolären Widerstandsgefäßen haben. Eine dritte Medikamentengruppe weist beide Eigenschaften auf.

Die Unterteilung ist deshalb sinnvoll, weil die hämodynamischen Effekte dieser Substanzgruppen sich deutlich voneinander unterscheiden. Eine vorwiegend venös angreifende vasodilatierende Substanz wird zwar den Füllungsdruck für den Ventrikel senken, kaum aber zu einer Zunahme des Auswurfvolumens führen. Umgekehrt bewirkt eine rein arteriolär dilatierende Substanz zwar eine Zunahme des Herzzeitvolumens, ohne jedoch primär die Füllungsdrücke zu senken.

Vorwiegend venös wirksame Vasodilatoren wie die Nitrate wirken über die Bildung von zyklischem GMP an den Kapazitätsgefäßen so, daß eine Erniedrigung der Füllungsdrücke bei ca. 70% der Patienten beobachtet wird. Sie zeigen keine ausreichende Wirkung bei hohen rechtsatrialen Drücken. Obwohl also in der Regel eine akute hämodynamische Verbesserung erzielt werden kann, ist diese nicht korreliert mit einer signifikanten Verbesserung des klinischen Status oder einer Zunahme der Belastungsdauer. Eine anhaltende langfristige hämodynamische Verbesserung unter Nitraten ist in der Regel nicht vorhanden und möglicherweise Ausdruck der Toleranzentwicklung, da in den meisten Studien nitratfreie Intervalle fehlten. Bezüglich der Lebenserwartung gibt es keine Studie, die eine Lebensverlängerung bei einer Zusatztherapie mit Nitraten allein hätte nachweisen können. In der V-Heft-Studie war zwar mit der Kombination hoher Dosen von Nitraten plus Hydralazin ein Rückgang der Mortalität der Herzinsuffizienz vom Schweregrad NYHA II–III zu verzeichnen. Die Mortalitätsreduktion stand aber im Zusammenhang mit einer Verbesserung der Auswurffraktion, und das ist eher ein Effekt des Hydralazins als der Nitrate.

Auch bei den vorwiegend arteriell wirksamen Vasodilatoren sieht die Bilanz nicht besser aus. Beginnen wir mit den Calciumantagonisten, so ist deren Nutzen bei der Herzinsuffizienz bisher noch in keiner großen randomisierten Studie nachgewiesen worden. Nach Nifedipin kann in der Regel zwar noch eine kurzfristige hämodynamische Verbesserung gemessen werden. Den Patienten geht es aber nicht besser, sie leben nicht länger, die Verbesserung der Hämodynamik hält nicht an. Unter Diltiazem und Isoptin kann sich sogar ein Teil der Patienten akut verschlechtern. Für Patienten mit einer gering eingeschränkten Pumpfunktion ist dieses Risiko eher klein, für Patienten mit stark eingeschränkter Pumpfunktion ist dieses Risiko jedoch hoch. Das erklärt auch, weshalb bei Patienten nach Myokardinfarkt mit Zeichen der Herzinsuffizienz die Mortalität in der Gruppe mit Calciumantagonisten sogar wesentlich höher ist. Substanzen wie Hydralazin oder Minoxidil zeigen diese negativ inotrope Wirkung der Calciumantagonisten nicht. Für diese Substanzklasse ist zumindest eine akute hämodynamische Verbesserung mit Anstieg des Herzzeitvolumens zu erwarten und auch beobachtet worden. Enttäuschend wiederum ist aber, daß sich diese Steigerung der kardialen Auswurfleistung nicht niederschlägt in einer Verbesserung der klinischen Symptomatik bzw. Verlängerung der Belastungsdauer, vor allem nicht unter Langzeitbehandlung.

In die Gruppe von Vasodilatoren, die sowohl arteriell wie venös wirksam sind, gehören das Prazosin und verwandte Substanzen, die Kombination von Isosorbitinnitrat mit Hydralazin sowie die ACE-Hemmer. Alle aufgeführten Substanzen zeigen nach akuter Gabe eine hämodynamische Verbesserung. Für das Prazosin gilt allerdings, daß es bei fortgesetzter Behandlung sehr rasch, manchmal schon innerhalb von wenigen Tagen zu einer Toleranzentwicklung kommt. Ursache dieser Toleranzentwicklung sind wahrscheinlich Änderungen in der Population der ursprünglichen Alpha-Rezeptoren unter Prazosin. Diese nehmen an Zahl zu und besetzen postsynaptische Stellen, an denen sonst vorzüglich $Alpha_1$-Rezeptoren sitzen. Unter der Kombination von hohen Dosen ISDN und Hydralazin kann eine Verlängerung der Lebenserwartung erzielt werden. Allerdings ist die Rate der Nebenwirkungen unter diesen Dosen hoch. Nahezu 40% der Patienten mußten eine oder beide Medikamente wegen Nebenwirkungen absetzen. Stellvertretend für die ACE-Hemmer sei das Enalapril aufgeführt. Bei Patienten mit schwerer Herzinsuffizienz konnte eine Reduktion der Mortalität erzielt werden. Andere Studien zeigten, daß in einem großen Prozentsatz der Patienten die kurzfristigen hämodynamischen Verbesserungen nicht durch Toleranzentwicklung verloren gehen, und daß sich die Patienten besser fühlen.

In einer placebokontrollierten Untersuchung bei Patienten mit mittelschwerer Herzinsuffizienz (V-Heft-Studie) wurden zwei verschiedene Zusatztherapien zu Digitalis und Diuretika mit Placebo verglichen: Einmal die Gabe des $Alpha_1$-Antagonisten Prazosin, zum anderen die Kombination von hohen Dosen Isosorbitinnitrat mit hohen Dosen von Hydralazin. Während mit Prazosin kein Änderungen der Mortalität erzielt werden konnte, wiesen Patienten unter der Kombination mit Hydralazin plus Nitraten eine deutlich verbesserte Lebenserwartung auf.

Das Patientengut in der Consensus-Studie unterschied sich von dem in der eben vorgestellten V-Heft-Studie. Während in der amerikanischen Studie Patienten vom Schweregrad II und III der NYHA-Klassifikation eingeschlossen wurden, waren in der skandinavischen Studie nur die Patienten mit dem Schweregrad IV. Die Consensus-Studie mußte vorzeitig abgebrochen werden, weil es ethisch nicht mehr vertretbar erschien, den ACE-Hemmer als Zusatzbehandlung diesen schwerkranken Patienten vorzuenthalten. Bereits nach einer 6monatigen Behandlungsdauer war die Mortalität der Enalaprilgruppe um mehr als 30% vermindert. Diese Reduktion der Mortalität war auch dann noch erkennbar, wenn eine Subgruppenanalyse durchgeführt wurde. Selbst solche Patienten, die bereits auf andere Vasodilatoren wie ISDN, Hydralazin, Prazosin und andere eingestellt waren, profitierten noch von einer Zusatztherapie mit ACE-Hemmern. Dieses erstaunliche Ergebnis läßt zwei Schlußfolgerungen zu: Entweder waren die bereits vorbestehenden Behandlungen mit Vasodilatoren unzureichend oder ist das hämodynamische Kurzzeitresultat unter Vasodilatoren nicht ausschlaggebend für den Langzeiterfolg und insbesondere nicht für die Verbesserung der Lebenserwartung.

Der Vergleich der hämodynamischen Effekte von drei unterschiedlichen vasodilatierenden Zusatzbehandlungen zeigt folgendes: Die rechts- und linksventrikulären Füllungsdrücke können in gleicher Weise mit der Kombination von ISDN mit Hydralazin sowie mit Prazosin oder mit ACE-Hemmern gesenkt werden. Und alle drei Therapiestrategien vermögen auch in gleicher Weise das Herzzeitvolumen zu steigern. Obwohl also offensichtlich die gleichen akuten hämodynamischen Wirkungen erzielt werden können, unterscheiden sich diese Behandlungsformen doch wesentlich hinsichtlich ihres Einflusses auf die Prognose. Während Prazosin die Prognose überhaupt nicht verändert, vermögen die ACE-Hemmer die Lebenserwartung der Patienten mit schwerer Herzinsuffizienz deutlich zu verbessern. Bei Patienten mit mittelschwerer Herzinsuffizienz scheint eine Verbesserung der Prognose auch mit Hydralazin und ISDN möglich zu sein. Wenn also die hämodynamischen Veränderungen unter Vasodilatoren nicht maßgeblich sind für die Veränderung der Prognose, welche Veränderungen sind es dann?

Ist es möglicherweise der Einfluß der Substanzen auf prognostische Marker bei der Herzinsuffizienz? Gibt es eine Abhängigkeit der Prognose der Herzinsuffizienz von der Höhe der Plasmanoradrenalinspiegel? Je höher die Konzentration des Neurotransmitters im Plasma, desto kürzer die Überlebenszeit. Vasodilatoren, die zu einer weiteren Stimulation des sympathischen Systems führen, können die hämodynamische Situation langfristig nicht bessern und die Mortalität der Patienten mit schwerer Herzinsuffizienz nicht reduzieren. Dies gilt z. B. für die Monotherapie mit Hydralazin, unter der die Plasmanoradrenalinspiegel ansteigen. Im Gegensatz dazu weisen Patienten nach Gabe mit dem ACE-Hemmer niedrigere Plasmakonzentrationen von Noradrenalin auf als vor der Behandlung. Die Therapie ist offensichtlich auch geeignet, langfristig die erhöhte sympathische Aktivität zu unterdrücken. Gibt es noch weitere Einflüsse auf prognostische Marker bei der Herzinsuffizienz?

Auch zwischen der Höhe der Serum-Natrium-Konzentration und der Überlebensdauer besteht ein Zusammenhang. Patienten mit niedrigen Serum-Natrium-Konzentrationen weisen die schlechteste Prognose auf.

Die prognostisch bedeutsame Störung der Elektrolythomeostase wird nicht beeinflußt durch positiv inotrope Pharmaka oder Vasodilatoren mit Ausnahme der ACE-Hemmer. Nur mit dieser Substanzgruppe gelingt eine weitgehende Normalisierung der Serum-Natrium-Konzentration bei hyponatriämischer Herzinsuffizienz. Lassen sich alle positiven Effekte, die unter der Langzeitbehandlung mit ACE-Hemmern beobachtet worden sind, lediglich auf die Stimulation des systemischen Renin-Angiotensin-Systems zurückführen?

Die Hemmung der Angiotensin II-Bildung ist nur die eine Säule im Wirkungsspektrum der ACE-Hemmer. Die andere Säule beruht in einer Verstärkung der Kinine, die dadurch zustande kommt, daß die ACE-Hemmer die Kininase blockieren, die für den Abbau der Kinine verantwortlich ist. Für verschiedene kardioprotektive Wirkungen, wie z. B. die Hemmung der Reperfusionsarrhythmien, konnte die Bedeutung dieser Seite der ACE-Hemmer-Wirkung inzwischen bereits belegt werden. Auch für die Herzinsuffizienz gibt es Hinweise, daß die kininverstärkende Wirkung protektiv wirkt.

So konnte bei Patienten mit hyponatriämischer Herzinsuffizienz gezeigt werden, daß sich deren hämodynamische Parameter deutlich verschlechtern, wenn die bradykininstimulierte Prostaglandinfreisetzung durch Indomethacin gehemmt wird. Unter Wegnahme dieses endogenen Vasodilatators kommt es zu einem Anstieg des systemischen Widerstandes, einem Abfall des Herzzeitvolumens und einem Anstieg der Füllungsdrücke. Auch ist der klinisch beobachtete Effekt nach der Gabe von ACE-Hemmern bei Herzinsuffizienz deutlich reduziert, wenn gleichzeitig nichtsteroidale Antiphlogistika gegeben werden. Das bedeutet, daß ein Teil der positiven Wirkung der ACE-Hemmer-Gabe bei Herzinsuffizienz auch auf einer Stimulation des Bradikininsystems beruht.

Neben Veränderungen der zentralen Hämodynamik und neurohumoralen Aktivität kommen unter Langzeittherapie mit ACE-Hemmern noch periphere Anpassungsvorgänge hinzu, die mitverantwortlich für eine bessere Lebensqualität der Patienten sind. Die bei herzinsuffizienten Patienten gestörte Fähigkeit zur Weitstellung der peripheren Gefäße unter Belastung wird unter Langzeitbehandlung mit einem ACE-Hemmer zum Teil rückgangig gemacht: Die Perfusion der Beine unter Belastung steigt an, und es kommt zu einer verbesserten Sauerstoffutilisation. Als möglicher Mechanismus der verbesserten peripheren Durchblutung kommt neben einem verbesserten Trainingseffekt bei verlängerter Belastungsdauer eine Hemmung des vaskulären Renin-Angiotensin-Systems bei herzinsuffizienten Patienten in Betracht. Eine erhöhte Aktivität dieses Systems könnte mit verantwortlich sein für die ungenügende Dilatation der Peripherie unter Belastung.

Wichtig für den Langzeiterfolg bei einer Therapie mit Vasodilatoren bei der chronischen Herzinsuffizienz ist es also, daß die gegenregulatorischen Systeme bei dieser Behandlung nicht weiter aktiviert werden. Kommt es unter einer Zusatzbehandlung mit gefäßerweiternden Substanzen zu einer weiteren Aktivierung des Sympathikus, des Renin-Angiotensin-Systems, einer Salz-Wasserretention oder tritt unter der Langzeitbehandlung eine Toleranzentwicklung auf, so bleibt von dem ursprünglich erwarteten Effekt nichts mehr übrig.

Wo stehen wir heute in der Behandlung der Herzinsuffizienz mit Vasodilatoren? Was wir wissen, ist eine Verbesserung der Prognose bei Patienten mit schwerster Herzinsuffizienz im Stadium IV. Das ist das Ergebnis der Consensusstudie. Auch bei nicht so schwer erkrankten Patienten im Stadium III ist eine Reduktion der Mortalität unter Captopril in der Multicenter-Studie erkennbar. Keine Daten zur Prognose liegen bislang für die Behandlung leichter Formen der Herzinsuffizienz vor. Ergebnisse einer Studie aus München können darauf hindeuten, daß mit Verlängerung ereignisfreier Intervalle bei leichter herzinsuffizienten Patienten unter ACE-Hemmern auch eine prognostische Verbesserung erreichbar ist. Ob es möglich ist, mit einem noch früheren Behandlungsbeginn deletäre Folgen der Herzinsuffizienz aufzuhalten, ist zur Zeit noch offen.

Stand der Herztransplantation in der Therapie der Herzinsuffizienz

H. G. Borst, B. Heublein, A. Haverich (Klinik für Thorax-, Herz- und Gefäßchirurgie der Medizinischen Hochschule Hannover)

Kurzfassung

Unsere Erfahrungen mit annähernd 400 seit 1983 durchgeführten orthotopen Herztransplantationen werden in Hinsicht auf Indikationsstellung, Abstoßungsdiagnostik und Immunsuppression dargestellt und in Zusammenhang mit den Früh- und Langzeitergebnissen der Transplantation gebracht. Die Indikation zur Herzverpflanzung beruht im wesentlichen auf den in der Anfangsphase formulierten Kriterien, wurde jedoch altersmäßig in beide Richtungen deutlich erweitert. Die Endomyokardbiopsie bleibt das verläßlichste Verfahren der Abstoßungsdiagnostik, wird heute jedoch durch eine Reihe nichtinvasiver Verfahren ergänzt. Die Immunsuppression beruht weltweit auf einer Kombination von Cyclosporin, Azathioprin und Prednisolon. Sie erzeugt zahlreiche Komplikationen, die sich zum Teil medikamentös vermeiden oder vermindern lassen. Die Frühletalität nach Herztransplantation ist auf etwa 10% gesunken, jedoch ist ab 1. postoperativem Jahr mit einem chronischen Transplantatversagen zu rechnen, das eine Sterblichkeit zwischen 3% und 5% pro Jahr bewirkt. Die Ursachen der hierfür verantwortlichen koronaren Vaskulopathie oder einer unspezifischen myokardialen Insufizienz stehen zur Zeit im Schwerpunkt des wissenschaftlichen und klinischen Interesses; eine spezifische Therapie steht jedoch noch aus.

Einleitung

Während der letzten Dekade ist die Herzverpflanzung zu einem Standardverfahren der kardiovaskulären Chirurgie geworden. Früh- und Spätletalitäten dieser Transplantation sind fortlaufend gesunken, und etwa 80% der Transplantierten erfreuen sich einer vollen kardialen Wiederherstellung. Die Restlichen leiden an einer Vielzahl von Komplikationen, hauptsächlich als Folge der ständigen Immunsuppression. Weit wichtiger aber unterliegen alle Transplantierten dem Risiko eines Organversagens im Langzeitverlauf. Die Hauptaufgabe dieses Referates soll es infolgedessen sein, verbleibende Problemfelder der Herztransplantation aufzuzeigen.

Unsere Erfahrungen mit der orthotopen Herztransplantation umfassen nun 8 Jahre. Die jährliche Frequenz der Herztransplantationen hat sich bei 60–70 eingependelt und ist auch aus Kapazitätsgründen in Hannover derzeit nicht steigerungsfähig, um so mehr, als uns die Verpflanzungen anderer thorakaler Organe zunehmend binden. So haben wir seit 1987 19 Herz-Lungentransplantationen durchgeführt und seit 1988 in rasch steigender Frequenz 26 einseitige und 8 Doppellungentransplantationen, insgesamt also 34 Verpflanzungen.

385 orthotope Herztransplantationen wurden bei 366 Patienten vorgenommen (Tabelle 1). Die Differenz ergibt 19 Retransplantationen, 12mal wegen Frühversagen des

Tabelle 1. Hannover HTX Programm 1983–3/91

Patienten = 366
Transplantationen = 385
Re-TX = 12 früh/7 spät Frauen = 53 (14,5%) Alter = 43,7 (5–63 Jahre)

Spenderorgans und 7mal wegen Spätversagen. Das männliche Geschlecht überwog bei weitem, und das mittlere Alter betrug 43,7 Jahre (5–63 Jahre). 10 Patienten gehörten zur pädiatrischen Gruppe.

Unter den Operationsindikationen überwog die dilative Kardiomyopathie bei etwa zwei Dritteln der Patienten gegenüber der ischämischen Kardiomyopathie (Tabelle 2). Andere Indikationen waren selten und umfaßten restriktive Herzleiden und Herztumoren. Von den 366 transplantierten Patienten verloren wir 92 und zwar je etwa die Hälfte während der Ersthospitalisation und im späteren Verlauf. Die Abb. 1a und b zeigen einen

Tabelle 2. Indikationen

	N	(%)
Dilatative Kardiomyopathie	238	(65)
Ischämische Kardiomyopathie	121	(33)
Andere	7	(2)
Gesamt	366	(100)

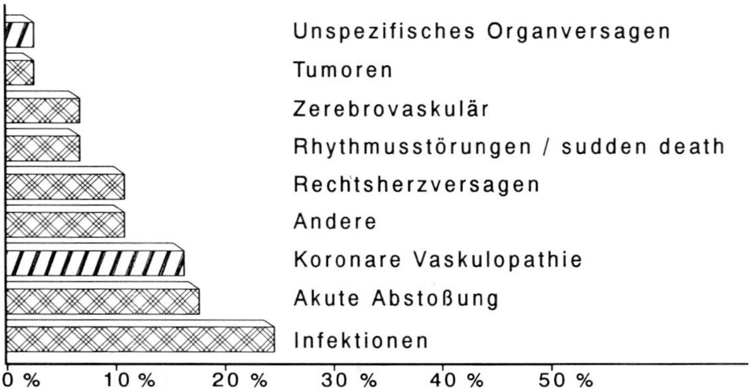

a

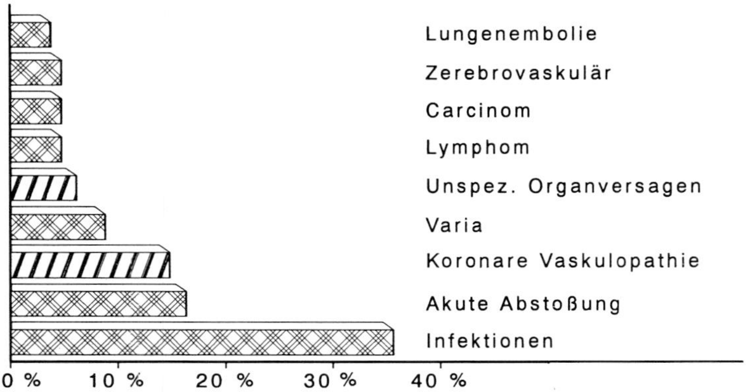

b

Abb. 1. Todesursachenverteilung nach orthotoper Herztransplantation. **a** Hannoversches Krankengut. **b** Grattan et al. (Stanford); J. Thorac Cardiovasc: Surg. 99, 500:1990

Vergleich der Todesursachen bei unseren Verstorbenen und denjenigen der Stanford Universität, die sich weitgehend decken. Führend ist an beiden Orten die letale Infektion mit etwa einem Drittel der Fälle, gefolgt von der akuten Abstoßung. Zählt man die koronare Vaskulopathie und das unspezifische myokardiale Versagen des Spenderorgans zusammen, so sind diese beiden Kategorien für gut 20% der Todesfälle im Spätverlauf verantwortlich. Die aktuarische Überlebensrate unserer Transplantierten beträgt etwa 90% am Ende der Hospitalisation, 80% am Ende des 1. Jahres und 70% nach 5 Jahren (Abb. 2), wobei Patienten mit dilativer Kardiomyopathie geringfügig besser abschneiden als jene mit ischämischer Kardiomyopathie, die allerdings auch 10 Jahre älter sind.

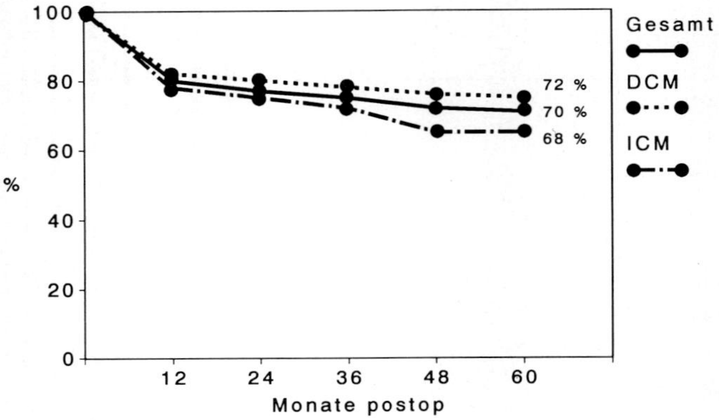

Abb. 2. Aktuarisches Überleben (7/83–3/91)

Im folgenden seien nun einige der herausragenden Probleme der Herztransplantation angesprochen. Es sind dies

- die Indikationen, insbesondere deren Grenzen,
- die Immunsuppression und ihre Folgen,
- die Abstoßungsdiagnostik,
- das immer mehr in den Vordergrund tretende chronische Transplantatspätversagen und schießlich
- das drängende Problem des mangelnden Organaufkommens.

Indikationen

Die Indikationen zur Herztransplantation haben sich hinsichtlich Schwere und Ursachen des Herzversagens nur in Graden verändert. Transplantiert wird weit überwiegend wegen dilatatorischer und ischämischer Kardiomyopathie, wobei der Anteil der Koronarkranken bei uns heute um 40% liegt. Während alle Patienten mit dilatatorischer Kardiomyopathie sich im ausbehandelten Endstadium IV der Herzinsuffizienz befinden, werden zunehmend Kranke mit ischämischer Herzerkrankung auch schon im Stadium III transplantiert und zwar bei Vorhandensein lebensbedrohlicher Arrhythmien bei sich gleichzeitig verschlechternder linksventrikulärer Funktion. In solchen Fällen kann eine präliminäre Endokardresektion oder der automatische Kardioverter-Defibrillator als Überbrückung zur Herzverpflanzung dienen.

Die allgemeinen Kontraindikationen gegen eine Transplantation wurden schon vor Jahren an der Stanford Universität ausgearbeitet [1] und besitzen im Prinzip immer noch ihre Gültigkeit, indem ein grobes Ausbrechen aus diesem Rahmen meist ernste Folgen nach sich zieht. Allerdings sind die ursprünglichen Altersgrenzen von 10–55 Jahren in beiden Richtungen erweitert worden. Transplantationen bei Kleinkindern, ja selbst bei Säuglingen haben sich zwischenzeitlich durchgesetzt [2], und auch in der Altersgruppe bis zu 70 Jahren sind Herzverpflanzungen erfolgreich vorgenommen worden.

Die Frage, ob die Erweiterung des Indikationspektrums zu höherem Alter in Anbetracht einer etwa 25% Absterberate der auf die Transplantation Wartenden sinnvoll oder überhaupt erlaubt ist, wirft ernste ethische Fragen auf, muß aber innerhalb des Entscheidungsspielraumes des Arztes bleiben. Das gleiche gilt auch für die mechanische Kreislaufüberbrückung zur Transplantation, wenn auch deren Ergebnisse derzeit noch deutlich ungünstiger sind als diejenigen einer direkten Organübertragung.

Immunsuppression

Die Immunsuppression beruht weltweit fast überall auf der lebenslangen Verabreichung einer 3fach-Kombination von Cyclosporin A, Azathioprin und Prednisolon. Diese Substanzen bewirken die in Tabelle 3 gezeigten vielfaltigen und zum Teil schwerwiegen-

Tabelle 3. Nebenwirkungen der Immunsuppression

- Infektion
- Osteoporose (Prophylaxe mit Elcitonin ?)
- Renale Insuffizienz (Lasix)
- Hypertonie (ACE-Inhibitoren, Ca-Antagonisten)
- Hyperurikämie (Benzbromaron)
- Fettstoffwechselstörung (Lovastatin ?)
- Diabetes mellitus (zumeist orale Antidiabetika)
- Polyserositis/rez. Perikarderguß (Drainage, Ektomie)
- Leberzellschädigung
- Hypomagnesiämie (Dauersubstitution)

den Komplikationen, wovon die von Kortikoiden ausgelösten vom Patienten am stärksten empfunden werden. Einige erfahrene Gruppen haben daher die Kortikoiddauertherapie eingestellt [3], ohne daß bisher erwiesen wäre, daß ein solches Vorgehen bezüglich Immunsuppression oder Vermeidung von Komplikationen günstiger wäre. Dies erscheint nicht verwunderlich, wenn man bedenkt, daß auch bei solchen Patienten ebenfalls Kortikoide zur akuten Abstoßungsbehandlung in hoher Dosierung verwendet werden. Die Immunsuppression wird in der Regel mit einem mehrtägigen Stoß von Antilymphozyten- bzw. Antithymozytenserum oder auch mit monoclonalen Antikörpern induziert, die man auch bei gegenüber kortikoid-resistenter Abstoßung verwendet. Eine Antikörperdauertherapie verbietet sich wegen ihrer Nebenwirkungen und auch einer Immunisierung gegenüber dem Fremdprotein. Neue immunsuppressive Pharmaka und auch weiterentwickelte monoclonale Antikörper stehen derzeit in Erprobung, dürften aber keinen dramatischen Durchbruch bei der Immunsuppression Herztransplantierter bewirken.

Abstoßungsdiagnostik

Auch in der Abstoßungsdiagnostik ist es zu keinen dramatischen Fortschritten gekommen. Die Endomyokardbiopsie bildet nach wie vor den „Goldstandard" für die Erkennung einer akuten Abstoßung und auch für die Festlegung des Zeittaktes nachfolgender Biopsien. Darüber hinaus gibt sie Auskunft über das Vorhandensein und die Progredienz einer chronischen Abstoßung (s.u.).

Die Myokardbiopsie wird ergänzt durch nichtinvasive Verfahren, die hier in der Reihenfolge der Wertigkeit aufgeführt sind, wie wir sie sehen. Das zytoimmunologische Monitoring [4] führen wir als begleitende Untersuchung durch und ergänzen es durch die Echokardiographie mit quantitativer Bestimmung von Relaxation und diastolischer Kammerfunktion. In unseren Händen hat sich weiterhin die Myoszintigraphie vor allem im Langzeitverlauf als brauchbar erwiesen [5]. Andere Möglichkeiten der nichtinvasiven Abstoßungsdiagnostik umfassen das direkt abgeleitete Elektrogramm (IMEG) [6], wie auch neuerdings die Texturanalyse des kardialen Echos [7] und die transmyokardiale Impedanzmessung. Gleichsinnige Aussagen mehrerer nichtinvasiver Methoden reduziert die Frequenz der Myokardbiopsie und muß diese gelegentlich auch ersetzen (wie z. B. bei Säuglingen).

Chronische Abstoßung

Das Risiko jenseits des ersten Jahres nach erfolgreicher Transplantation zu versterben, liegt nach der Weltstatistik von Opelz um 4% pro annum [8], im homogenen Krankengut der Stanford Universität 5% [10], bei uns 3%. Neben Infektionen bildet die chronische Organabstoßung die Haupttodesursache. Histologisch ist letztere charakterisiert durch vaskuläre, endotheliale und myozytäre Alterationen, die in zwei wesentlichen Formen erkennbar werden: der koronaren Vaskulopathie und der unspezifischen myokardialen Insuffizienz [9] (Tabelle 4). Vor allem die koronare Vaskulopathie ist ein bedeutsames,

Tabelle 4. Chronische Abstoßung, klinische Erscheinungsformen

- Koronare Vaskulopathie (TVP)
  - Epikardiale Gefäße (1. und 2. Ordnung)
  - Periphere Gefäße
  - Lokalisiert
  - Diffus
  - Kombiniert
  - Unspezifische myokardiale Insuffizienz (UMI)

    EF < 55%; LVEDVI > 110 ml/m²

    Keine TVP (angiographisch)

    Keine akute Abstoßung

Lebensqualität und Lebenserwartung nach Herztransplantation beeinflussendes neues Krankheitsbild.

Gemessen an angiographisch sichtbaren Formen sind nach 3 Jahren nur etwa 70% der Kranken frei von Koronarveränderungen (Abb. 3). Im Gegensatz zur gewöhnlichen

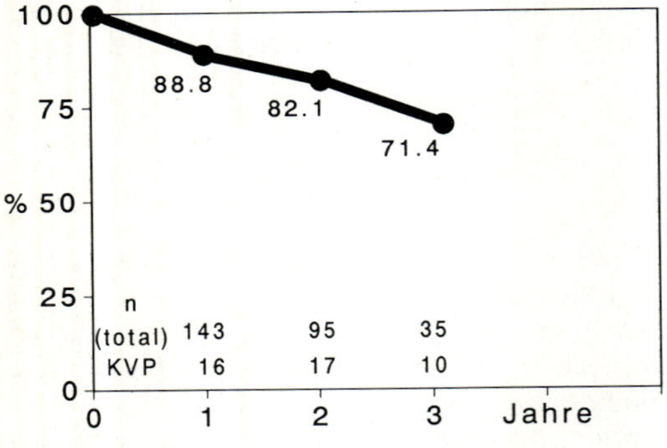

Abb. 3. Koronare Vaskulopathie (KVP) nach Herztransplantation

koronaren Herzkrankheit beginnt die Erkrankung zumeist peripher und wird an den Koronargefäßen 3. Ordnung oder als Mikroangiographie im Myokardbioptat erkennbar. Mit unterschiedlicher Progredienz werden dann die Koronargefäße 2. und 1. Ordnung einbezogen.

Die Diagnostik wird durch Abwesenheit von Angina pectoris bei fehlender Innervation des Herzens durch einen unzureichenden Frequenzanstieg zum Zeitpunkt der physischen Belastungsgrenze sowie durch häufig vorliegende Rechtsschenkelblockbilder im EKG erschwert. Für einen primär immunologischen Zusammenhang als eine

Art „host versus graft"-Reaktion spricht die Korrelation der Vaskulopathie mit der kumulativen Häufigkeit akuter Rejektionen. Bei Patienten mit Transplantatvaskulopathie wird auch eine Häufung von Zytomegalivirus-Infektionen, entweder als Erstbefall oder als Reaktivierung, beobachtet. Allerdings ist der Nachweis eines kausalen Zusammenhanges zwischen viralen Infektionen und Transplantatvaskulopathie durch die Verknüpfung von gehäufter akuter Abstoßung mit Virusinfekt erschwert.

Da bei fast allen Transplantierten akute Rejektionen auftreten, jedoch nur bei einem Teil eine Transplantatvaskulopathie, entsteht, sind offenbar synergistisch wirksame Faktoren vorhanden. Es ist naheliegend, dabei an die von der koronaren Herzkrankheit bekannten Risikofaktoren zu denken, zumal deshalb, da bei mehr als 70% der Herztransplantierten eine Fettstoffwechselsstörung, bei mehr als 40% eine systemische Hypertonie nachzuweisen ist. Während zwischen der Inzidenz der Transplantatvaskulopathie und dem Grad der Hyperlipidämie keine Korrelation besteht, ist ein Zusammenhang zwischen gestörtem Fettstoffwechsel und Progression der Transplantatvaskulopathie offensichtlich.

Auffallend ist in unserer Erfahrung eine Häufung der Transplantatvaskulopathie bei Patienten, die wegen einer koronaren Herzkrankheit transplantiert worden sind. Da andere Zentren diesen Trend überwiegend nicht bestätigen konnten [10], und die klinische Bedeutung wegen der relativ kurzen Laufzeit noch evaluiert werden muß, wäre es jedoch verfrüht, daraus bereits jetzt Schlußfolgerungen für die Indikation zur Herztransplantation zu ziehen.

Im Langzeitverlauf begegnen wir auch Patienten mit klinischen und hämodynamischen Zeichen einer moykardialen Insuffizienz, die allerdings jenseits des 2. postoperativen Jahres kaum mehr fortzuschreiten scheint. Nachlassende Leistungsfähigkeit, Luftnot, Zeichen einer manifesten Rechtsherzinsuffizienz sind verbunden mit einer Reduktion der globalen Austreibungsfraktion, vergrößerten enddiastolische und endsystolische Volumina, deutlicher Zunahme der linksventrikulären Wandmasse und häufigen relativen AV-Klappeninsuffizienzen. Die Koronararterien sind angiographisch unauffällig, eine akute Rejektion liegt nicht vor. Histologisch ist, ähnlich wie bei der hypertrophen Kardiomyopathie, ein sogenanntes „fiber disarray" nachzuweisen, eine ausgeprägte plexiforme Fibrose erinnert an chronisch entzündliche Vorgänge. Auffallend (80%) häufig kann die Expression von Onkogenen (c-myc) und das Auftreten von sogenannten „medical drug resistent"-Zellformen nachgewiesen werden – eine klare Zuordnung dieser Phänomene steht jedoch noch aus [11]. Der Begriff „unspezifische myokardiale Insuffizienz" macht deutlich, daß wir wenig von der kausalen und formalen Pathogenese dieser Transplantatmyopathie kennen.

Organaufkommen

Schließlich noch ein Wort zur heiklen Frage des Organaufkommens. Ein Vergleich von Soll und Haben allein im Bereich der für uns zuständigen Euro Transplant-Organisation zeigt, daß der Organbedarf der Organspende einfach davonläuft. Betrachtet man das Organaufkommen der einzelnen Länder, so ergeben sich erstaunliche Unterschiede innerhalb von Euro Transplant, wobei Belgien und Österreich weit vor der Bundesrepublik führen. Weltweit besitzt Frankreich das bei weitem höchste Organaufkommen mit jährlich 10,4 Spenderherzen pro Million Einwohner. Bei etwa gleich hohen Zustimmungsraten zur Transplantation von 70–80% kann das schlechte Abschneiden einiger Länder, vor allem der Bundesrepublik, nur auf einer ungenügenden Mobilisation von Organspendern beruhen, die unbedingt beseitigt werden muß. Der gegenwärtige einseitige Import von Spenderorganen wird von unseren Nachbarn auf Dauer sicher nicht hingenommen. In diesem Zusammenhang sei vermerkt, daß die Länder mit dem höchsten Organaufkommen allesamt eine Transplantationsgesetzgebung besitzen, die bei uns leider immer noch fehlt.

Zusammenfassung

1. Die Organverpflanzung ist zu einer in der überwiegenden Mehrzahl der Fälle höchst wirkungsvollen, in der Tat der einzig erfolgreichen Therapie der terminalen Herzerkrankung geworden.
2. Sie stellt keine Heilung dar, weil sie ein todbringendes Leiden durch einen anderen therapiebedürftigen Zustand ersetzt, der mit Wahrscheinlichkeit die Lebenserwartung begrenzt.
3. Die Herztransplantation bleibt mit zahlreichen akuten und Langzeitproblemen behaftet, die noch einer Lösung harren.
4. Dramatische Durchbrüche zu besserer Patientenüberwachung und -behandlung sind zur Zeit nicht erkennbar.
5. Die Bereitstellung von Spenderorganen läßt weiterhin zu wünschen übrig.

Literatur

1. Schröder JS (1979) Current status of cardiac transplantation. JAMA 241:2 – 2. Bailey L, Nehlsen-Cannarella S, Doroshow R, Jacobson J, Martin R, Allard M, Hyde M, Bui R, Petry E (1976) Cardiac allotransplantation in newborns as therapy for hypoplastic left heart syndrome. N Engl J Med 315:949 – 3. Katz MR, Barnhart GR, Szentpetery S, Rider S, Thompson JA, Hess M, Hastillo A, Lower RR (1987) Are steroids essential for successful maintenance of immunosuppression in heart transplantation? J Heart Transplant 6:293 – 4. Hammer C, Reichenspurner H, Ertel W, Lersch C, Plahl M, Brendel W, Reichart B, Uberfuhr P, Welz A, Kemkes BM, Reble B, Funcius W, Gokel M (1984) Cytological and immunological monitoring of cyclosporine-treated human heart recipients. Heart Transplantation 3:228 – 5. Burchert W, Kotzerke J, Heublein B, Albes J, Hundeshagen H: Diagnosis of heart transplant rejection by 111-In-antimyosin scintigraphy. In: Schmidt HAE, Chambron J (eds) Nuclear Medicine. Schattauer, Stuttgart, pp 179–181 – 6. Warnecke H, Schüler S, Goetze HJ, Mattheis G, Süthoff U, Müller J, Tietze U, Hetzer R (1986) Non-invasive monitoring of cardiac allograft rejection by intramyocardial electrogram recording. Circulation 74:72 – 7. Heublein B (1990) Texturveränderung unter besonderer Berücksichtigung der Abstoßungsreaktion bei Herztransplantierten. In: Berwing K, Schleppe K (Hrsg) Echokardiographie. Schattauer, Stuttgart – 8. Opelz G (1989) Effect of HLA matching in heart transplantation. Transplant Proc 21:794 – 9. Heublein B, Haverich A, Borst HG (1990) Long-term follow-up after orthotopic heart transplantation. Thorac Cardiovasc Surgeon 38:285 – 10. Grattan MT, Moreno-Cabral CE, Starnes VA, Oyer PE, Stinson EB, Shumway NE (1990) Eight-year results of cyclosporine-treated patients with cardiac transplants. J Thorac Cardiovasc Surg 99:500 – 11. Kemnitz J, Heublein B, Haverich A (1990) Myopathische Form der chronischen Abstoßung im Herztransplantat. Verh Dtsch Ges Path 74:618

4. Hauptthema: Neue Infektionskrankheiten

Vorsitz: *R. Lüthy*, Zürich; *K.-H. Meyer zum Büschenfelde*, Mainz

Die Rolle von Helicobacter pylori bei der Ulcuskrankheit

K. J. Hengels, G. Strohmeyer (Abteilung Gastroenterologie, Medizinische Klinik und Poliklinik der Universität Düsseldorf)

Die Ulcuskrankheit entsteht aus einer Imbalanz mucosaschädigender und mucosaschützender Prinzipien. Dennoch dominiert der Faktor Säure mit Recht seit Dekaden die pathophysiologischen Konzepte und therapeutischen Strategien. So ist Säure einerseits die einzig bislang bekannte unabdingbare Voraussetzung für die Entstehung jedes Ulcus, zum anderen heilen praktisch alle Ulcera unter einer säuresekretionshemmenden oder -neutralisierenden Behandlung ab. Da aber bis heute die Ätiologie und Pathogenese der Ulcuskrankheit, mit Ausnahme beim Zollinger-Ellison-Syndrom und den durch nichtsteroidale Antirheumatika bedingten Ulcera, weitgehend ungeklärt ist und ihr Spontanverlauf durch medikamentöse Intervention nicht beeinflußt werden kann, d. h. eine Heilung nicht möglich ist, hält die Suche nach weiteren ursächlichen Faktoren und einer dauerhaft wirksamen Therapie an. Die alte Hypothese, das Ulcusleiden sei eine Infektionskrankheit, wurde durch die 1983 erstmals gelungene Anzüchtung von Helicobacter pylori aus menschlichen Magenschleimhautbiopsien wiederbelebt [50].

Stellt man die Frage nach der Rolle von Helicobacter pylori bei der Ulcuskrankheit, so ist es zweckmäßig, als Hauptaspekte einerseits die Erkenntnisse, die die Helicobacterforschung für unser Verständnis von der Ätiologie und Pathogenese des Ulcus erbracht hat, und andererseits die sich hieraus ableitenden therapeutischen Konsequenzen kritisch zu bewerten. Dabei scheint es relevant, insbesondere Antworten auf folgende Fragen zu finden:

- Welche Bedeutung hat H. pylori für Entstehung und Verlauf der Ulcuskrankheit?
- Wie kann eine Infektion des Magens zum U. duodeni führen?
- Was bedeutet die hohe Prävalenz von H. pylori bei asymptomatischen Personen?
- Bei wem soll ein H. pylori-Nachweis geführt werden?
- Gibt es eine wirksame Behandlung der H. pylori-Infektion?
- Wer soll behandelt werden?

Potentielle Pathomechanismen von H. pylori

Helicobacter ist ein gebogener, gram-negativer, begeißelter und damit beweglicher Keim. Die Infektion der Magenschleimhaut kann inapparent, aber auch unter dem Bild einer akuten, symptomatischen Gastritis erfolgen [28, 34]. Die natürlichen Keimreservoire und die Transmissionsbedingungen und -wege sind nicht komplett aufgeklärt. Als wichtige Infektionsquelle muß aber wohl der Mensch angesehen werden [8].

Tabelle 1. Potentielle Pathomechanismen von H. pylori

1. Kolonisationsfaktoren
Adhärenz
Schutz vor Säure
Schutz vor Immunantwort
2. Krankheitsverursachende Faktoren
Toxinbildung
Immunpathologische Effekte
Störung der Mucosabarriere
Steigerung der Gallensalztoxizität

Helicobacter bildet eine zellwandständige Urease, die es dem Keim im sauren Milieu des Magens ermöglicht, Harnstoff zu Bikarbonat und Ammonium zu metabolisieren und so seinen intrazellulären pH-Wert neutral zu halten [30].

Auf bislang unbekannte Weise entgeht der Keim der zellulären wie humoralen Immunantwort des Wirtsorganismus und bindet an die luminale Cytoplasmamembran des gastralen Oberflächenepithels [10, 48]. Die potentiellen Pathomechanismen (Tabelle 1) von H. pylori umfassen neben den genannten Kolonisationsfaktoren auch direkt krankheitsverursachende Faktoren wie Cytotoxinbildung, immunpathologische Prinzipien und die Störung der Mucosa-Barriere durch hydrolytisch wirkende Enzyme sowie die Steigerung der Gallensalztoxizität [2, 15, 22, 44–46]. Die Morphologie der durch Helicobacter besiedelten Schleimhaut ist durch eine verschmälerte Mucusschicht, fleckförmige Epithelnekrosen, leukozytäre Infiltrate des Epithels und der Lamina propria, ein Ödem der Oberflächenepithelzellen mit Verminderung der Schleimgranula sowie eine Verminderung der Microvilli gekennzeichnet [10, 13, 11]. Helicobacter vermag somit aufgrund seiner Eigenschaften die Magen- und Duodenalschleimhaut zu schädigen. Ob alle in vitro festgestellten Pathomechanismen auch für die in vivo Situation relevant sind, ist allerdings zu bezweifeln.

Die Rolle von H. pylori bei der Pathogenese der Ulcuskrankheit

Der Beweis für die Verursachung eines Ulcus durch H. pylori steht aus. Statt dessen liegt eine Fülle von experimentellen und klinischen Daten vor, die zur Konstruktion von zum Teil noch wenig schlüssigen Kausalketten herangezogen wurden. Interessanterweise sind die Vorstellungen vom Einbau des Keims in die pathogenetische Kaskade, die zum Magengeschwür führt, noch lückenhafter geblieben als die für das Ulcus duodeni.

Die Assoziation zwischen Gastritis und Ulcuskrankheit ist lange bekannt [26]. Daß H. pylori die chronische Antrumgastritis verursacht, wird heute kaum noch angezweifelt Durch Selbstinokulation, in Tier- und Therapiestudien konnte gezeigt werden, daß die Helicobacter-Infektion über eine akute Gastritis zur chronischen Gastritis führen kann, die wiederum durch komplette Beseitigung des Erregers ad integrum abheilt [7, 28, 34, 40].

Die Wahrscheinlichkeit, eine Helicobacterinfektion zu aquirieren scheint von hygienischen und sozioökonomischen Faktoren, der ethnischen Zugehörigkeit und der Besiedlungsdichte abzuhängen [33, 47, 49]. In westlichen Ländern steigt die Helicobacter-Prävalenz bei asymptomatischen Probanden altersabhängig um 1–2%/Jahr bis auf 50–60% [5, 38]. Auch bei Patienten mit nicht ulcusbedingter Dyspepsie läßt sich, bei insgesamt höherer Prävalenz ein Anstieg mit zunehmendem Alter feststellen [20, 24, 43] Demgegenüber liegt die Nachweishäufigkeit bei Patienten mit U. ventriculi bzw. U. duodeni altersunabhängig bei über 70% bzw. über 90% [12, 27] Andererseits ist die normale Magenschleimhaut fast nie von H. pylori befallen [6, 17, 27, 39].

Welche Faktoren bestimmen nun, ob eine Person lediglich asymptomatischer Helicobacterträger bleibt oder eine Ulcuskrankheit entwickelt? Die diesbezüglichen pathogenetischen Vorstellungen für das U. ventriculi sind mehr als lückenhaft und alles andere als schlüssig. Helicobacter setzt zwar potentiell schleimhautschädigende Substanzen frei und kann beim Vorliegen einer Normo- bzw. Hypoazidität eine Pangastritis verursachen, wie aber letztendlich die Schleimhauthomöostase so stark gestört wird, daß unter dem Einfluß von Säure ein Ulcus entsteht, ist unklar (Abb. 1).

Bei der Diskussion um die pathogenetische Relevanz von Helicobacter beim U. duodeni nimmt die gastrale Metaplasie im Duodenum eine zentrale Rolle ein (Abb. 2). Es handelt sich hierbei um eine in der Regel umschriebene Umwandlung des Dünndarmepithels in Magenepithel. Die gastrale Metaplasie entsteht unabhängig vom Helicobacter-Status als unspezifische Reaktion auf Schleimhautschädigungen, wie sie u.a. bei Hyperazidität auftreten [37, 42, 51]. Inwieweit genetische Faktoren eine Rolle spielen, bleibt unklar. Helicobacter kann das normale Duodenalepithel nicht besiedeln. Besteht allerdings eine gastrale Metaplasie im Duodenum, so kann sie vom Antrum aus durch H. pylori besiedelt werden [16, 51]. Durch cytotoxische wie enzymatische Einwirkung und die Ausprägung einer Duodenitis soll es dann zur Störung der Schleimhauthomöostase kommen [10, 51]. Bedeutung und Entstehungsmechanismen der durch Helicobacter verursachten Hypergastrinämie [23] bedürfen einer weiteren Klärung. Die zur Zeit vorliegenden Fakten sprechen dagegen, daß Helicobacter über eine Hypergastrinämie mit konsekutiver Erhöhung der Parietalzellmasse zur Säurehypersekretion und damit zur Ulcusentstehung beiträgt [14, 22].

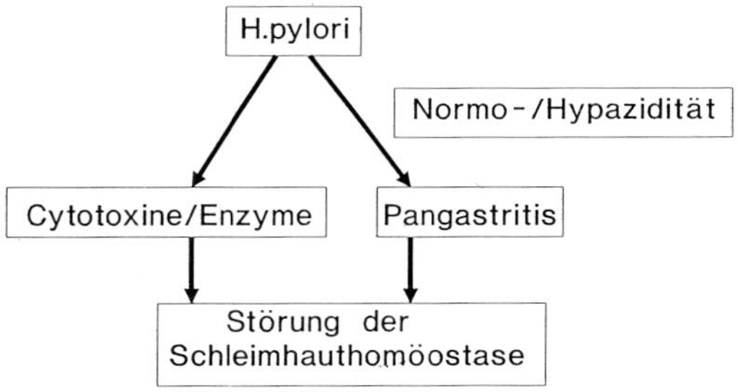

Abb. 1. Hypothetische Pathomechanismen von H. pylori beim Ulcus ventriculi

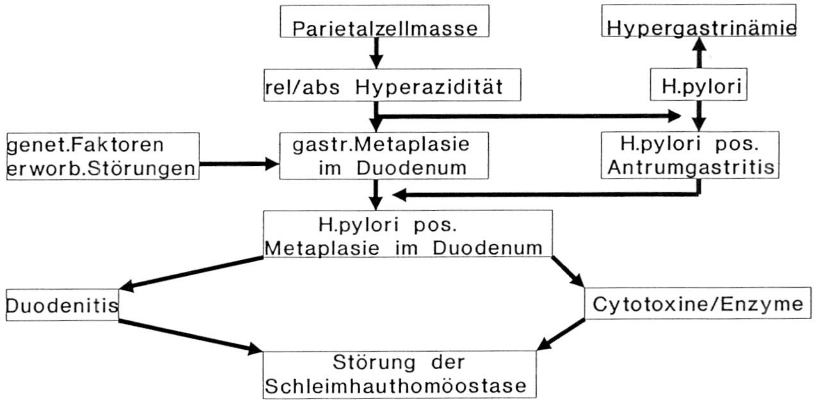

Abb. 2. Hypothetische Pathomechanismen von H. pylori beim Ulcus duodeni

Es bleibt die Frage offen, warum denn nicht jede der zahlreichen Personen mit Helicobacter-positiver Antrumgastritis und gastraler Metaplasie im Duodenum ein Ulcus entwickelt. Wyatt et al. [51] boten hierfür eine Erklärung an. Sie konnten zeigen, daß von den Patienten mit Helicobacter-positiver Antrumgastritis nur die 20% eine akute Duodenitis entwickelten, bei denen eine ausgeprägte gastrale Metaplasie mit Befall von mehr als 5% der Duodenalschleimhaut bestand. Die enge Assoziation zwischen akuter Duodenitis und U. duodeni ist hinreichend bekannt.

Faßt man die zur Zeit vorliegenden Fakten zusammen (Abb. 3), so scheint H. pylori aufgrund seiner Eigenschaften in der Lage zu sein, die Schleimhauthomöostase an Magen und Duodenum zu stören und so im Zusammenwirken mit anderen Faktoren, von denen nur Säure und Pepsin unabdingbar sind, zur Entstehung von Ulcera beitragen zu können. Beweise hierfür stehen allerdings aus.

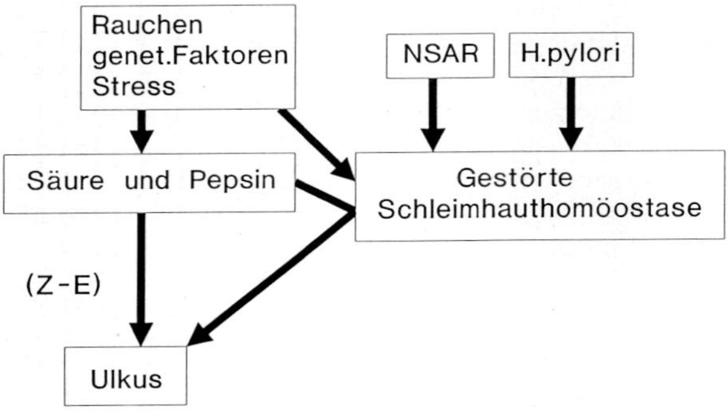

Abb. 3. Einordnung von H. pylori in das pathogenetische Konzept beim peptischen Ulcus

Die Rolle von H. pylori bei der Behandlung der Ulcuskrankheit

Für die Behandlung peptischer Ulcera steht uns heute eine Reihe wirksamer säureabhängiger und säureunabhängiger Therapieprinzipien zur Verfügung. Die Abheilung von Ulcera ist scheinbar unabhängig vom Faktor Helicobacter. Nach Beendigung der Therapie mit säureabhängigen Substanzen rezidivieren Ulcera allerdings rasch und eine Heilung von der Ulcuskrankheit wird nicht erreicht. Demgegenüber ist die Rezidivquote zumindest von Ulcera duodeni nach Wismutbehandlung erheblich niedriger [21, 31]. Die Ursache hierfür war lange Zeit unklar. Wismutverbindungen üben eine Vielzahl von potentiell ulcuspräventiven Wirkungen an der gastroduodenalen Mucosa aus. So stimulieren sie u.a die endogene Prostaglandin E_2-Synthese und eradizieren in etwa 20% H. pylori [18, 40]. Unter Eradikation wird definitionsgemäß die komplette Beseitigung des Keimes, frühestens festgestellt 4 Wochen nach Therapieende, verstanden.

Während die Helicobacterinfektion durch Wismut- oder Antibiotikamonotherapie nur sehr unzureichend behandelt werden kann, steigt die Helicobacter-Eradikationsrate bei Kombination von Wismut mit Amoxycillin oder Nitroimidazol auf 40–70% [29, 35], bei Kombination von Wismut mit Nitroimidazol (z.B. Metronidazol) und Amoxycillin oder Tetracyclin sogar auf 74–95% [1, 35]. Die Eradikation von Helicobacter ist von einer Heilung der Antrumgastritis und eines bestehenden U. duodeni begleitet [35].

Tabelle 2. Probleme bei der Eradikation von H. pylori

1. in vitro Wirksamkeit ≠ in vivo Wirksamkeit
2. unzureichende in vivo Wirksamkeit von Monotherapien
3. Resistenzentwicklung
4. Nebenwirkungen von Kombinationstherapien
5. Reinfektion

Inzwischen wurde in zahlreichen Studien übereinstimmend festgestellt, daß die Rezidivrate des U. duodeni nach Helicobacter-Eradikation drastisch, in der Mehrzahl der Studien sogar bis auf 0 absinkt. Demgegenüber bleibt die Rezidivrate bei weiterhin Helicobacter-positiven Patienten unverändert hoch [1, 3, 9, 29, 41]. Entsprechende Daten für das U. ventriculi liegen nicht vor.

Der Versuch, Helicobacter zu eradizieren, wirft jedoch auch beträchtliche Probleme auf (Tabelle 2) So läßt sich u. a. die in vivo Wirksamkeit von Antibiotika nicht aus den in vitro erhobenen Befunden ableiten. Einfache Behandlungsansätze, wie z. B. die Wismut- oder Antibiotikamonotherapie sind nachgewiesenermaßen ineffektiv [40]. Inbesondere unter Nitroimidazolmonotherapie ist in bis zu 90% mit einer Resistenzentwicklung zu rechnen [35]. Nur durch Kombination mit Wismut läßt sich die Resistenzquote auf 10% senken [11]. Mit Nebenwirkungen wie Übelkeit und Diarrhoe ist unter Kombinationstherapie in bis zu 30% zu rechnen [49]. Die üblicherweise bei ca. 1% pro Jahr liegende Reinfektionsrate kann unter ungünstigen Bedingungen nach neuesten Untersuchungen bis zu 25% betragen [4].

Tabelle 3. Indikationen zur H. pylori eradizierenden Therapie

schwerer Verlauf der U. duodeni-Krankheit vor elektiver Operation bei U. duodeni-Krankheit
nicht bei: U. ventriculi, NSAR-Ulkus

Die Indikation zur Helicobacter eradizierenden Therapie (Tabelle 3) kann daher zur Zeit nur bei schwerem Verlauf einer U. duodeni-Krankheit mit häufigen Rezidiven und anamnestisch durchgemachten Komplikationen, in jedem Fall aber vor einer elektiven Operation wegen U. duodeni gestellt werden. Keine Indikation besteht zur Zeit beim U. ventriculi und beim durch nichtsteroidale Antiphlogistika verursachten Ulcus.

Nach dem heutigen Kenntnisstand bietet nur eine Dreifachtherapie (Tabelle 4), bestehend aus colloidalem Wismutsubcitrat Tetracyclinhydrochlorid und Metronidazol Aussicht auf Erfolg [49]. Dabei kann colloidales Wismutsubcitrat (CBS) möglicherweise durch eine äquipotente Dosis eines anderen Wismutpräparates und Tetracyclin durch 4 × 500 mg Amoxycillin/Tag ersetzt werden. Ob sich die Wismutkomponente durch Ranitidin oder Omeprazol ersetzen läßt, bleibt zunächst offen. Sollte sich die Eradikationsbehandlung auch, wie sich dies andeutet, mit einer auf eine Woche reduzierten Therapiedauer effektiv durchführen lassen [25], so könnte die Indikation u. a. bei der dann zu erwartenden niedrigeren Nebenwirkungsrate, weiter als zur Zeit gefaßt werden.

Die Indikation zum Nachweis von Helicobacter ist zur Zeit nur vor und nach begründeter Eradikationstherapie gegeben. In diesem Zusammenhang ist eine Überprüfung auf primäre und sekundäre Antibiotikaresistenzen sinnvoll und wünschenswert.

Mit den zur Zeit verfügbaren Verfahren wie der Histologie, dem Urease Test, der Helicobacter Kultur, den Atemtests und der Serologie ist der Helicobacter-Nachweis mit hoher Sensitivität und Spezifität zu führen. Für den primären Nachweis von Helicobacter und die Erfolgskontrolle nach Eradikationstherapie bieten sich aus praktischen Erwägungen die Histologie und der Urease-Test an.

Tabelle 4. Durchführung der H. pylori eradizierenden Therapie

1. Wismutsalz (z. B. CBS	4 × 120 mg/d)
2. Tetracyclinhydrochlorid	4 × 500 mg/d
oder	
Amoxicillin	4 × 500 mg/d
3. Metronidazol	3 × 400 mg/d
Dauer: 2 Wochen	

Zusammenfasssung

Die H. pylori-Infektion kann symptomatisch und asymptomatisch verlaufen. Die natürlichen Transmissionswege sind ungeklärt. Die H. pylori-Infektion führt zur chronischen Gastritis. Die Bedeutung von H. pylori für die Ulcusentstehung bleibt zu definieren. Die Heilung peptischer Ulcera erfolgt weitgehend unabhängig vom Helicobacter-Status. Die H. pylori-Persistenz bahnt das U. duodeni-Rezidiv. Die H. pylori-Eradikation senkt die U. duodeni-Rezidivrate. Die Indikation zum Nachweis und zur Eradikation von H. pylori ist zur Zeit nur bei schwer verlaufender U. duodeni-Krankheit gegeben.

Literatur

1. Borody TJ, Cole P, Morgan A (1989) Recurrence of duodenal ulcer and relapse following eradication. Med J Aust 151:431–435 – 2. Cave DR, Vargas M (1989) Effect of a Campylobacter pylori protein on acid secretion by parietal cells. Lancet 2:187–189 – 3. Coghlan JG, Gilligan D, Humphries H, Mc Kenna D, Dooley C, Sweeney E, Keane C, O'Morain C (1987) Campylobacter pylori and recurrence of duodenal ulcers – a 12-month follow-up study. Lancet 2:1109–1111 – 4. Collins R, Patchett S, Keane C, O'Morain C (1990) Reinfection with Helicobacter pylori due to intrafamilial clustering of the organism. Rev Esp Enf Digest Suppl 2; 0–15 – 5. Dooley CP, Cohen H, Fitzgibbons PL, Bauer M, Appleman MD, Perez-Perez GI, Blaser MJ (1989) Prevalence of Helicobacter pylori infection and histologic gastritis in asymptomatic persons. N Engl J Med 321:1562–1566 – 6. Drumm B, Sherman P, Cutz E, Karmali M (1987) Association of Campylobacter pylori on the gastric mucosa with antral gastritis in children. J Engl Med 316:1557–1561 – 7. Drumm B, Sherman P, Chiasson D, Karmali M, Cutz E (1988) Treatment of Campylobacter pylori associated antral gastritis in children with bismuth subsalicylate and ampicillin. J Pediatr 113:908–912 – 8. Drumm B, Perez-Perez GI, Blaser MJ, Sherman PM (1990) Intrafamilial clustering of Helicobacter pylori infection H Engl J Med 322:359–363 – 9. George LL, Borody TJ, Andrews P, Devine M, Moore-Jones D, Walton M, Brandl S (1990) Cure of duodenal ulcer after eradication of Helicobacter pylori. Med J Aust 153:145–149 10. Goodwin CS, Armstrong JA, Marshal BJ (1986) Campylobacter pyloridis, gastritis and peptic ulceration. J Clin Pathol 39:353–365 – 11. Goodwin C, Marshall BJ, Blincow ED, Wilson DH, Blackbourn S, Phillips M (1987) Prevention of nitroimidazole resistance in Campylobacter pylori by co-administration of colloidal bismuth subcitrate: clinical and in vitro studies. J Clin Pathol 41:207–210 – 12. Graham DY, Klein PD, Opekum QR, Bouton TW (1988) Effect of age on frequency of active Campylobacter pylori infection diagnosed by the ^{13}C urea breath test in normal subjects and patients with peptic ulcer disease. J Infect Dis 157:777–780 – 13. Graham DY (1989) Campylobacter pylori and peptic ulcer disease. Gastroenterology 96:615–625 – 14. Graham Dy, Opekun A, Lew CM, Evans DJ, Klein PD, Evans DG (1990) Ablation of exaggerated meal-stimulated gastrin release in duodenal ulcer patients after clearance of Helicobacter (Campylobacter) pylori infection. Am J Gastroenterol 85:394–398 – 15. Hupertz V, Czim S (1988) Demonstration of a cytotoxin from Campylobacter pylori. Eur J Clin Microbiol Infect Dis 7:576–578 – 16. Johnston BJ, Reed Pl, Ali MH (1986) Campylobacter like organism in duodenal and antral endoscopic biopsies: relationship to inflammation. GUT 27:1132–1137 – 17. Jones DM, Lessels AM, Elridge J (1984) Campylobacter like organism on the gastric mucosa: culture, histological, and serological studies. J CIin Pathol 37:1002–1006 – 18. Konturek SJ, Radecki T, Piastucki I, Brzozowski T, Drozdowicz 1987) Gastrocytoprotection by colloidal bismuth subcitrate 2 (De-Nol) and sucralfate. Role of endogenous prostaglandins. GUT 8:201–205 – 19. Kralden S, Sherman P (1990) Helicobacter (Campylobacter) pylori and acid peptic diseases. Can J Gastroenterol 4:237–242 – 20. Lamouliatte H, Megraud F, De Mascarel A, Roux D, Quinton A (1987) Campylobacter pyloridis and epigastric pain: endoscopic, histological, and bacteriological correlations. Gastroenterol Clin Biol 11:212–216 – 21. Lee FI, Samloff IM, Hardman M (1985) Comparison of tripotassium dicitratobismuthate tablets with ranitidine in healing and relapse of duodenal ulcers. Lancet 1:1299–1302 – 22. Leunk RD, Johnson PT, David BC, Kraft WG, Morgan DR (1988) Cytotoxic activity in broth-culture filtrates of Campylobacter pylori. J Med Microbiol 26:93–99 – 23. Levi S, Beardshall K, Haddad G, Playford R, Ghosh P, Calam J (1989) Campylobacter pylori and duodenal ulcers: the gastrin link. Lancet 1:1167–1168 – 24. Loffeld RJLF, Potters HVPJ, Stobberingh E, Flendrig JA, van Spreeuwel JP (1988) Campylobacter associated gastritis in patients with non-ulcer dyspepsia. J Clin Pathol 41:85–88 – 25. Logan RPH, Gummett PA, Polson RJ, Karim NQ, Baron JH, Misiewicz JJ (1990) A 1 week eradication regime for Helicobacter pylori. Rev Esp Enf Digest Suppl 1:P-269 – 26. Magnus

HA (1952) Gastritis. In: Jones FA (ed) Modern trends in gastroenterology. Butterworth, London, 323–351 – 27. Marshall BJ, Warren JR (1984) Unidentified curved bacilli in the stomach of patients with gastritis and peptic ulceration. Lancet 1:1311–1315 – 28. Marshall BJ, Armstrong JA, Me Gechie DB, Glancy RJ (1985) Attempt to fulfill Koch's postulates for pyloric Campylobacter. Med J Aust 142:436–439 – 29. Marshall BJ, Goodwin CS, Warren JR, Murray R, Blincow ED, Blackbourn SJ, Phillips M, Waters TE, Sanderson CR (1988) A prospective doub1e-blind trail of ulcer relapse after eradication of Campylobacter pylori. Lancet 2:1437–1442 – 30. Marshall BJ, Barrett LJ, Prakash C, Mac Callum RW, Guerrant RL (1990) Urea protects Helicobacter (Campylobacter) pylori from the bactericidal effect of acid. Gastroenterology 99:697–702 – 31. Martin DF, Hollanders D, May SJ, Ravenscroft MM, Tweedle DEF, Miller JP (1981) Difference in relapse rates of duodenal ulcer healing with cimetidinde or tripotassium dicitratobismuthate. Lancet 1:7–10 – 32. Mc Coll KEL, Fullarton CM, Chittajalu R, El Nujumi AM, Mc Donald AM, Dahill SW, Hilditch TE (1991) Plasma gastrin, daytime intra gastric pH, and nocturnal acid output before and at 1 and 7 month after eradicaton of Helicobacter pylori in duodenal ulcer subjects. Scand J Gastroenterol 26:339–346 – 33. Megraud F, Brassens-Rabbe MP, Denis F, Belbouri A, Hoa DQ (1989) Seroepidemiology of Campylobacter pylori infection in various populations. J Clin Microbiol 27:1870–1873 – 34. Morris A, Nicholson G (1987) Ingestion of Campylobacter pyloridis causes gastritis and raised fasting gastric pH. Am J Gastroenterol 82:192–199 – 35. O'Riordan T, Mathai E, Mc Kenna D, Keane C, Sweeney E, O'Morain C (1990) Adjuvant antibiotic therapy in duodenal ulcers treated with colloidal bismuth subcitrate. GUT 31:999–1002 – 36. Nowottny U, Heilmann KL (1990) Epidemiologie der Helicobacter pylori Infection. Leber Magen Darm 20:180–186 – 37. Patrick WJA, Denham D, Forrest PM (1974) Mucous changes in the human duodenum: a light and electron microscopic study and correlation with disease and gastric acid secretion. GUT 15:767–776 – 38. Perez-Perez GI, Dworkin BM, Chodes JE, Blaser MJ (1988) Campylobacter pylori antibodies in humans. Ann Intern Med 109:11–17 – 39. Price AB, Levi J, Dolby JM, Dunscombe PL, Smith A, Clark J, Stephenson ML (1985) Campylobacter pyloridis in peptic ulcer disease: microbiology, pathology, and scanning electron microscopy. GUT 26:1183–1188 – 40. Rauws EAJ, Langenberg W, Houthoff JH, Zanen HC, Tytgat GWJ (1988) Campylobacter pyloridis-associated chronic active antral gastritis. A prospective study of its prevalence and the effects of antibacterial, and anti-ulcer treatment. Gastroenterology 94:33–40 – 41. Rauws EAJ, Tytgat GNJ (1990) Cure of duodenal ulcer associated with eradication of Helicobacter pylori. Lancet 1:1233–1235 – 42. Rhodes J (1964) Experimental production of gastric epithelium in the duodenum. GUT 5:454–458 – 43. Rokkas T, Pursey C, Uzoechina E, Dorrington L, Simmons NA, Filipe MI, Sladen GE (1987) Campylobacter pylori and non-ulcer dyspepsia. Am J Gastroenterol 82:1149–1152 – 44. Sarosiek J, Slomiany A, Slomiany BL, (1988) Evidence for weaking of gastric mucus integrity by Campylobacter pylori. Scand J Gastroenterol 23:585–590 – 45. Slomiany BL, Bilski J, Sarosiek J, Murty VLN, Dworkin B, van Horn K, Zielenski J, Slominany A (1987) Campylobacter pyloridis degrades mucin and undermines gastric mucosal integrity. Biochem Biophys Res Commun 144:307–314 – 46. Slomiany BL, Nishikawa H, Piotrowski J, Okazaki K, Slomiany A (1989) Lipolytic activity of Campylobacter pylori: effect of sofalcone. Digestion 43:33–40 – 47. The Gastrointestinal Physiology Working Group (1990) Helicobacter pylori gastritis in Peruvian patients: relationship to socioeconomic level, age, and sex. Am J Gastroenterol 85:819–823 – 48. Tricottet V, Bruneval P, Vire O, Camilleri P (1986) Campylobacter-like organisms and surface epithelicum abnormalities in active, chronic gastritis in humans – an: ultrastructural study. Ultrastruct Pathol 10:113–122 – 49. Tytgat GNJ, Axon ATR, Dixon MF, Graham DY, Lee A, Marshall BJ (1990) Helicobacter pylori: causal agent in peptic ulcer disease? Working Party Reports of the World Congresses of Gastoenterology 36–45 – 50. Warren JR, Marshall B (1983) Unidenitfied curved bacilli on gastric epithelium in active chronic gastritis. Lancet 1:1273–1275 – 51. Wyatt JI, Rathbone BJ, Dixon MF, Heatley RV (1987) Campylobacter pyloridis and acid induced gastric metaplasia in the pathogenesis of duodenitis. J Clin Pathol 40:841–848

Häufige und seltene Pneumonieerreger

H. Lode, G. Höffken, T. Schaberg (Pneumologische Klinik I – Infektiologie, Immunologie des Städtischen Krankenhauses Berlin-Zehlendorf)

(Abstract)

Hinsichtlich der mikrobiellen Ätiologie einer Pneumonie müssen heute unterschiedliche Entstehungsmechanismen, klinische Symptomatik und Grunderkrankungen des Patienten sowie auch klinische Dispositionen unterschieden werden. Es ist sinnvoll, die ambulant erworbene Pneumonie von der im Krankenhaus acquirierten (nosokomialen) Infektion zu unterscheiden. Während man bei ambulant erworbenen Pneumonien unverändert Pneumokokken, gefolgt von Hämophilus influenzae, Legionellen sowie Mykoplasmen und Chlamydien am häufigsten nachweisen kann, sind bei den nosokomialen Pneumonien Enterobakterien wie Klebsiellaspezies, Proteusspezies, Enterobakterspezies sowie Pseudomonas aeruginosa und Staphylokokken neben den Legionellen die führenden Erreger. Besteht bei dem individuellen Patienten eine Disposition zur oropharyngealen Aspiration (z.B. ZNS- oder Oesophagus-Vorerkrankungen) muß insbesondere bei nekrotisierenden bzw. abszedierenden Lungenveränderungen an Erreger wie anaerobe Streptokokken, Pepto-Streptokokken sowie Bacteroidesspecies gedacht werden. Deren Nachweis ist diagnostisch häufig schwierig, so daß sie als seltene Erreger gelten. Pneumonien bei immungestörten Patienten wie z.B. Transplantationspatienten, AIDS- oder auch onkologische Patienten bieten ein breites Spektrum bakterieller sowie auch nichtbakterieller Erreger. Neben den schon erwähnten grampositiven und gramnegativen bakteriellen Keimen muß bei diesen Patienten auch an M. tuberkulosis sowie atypische Mykobakterien, aber auch an Pilze wie Aspergillusspezies, Candidaspezies, Kryptokokken sowie an parasitäre Erreger wie Pneumocystis carinii, Toxoplasma gondii, Strongyloides stercoralis und an virale Erreger wie Herpes, CMW und HIV gedacht werden. Neuere Erreger von Pneumonien wie Legionellen und Chlamydia pneumoniae (TWAR) werden wegen ihrer relativ schwierigen diagnostischen Sicherung relativ selten nachgewiesen, sind jedoch epidemiologisch offensichtlich von nicht unbeträchtlicher Bedeutung (J. T. Grayston et al. Eur. J. Clin. Med. Inf. Dis. 1989; 8:191; H. E. Müller, Dtsch. Med. Wsch. 1989; 114:1754). Ungewöhnlich und selten sind Pneumonien verursacht durch Erreger wie Moraxella, Pseudomonas pseudomalei, Bacillus anthracis, Brucellaspecies, Pasteurella multocida, Yersinia pestis sowie Francisella tularensis. Mit der Zunahme von immunologisch geschädigten Patienten muß jedoch auch vermehrt an eher ungewöhnliche und selten nachzuweisende opportunistische Erreger gedacht werden.

Das Krankheitsspektrum von Borrelia burgdorferi (Lyme-Borreliose)

P. Herzer (Medizinische Poliklinik der Universität München)

Die Lyme-Borreliose ist eine 1977 neu erkannte nosologische Entität [30], deren dermatologische und neurologische Krankheitserscheinungen in Europa schon seit Jahrzehnten bekannt waren. In diesem Zusammenhang ist unter anderem eine Rückschau auf den 72. Kongreß der Deutschen Gesellschaft der Inneren Medizin 1966 bemerkenswert. Anläßlich einer hierbei stattgefundenen gemeinsamen Tagung mit der Deutschen Gesellschaft für Neurologie hielt G. Schaltenbrand (Würzburg) die Nonne-Gedächtnisvorlesung zu dem Thema „Durch Arthropoden übertragene Erkrankungen der Haut und des Nervensystems“, wobei ihm diese Problematik „auch für unsere hier versammelten internistischen Kollegen von Interesse“ erschien [25]. Die folgende Beschreibung des von Schaltenbrand als „Fränkische Meningoencephaloradiculomyelitis“ bezeichneten Krankheitsbildes stellt eine der umfassendsten früheren Beschreibungen der neurologischen Manifestationen des Krankheitsbildes dar, das heute weltweit als Lyme-Borreliose bezeichnet wird. Die Bezeichnung dieser neuen Krankeitsentität bezieht sich auf eine Gemeinde im amerikanischen Bundesstaat Connecticut, wo 1976 eine bislang nicht bekannte endemische Form einer entzündlichen Gelenkerkrankung beobachtet wurde [29]. Es stellte sich dann heraus, daß bei einem Teil der Patienten dermatologische, kardiale und neurologische Krankheitserscheinungen der Gelenksymptomatik vorausgehen [30]. Als es Burgdorfer et al. 1982 [8] schließlich gelang, den Erreger der Lyme-Krankheit zu identifizieren, war eine weitere Zusammenschau und genauere Definition dieser Multisystemerkrankung möglich.

Erreger und Vektoren

Der Krankheitserreger der Lyme-Borreliose wurde von Burgdorfer et al. [8] erstmals eher zufällig bei einer Suche nach Rickettsien in Zecken auf Shelter Island (New York) entdeckt. Es handelt sich hierbei um Spirochäten, die aufgrund phänotypischer und genotypischer Eigenschaften als eine neue Borrelienspezies klassifiziert und nach ihrem Entdecker Borrelia burgdorferi benannt wurden [15]. Überträger von Borrelia burgdorferi sind verschiedene Schildzecken, in Europa handelt es sich dabei um Ixodes ricinus. Untersuchungen in Deutschland [1, 39] und in der Schweiz [2] haben ergeben, daß im Durchschnitt etwa 15% dieser Zecken Träger von Borrelia burgdorferi sind. Das Infektionsrisiko bei einem Zeckenstich ist aber weit geringer, als es die Durchseuchung von Ixodes ricinus mit Borrelien befürchten läßt. Wahrscheinlich ist für die Übertragung des Erregers eine Verweildauer der Zecke von vielen Stunden erforderlich [23], so daß bei einer möglichen Exposition eine entsprechende Inspektion und somit möglichst frühe Entfernung einer Zecke als wichtige prophylaktische Maßnahme ratsam ist. Aufgrund der bisherigen Erkenntnisse ergibt sich keine zwingende Indikation zu einer prophylaktischen antibiotischen Therapie nach einem Zeckenstich [9], allerdings wird diese Frage auch kontrovers diskutiert [17]. Zeckenstiche sind schmerzlos und können daher leicht unbemerkt bleiben. Viele Patienten mit einer Lyme-Borreliose können sich auch nicht an einen Zeckenstich erinnern. Zahlreiche Beobachtungen lassen annehmen, daß Borrelia burgdorferi auch durch andere Vektoren, z. B. durch ubiquitär vorkommende Stechfliegen übertragen werden kann. [12, 20].

Inzidenz, geographische Verbreitung und jahreszeitliche Häufung

Verläßliche Daten über die Inzidenz der Erkrankung liegen nicht vor. Es ist allerdings anzunehmen, daß in Deutschland jährlich einige Tausend Erkrankungen auftreten. Die Odyssee der Diagnostik in vielen Fällen läßt nach wie vor auf eine große Dunkelziffer schließen [13]. Andererseits zeigt sich auch infolge der zunehmenden Publizität die Tendenz, daß die Lyme-Borreliose zu einer „Modekrankheit" wird und insbesondere auf Grund unkritischer Wertungen serologischer Befunde überdiagnostiziert wird. Die Erkrankungsprävalenz ist weit geringer als die anhand des Nachweises spezifischer IgG-Antikörper zu ermittelnde Durchseuchungsrate der Bevölkerung; diese Diskrepanz wurde gerade an besonders Zecken-exponierten Individuen aufgezeigt [10, 38]. Die Lyme-Borreliose kommt weltweit vor und ist in ganz Mitteleuropa sehr häufig [27]. Es zeigt sich hier keine Übereinstimmung der geographischen Verbreitung mit der ebenfalls von Ixodes ricinus übertragenen viralen Frühsommer-Meningoenzephalitis, die nur in einigen Regionen Europas endemisch (in Deutschland in bestimmten Gebieten Bayerns und Baden-Württembergs) auftritt. Infolge des Lebenszyklus von Ixodes ricinus mit einem Wirtsbefall nur in den warmen Jahreszeiten treten die Frühmanifestationen (Stadium 1 und 2) der Erkrankung gehäuft zwischen Frühjahr und Spätherbst auf.

Aufgrund variabler und monatelanger Latenzzeiten bis zur Manifestation der Spätmanifestionen (Stadium 3) zeigt sich bei diesen keine jahreszeitliche Häufung des Erkrankungsbeginns [13, 27, 39].

Klinik

Entsprechend unterschiedlich langen Latenzzeiten bis zum Beginn möglicher Krankheitserscheinung wird die Lyme-Borreliose in 3 Stadien eingeteilt (Abb. 1). Die Infektion kann in jedem der Stadien klinisch manifest werden. Die klinischen Erscheinungen wandeln sich oft über viele Monate „chamäleon-artig", die einzelnen Stadien können durch symptomfreie Intervalle voneinander getrennt sein oder sich auch überlappen. Oft tritt auch nur eine Organmaifestation isoliert auf. Die häufigsten Krankheitserscheinungen sind das Erythema migrans, neurologische Symptome und Arthritiden. Bezüglich sehr seltener oder noch strittiger Manifestationen wird auf entsprechende ausführlicher Übersichten hingewiesen [13, 34]. Diesen ist auch ein umfassendes Literaturverzeichnis zu entnehmen.

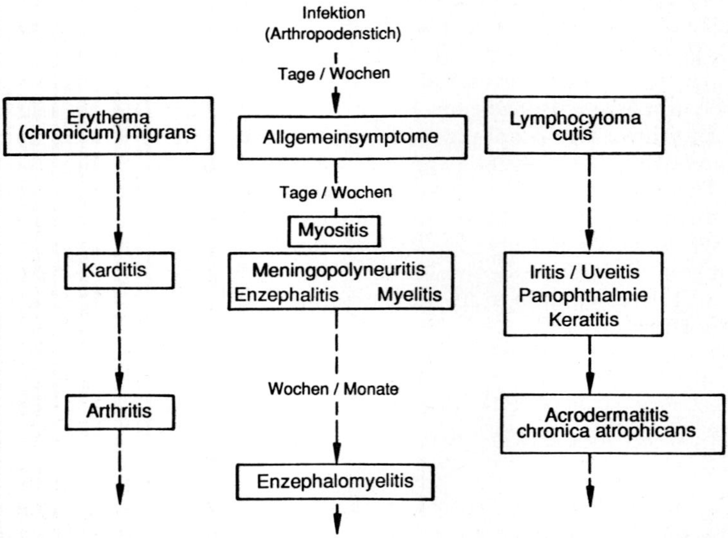

Abb. 1. Klinische Stadien der Lyme-Borreliose. Neurdings wurde in Analogie zur Syphilis eine Modifikation dieser Stadieneinteilung vorgeschlagen, indem zunächst zwischen einem Frühstadium und einem Spätstadium unterschieden wird [4]. Die Frühmanifestationen werden wiederum in Stadium 1 (solitäres Erythema migrans ohne Allgemeinsymptome) und Stadium 2 (disseminierte Infektion) unterteilt. Das Spätstadium (Stadium 3) ist durch die chronischen Manifestationen gekennzeichnet

Erythema migrans. Diese bereits 1909 von dem schwedischen Dermatologen Afzelius [3] beschriebene Dermatose ist das pathognomonische Symptom der frühen Infektion. Vom Ort der Infektion, wo sich oft eine kleine Papel bildet, breitet sich ein Erythem zentrifugal aus (Abb. 2). Unter Abblassung des Zentrums kann sich das Bild eines kreisförmigen oder ovalen Ringerythems darstellen. Gelegentlich kommt es zentral zu blauroten Verfärbungen. Der Durchmesser des Erythema migrans kann nur einige

Zentimeter betragen oder auch ganze Extremitäten umfassen. Unbehandelt persistiert das Erythem über Tage und viele Monate (meist 4–10 Wochen). Im Bereich der befallenen Haut kommt es gelegentlich zu Juckreiz, Brennen und Dysästhesien [4, 32].

Allgemeinsymptome. Eine Vielzahl oft schwerer allgemeiner Krankheitssymptome kann Ausdruck der frühen Erregerdissemination sein. Häufig sind vor allem Fieber, schweres allgemeines Krankheitsgefühl und Müdigkeit, intermittierende und wandernde Arthralgien und Myalgien sowie Nackensteifigkeit und Kopfschmerzen. In der Regel werden diese Symptome als grippaler Infekt verkannt. Hinweisend auf eine Lyme-Borreliose kann die oft intermittierende und ständig wechselnde Symptomatik sein. Regionale oder generalisierte Lymphadenopathien sind relativ häufige frühe Infektionsfolgen [32].

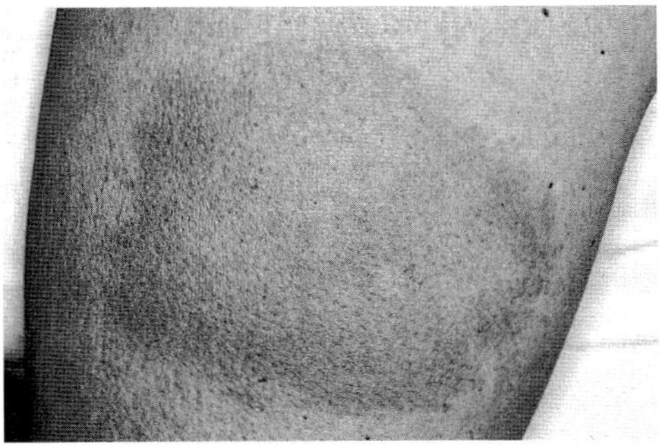

Abb. 2. Erythema migrans

Borrelien-Lymphocytom. Das Borrelien-Lymphocytom (Lymphocytoma cutis) entspricht der 1943 von Bäfverstedt [6] beschriebenen Lymphadenosis benigna cutis [4. 36]. Es handelt sich hierbei um eine relativ selten auftretende dermale lymphoretikuläre Proliferation, die in der Regel am Ort des Zeckenstichs auftritt. Die Latenzzeit bis zur Manifestation kann bis zu einigen Monaten dauern. Klinisch imponieren blaurote tumorartige Vorwölbungen von weicher bis prall-elastischer Konsistenz, die unbehandelt über viele Monate persistieren. Prädilektionsstellen sind Ohrläppchen und Mamillen. Das Borrelien-Lymphocytom kann leicht als Malignom bzw. malignes Lymphom fehlgedeutet werden.

Lyme-Karditis. Bei etwa 4–8 % der Patienten in den USA kam es zu einer kardialen Beteiligung [31, 33]. Zunehmend wird die Lyme-Karditis jetzt auch in Europa beobachtet [18], so daß es sich ähnlich wie bei der Lyme-Arthritis um eine bislang übersehene Erkrankung handelt. Der häufigste und auch der pathognomonische Befund hierbei ist eine Erregungsleitungsstörung wechselnden Grades, wobei ein Wechsel zwischen AV-Block 1. Grades und 3. Grades innerhalb von Minuten erfolgen kann; in vielen Fällen mit komplettem AV-Block ergab sich die Notwendigkeit einer passageren Schrittmacherimplantation. Weiterhin wurden elektrokardiographisch Erregungsrückbildungsstörungen, intraventrikuläre Leitungsstörungen, Extrasystolie und Vorhofflimmern beschrieben. Myoperikarditis, Herzinsuffizienz und Kardiomegalie wurden ebenfalls als Folge einer Lyme-Karditis beschrieben. Die Lyme-Karditis hat in der Regel eine gute Prognose und dauert gewöhnlich nur Tage bis wenige Wochen. Allerdings wurden in Einzelfällen auch eine tödlich verlaufenen Pankarditis [21] und eine chronisch dilatative Kardiomegalie [28] auf eine Lyme-Borreliose zurückgeführt. Mit Berücksichtigung der beträchtlichen Inzidenz der Lyme-Borreliose ist die Lyme-Karditis auf jeden Fall bei jeder akuten Myokarditis oder Myoperkarditis sowie eventuell auch bei einer dilatativen Kardiomegalie ungeklärter Genese differentialdiagnostisch zu erwägen.

Neuroborreliose. Die neurologischen Manifestationen der Lyme-Borreliose zeichnen sich durch eine Vielfalt klinischer Symptome aus [16, 22, 35]. Mit Berücksichtigung jeweiliger Teilaspekte war die Erkrankung von verschiedenen Autoren mit unterschiedlichen Krankheitsnamen beschrieben worden. Insbesondere in Europa wird die am häufigsten vorkommende lymphozytäre Meningopolyneuritis nach dem Münchner Neurologen Bannwarth [7] oft als Bannwarth-Syndrom benannt. Hierbei handelt es sich um die typische Trias aus radikulären Schmerzen, peripheren Paresen und lymphozytärer Meningitis. Die radikulären Schmerzen beginnen gewöhnlich in dem Dermatom des vorausgegangenen Zeckenstichs bzw. Erythema migrans und werden als brennend oder quälend und vor allem nachts als unerträglich beschrieben. Häufig treten auch periphere sensible oder motorische Ausfallserscheinungen auf. Typisch ist vor allem die Fazialisparese, die ein- oder beidseitig auftreten kann. Aber auch andere Hirnnerven können betroffen sein. Gelegentlich kommt es sowohl zu Hirnnervenlähmungen als auch zu peripheren Paresen. In der Regel findet sich eine lymphomonozytäre Liquorpleozytose, wobei aber abgesehen von häufigen Kopfschmerzen klassische Befunde einer Meningitis bzw. die Nackensteife oft fehlen. Als relativ seltene neurologische Manifestationen einer Lyme-Borreliose sind ferner enzephalitische und enzephalomyelitische Krankheitsbilder möglich, wobei die Enzephalomyelitiden einen chronischen Verlauf nehmen können. Auch chronische Polyneuropathien mit distal betonten Paresen und Sensibilitätsstörungen wurden beschrieben, insbesondere in Assoziation mit einer Acrodermatitis chronica atrophicans. Die variable Symptomatik der Neuroborreliose bedingt ein großes Spektrum möglicher Fehldiagnosen. Bei der Radikuloneuritis wird oft zunächst ein Bandscheibenprolaps vermutet, was auch eine unnötige Bandscheibenoperation zur Folge haben kann [13]. Myokardinfarkt, Nieren- und Gallenkolik sowie Magenulcus kommen als weitere Fehldiagnosen in Betracht. Chronisch enzephalomyelitische Manifestationen können eine multiple Sklerose imitieren. Bei psychopathologischen Auffälligkeiten kann leicht eine ursächliche Lyme-Borreliose übersehen werden [35]. Als praktisch äußerst bedeutsam ist die Diskussion eines möglichen chronischen Fatigue-Syndroms (neben vielen anderen Befindungsstörungen) infolge einer Lyme-Borreliose, entsprechende Assoziationen beruhen aber auf nicht beweisenden anamnestischen oder serologischen Indizien [19].

Myositis. Entzündliche muskuläre Affektionen sind sowohl im Früh- als auch im Spätstadium der Lyme-Borreliose möglich [5, 24, 26]. Histopathologisch handelt es sich um fokal noduläre oder interstitielle Myositiden, die auch mit einer Fasziitis assoziert sein können. Akute Myalgien oder Muskelschwäche sind entsprechende klinische Folgen.

Augenmanifestationen. Augenmanifestationen wurden bislang vorwiegend anhand verschiedener Kasuistiken (Literatur siehe [13, 34]) beschrieben, praktisch alle Augenabschnitte können betroffen sein. Aus ophthalmologischer Sicht sind auch das Auge betreffende neurologische Affektionen zu bedenken.

Gelenkmanifestationen. Gelenksymptome sind in jedem Stadium der Erkrankung möglich [13, 33]. Intermittierende Arthralgien (und Periarthralgien) mit wanderndem Befall großer und kleiner Gelenke treten oft schon im Frühstadium auf und können über Monate und Jahre persistieren. Arthritiden sind im Stadium 1 und 2 selten, in der Regel treten sie erst mit einer Latenz von wenigen Monaten auf. Charakteristisch ist hierbei der intermittierende Verlauf, aber auch ein chronischer, eventuell erosiver Gelenkbefall ist möglich. Das Gelenkbefallsmuster ist überwiegend mono- oder oligartikulär. Vorwiegend sind große Gelenke betroffen, am häufigsten das Kniegelenk (Abb. 3). Die Kniegelenksarthritiden zeichnen sich durch massive Gelenkergüsse aus; oft bilden sich schon früh Baker-Zysten, die schnell rupturieren und dann das Bild einer tiefen Beinvenenthrombose imitieren. Bei einem Befall von Finger- und Zehengelenken kommt es oft auch zu einer entzündlichen Affektion der interartikulären Gewebe, so daß das klinische Bild einer Daktylitis (Wurstfinger, Wurstzehen) imponiert. Auch entzündliche Fersenaffektionen kommen vor. Der Befall der Iliosakralgelenke oder die Expression eines Reiter-Syndroms wurde zwar ebenfalls beschrieben [37], hierzu liegen aber keine übereinstimmenden Beobachtungen vor [13, 33]. Eigentümliche Gelenkaffektionen sind in Assoziation mit der Acrodermatitis chronica atrophicans zu beobachten. Bei Fällen mit langjährigem Verlauf kann es unter der befallenen Haut zu Subluxationen und Luxationen kleiner Gelenke kommen. Daneben sind auch radiologische Befunde einer Periostitis zu beobachten. [4].

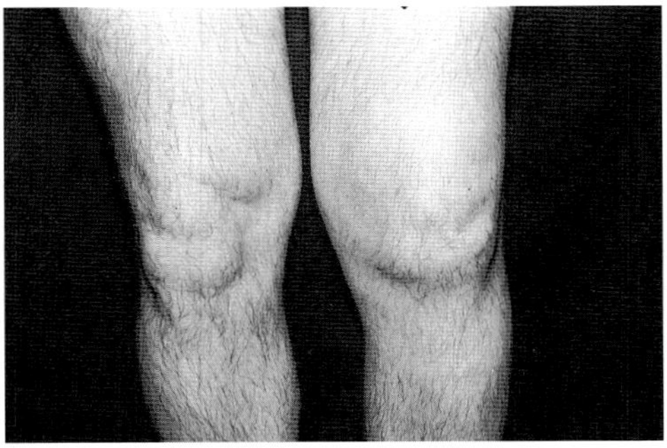

Abb. 3. Häufigstes Erscheinungsbild der Lyme-Arthritis: Kniegelenksarthritis mit massiver Ergußbildung

Acrodermatitis chronica atrophicans. Diese bereits 1902 von Herxheimer u. Hartmann [11] definierte Hauterkrankung beginnt mit einer entzündlich-ödematösen Schwellung, wobei die Haut zunächst nur diskrete blaurote Verfärbungen aufweist. Oft dauert es Jahre, bis sich das typische Bild der blauroten, atrophischen und zigarettenpapierartig gefältelten Haut zeigt. Bevorzugte Lokalisationen, meist unilateral, sind die Streckseiten der Extremitäten bzw. Hand- und Fußrücken, Knie und Ellbogen. Die Acrodermatitis chronica atrophicans wird sehr häufig als eine Angiopathie fehlgedeutet, weswegen die Kenntnis dieser nicht seltenen Hautaffektion von großer Bedeutung für Allgemeinmediziner und Internisten ist [4, 13].

Labordiagnostik

Da der Erregernachweis nur in wenigen erfahrenen Institutionen möglich ist und darüber hinaus relativ selten gelingt, ist die Serologie die Methode der Wahl bei der labormedizinischen Diagnostik der Lyme-Borreliose [34, 40]. Im Frühstadium kann durch den Nachweis spezifischer IgM-Antikörper bzw. einer Serokonversion die Diagnose gesichert werden. Allerdings ergeben sich hier Probleme der Sensitivität; so sind nur weniger als die Hälfte der Patienten mit einem Erythema migrans seropositiv (überwiegend IgM-Antikörper), und selbst bei den frühen Neuroborreliosen sind nur in 70–90% entsprechende serologische Befunde (wobei jetzt bereits IgG-Antikörper überwiegen) nachweisbar. Mit zunehmender Krankheitsdauer finden sich dann fast ausschließlich spezifische IgG-Antikörper, im Stadium 3 in nahezu 100% und zwar mit konstanter Titerhöhe. Diese Titer persistieren dann über viele Jahre (auch nach antibiotischer Therapie) und unterscheiden sich nicht von Durchseuchungstitern. Somit stellt sich dann die Frage der diagnostischen Relevanz bzw. Spezifität. Im Falle der Neuroborreliose kann immerhin die Diagnose noch durch den Nachweis intrathekal gebildeter Antikörper gesichert werden, wobei ein Liquor/Serum-Index als rechnerische Grundlage dient. Die diagnostische Achillesferse stellt vor allem die Lyme-Arthritis dar, da einerseits deren klinische Erscheinungsform Ähnlichkeiten mit zahlreichen anderen rheumatischen Erkrankungen aufweist und andererseits fast nie beweisende serologische

Befunde zu erwarten sind; vor allem bei fehlenden Hinweisen auf pathognomonische extraartikuläre Manifestationen können spezifische IgG-Antikörper dann nur nach Ausschluß möglicher Differentialdiagnosen als Indiz für eine Lyme-Arthritis gewertet werden [13, 14].

Die Problematik der Serodiagnostik wird darüber hinaus dadurch kompliziert, daß es dabei keine standardisierten Methoden gibt und die Ergebnisse oft von Labor zu Labor variieren. Die Grenzwerte für positiv bewertete Befunde werden vollkommen willkürlich definiert (worauf auch die unterschiedlichen Angaben zur Durchseuchung der Bevölkerung beruhen), und Angaben zur Spezifität und Sensitivität der jeweiligen Methode werden in der Regel nicht mitgeteilt oder liegen nicht vor. Beim status quo ist mit der Serodiagnostik der Lyme-Borreliose eine große Verunsicherung verknüpft, die auch eine Lawine von Kosten durch Kontrolluntersuchungen mit sich bringt. Darüber hinaus werden oft überflüssige antibiotische Therapien auf irrelevanten Befunden begründet, und die „Modediagnose" Lyme-Borreliose kann leicht ein gefährliches, von der richtigen Diagnose ablenkendes Alibi werden. Die erste Vorsichtsmaßnahme, um der Lyme-Borreliose nicht „auf den Leim" zu gehen, ist eine kritische Indikation zu einer serologischen Untersuchung.

Therapie

Eine frühe antibiotische Therapie verhindert das Fortschreiten der Infektion. Für die Behandlung des Erythema migrans wird im allgemeinen eine orale antibiotische Therapie empfohlen, z. B. Doxycyclin 200 mg/die; Tetracyclin 4 × 250 mg/die, Amoxicillin 4 × 500 mg/die, Penicillin V 4 × 1 Mega/die oder Erythromycin 3–4 × 250 mg/die [13, 34]. Die Behandlung sollte über mindestens 10 Tage oder bis zum Abklingen aller Krankheitssymptome erfolgen. Auch die Acrodermatitis wird in der Regel erfolgreich mit den genannten oralen Antibiotika behandelt, wobei allerdings eine längere Behandlungsdauer von z. B. 1 Monat erforderlich erscheint. Bei akuten bzw. schwerwiegenden kardialen, neurologischen und ophthalmologischen Manifestationen sowie bei der Lyme-Arthritis gelten parenterale Antibiotika als Mittel der Wahl, Penicillin G (20 Mega/die über 10–24 Tage) oder Cephalosporine der 3. Generation, wobei insbesondere Ceftriaxon (2 g/die über 14 Tage) zuletzt favorisiert wurde. Insbesondere bei neurologischen und rheumatologischen Manifestationen des Stadiums 3 ist die antibiotische Therapie nicht in allen Fällen effektiv [13, 34]. Mit den noch offenen Fragen der antibiotischen Therapie verbinden sich zwangsläufig Fragen der Pathogenese, wobei es z. B. bei der Lyme-Arthritis denkbar ist, daß die chronische Synovitis auch durch persistierende Borrelienfragmente unterhalten werden kann, weswegen dann eine antibiotische Therapie ineffektiv bleiben kann.

Schlußfolgerung

Die Erforschung der Lyme-Borreliose stellt sicher einen der großen Fortschritte der Medizin in den letzten Jahrzehnten dar. Dieses Krankheitsbild, das gleichermaßen ein „Chamäleon" wie auch ein neuer „Imitator" ist, ist von großer allgemeinmedizinischer Bedeutung. Oft sind die einzelnen Organmanifestationen nur mit einem Blick über die Grenzen des eigenen Fachgebietes zu diagnostizieren. Schon die Geschichte dieser Erkrankung hat gezeigt, daß eine allzu organbezogene Betrachtungsweise den Blick für die Zusammenhänge verstellen kann.

Literatur

1. Ackermann A, Kabatzki J, Boisten HP, Steere AC, Grodzicki RL, Hartung S, Rune U (1984) Spirochäten-Ätiologie der Erythema-chronicum-migrans-Krankheit. Dtsch Med Wochenschr 109:92–97 – 2. Aeschlimann A, Chamot E, Gigon F, Jeanneret JP, Kesseler D, Walther C (1986) B.

burgdorferi in Switzerland. Zbl Bakt Hyg A 263:450–458 – 3. Afzelius A (1910) Verhandlungen der dermatologischen Gesellschaft zu Stockholm. Sitzung vom 28. Oktober 1909. Arch Derm Syph (Berlin) 101:404 – 4. Asbrink E, Hovmark A (1988) Early and late cutaneous manifestations in Ixodes-borne borreliosis (Erythema migrans borreliosis, Lyme borreliosis). Ann N York Acad Sci 539:4–15 – 5. Atlas E, Novak SN, Duray PH, Steere Ac (1988) Lyme myositis: muscle invasion by Borrelia burgdorferi. Ann Int Med 109:245–246 – 6. Bäfverstedt B (1943) Über Lymphadenosis benigna cutis. Eine klinische und pathologisch-anatomische Studie. Acta Derm Venereol (Stockh) 24 (Suppl 11):1–102 – 7. Bannwarth A (1941) Chronisch lymphyocytäre Meningitis, entzündliche Polyneuritis und „Rheumatismus". Ein Beitrag zum Problem „Allergie und Nervensystem" in zwei Teilen. Arch Psychiatr Nervenkr 113:284–376 – 8. Burgdorfer W, Barbour AG, Hayes SF, Benach JL, Grunwaldt E, Davis JP (1982) Lyme disease – a tick borne spirochetosis? Science 216: 1317–1319 – 9. Costello CM, Steere AC, Pinkerton RE, Feder Jr HM (1989) Prospective study of tick bites in an endemic area for Lyme disease. J Infect Dis 159:136–139 – 10. Fahrer H, Sauvain MJ, v d Linden S, Zhioua E, Gern L, Aesolimann A (1988) Prävalenz der Lyme-Borreliose in einer schweizerischen Risikopopulation. Schweiz Med Wschr 118:65–69 – 11. Herxheimer K, Hartmann K (1902) Ueber Acrodermatitis chronica atrophicans. Arch Derm Syph (Berlin) 61:57–76 – 12. Herzer P, Schattenkirchner M, Zöllner N (1983) Lyme-Arthritis – eine zu selten bedachte Diagnose? Verh Dtsch Ges Inn Med 89:299–302 – 13. Herzer P (1989) Lyme-Borreliose. Epidemiologie, Ätiologie, Diagnostik, Klinik und Therapie. Steinkopff, Darmstadt – 14. Herzer P, Wilske B, Schewe S, Preac-Mursic V, Schierz G, (1989) Serologische Diagnostik der Lyme-Arthritis. Akt Rheumatol 14:125–129 – 15. Johnson RC, Schmid GP, Hyde FW, Steigerwalt AG, Brenner DJ (1984) Borrelia burgdorferi sp. nov.: etiologic agent of Lyme disease. Int J Syst Bacteriol 34:496–497 – 16. Kristoferitsch W (1989) Neuropathien bei Lyme-Borreliose. Springer, Wien New York – 17. Liegner KB (1990) Lyme disease (letter). N Engl J Med 322:474 – 18. Linde van der M, Ballmer PE, de Koning J, Wunderlich E, Dournon E, Cornuau C, Hassler D, Weber K, Crijns HJGM, Lie KI (1990) Lyme carditis in Europe: clinical features of 66 documented cases. IVth International Conference on Lyme Borreliosis, Stockholm, Sweden, June 18–21, abstract TU-L-4 – 19. Logigian EL, Kaplan RF, Steere AC (1990) Chronic neurologic manifestations of Lyme disease. N Engl J Med 323:14389–1444 – 20. Magnarelli LA, Anderson JF, Barbour AG (1986) The etiologic agent of Lyme disease in deer flies, horse flies, and mosquitos. J Infect Dis 154:355–358 – 21. Marcus LC, Steere AC, Duray PH, Anderson AE, Mahoney EB (1985) Fatal Pancarditis in a patient with coexistent Lyme disease and babesiosis. Ann Intern Med 103:374–376 – 22. Pfister HW, Einhäupl K, Wilske B, Preac-Mursic V (1986) Bannwarth's syndrome and the enlarged neurological spectrum of arthropode-borne borreliosis. Zbl Bakt Hyg A 263:343–347 – 23. Piesman J, Mather TN, Sinsky RJ, Spielman A (1987) Duration of tick attachment and Borrelia burgdorferi transmission. J Clin Microbiol 25:557–558 – 24. Reimers CD, Pongratz DE, Neubert U, Pilz A, Hübner G, Naegele M, Wilske B, Duray PH, de Koning J (1989) Myositis caused by Borrelia burgdorferi. Report of 4 cases. J Neurol Sci 91:215–226 – 25. Schaltenbrand G (1967) Durch Arthropoden übertragene Erkrankungen der Haut und des Nervensystems. Verh Dtsch Ges Inn Med 72:975–1005 – 26. Schmutzhard E, Willeit J, Gerstenbrand F (1986) Meningopolyneuritis Bannwarth with focal nodular myositis. Klin Wochenschr 64:1204–1208 – 27. Stanek G, Pletschette M, Flamm H, Hirschl AM, Aberer E, Kristoferitsch W, Schmutzhard E (1986) European Lyme borreliosis. Ann N York Acad Sci 839:274–282 – 28. Stanek G, Klein J, Bittner R, Glogar D (1990) Isolation of Borrelia burgdorferi from the myocardium of a patient with longstanding cardiomyopathy. N Engl J Med 322:249–252 – 29. Steere AC, Malawista SE, Snydman DR, Andiman WA (1976) A cluster of arthritis in children and adults in Lyme, Connecticut. Arthritis Rheum 19:824 – 30. Steere AC, Malawista SE, Hardin JA, Ruddy S, Askenase PW, Andiman WA (1977) Erythema chronicum migrans and Lyme arthritis. The enlarging clinical spectrum. Ann Intern Med 86:685–689 – 31. Steere AC, Batsford WP, Weinberg M, Alexander J, Berger HJ, Wolfson S, Malawista SE (1980) Lyme carditis: Cardiac abnormalities of Lyme disease. Ann Intern Med 93:8–16 – 32. Steere AC, Bartenhagen NH, Craft JE, Hutchinson GJ, Newman JH, Rahn DW, Sigal LH, Spieler PN, Stenn KS, Malawista SE (1983) The early clinical manifestations of Lyme disease. Ann Intern Med 99:76–82 – 33. Steere AC, Schoen RT, Taylor E (1987) The clinical evolution of Lyme arthritis. Ann Intern Med 107:725–731 – 34. Steere AC (1989) Lyme disease. N Engl J Med 321:586–596 – 35. Stiernstedt G, Gustafsson R, Karlsson M, Svenungsson B, Sköldenberg B (1986) Clinical manifestations and diagnosis of neuroborreliosis. Ann N York Acad Sci 539:46–55 – 36. Weber K, Schierz G, Wilske B, Preac-Mursic V (1984) European erythema migrans disease and related disorders. Yale J Biol Med 57:463–471 – 37. Weyand CM, Goronzy JJ (1989) Immune responses to Borrelia burgdorferi in patients with reactive arthritis. Arthritis Rheum 32:1057–1067 – 38. Wilske B, Münchhoff P, Schierz G, Preac-Mursic V, Roggendorf M, Zoulek G (1985) Zur

Epidemiologie der Borrelia burgdorferi-Infektion. Nachweis von Antikörpern gegen Borrelia burgdorferi bei Waldarbeitern in Oberbayern. Münch Med Wochenschr 127:171–172 – 39. Wilske B, Steinhuber R, Bergmeister H, Fingerle FV, Schierz G, Preac-Mursic V, Vanek E, Lorbeer B (1987) Lyme-Borreliose in Süddeutschland. Epidemiologische Daten zum Auftreten von Erkrankungsfällen sowie zur Durchseuchung von Zecken (Ixodes ricinus) mit Borrelia burgdorferi. Dtsch Med Wochenschr 112:1730–1736 – 40. Wilske B, Preac-Mursic V, Fuchs R, Schierz G (1990) Die Diagnostik der Lyme-Borreliose. Diagnose & Labor 40:24–36

Hepatitis A, B, C, D, E. ...

K.-H. Meyer zum Büschenfelde (Medizinische Klinik und Poliklinik der Universität Mainz)

(Abstract)
Weltweit gehören die viralen Hepatitiden auch heute noch zu den wichtigsten Infektionskrankheiten, deren Hauptgefahr – abgesehen von der Hepatitis A und Hepatitis E – die Entwicklung einer chronischen Hepatitis mit den Spätfolgen einer Leberzirrhose und deren Komplikationen ist. In den Industrieländern Nord- und Westeuropas und Nord-Amerikas stellen Virushepatitiden ein häufiges diagnostisches und differentialdiagnostische Problem bei bestimmten Risikogruppen und bei der Abklärung erhöhter Transaminasen dar. Zu einem medizinischen Problem werden die viral bedingten Hepatitiden auch durch die weltweiten Berufs- und Touristikströme. Eine exakte Diagnostik der Virushepatitiden gewinnt auch dadurch an Bedeutung, daß in den letzten Jahren durch die Verwendung von Interferon erstmalig therapeutische Erfolge bei chronischen viralen Hepatitiden erreicht werden konnten.

Immunologische und molekularbiologische Fortschritte haben zu einer Neueinteilung der viralen Hepatitiden mit einer Klassifikation von A bis E geführt. Für die Routinediagnostik der Virushepatitis A, B und D stehen spezifische und sensitive immunologische Markersysteme zur Verfügung. Die Gentechnik ermöglicht durch molekulare Hybridisierung routinemäßig den direkten Nachweis des Virusgenoms bei der Hepatitis B. Durch die Anwendung der Polymerasekettenreaktion steht die molekularbiologische Diagnostik am Beginn einer neuen diagnostischen Dimension bei der Hepatitis B und D infolge ungeahnter Nachweisempfindlichkeiten. Ein diagnostischer Durchbruch bei der bisherigen Non-A, Non-B-Hepatitis ist durch die Isolierung eines cDNS-Klons für ein Posttransfusions-Non-A-Non-B-Hepatitisgenom gelungen, das als Hepatitis C-Virus bezeichnet wird. Mit Hilfe eines Fusionsproteins konnten nun HCV-Antikörper immunologisch nachgewiesen werden. Als enteral übertragendes NANB-Virus steht das als Hepatitis E-Virus bezeichnete Agens ebenfalls vor der Aufklärung, so daß in der Gruppe der sog. NANB-Hepatitiden in naher Zukunft mit einer Reihe von neuen diagnostischen Entwicklungen gerechnet werden darf.

Hepatitis A

Der Erreger der Hepatitis A, das Hepatitis A-Virus (HAV) gehört als einsträngiges RNS-Virus zu den Picorna-Viren. Als Hinweis für eine abgelaufende Hepatitis A lassen sich im Serum bei Patienten Antikörper vom IgGTyp gegen das Hepatitis A-Virus (anti-HAV) mit einem Radio- oder Enzymimmunoassay nachweisen. Eine akute Hepatitis A kann von einer abgelaufenen Hepatitis A durch die Bestimmung von Antikörpern vom

IgM-Typ (IgM-Anti-HAV) abgegrenzt werden. Chronische HAV-Träger wurden bisher nie beobachtet, jedoch werden zunehmend im Erwachsenenalter schwer verlaufende, protrahierte Virus-A-Hepatitiden infolge der abnehmenden Durchseuchung beobachtet.

Hepatitis B

Das Hepatitis B-Virus (HBV) gehört zur Gruppe der Hepadna-Viren. Das HBV-Genom und die Genabschnitte, die für die unterschiedlichen Hepatitis B-Antigene codieren, sind ebenso wie der Aufbau und die Struktur kompletter Hepatitis B-Viren bekannt. Hochempfindliche Radio- oder Immunoassays stehen auf der Basis monoklonaler Antikörper für die Bestimmung von HBsAg, HBeAg, anti-HBs, anti-HBe und antiHBc im Serum zur Verfügung und ermöglichen eine umfassende serologische Diagnostik der unterschiedlichen akuten und chronischen Verlaufsformen der Hepatitis B. Zum Nachweis einer akuten oder kürzlich abgelaufenen Hepatitis B steht ein Test zur Bestimmung von IgM-anti-HBc zur Verfügung. Dieser Test kann in besonderen Fällen mit fehlendem Nachweis von HBsAg der einzige Marker einer akuten Hepatitis B sein. Der direkte Nachweis der HBV-DNS im Serum als empfindlichster Marker der Virus-Replikation ist mit molekularbiologischen Methoden, und zwar der Dot-Blot-Hybridisierung und der Polymeraseketten-Reaktion möglich. Die mit diesen Methoden gewonnenen Ergebnisse haben für die Einschätzung der Prognose chronischer HBsAg-Träger, zum Monitoring von Virusreplikationen bei Patienten unter Interferontherapie und zum Nachweis von HBV-DNS in extrahepatischen Geweben sowie bei HBsAg-negativen chronischen Hepatitiden und hepatozellulärem Karzinom eine große Bedeutung erlangt.

Hepatitis D

Das Hepatitis Delta-Virus (HDV) besteht aus einer einsträngigen viroidähnlichen RNS und der Hülle des Hepatitis-B-Virus. Das Hepatitis Delta-Virus benötigt für seine Replikation das Hepatitis B-Virus als Helfervirus. Im klinischen Verlauf unterscheidet man die gleichzeitige Doppelinfektion mit HBV und HDV (Koinfektion) von der Delta-Virusinfektion eines chronischen HBsAg-Trägers (Superinfektion). Während bei Koinfektionen selten (2%) chronische Träger entstehen, kommt es bei Superinfektionen häufig zu einer rasch fortschreitenden Verschlimmerung einer chronischen Hepatitis B mit ungünstigerer Prognose. Die Erkennung einer HDV-Infektion beruht auf dem Nachweis von Delta-Antikörpern (antiHD) im Serum und wird durch die Anwesenheit von HD-Ag in der Leber immunhistologisch bestätigt. Für den Antikörpernachweis steht ein Radioimmunoassay zur Verfügung. Persistierend erhöhte Titer von anti-HD über 1:5000 können als Zeichen einer chronischen Delta-Infektion gewertet werden. Eine akute Delta-Infektion kann durch Bestimmung von IgM-Anti-Delta mit Hilfe eines empfindlichen Radioimmunoassays abgegrenzt werden.

Hepatitis C

Durch gentechnologische Verfahren gelang es in jüngster Zeit, einen Haupterreger der Hepatitis NANB, das Hepatitis C Virus zu identifizieren. Die Basissequenzen dieses Virusgenoms zeigen große Homologien zur Gruppe der Flavi-Viren. Hierbei handelt es sich um ein umhülltes RNS-Virus, das einsträngig ist und dessen Genom aus ca. 10000 Nukleotiden besteht und für Struktur- und Nichtstruktur-Proteine codiert. Es gelang, einen Enzym- bzw. Radioimmunoassay zum Nachweis von spezifischen Antikörpern gegen das HCV aufzubauen. Die bisher mit diesem Testsystem gewonnenen Ergebnisse zeigen bei 70–90% der Patienten mit einer Posttransfusionshepatitis in Europa, Japan und USA Antikörper gegen HCV. Patienten mit sporadischer NANB-Hepatitis weisen mit diesem Test in bis zu 60–80% Antikörper gegen HCV auf. Blutspender, die als Überträger des Virus in Frage kommen, sind in den westlichen Industrieländern, je nach Region in bis zu 1,5% Anti-HCV positiv. Bei Haemophilen und Drogenabhängigen wurden ebenfalls hohe Antikörperprävalenzen gegen HCV nachgewiesen. Eine diagnostische Lücke besteht nach wie vor bei akuten HCV-Infektionen. Verlaufsuntersuchungen zeigen, daß Antikörper gegen das HCV erst drei bis sechs Monate nach Krankheitsbeginn nachweisbar werden. Die Spezifität dieses Tests wird schließlich dadurch eingeschränkt, daß positive Tests auch bei kryptogenen alkoholischen oder primären biliären Zirrhosen und autoimmunen Hepatitiden gefunden wurden. Die hiermit verbundenen offenen Fragen werden sicherlich erst durch neue Tests, die Antikörper gegen Virusstrukturproteine nachweisen können bzw. den direkten Nachweis HCV-spezifischer RNS im Serum erlauben, beantwortet werden können.

Hepatitis E

Von der parenteral übertragenen NANB-Hepatitis (Hepatitis C) ist eine in Asien, Süd-Amerika und Afrika endemisch vorkommende enteral übertragene Hepatitis abzugrenzen. Diese Erkrankung ist mit einer besonders hohen Mortalitat von bis zu 20% bei infizierten Schwangeren verbunden. Virusähnliche Partikel von 27–34 nm Größe wurden erstmals aus dem Stuhl von Patienten isoliert. Mit Hilfe der Immunhistologie gelang es auch, das Virusantigen in der Leber infizierter Schimpansen nachzuweisen. Zur Zeit wird das Virusgenom molekularbiologisch isoliert, kloniert und sequenziert. Bei dem Erreger handelt es sich wahrscheinlich um ein Virus aus der Gruppe der Calici-Viren, für das der Name Hepatitis E-Virus vorgeschlagen wurde. Testsysteme für die medizinische Diagnostik stehen noch nicht zur Verfügung, so daß vorläufig noch Anamnese und klinischer Verlauf die entscheidenden Säulen dieser Virusinfektion sind.

DNS-Sonden anstelle von Kulturmethoden in der Diagnostik von Infektionskrankheiten?

U. B. Göbel (Institut für Medizinische Mikrobiologie und Hygiene, Klinikum der Universität Freiburg)

Zusammenfassung

Die Entwicklung und konsequente Anwendung geeigneter mikroskopischer und kultureller Verfahren hat im ausgehenden 19. und beginnenden 20. Jahrhundert zur Aufklärung zahlreicher durch Bakterien hervorgerufener Infektionskrankheiten geführt. In der Folge wurden viele dieser Erkrankungen durch Einführung von Impfstoffen und antibakteriell wirksamen Substanzen erfolgreich kontrolliert. Nach wie vor jedoch spielen Infektionskranheiten, speziell bei Kindern sowie alten oder immungeschwächten Patienten auch heute noch eine wichtige Rolle. Trotz stetig weiterentwickelter kultureller Nachweisverfahren können zahlreiche anspruchsvolle, langsamwachsende oder in geringer Keimzahl vorliegende Keime nicht oder nur schwer nachgewiesen bzw. identifiziert werden. Der zeitige Beginn einer gezielten Antibiotikatherapie wird dadurch oftmals verhindert. Die Anwendung von Hybridisierungsverfahren mittels synthetischer oder klonierter DNA-Fragmente verspricht nun, die mikrobiologische Diagnostik und Epidemiologie zu revolutionieren. Diese Sonden übertreffen andere Nachweisverfahren meist sowohl hinsichtlich ihrer Spezifität als auch Empfindlichkeit, besonders wenn sie in Kombination mit In-vitro-Amplifikationsverfahren eingesetzt werden. Die Anwendung von Sonden ist jedoch nicht in jedem Falle möglich oder sinnvoll: Schnellwachsende, leicht zu identifizierende Keime, z. B. Enterobakterien, sollten aus Kostengründen mit herkömmlichen Verfahren diagnostiziert werden. Auch der Nachweis von Mischinfektionen oder die Bestimmung der Antibiotikaresistenz ist derzeit mit herkömmlichen Verfahren kostengünstiger zu führen. Ob Kulturmethoden durch Hybridisierungsverfahren vollständig abgelöst werden können, bleibt zukünftiger Entwicklungsarbeit und sorgfältiger Prüfung vorbehalten.

Einleitung

Der Durchbruch in der Erforschung und Bekämpfung von Infektionskrankheiten resultierte aus einer sinnvollen Anwendung modernster Optik und Chemie. Zu nennen sind der Einsatz der erstmals technisch ausgereiften Lichtmikroskope, die Verwendung von Anilinfarben zur besseren Kontrastierung der zu untersuchenden Gewebe und Mikroorganismen sowie die Entwicklung geeigneter Kulturtechniken. Diese Verfahren sind auch heute noch Grundlage der diagnostischen Mikrobiologie. Mit der Einführung molekularbiologischer Verfahren scheint sich nun eine Wende in der mikrobiologischen Forschung abzuzeichnen, deren Auswirkung auf die diagnostische Mikrobiologie in der Folge kritisch dargestellt werden soll.

Grundlagen

Die für die diagnostische Mikrobiologie relevanten molekularbiologischen Techniken, Nukleinsäurehybridisierung, In-vitro-Amplifikation und Sequenzanalyse von Nukleinsäuren, sollen zunächst kurz erläutert werden.

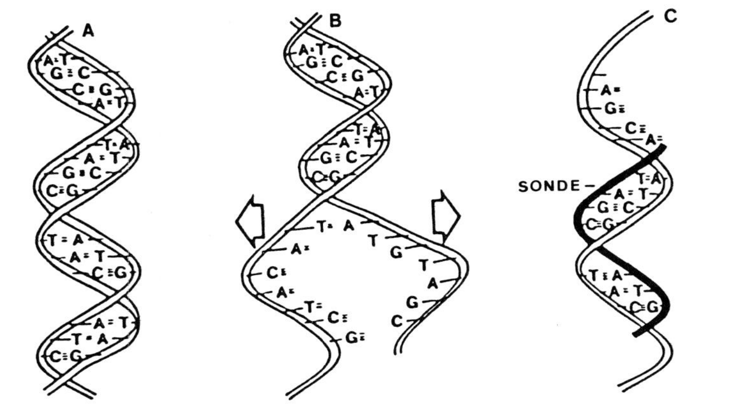

Abb. 1. Prinzip der Hybridisierung: Doppelsträngige Ziel-DNA (*A*) wird durch Hitze in die jeweiligen Einzelstränge getrennt (*B*). Eine spezifische Sonde bindet spezifisch an definierte Sequenzbereiche (*C*). (Mod. nach Tenover)

Nukleinsäurehybridisierung

Die in jeder Zelle enthaltene genetische Information ist in einem Biopolymer, Desoxyribonukleinsäure (DNS) gespeichert, das aus Zuckermolekülen (Desoxyribose) besteht, die jeweils eine Base Adenin (A), Thymin (T), Guanin (G) oder Cytosin (C) tragen, und über Phosphatbrücken miteinander verknüpft sind. Durch Paarung komplementärer Basen (A-T, G-C) lagern sich 2 Einzelstränge zu einer Doppelhelix zusammen. Diese läßt sich durch chemische oder physikalische Behandlung wieder in 2 Einzelstränge trennen. Unter geeigneten Bedingungen reassoziieren („hybridisieren") diese Einzelstränge zum ursprünglichen, doppelsträngigen Molekül. Auch einzelsträngige Nukleinsäuren unterschiedlicher Herkunft können miteinander „hybridisieren". Dabei spielt die Art der jeweiligen Nukleinsäure (DNS oder RNS) eine nur untergeordnete Rolle. Die Stabilität eines solchen Heteroduplex ist sequenzabhängig um so höher, je größer die Zahl komplementärer Basen ist. Wählt man die Versuchsbedingungen (Stringenz) so, daß nur vollständig komplementäre Nukleinsäuren einen stabilen Heteroduplex bilden, kann diese Reaktion eingesetzt werden, um mit Hilfe sog. Sonden bestimmte Zielmoleküle in einem komplexen Gemisch zu identifizieren. Als Sonden werden heute meist kurze (20–30 Basen), synthetische Einzelstrang-DNS-Sonden (Oligonukleotide) verwendet, die analog zu Antikörpern in immunologischen Nachweisverfahren (RIA, ELISA) mit Radioisotopen, Enzymen oder Fluorochromen markiert sind (Abb. 1). Die Hybridisierung kann prinzipiell in 2 Formaten durchgeführt werden: 1) der Flüssighybridisierung, bei der beide Reaktionspartner frei in der Hybridisierungslösung vorliegen; 2) der Misch-Phasen-Hybridisierung, bei der einer der Reaktionspartner, je nach diagnostischer Fragestellung Sonde oder Zielnukleinsäure, an einen festen Träger (Nitrozellulose- oder Nylonmembranen, Mikrotiterplatten, magnetische Partikel) gebunden wird. Die Vorteile des 1. Verfahrens sind Schnelligkeit und bessere Verfügbarkeit der Zielmoleküle. Das 2. Verfahren gestattet die Verwendung mehrerer Sonden und die parallele Aufarbeitung zahlreicher Proben. Dies trifft speziell für die sog. „reverse Hybridisierung" zu, bei der die mit DNS-spezifischen Farbstoffen (z. B. DAPI oder Höchst 33258) markierte Ziel-DNS der zu untersuchenden Probe gleichzeitig mit mehreren immobilisierten Sonden hybridisiert. Ähnlich ist die sog. „Sandwich-Hybridisierung" angelegt (Abb. 2), in deren Verlauf die vorgereinigte, denaturierte, jedoch nicht markierte Proben-DNS mit ebenfalls trägergebundenen Sonden (sog. „Fang-Sonden") hybridisiert. Gebundene Zielmoleküle werden in einem nachfolgenden Schritt durch markierte Zweitsonden nachgewiesen. Mit Hilfe eines solchen Testformats könnten klinische Untersuchungsmaterialien in einem Arbeitsgang nach mehreren Krankheitserregern untersucht werden. Derzeit liegt die Nachweisempfindlichkeit der Hybridisierungsverfahren nur bei ca. 10^5–10^6 Organismen. Die Empfindlichkeit kann jedoch durch Verwendung natürlich amplifizierter Zielmoleküle, z. B. ribosomaler RNS (rRNS), durch In-vitro-Amplifikation von Zielmolekülen, z. B. mit Hilfe der Polymerase-Kettenreaktion (PCR), oder durch Amplifikation spezifisch gebundener Sonden-Moleküle mittels einer RNA-abhängigen Polymerase (Qβ-Replikase). Durch DNS/rRNS-Hybridisierung können abhängig vom gewählten Format 10^2–10^5 Bakterien (Flüssighybridisierung: 10^2–10^3; Festphase-Hybridisierung: 10^4-10^5), nach Amplifikation 1–10^2 Bakterien nachgewiesen werden (Keller u. Manak 1989; Macario u. Conway de Macario 1990; Tenover 1989).

In-vitro-Amplifikation von Zielmolekülen

Das mittlerweile bekannteste aller In-vitro-Amplifikationsverfahren ist die sog. Polymerase-Kettenreaktion (Polymerase-Chain-Reaction, PCR): Zwei synthetische, zum jeweiligen 3′-Ende von Strang und Gegenstrang des zu amplifizierenden DNA-Fragments komplementäre Oligonukleotidsonden dienen als Startermoleküle („Primer") einer DNA-abhängigen DNA-Polymerase (Innis et al. 1990). Die Reaktion läuft in 3 Schritten

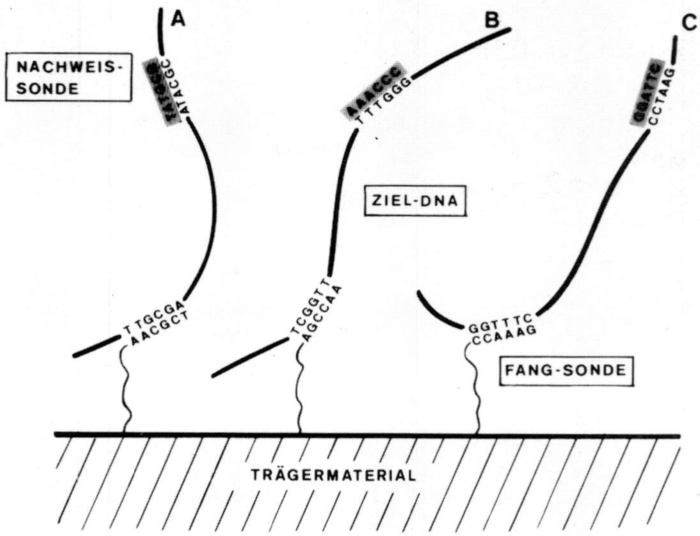

Abb. 2. Prinzip der „Sandwich"-Hybridisierung: Ziel-DNA unterschiedlicher Herkunft wird parallel durch mehrere an einen geeigneten Träger, zB. Nylonmembranen oder Mikrotiterplatten, gekoppelte Sonden („Fangsonden") unterschiedlicher Spezifität (*A, B, C*) gebunden und durch weitere, jeweils spezifische Sonden (Nachweissonde) nachgewiesen

ab: Die zu amplifizierende DNA wird durch Hitze denaturiert, d.h. in Einzelstränge getrennt. In einem 2. Schritt hybridisieren die im Überschuß zugegebenen Amplifikationsprimer spezifisch mit den entsprechenden Zielsequenzen. Nach Zugabe von Enzym und DNS-Bausteinen (Desoxyribonukleotiden; dA, dT, dG, dC) werden die komplementären DNS-Tochterstränge synthetisiert. Durch Wiederholung dieses Zyklus kann das gewünschte DNA-Fragment innerhalb weniger Stunden millionenfach amplifiziert werden (Abb. 3). Die Verwendung einer thermostabilen Polymerase, z.B. der Taq-Polymerase, gestattet den Einsatz programmierbarer Inkubatoren, mit deren Hilfe die Amplifikationszyklen optimal gesteuert werden können. Die Identität des Amplifikationsprodukts muß nachfolgend durch ein weiteres Verfahren gesichert werden. Obwohl vielfach praktiziert, reicht die bloße Längenbestimmung des amplifizierten Genproduktes für diagnostische Zwecke nicht aus. Eine nachfolgende Hybridisierung mit einer spezifischen Oligonukleotidsonde oder je nach Fragestellung auch die direkte Sequenzanalyse des amplifizierten Fragmentes sind unbedingt zu fordern.

DNA-Sequenzanalyse

Heute werden die meisten Sequenzen nach dem von Sanger beschriebenen Kettenabbruchverfahren bestimmt (Sanger et al. 1977). Ein synthetisches Oligonukleotid, ca. 20 Basen lang, hybridisiert an ein einzelsträngiges DNA-Molekül (Matrize) und dient als Starter für die DNA-Polymerase abhängige Synthese des komplementären DNA-Stranges. In Gegenwart des Enzyms und eines Gemischs aus normalen, z.T. radioaktiv markierten Desoxyribonukleotiden und modifizierten Bausteinen, sog. Didesoxyribonukleotiden (ddA, ddT, ddG, ddC), werden in jedem Gefäß unterschiedlich lange Ketten gebildet. Diese enden alle mit dem jeweiligen Didesoxyribonukleotid, da das Enzym nach Einbau dieser Nukleotide keine weiteren Phosphatbrücken mehr knüpfen kann. Trägt

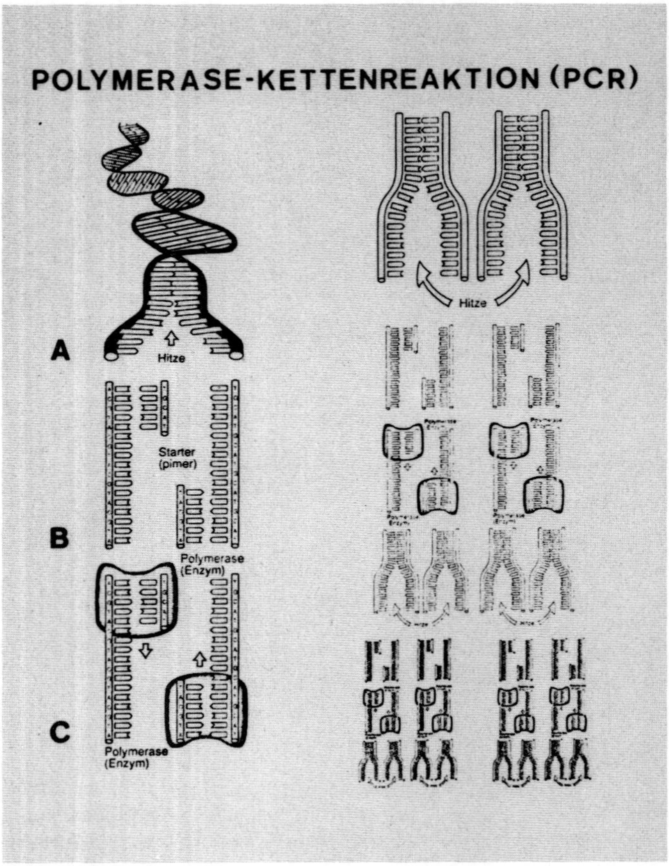

Abb. 3. Prinzip der Polymerase-Kettenreaktion: Zu amplifizierende DNA-Doppelstränge werden durch Hitze getrennt (*A*). Nach Zugabe geeigneter Starter (primer), die zu den Enden des zu amplifizierenden Gens oder Genfragmentes komplementär sind (*B*), kann eine DNA-abhängige DNA-Polymerase die jeweiligen komplementären Doppelstränge synthetisieren (*C*). Dieser Zyklus kann mehrfach wiederholt werden und führt innerhalb weniger Stunden zur millionenfachen Vermehrung der ursprünglichen Ziel-DNA. (Mod. nach Polygen)

man nun die Reaktionsgemische parallel auf ein hochauflösendes Polyacrylamidgel auf, das Ketten trennt, die sich nur um eine Basenlänge unterscheiden, so können die einzelnen Banden durch Autoradiographie nachgewiesen werden. Da die jeweils kürzesten Ketten am schnellsten wandern, kann die Sequenz der zur Matrize komplementären DNA, von unten (5′-Ende) nach oben (3′-Ende) gelesen werden (Gassen et al. 1985).

Auswahl geeigneter Sonden und Primer-Sequenzen

Der Erfolg einer Hybridisierung oder Amplifikationsreaktion hängt wesentlich von der Auswahl geeigneter Sonden, Primer und Zielmoleküle ab. Die bisherigen Erfahrungen haben gezeigt, daß, von wenigen Ausnahmen abgesehen, nur die Analyse gut charakterisierter Gene zu befriedigenden Ergebnissen führt. Zu den bei Pro- und

Eukaryonten am besten charakterisierten Makromolekülen gehören die ribosomalen Ribonukleinsäuren (rRNS), die als essentielle Bausteine der Ribosomen in sehr hoher Kopiezahl in jeder Zelle vorliegen (Hill et al. 1990). Die besondere Rolle der verschiedenen rRNS-Spezies als Struktur- und Funktionselemente der Ribosomen hat zu einem weitgehenden Erhalt ihrer Primär- und Sekundärstruktur geführt. Neben dieser Besonderheit haben auch andere Eigenschaften, wie ubiquitäres Vorkommen bei Bakterien, Pilzen, Protozoen und höheren Lebewesen, hohe genetische Stabilität und funktionelle Konstanz, die rRNS-Moleküle zu bevorzugten phylogenetischen Markern gemacht (Woese 1987). Die vergleichende Analyse ribosomaler RNS, speziell der 16S/18S rRNS, hat die Klassifikation von Mikroorganismen revolutioniert. Der Sequenzvergleich zeigte, daß bestimmte Sequenzbereiche auch bei weit entfernt verwandten Organismen nahezu vollständig erhalten, d.h. phylogenetisch konserviert sind. Andere Regionen weisen jedoch eine ausgeprägte Sequenzvariabilität auf, die bereits zwischen verschiedenen Spezies eines Genus nachweisbar ist (Abb. 4). Manche dieser Bereiche unterscheiden sich sogar bei verschiedenen Stämmen einer Spezies. Dieser ausgeprägten Variabilität bestimmter Bereiche innerhalb der Primärsequenz entspricht jedoch eine starke Konstanz auf Sekundärstrukturebene: Mutationen in einem Schenkel einer Bäumchenstruktur werden durch kompensatorische Mutationen im komplementären Gegenstrang ausgeglichen, um die Stabilität der Sekundärstruktur zu gewährleisten. Daraus folgt, daß die für eine Spezies oder einen Stamm charakteristischen Sequenzmotive ausreichend stabile Marker darstellen, die nicht von Passage zu Passage wechseln.

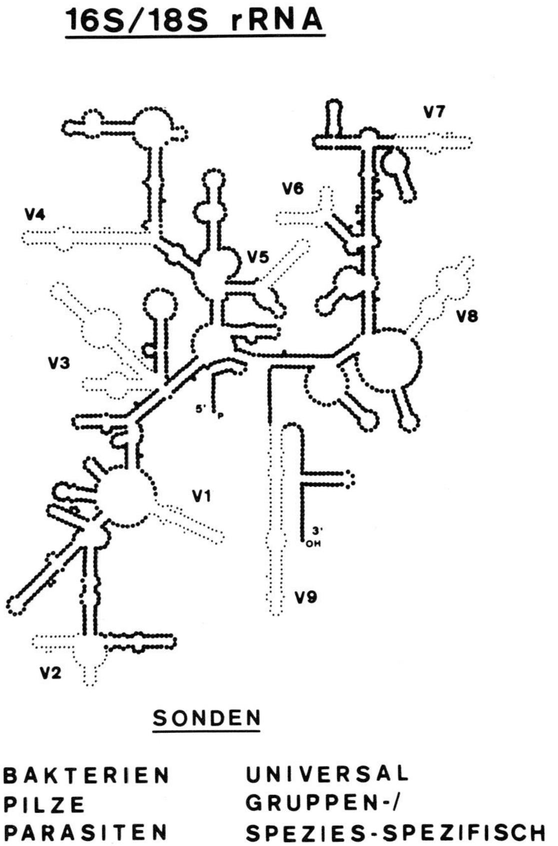

Abb. 4. Sekundärstrukturmodell der 16S/18S rRNA. Phylogenetisch konservierte Bereiche sind durch *fette*, variable Bereiche durch *kleine Punkte* gekennzeichnet. Abhängig von der Auswahl der Zielsequenzen können Universal-, Gruppen- und Spezies-spezifische Sonden konstruiert werden

Aus diesen besonderen Eigenschaften der rRNS ergeben sich mehrere praktisch wichtige Konsequenzen: 1) Die besondere Architektur gestattet einen rationalen Zugang zur Herstellung diagnostischer Sonden und Amplifikationsprimer (Göbel et al. 1987; Weisburg et al. 1991). Zu konservativen Bereichen komplementäre Oligonukleotide können als Universal-Primer sowohl für die Amplifikation, als auch Sequenzierung eingesetzt werden. Variable Bereiche eignen sich als Zielmoleküle zum gruppen-, spezies- oder auch subspeziesspezifischen Nachweis von Mikroorganismen (Haun u. Göbel 1987). 2) Die hohe Kopiezahl der ribosomalen RNS („natürliche Amplifikation") trägt zu einer Empfindlichkeitssteigerung diagnostischer Hybridisierungs- und Amplifikationsverfahren bei. 3) Mit Hilfe rRNS-spezifischer Sonden/Primer können auch unbekannte, nicht kultivierbare und bisher nicht charakterisierte Mikroorganismen untersucht und taxonomisch klassifiziert werden (Edman et al. 1988; Relman et al. 1990). Neben der Erregeridentifizierung über rRNS-Analyse können je nach Fragestellung auch Antibiotikaresistenz- oder Virulenzgene mit Hilfe geeigneter Sonden oder Primer nachgewiesen werden.

Möglichkeiten und Grenzen genotypischer Analyseverfahren

Zumindest theoretisch könnte also der Einsatz von Hybridisierungs- oder In-vitro-Amplifikationsverfahren alle Probleme der diagnostischen Mikrobiologie lösen. Bereits jetzt ist es möglich, Keime mit geringem Zeitaufwand – bei Gebrauch von Oligonukleotidsonden in weniger als 1 h, hoher Spezifität und großer Empfindlichkeit nicht nur im Untersuchungsgut direkt nachzuweisen, sondern auch bereits isolierte Keime zu identifizieren. Im Gegensatz zu kulturellen Methoden sind auch vorgeschädigte oder abgetötete Mikroorganismen nachweisbar. Somit können Infektionserreger auch in Proben, die unter Antibiotikagabe entnommen, unsachgemäß gelagert oder transportiert wurden, ja selbst in fixierten und eingebetteten Geweben nachgewiesen werden. Daneben sind die im Rahmen epidemiologischer Untersuchungen anfallenden großen Probenzahlen leichter als bisher zu bewältigen. Über die rasche Identifizierung von Subtypen einer Spezies könnte es in Zukunft gelingen, die Infektionsquelle noch während einer laufenden Epidemie aufzuspüren und die Ausbreitung der Erkrankung zu unterbinden. Letztlich könnte mit Hilfe der oben beschriebenen Verfahren auch das Problem der nicht anzüchtbaren Keime, speziell auch die Analyse komplexer mikrobieller Qkosysteme, z. B. die Untersuchung der physiologischen Flora, angegangen werden.

Ausgewählte Beispiele

Zahlreiche Arbeiten beschreiben die Konstruktion spezies- und gruppenspezifischer Sonden auf der Basis synthetischer, zu bestimmten Bereichen der 16S rRNS komplementärer Oligonukleotide (Göbel et al. 1987). Von wenigen Ausnahmen abgesehen, ist es möglich, Sonden zum Nachweis jedes gewünschten Mikroorganismus zu konstruieren. Gelingt dies bei sehr nahe verwandten Spezies, z. B. *Bordetella pertussis* und *B. parapertussis*, nicht, so können die zwischen 16S und 23S rRNS-Genen liegenden intergenischen Bezirke zur Sondenkonstruktion herangezogen werden (Rossau et al. 1989). Die bisher entwickelten Sonden weisen eine Spezifität von nahezu 100 % auf, wenn sie zur Identifizierung bereits kultivierter Bakterien herangezogen werden (Rossau et al. 1990). Dies trifft auch für mehrere kommerziell angebotenen Sonden zu (Daly et al. 1991). Zumindest bei Filterhybridisierungen reicht jedoch die für den Direktnachweis in klinischen Materialien bisher beschriebene Empfindlichkeit von etwa 10^4 Bakterien nicht aus. Lediglich kommerziell angebotene Testsysteme zum Nachweis von *Chlamydia trachomatis* und *Neisseria gonorrhoeae*, die ein elegantes Flüssighybridisierungsverfahren anwenden, sind etwa 10–100fach empfindlicher (Arnold et al. 1989). Der Nachweis von weniger als 10^1-10^2 Bakterien wurde bisher jedoch nur durch In-vitro-Amplifikation von Nukleinsäuren erreicht. Besonders vielversprechend ist dabei die Amplifikation von rRNS nach reverser Transkription (Böddinghaus et al. 1990).

Limitierende Faktoren sind dabei allerdings die Effizienz der reversen Transkription bzw. der Probenaufarbeitung. Die Leistungsfähigkeit molekularbiologischer Untersuchungsmethoden wurde durch die Charakterisierung bisher nicht kultivierbarer Erreger mittels Analyse der ribosomalen RNS deutlich. So gelang es, bei *Pneumocystis carinii*, einem lange als Protozoon angesehenen Erreger, die phylogenetische Verwandtschaft zu den Sproßpilzen zu beweisen (Edman et al. 1988). Neuere Untersuchungen, z. B. der Zellwandbestandteile oder bestimmter Enzyme dieser Erreger bestätigten diese Befunde. Ein zweites spektakuläres Beispiel stellt die Identifizierung des Erregers der Katzenkrankheit dar: Mit Hilfe rRNA-spezifischer Primer wurden bestimmte Anteile des 16S rRNA-Gens des damals noch unbekannten Erregers amplifiziert und sequenziert. Durch Vergleich mit bereits veröffentlichten 16S rRNA-Sequenzen anderer Bakterien wurde der Erreger als ein enger Verwandter von *Rochalimea quintana* identifiziert (Relman et al. 1990). Die Kombination von In-vitro-Amplifikation und direkter Sequenzierung phylogenetisch relevanter Gene eröffnet neue Möglichkeiten der Epidemiologie. Dies zeigen neuere Arbeiten zur Taxonomie der Mykobakterien mit Hilfe oben genannter Techniken. Mittels spezifischer Genbereiche, sog. Signatur-Sequenzen, können Serogruppen des bisher mikrobiologisch nicht weiter differenzierbaren *Mycobacterium-avium-intracellulare*-Komplexes identifiziert werden (Rogall et al. 1990).

Stellenwert molekularbiologischer Nachweismethoden in der Diagnostik von Infektionskrankheiten

Anhand der oben geschilderten Beispiele wird deutlich, welche neuen Bereiche für die mikrobiologische Diagnostik erschlossen werden können. Die spektakulären Erfolge der Hybridisierungs- und Amplifikationsverfahren haben, wesentlich unterstützt von euphorischen Ankündigungen bestimmter Vertreter der Diagnostika-Industrie, bei vielen Laien sehr hohe Erwartungen geweckt. Es muß jedoch kritisch geprüft werden, ob und in welchem Umfang molekularbiologische Verfahren in die klinisch mikrobiologische Diagnostik eingeführt werden sollen (Eisenstein u. Engleberg 1990; Peter 1991). Ihr Einsatz erscheint immer dann sinnvoll, wenn entsprechende klassische Untersuchungsmethoden unzureichend sind oder überhaupt fehlen. Dies gilt besonders für den Nachweis langsamwachsender, schwer- oder nicht anzüchtbarer Erreger, z. B. Mykobakterien, Borrelien, Toxoplasmen, Pneumocystis oder die Untersuchung primär keimarmer Materialien. Auch bei der retrospektiven Aufarbeitung von Archivmaterial, z. B. formalin-fixierter Gewebe, können die neuen Verfahren hilfreich sein. Darüber hinaus kann der Einsatz von Sonden aufwendige und unsichere biochemische Untersuchungen bereits isolierter Keime ersetzen. Die Charakterisierung von z. B. Mykobakterien oder Anaerobiern kann in sehr viel kürzerer Zeit erfolgen. Die taxonomische Einordnung bisher nicht klassifizierbarer Erreger ermöglicht die Entwicklung neuer Therapiekonzepte und Präventionsmaßnahmen. Epidemiologische Untersuchungen werden beschleunigt und durch gleichzeitige Analyse großer Probenzahlen verläßlicher. Die Anwendung molekularbiologicher Analyseverfahren bringt jedoch auch neue technische und konzeptuelle Probleme. Der Direktnachweis mit Sonden führt dann zu einem schnellen Erfolg, wenn es sich um eine Monoinfektion handelt, deren klinisches Bild einen bestimmten Erreger vermuten läßt. Dies trifft aber nur in den seltensten Fälle zu. Meist kommen differentialdiagnostisch mehrere Erreger in Frage, die erst durch wiederholte Hybridisierung mit unterschiedlichen Sonden identifiziert werden können. Dies gilt in besonderem Maß auch für Mischinfektionen. Allerdings wurden diese Schwierigkeiten bereits erkannt und alternative Hybridisierungsverfahren, z. B. reverse oder „sandwich"-Hybridisierung, entwickelt (s. o.). Unbekannte Erreger können derzeit nur dann identifiziert und charakterisiert werden, wenn es sich um Monoinfektionen handelt und das Untersuchungsmaterial nicht durch Keime der natürlichen Flora kontaminiert ist.

Auch hier ist der technische Aufwand derzeit für eine routinemäßige Anwendung zu groß. Probleme können auch aus der hohen Empfindlichkeit, speziell der Amplifikationsverfahren, erwachsen. Kontaminationen während der Probenentnahme, des Transports oder der Probenaufarbeitung können falsch positive Ergebnisse vorspiegeln (Kwok u. Higuchi 1989). Bei der Befundinterpretation muß z.B. auch die Möglichkeit der passageren Besiedlung mit potentiell pathogenen, im speziellen Fall aber nicht krankheitsauslösenden Bakterien berücksichtigt werden. Die Vielfalt klinischer Untersuchungsmaterialien und das vom jeweiligen Einsender geforderte unterschiedliche Anforderungsprofil erfordern eine kritische Wahl des geeigneten Testformats. So sind bestimmte nicht-radioaktive Markierungs- und Detektionsverfahren nicht für den direkten Keimnachweis in jedem Untersuchungsmaterial geeignet. Dies muß bei der Probenaufarbeitung berücksichtigt werden. Ein wesentlicher Faktor ist die Wirtschaftlichkeit der neuen Methoden. Bisher sind alle kommerziell angebotenen Tests sehr teuer und uneingeschränkt nur für die Identifizierung bereits isolierter Keime zu empfehlen. Selbst dort sollte eine sorgfältige Kosten-Nutzenanalyse vorgenommen werden. Darüber hinaus muß die Leistungsfähigkeit der verschiedenen kommerziellen und „hausgemachten“ Hybridisierungs- und Amplifikationsverfahren für den Direktnachweis von Erregern in klinischem Untersuchungsgut erst noch unter Beweis gestellt werden. Die bisher vorliegenden Daten sind unzureichend. Sie geben Anlaß, mit Optimismus in die Zukunft zu schauen, rechtfertigen derzeit jedoch keineswegs den routinemäßigen Einsatz dieser Methoden. Die Verfahren selbst müssen standardisiert und sorgfältig kontrolliert werden. Eine bei Durchsicht der einschlägigen Literatur immer wieder zu beobachtende Schwierigkeit liegt in der mangelnden Vergleichbarkeit der verschiedenen Studien und der Wahl ungeeigneter Vergleichsmethoden, z. B. serologischer Verfahren. Ein Hauptproblem besteht darin, daß bisher eingeführte Untersuchungsmethoden, die als „Gold-Standards“ gelten, selbst mit enormen Fehlern behaftet sind. Neben dem Erregernachweis ist die Bestimmung der antimikrobiellen Resistenz für die Auswahl der optimalen Antibiotikatherapie erforderlich. Zwar sind viele Antibiotikaresistenzgene bereits charakterisiert, jedoch können durch Hybridisierung jeweils nur ein, bestenfalls wenige Resistenzmarker bestimmt werden. Dabei sagt der Nachweis Resitenzgene nichts über die Expression des Genprodukts aus. Neue Wirkstoffe können nicht getestet werden, da entsprechende Resistenzgene erst identifiziert werden müssen. Zudem kann es bei kontaminiertem Untersuchungsmaterial durch den Nachweis von Antibiotikaresistenzgenen in Keimen der Begleitflora zu Fehlinterpretationen kommen.

Ausblick

Der sinnvolle Einsatz molekularbiologischer Untersuchungsmethoden kann die Diagnose und Therapie von Infektionskrankheiten deutlich verbessern. Zur optimalen Nutzung dieser Verfahren ist eine enge Zusammenarbeit des Klinikers oder praktisch tätigen Arztes mit medizinischen Mikrobiologen erforderlich. Nur eine sorgfältige Indikationsstellung, die Wahl geeigneter Entnahme- und Untersuchungstechniken sowie die vorsichtige Interpretation des mikrobiologischen Befundes garantieren eine kosteneffiziente Diagnostik und eine für den Patienten optimale Therapie.

Literatur

Arnold LJ Jr, Hammond PW, Weiss WA, Nelson NC (1989) Assay formats involving acridiniumester labeled DNA probes. Clin Chem 35:1588–1594 – Böddinghaus B, Rogall T, Flohr T, Blöcker H, Böttger EC (1990) Detection and Identification of Mycobacteria by amplification of rRNA. J Clin Microbiol 28:1751–1759 – Daly JA, Clifton NL, Seskin KC, Gooch III WM (1991) Use of rapid, nonradioactive DNA probes in culture confirmation tests to detect Streptococcus agalactiae,

Haemophilus influenzae, and Enterococcus spp. from pediatric patients with significant infections. J Glin Microbiol 29:80–82 – Edman JG, Kovacs JA, Masur H, Santi DV, Elwood HJ, Sogin ML (1988) Ribosomal RNA sequence shows Pneumocystis carinii to be a member of the fungi. Nature 334:519–522 – Eisenstein BI, Engleberg NG (1990) Avoiding mistaken identities. Gell 63:1125–1127 – Haun G, Göbel U (1987) Oligonucleotide probes for genus-, species-, and subspecies-specific detection of representatives of the genus Proteus. FEMS Microbiol Lett 43:187–193 – Hill WE, Dahlberg A, Garrett RA, Moore PB, Schlessinger D, Warner JR (eds) (1990) The Ribosome. Structure, Function, Evolution. American Society for Microbiology, Washington D.C. – Gassen HG, Martin A, Bertram S (1985) Gentechnik. Gustav Fischer, Stuttgart. – Göbel UB, Geiser A, Stanbridge EJ (1987) Oligonucleotides complementary to variable regions of ribosomal RNA discriminate between mycoplasma species. J Gen Microbiol 133:1669–1974 – Innis MA, Gelfand DH, Sninsky JJ, White TJ (eds) (1990) PGlR protocols. Academic Press, San Diego. – Keller GH, Manak MM (1989) DNA probes. Stockton Press, New York. – Kwok S, Higuchi R (1989) Avoiding false positives with PCR. Nature 339:237–238 – Macario AJL, Gonway de Macario (eds) (1990) Gene probes for bacteria. Academic Press, San Diego. – Peter JB (1991) The polymerase chain reaction: Amplifying our options. Rev Infec Dis 13:166–171 – Relman DA, Loutit JS, Schmidt TM, Falkow 5, Tompkins LS. (1990) The agent of bacillary angiomatosis. An approach to the identification of uncultured pathogens. New Engl J Med 323:1573–1580 – Rogall T, Wolters J, Flohr T, Böttger EC (1990) Towards a phylogeny and definition of species within the genus Mycobacterium. Int J Syst Bacteriol 40:323–330 – Rossau R, Duhamel M, Dyck van E, Piot P, Heuverswijn van H (1990) Evaluation of an rRNA-derived oligonucleotide probe for culture confirmation of Neisseria gonorrhoeae. J Glin Microbiol 28:944–948 – Rossau R, Vanmechelen E, De Ley J, Heuverswijn van H (1989) Specifiv Neisseria gonorrhoeae DNA-probes derived from ribosomal RNA. J Gen Microbiol 135:1735–1745. – Sanger F, Nicklen S, Soulson, AR (1977) DNA sequencing with chain-termination inhibitors. Proc Natl Acad Sci USA 74:5463–5467 – Tenover FC (ed) (1989) DNA probes for infectious diseases. CRC Press, Boca Raton. – Weisburg WG, Barns SM, Pelletier DA, Lane DJ (1991) 16S ribosomal DNA amplification for phylogenetic study. J Bacteriol 173:697–703 – Woese SR (1987) Bacterial Evolution. Microbiol Rev 51:221–271

Virale Infektionskrankheiten: eine Herausforderung der 90er Jahre

V. ter Meulen (Institut für Virologie und Immunbiologie der Universität Würzburg)

(Abstract)
Trotz unbezweifelter Fortschritte in der Erforschung und Bekämpfung viraler Infektionskrankheiten sind diese bis heute unverändert von erheblicher, zum Teil sogar zunehmender, gesundheitspolitischer Bedeutung. So stehen vor allem subakute und persistierende Infektionen als Spätfolge akuter Infektionen aufgrund immunologischer Reaktionen und Komplikationen im Gefolge therapeutischer Maßnahmen bei chronischen Krankheitsprozessen im Vordergrund. Darüber hinaus weist das Auftreten z.B. der Bovinen Spongioformen Enzephalopathie (BSE) der Seehundkrankheit, des Acquired Immunodeficiency Syndromes (AIDS) oder des hämorrhagischen Fiebers darauf hin, daß sich bei Tier und Mensch neue, unbekannte Erkrankungen entwickeln können. Hierfür sind entweder neue Viren verantwortlich oder bekannte Erreger haben ihren Wirt gewechselt. Bei der Komplexität der vorliegenden Erkrankungen sind große Anstrengungen erforderlich, sowohl zur Aufklärung der Pathogenese dieser Krankheitsprozesse als auch in der Entwicklung adäquater diagnostischer und therapeutischer Maßnahmen. Es ist offensichtlich, daß dies nur durch interdisziplinäre Forschungen realisierbar ist.

5. Hauptthema: Neue Aspekte der Arteriosklerose

Vorsitz: *H. Greten,* Hamburg; *G. Utermann,* Innsbruck

Die Pathogenese der Arteriosklerose

E. Windler (Medizinische Kernklinik und Poliklinik, Universitätskrankenhaus Eppendorf, Hamburg)

Einer ausgeprägten arteriosklerotischen Läsion ist nicht anzusehen, welche Schritte in ihrer Entwicklung abgelaufen sind und welche das Geschehen initiiert haben. Wir wissen allerdings, daß die Länder mit hohem durchschnittlichen Plasmacholesterinspiegel eine hohe Rate an koronarer Herzkrankheit haben, während die Länder mit niedrigem Gesamtcholesterin von 160 mg/dl oder darunter dieses Problem nicht kennen, trotz oftmals erheblicher Prävalenz anderer Risikofaktoren wie Hypertonus und Rauchen. Daher muß dem Plasmacholesterinspiegel eine zentrale Rolle zukommen [1]. Während die experimentelle Arterioskleroseforschung lange Zeit davon ausging, daß es primär zu einer Endothelläsion kommen müsse, wissen wir heute, daß der erste Schritt bei intaktem Endothel ablaufen kann und kompliziertere Vorgänge beinhaltet als bloße Insudation von Cholesterin in die Arterienwand.

Hypercholesterinämie führt zunächst zur Adhäsion von Monozyten an das Endothel, möglicherweise durch spezifische Adhäsionsmoleküle, die aktiviert worden sind [2]. Die Monozyten migrieren zwischen den Endothelzellen des intakten Endothels hindurch in die Intima. Dort werden sie zu Makrophagen, die cholesteringefüllt die subendothelialen Lipideinlagerungen, die sogenannten „Fatty streaks" bilden. Die Prädilektionsorte sind die Verzweigungen der Arterien aufgrund der besonderen rheologischen Bedingungen. Der Hypertonus könnte in diesem frühen Stadium durch seine Wirkungen auf die Gefäßwand den Prozeß entscheidend beeinflussen [3]. Entsprechend führt Behandlung des Hypertonus insbesondere zur Rückbildung früher Läsionen mit niedrigem Stenosierungsgrad [4].

Einmal in die Intima eingewandert, nehmen die Makrophagen ungeregelt ohne Rückkopplung cholesterinreiche Lipoproteine, prinzipiell LDL, auf und speichern das Cholesterin in Lipidtröpfchen, so daß Schaumzellen entstehen. Auch in diesem Stadium kann daß Endothel noch intakt sein, so daß die „Fatty streaks" von dünn ausgezogenen Endothelzellen überzogen sind. Wie aber gelangen die LDL in die Makrophagen? Die Forschung über den LDL-Rezeptor hat uns gelehrt, daß gerade dann Arteriosklerose entsteht, wenn die Zahl der LDL-Rezeptoren genetisch vermindert ist (Abb.1).

Die Aufnahme postlipolytischer Abbauprodukte der VLDL, der sogenannten β-VLDL, die bei tierexperimenteller Hypercholesterinämie entstehen, führt zur Schaumzellbildung. Auch geschädigte LDL, die aggregiert sind, können über den LDL-Rezeptor zur Cholesterinakkumulation führen. Beim Diabetiker können glukosilierte LDL antigen wirken und zur Immunkomplex-Bildung Anlaß geben, die über den spezifischen Fc-Rezeptor internalisiert werden. Auch oxidierte LDL können als Immunkomplexe aufgenommen werden. Es ist jedoch unklar, ob diese Mechanismen beim Menschen nennenswert zur Atherogenese beitragen. LDL selbst bedarf offenbar der Modifikation, um von Makrophagen internalisiert zu werden.

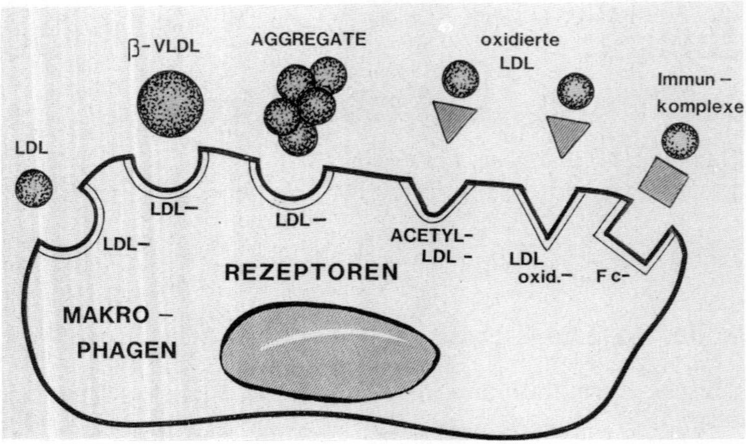

Abb. 1. Schaumzellbildung: Rezeptoren auf Makrophagen für cholesterinreiche Lipoproteine

Das Konzept der Oxidation von LDL im Prozeß der Atherogenese ist sicherlich heute das eleganteste, da es eine Reihe von Phänomenen der Pathogenese der Arteriosklerose zu erklären vermag einschließlich der Schaumzellbildung (Abb. 2) [5]. Es gibt mehrere Hinweise darauf, daß oxidierte LDL in der Atherogenese eine Rolle spielen: Mittels Antikörpern wurden oxidierte LDL in atheromatösen Läsionen nachgewiesen. Sie können aus solchen Läsionen direkt isoliert werden. Im Plasma hat man Autoantikörper gegen oxidierte LDL gefunden, und Antioxidantien haben eine antiatherogene Wirkung.

LDL werden durch Kontakt mit den Zellen der atheromatösen Läsion, Endothelzellen, Makrophagen und glatten Muskelzellen, oxidiert. Wegen reichlichem Vorkommen von Antioxidantien im Plasma muß dieser Vorgang in der Intima stattfinden. LDL gelangen in Abhängigkeit ihrer Plasmakonzentration wahrscheinlich mittels Transzfy-

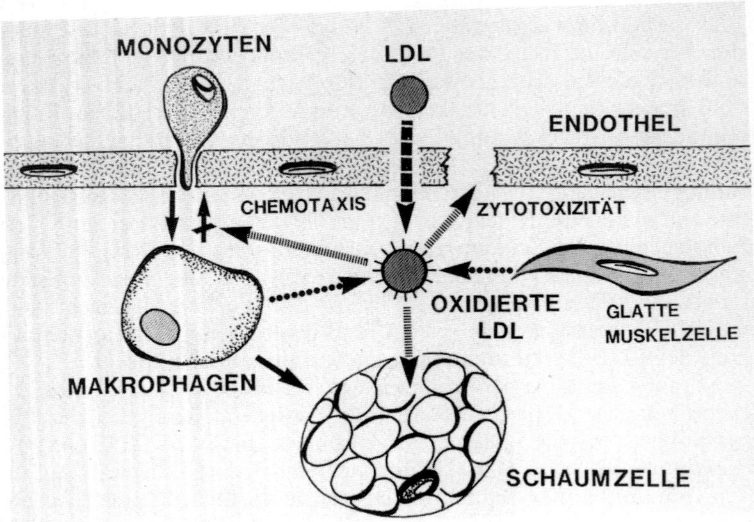

Abb. 2. Atherogenese: Die Oxidation von LDL durch Kontakt mit Endothelzellen, Makrophagen oder glatten Muskelzellen und die Schaumzellbildung durch oxidierte LDL, ihre chemotaktische Wirkung auf Monozyten und Makrophagen und ihre Zytotoxizität gegenüber Endothelzellen

tose durch Endothelzellen in die Intima. Dabei können sie bereits oxidiert werden. Der genaue biochemische Mechanismus ist allerdings unklar, wenn es auch mehrere Möglichkeiten gibt: Direkte Oxidation der Lipoproteinlipide durch Kontakt mit den Zellen, Übertragung von oxidierten Lipiden der Zellen auf die Lipoproteine, oder Freisetzung von aktiven Sauerstoffradikalen durch die Zellen. Die Wirkung ist vielfältig: Mehrfach ungesättigte Fettsäuren unterliegen Peroxidation. Bruchstücke können mit dem Apolipoprotein B der LDL eine Verbindung eingehen und es immunologisch und funktionell verändern. Phospholipide werden zu Lysophospholipiden, insbesondere Lysolezithin, gespalten, und Apolipoprotein B wird fragmentiert. Auch Modifikation der LDL durch ein plasminogen-ähnliches Protein, das Apolipoprotein(a), zum Lipoprotein(a) geht mit erheblich erhöhtem Risiko für koronare Herzkrankheit einher [6]. Da diese Partikel überproportional häufig in der Arterienwand gefunden werden, wäre eine längere Verweildauer und damit erhöhte Oxidation dieser Partikel eine Erklärungsmöglichkeit für ihre atherogene Wirkung.

Oxidierte LDL binden an den sogenannten Acetyl-LDL-Rezeptor. Der Name dieses Rezeptors rührt von dem experimentellen Befund, daß acetylierte LDL, die allerdings in vivo nicht zu beobachten sind, an diesen Rezeptor binden. Darüberhinaus werden oxidierte LDL über mindestens einen weiteren Rezeptor von Makrophagen endozytiert. Diese Aufnahme ist nicht reguliert, so daß es zur Schaumzellbildung kommt. Oxidierte LDL haben darüberhinaus in zweifacher Weise chemotaktische Wirkung. Sie fördern die Migration von Monozyten in die Intima und hindern andererseits Makrophagen am Verlassen der Intima, so daß es zur Akkumulation von Makrophagen kommt. Da die Makrophagen wiederum LDL oxidieren, kommt es zu einem Circulus vitiosus.

Die Zellen atherosklerotischer Läsionen setzen eine Reihe von Faktoren frei, die entscheidend zur weiteren Entwicklung einer Plaque beitragen. Die Endothelzellen, Makrophagen, glatten Muskelzellen und T-Lymphozyten sezernieren in unterschiedlichem Maße „Platelet-derived growth factor", „Fibroblast growth factor", „Transforming growth factor", Interleukin, „Tumor necrosis factor" oder Interferon. Diese Faktoren haben unterschiedliche Wirkungen und fördern unter anderem Monozytenadhäsion und Chemotaxis, Einwanderung von glatten Muskelzellen aus der Media in die Intima und das Zellwachstum. Dadurch entstehen die fortgeschritteneren Läsionen, die „Fibrösen Plaques" [7]. Sie zeichnen sich durch eine mehrzellige Schicht aus glatten Muskelzellen aus, die nunmehr über den Makrophagen liegen und extrazelluläre Matrix sezernieren, so daß sich die charakteristische fibröse Kappe bildet.

Die Entstehung des nächsten Stadiums der „Komplizierten Läsion" wird wiederum durch oxidierte LDL eingeleitet. Oxidierte LDL wirken zytotoxisch. Das kann zur Schädigung der Endothelzellen führen, die nun auseinanderweichen, so daß Makrophagen offen dem Blutstrom ausgesetzt sind. Das führt zur Anlagerung und Aggregation von Thrombozyten, dem Kristallisationspunkt eines Thrombus, der das Gefäß verschließen und zum Infarkt führen kann [8]. Der Risikofaktor Rauchen scheint in diesem späten Stadium wirksam zu sein. Denn Rauchen korreliert nicht mit der Häufigkeit der Angina pectoris, dem klinischen Korrelat hochgradiger, aber unkomplizierter Stenosen, jedoch in hohem Maße mit der Entwicklung eines Infarktes, dem Resultat eines thrombotischen Verschlusses. Dafür spricht auch die sehr schnelle Normalisierung des Infarktrisikos nach Einstellen des Rauchens, nämlich innerhalb eines bis zwei Jahren, einer Zeitspanne, in der wesentliche Rückbildung arteriosklerotischer Stenosen nicht zu erwarten ist.

Auch komplizierte Läsionen können heilen, möglicherweise bilden sich unter Einschluß eines Thrombus höhergradige Stenosen aus. Erneutes Aufbrechen und schließlich Ausbildung von Verkalkungen durch Präzipitation an Nukleationsmolekülen wie „Atherocalcin" führen zu den späten, ausgeprägten Läsionen [9], denen man nicht mehr ansieht, wie und aufgrund welcher Risikofaktoren sie im Laufe der Jahre entstanden sind. Dennoch kann es zu Heilungs- und Rückbildungsvorgängen kommen, wie die jüngsten Regressionsstudien zeigen [10, 11].

Literatur

1. Windler E (1989) Lipoproteine und koronare Herzkrankheit. In: Miehlke K (Hrsg) Verh Dtsch Ges Inn Med. Springer, Heidelberg, S 631–634 – 2. Masuda J, Ross R: Atherogenesis During Low Level Hypercholesterolemia in the Nonhuman Primate. 1. Fatty Streak Formation. Arteriosclerosis 10:164–177, 1990 – 3. Chobanian AV: Recent Observations on the Role of Hypertension in Atherogenesis. In: P Meyer, P Marche: Hypertension and Atherosclerosis. Raven Press, New York, S. 205–215, 1989 – 4. Waters D et al. (1990) A Controlled Clinical Trial to Assess the Effect of a Calcium Channel Blocker on the Progression of Coronary Atherosclerosis. Circulation 82:2940–2953 – 5. Steinberg D, Witztum JL (1990) Lipoproteins and Atherogenesis – Current Concepts. JAMA 264:3047–3052 – 6. Rath M et al. (1989) Detection and Quantification of Lipoprotein(a) in the Arterial Wall of 107 Coronary Bypass Patients. Arteriosclerosis 9:579–592 – 7. Masuda J, Ross R (1990) Atherogenesis During Low Level Hypercholesterolemia in the Nonhuman Primate. 2. Fatty Streak Conversion to Fibrous Plaque. Arteriosclerosis 10:164–177 – 8. Fuster V et al. (1990) Atherosclerotic Plaque Rupture and Thrombosis – Evolving Concepts. Circulation 82 (Suppl II):47–59 – 9. Gijsbers BLMG et al. (1990) Characterization of a Gla-containing Protein from Calcified Human Arteriosclerotic Plaques. Arteriosclerosis 10:991–995 – 10. Brown, G et al. (1990) Regression of Coronary Artery Disease as a Result of Intensive Lipid-Lowering Therapy in Men with High Levels of Apolipoprotein B. New Engl J Med 323:1289–1298 – 11. Kane J et al. (1990) Regression of coronary atherosclerosis during treatment of familial hypercholesterolemia with combined drug regimens. JAMA 264:3007–3012

Genetisch determiniertes Risiko der koronaren Herzerkrankung

G. Utermann (Institut für Medizinische Biologie und Genetik der Universität Innsbruck)

(Manuskript nicht eingegangen)

Epidemiologie der Arteriosklerose

U. Keil, J. Stieber, A. Döring, H. W. Hense, H. Löwe, M. Lewis, H. D. Bolte (Abteilung für Sozialmedizin und Epidemiologie der Ruhr-Universität Bochum)

(Abstract)
Auf den Ergebnissen epidemiologischer Kohortenstudien beruhen unsere heutigen Kenntnisse der Risikofaktoren der Herzkreislaufkrankheiten und der Atherosklerose. Als wichtigste Risikofaktoren der koronaren Herzkrankheit (KHK) sind Hypercholesterinämie (LDL-Fraktion), Hypertonie und Zigarettenrauchen zu nennen. In den letzten 20 Jahren hat die Sterblichkeit an KHK in vielen westlichen Industrieländern abgenommen, während in den osteuropäischen Staaten teilweise dramatische Zunahmen zu beobachten sind. Um diese Veränderungen besser zu verstehen, wurde Anfang der 80iger Jahre das internationale WHO MONICA (Monitoring Trends and Determinants in Cardiovascular Disease) Projekt konzipiert und ab 1984 in 39 Studiengebieten in Europa, Asien, Australien, Neuseeland und Nordamerika implementiert. Eine Hauptfra-

gestellung des MONICA Projektes ist die Untersuchung der Beziehung zwischen den Veränderungen der Inzidenz-, Fallhäufigkeit- und Mortalitätsraten und den Veränderungen des kardiovaskulären Risikofaktorenprofils in der Bevölkerung. Der Einfluß der medizinischen Versorgung auf Letalität, Inzidenz und Risikofaktoren ist ebenfalls von großem Interesse.

Im Studiengebiet Augsburg wurde im Zeitraum 1985–1988 das Erkrankungs- und Sterberisiko an KHK für die 25–74jährige Bevölkerung ermittelt. Bei den Männern zeigte sich ein Rückgang der KHK-Fallhäufigkeit von 14%, der Mortalität von 12% und der Inzidenz (Neuerkrankungsziffer) von 6%. Bei Frauen wurde im selben Zeitraum eine statistisch nicht signifikante Zunahme von KHK-Inzidenz, Fallhäufigkeit und Mortalität beobachtet. Die 28-Tag Letalität an KHK (einschließlich plötzlicher Herztod) blieb im Zeitraum 1985–1988 bei Männern mit ~56% und bei Frauen mit ~63% annähernd gleich. Von 1985–1988 nahm der Anteil der vor dem Infarktereignis mit Thrombozytenaggregationshemmern behandelten Männer mit Reinfarkt von 13% auf 34% zu. Gleichzeitig vervierfachte sich die Zahl der Koronareingriffe im Zentralklinikum Augsburg.

Die Veränderung der Risikofaktoren Hypercholesterinämie, Hypertonie und Zigarettenrauchen wurde an voneinander unabhängigen Zufallsstichproben ($n = 5312$) der 25–64jährigen Bevölkerung 1984/85 und 1989/90 bestimmt. Trotz Verbesserung des Hypercholesterinämiebewußtseins (awareness) nahm die Prävalenz der Hypercholesterinämie ($\geqq$250 mg/dl) bei Männern und Frauen *nicht* ab. Der Behandlungsgrad der Hypertonie verbesserte sich bei männlichen und weiblichen Hypertonikern; eine leichte Abnahme der Hypertonieprävalenz ($\geqq$160/95 mmHg) bei Männern und Frauen kann darauf zurückgeführt werden. Der Anteil der regelmäßigen Zigarettenraucher ging bei Männern von 35,7% auf 31,8% (−11%) zurück und nahm im selben Zeitraum bei Frauen von 18,7% auf 22,8% (21%) zu.

Die derzeitige Datenlage vermittelt den Eindruck, daß die Abnahme der Fallhäufigkeit und Mortalität an KHK bei den Männern der Studienregion Augsburg besonders auf den Rückgang der Reinfarktrate bei den 65–74jährigen zurückzuführen ist. Dieser Rückgang kann mit der Intensivierung der medizinischen Versorgung von Herzinfarktpatienten „erklärt“ werden.

Die Bedeutung der verbesserten Hypertoniebehandlung und der Veränderungen im Rauchverhalten wird gegenwärtig untersucht.

Nahrungsfette und Atherosklerose

P. Schwandt (II. Medizinische Klinik, Klinikum Großhadern der Universität München)

1. Einführung

Nach wie vor stehen die Herzkreislauferkrankungen mit rund 50% mit großem Abstand an der Spitze der Mortalitätsstatistik in Deutschland. Die durch diese überwiegend Atherosklerose-bedingten Krankheiten anfallenden Kosten werden auf jährlich 45 Milliarden DM geschätzt. Die neben dem Zigarettenrauchen wichtigsten Atherosklerose-Risiken Dyslipoproteinämie, Hypertonie, Adipositas und Diabetes mellitus gehören zu den ernährungsabhängigen Krankheiten, für die laut Ernährungsbericht 1988 bereits im Jahre 1980 knapp 42 Milliarden DM aufgewandt werden mußten. Wenn man weiter bedenkt, daß jährlich in den alten Bundesländern rund 160000 Menschen allein an Herzinfarkt und Schlaganfall sterben, dann dürfte die wichtige Rolle einer gesunden Ernährung deutlich werden.

Um so erstaunlicher ist, daß hierüber immer noch (Schein-?) Diskussionen geführt werden: handelt es sich doch um nicht mehr (aber auch nicht weniger) als um ein Angebot an Risikopersonen, in eigener Verantwortung und freiwillig sich auf eine gesündere Lebensweise umzustellen. Es sind natürlich nicht zuletzt wirtschaftliche Gesichtspunkte, die zu der gebetsmühlenartigen Forderung nach beweisenden prospektiven Großstudien Anlaß geben – allerdings ohne entsprechende Kostenrechnungen. Natürlich ist den Fordernden bewußt, daß eine solche Datenlage Utopie bleiben muß: dazu wären mehrere lebenslange, sehr große Prospektivstudien notwendig mit verschiedenen Diäten und Endpunkten (wie koronare Herzkrankheit, Herzinfarkt, Schlaganfall, maligne Erkrankungen, Gesamtmortalität). Natürlich ist auch bekannt, daß die klassische „Diet-heart hypothesis" (Abb. 1) eine erhebliche Simplifizierung des komplexen Atherogenesegeschehens darstellt, bei dem auch noch der Zeitfaktor mit einzugehen hat (gewöhnlich mehrere Jahrzehnte bis zur klinischen Manifestation).

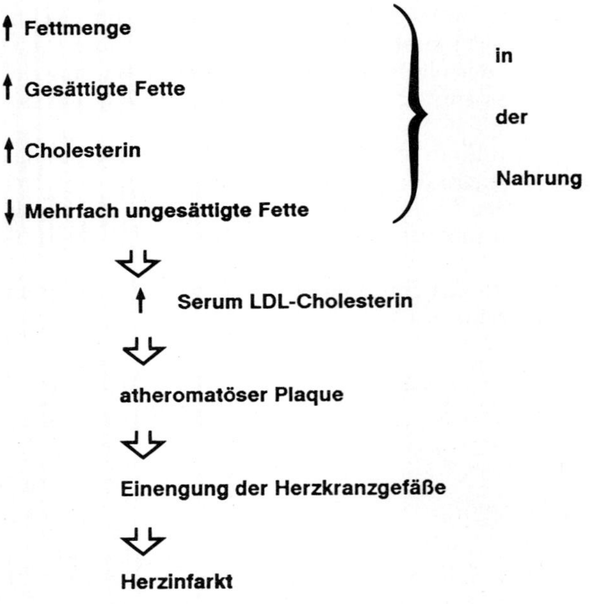

Abb. 1. Diet-Heart-Hypothese

2. Populations-Erhebungen

In der Siebenländer-Studie konnte Keys [21] zeigen, daß in verschiedenen definierten Populationen eine statistisch signifikante Beziehung bestand zwischen dem Konsum an gesättigten Fettsäuren, dem Serumcholesterinspiegel und der Inzidenz an koronarer Herzkrankheit (Tabelle 1). Ähnliche Beziehungen fanden sich in der Israel Heart-Study (Tabelle 2) und Ni-Hon-San-Studie (Tabelle 3), bei der drei japanische Bevölkerungs-

Tabelle 1. Nahrungsfett und Koronare Herzkrankheit

	gesättigte Fettsäuren (% Kalorien)	Cholesterin (mg/dl)	KHK-Inzidenz (Jahr/1000)
7-Länder-Studie			
Ost-Finnland	22	265	10.4
West-Finnland	19	253	3.8
Niederlande	19	240	4.4
USA	17	237	6.5
Slovenien	14	197	2.3
Italien (bäuerliche Gebiete)	10	198	3.8
Dalmatien	9	186	1.5
Kreta	8	204	0.2
Griechenland	7	198	1.9
Japan	3	155	0.5

Tabelle 2. Nahrungsfett und Koronare Herzkrankheit

	gesättigte Fettsäuren (% Kalorien)	Cholesterin (mg/dl)	KHK-Inzidenz (Jahr/1000)
Israel-Heart-Studie			
West-Europa	11.3	219	10.0
Ost-Europa	10.8	218	9.8
Süd-Europa	9.9	210	9.0
Israel	9.3	212	9.0
Mittlerer Osten	8.5	203	7.4
Nord-Afrika	8.1	195	8.0

Tabelle 3. Nahrungsfett und Koronare Herzkrankheit

	gesättigte Fettsäuren (% Kalorien)	Cholesterin (mg/dl)	KHK-Inzidenz (Jahr/1000)
Ni-Hon-San-Studie			
Kalifornien	26.2	226	4.3
Hawaii	23.3	219	2.9
Japan	6.7	176	1.4

gruppen in verschiedener Umgebung verglichen wurden [20]. Die Western Electric-Study [41] stellte bei einer 20jährigen Beobachtungszeit von 1900 Männern positive Beziehungen fest zwischen einer bezüglich des Fettgehaltes ungünstigen Nahrungszusammenstellung, dem Serumcholesterinspiegel und KHK-Mortalitäts-Risiko. Auch die Ireland-Boston Diet-Heart-Study [24] die Zutphen-Study [22] und das Honolulu Heart Program [29] bestätigten den Zusammenhang zwischen Nahrungsfett und KHK-Risiko.

Eine an ca. 21 000 Verstorbenen in 15 Ländern durchgeführte Sektionsstudie stellte eine enge Korrelation her zwischen dem Schweregrad der Atherosklerose sowie dem Fettgehalt in der Nahrung und dem Serumcholesterinspiegel, wobei in den hochentwikkelten Ländern die KHK-Rate am höchsten war [30]. Vergleichbare Daten wurden bereits ebenfalls 1968 publiziert [40].

Aber auch für das Kolonkarzinom nimmt offensichtlich das Risiko mit dem erhöhten Konsum tierischer Fette zu, wie eine 6jährige prospektive Studie bei 88 751 Frauen gezeigt hat [53]. Diese aktuellen Daten bestätigen eine Reihe anderer Studien [52].

All diese Beobachtungen zeigen eindeutig, daß eine fettreiche Ernährung ungesund ist. Obwohl sie alle die Annahme eines erhöhten Risikos für die koronare Herzkrankheit und den Dickdarmkrebs stützen, können andere (Mit-)Ursachen dafür aufgrund dieser Daten natürlich nicht ausgeschlossen werden. Bei dieser Datenlage spricht aber alles dafür, eine fettärmere und ballaststoffreiche Ernährung allgemein zu empfehlen.

3. Serumcholesterin und Koronare Herzkrankheit

Spätestens seit der Publikation des großen Screenings für den Multiple Risk Factor Intervention Trial (MRFIT) an 361662 Männern über 6 Jahre besteht nicht mehr der geringste Zweifel an einer Assoziation zwischen Serumcholesterinkonzentrationen und KHK-Risiko [26]. Interessanterweise verlaufen die Kurven sowohl bei der KHK-Mortalität wie bei der Gesamtmortalität annähernd identisch für Cholesterin und diastolischen Blutdruck (Abb. 2). Das Cholesterin-abhängige Risiko nimmt kontinuierlich ohne Schwellenwert über einen weiten Bereich zu: so beträgt das relative KHK-Mortalitätsrisiko 1.00 bei einem Serumcholesterinwert <167 mg/dl, ist er im Bereich von 221–231 mg/dl mit 2.20 mehr als verdoppelt und ca. 4,13fach höher bei Werten >264 mg/dl [45].

Neben einer Reihe anderer Untersuchungen haben die Framingham Heart-Study [54] und die PROCAM-Studie [1] dokumentiert, daß zwischen LDL-Cholesterin und KHK direkte und zwischen HDL-Cholesterin eine inverse Beziehung besteht. Der Quotient von Gesamt- oder LDL-Cholesterin zu HDL-Cholesterin scheint eine entscheidende Rolle für die Funktion der Triglyzeride als KHK-Risikofaktor zu spielen.

In der Helsinki-Heart-Study [11] konnte diese Beziehung auch in der Umkehrung bestätigt werden: die Interventionsmaßnahmen waren in dieser primären Präventionsstudie bei den Personen mit einem erhöhten Cholesterin/HDL-Cholesterin-Quotienten und Hypertriglyzeridämie am wirksamsten. Diese Studie konnte sehr gut mit zunehmender Laufzeit der Intervention auch eine zunehmende Wirksamkeit beim KHK-Risiko nachweisen. Die Dosisabhängigkeit von Cholesterinsenkung und gleichzeitiger Abnahme des KHK-Risikos wird sehr deutlich in der LRC-Studie [47, 48]. Angiographisch kontrollierte sekundäre Interventionsstudien wie z. B. CLAS [3, 4] und FATS [6]

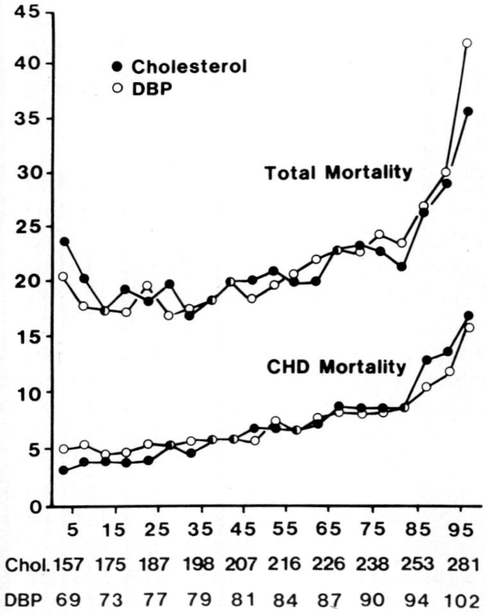

Abb. 2. Age-adjusted CHD and total 6-year death rate per 1000 men screened for MRFIT according to serum cholesterol or diastolic blood pressure percentiles (M.J. Martin et al., 1986)

haben zusätzlich zeigen können, daß die Progressionsverlangsamung bzw. Regression atherosklerotischer Koronarveränderungen um so rascher und um so ausgeprägter ist, je deutlicher die Senkung des atherogenen LDL-Cholesterins und der Anstieg des antiatherogenen HDL-Cholesterins ausfallen.

Damit steht heute außer Frage, daß erhöhte LDL-Cholesterin- und erniedrigte MDL-Cholesterinkonzentrationen (sowie mit hochgradiger Wahrscheinlichkeit auch erhöhte Triglyzeridspiegel unter bestimmten Bedingungen) im Serum ein gesichertes Atherosklerose-Risiko bedeuten, das durch entsprechend intensive therapeutische Intervention verringert wird, wobei die Atheroskleroseentwicklung eindeutig verlangsamt wird.

4. *Nahrungsfette, Lipoproteine und Atherosklerose*

In Anbetracht des limitierten Raumes soll nur kurz auf die einzelnen Nahrungskomponenten eingegangen werden.

4.1 Nahrungscholesterin

Die über 25 Jahre gehende Beobachtung von 1824 Männern der Western Electric-Study konnte zeigen, daß das KHK-Mortalitätsrisiko mit der Nahrungscholesterinzufuhr assoziiert war und das teilweise unabhängig von der Gesamtcholesterinkonzentration im Serum [43]. Bereits 1972 konnten Mattson et al. [27] zeigen, daß bei sonst unveränderter Fettzusammensetzung einer Formeldiät die Serumcholesterinkonzentration durch Erhöhung des Cholesteringehaltes ebenfalls erhöht werden konnte (Tabelle 4). Umgekehrt lassen sich durch Cholesterinreduktion in der Nahrung Cholesterinspiegel und KHK günstig beeinflussen [46]. Allerdings darf dabei nicht vergessen werden, daß eine erhebliche interindividuelle Variabilität in der Reaktion auf das Nahrungscholesterin besteht, wobei die „non compensators" nur unzureichend in der Lage sind, die körpereigene Cholesterinsynthese entsprechend der erhöhten Zufuhr zu reduzieren bzw. die Elimination zu erhöhen [32].

4.2 Gesättigte Fettsäuren

Wenn man die Daten über die Zufuhr an Cholesterin und gesättigten Fettsäuren zu einem Fett-Index (CSI) zusammenfaßt, so ergibt sich aus einer Reihe epidemiologischer Studien die in Abb. 3 zusammengefaßte signifikante Beziehung zwischen CSI und KHK [9]. Gesättigte Fettsäuren erhöhen LDL-Cholesterin, wobei eine individuelle Übereinstimmung besteht mit der Reaktion auf Nahrungscholesterin [19].

Tabelle 4. Metabolic Ward Study of the Effect of Dietary Cholesterol on Serum Cholesterol*

Group	Dietary Composition				Mean Serum Cholesterol	
	Saturated Fat, %$^{+}$	Polyunsaturated Fat, %	Total Fat, %	Cholesterol, mg/d	mmol/L (mg/dL)	%
1	16	5	40	0	4.13 (160)	...
2	16	5	40	245	4.47 (173)	+8
3	16	5	40	550	4.75 (184)	+15
4	16	5	40	730	5.19 (201)	+26

* Formula diets, dietary cholesterol from eggs. Forty-eight healthy men, average age, 26 years, 42 days on diet.
$^{+}$ Percent of total calories.

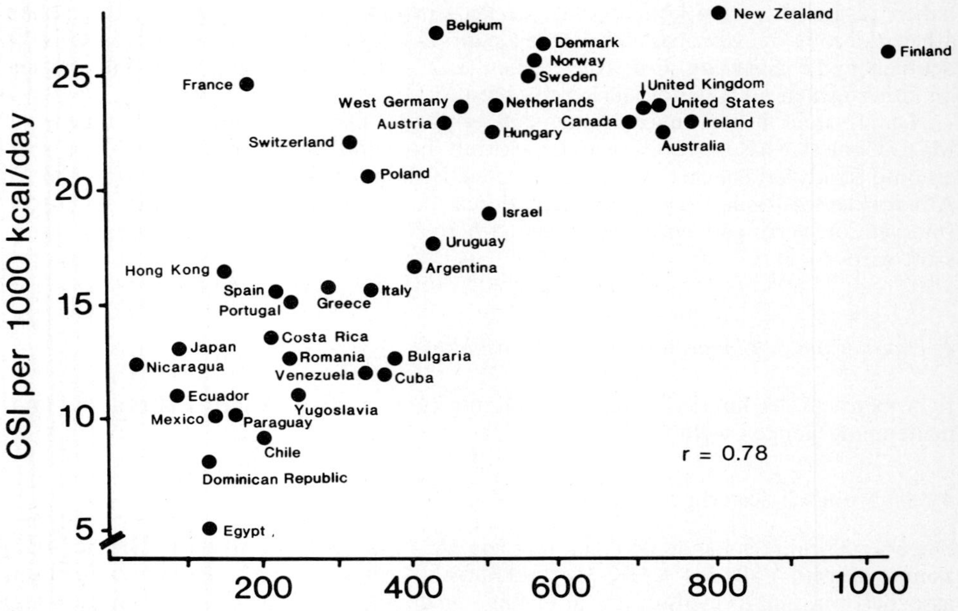

Abb. 3. Death rate per 100000 male population (age 55–64) Ischaemic Heart Disease (S.L. Connor et al., 1986)

Im Vergleich zu mehrfach ungesättigten Fettsäuren steigern gesättigte Fettsäuren in der Nahrung die LDL-Synthese, wobei es sich im wesentlichen um die Palmitin- und die Myristinsäure behandelt, während Stearinsäure sich eher neutral verhält [5, 33]. Die Haupt-Fettsäure-Familien sind in Tabelle 5 zusammengestellt.

4.3 Einfach ungesättigte Fettsäuren

Der hohe Konsum an einfach ungesättigten Fetten (Olivenöl) könnte einer der Gründe für die niedrigere KHK-Rate in den Mittelmeerländern sein. Dazu passen Untersuchungen mit Formeldiäten wie mit gemischten Kostformen, die eine effektive LDL-

Tabelle 5. Hauptgruppen der gesättigten und ungesättigten Fettsäuren

Fettsäure	Abstammung	Beispiel	Struktur-Merkmal	Herkunft
gesättigte	Essigsäure	C16:0 Palmitinsäure, C18:0	H_3C-RCOOH	Synthese; tierische und pflanzliche Fette
(n-9)	Ölsäure 18:1 (n-9)	C20:3 (n-9) Eicosatriensäure	H_3C-C-C-C-C-C-C-C-C^9= C-RCOOH	Synthese aus Acetat; tierische und pflanzliche Fette
(n-6)	Linolsäure 18:2 (n-6)	C20:4 (n-6) Arachidonsäure	H_3C-C-C-C-C-C^6= C^3-R'COOH	verschiedene pflanzliche Öle
(n-3)	a-Linolensäure 18:3 (n-3)	C20:5 (n-3) Eicosapentaensäure C22:6 (n-3) Docosahexaensäure	H_3C-C-C^3=C-R"COOH	Einige pflanzliche Öle (18:3) Fischöle (20:5, 22:6)

Cholesterinsenkung nachgewiesen haben ohne negative Auswirkungen auf das HDL-Cholesterin [14, 31, 44], so daß von Grundy [15] ein teilweiser Ersatz von Polyensäuren durch einfach ungesättigte Fette für eine gesunde Ernährung empfohlen wird. Andererseits werden einfach ungesättigte Fettsäuren als lipidneutral bezeichnet [13, 37] oder sogar bei Zufuhr in großen Mengen als negativ auf die Lipide wirkend [8].

4.4 Mehrfach ungesättigte n-6 Fettsäuren

Bei der Beurteilung dieser Polyensäuren darf nicht vergessen werden, daß gleichzeitig die gesättigten Fette reduziert werden, so daß das Verhältnis von Polyensäuren zu gesättigten Fettsäuren (P/S-Quotient) maßgebend ist, wobei allerdings die Gesamtfettmenge mitzuberücksichtigen ist. Eine Fülle von Publikationen hat belegt, daß bei einem P/S-Quotienten von 1,0–1,5 und einer Gesamtfettmenge um 30 Kal% eine sichere LDL-Cholesterinsenkung eintritt ohne negative Effekte auf das HDL-Cholesterin [51]. Die europäischen und amerikanischen Konsensuskonferenzen stimmen allerdings darin überein, daß der Anteil der Polyensäuren nicht höher als 7–maximal 10% der Nahrungsenergie betragen sollte. Der Linolsäuregehalt (der Hauptpolyensäure in unserer Ernährung) im Fettgewebe war in Populationen mit einer hohen KHK-Mortalitätsrate am niedrigsten und bei denen mit niedriger KHK-Mortalität am höchsten [25, 38]. In den USA hat die ständige Zunahme der Linolsäurezufuhr zu einem Anstieg von 16–18% im Fettgewebe geführt – im Gegensatz zu Schottland mit 8–10% und einer hohen KHK-Rate und niedrigem Linolsäurekonsum [2]. Oliver folgert 1989: „Viele Leute in Ländern mit hoher KHK-Inzidenz wie dem Vereinigten Königreich sollten gedrängt werden, den Verbrauch an mehrfach ungesättigten Fetten zu erhöhen, um das KHK-Risiko zu reduzieren... Mit anderen Worten, so essen, wie es viele in den Mittelmeerländern tun.“ [35].

Hinzukommen die günstigen Effekte der Linolsäure auf das Endothel, die zumindest tierexperimentell die antithrombogene Wirkung dieser Gruppe von Fettsäuren erklären [33].

Ein Wirkungsvergleich von gesättigten, einfach und mehrfach ungesättigten Fettsäuren auf die verschiedenen Lipoproteinfraktionen ist in Abb. 4 zusammengestellt.

Wie Tabelle 6 zeigt, sind die vorhersagbaren Veränderungen der Serumcholesterinkonzentration durch Änderungen von Gesamtfettgehalt, P/S-Quotient und Cholesterinzufuhr erheblich.

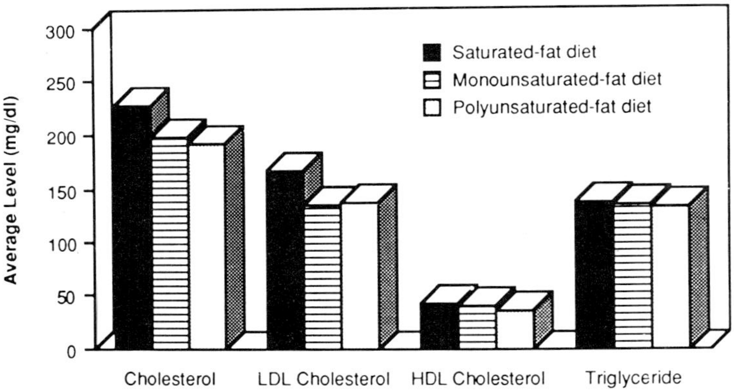

Abb. 4. Effects of three diets on blood lipid and lipoprotein levels. (Data plotted from F. Mattson and S. M. Grundy, Journal of Lipid Research 26 (1985):194)

Tabelle 6. Vorhersagbare Cholesterinsenkung bei verschiedenen Diäten

% der Gesamtkalorien					
Gesamtfett	Gesättigte Fette	Polyen-fette	P/S	mg/Tag Cholesterin	Änderung des Serumcholesterins in mg/dl gegenüber Basisernährung
40	15	6	0,4	500	
35	14	9	0,6	350	−18
25	8	8	1,0	200	−39
20	5	8	1,3	100	−53

4.5 Mehrfach ungesättigte n-3 Fettsäuren

Diese hautpsächlich aus Fischölen stammende Gruppe von Fettäuren ist nicht nur über die günstige Wirkung auf die Lipid- und Lipoproteinfraktionen im Serum für positive Effekte auf die Atherosklerose interessant, sondern auch über vielfältige direkte und indirekte Effekte auf die Atherogenese [39]. Abbildung 5 zeigt die Wirkung von Lachsöl (n-3) und Distelöl (n-6) auf Gesamtcholesterin und Triglyzeride im Serum von Gesunden (Normal) und Patienten mit Familiärer Hypercholesterinämie (FH) im Vergleich zu einer Butter-Diät (alle mit 34% Fett, 18% Eiweiß und 48% Kohlenhydrate), jeweils über 3 Wochen verabreicht [12]. Generell läßt sich sagen, daß n-3 Fettsäuren vorwiegend bei Hypertriglyzeridämien eingesetzt werden sollten [16]. Die antiatherogenen Wirkungsmöglichkeiten von n-3 Fettsäuren beim Menschen sind in Tabelle 7 zusammengestellt.

5. *Einige Interventionsstudien ohne lipidregulierende Medikamente*

Die Ergebnisse von 6 Interventionsstudien mit n-3 Fettsäuren sind in Tabelle 8 zusammengestellt [7, 10, 23, 34, 42, 50]. Besonders bemerkenswert sind die Daten von Burr et al., die in einer 2jährigen sekundären Präventionsstudie an Myokardinfarkt-

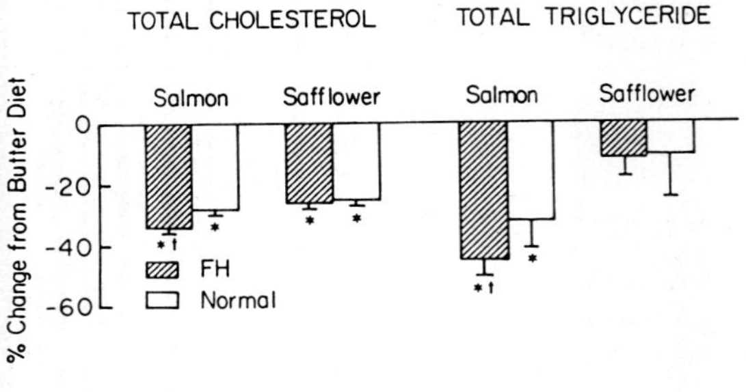

Abb. 5. Wirkung von n-3 und n-6 Fettsäuren auf Serumlipide und -lipoproteine bei familiärer Hypercholesterinämie (FH) und Gesunden

Tabelle 7. Antiatherogene Wirkungen von n-3 Fettsäuren beim Menschen

1. ↓ Thromboxan } ↓ Thrombozytenaggregation
2. ↑ Prostacyclin } ↑ Gefäßerweiterung
3. ↓ Leukotriene →↓ entzündliche Komponente der Atherogenese
4. ↓ Vasospasmus nach Katecholaminen und Angiotensin
5. ↓ Blutviskosität aufgrund erhöhter Erythrozytenverformbarkeit
6. ↓ Blutdruck
7. ↓ Triglyzeride
8. ↑ Fibrinolyse

Tabelle 8. Fischkonsum und koronare Herzkrankheit

Art der Untersuchung	Dauer	Zahl	Fischmenge/Tag	Autor
Keine präventive Wirkung				
Fragebogen	14J	11000	bis zu einer Portion	Vollset et al. 1985 [50]
24 Std. Recall	12J	7615	2×/Wo. 28–476g	Curb u. Reed 1985 [10]
Rückgang der Koronarmortalität				
Nachauswertung	25J	1931	bis zu 35 g	Shekelle et al. 1985 [42]
Fragebogen	14J	10966	wenig, mäßig, viel	Norell et al. 1986 [34]
prospektiv	20J	852	30g	Kromhout et al. 1985 [23]
Rückgang der Gesamtmortalität				
prospektiv	2J	2033	40g	Burr et el. 1989 [7]

Patienten in der „Fischgruppe" einen 29%igen Rückgang der Gesamtmortalität gegenüber der Vergleichsgruppe zeigten.

Die über 5 Jahre bei 1232 gesunden Männern durchgeführte primär-präventive Oslo-Studie [17] bestand in einer kombinierten Antiraucher-Intervention und einer fettmodifizierten Ernährung (Reduktion der Fettkalorien von 41 % in der Kontrollgruppe auf 28 % bei gleichzeitiger Erhöhung des P/S-Quotienten von 0,4 auf 0,7). Dabei waren in der Interventionsgruppe das Serumcholesterin um 13%, die Serumtriglyzeride um 20% und der mittlere Tabakverbrauch um 45% niedriger als in der Kontrollgruppe (allerdings hatten nur 25% in der Interventionsgruppe und 17% in der Kontrollgruppe das Rauchen ganz aufgegeben). Gleichzeitig war die Häufigkeit der Herzinfarkte in der Interventionsgruppe um 47% niedriger. Die Nachbeobachtung nach 102 Monaten [18] ergab, daß sich die unterschiedlichen Trends in der KHK-Morbidität und KHK-Mortalität zwischen den beiden Gruppen fortsetzten.

Im Multiple Risk Factor Intervention Trial (MRFIT) [49] ging es um die Frage, ob sich die KHK-Mortalität durch ein gleichzeitiges Vorgehen gegen Hypertonie, Hypercholesterinämie und Rauchen senken läßt. Mit einer fettmodifizierten Ernährung, Antiraucherprogramm und verbesserter medikamentöser Blutdruckeinstellung war nach 10,5 Jahren ein Rückgang festzustellen, der nach 8 Jahren noch nicht nachweisbar war.

Und schließlich soll noch der koronarangiographisch-kontrollierte einjährige Lifestyle Heart Trial [36] angeführt werden: Mit zugegebenermaßen extremen Maßnahmen (10 Kal% Fett, <5 mg/Tag Cholesterin, P/S-Quotient >1, Streß-Management-Training, regelmäßiges körperliches Training und Raucherstop) ließ sich nur nach einem Jahr bereits eine erhebliche Regression der Koronarstenosen nachweisen bei 82% der Patienten in der Interventionsgruppe.

6. Schlußfolgerung

Anhand der gegenwärtigen Datenlage ist nicht mehr zu vertreten, den Mitmenschen (aus welchen Gründen auch immer) die Information vorzuenthalten, daß sie mit Änderung der Lebensgewohnheiten eigenständig und freiwillig einen Beitrag erbringen können, ihr Risiko für einen Herzinfarkt entscheidend zu senken. Es ist unverantwortlich, weitere Glaubenskriege zu führen, statt die gesicherten Risiken für jeden erkennbar zu machen und die vorhandenen Möglichkeiten zu ihrer konsequenten Bekämpfung aufzuzeigen, nachdem offenkundig ist, daß sich dadurch atherosklerosebedingte Krankheiten und Tod hinausschieben lassen. In der wissenschaftlichen Welt herrscht darüber völlige Übereinstimmung. Auf der Grundlage der bekannten Fakten und vieler Konsensus-

Tabelle 9. Empfehlungen für eine ausgewogene Ernährung zur Atheroskleroseprävention

Nahrungsbestandteil	Empfohlene Ernährung (% Gesamtkalorien)
Fette	<30–35%
– gesättigte Fettsäuren	<10%
– mehrfach ungesättigte Fettsäuren	<10%
– (n-6/n-3 = 3/1)	
– einfach ungesättigte Fettsäuren	10–15%
– Cholesterin	<30mg/Tag
Kohlenhydrate	50–60%
Eiweiß	10–20%
Gesamtkalorien	Entsprechend Normalgewicht

Konferenzen gibt Tabelle 9 einen Rahmenvorschlag für eine gesunde fettmodifizierte Ernährung.

Literatur

1. Assmann G, Schulte H (eds) (1986) Procam Studie. Panscientia, Hedingen-Zürich – 2. Berry EM, Hirsch J, Most J, McNamara DJ, Thronton J (1986) The relationship of dietary fat to plasma lipid levels as studied by factor analysis of adipose tissue fatty acid composition in a free-living population of middle-aged American men. Am J Gin Nutr 44:220–231 – 3. Blankenhorn DH, Nessim SA, Johnson RL, Sanmarco ME, Azen SP, Cashin-Hemphill L (1987) Beneficial effects of combined colestipol-niacin therapy on coronary atherosclerosis and coronary venous bypass grafts. JAMA 257:3233–3240 – 4. Blankenhorn DH, Johnson RL, Mack WJ, El Zein HA, Vailas LI (1990) The influence of diet on the appearance of lew lesions in human coronary arteries. JAMA 263:1646–1652 – 5. Bonanome A, Grundy SM (1988) Effect of dietary stearic acid on plasma cholesterol and lipoprotein levels. New Engl J Med 318:1244–1248 – 6. Brown G, Albers JJ, Fisher LD, et al. (1990) Regression of coronary artery disease as a result of intensive lipid-lowering therapy in men with high levels of apolipoprotein B. New Engl J Med 232:1289–1298 – 7. Burr ML, Gilbert JF, Holliday RM, Elwood PC, Fehily AM, Rogers S, Sweetnam PM, Deadman NM (1989) Effects of changes in fat, fish, and fibre intakes on death and myocardial reinfarction: diet and reinfarction trial (DART). Lancet II:757–761 – 8. Chang NW, Huang PC (1990) Effects of dietary monounsaturated fatty acids on plasma lipids in humans. J Lipid Res 31:2141–2147 – 9. Connor SL, Gustafson JR, Artaud-Wild SM, et al. (1986) The cholesterol/saturated fat index; an indication of the hypercholesterolemic and atherogenic potential of food. Lancet II:1229–1232 – 10. Curb JD, Reed DM (1985) Fish consumption and mortality from coronary heart disease. Honolulu Heart Program. New Engl J Med 313:821 – 11. Frick MH, Elo O, Haapa K, et al. (1987) Helsinki Heart Study: Primary-prevention trial with Gemfibrozil in middle-aged men with dyslipidemia: Safety of treatment, changes in risk factors, and incidence of coronary heart disease. New Engl J Med 317:1237–1245 – 12. Friday KE, Failor RA, Childs MT, Bierman EL (1991) Effects of n-3 and n-6 fatty acid-enriched diets on plasma lipoproteins and apolipoproteins in heterozygous familial hypercholesterolemia. Arterioclerosis and Thrombosis 11:47–54 – 13. Ginsberg HN, Barr SL, Gilbert A, Karmally W, Deckelbaum R, Kaplan K, Ramakrishnan R, Holleran S, Dell RB (1990) Reduction of plasma cholesterol levels in normal men on an American Heart Association Step 1 Diet or a Step 1 Diet with Added Monounsaturated Fat. New Engl J Med 322:574–579 – 14 Grundy SM (1986) Comparison of monounsaturated fatty acids and carbohydrates for lowering plasma cholesterol. New Engl J Med 314:745–748 – 15. Grundy SM (1989) Monounsaturated fatty acids and cholesterol metabolism: implications for dietary recommendations. J Nutr 119:529–533 – 16. Harris WS (1989) Fish oils and plasma lipid and lipoprotein metabolism in humans: a critical review. J Lipid Res 30:785–807 – 17. Hjermann I, Holme I, Byre KV, Leren P (1981) Effect of diet and smoking intervention on the incidence of coronary heart disease. Lancet II:1303–1310 – 18. Hjermann I, Holme I, Leren P (1986) Oslo study diet and antismoking trial. Results after 102 months. Am J Med 80 (Suppl 2A):7–11 – 19. Katan MB, Berns MAM, Glatz JFC, Knuiman JT,

Nobels A, Devries JHM (1988) Congruence of individual responsivness to dietary cholesterol and to saturated fat in humans. J Lipid Res 29:883–892 – 20. Kato H, Tillotson J, Nichamen MZ, Rhoads GG, Hamilton HB (1973) Epidemiologic studies of coronary heart disease and stroke in Japanese men living in Japan, Hawaii and California: serum lipids and diet. Am J Epidemiol 97:372–385 – 21. Keys A (1980) Seven Countries: A multivariate analysis of death and coronary heart disease. Cambridge: Harvard University Press, p 252 – 22. Kromhout D, Coulander C de L (1984) Diet, prevalence and 10-year mortality from coronary heart disease in 871 middle-aged men: The Zutphen study. Am J Epidemiol 119:733–741 – 23. Kromhout D, Bosschieter EB, Coulander C de L (1985) An inverse relation between fish consumption and 20-year mortality from coronary heart disease. New Engl J Med 312:1205–1209 – 24. Kushi LH, Lew RA, Stare FJ, Ellison CR, El Lozy M, Bourke G, Daly L, Graham I, Hickey N, Mulcahy R, Kevaney J (1985) Diet and 20-year mortality from coronary heart disease. The Ireland-Boston Diet-Heart Study. New Engl J Med 312:811–818 – 25. Logan RL, Thomson M, Riemersma RA, et al. (1978) Risk factors for ischaemic heart disease in normal men aged 40. Lancet I:949–955 – 26. Martin MJ, Hulley SB, Browner WS, Kuller LH, Wentworth D (1986) Serum cholesterol, blood pressure, and mortality: Implications from a cohort of 361 662 men. Lancet II:933–986 – 27. Mattson FH, Erickson BA, Kligman AM (1972) Effect of dietary cholesterol on serum cholesterol in man. Am J Clin Nutr 25:589–594 – 28. Mattson FH, Grundy SM (1985) Comparison of effects of dietary saturated, monounsaturated and polyunsaturated fatty acids on plasma lipids and lipoproteins in man. J Lipid Res 26:194–202 – 29. McGee D, Reed DM, Yano K, et al. (1984) Ten-year incidence of coronary heart disease in the Honolulu Heart Program. Am J Epidemiol 119:733–741 – 30. McGill HC (ed.) (1968) The geographic pathology of atherosclerosis. Williams & Wilkins Co., Baltimore, p 41 – 31. Mensink RP, Katan MB (1989) Effect of a diet enriched with monounsaturated or polyunsaturated fatty acids on levels of low-density and high-density lipoprotein cholesterol in healthy women and men. New Engl J Med 321:436–441 – 32. Miettinen TA, Kesäniemi YA (1989) Cholesterol absorption: regulation of cholesterol synthesis and elimination and within-population variations of serum cholesterol levels. Am J Clin Nutr 49:629–635 – 33. Nordoy A, Goodnight SH (1990) Dietary lipids and thrombosis. Arteriosclerosis 10:149–163 – 34. Norell SE, Ahlbom A, Feychting M (1986) Fish consumption and mortality from coronary heart disease. Brit Med J 293:426 – 35. Oliver MF (1989) Cigarette smoking, polyunsaturated fats, linoleic acid, and coronary heart disease. Lancet I:1241–1243 – 36. Ornish D, Brown SE, Scherwitz LW, Billings JH, Armstrong WT, Ports TA, MacLanahan SM, Kirkeeide RL, Brand RJ, Gould KL (1990) Can lifestyle changes reverse coronary heart disease? Lancet 336:129–133 – 37. Report of the National Cholesterol Education Program Expert Panel (1988) On detection, evaluation and treatment of high cholesterol in adults. Arch Intern Med 148:36–69 – 38. Riemersma RA, Wood DA, Butler S, et al. (1986) Linoleic acid in adipose tissue and coronary heart disease. Brit Med J 292:1423–1427 – 39. Schwandt P (ed.) (1991) Effects of omega-3 fatty acids. Schattauer-Verlag, Stuttgart-New York – 40. Scrimshaw NS, Guzman MA (1968) Diet and Atherosclerosis. Laboratory Investigation 18:623–628 – 41. Shekelle RB, MacMillan Shryock A, Oglesby P, Lepper M, Stamler J, Liu S, Raynor WJ jr. (1981) Diet, serum cholesterol, and death from coronary heart disease. The Western Electric Study. New Engl J Med 304:65–70 – 42. Shekelle RB, Missel LV, Paul O, Shryock AMM, Stamer J. (1985) Fish consumption and mortality from coronary heart disease. New Engl J Med 313:820 – 43. Shekelle RB, Stamler J (1989) Dietary cholesterol and ischaemic heart disease. Lancet I:1177–1178 – 44. Sirtori CR, Tremoli E, Gatti E, Montanari G, Sirtori M, Colli S, Gianfranceschi G, Maderna P, Zucchi Dentone C, Testolin G, Galli C (1986) Controlled evaluation of fat intake in the Mediterranean diet: comparative activities of olive oil and corn oil on plasma lipids and platelets in high risk patients. Am J Clin Nutr 44:635–642 – 45. Stamler J, Wentworth D, Neaton JD (1986) Is the relationship between serum cholesterol and risk of premature death from coronary heart disease continuous or graded? Findings in 356,222 primary screenees of the Multiple Risk Factor Intervention Trial (MRFT). JAMA 256:2823–2828 – 46. Stamler J, Shekelle R (1988) Dietary cholesterol and human coronary heart disease. Arch Pathol Lab Med 112:1032–1040 – 47. The Lipid Research Clinics Coronary Primary Prevention Trial (1984) I. Reduction in incidence of coronary heart disease. JAMA 251:351–364 – 48. The Lipid Research Clinics Coronary Primary Prevention Trial (1984) II. The relationship of reduction in incidence of coronary heart disease to cholesterol lowering. JAMA 251:365–374 – 49. The Multiple Risk Factor Intervention Trial Research Group (1990) Mortality rates after 10.5 years for participants in the Multiple Risk Factor Intervention Trial. JAMA 263:1795–1801 – 50. Vollset SE, Heuch I, Bjelke E (1985) Fish consumption and mortality from cornary heart disease. New Engl J Med 313:820–821 – 51. Weisweiler P, Janetschek P, Schwandt P (1985) Influence of polyunsaturated fats and fat restriction on serum lipoproteins in humans. Metabolism 34:83–87 – 52. Willet W (1989) The search for the causes of breast and colon cancer. Nature 338:389–394 – 53. Willet WC,

Stampfer MJ, Colditz GA, Rosner BA, Speizer FE (1990) Relation of meat, fat, and fiber intake to the risk of colon cancer in a prospective study among women. New Engl J Med 323:1664–1672 –
54. Wilson PWF, William P, Castelli WP, Kannel WB (1987) Coronary risk prediction in adults. The Framingham Heart Study. Am J Cardiol 59:91 G-94G

Medikamentöse Therapie des Hochrisikopatienten mit Diabetes mellitus

W. Krone, D. Müller-Wieland (Klinik II und Poliklinik für Innere Medizin der Universität Köln)

Patienten mit Diabetes mellitus haben ein 2- bis 3fach erhöhtes Risiko, an den Folgen kardiovaskulärer Erkrankungen zu sterben. Wie bei Nicht-Diabetikern wird die kardiovaskuläre Mortalität durch die primären Risikofaktoren Hypercholesterinämie, Hypertonie und Rauchen drastisch erhöht [1]. Patienten mit Diabetes mellitus leiden häufig an multiplen kardiovaskulären Risikofaktoren. Obwohl die Pathogenese und die atherogenen Mechanismen der verschiedenen Risikofaktoren bei Diabetes mellitus noch nicht hinreichend geklärt sind, gibt es keinen Zweifel daran, daß durch konsequente Eliminierung und Behandlung dieser Risikofaktoren, eine Prävention der Makroangiopathie zu erreichen ist.

Fettstoffwechselstörungen bei Diabetes mellitus

Bis zu 50% aller Patienten mit Diabetes mellitus leiden an einer Hyper- bzw. Dyslipoproteinämie [2]. Patienten mit Diabetes mellitus haben verschiedenste Formen von Fettstoffwechselstörungen, die u.a. von der Qualität der Stoffwechseleinstellung mitbeeinflußt werden [3, 4]. Typische Veränderungen der Plasmalipide bzw. -lipoproteine sind:

1. Hypertriglyzeridämie
2. Hypercholesterinämie
3. Erniedrigung des HDL-Cholesterins.

1. Hypertriglyzeridämie

Eine Hypertriglyzeridämie beim Diabetes mellitus ist häufig durch eine Erhöhung der VLDL (Very Low Density Lipoprotein) verursacht. Eine Erhöhung der Plasmakonzentration von VLDL bei Patienten mit Diabetes mellitus scheint ein kardiovaskulärer Risikofaktor zu sein, insbesondere wenn die HDL (High Density Lipoprotein)-Cholesterinspiegel erniedrigt sind [5]. Sie kann prinzipiell bedingt sein durch eine erhöhte Synthese der VLDL in der Leber sowie durch ihren verminderten Abbau.

Beides, eine Erhöhung der VLDL-Syntheserate in der Leber und ein verminderter nicht-hepatischer Abbau der VLDL durch eine Verminderung der Lipoproteinlipase sind bei Insulinmangel oder Insulinresistenz nachgewiesen.

Die Zusammensetzung der VLDL-Partikel ist beim Diabetes mellitus verändert. Die Partikel können größer und reicher an Triglyzeriden sein und Veränderungen ihrer Apoproteine C und E haben. Die Apoproteine C und E sind wichtige Regulatoren des enzymatischen und rezeptormediierten Abbaus der VLDL. Triglyzeridreiche große VLDL-Partikel werden zu einem geringeren Grad zu LDL (Low Density Lipoprotein) metabolisiert und in einem höheren Maße direkt aus der Zirkulation entfernt. Die pathophysiologische Bedeutung der veränderten Lipoproteinkompositionen ist noch unklar, sie könnte aber zu einer Veränderung des Abbaus sowie erhöhten Atherogenität der VLDL führen.

2. Hypercholesterinämie

Die Hypercholesterinämie ist durch eine erhöhte Plasmakonzentration der LDL bedingt. Sie ist nachgewiesenermaßen mit einem erhöhten Arterioskleroserisiko assoziiert [6, 7]. Erhöhte Plasmakonzentrationen von LDL-Cholesterin bei Patienten mit Diabetes mellitus könnten u.a. durch einen verminderten Abbau durch den LDL-Rezeptor bedingt sein. Insulin stimuliert die Aktivität des LDL-Rezeptors in vivo [8] und in vitro [9, 10]. Diese insulininduzierte Erhöhung der LDL-Rezeptoraktivität beruht möglicherweise auf eine Aktivierung der Genexpression des LDL-Rezeptors [11]. Demzufolge könnte ein Insulinmangel oder eine verminderte Insulinwirkung zu einer erniedrigten LDL-Rezeptoraktivität führen. Der verminderte LDL-Abbau bedingt ein Ansteigen der LDL-Cholesterinspiegel im Blut und führt damit zu einem erhöhten Arterioskleroserisiko. Erhöhte Konzentrationen von LDL im Plasma können nicht nur durch eine Verminderung der Aktivität des LDL-Rezeptors bedingt sein, sondern auch durch eine Modifikation des Rezeptorliganden. Beim Diabetes mellitus können die LDL durch Glykolysierung, Oxidierung und Triglyzeridanreicherung verändert sein [12].

Triglyzeridreiche LDL-Partikel zeigen eine geringere Rezeptorbindung in Fibroblasten. Eine Glykolysierung der LDL wird durch eine Hyperglykämie verursacht, die wiederum zu einer reduzierten zellulären Aufnahme der LDL via LDL-Rezeptor führt [13]. Auf der anderen Seite werden aber glykolysierte und auch die durch Gefäßzellen beim Diabetes mellitus vermehrt oxidierten LDL von Makrophagen aufgenommen und stimulieren die Veresterung und Ablagerung von Cholesterin [14]. Diese Aufnahme und Ablagerung von Cholesterinestern in Makrophagen der Gefäßwände sind höchst wahrscheinlich das Korrelat für „Schaumzellen“, eine typische Erscheinung des atherosklerotischen Plaques [14].

3. Verminderung des HDL-Cholesterins

Die Bildung der HDL ist eng mit dem enzymatischen Abbau triglyzeridreicher Lipoproteine assoziiert und damit auch mit dem Ausmaß der Insulinisierung bzw. dem Grad der Insulinresistenz. Bei schlechter diabetischer Stoffwechseleinstellung und damit verminderten Abbau der VLDL finden sich reduzierte HDL-Konzentrationen im Plasma. Bei optimaler Insulinisierung, z.B. im Rahmen einer Therapie mit einer Insulinpumpe, werden normale und teils auch erhöhte HDL-Spiegel gefunden [15]. Bei manchen Patienten mit Diabetes mellitus Typ II steigen die HDL-Spiegel im Plasma jedoch auch nach sehr guter Stoffwechseleinstellung nicht adäquat an [3]. Eine Ursache für dieses Phänomen ist bisher noch nicht bekannt.

Therapie der Hyperlipidämie bei Diabetes mellitus

Die Therapieziele bei Patienten mit Diabetes mellitus sind: Gesamtcholesterin unter 200 mg/dl, LDL-Cholesterin unter 135 mg/dl und Triglyzeride unter 150 mg/dl.

Die Therapie der Hyperlipidämie bei Patienten mit Diabetes mellitus umfassen Diät, Gewichtsreduktion und körperliche Aktivität. Die Blutzuckerspiegel sollten optimal eingestellt sein. Blutfetterhöhende Medikamente sollten abgesetzt werden.

Die lipidsenkende Diät bei Diabetes mellitus umfaßt eine Senkung des Fettkonsums auf bis zu 30 Kalorienprozent, wobei die gesättigten, die einfach ungesättigten und die mehrfach ungesättigten Fettsäuren im Verhältnis 1:1:1 stehen sollten. Die Kost sollte ballaststoffreich und cholesterinarm (unter 300 mg pro Tag) sein. Eine Normalisierung des Blutzuckers beim Patienten mit Diabetes mellitus führt in der Regel zu einer drastischen Senkung der Triglyzeride und VLDL, aber auch des Cholesterins und der LDL. Eine Gewichtsreduktion beim Typ-II-Diabetes sowie – wenn möglich – körperliche Aktivität senken nicht nur den Blutzucker, sondern auch die Cholesterin- und Triglyzeridspiegel und erhöhen die HDL. Blutfettsteigernde Medikamente, wie z.B. Thiaziddiuretika, unspezifische β-Blocker oder orale Kontrazeptiva sollten vermieden werden.

Wenn eine medikamentöse lipidsenkende Therapie bei Patienten mit Diabetes mellitus indiziert ist, unterscheidet diese sich nicht wesentlich von der des Nicht-Diabetikers. Bei einer Hypercholesterinämie sind vor allem Ionenaustauscher oder HMG-CoA-Reduktasehemmer, bei einer Hypertriglyzeridämie vor allen Fibrate (oder Nikotinsäurederivate) und bei einer kombinierten Hyperlipidamie möglicherweise eine Kombinationstherapie indiziert. Langzeiterfahrungen mit HMG-CoA-Reduktasehemmer bei der Behandlung von Patienten mit Diabetes mellitus müssen abgewartet werden.

Hypertonie

Studien haben ergeben, daß beinahe jeder 2. Diabetiker einen therapiebedürftigen Hypertonus hat. Nur jeder 8. Diabetiker ist jedoch ausreichend antihypertensiv behandelt. Bei erhöhten Blutdruckwerten können verfrüht und vermehrt Spätkomplikationen beim Diabetiker auftreten. Diese sind einmal die diabetische Retinopathie und die diabetische Nephropathie. Zum anderen treten arteriosklerotische Erkrankungen, wie koronare Herzkrankheit, cerebrovaskuläre Erkrankungen und periphere Verschlußkrankheiten auf. Insbesondere wegen der diabetischen Nephropathie, die bereits bei leicht erhöhten Blutdruckwerten eine Progression zeigt, ist das Therapieziel bei Diabetikern streng: es werden Blutdruckwerte <140 mmHg systolisch und mindestens <90 mmHg diastolisch angestrebt [16].

Nicht medikamentöse antihypertensive Therapie

Insbesondere der Typ-II-Diabetiker leidet häufig an Übergewicht, das mit erhöhten Blutdruckwerten einhergeht. Nicht nur zur Verbesserung der diabetischen Stoffwechsellage, sondern auch zur Senkung der erhöhten Blutdruckwerte hat die Gewichtsreduktion für den Diabetiker eine besondere Bedeutung. Weitere Allgemeinmaßnahmen zur Besserung des Hypertonus sind: Einschränkung der Kochsalzzufuhr, Rauch- und Alkoholrestriktion sowie – wenn möglich – körperliches Training. Diese therapeutischen Maßnahmen normalisieren häufig auch erhöhte Blutfettspiegel, wenn sie von den Patienten konsequent berücksichtigt werden.

Medikamentöse antihypertensive Therapie

Bei der Behandlung des hypertonen Patienten mit Diabetes mellitus sind vom behandelnden Arzt diabetesspezifische Therapieprobleme zu berücksichtigen. So leiden bis zu 60% der Diabetiker an Potenzstörungen, die durch bestimmte Pharmaka verstärkt werden können. Eine Niereninsuffizienz bei diabetischer Nephropathie muß bei der Auswahl der antihypertensiven Medikamente berücksichtigt werden. Wenn ein hyporeninämischer Hypoaldosteronismus beim Diabetiker vorliegt, können bestimmte Pharmaka zu schweren Hyperkaliämien führen. Eine autonome Neuropathie des Diabetikers kann mit einer Störung der Gegenregulation bei Hypoglykämien einhergehen, so daß die

Hypoglykämiesymptomatik vermindert wahrgenommen wird. Durch eine falsche antihypertensive Therapie kann die Hypoglykämiesymptomatik maskiert und der Patient außerordentlich gefährdet werden.

Wenn eine medikamentöse Therapie des Hypertonus bei gleichzeitig bestehender Hyperlipidämie durchgeführt werden muß, sollte auf blutfetterhöhende bzw. HDL-senkende Medikamente verzichtet werden.

Welche Einflüsse von Antihypertensiva sind bekannt? Thiaziddiuretika erhöhen die Triglyzeride und das Cholesterin im Plasma. Unspezifische β-Blocker erhöhen ebenfalls die Triglyzeride und senken die antiatherogenen HDL. Alpha-1-Blocker senken Triglyzeride, Cholesterin und erhöhen HDL. Calciumantagonisten und ACE-Hemmer sind stoffwechselneutral und haben keine negativen Einflüsse auf die Blutfette. Letztere Medikamente sollten bei hypertonen Diabetikern mit gleichzeitig bestehender Hyperlipidämie vorzugsweise verordnet werden [17].

Schlußfolgerungen

Kardiovaskuläre Erkrankungen sind die häufigste Todesursache bei Patienten mit Diabetes mellitus. Sie treten häufiger und frühzeitiger als bei der Allgemeinbevölkerung auf. Die Hyperlipidämie, Hypertonie und Hyperglykämie sind wichtige kardiovaskuläre Risikofaktoren und haben eine hohe Prävalenz bei Patienten mit Diabetes mellitus. Die Prävention und Therapie der Makroangiopathie erfolgt durch konsequente Eliminierung und Behandlung dieser Risikofaktoren und eine optimale Diabeteseinstellung.

Literatur

1. American Diabetes Association (1989) Consensus Statement: Role of cardiovascular risk factors in prevention and treatment of macrovascular disease in diabetes. Diabetes Care 12:573–579 – 2. Ganda OP (1985) Pathogenesis of macrovascular disease including the influence of lipids. In: Marbel A, Krall LP, Bradley RF, Christlieb AR, Soeldner JS (eds.) Joslin's Diabetes Mellitus. 12th Ed. Lea & Febiger, Philadelphia, pp 217–250 – 3. Howard BV (1987) Lipoprotein metabolism in diabetes mellitus. J Lipid Resp 28:613–628 – 4. Kostner GM, Karadi I: Lipoprotein alterations in diabetes mellitus. Diabetologia 31:717–722 – 5. West KM, Ahuja MMS, Bennett PH, Czyzyk A, Mateo De Acosta O, Fuller JH, Grab B, Grabauskas V, Jarrett RJ, Kosaka K, Keen H, Krolewski AS, Miki E, Schliack V, Teuscher A, Watkins PJ, Stober JA (1983) The role of circulating glucose and triglyceride concentrations and their interactions with other „risk factors" as determinants of arterial disease in nin diabetic population samples from the WHO multinational study. Diabetes Care 6:361–369 – 6. The Lipid Research Clinics Programm (1984) The lipid research clinics coronary primary prevention trial results. I. Reduction in the incidence of coronary heart disease. JAMA 251:351–364 – 7. Frick MH, Elo I, Haapa K, Heinon OP, Heinsalmi P, Helo P, Huttunen JK, Kaitaniemi P, Koskinen P, Manninen V, Maenpaa H, Malkonen M, Manttari M, Norolas S, Pasternach A, Pikkarainen J, Romo M, Sjoblom T, Nikkila EA (1987) Helsinki Heart Study: Primary prevention trial with gemfibrozil in middle-aged men with dyslipidemia: safety of treatment, changes in risk factors, and incidence of coronary heart disease. N Engl J Med 317:1237–1244 – 8. Mazzone T, Foster D, Chait A (1979) In vivo stimulation of low density lipoprotein degradation by insulin. Diabetes 33:333–338 – 9. Chait A, Bierman EL, Albers JJ (1979) Low density lipoprotein receptor activity in cultured human skin fibroblasts: mechanism of insulin-induced stimulation. J Clin Invest 64:1309–1319 – 10. Krone W, Naegele H, Behnke B, Greten H (1988) Opposite effects of insulin and catecholamines on LDL-receptor activity in human mononuclear leukocytes. Diabetes 37:1386–1391 – 11. Mazzone T, Basheeruddin K, Ping L, Frazer S, Getz GS (1989) Mechanism of the growth-related activation of the low density lipoprotein receptor pathway. J Biol Chem 264:1787–1792 – 12. Colwell JA, Lopes-Virella MF (1988) A review of the development of large-vessel disease in diabetes mellitus. Am J Med 85, (Suppl 5A):113–118 – 13. Witzum JL, Mahoney EM, Ranks MJ, Fisher M, Elam R, Steinberg D (1982) Non-enzymatic glycosylation of LDL alters its biological activity. Diabetes 31:283–291 – 14. Steinberg D, Parthsarathy S, Carew TE, Khoo JC, Witzum JL (1989) Beyond cholesterol. Modifications of low-

density lipoprotein that increase its atherogenicity. N Engl J Med 320:915–924 – 15. Nikkila EA, Hormila P (1978) Serum lipids and lipoproteins in insulin treated diabetes. Demonstration of increased high-density lipoprotein concentrations. Diabetes 27:1078–1083 – 16. Members of the Working Group on Hypertension and Diabetes (1987) Statement of hypertension and diabetes. Diabetes Care 10:764–776 – 17. Krone W, Nägele H (1988) Effects of antihypertensives on plasma lipids and lipoprotein metabolism Am Heart J 116:1729–1734

Entscheidungsrichtlinien zur Therapie erhöhter Blutfette – Wer sollte wie behandelt werden?

H. Greten (Medizinische Kernklinik und Poliklinik, Universitätskrankenhaus Eppendorf, Hamburg)

Das individuelle coronare Risiko wird von Umweltfaktoren und genetischen Determinaten bestimmt. Letztere sind nur z. T. bekannt. Unter ihnen spielt das Lp(a) eine besondere Rolle. Kürzlich konnte nachgewiesen werden, daß die Konzentration an Lp(a) im Plasma mit der Konzentration in der Arterienwand direkt korreliert. So hatten Patienten mit coronarer Herzkrankheit, die sich einer Bypass-Operation unterziehen mußten, deutlich höhere Plasma- und Gefäßwandkonzentrationen an Lp(a) als gesunde Kontrollgruppen. Aber auch Mutanten des ApoA und ApoE, Polymorphismen des AboB und andere noch nicht so gut untersuchte Strukturproteine beeinflussen den intravasalen Lipoproteinstoffwechsel und können das coronare Herzrisiko erhöhen, ohne daß in jedem Falle spezielle therapeutische Konsequenzen gezogen werden können. Unter den sog. Umweltfaktoren spielt neben der Hypertonie und dem Zigarettenrauchen die Ernährung eine besondere Rolle. So ist seit mehr als zwanzig Jahren in großen epidemiologischen Studien der Zusammenhang zwischen hohen Plasmacholesterinwerten und einer beschleuigten Arterioskleroseentstehung bewiesen worden. Eine so eindeutige Korrelation besteht andererseits nicht zwischen hohen Triglyceridkonzentrationen und der coronaren Herzkrankheit. Gerade bei Patienten, die einen Herzinfarkt überlebt haben, findet man jedoch häufig eine gleichzeitige Erhöhung von Cholesterin und Trigyceriden. Darüberhinaus ist das atherogene Risiko durch Cholesterin-transportierende Lipoproteine – im wesentlichen Low-Density Lipoproteine (LDL) und High-Density Lipoproteine (HDL) – deutlich unterschiedlich und sogar antagonistisch. Hohe LDL und niedrige HDL-Werte sind atherogen, niedrige LDL- und hohe HDL-Cholesterinkonzentrationen jedoch nicht.

Der Präventivmediziner wie auch der kurativ in der Sekundärprävention tätige Arzt muß nun unterscheiden: 1. Wer soll behandelt werden? und 2. Welche therapeutischen Maßnahmen sind im einzelnen Fall zu ergreifen? In verschiedenen und durchaus unterschiedlichen sog. Konsensus-Konferenzen der USA als auch der Europäer wurde versucht, Richtlinien zu erarbeiten, um diese Entscheidung für den nicht spezialisierten Arzt zu erleichtern. Der große Nachteil derartiger Empfehlungen – so wird es zumindest von großen Teilen der Ärzteschaft empfunden – liegt in der zwangsläufig sich ergebenden Verallgemeinerung der Therapie, ohne auf die individuellen Bedürfnisse des Patienten detailliert genug einzugehen. Dies kann allerdings von den in den Konsensus-Konferenzen bearbeiteten Richtlinien für Populationen auch nicht erwartet werden. Grundsätzlich muß der Wert von 200 mg/dl Cholesterin als ein Richtwert akzeptiert werden, da höhere Konzentrationen eindeutig mit erhöhtem KHK-Risiko korrelieren. In der Regel wird es keine Schwierigkeiten machen, sehr hohe Cholesterinwerte – also etwa über 270 mg/dl – auf eine familiäre Hypercholesterinämie zurückzuführen oder andere Grundkrankheiten als Ursache zu finden, wie z. B. Hypothyreose, Niereninsuffizienz

u. a. Die meisten Menschen mit koronarer Herzkrankheit haben jedoch Cholesterinwerte im Bereich zwischen 200–270 mg/dl, so daß der behandelnde Arzt vor die oft schwierige Entscheidung gestellt wird, wie konservativ oder wie aggressiv er therapieren soll. Durch eine Bestimmung des HDL-Cholesterins muß gerade bei diesen nur mäßig erhöhten Werten unterschieden werden, ob das LDL-Cholesterin erhöht und das HDL-Cholesterin erniedrigt ist. Ein hohes antiatherogenes und somit potentiell protektives HDL-Cholesterin trägt gelegentlich zu einem hohen Gesamtcholesterin bei. In einem solchen Fall – etwa bei einem HDL-Cholesterin von 60 mg/dl oder höher – sind Verlaufskontrollen angezeigt und allein diätetische Empfehlungen sinnvoll. Andererseits können selbst intensive medikamentöse Therapiemaßnahmen für einen Patienten nützlich sein, dessen Cholesterin „nur" in diesem „mäßig" erhöhten Bereich liegt. Nämlich immer dann, wenn entweder zusätzliche Risikofaktoren bekannt sind oder bereits atherosklerotische Gefäßkomplikationen aufgetreten sind. Insbesondere also bei Zustand nach Bypass-Operation, Ballondilatation eines oder mehrerer Koronargefäße oder manifester peripherer arterieller Verschlußkrankheit. Auch eine positive Familienanamnese mit dem Auftreten von Herzinfarkten in jungen Jahren bei anderen Familienangehörigen gilt als potentielles hohes Risiko und sollte die Entscheidung, ob außer diätetischer Empfehlungen auch Medikamente notwendig sind, mit beeinflussen. Nach allen bisherigen Erfahrungen insbesondere auch nach Analyse der ersten jetzt veröffentlichten Regressionsstudien muß man davon ausgehen, daß eine sog. lipidsenkende Therapie für den Betroffenen erst dann sinnvoll sein wird, wenn sie wirksam und drastisch erhöhte Cholesterinwerte zu senken vermag. An erster Stelle wird man nach wie vor diätetische Empfehlungen aussprechen entsprechend den publizierten und akzeptierten Regeln. Diese beinhalten eine fettreduzierte und fettmodifizierte Nahrung, wobei in letzter Zeit vermehrt den einfach ungesättigten Fettsäuren – Olivenöl! – große Bedeutung beigemessen wird. Gelingt es damit nicht den Cholesterinwert bei gefährdeten Personen zu normalisieren, stehen moderne und wirksame Pharmaka zur Verfügung, die sowohl die Cholesterinbiosynthese hemmen als auch die Zahl der LDL-Rezeptoren an der Leberzelle exprimieren können. Einzelheiten über Dosierung und synergistische Effekte einer Kombinationstherapie sind ausreichend publiziert. Zusammenfassend muß festgehalten werden, daß nicht die Höhe der Cholesterinkonzentration die spezielle therapeutische Maßnahme bestimmt, sondern die Evaluierung des individuellen coronaren Risikos entscheidend ist. Das gesamte Spektrum therapeutischer Möglichkeiten über körperliche Bewegung, Diät, Pharmaka bis zur extrakorporalen LDL-Apherese muß dann entsprechend der individuellen Gegebenheit eingesetzt werden.

Die Entscheidung ob erhöhte Triglyceridwerte medikamentös behandelt werden sollen ist sehr viel schwieriger. Sehr hohe Triglyceridkonzentrationen über 600 bis 800 mg/dl müssen wegen der Gefahr abdomineller Koliken eventuell sogar mit akuter Pankreatitis unbedingt normalisiert werden. In der Regel werden Gewichtsreduktion, kohlenhydratarme Kost und Alkoholabstinenz dazu führen, daß erhöhte Triglyceridwerte sich normalisieren. Der Zusammenhang zwischen Triglyceriden und beschleunigter Arteriosklerose ist jedoch keinesfalls so eindeutig, wie zwischen Cholesterin und Arteriosklerose. Offenbar spielt die besondere Transportform für Triglycedride im Plasma eine entscheidende Rolle, die jedoch mit den üblichen Labormethoden in der Praxis noch nicht unterschieden werden kann. Für die praktische tägliche Medizin kann man daher verallgemeinern und eine eventuelle medikamentöse Behandlung erhöhter Triglyceridwerte dann fordern, wenn gleichzeitig der HDL-Cholesterinwert erniedrigt ist. Diese Konstellation ist außerordentlich häufig und praktisch eine klassische Indikation für Fibrate. Wenn, wie beim sog. Syndron X andere pathologische Konstellationen vorhanden sind, wie Übergewicht, Insulinresistenz, Hyperinsulinämie, pathologische Glucosetoleranz, etc. muß von erhöhtem Arterioskleroserisiko ausgegangen werden und entsprechend konsequent behandelt werden.

Die Behandlung erhöhter Blutfette stellt heutzutage eine Herausforderung für jeden Arzt dar, da er täglich mit diesem Problem konfrontiert wird. Immer sollte das individuelle Risiko des Patienten im Mittelpunkt stehen und nicht der bestimmte Laborwert. Eine differenzierte und wirksame Therapie ermöglicht nach heutiger Auffassung ein Aufhalten – eventuell sogar eine Regression arteriosklerotischer Veränderungen und rechtfertigt damit eine oft lebenslang notwendige Behandlung.

1. Rundtischgespräch:
Langzeittherapie und Therapieschaden

Leitung: *N. Dölle,* Tübingen; *E. Habermann,* Gießen
Teilnehmer: *B. Lüderitz,* Bonn; *W. Vetter,* Bonn; *F. J. Wagenhäuser,* Zürich; *K.-H. Usadel,* Frankfurt/Main; *B. Müller-Oerlinghausen,* Berlin; *H. D. Waller,* Tübingen; *H. Fabel,* Hannover
(Manuskript nicht eingegangen)

2. Rundtischgespräch:
Grenzfälle in der internistischen Intensivtherapie

Leitung: *G. Ertl,* Würzburg; *H.-P. Schuster,* Hildesheim
Teilnehmer: *K. Wilms,* Würzburg; *E. B. Helm,* Frankfurt/Main; *G. W. Sybrecht,* Homburg/Saar; *F. Gerstenbrand,* Innsbruck
(Manuskript nicht eingegangen)

3. Rundtischgespräch:
Akute haemorrhagische Pankreatitis

Leitung: *M. Classen,* München
Teilnehmer: *H. Goebell,* Essen; *J. Schölmerich,* Freiburg; *H. G. Beger,* Ulm; *H.-P. Schuster,* Hildesheim
(Manuskript nicht eingegangen)

4. Rundtischgespräch:
Therapie im chronischen Stadium des Myokardinfarktes

Leitung: *W. Kübler,* Heidelberg; *H. Blömer,* München
Teilnehmer: *G. Ertl,* Würzburg; *P. Lichtlen,* Hannover; *J. van de Loo,* Münster; *L. Seipel,* Tübingen; *H. Kreuzer,* Göttingen
(Manuskript nicht eingegangen)

5. Rundtischgespräch: Die Bedeutung gegenwärtiger und neuer Therapieansätze

Leitung: *J. R. Kalden,* Erlangen-Nürnberg; *M. Schattenkirchner,* München
Teilnehmer: *G. R. Burmester,* Erlangen; *A. W. Lohse,* Mainz; *Ph. Seckinger,* Basel; *M. Seitz,* Bern; *H. Zeidler,* Hannover
(Manuskript nicht eingegangen)

6. Rundtischgespräch: Problematik von Therapiestudien

Leitung: *V. Diehl,* Köln; *M. Schumacher,* Freiburg
Teilnehmer: *H. L. Schreiber,* Göttingen; *J. Schuster,* Berlin; *D. Hoelzer,* Frankfurt/Main; *W. Kruis,* Köln; *W. Rafflenbeul,* Hannover; *M. Buyse,* Brüssel
(Manuskript nicht eingegangen)

7. Rundtischgespräch: Laser – Chance für interdisziplinäres Arbeiten oder Ende der Fachgebietsabgrenzung?

Leitung: *H.-P. Berlien,* Berlin; *N. Soehendra,* Hamburg
Teilnehmer: *G. Biamino,* Berlin; *K. R. Karsch,* Tübingen; *Ch. Ell,* Erlangen-Nürnberg; *J. M. Brunetaud,* Lille
(Manuskript nicht eingegangen)

Symposium A: Grenzfälle in der internistischen Intensivtherapie

Vorsitz: *G. Ertl*, Würzburg; *H.-P. Schuster*, Hildesheim

Intensivtherapie maligner Erkrankungen

K. Wilms (Medizinische Poliklinik der Universität Würzburg)

I. Einführung

In Lehrbüchern der Intensivmedizin findet sich im allgemeinen nur der pauschale Hinweis, daß inkurable maligne Grunderkrankungen als Ausschlußkriterium für Reanimationsmaßnahmen zu gelten hätten. Eine angemessene Darstellung der intensivmedizinischen Maßnahmen bei typischen onkologischen Notfall-Situationen fehlt jedoch.

Vor diesem Hintergrund kann das Thema „Intensivtherapie maligner Erkrankungen" von drei Gesichtspunkten her dargestellt werden:

1. *Grenzdefinition der Indikation* intensiv-medizinischer Maßnahmen bei Patienten mit einer malignen Grunderkrankung. Ist z. B. die Reanimation bei einem Patienten mit einem Magen-Karzinom gerechtfertigt, der einen Herzinfarkt erlitten hat? Es liegt auf der Hand, daß diese Entscheidung nicht generell beantwortet werden kann, sondern, daß die Entscheidung bei jedem Patienten individuell unter Abwägung der Art der Neoplasie, der Behandlungsmöglichkeiten und der individuellen Prognose getroffen werden muß. Dabei sollte nicht vergessen werden, daß heute Intensivtherapien auch bei anderen inkurablen Erkrankungen mit zum Teil wesentlich ungünstigerer Prognose durchgeführt werden, z. B. bei Oesophagus-Varizen-Blutungen bei Leberzirrhose.

2. *Spezifische Intensivtherapie* bei malignen Erkrankungen. Die Verbesserungen der Behandlungsergebnisse und auch Heilungsraten bei Patienten mit verschiedenen malignen Erkrankungen sind durch eine erhebliche Intensivierung der Therapie erreicht worden. Als Beispiele hierfür seien aufgeführt die Knochenmarktransplantation zur Behandlung von Leukämien und malignen Lymphomen, die Hochdosis-Therapie mit Methotrexat oder Cytosin-Arabinosid. Auch die Behandlung mit dem Zytokin Interleukin-2, vor allem in Verbindung mit dem LAK-Zell-Konzept, muß unter intensivmedizinischen Kautelen erfolgen.

3. *Spezielle onkologische Notfallsituationen.* Da diese häufig lebensbedrohlichen akuten Notfallsituationen sehr häufig nicht richtig erkannt oder aber in ihrer Gefährlichkeit für den Patienten nicht richtig eingeschätzt werden, soll hier der Schwerpunkt dieser Darstellung liegen. Es kann sich bei diesen charakteristischen akuten Notfällen um die erste Manifestation einer malignen Erkrankung handeln, die Anlaß zur Diagnose gibt, oder um bedrohliche Komplikationen, die im Verlauf bei bekannter Grunderkrankung unter bestimmten Bedingungen befürchtet werden müssen.

II. Charakteristische onkologische Notfälle

Das Spektrum der klassischen onkologischen Notfallsituationen soll zunächst in einer systematischen Übersicht dargestellt werden (Tabellen 1–3).

Lokales Wachstum des Primärtumors oder seiner Metastasen kann durch Kompression, Obstruktion bei intraluminärer Expansion, infiltratives Wachstum oder Destruktion zu akuten Notfallsituationen Anlaß geben.

Tabelle 1. Akute onkologische Notfallsituationen

A. *Direkt durch die maligne Erkrankung bedingt*
Obere Einflußstauung
Untere Einflußstauung
Maligne Ergüsse
Hirndruck
Rückenmarkskompression
Obstruktion von Atemwegen, G.I.-Trakt, Ureteren
Pathologische Frakturen
Infektionen
Akute Schmerzsyndrome

Tabelle 2. Akute onkologische Notfallsituationen

B. *Indirekt durch die maligne Erkrankung bedingt*
Knochenmarkinsuffizienz
Tumorlyse-Syndrom
Hyperviskositäts-Syndrom
Anämien
Gerinnungsstörungen
Endokrine paraneoplastische Syndrome
Neurologische paraneoplastische Syndrome

Tabelle 3. Akute onkologische Notfallsituationen

C. *Durch die Therapie bedingt*	
Knochenmarkinsuffizienz	
Tumorlyse-Syndrom	
Gewebsnekrosen nach paravasaler Injektion	
Spezifische Akutkomplikationen von Zytostatika	
Paral. Ileus:	Vinca-Alkaloide
Akute Alveolitis:	Bleomycin, Methotrexat, Busulfan
Kardiomyopathie:	Anthrazykline, Mitoxantron
Urämie:	cis-Platin, Mitomycin C
Gerinnungsstörungen:	L-Asparaginase
Komplikationen der Strahlentherapie	
Strahlenpneumonitis	
Strahlenmyelitis	

Die akute *obere Einflußstauung* ist nicht selten die erste klinische Manifestation eines Mediastinaltumors. Die Halsvenenstauung bei fehlenden Ödemen an der unteren Extremität und fehlender Lebervergrößerung läßt eine Rechtsherz-Dekompensation bzw. eine konstriktive Perikarderkrankung klinisch einfach ausschließen. Das gleichzeitige Vorliegen einer Rekurrens-Parese oder von Passagestörungen im Oesophagus ist als eindeutiger Hinweis auf einen malignen Prozeß zu werden. *Die untere Einflußstauung* durch Kompression der V. cava wird nicht selten als tiefe Beinvenenthrombose fehlgedeutet. Ausgeprägte Atemnot durch *Pleuraergüsse* oder die klinische Symptomatik eines hämodynamisch wirksamen Perikardergusses machen häufig ein rasches Handeln erforderlich. Die Erguß-Punktion bringt nicht nur durch die Entlastung eine Symptom-Besserung für den Patienten, sondern erlaubt durch die Untersuchung des Punktates eine diagnostische Aussage.

Die klinische Symptomatik des *erhöhten Hirndruckes*, bedingt durch Metastasen oder hirneigene Tumoren, ist in Abhängigkeit von der zeitlichen Entwicklung und der Lokalisation der Raumforderungen sehr vielgestaltig, so daß lebensbedrohliche Situationen häufig erst spät erkannt werden. Ein weiterer gefürchteter neurologischer Notfall bei Patienten mit malignen Erkrankungen ist die *Rückenmarks-Kompression* mit der Gefahr eines Querschnitt-Syndroms. Nur durch rechtzeitiges Erkennen der Symptome und enge interdisziplinäre Zusammenarbeit können irreversible Schädigungen verhindert werden.

Während bei den direkt durch den Tumor bedingten Notfallsituationen lokale Therapiemaßnahmen (Chirurgie, Strahlentherapie) sehr häufig im Vordergrund stehen, ist bei den indirekt durch die maligne Erkrankung oder durch die Therapie bedingten onkologischen Notfallsituationen in erster Linie der Internist gefordert. Diese sollen deshalb im folgenden ausführlicher dargestellt werden.

II.1 Knochenmarkinsuffizienz (Tabelle 4)

Die akuten Leukämien, fortgeschrittene Stadien chronischer Leukämien, andere Hämoblastosen, z. B. das multiple Myelom, maligne Lymphome, bedrohen das Leben der Patienten durch eine Knochenmark-Insuffizienz. Andererseits ist diese aber auch die wichtigste Komplikation bei einer zytostatischen Chemotherapie oder einer Strahlentherapie.

Erfahrungsgemäß wird sehr häufig die lebensbedrohliche Notfallsituation bei der klassischen Konstellation einer Bi- oder Panzytopenie nicht richtig erkannt, bzw. die akute Gefährdung des Patienten nicht richtig eingeschätzt. Die Anamnese ist meist kurz: Leistungsminderung seit einigen Wochen, dann Auftreten von Fieber, das zunächst als „Grippe" fehlgedeutet wurde, nach der üblichen Zeit aber nicht abklang, dann Auftreten von Hämatomen, zunächst nach Bagatell-Traumen, später spontan mit Verstärkung der hämorrhagischen Diathese, Petechien, Epistaxis und weitere Schleimhautblutungen. Die lebensbedrohliche Notfallsituation ist durch das Ausmaß der Granulozytopenie und der Thrombozytopenie bestimmt. Infektionen oder intrakranielle Blutungen sind die Todesursachen.

Die Differentialdiagnose der Knochenmarkinsuffizienz erfordert eine sofortige zytologische und eventuell histologische Untersuchung des Knochenmarkes; zu denken ist natürlich auch an nichtmaligne Erkrankungen, vor allem eine Aplastische Anämie. Die Behandlung von Patienten mit schwerer Knochenmarkinsuffizienz (Granulozyten unter 1000/µl; Thrombozyten unter 20000/µl) sollte, sofern möglich, auf einer Hämatologischen Intensivstation erfolgen, auf der die Voraussetzungen für eine Infektionsprophylaxe, für eine adäquate Behandlung infektiöser Komplikationen sowie für eine effektive Thrombozytensubstitution gewährleistet sind. Neben den Voraussetzungen der Infrastruktur, muß sowohl das ärztliche wie das pflegerische Personal über große Erfahrungen bei diesen Krankheitsbildern verfügen.

Tabelle 4. Symptomatik der Knochenmarkinsuffizienz

I.	*Granulozytopenie*
	Schleimhautinfektionen (Mundhöhle, perianal, vulvo-vaginal)
	Septikämien
	Pneumonien
	Hautinfektionen
II.	*Thrombozytopenie*
	Petechien (Haut, Schleimhäute)
	Spontanhämatome
	Augenhintergrundsblutungen
	Intrakranielle Blutungen
III.	*Anämie*

II.2 Durch Infektionen bedingte Notfälle

Patienten mit malignen Erkrankungen sind in besonderem Maße durch häufig banale oder opportunistische Infektionen gefährdet. In Tabelle 5 sind die Risikofaktoren aufgeführt, die eine Abwehrschwäche bedingen. Die Art der Störungen der physiologischen Abwehrmechanismen bestimmt das charakteristische Erregerspektrum und die Art der Infektionen. Am bedeutsamsten ist die im Rahmen einer Knochenmarkinsuffizienz auftretende Granulozytopenie, die zur Folge hat, daß Keime aus der kolonisierenden Flora der Mundhöhle, des Darmtraktes, der Perianal- und Vulvo-Vaginal-Region über oberflächliche Schleimhautläsionen zu einer systemischen Infektion führen können. Wichtigste Erreger sind gram-negative Stäbchen (vor allem Pseudomonas aeruginosa, E. coli, Klebsiellen, Proteus), Staphylokokken sowie Pilze (vor allem Candida spp., Aspergillus). Die wichtigsten klinischen Manifestationen sind neben Schleimhaut- und Hautinfektionen Sepsis und Pneumonien. Auch bei scheinbar lokalisierten Infektionen kommt es zur Keimausschwemmung ins strömende Blut, da es durch den Defekt des unspezifischen Abwehrsystems der Granulozyten nicht gelingt, die Infektion lokal zu begrenzen. Die Abnahme von Blutkulturen bei Patienten mit Fieber bei Granulozytenzahlen unter 1000/μl ist deshalb obligat. Eine empirische antibiotische Therapie, die sich an der Wahrscheinlichkeit des Erregerspektrums zu orientieren hat, muß danach sofort eingeleitet werden.

Bei Patienten mit zellulärer Immundefizienz, bedingt durch Defekte des T-Zell-Systems, findet sich ein anderes Erregerspektrum:

Varicella/Zoster-Virus, Zytomegalie-Virus, Pneumocystis carinii, Toxoplasma, Cryptosporidien, Cryptococcus neoformans. Auch das bakterielle Erregerspektrum bei Störungen des zellulären Immunsystems weist Besonderheiten auf. Listerien, atypische Mykobakterien, Enteritis-Salmonellen, Legionellen und Corynebakterien müssen bedacht werden.

Die klassischen infektiös bedingten Komplikationen bei Patienten mit Abwehrschwäche, die intensiv-medizinischer Betreuung bedürfen, sind die respiratorische Insuffizienz bei interstitiellen Pneumonien sowie der septische Schock. Die Abb. 1 und 2 zeigen den dramatischen Verlauf einer interstitiellen Pneumonie bei einem jungen Patienten mit einer akuten lymphatischen Leukämie. Zum Zeitpunkt der ersten Röntgenaufnahme bestand nur mäßiges Fieber und ein charakteristischer nicht-produktiver Reizhusten. Nach zwei Tagen hatte sich der entzündliche Prozeß über beide Lungen so massiv ausgebreitet, daß der Patient beatmungspflichtig wurde. Bei der bronchoskopischen Untersuchung wurde Pneumocystis carinii nachgewiesen und eine entsprechende Therapie mit Trimethoprim/Sulfamethoxazol eingeleitet. Der Zeitraum bis zur Besserung der Pneumonie konnte erfolgreich durch die Beatmung überbrückt werden.

Im weiteren Verlauf konnte erfolgreich eine komplette Remission der akuten Leukämie induziert werden. Dieser Verlauf soll illustrieren, daß Infektionen bei Patienten mit Abwehrschwäche grundsätzlich als lebensbedrohlich einzuschätzen sind, sie andererseits aber typische Akut-Komplikationen bei onkologischen Erkrankungen darstellen. Ihre Beherrschung durch Einsatz intensiv-medizinischer Maßnahmen ermöglicht erst die konsequente spezifische Behandlung der Grundkrankheit.

Tabelle 5. Ursachen von Infektionen bei Patienten mit malignen Erkrankungen

Granulozytopenie	Akute Leukämien, zytostatische Therapie, Radiotherapie
Humorale Immundefekte	B-Zell-Lymphome, Plasmozytom
Zelluläre Immundefekte	M. Hodgkin, Non-Hodgkin-Lymphome, Corticosteroid-Therapie
Tumor-Obstruktionen	Bronchialkarzinom, Ureteren-Kompression
Schleimhautläsionen	Mucositis nach zytostatischer Chemotherapie
Zentrale Venenkatheter, Blasenkatheter	

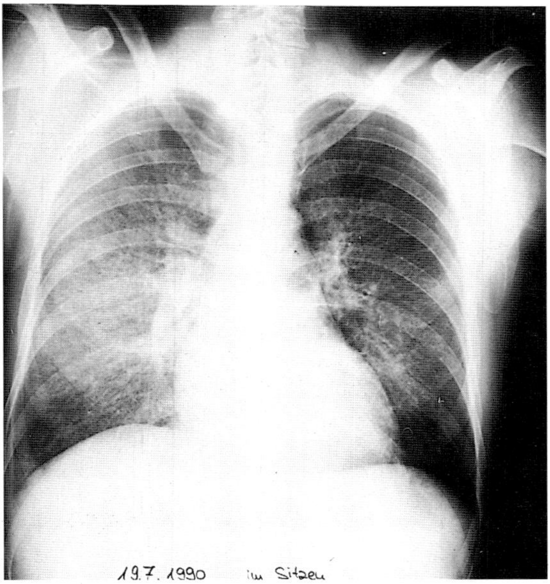

Abb. 1. Thorax-Röntgenbild des Patienten FI., A. vom 19.07.90

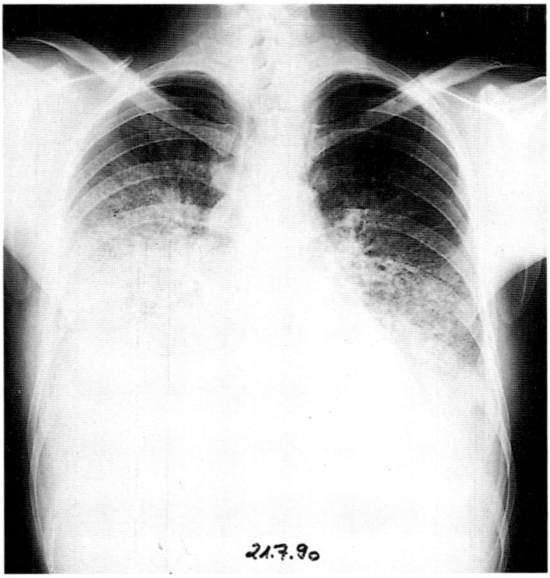

Abb. 2. Thorax-Röntgenaufnahme des gleichen Patienten vom 21.07.90

II.3 Metabolisch bedingte Notfälle

Hyperkalzämie ist eine häufige Komplikation maligner Erkrankungen. Nach Ausschluß anderer Ursachen, vor allem eines Hyperparathyreoidismus ist an die in Tabelle 6 aufgeführten Grunderkrankungen zu denken. Dabei ist nicht so sehr die osteolytische Destruktion durch Metastasierung ins Skelett-System die Ursache der vermehrten Kalzium-Freisetzung aus dem Knochen, sondern die Sekretion von Proteinen mit Parathormon-Wirkung durch die Tumorzellen (PTH-related protein). Daneben spielt aber auch eine Störung der Homöostase des Kalzium-Haushaltes durch lokal freigesetzte

Tabelle 6. Hyperkalzämie-Syndrom bei malignen Erkrankungen

Bronchialkarzinome
Mammakarzinom
Plasmozytom
Maligne Lymphome
Kopf-Hals-Tumoren
Hypernephrom
Prostatakarzinom

Tabelle 7. Therapeutisches Stufenprogramm bei Hyperkalzämie

NaCl-Infusionen
Diuretica (Furosemid)
Corticosteroide
Diphosphonate
Calcitonin
Mithramycin
Dialyse

Tabelle 8. Differentialdiagnose des SIADH-Syndroms

1. Maligne Erkrankungen (v.an Bronchialkarzinome)
2. Pneumonien
3. ZNS-Erkrankungen (Apoplexie, Hirntumoren, Krampfleiden)
4. Zytostatische Therapie (Cyclophosphamid, Vinca-Alkaloide)
5. Andere Medikamente (Thiazide, Opiate, Chlorpropamid)

Zytokine eine Rolle. Die zunächst recht uncharakteristischen Symptome des Hyperkalzämie-Syndroms wie Müdigkeit, Obstipation, Polyurie und Polydipsie, werden zunächst fehlgedeutet. Mit weiterem Anstieg der Kalzium-Werte im Serum kommt es zur zunehmenden Adynamie mit Muskelschwäche, Somnolenz, gelegentlich auch psychotischen Bildern, Anstieg der Retentionswerte und Subileus. Die charakteristischen EKG-Veränderungen sind ein Hinweis für die bedrohliche Notfallsituation, sie sind jedoch nur unsicher mit dem Kalzium-Wert im Serum korrelierbar. Bei Werten über 6,5 mVal/l ist eine lebensbedrohliche Situation gegeben, die mit dem in Tabelle 7 angegebenen Stufenschema erfolgreich beherrscht werden kann.

Bei rasch wachsenden Tumoren oder unter einer zytostatischen Therapie kann durch einen massiv erhöhten Zellumsatz ein *Tumorlyse-Syndrom* akut-bedrohliche Komplikationen bewirken: Hyperurikämie, Hyperkaliämie und Hyperphosphatämie charakterisieren die typische Konstellation. Vor allem ist ein Tumorlyse-Syndrom bei malignen Lymphomen mit großer Tumormasse, akuten Leukämien und der chronischen myeloischen Leukämie zu befürchten. Die Kenntnis dieser Komplikation und, daraus abgeleitet, die ausreichende Gabe von Allopurinol und eine forcierte Diurese bei Risikopatienten können meist ein Nierenversagen und damit die Notwendigkeit einer Dialysebehandlung verhindern.

Das *Syndrom der inadäquaten Sekretion von antidiuretischem Hormon* (SIADH) ist durch eine ausgeprägte Hyponatriämie bei im Verhältnis dazu erhöhter Konzentration des Urins gekennzeichnet, bedingt durch ektopische Sekretion von Polypeptiden mit ADH-Wirkung in Tumorgeweben. Die Hyponatriämie resultiert sowohl aus einer Verdünnung durch die Wasser-Retention als auch durch einen erhöhten renalen Natrium-Verlust. Als häufigste Ursache findet sich ein Bronchial-Karzinom. Die anderen differentialdiagnostischen Möglichkeiten sind in Tabelle 8 aufgeführt.

Die klinische Symptomatik der Wasser-Intoxikation mit Hypo-Osmolarität und Hyponatriämie kann über Müdigkeit, Übelkeit und Kopfschmerzen bis zu Krampfanfällen und Koma reichen. Neben der Behandlung der Grunderkrankung, kann bei symptomatischen Patienten mit Natrium-Werten unter 130 mVal/l durch Demeclocyclin (Ledermycin®) das als ADH-Antagonist wirkt, eine Korrektur erreicht werden.

II.4 Hämostaseologische Notfälle

Sowohl Thromboembolien wie hämorrhagische Diathesen sind typische Komplikationen maligner Erkrankungen. Eine Vorgeschichte von Thrombosen kann nicht selten der Primär-Diagnose eines Pankreas-Karzinoms, eines Magen- oder Kolon-Karzinoms, eines gynäkologischen oder urologischen Tumors längere Zeit vorausgehen. Die Ätiologie dieser durch den Tumor bedingten Hyperkoagulabilität kann derzeit noch nicht ausreichend definiert werden. Neben erhöhten Aktivitäten von Gerinnungsfaktoren wurden in Tumorgeweben verschiedene Proteasen nachgewiesen, die zu einer Aktivierung der Gerinnungskaskaden führen. Weiterhin wurde ein erhöhter Umsatz von Fibrinogen und Thrombozyten gefunden. Darüber hinaus wurde eine verstärkte inhibitorische Aktivität gegen Gewebs-Plasminogen-Aktivator gefunden.

Ein Schlüsselbefund bei vielen malignen Tumoren ist der Nachweis einer chronischen oder akuten disseminierten intravasalen Gerinnung mit sekundärer Verbrauchskoagulopathie. Fibrinogen- und Thrombozytenabfall signalisieren bedrohliche Komplikationen, die entweder durch die Grunderkrankung oder durch Begleiterkrankungen, wie z. B. eine gram-negative Sepsis, ausgelöst sind.

Besonders charakteristisch ist die Verbrauchskoagulopathie als Komplikation bei der akuten promyelozytären Leukämie, bei der früher meist kurz nach der Diagnosestellung intrakranielle Blutungen zum Tode führten. Bei dieser Krankheit wurde eine massiv gesteigerte thromboplastische Aktivität durch die Zytoplasma-Granula in den Promyelozyten nachgewiesen. Die Kenntnis der Zusammenhänge und ihre Berücksichtigung bei der Therapie durch frühzeitige Heparin-Infusionen und anschließende Substitution von Fibrinogen und Thrombozyten hat zu einer deutlichen Verbesserung der Prognose bei dieser Erkrankung geführt.

Auf die Thrombozytopenie im Rahmen der Knochenmarkinsuffizienz bei malignen Erkrankungen ist bereits eingegangen worden. Durch die heute gegebenen Möglichkeiten einer adäquaten Thrombozytensubstitution durch die Gewinnung ausreichender Mengen von einem Einzelspender ist die Beherrschung dieser lebensbedrohlichen Komplikationen möglich geworden. Das Problem der Sensibilisierung der Patienten gegen Antigene des HLA-Systems zwingt jedoch zu einer verantwortungsbewußten Indikationsstellung. Die häufig noch eingesetzten Frischblut-Transfusionen sind rein quantitativ ineffektiv; gepoolte Thrombozyten-Präparate von mehreren Spendern erhöhen das Sensibilisierungs-Risiko.

In Tabelle 9 sind zusammenfassend die charakteristischen Komplikationen bei neoplastischen Erkrankungen dargestellt, die einer Intensiv-medizinischen Behandlung auf internistischen Intensivstationen bedürfen.

Tabelle 9. Typische Indikationen für die Behandlung von Patienten mit malignen Erkrankungen auf der Intensivstation

I. *Durch Infektionen bedingte Notfälle*
   1. Respiratorische Insuffizienz bei Pneumonien
   2. Septischer Schock

II. *Metabolisch bedingte Notfälle*
   1. Hypercalcämie-Syndrom
   2. Tumorlyse-Syndrom
   3. SIADH-Syndrom

III. *Hämostaseologische Notfälle*
   1. Thrombo-Embolien
   2. DIC mit Verbrauchskoagulopathie

1. Bei Patienten mit einer malignen Erkrankung, die eine Intensiv-behandlungsbedürftige Komplikation erleiden, muß für jeden Patienten eine individuelle Entscheidung auf Grund der prognostischen Beurteilung der Grunderkrankung und der dafür gegebenen Behandlungsmöglichkeiten getroffen werden. Die generelle Ablehnung einer Intensivbehandlung bei Patienten mit malignen Erkrankungen ist heute nicht mehr gerechtfertigt.

2. Wie in anderen Teilgebieten der Inneren Medizin, gibt es spezifische onkologische akute Notfall-Situationen, die eine Intensiv-medizinische Behandlung erforderlich machen. Erst die konsequente Behandlung und Beherrschung der Notfall-Situation ermöglicht eine weitere Strategie-Planung zur Behandlung der Grunderkrankung bei verantwortungsvoller Abschätzung der Prognose und der therapeutischen Möglichkeiten.

AIDS auf der Intensivstation

E. B. Helm (Zentrum der Inneren Medizin der Universität Frankfurt/Main)

(Manuskript nicht eingegangen)

Chronische Lungenerkrankungen

G. W. Sybrecht (Abteilung Innere Medizin V, Medizinische Klinik und Poliklinik der Universität des Saarlandes, Homburg)

Die Intensivtherapie, wie sie sich heute praktiziert, hat sich seit der Mitte des vorigen Jahrhunderts aus den Techniken der perioperativen Anaesthesie und aus Erfahrungen der Notallmedizin mit Techniken der Beseitigung akuter Lebensgefahr entwickelt. Die eigentliche Geburtsstunde der Intensivmedizin ereignete sich im Jahr 1952 im Blegdam-Hospital in Kopenhagen während der katastrophalen Poliomyelitis-Epidemie. Über 2000 Patienten, davon nicht weniger als 345 mit akutem respiratorischem Versagen, mußten versorgt werden [1]. In dieser wahrhaftigen Notfallsituation entwickelten Lassen, der internistische Verantwortliche, und Ibsen, der Anaesthesist, die Technik, diese Patienten mit respiratorischem Pumpversagen, wie wir es heute charakterisieren, mit positivem Druck über ein Tracheostoma zu beatmen. In Ermangelung von Beatmungsgeräten mußten die Patienten per Hand „bebeutelt" werden, wozu sich die Medizinstudenten in Schichten ablösten. Schon gegen Ende der Epidemie gab es dann Beatmungsgeräte, die aus Narkosegeräten entwickelt worden waren zur Langzeitbeatmung mit positivem Druck. Aus den Erfahrungen dieser Epidemie und der Therapie mit solchen Geräten heraus kam es bald zu Anwendungen dieser Therapieform bei Intoxikationen, Tetanus, neurogenem Muskelversagen (z. B. Myasthenia gravis) und anderen, und bald auch bei inadäquater Atmung von perioperativen Patienten und schließlich dann auch bei Patienten mit Lungenerkrankungen. Anfang der 60er Jahre entstanden in den medizinischen Zentren Intensivstationen, deren Expertise sich neben respiratorischen Problemen zunehmend auch auf andere Organversagen, insbesondere kardiale und renale, bezog. Eine Vielzahl von Problemlösungen technischer Art, z. B. Befeuchtung, Spezifikation der endotrachealen Tuben (hohes Volumen bei niedrigem Druck) wie auch die sichere Messung der Blutgasspannungen vor dem Hintergrund der vielfältigen neuen Erkenntnisse der Pathophysiologie erlaubten, die Indikation zur maschinellen Beatmung zunehmend häufiger und bei unterschiedlichsten Grunderkrankungen zu stellen und erfolgreich anzuwenden.

Trotz aller Verbesserungen und Kenntnisse bleibt die Indikation zur Durchführung der Beatmung eine besondere klinische Situation, insbesondere wenn es sich um Patienten mit chronischen Erkrankungen handelt. Es ist deshalb dringend erforderlich, daß die Indikation zu dieser aufwendigen Therapieform von erfahrenen Ärzten gestellt wird und die Durchführung in den Händen erfahrener Teams liegt.

Unser heutiges Konzept vom respiratorischen Versagen differenziert zwischen dem respiratorischen Pumpversagen charakterisiert durch inadäquaten konvektiven Gastransport und dem Gasaustauschversagen, charakterisiert durch Hypoxämie, auch als Lungenparenchymversagen bezeichnet. Respiratorisches Pumpversagen liegt vor, wenn die Atemregulation gestört ist, wie z. B. beim Hypnotikainduzierten Versagen, wenn die Atemmuskulatur insuffizient arbeitet, wie z. B. bei massiv erhöhter Atemarbeit bei schweren obstruktiven Ventilationsstörungen oder auch restriktiven Ventilationsstörungen oder aber auch bei inadäquater Energiezufuhr zu den Inspirationsmuskeln, wie beim kardiogenen Schock oder anderen stoffwechselbedingten Störungen, z. B. Hypophosphataemie. Prädisponierende Faktoren für respiratorisches Versagen dieser Art sind also Störungen der Energieversorgung der Inspirationsmuskulatur wie bei Erniedrigung des Herzzeitvolumens, der Sauerstoffsättigung und auch Elektrolyt-Dysbalance bezüglich Natrium, Kalium, Phosphat, Bikarbonat und auch die adverse Pharmakawirkung verschiedener Pharmaka. Die adäquate Versorgung der Inspirationsmuskulatur ist besonders bei erhöhter Atemarbeit notwendig, wie sie bei hohen Lungenvolumina (Emphysem, obstruktive Bronchitis, Bronchiolitis, Asthma bronchiale) bei erhöhtem Atemwegswiderstand (Asthma bronchiale, Schleimverlegung der zentralen Atemwege, Bronchokonstriktion nach Lungenembolie, nach Aspiration bei Bronchopneumonie) auftritt. Besonders wichtig ist auch der Zustand der Atemmuskulatur bezüglich Ausdauer und Kraftentwicklung [2, 3].

Die Indikation zur Intensivtherapie ergibt sich entsprechend diesen Ausführungen bei Patienten mit akutem respiratorischem Versagen vor dem Hintergrund eines schon bestehenden kompensierten respiratorischen Versagens. Die Anzahl der potentiell hiervon betroffenen Patienten ist sehr groß, wie Abb. 1 zeigt. Es ist davon auszugehen, daß mehr als 300 pro 100000 Einwohner in den westlichen Industrienationen allein in der Altersgruppe 65–74 Jahre in akutem respiratorischem bei vorbestehendem chronischem kompensiertem Versagen sterben. Patienten mit chronischer Atemwegsobstruktion auf dem Boden der verschiedenen Erkrankungen, insbesondere chronisch obstruktiver Bronchitis, Emphysem und Asthma sind deshalb stets vor diesem Hintergrund zu betreuen.

Zur Indikation intensivmedizinischer Maßnahmen bei solchen Patienten ist es außerordentlich hilfreich, wenn Vordaten von diesen Patienten bezüglich der zugrunde liegenden Pathophysiologie vorliegen und schon im voraus für jeden einzelnen Patienten definiert wird, ob er ein Kandidat für intensivmedizinische Maßnahmen ist. Hierdurch können die Faktoren der Imbalance zwischen neuromuskulärer Reserve und der atemmechanischen Störung des respiratorischen Systems quantitativ abgeschätzt werden und dadurch eine Prognose für den weiteren Verlauf gegeben werden. Die Identifikation der reversiblen Faktoren ist bei guten Vordaten im Vergleich mit den akuten Meßwerten möglich, so daß dann klare Richtlinien für das weitere Vorgehen abgelesen werden können.

Handelt es sich bei der zugrunde liegenden Störung um die Exazerbation eines bis dahin kompensierten Asthma bronchiale, so ist die Prognose in aller Regel günstig, wenn durch entsprechende Therapieeskalation die akute Inflammation in den Atemwegen

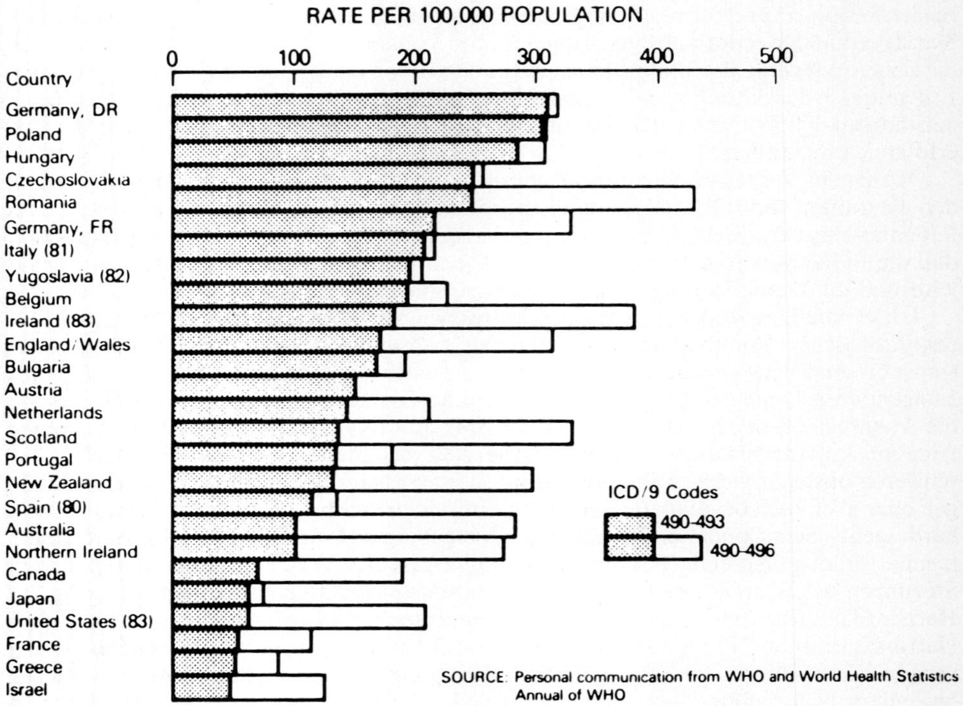

Abb. 1. Todesraten bei chronisch obstruktiven Ventilationsstörungen, ICD 490–496 im Jahre 1984 bei Männern für die Altersgruppe 65–74 Jahren

wieder rückgängig gemacht werden kann. Dieses gilt selbst für alte Patienten in der 7. oder gar 8. Dekade ihres Lebens. Der Beginn und die Indikation einer Intensivtherapie sollte nicht vom chronologischen Alter des Patienten, sondern vom biologischen Alter und der zugrunde liegenden Erkrankung abhängig gemacht werden. Besondere Vorsicht ist jedoch geboten, wenn vergleichsweise minimale Verschlechterungen als präzipitierende Faktoren vorliegen. In solchen Fällen ist äußerste Zurückhaltung angezeigt, weil sich sonst hieraus eine Langzeitbeatmung entwickelt und die Prognose für den Patienten ungünstig ist.

Während die Indikation zur Beatmung und Intensivtherapie bei obstruktiver Ventilationsstörung bei adäquaten Vordaten für die Patienten sicher gestellt werden kann und die Reversibilität vorhersagbar ist, ist die Situation bei restriktiven Ventilationsstörungen z. B. auf dem Boden idiopathischer Lungenfibrosen schwierig und deswegen die Indikation nur dann zu stellen, wenn definitiv reversible Störungen vorliegen. Die Beatmung von Patienten mit Lungenfibrosen ist technisch schwieriger, weil Barotraumata eher auftreten und die zirkulatorischen Probleme bei positiver Druckbeatmung in aller Regel größer sind. Es ist deshalb insbesondere bei diesen Patienten notwendig im voraus das Ausmaß der Therapieeskalation bei akuten Verschlechterungen zu definieren. Handelt es sich jedoch um junge Patienten, bei denen eine Lungentransplantation vorgesehen ist, muß auch diese Therapieform eingesetzt werden. Hier wie auch bei Patienten mit zystischer Fibrose, sind jedoch alternative Beatmungsformen gegenüber der konventionellen positiven Druckbeatmung mittels trachealer Intubation zu erwägen. Besonders die nasale Maskenbeatmung wie auch die intermittierende Selbstbeatmung kommen in Frage.

Intensivmedizinische Maßnahmen können auch bei Patienten mit onkologischen Grunderkrankungen des Respirationstrakts angezeigt sein, wenn die zur Intensivtherapie führenden Manifestationen und Komplikationen durch eine Intervention beseitigt werden können. Hierzu gehören Patienten mit zentralen Obstruktionen durch Tumorgewebe, die mittels Laser beseitigt werden können, oder auch solche Patienten, die durch eine innere Schienung (Stent) über die kritische Phase hinweggebracht werden können.

Bei Anwendung intensivmedizinischer Maßnahmen ist stets das Therapieziel zu definieren und vorher zu prüfen, mit welchem therapeutischen Aufwand dieses erreichbar ist. Mit den erwähnten interventionellen endoskopischen Methoden kann für eine kurze Zeitspanne eine Intensivtherapie notwendig sein, damit diese sicher angewendet werden können. Dieses gilt auch für interventionelle radiologische Methoden, wie z. B. die Bronchialarterienokklusion bei lebensbedrohlichen Haemoptysen. Durch Kooperation der einzelnen Fachrichtungen gelingt es, bei solchen Patienten durch zeitlich begrenzten Einsatz intensivmedizinischer Maßnahmen ein für den Patienten höchst befriedigendes Ergebnis zu erreichen und eine adäquate Lebensqualität nach der Intensivtherapie wiederherstellen.

Rationale Anwendung von Intensivmedizin ist nur möglich, wenn die technischen und personellen Voraussetzungen hierfür gegeben sind und wenn die zugrunde liegende Alteration durch die therapeutischen Maßnahmen reversibel gemacht werden kann. Es muß immer wieder betont werden, daß die Anwendung von Intensivmedizin insbesondere dann erfolgreich ist, wenn die Ausgangsposition vor der Therapienotwendigkeit des Patienten durch entsprechende Voruntersuchungen klar definiert ist und dadurch das Ausmaß der Reversibilität und dadurch die Prognose sichergestellt werden kann. Durch Anwendung dieser Therapie- und Indikationsprinzipien ist es in aller Regel möglich, daß Komplikationen, wie sie bei Langzeitbeatmung gefürchtet sind, vermieden werden können und daß die Liberation des Patienten vom Beatmungsgerät gelingt [4].

Literatur

1. Lassen HCA (ed) (1956) Management of life threatening poliomyelitis, Copenhagen 1952–1956. E. & S. Livingston – 2. Rochester DF, NMT Brown (1985) Am Rev Respir Dis 132: 42–47 – 3. Sybrecht GW (1990) Indikation zur Intensivtherapie und mechanischen Beatmung. Intensivbehandlung 15, 4: 157–160 – 4. Sybrecht GW (1990) Beatmungsindikationen beim Status asthmaticus, ARDS und Pneumonien. Pneumologie 44: 403–406

Der alte Patient auf der Intensivstation

H.-P. Schuster (Medizinische Klinik I, Städtisches Krankenhaus Hildesheim)

(Manuskript nicht eingegangen)

Prognosebeurteillung bei hypoxischem Hirnschaden nach Reanimation

G. Birbamer, F. Gerstenbrand, K. Berek (Universitätsklinik für Neurologie, Innsbruck)

Akute diffuse cerebrale Hypoxien treten meist als Folge eines Herzstillstandes, synkopaler Episoden oder im Rahmen schwerer pulmonaler Erkrankungen, aber auch nach Narkosezwischenfällen auf. Drei wesentliche Pathomechanismen werden diskutiert, die hypoxische Anoxie, die anämische Anoxie sowie die cerebrale Ischämie [1]. Als gemeinsamer Faktor resultiert daraus eine verminderte cerebrale Sauerstoffzufuhr.

Klinische Erfahrungen zeigen, daß anoxische bzw. ischämische Episoden über drei Minuten in den meisten Fällen zu peristierenden cerebralen Schädigungen führen. Durch die Verbesserung der notfallmedizinischen Maßnahmen im Reanimationsbereich ist im letzten Jahrzehnt die Anzahl der cardial erfolgreich reanimierten Patienten sprunghaft angestiegen. Statistische Untersuchungen zeigen, daß ca. 80% dieser Patienten nach einer Stunde noch comatös sind [4], 39% davon erlangen nie mehr das Bewußtsein [13, 14]. Neben der primär internistischen Erkrankung nimmt das Ausmaß der cerebralen Hypoxie in der weiteren medizinischen Betreuung des Patienten eine ausschlaggebende Rolle ein. Nur in Ausnahmefällen kann bei rechtzeitiger Oxigenierung des cerebralen Gewebes der Patient schon kurz nach der Reanimation das Bewußtsein ohne gravierendes neurologisches Defizit wiedererlangen. Diese Patienten weisen meist ein transientes, diffuses, organisches Psychosyndrom auf [7]. Bei Auftreten persistierender, cerebraler Läsionen kann vereinfacht zwischen einem primären und einem sekundären Schädigungsmuster unterschieden werden [10]. Primär perfusionsbedingte Läsionen bestehen meist aus Infarkten im Grenzzonenbereich, zusätzlich können Areale erhöhter Vulnerabilität, wie z. B. der Sommer'sche Sektor des Ammonshornes, der Nucleus dentatus cerebelli, die dritte und fünfte Schicht des Neocortex und die Basalganglien betroffen sein. Lindenberg führt den Vulnerabilitätsunterschied zwischen den einzelnen Nervenzelltypen eines Gebietes auf eine in den Nervenzellen immanente Pathoklise und die Lokalisation der Veränderung im Gehirn auf einen vaskulären Faktor zurück [12]. Neben diesem primären Schädigungsmechanismus kommt es im Rahmen ausgedehnter hypoxischer Läsionen zum Auftreten einer hypoxisch-acidotischen Hirnschwellung, die im weiteren Verlauf zu Zirkulationsstörungen, vor allem im Bereich der Arteria cerebri posterior, und zu Hirndrucksymptomatik mit Massenverschiebung und tentorieller, mitunter auch foramineller, Herniation führen kann.

Ähnlich wie beim posttraumatischen Coma läßt sich hier das klinische Bild in vier Phasen des akuten Mittelhirnsyndromes und zwei Phasen des Bulbärhirnsyndromes einteilen (Tabelle 1). Besteht die Einklemmungssymptomatik über einen prolongierten Zeitraum mit Entwicklung eines Bulbärhirnsyndromes, so ist die Prognose als infaust einzustufen. Bei Sistieren der Einklemmungssymptomatik kann eine Rückbildung bzw. ein Übergang in ein prolongiertes Mittelhirnsyndrom auftreten, wobei Defektzustände durch lokale hypoxisch-ischämische Läsionsherde verbleiben, als weitere Verlaufsform ist ein Übergang in ein apallisches Syndrom möglich. Das Vollbild des apallischen Syndroms ist in seiner klassischen Form gekennzeichnet durch ein Coma vigile, einen tageszeitlich unabhängigen, ermüdungsgesteuerten Schlaf-Wach-Rhythmus mit sympathischen/parasympathischen Begleitreaktionen, auf äußere Reize Einsetzen einer vermehrten Beuge-/Streckstellung der Extremitäten mit geringer Massentendenz und ungerichteten Massenbewegungen der Arme und Beine, sowie geichzeitig mit einer Verstärkung der sympathischen Reaktionen [6].

Bestehen keine ausgedehnten sekundären Schädigungen, so ist bei einem Großteil der Patienten mit längerer Überlebenszeit das Coma durch die primär corticalen/subcorticalen Läsionen charakterisiert. Je nach Ausprägung dieser Veränderungen ergeben sich daraus primäre Defektzustände oder bei entsprechendem Schweregrad ebenfalls das Bild eines apallischen Syndroms. Auch hier besteht in Abhängigkeit von der primären Läsion prinzipiell die Möglichkeit einer Rückbildung des apallischen Syndroms. Als Restsymptomatik stehen bei diesen Patienten extrapyramidale Störungen mit Rigor und Akinese sowie cerebellären Symptome im Vordergrund. Die Rehabilitation wird meist durch eine begleitende Beeinträchtigung der hohen und höheren corticalen Leistungen kompliziert [16].

In Anbetracht der bestehenden klinischen Beobachtungen geht hervor, daß in der Akutphase in den meisten Fällen keine absolute prädiktive Aussage über die zu erwartende cerebrale Schädigung möglich ist. Im folgenden wird auf die primäre Rolle des akuten klinischen Befundes eingegangen, zusätzlich werden die zur Abrundung des klinischen Befundes notwendigen Zusatzuntersuchungen vorgestellt.

Tabelle 1. Schematische Darstellung der wichtigsten Parameter, die die mediale (zentrale) Verlaufsform des Mittelhirnsyndroms charakterisieren (mod. 1991)

ZENTRALE VERLAUFSFORM des MITTELHIRNSYNDROMS		MITTELHIRNSYNDROM					BULBÄRHIRN-SYNDROM	
		I	II A	II B	III	IV	I	II
VIGILITÄT		SOMNOLENZ	SOPOR	COMA	COMA	COMA	COMA	COMA
REAKTION	AKUSTISCHE REIZE	GERING VERZÖGERT MIT ZUWENDUNG	VERZÖGERT OHNE ZUWENDUNG	FEHLEND	FEHLEND	FEHLEND	FEHLEND	FEHLEND
	SCHMERZREIZE	PROMPT GERICHTETE ABWEHR	VERZÖGERT UNGERICHTETE ABWEHR	RESTE UNGERICHTETER ABWEHR	BEUGE-STRECK-STELLUNG	STRECK-SYNERGISMEN	REST-STRECK-SYNERGISM.	FEHLEND
OPTOMOTORIK	BULBUS-STELLUNG	NORMAL	NORMAL	BEGINNENDE DIVERGENZ	DIVERGENZ	DIVERGENZ	DIVERGENZ FIXIERT	DIVERGENZ FIXIERT
	BULBUS-BEWEGUNG	PENDELND	SCHWIMMEND	DYSKONJUNGIERT	FEHLEND	FEHLEND	FEHLEND	FEHLEND
	PUPILLENWEITE							
	LICHTREAKTION							
KÖRPERMOTORIK	KÖRPERHALTUNG							
	SPONTANMOTORIK	MASSEN- UND WÄLZBEWEGUNGEN	MASSENBEWEG. ARME STRECKBEWEG. BEINE	MASSENBEWEG. ARME STRECKHALTUNG BEINE	BEUGE-STRECK-HALTUNG	STRECKHALT	REST-NACH-STRECKHALT	SCHLAFFE HALTUNG
	TONUS	NORMAL	BEINE GERING ERHÖHT	BEINE ERHÖHT	ERHÖHT	STARK ERHÖHT	GERING ERHÖHT	SCHLAFF
	BABINSKI PHÄNOMEN							—
VEGETATIV	ATMUNG							—
	PULS	LEICHT-ERHÖHT	NORMAL	BESCHLEUNIGT	BESCHLEUNIGT	STARK BESCHLEUN.	BESCHLEUNIGT	VERLANGSAMT
	RR	NORMAL	NORMAL	NORMAL	LEICHT ERHÖHT	ERHÖHT	NORMAL	ERNIEDRIGT
	KÖRPERTEMPERATUR	NORMAL	NORMAL	LEICHT ERHÖHT	ERHÖHT	STARK ERHÖHT	ERHÖHT	NORMAL ERNIEDRIGT

Der akute klinische Befund

Isolierte neurologische Zeichen, wie z. B. Cornealreflex, Oculocephalreflex, Pupillenreaktion, Reaktion auf Schmerzreiz und Spontanatmung wurden in der Vergangenheit als prognostische Faktoren beim hypoxischen Hirnschaden evaluiert, ohne jedoch eine absolut statistische Aussagekraft zu erlangen [3, 11]. Die Notwendigkeit der gesamtneurologischen Beurteilung führte zur Einführung verschiedener Coma-Scales [13, 15]. Mit der Innsbrucker Koma-Skala steht dem Notarzt ein absolut taugliches Mittel zur

Tabelle 2. Graphische Darstellung der Innsbrucker Koma-Skala. Die einzelnen Parameter werden punkemäßig (3–0) gewertet und die Punkte in die entsprechende Spalte verbunden mit Datum und Uhrzeit eingetragen. Durch einfache Addition wird die jeweils maximale Punktezahl errechnet. 19 Punkte stehen für die Graduierung des comatösen Patienten zur Verfügung. Die Punkte 20–23 sind für die Aufwachphase als weitere Kontrollmöglichkeit vorgesehen

Pat. Name: **INNSBRUCKER KOMA-SKALA**

	Datum				
	Uhrzeit				
REAKTIVITÄT AUF AKUSTISCHE REIZE	Zuwendung	3			
	Besser als Streckreaktion	2			
	Streckreaktion	1			
	Keine Reaktion	0			
REAKTIVITÄT AUF SCHMERZ (Kneifen Trapeziusrand)	Gerichtete Abwehr	3			
	Besser als Streckreaktion	2			
	Streckreaktion	1			
	Keine Reaktion	0			
KÖRPERHALTUNG/ -BEWEGUNG	Normal	3			
	Besser als Streckstellung	2			
	Streckstellung	1			
	Schlaff	0			
LIDPOSITION	Augenöffnen spontan	3			
	Augenöffnen, akust. Reiz	2			
	Augenöffnen, Schmerz	1			
	Kein Augenöffnen	0			
PUPILLENWEITE	Normal	3			
	Verengt	2			
	Erweitert	1			
	Weit	0			
PUPILLENREAKTION	Ausgiebig	3			
	Unausgiebig	2			
	Spur	1			
	Fehlend	0			
BULBUSSTELLUNG UND -BEWEGUNG	Optisches Folgen	3			
	Bulbuspendeln	2			
	Divergent, wechselnd	1			
	Divergent, fixiert	0			
ORALE AUTOMATISMEN	Spontan	2			
	Auf äußere Reize	1			
	Keine	0			
Maximale Punktezahl 23	**Summe**				

Verfügung, mit dessen Hilfe es gelingt, innerhalb kürzester Zeit eine verläßliche und reproduzierbare Aussage über das vorliegende neurologische Defizit zu treffen [8]. Bei einem möglichen Gesamtscore von 23 steht für die Beurteilung eines comatösen Patienten bei der Innsbrucker Koma-Skala eine Summe von 19 Punkten zur Verfügung (Tabelle 2). Dies erlaubt eine wesentlich feinere Graduierung des Comas, als dies mit der Glasgow Coma Scale geschehen kann, in der für die Klassifizierung eines comatösen Patienten 8 Punkte von insgesamt 15 zur Verfügung stehen, ohne aufgrund der einfachen und eindeutigen Beurteilungsmöglichkeit den Untersuchungsgang wesentlich zu verlängern oder zu komplizieren. Die wesentliche Erweiterung der Innsbrucker Koma Skala gegenüber der Glasgow Coma Scale hat sich durch die Beurteilung der Pupillenweite und Pupillenreaktion sowie der Bulbusstellung und Bulbusbewegung ergeben. Nach unserer Erfahrung hat sich diese Comabeurteilungs-Skala im Rahmen des klinischen Coma-Monitorings gut bewährt und es ist anzustreben, daß in Zukunft eine derartige Beurteilung auch im präklinischen Bereich durchgeführt wird, noch bevor die vor dem Transport häufig notwendige Sedierung und Relaxierung des Patienten eingeleitet wird.

EEG + evozierte Potentiale

Da die genaue Dauer der Hypoxie nur in seltenen Fällen bekannt ist, kommt neben dem exakten klinischen Rating den elektrophysiologischen Untersuchungen, wie EEG und evozierten Potentialen in der akuten und subakuten Phase eine wesentliche Bedeutung zu. So sind EEG-Veränderungen, wie Delta-Aktivität, ein niedergespanntes EEG mit kurzen isoelektrischen Intervallen (burst suppression), Alpha-Coma und periodisch generalisierte Phänomene mit sehr niedrig gespannter Hintergrundsaktivität sowie ein isoelektrisches EEG mit einer ausgesprochen schlechten Prognose verbunden [17]. Das bilaterale Fehlen corticaler Potentiale bei den somatosensorisch evozierten Potentialen stellt ebenfalls einen prognostisch ungünstigen Parameter dar [9]. Dieser Befund kann häufig einem isoelektrischen EEG vorangehen [5]. Akustisch evozierte Potentiale ermöglichen lediglich eine Aussage bezüglich der elektrophysiologischen Hirnstammfunktionen und sind daher bei hypoxischen cerebralen Schädigungen nur bedingt einsetzbar.

Magnetresonanztomographie

Im Gegensatz zu dem, meist initial negativen, computertomographischen Befund ermöglicht die Magnetresonanztomographie aufgrund der hohen Sensitivität in der Erfassung ischämischer und hämorrhagischer Läsionen eine genauere Aussage über das Ausmaß der hypoxischen Schädigung, wobei jedoch keine eindeutigen Verteilungsmuster in bezug auf die unterschiedlichen Ätiologien der Hypoxie festgestellt wurden [2]. Das Ausmaß der Läsionen korreliert meist mit dem Schweregrad des klinischen Befundes, zusätzlich können mittels Follow-up-Untersuchungen sekundäre und tertiäre Veränderungen, wie zystische Substanzdefekte, Gliose etc. erfaßt werden.

Zusammenfassung

Aufgrund der zunehmenden Anzahl cardial reanimierter Patienten mit cerebralen hypoxischen Schädigungen ergibt sich aus medizinisch-ethischer und sozio-ökonomischer Sicht die Notwendigkeit einer frühen Prognoseerstellung. Die Dauer der Hypoxie und der akute klinische Befund stellen die wichtigsten Parameter dar, können jedoch in den allermeisten Fällen nicht oder ungenügend erfaßt werden. Die Einführung einer schnell und leicht anwendbaren Koma-Skala, wie sie die Innsbrucker Koma-Skala darstellt, könnte einen wesentlichen Fortschritt bei der frühen Prognoseerstellung ermöglichen. Sowohl elektrophysiologische, als auch bildgebende Untersuchungen führen zu einer Abrundung des klinischen Befundes und können wesentlich zur Prognosebeurteilung beitragen.

Literatur

1. Barcroft J (1920) Anoxaemica. Lancet 2:485–489 – 2. Birbamer G, Aichner F, Felber S, Kampfl A, Berek H, Schmutzhard E, Gerstenbrand F (1991) MRI of cerebral hypoxia. Neuroradiol 33:53–55 – 3. Earnest MP, Breckinridge JG, Yarnell PR et al (1979) Quality of survival after out-of-

hospital cardiac arrest: Predictive value of early neurology evaluation. Neurol 29:56–60 – 4. Edgren E, Hedstrend U, Nordin M et al. (1987) Prediction of outcome after cardiac arrest. Crit Care Med 15:820–825 – 5. Ganes T, Londar T (1988) EEG and evoked potentials in comatose patients with severe brain damage. Electroencephalogr Clin Neurophysiol 69:6–13 – 6. Gerstenbrand F (1967) Das traumatische apallische Syndrom. Springer Verlag, Wien-New York – 7. Gerstenbrand F, Birbamer G, Rainer J (1990) Clinical aspects and terminology of dementing syndromes. In: Alzheimer's Disease. Epidemiology, Neuropathology, Neurochemistry and Clinics (Key Topics in Brain Research), eds.: Maurer K, Riederer P, Beckmann H, Springer Verlag, 373–378 – 8. Gerstenbrand F, Hackl JM, Mitterschiffthaler G, Poewe W, Prugger M, Rumpl E (1984) Die Innsbrucker Koma-Skala: Klinisches Koma-Monitoring. Intensivbehand 9(4):133–144 – 9. Goldie WD, Chiappa KH, Young RH et al. (1981) Brainstem auditory and short latency somatosensory evoked potentials in brain death. Neurol 31:248–256 – 10. Jellinger H (1974) Klinische Neuropathologie des Komas. In: Janssen Symposien, Münchener Konferenz über neurologisch-psychiatrische Aspekte des Komas, 29./30. 11. 1974, 321–348 – 11. Levy DE, Caronna JJ, Singer BH et al. (1985) Predicting outcome from hypoxic ischemic coma. JAMA 253:1420–1426 – 12. Lindenberg R (1963) Patterns of CNS vulnerability in acute hypoxaemia, including anaesthesia accidents. In: Selective Vulnerability of the Brain in Hypoxaemia, eds.: Schade JP, McMenemey WH, Davis (Philadelphia), 189–205 – 13. Longstreth WT Jr, Diehr P, Inui TS (1983) Prediction of awakening after out-of-hospital cardiac arrest. N Engl J Med 308: 1378–1382 – 14. Longstreth WT Jr (1987) The neurologic sequelae of cardiac arrest (Specialty Conference). West J Med 147:175–180 – 15. Mullie A, Buylaert W, Michem N et al. (1988) Predictive value of Glasgow coma score for awakening after out-of-hospital cardiac arrest. Lancet 1:137–140 – 16. Saltuari L, Birbamer G, Formisano R, Gerstenbrand F (1986) Prognoses and development of post-anoxic coma through the example of some patients. In: ARICO – Atti del II Congresso Internazionale „Coma postanossico: un approccio multidisciplinare", 285–290 – 17. Scollo-Lavizzari G, Bassetti C (1987) Prognostic value of EEG in post-anoxic coma after cardiac arrest. Eur Neurol 26:161–170

Syposium B: Intensivtherapie bei gastroenterologischen Krankheiten

Vorsitz: *M. Classen,* München; *W. Domschke,* Münster

Nicht-varizeale Haemorrhagie aus dem oberen Gastrointestinum

W. Domschke (Medizinische Klinik und Poliklinik B der Universität Münster)

Die obere gastrointestinale Blutung äußert sich meist in Form der Leitsymptome Hämatemesis und/oder Meläna. Besonders starke Blutungen können auch zum peranalen Abgang roten Blutes (Hämatochezie) führen. Mehr als 80% aller Blutungsquellen sind im oberen Gastrointestinaltrakt lokalisiert. Pro Jahr werden etwa 100 Patienten/100 000 Einwohner mit akuter Gastrointestinalblutung notfallmäßig hospitalisiert. Ätiologisch spielt die Einnahme nicht-steroidaler Antiphlogistika zunehmend eine Rolle. Auch Antikoagulanzien können zur Blutung führen. Bei peptischen Ulzera oder Angiodysplasien ist vor allem die Veranlagung des Patienten ursächlich relevant. Die Letalität bei gastrointestinaler Blutung ist mit 8–10% nach wie vor hoch und läßt sich nur durch eine Optimierung der diagnostisch-therapeutischen Entscheidungssequenz reduzieren.

Symptome

Hämatemesis tritt im allgemeinen nur auf, wenn die Blutungsquelle proximal des duodeno-jejunalen Übergangs gelegen ist. Durch Kontakt mit salzsaurem Magensaft kann das ausgetretene Blut ein schwarz-braunes „kaffeesatzartiges" Aussehen annehmen (Umwandlung von Häm in Hämatin). Hell- bzw. dunkelrotes Blut wird erbrochen, wenn kein Kontakt mit saurem Magensaft gegeben war (z. B. Blutungsquelle im Ösophagus), bei gastraler Hypo- oder Achlorhydrie bzw. bei rascher oder massiver Blutfüllung des Magens. Ob sich eine obere gastrointestinale Blutung in Form peranalen Abgangs von rotem (Hämatochezie) oder schwarzem Blut (Meläna) äußert, hängt vor allem von der Blutungsintensität und der Passagezeit des Bluts durch den Gastrointestinaltrakt ab. Blut ist osmotisch wirksam und beschleunigt so seine eigene Darmpassage.

In Abhängigkeit vom Ausmaß des Blutverlustes stellen sich Beschwerden infolge des zirkulatorischen Volumenmangels ein. So bald wie möglich sollten Pulsfrequenz, arterieller Blutdruck und zentraler Venendruck ermittelt werden. Ein Schockindex (Pulsfrequenz/systolischer Blutdruck) größer als 1 spricht zusammen mit einem zentralen Venendruck um 0 cm H_2O für einen lebensbedrohlichen Blutverlust, der über 20% des zirkulierenden Blutvolumens ausgemacht hat. Die Blutungsintensität drückt sich akut weniger im Hämoglobin- bzw. im Hämatokritwert aus der erst etwa 24 h nach dem Blutungsereignis abfällt.

Bei der Inspektion sollte auf Leberhautzeichen, Teleangiektasien im Bereich der Mundschleimhaut und etwaige Lippenpigmentierungen geachtet werden. Entsprechende Befunde können erste Hinweise auf die mögliche Blutungsquelle im Gastrointestinaltrakt geben (Ösophagus- und/oder Fundusvarizen) Gefäßveränderungen im Sinne des Morbus Osler, blutende Polypen im Rahmen des Peutz-Jeghers-Syndroms).

Diagostik

Bei der diagnostisch-therapeutischen Entscheidungssequenz müssen folgende Fragen möglichst umgehend geklärt werden:

1) Liegt eine reale bzw. nur eine potentielle Blutungsquelle vor?
2) Blutet es – im Fall des Vorliegens einer realen Blutungsquelle – aktiv, oder ist die Blutung bereits zum Stillstand gekommen? NB: Zum Zeitpunkt der Diagnostik hat die Blutung bereits bei etwa 80–90% der Fälle sistiert.
3) Kann die aktive Blutung konservativ behandelt oder muß chirurgisch vorgegangen werden?
4) Muß bei chirurgischer Therapie eine Notoperation vorgenommen oder kann elektiv vorgegangen werden?
5) Erfordert die operative Blutstillung einen transthorakalen oder transabdominellen Zugang?

Die Unterscheidung zwischen realen und potentiellen Blutungsquellen ist insofern wichtig, als erfahrungsgemäß in etwa 20–30% der Fälle mehrere Läsionen gleichzeitig vorkommen können; z.B. findet sich häufig eine Koinzidenz von Reflexösophagitis, akuten Magenerosionen und Ulcus duodeni bzw. von Osophagusvarizen und peptischen Läsionen bzw. von Magenausgangsstenose bei Ulcusduodeni und Mallory-Weiss-Einrissen. Eine *reale Blutungsquelle* liegt vor, wenn

a) endoskopisch eine aktive Blutung zu erkennen ist bzw. der zu inkriminierenden Läsion ein Blutkoagel oder Hämarin aufliegt bzw. im Bereich der anzuschuldigenden Läsion ein Gefäß sichtbar ist;
b) szintigraphisch Isotopendepots zunehmender Größe entstehen;
c) angiographisch Kontrastmittelextravasate nachweisbar werden.

Aufgrund endoskopischer Kriterien ist von Forrest [4] eine Klassifizierung der Blutungsaktivität vorgeschlagen worden (Tabelle 1), die gleichzeitig eine Entscheidungsgrundlage für angemessene therapeutische Maßnahmen ist.

In Abb. 1 ist die notfallmäßige diagnostische Strategie bei Haemorrhagie aus dem oberen Gastrointestinum schematisch dargestellt [2]: Erhebung von Kurzanamnese und

Tabelle 1. Klassifizierung der Blutungsaktivität nach Forrest [4]

Blutungsaktivität		Kriterien
Aktive Blutung:	Forrest-Typ Ia	Arterielle (spritzende) Blutung
	Ib	Sickerblutung
Sistierte Blutung:	Forrest-Typ IIa	SichtbaresGefäßimUlkusgrund
	IIb	Hämatinbzw.KoagelaufLäsion
Keine Blutung:	Forrest-Typ III	Läsion ohne o.a. Kriterien

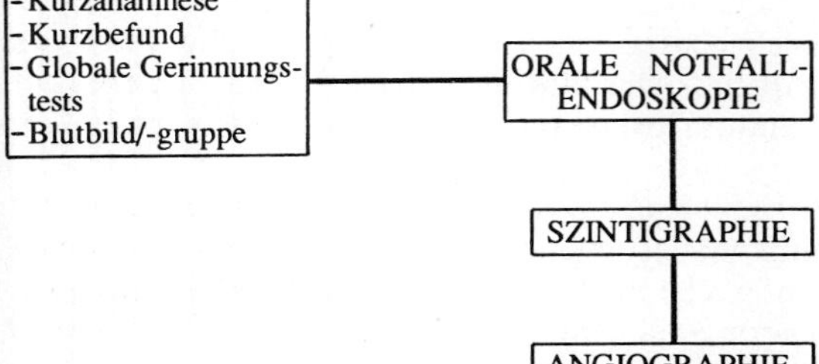

Abb. 1. Diagnostik bei Haemorrhagie aus dem oberen Gastrointestinum – Notfallmäßige Strategie

Kurzbefund und die Entnahmen von Blutproben für die laborchemische Analyse sollten ohne Verzug überleiten zum Kernstück notfalldiagnostischer Maßnahmen, der oberen Panendoskopie. Läßt sich die Blutungsquelle endoskopisch nicht lokalisieren (unter 5% der Fälle), hängt das weitere Vorgehen von der Blutungsintensität ab. Bei massiver arterieller Blutung muß der Patient ohne weitere Diagnostik umgehend operiert werden. Bei geringerer Blutungsintensität sollte jedoch die Lokalisation der Blutungsquelle vor der Therapieentscheidung angestrebt werden. Dabei wird heute zunächst der Szintigraphie gegenüber der Angiographie der Vorzug gegeben, da sich aktive Blutungen szintigraphisch – nach intravenöser Injektion von Technetium-markierten Erythrozyten oder kolloidalem Schwefel – sensitiver und dabei technisch einfacher sowie für den Patienten risikoärmer und angenehmer darstellen lassen [9, 13]. Bei szintigrapisch positivem Blutungsnachweis sollte sich in der Regel zur exakten topographischen Blutungslokalisation die Angiographie anschließen. Bei endoskopisch diagnostizierter Hämobilie sind ERCP und Angiographie die nächsten Untersuchungsverfahren.

Die häufigsten Blutungsquellen im oberen Gastrointestinaltrakt stellen peptische Läsionen (Erosionen, Ulzera) dar, die etwa 65% aller Fälle ausmachen gefolgt von Ösophagus- bzw. Fundusvarizen (ca. 20%), Mallory-Weiss-Einrissen (ca. 10%) Magenneoplasien (ca. 4%) und selteneren Läsionen (ca. 1%), – wie z. B. Morbus Osler-Rendu-Weber, Ulcus simplex Dieulafoy u. a. [3].

Bei chronisch-intermittierend verlaufenden Blutungen ist die Diagnostik erschwert; denn Szintigraphie und Angiographie müssen versagen, wenn die Blutung gerade zum Stillstand gekommen ist. In ausgewählten Fällen mit besonders belasteter Anamnese wird deshalb neuerdings empfohlen, unter Operationsbereitschaft eine sogenannte „aggressive" Angiographie durchzuführen, wobei eine Blutung aus der zu diagnostizierenden Blutungsquelle provoziert wird durch systemische Heparinisierung und intraarterielle Gabe des Vasodilatators Tolazolin (z. B. Priscol®), evtl. sogar von Streptokinase [6].

Therapie

Therapieprinzipien

Erste therapeutische Zielsetzung ist Kreislaufstabilisierung bzw. Schocktherapie (Plasmaexpander, Bluttransfusionen) (Abb. 2). Läßt sich der Kreislauf nicht stabilisieren (sog. „katastrophale" Blutung), muß der Patient umgehend chirurgisch versorgt werden.

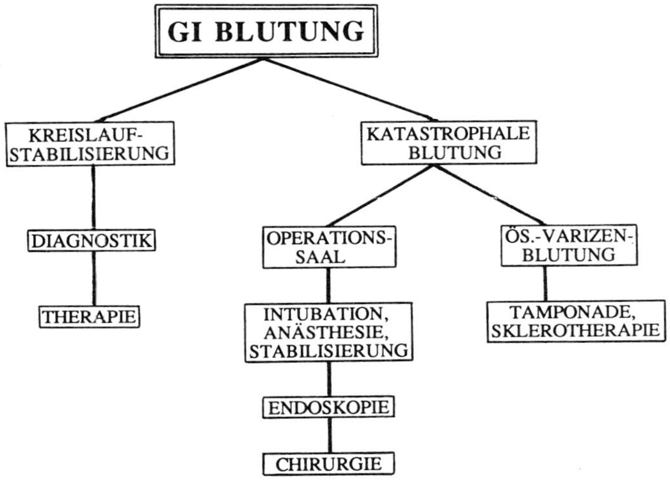

Abb. 2. Diagnostisch-therapeutische Sequenz bei klinisch unterschiedlicher Blutungssituation

Tabelle 2. Endoskopie-assoziierte Hämostaseverfahren bei Gastrointestinalblutung

- Sklerotherapie
- Elektrokoagulation
  monopolar – trocken
  bipolar – Elektro-Hydro-Thermosonde
- Laser-Photokoagulation
  Argon
  Neodym-YAG
- Fibrin- und Gewebe-,Kleber'

Gegebenenfalls kann dann beim bereits intubierten und narkotisierten Patienten noch unmittelbar präoperativ endoskopiert werden. Eine Ausnahme stellen blutende Ösophagusvarizen dar, da hierbei der nichtchirurgischen Therapie (Tamponade, Sklerotherapie) praktisch immer der Vorzug zu geben ist.

Bei geordneten Kreislaufverhältnissen kann zunächst die diagnostische Klärung der Blutungssituation (Blutungsquelle, Blutungsaktivität) erfolgen. Dementsprechend wird die Art des therapeutischen Vorgehens bestimmt: konservativ, endoskopisch-operativ bzw. chirurgisch.

Da die Endoskopie in den letzten Jahren auch therapeutische Möglichkeiten entwickelt hat (sog. operative Endoskopie), können in den meisten Fällen Diagnostik und Therapie Hand in Hand gehen [12]. In Tabelle 2 sind die gängigen endoskopischen Hämostasemethoden aufgeführt. Davon haben die Sklerotherapie (Unterspritzung – am besten mit 1:10000 bzw. 1:100000 verdünntem Adrenalin und 1%igem Polidocanol, Aethoxysklerol®), Elektrokoagulation (v.a. die Elektro-Hydro-Thermo-Sonde) und die Laser-Photokoagulation (v.a. der Neodym-YAG-Laser) bereits breiteren Eingang in die klinische Praxis gefunden, während Fibrin (Thrombin/Fibrinogen)- und Gewebekleber (v.a. Cyanoacrylat) nur vereinzelt eingesetzt werden. In den letzten Jahren ist eine endoskopische Hämostase auch durch Wärmeapplikation (Wärmesonde) erreicht worden.

Die verschiedenen endoskopisch-therapeutischen Verfahren unterscheiden sich hinsichtlich ihrer Eignung für den mobilen Einsatz, ihres Handhabungskomforts und ihrer Anschaffungs-/Wartungskosten. Dabei schneidet die Sklerotherapie günstig ab.

Therapie der Ulkusblutung

Die *spritzende arterielle Blutung* (Forrest I a) stellt nach wie vor eine absolute Indikation zur Sofortoperation dar; dies gilt besonders – wegen ihrer Nähe zu kaliberstarken Arterien – für blutende Ulzera im Bereich der Bulbus- bzw. Magenhinterwand. Steht ein versierter Endoskopiker zur Verfügung, kann zunächst die initiale Blutstillung mit Laser- bzw. Elektro-Hydro-Thermo-Koagulation oder mit Sklerosierung versucht werden, damit die betroffenen Patienten dem Chirurgen im blutungsfreien Intervall übergeben und damit die risikoreicheren Notfalloperationen durch elektive Eingriffe ersetzt werden können.

Sickerblutungen (Forrest I b) aus peptischen Läsionen sistieren in etwa 80% der Fälle spontan. Die verbleibenden Blutungen lassen sich durch Sklerosierungstherapie, Laser-Photokoagulation bzw. den Einsatz der Elektro-Hydro-Thermo-Sonde zum Stillstand bringen. Die endoskopische Therapie durch Sklerosierung bzw. Laserkoagulation führt zu statistisch gesicherter [10], Koagulation mit der Elektro-Hydro-Thermo-Sonde zu tendenzieller Abnahme der Zahl der Rezidivblutungen und notwendig werdender Operationen [5]. Diese positiven Effekte haben sich bisher allerdings noch nicht in einer Verminderung der Letalitätsrate niedergeschlagen.

Die medikamentöse Hämostase-Behandlung – z.B. mit Somatostatin bzw. dessen Analoga – hat bisher eher enttäuscht [1, 7].

Sichtbare Gefäße im Ulkusgrund (Forrest II a) stellen im Hinblick auf die in 50–90% der Fälle drohende Rezidivblutung eine besondere Risikosituation dar und benötigen daher aktive Therapie [14]. Zur lange Zeit üblichen primären chirurgischen Therapie hat sich in den letzten Jahren mit der endoskopischen Laser-Photokoagulation eine effiziente nichtchirurgische Alternative etabliert. In der klinischen Praxis hat sich auch die Sklerosierung der Läsion mit anschließender Elektro-Hydro-Thermo-Sondenkoagulation bewährt; allerdings stehen für dieses Vorgehen eindeutige studienmäßige Belege noch aus.

Therapie seltenerer Blutungsquellen

Angiodysplasien sollten individualisiert behandelt werden: sind die Läsionen endoskopisch zugänglich und stellen sich umschrieben dar, wird in aller Regel elektrokoaguliert. Chirurgisches Vorgehen mit Resektion der betroffenen Bezirke ist indiziert bei ausgedehntem Befall mit massiver Blutung, bei ausschließlich angiographischem Nachweis bzw. bei endoskopisch nicht erreichbarer Dünndarmlokalisation der Angiodysplasien. In analoger Weise wird bei *Teleangiektasien* vorgegangen. Als Alternative zur Chirurgie kommt bei nichtoperablen Patienten ggf. die arterielle Embolisation der inkriminierten Läsion(en) in Frage.

Blutungen aus *Mallory-Weiss-Einrissen* oder aus eindeutig lokalisierten *Dieulafoy-Läsionen* sollten primär endoskopisch-therapeutisch – vorzugsweise durch Sklerotherapie – angegangen werden [8].

Blutungen aus *inoperablen Neoplasien* werden palliativ-konservativ behandelt (z.B. mit Bluttransfusionen).

Prognose

Damit sich die Letalität bei gastrointestinaler Blutung weiter reduziert, muß besonders bei Risikopatienten – blutungsassoziierte Letalität bis 40% – auf eine möglichst umgehende, definitive Hämostase gedrängt werden. Dazu gehören Patienten mit hoher Blutungsintensität (großem Blutkonservenverbrauch), vor allem wenn sie das 60. Lebensjahr überschritten haben und an Begleiterkrankungen – kardialer, hepatischer, pulmonaler, renaler oder zentralnervöser Art – leiden [11]. Zur Gruppe mit erhöhtem Risiko gehören auch Patienten mit endoskopisch nachweisbaren „sichtbaren Gefäßen" im Bereich von Ulzera; aus dieser Situation ergeben sich höhere Blutungsrezidiv-, Operations- und Letalitätsraten. Speziell bei diesen Risikopatienten hat sich das dargelegte diagnostisch-therapeutische Procedere zu bewähren.

Literatur

1. Christiansen J, Ottenjann R, Arx F von (1989) Placebo-controlled trial with the somatostatin analogue SMS 201–995 in peptic ulcer bleeding. Gastroenterology 97:568–574 – 2. Domschke W, Ottenjann R, Baert AL, Ponette E (1982) Gastrointestinale Blutung: Grundlagen und Diagnostik. In: Siewert JR, Blum AL, Farthmann EH, Lankisch PG (eds) Notfalltherapie. Springer, Berlin Heidelberg New York, p. 89–118 – 3. Domschke W, Lederer P, Lux G (1983) The value of emergency endoscopy in upper gastrointestinal bleeding: review and analysis of 2014 cases. Endoscopy 15:126–131 – 4. Forrest JAH, Finlayson NDC, Shearman DJC (1974) Endoscopy in gastrointestinal bleeding. Lancet 2:394–397 – 5. Freitas D, Donato A, Monteiro JG (1985) Controlled trial of liquid monopolar electrocoagulation in bleeding ulcer. Amer J Gastroent 80:853–857 – 6. Koval G, Benner KG, Rösch J, Kozak BE (1987) Aggressive angiographic diagnosis in acute lower gastrointestinal hemorrhage. Dig Dis Sci 32:248–253 – 7. Langman MJS (1990)

Problems in assessing pharmacologic treatment of acute upper gastrointestinal bleeding. Hepatogastroenterol 37:29–30 – 8. Pointner R, Schwab G, Königsrainer A, Dietze O (1988) Endoscopic treatment of Dieulafoy's disease. Gastroenterology 94:563–568 – 9. Reichelt H (1990) Gastrointestinale Blutung – Charakterisierung durch nuklearmedizinische Methodik. Dtsch Ärzteblatt 87:1353–1354 – 10. Rutgeerts P, Vantrappen G, Broeckaert L, Coremans G, Janssens J, Hiele M (1989) Comparison of endoscopic polidocanol injection and YAG laser therapy for bleeding peptic ulcers. Lancet 1:1164–1167 – 11. Silverstein FE, Gilbert DA, Tedesco FJ, Buenger NK, Persing J (1981) The national ASGE survey on upper gastrointestinal bleeding. II. Clinical prognostic factors. Gastrointest Endosc 27:80–93 – 12. Soehendra N (1987) Endoscopic therapy of upper gastrointestinal bleeding. Endoscopy 19:205–206 – 13. Stettmeier H, Bauer R, Flierdt E van de, Langhammer HR, Pabst HW (1987) Szintigraphischer Nachweis gastrointestinaler Blutungen. Der Nuklearmediziner 10:116–126 – 14. Swain CP, Storey DW, Bown SG, Heath J, Mills TN, Salmon PR, Northfield TC, Kirkham JS, O'Sullivan JP (1986) Nature of the bleeding vessel in recurrently bleeding gastric ulcers. Gastroenterology 90:595–608

Ösophagusvarizenblutung

K.-U. Schentke, U. Kobe (Klinik für Innere Medizin, Medizinische Akademie Dresden)

Unter mehr als 2000 Notfallendoskopien wegen akuter oberer Gastrointestinalblutung betrug der Anteil der Ösophagusvarizenblutungen in unserer Klinik 9%. Das ist eine ähnliche Quote wie in anderen Zusammenstellungen. In den letzten Jahren stieg der Anteil eher an.

1. Krankheitsverlauf, Prognose

Die erste Varizenblutung, ihre Rezidive und ihre Folgen bedeuten eine akute Lebensgefahr für viele Zirrhotiker. Die prozentuale Überlebenskurve fällt im ersten Monat drastisch ab, um danach in einen langsam abfallenden Schenkel überzugehen. Graham u. Smith [12] haben 1981 gezeigt, daß ihre biphasische Überlebenskurve sich von Publikationen früherer Jahrehnte nicht wesentlich unterscheidet. In 10–25% der Fälle ist die Erstblutung massiv und letal, in 40–70% kann mit einem spontanen Blutungsstopp gerechnet werden, in 20–40% mit Rezidivblutungen, und die Hospitalmortalität beträgt meist 25–45% [4, 7, 12, 13, 16, 17, 25, 28, 34, 36, 41, 45, 47].

Diese Variationsbreiten, die durch einzelne Publikationen noch erheblich überschritten werden, deuten auf wesentliche Unterschiede in der Zusammensetzung der behandelten und beschriebenen Patientengruppen und schränken die Vergleichbarkeit der Ergebnisse ein. Von prognostischer Bedeutung sind vor allem ein fortgeschrittenes Stadium der Leberzirrhose (Child C, Tabelle 1), anhaltende Blutung und Komorbidität. Zirrhotiker im Stadium Child C erleiden häufiger Erstblutungen [8] und Rezidivblutungen und haben viel höhere Früh- und Spätletalitätsziffern als die Gruppen Child A und B [3, 4, 6, 29, 36]. In den Publikationen zur Therapie der Varizenblutung liegt der Anteil der Child-C-Patienten in der Regel bei annähernd 50% [10, 17, 29, 34], aber manchmal darüber [31] oder darunter [40], wodurch die Mortalitätsdaten beeinflußt werden. Nach einer Analyse von Prindiville et al. [31] waren Komorbiditätsfaktoren und Untergruppen der Varizenblutung noch wichtigere Prognoseindikatoren als das Child-Stadium. Zu den negativen Komorbiditätsfaktoren gehörten Herzinsuffizienz, Alkoholhepatitis mit Delirium tremens, spontane bakterielle Peritonitis, Septikämie, Nierenversagen, Myokardin-

Tabelle 1. Child-Pugh-Score bei Leberzirrhose

	je 1 Punkt	2 Punkte	3 Punkte
Albumin (g/dl)	>3,5	2,8–3,5	<2,8
Aszites	nein	leicht	stark
Bilirubin (mg/dl)	<2	2–3	>3
Enzephalopathie	0	I und II	III und IV
Quick (%)	>70	40–70	<40

Child A: bis 6 Punkte.
Child B: 7– 9 Punkte.
Child C: 10–15 Punkte.

farkt und akutes Lungenversagen. Unter den Varizenblutern schnitten diejenigen mit blutenden Fundusvarizen am schlechtesten ab, und eine zur Zeit der Endoskopie bestehende aktive Ösophagusvarizenblutung war prognostisch ungünstiger als eine spontan zum Stillstand gekommene. Unter den Publikationen zur Behandlung der akuten Varizenblutung sind aber mitunter auch Patienten erfaßt, die zum Zeitpunkt der Endoskopie nicht mehr aktiv bluteten [29, 40]. Bei Graham u. Smith [12] verbesserte sich die Einjahresüberlebensquote um 10%, wenn als Zeitpunkt „0" nicht die Klinikaufnahme, sondern 2 Tage danach gewählt wurden. Innerhalb 48 h sind also bereits einige hochgefährdete Patienten verstorben. In Publikationen aus großen Kliniken kann diese ungünstige Gruppe fehlen, da die Patienten das Überweisungszentrum nicht erreicht haben.

Diese Daten über die Prognose von Ösophagusvarizenblutungen lassen die rasche und anhaltende Blutstillung als therapeutisches Hauptziel hervortreten. Gleichzeitig rechtfertigen die Variabilität des Spontanverlaufs und die Inhomogenität der Patientengruppen, das Hauptaugenmerk auf prospektive, kontrollierte und randomisierte Studien zu richten.

2. Ballontamponade

Die mechanische Kompression der Varizen im unteren Ösophagus muß als nützlich zur temporären Blutstillung angesehen werden. Ein initialer Blutungsstopp wurde in 40–90% der Fälle (Median 80%) beschrieben [3, 4, 7, 10, 14, 25, 28]. Vergleichsuntersuchungen ohne blutstillende Maßnahmen liegen aus ethischen Gründen nicht vor. Der Effekt ist jedoch vorübergehend, und die Rezidivblutungsquote lag bei einem Datenpool von 963 Blutungsepisoden bei 46% [4]. Verwendet werden die Sengstaken-Blakemore-Sonde oder heute zunehmend die Linton-Sonde. Zur Vermeidung von Druckläsionen sollten beide möglichst nach 6–12 h entblockt werden. Neben Schleimhautläsionen, die evtl. bluten, tragen Aspirationspneumonie, Dislokation mit Verlegung der Trachea oder Ösophagusruptur zur Komplikationsrate von 14% (mit 3% letalen Komplikationen) bei [4]. Die Arbeitsgruppe von Conn beschrieb schlechte Blutstillungsraten von 40% und höhere Komplikationsziffern [7], doch es gibt auch günstigere Ergebnisse [14] mit über 90% Blutstillung und ohne wesentliche Komplikationen. An die heutige Intensivtherapie werden weitaus schwierigere technische Anforderungen gestellt als die korrekte Handhabung einer Ballonsonde. Sie kann zur Überbrückung eingesetzt werden, wenn die sofortige Sklerosierung nicht möglich ist.

3. Vasopressin

Obwohl seit Jahrzehnten klinisch eingesetzt, ist Vasopressin bis heute nicht als eindeutig wirksam zur Stillung von Varizenblutungen anzusehen. Es ist fraglich, ob der experimentell vielfach erwiesene senkende Effekt auf den Pfortaderdruck auch beim akut blutenden Zirrhotiker vorhanden ist (Lit. bei [19]), in klinischen Studien war der

Blutstillungseffekt teilweise nicht besser als in der Plazebogruppe, die Mortalität wurde nicht beeinflußt [42, 46]. Die allgemeine vasokonstriktorische Wirkung kann erhebliche koronare, zerebrale und periphere Ischämie hervorrufen, so daß gefährdete Patienten nicht behandelt werden sollten. In zwei Studien wurde deshalb die Kombination Vasopressin + Nitroglyzerin mit Vasopressin allein verglichen [11, 45]. Nitroglyzerin verringerte jeweils die Nebenwirkungsquote, verbesserte aber nur bei Gimson et al. [11] die Blutstillungsrate. Das könnte auch an der höheren Nitroglyzerindosis liegen (Tabelle 3). Die bessere Verträglichkeit spricht dafür, Vasopressin – wenn überhaupt – nur in Verbindung mit Nitroglyzerin anzuwenden. Aber auch diese Kombination hatte in zwei aktuellen Studien eine signifikant schwächere Blutstillungsquote als die Ballontamponade [44] oder als die Sofortsklerosierung [47].

4. Terlipressin

Aus der inaktiven Hormonvorstufe Terlipressin (Triglycyl-Lysin-Vasopressin) wird das bioaktive Lysin-Vasopressin protrahiert freigesetzt, so daß über 4–6 h wirksame Spiegel entstehen. Die kardialen Nebeneffekte wurden als geringer beschrieben, doch kann das an den niedrigeren Wirkspiegeln liegen [42]. Erstaunlicherweise wurde Terlipressin bei Varizenblutungen im Vergleich mit Plazebo als signifikant blutstillend beschrieben [40, 45]. In der Doppelblindstudie von Söderlund et al. [40], die über 24–36 h Terlipressin oder Plazebo gaben, um danach alle Patienten zu sklerosieren, war Terlipressin nicht nur im Hinblick auf den Blutungsstopp signifikant überlegen (90% vs. 59%), sondern auch bei der Hospitalmortalität (10% vs. 38%). Das ist die bisher einzige Studie, die eine Senkung der Letalität durch medikamentöse Therapie von Ösophagusvarizenblutungen ergab. Sie bedarf unbedingt der Kontrolle und Bestätigung durch andere Untersucher.

5. Somatostatin

Neue Publikationen haben die Rolle von Somatostatin aufgewertet. In einer sorgfältigen randomisierten Studie aus dem Royal Free Hospital [5] führte die kontinuierliche Infusion von 250 μg/h über 5 Tage gegenüber Plazebo signifikant häufiger zum Blutungsstopp (64% vs. 41%). Vier von fünf Vergleichsstudien mit Vasopressin ergaben

Tabelle 2. Initiale Blutstillung mit Somatostatin, kontrollierte Studien

Autoren	Anzahl Pat.	Vasopressin	Somatostatin	p
Kravetz et al. (1984)	61	74%	87%	NS
Jenkins et al. (1985)	22	33%	100%	<0,003
Bagarani et al. (1987)	49	32%	67%	< 0,05
Saari et al. (1990)	54	57%	84%	0,03
Hsia et al. (1990)	46	67%	95%	0,016

Tabelle 3. Medikamentöse Therapie der Varizenblutuny, Dosierung

Vasopressin	0,4 – 0,7 E/min
Nitroglyzerin	40 – 400 μg/min
Terlipressin	2 mg alle 4–6 h
Somatostatin	250 μg/min
Sandostatin	25 μg/min
Noch unklar:	
– Metoclopramid, Cisaprid (reduzierter Varizenblutfluß durch Kardiakontraktion)	
– Propranolol zusätzlich nach Blutstillung	

einen Vorteil bei der Blutstillung für Somatostatin (Tabelle 2) [2, 13, 15, 17, 34]. Zudem ist Somatostatin nebenwirkungsarm, jedoch von kurzer Halbwertszeit und teuer. Ein Überlebensvorteil ist nicht bewiesen. Es bleibt abzuwarten, ob das längerwirkende Somatostatinanalogon Octreotid (Sandostatin®) sich bewährt. Hämodynamische Effekte bei Leberzirrhose [9] und eine erste Vergleichsstudie mit der Ballontamponade (Blutungsstopp 19/20 vs. 18/20) lassen die Substanz aussichtsreich erscheinen [21]. Grundsätzlich sind aber nur temporäre Blutstillungserfolge zu erwarten.

6. Akutsklerosierung

Nach metaanalytischer Auswertung der bis 1988 publizierten randomisierten klinischen Studien kam ein internationales Expertengremium zu dem Schluß, daß die endoskopische Sklerotherapie in der Lage ist, die Rezidivblutungsquoten nach überstandener Varizenblutung zu senken und die Langzeitüberlebensquoten signifikant zu verbessern [26]. Die Effekte waren von variabler Größe, aber insgesamt eindeutig. Zu einer gleichlautenden Aussage kamen wir in einer prospektiven Langzeitstudie [16]. Vielerorts hat es sich deshalb eingebürgert, zunächst die akute Blutung mit konventionellen Methoden einschließlich der Ballontamponade und/oder der medikamentösen Blutstillung zu behandeln und nach Blutungsstillstand, unter mehr oder weniger elektiven Bedingungen, mit der Sklerotherapie zu beginnen bzw. den Patienten mit dieser Zielstellung an ein Zentrum zu verlegen. Die schwierigere und aufwendigere, dafür aber wohl effektivere Aufgabe ist jedoch die Sofortsklerosierung in der aktiven Blutungsphase. Tabelle 4 zeigt einige Literaturergebnisse, die unter Verwendung flexibler Endoskope in unkontrollierten Studien erzielt wurden (Lit. bei [4, 41]). Die Daten der Akutsklerosierungsgruppen aus randomisierten Vergleichsstudien liegen in ähnlichen Bereichen. Demnach kann die sofortige Sklerosierung im Mittel 90% der aktiven Varizenblutungen zum Stillstand bringen. Die Patienten, bei denen die Varizen zum Zeitpunkt der Endoskopie aktiv bluten, stellen aber offensichtlich eine Negativselektion dar, denn die Hospitalmortalität liegt im Median bei 30% (Tabellen 4 und 5). Es dürfte

Tabelle 4. Ergebnisse der Akutsklerosierung aktiv blutender Varizen (unkontrollierte Studien, z. T. nach Tamponade, flexible Endoskope)

Erstautor		Anzahl	Initiale Blutstillung (%)	Hospitalmortalität (%)
Lewis	Lit. bei [4]	19	93	42
Kjaergaard	Lit. bei [4]	61	92	31
Takase	Lit. bei [4]	30	96	37
Nilsson	Lit. bei [4]	34	100	19
Soehendra (1989)		168	74	31,5
(meist Histoacryl®)		62	100	14,5
eigene Daten		70	91	33

Tabelle 5. Randomisierte Vergleichsstudien zur Akutsklerosierung bei aktiver Varizenblutung (**BT** Ballontamponade; **V + N** Vasopressin + Nitroglyzerin; **ST** Sklerotherapie)

Erstautor	Pat. Anzahl	Blutungsstop BT V+N	(%) ST	p	Mortalität BT V + N	(%) ST	p
Barsoum (1982)	50 + 50	42	74	<0,01	42	26	NS
Paquet (1985)	22 + 21	73	95	NS	27	10	<0,01
		55 definitiv	90	<0,01			
Moreto (1988)	20 + 23	80	100	NS	30	30	NS
		45 definitiv	87	<0,05			
Westaby (1989)	31 + 33	65	88	<0,05	39	27	NS

sich z.T. um länger anhaltende oder frühe Rezidivblutungen handeln. Dagegen lag die Hospitalmortalität in unserer elektiven Sklerotherapiegruppe bei 13% [16]. Ähnlich groß waren die Unterschiede bei Prindiville et al. [31]. Dennoch ist die Akutsklerosierung aktiv blutender Varizen nach den Ergebnissen randomisierter Studien klar zu favorisieren [3, 25, 28, 47] (Tabelle 5). Sie führt signifikant häufiger zur primären oder definitiven Blutstillung als die Ballontamponade [3, 25, 28] oder die Vasopressin-Nitroglyzerintherapie [47] und zeigt einen deutlichen Trend zur Verbesserung der Überlebenschancen. Bemerkenswerterweise geben auch endoskopisch tätige Chirurgen der Akutsklerosierung eindeutig den Vorrang [6, 29, 37, 41]. Notfallmäßige Sperr- oder Shuntoperationen werden kaum noch oder relativ selten empfohlen, sollten andererseits aber auch nicht hinausgezögert werden, wenn 2 Sklerosierungen innerhalb von 2 Tagen nicht zur Blutstillung geführt haben [6, 29]. Die Frage ist nicht, ob sklerosiert werden soll, sondern eher, wie und womit sklerosiert werden soll. Die Methode ist nicht streng standardisiert. Wir bevorzugen wie die meisten deutschen Autoren die vorwiegend intravariköse Injektion von 1%igem Polidocanol. Für schwierige Fälle, große Varizen oder blutende Magenfundusvarizen können die Injektion von Butyl-Cyanoacrylat [33, 41] oder die endoskopische Varizenligatur [37] offenbar Fortschritte bringen.

Auch wenn die Varizenblutung während der ersten Endoskopie nicht mehr aktiv ist, kann in der Regel sofort mit der Injektionsbehandlung begonnen werden. Sofern nichts anderes nachweisbar ist, sind die sichtbaren Varizen viel öfter als Blutungsquelle anzusehen als Magenschleimhautläsionen [27]. Nach unseren Erfahrungen und denen anderer Untersucher [24, 43] gelingt die Identifikation der Varizen als Blutungsquelle um so öfter, je häufiger und je schneller nach Blutungsbeginn endoskopiert wird.

7. *Komplikationen der Sklerotherapie*

Unter den Bedingungen der Intensivtherapie verdienen die potentiellen Komplikationen der Sklerotherapie Beachtung [1, 20, 38]. Dazu gehören retrosternale Schmerzen, Fieber bei 20–40% [38], eine vorübergehende, eher ungefährliche und nicht streng mit Fieber korrelierte Bakteriämie bei etwa 50% [35], kleinere Pleuraergüsse bei bis zu 50% [1], Pneumonien, akutes Lungenversagen, Thrombosen im Pfortadersystem, Ösophagusulzera und Ösophagusperforation. Wir werteten bei 150 Patienten mit 846 Sitzungen dreimal tiefe Ösophagusulzera mit massiver Blutung und einmal eine Aspirationspneumonie als letale Komplikationen. Mehrfach wurden ähnliche, aber auch höhere Quoten beschrieben [38]. Bei den schwerkranken Patienten kann die Deutung schwierig sein und eine Unterschätzung resultieren. Oberflächliche Ösophagusulzera können als unvermeidliche Sklerosierungsfolge angesehen werden und heilen möglicherweise umso langsamer, je schlechter die Leberfunktion ist. Zur Vermeidung großer und tiefer Ulzera sollten die Menge und die Konzentration des Sklerosierungsmittels limitiert sein [20, 39]. Es ist aber unklar, welche Injektionstechnik und welches Sklerosierungsmittel den besten Kompromiß zwischen Wirkung und Komplikationsarmut darstellt. Hier ist Optimierung denkbar und wünschenswert.

8. *Zusammenfassung*

Die publizierten Daten für die Krankenhausletalität nach akuter Varizenblutung streuen stark von 10–90% und liegen in der Mehrzahl um 30%. Als ungünstige Prognosekriterien sind fortgeschrittenes Leberversagen (Child C), bei der Erstendoskopie noch aktiv blutende Varizen, hoher Transfusionsbedarf und gravierende Zweit- oder Sekundärkrankheiten erwiesen. Die Variationsbreite der publizierten Behandlungsergebnisse beruht maßgeblich auf Unterschieden im Patientengut, so daß die Bewertung der Therapiemethoden sich auf randomisierte Studien stützen muß. Im Hinblick auf die akute Blutstillung lautet die Reihenfolge demnach Akutsklerosierung (ca. 90%), Ballontamponade (ca. 80%), Somatostatin (65–90%) und Vasopressin oder Terlipressin plus Nitroglyzerin (30–90%). Der Sofortsklerosierung gebührt der Vorrang. Wenn sie nicht möglich oder nicht erfolgreich ist, kommen die anderen Methoden temporär in Betracht. Fortdauer oder Rezidiv der Blutung nach 2 Sklerosierungen innerhalb von 2–3 Tagen sollte eine chirurgische Therapie erwägen lassen. Mit der erfolgreichen Blutstillung ist in den letzten Jahren ein Trend zur Verbesserung der Überlebenschancen erkennbar.

Literatur

1. Bacon BR, Bailey-Newton RS, Connors AF Jr. (1985) Plural effusions after endoscopic variceal sclerotherapy. Gastroenterology 88:1910–1914 – 2. Bagarani M et al. (1937) Effect of somatostatin in controlling bleeding from esophageal varices. Ital J Surg Sci 17:21–26 – 3. Barsoum MS, Bolous FI, El-Rooby AA, Rizk-Allah MA, Ibrahim AS (1982) Tamponade and injection sclerotherapy in the management of bleeding oesophageal varices. Br J Surg 69:76–78 – 4. Bernuau J, Rueff B (1985) Treatment of acute variceal bleeding. Clinics Gastroenterology 14:185–207 – 5. Burroughs AK, McCormick PA, Hughes MD, Sprengers D, D'Heygere F, McIntyre N (1990) Randomized, double-blind, placebo-controlled trial of somatostatin for variceal bleeding. Gastroenterology 99:1388–1395 – 6. Cello JP, Grendell JH, Crass RA, Weber TE, Trunkey DD (1987) Endoscopic sclerotherapy versus portacaval shunt in patients with severe cirrhosis and acute variceal hemorrhage. N Engl J Med 316:11–15 – 7. Chojkier M, Conn HO (1980) Esophageal tamponade in the treatment of bleeding varices. Dig Dis Sci 25:267–272 – 8. De Franchis et al. (1988) Prediction of the first variceal hemorrhage in patients with cirrhosis of the liver and esophageal varices. A prospective multicenter study. N Engl J Med 319:983–989 – 9. Eriksson LS, Brundin T, Söderlund C, Wahren J (1987) Haemodynamic effects of a long-acting somatostatin analogue in patients with liver cirrhosis. Scand J Gastroenterol 22:919–925 – 10. Fort E, Sautereau D, Silvain C, Ingrand P, Pillegand B, Beauchant M (1990) A randomized trial of terlipressin plus nitroglycerin vs. balloon tamponade in the control of acute variceal hemorrhage. Hepatology 11:678–681 – 11. Gimson AES, Westaby D, Hegarty J, Watson A, Williams R (1986) A randomized trial of vasopressin and vasopressin plus nitroglycerin in the control of acute variceal hemorrhage. Hepatology 6:410–413 – 12. Graham DY, Smith JL (1981) The course of patients after variceal hemorrhage. Gastroenterology 80:800–809 – 13. Hsia H-C, Lee F-Y, Tsai Y-T, Lee S-D, Lai K-H, Lin W-J, Lin H-C, Lay C-S, Wang S-S, Lo K-J (1990) Comparison of somatostatin and vasopressin in the control of acute esophageal variceal hemorrhage – a randomized controlled study. Chinese J Gastroenterol 7:71–77 – 14. Hunt PS, Korman MG, Hansky J, Parkin WG (1982) An 8-year prospective experience with balloon tamponade in emergency control of bleeding esophageal varices. Dig Dis Sci 27:413–416 – 15. Jenkins SA, Baxter JN, Corbett W, Devitt P, Ware J, Shields R (1985) A prospective randomised controlled clinical trial comparing somatostatin and vasopressin in controlling acute variceal haemorrhage. Brit Med J 290:275–278 – 16. Kobe E, Schentke K-U (1987) Endoskopische Sklerotherapie von Ösophagusvarizen – Studien zur Technik und zum Krankheitsverlauf. Dtsch Z Verdau-Stoffwechskrankh 47:151–157 – 17. Kravetz D, Bosch J, Terés J, Bruix J, Rimola A, Rods J (1984) Comparison of intravenous somatostatin and vasopressin infusions in treatment of acute variceal hemorrhage. Hepatology 4:442–446 – 18. Larson AW, Cohen H, Zweiban B, Chapman D, Gourdij M, Korula J, Weiner J (1986) Acute Esophageal variceal sclerotherapy. JAMA 255:497–500 – 19. Lebrec D (1987) Drugs for portal hypertension. J Gastroenterology Hepatology 2:361–374 – 20. Madonia S, Traina M, Montalbano L, Amico GD (1990) Variceal ulceration following sclerotherapy: normal consequence or complication? Gastrointest Endosc 36:76–77 – 21. McKee R (1990) A study of octreotide in oesophageal varices. Digestion 45 (Suppl 1) 60–65 – 22. Meier R, Gyr K (1990) Die medikamentöse Therapie der akuten Ösophagusvarizenblutung mit vasoaktiven Substanzen (Somatostatin und Octreotide.) Z Gastroenterol 28 (Suppl 2) 36–40 – 23. Miskowiak J, Burcharth F, Jensen LI (1981) Effect of lower oesopageal sphincter on oesophageal varices. Scand J Gastroenterol 16:957–960 – 24. Mitchell KY, Mac Dougall BRD, Silk DB, Williams R (1978) Importance of repeated endoscopy in determining the source of haemorrhage in portal hypertension. Gut 19:A955 – 25. Moretó M, Zaballa M, Bernal A, Ibanez S, Ojembarrena E, Rodriguez A (1988) A randomized trial of tamponade or sclerotherapy as immediate treatment for bleeding esophageal varices. Surg Gynecol Obstet 167:331–334 – 26. Pagliaro L, Burroughs AK, Sorensen TIA, Lebrec D, Morabito A, Amico GD, Tine F (1939) Therapeutic controversies and

randomized controlled trials: prevention of bleeding and rebleeding in cirrhosis. Gastroenterol Internat 2:71 – 27. Papazian A, Braillon A, Dupas JL, Sevenet F, Capron JP (1986) Portal hypertensive gastric mucosa: an endoscopic study. Gut 27:1199–1203 – 28. Paquet K-J, Feussner H (1985) Endoscopic sclerosis and esophageal balloon tamponade in acute hemorrhage from esophagogastric varices: a prospective controlled randomized trial. Hepatology 5:580–583 – 29. Paquet K-J, Kalk J-F, Koussouris P (1988) Immediate endoscopic sclerosis of bleeding esophageal varices. Surg Endosc 2:18–23 – 30. Prindiville T, Trudeau W (1986) A comparison of immediate versus delayed endoscopic injection sclerosis of bleeding esophageal varices. Gastrointest Endosc 32:264–268 – 31. Prindiville T, Miller M, Trudeau W (1987) Prognostic indicators in acute variceal hemorrhage after treatment by sclerotherapy. Am J Gastroenterol 82:655–659 – 32. Pugliese D, Lee SS, Koshy A, Cerini R, Ozier Y, Lebrec D (1988) Systemic and splanchnic hemodynamic effects of intravenous hypertonic glucose in patients with cirrhosis. Hepatology 8:643–646 – 33. Ramond M-J, Valla D, Mosnier J-F, Degott C, Bernuau J, Rueff B, Benhamou J-P (1989) Successful endoscopic obturation of gastric varices with butyl cyanoacrylate. Hepatology 10:488–493 – 34. Saari A, Kivilaakso E, Inberg M, Pääkkönen M, Lahtinen J, Höckerstedt K, Schröder T (1990) Comparison of somatostatin and vasopressin in bleeding esophageal varices. Am J Gastroenterol 85:804–807 – 35. Sauerbruch T, Holl J, Ruckdeschel G, Förstl J, Weinzierl M (1985) Bacteriaemia associated with endoscopic sclerotherapy of oesophageal varices. Endoscopy 17:170–172 – 36. Sauerbruch T, Kleber G (1987) Die Therapie blutender Ösophagusvarizen. Internist Welt 6:160–167 – 37. Schellong H (1990) Endoskopische Therapie der portal bedingten Varizenblutung. In: Buess G (Hrsg) Endoskopie. Deutscher Ärzte-Verlag, Köln, 131–143 – 38. Schuman BM, Beckman JW , Tedesco FJ, Griffin JW, Jr, Assad RT (1987) Complications of endoscopic injection sclerotherapy: a review. Am J Gastroenterol 82:823–830 – 39. Singal A, Sarin SK, Sood GK, Broor SL (1990) Ulcers after intravariceal sclerotherapy: correlation of symptoms and factors affecting healing. J Clin Gastroenterol 12:250–254 – 40. Söderlund C, Magnusson I, Törngren S, Lundell L (1990) Terlipressin (triglycyl-lysine vasopressin) controls acute bleeding oesophageal varices. Scand J Gastroenterol 25:622–630 – 41. Soehendra N, Grimm H, Nam VCh, Brückner M (1989) 10-Jahres-Erfahrung mit der endoskopischen Sklerotherapie von oesophagogastrischen Varicen. Chirurg 60:594–598 – 42. Stump DL, Hardin TC (1990) The use of vasopressin in the treatment of upper gastrointestinal hemorrhage. Drugs 39:38–53 – 43. Sutton FM (1987) Upper gastrointestinal bleeding in patients with esophageal varices. Am J Med 83:273–275 – 44. Teres J, Planas R, Panes J, Salmeron JM, Mas A, Bosch J, Llorente C, Viver J, Feu F, Rodes J (1990) Vasopressin/Nitroglycerin infusion vs. esophageal tamponade in the treatment of acute variceal bleeding: a randomized controlled trial. Hepatology 11:964–968 – 45. Tasi Y-T, Lay C-S, Lai K-H et al. (1986) Controlled trial of vasopressin plus nitroglycerin vs. vasopressin alone in the treatment of bleeding esophageal varices. Hepatology 6:406–409 – 46. Walker S (1990) Vasoconstrictor therapy in bleeding esophageal varices. Hepato-gastroenterol 37:538–543 – 47. Westaby D, Hayes PC, Gimson AES, Polson RJ, Williams R (1989) Controlled clinical trial of injection sclerotherapy for active variceal bleeding. Hepatology 9:274–277

Intensivtherapie beim Lebercoma

M. Rössle, M. Sellinger (Medizinische Klinik der Universität Freiburg)

Definition des Krankheitsbildes

Das Lebercoma oder die hepatische Enzephalopathie (HE) – beide Begriffe werden synonym verwendet – ist definiert als zerebrale Funktionsstörung auf dem Boden einer fortgeschrittenen chronischen oder akuten Lebererkrankung. Die chronische, latente oder subklinische Form ist bei Patienten mit Zirrhose sehr häufig (50–80%) [1]. Wenn sie klinisch manifest wird, liegt meist ein auslösendes Ereignis zugrunde, weshalb auch ihre

Therapie sehr effektiv ist. Das hepatische Coma hingegen, welches bei akutem Leberversagen auftritt, ist Folge der fortgeschrittenen hepatozellulären Insuffizienz. Es ist meist von einem cerebralen Ödem begleitet, welches die führende Todesursache darstellt [2]. Hierbei weist weniger die Tiefe des Comas, als vielmehr das Auftreten von fokalen neurologischen Erscheinungen (Anisocorie, Streckhaltung, abnormes occulovestibuläres Reflexverhalten, Myoclonus und Krampfanfällen) auf ein schweres Hirnödem hin [2].

Die HE wird in 4 Stadien eingeteilt [3]. Im Stadium 1 und 2 bestehen minimale bis leichte Hirnleistungsstörungen. Im Stadium 3 ist der Patient somnolent und verwirrt und im Stadium 4 comatös. In Abhägigkeit von der zugrunde liegenden Erkrankung (chronisch oder akut.) definiert der Comagrad den weiteren Krankheitsverlauf maßgeblich. Bei HE auf dem Boden einer chronischen Lebererkrankung ist die Prognose selbst im Stadium 3 und 4 noch gut; ungefähr 75% dieser Patienten sprechen auf einfache therapeutische Maßnahmen innerhalb von 48–72 h an. Beim fulminanten oder subacuten Leberversagen hingegen überleben nur noch 25% der Patienten, wenn sie das Comastadium 3 oder 4 erreicht haben [4]. Das Comastadium bestimmt auch die Intensität der Therapie. Eine Intensivüberwachung und Intensivtherapie ist bei Erreichen des Comastadiums 3 notwendig.

Therapie

Die Standardtherapie bei klinisch manifester HE besteht aus der Reduktion der Eiweißzufuhr auf 20–40 g pro Tag [5], der Verabreichung von Lactulose und der Behandlung einer auslösenden Ursache (Tabelle 1). Die Lactulosetherapie ist effektiv [6, 7] und arm an Nebenwirkungen [8]. Bei schlechter Verträglichkeit von Lactulose (Übelkeit, Erbrechen, starker Meteorismus, schwerem Durchfall, metabolischer Acidose) sollte die Darmdekontamination mit einem nicht-resorbierbaren Antibioticum (z. B. Neomycin, Paromomycin) erfolgen. Bei ungenügender Effektivität der Lactulosetherapie hat sich die Kombination mit einem nicht-resorbierbaren Antibioticum bewährt [9, 10].

Bei Erreichen des Comastadiums 3 muß eine Intensivüberwachung und -therapie einsetzen. Sie dient insbesondere der Überwachung der Atem- und Kreislauffunktion und der parenteralen Ernährung. Für die parenterale Ernährung wird in der Mehrzahl der Untersuchungen Glucose als Kalorienträger verabreicht (400 g/d) [11]. Die Zugabe von Lipidlösungen wird kontrovers diskutiert [11]. Auch die Frage der Aminosäurensubstitution ist noch nicht endgültig geklärt. Eine kürzlich erschienene Meta-Analyse der verfügbaren randomisierten Untersuchungen bezüglich der Effektivität von verzweigtkettigen Aminosäuren bei der Therapie der HE konnte Vorteile für diese Therapie belegen [12]. Wegen der Heterogenität der einzelnen Studien ist allerdings die

Tabelle 1. Standardtherapie der hepatischen Enzephalopathie

1. Proteinrestriktion auf 20–40 g/Tag
2. Lactulose
3. Lactulose plus Antibiotikum
4. Spezifische Behandlung einer auslösenden Ursache:
- Einschränkung der Nierenfunktion (Förderung der Diurese)
- Hypovolämie (Infusionstherapie, Plasmaexpander, Humanalbumin)
- Gastrointestinale Blutung (Blutungsstillung, Blutentfernung)
- Infektion (Antibiotika)
- Obstipation (Lactulose)
- Sedativa (absetzen)

Tabelle 2. Extrakorporaler Leberersatz

Austauschtransfusionen
Extrakorporale Tierleberperfusion
Plasmapherese
Kohlehämoperfusion
Hämodialyse
Hämofiltration

Aussagekraft dieser Meta-Analyse sehr eingeschränkt [13]. Zum gegenwärtigen Zeitpunkt kann die Substitution von verzweigtkettigen Aminosäuren als Ernährungstherapie, jedoch nicht als spezifische Medikation der HE empfohlen werden.

In jüngster Zeit wurden Benzodiazepin-Antagonisten in die Therapie der HE eingeführt. Diese Therapie gründet sich auf die revidierte GABA-Hypothese, die die Aktion eines inhibitorisch wirksamen, endogen vorkommenden Benzodiazepin-Rezeptor-Liganden postuliert [14]. Erste klinische Untersuchungen unterstützen diese Hypothese [14]. Einschränkend muß angeführt werden, daß die meisten klinischen Beobachtungen anekdotisch sind und randomisierte Studien fehlen. Der Einsatz von Benzodiazepin-Rezeptor-Antagonisten für die Therapie des akuten Lebercomas bei fulminantem oder subacutem Leberversagen ist ohnehin fragwürdig, da nicht die reversible, metabolische hepatische Enzephalopathie, sondern das Hirnödem und das zugrunde liegende Leberversagen die Prognose bestimmen.

Die in der Vergangenheit angewandten Therapieformen des extrakorporalen Leberersatzes (Tabelle 2) haben sämtlich enttäuscht. Selbst die Kohleperfusion, die in nicht-randomisierten Untersuchungen als effektiv betrachtet wurde, konnte bei randomisiertem Vergleich mit einer Kontrollgruppe keine Wirksamkeit nachweisen [15].

Die Lebertransplantation stellt eine neue Dimension in der Therapie fortgeschrittener Lebererkrankungen dar. Bei der chronischen Lebererkrankung (Zirrhose) hat die Indikationsstellung Zeit und ist nicht durch das Stadium der HE determiniert, da diese in hohem Prozentsatz reversibel ist. Beim akuten, fulminanten oder subfulminanten Leberversagen jedoch stellt das Coma das ausschlaggebende Kriterium zur Lebertransplantation dar, da es als zuverlässigstes Einzelmerkmal die Prognose charakterisiert [16]. Aus diesem Grunde muß beim fulminanten oder subfulminanten Leberversagen bei Erreichen des Comastadiums 3 entschieden werden, ob der Patient für eine Lebertransplantation in Frage kommt. Fällt die Entscheidung für eine Transplantation aus, dann muß sichergestellt werden, daß der Patient bis zum Zeitpunkt der Transplantation keinen irreversiblen zerebralen hypoxischen Schaden erleidet [4]. Dieser entsteht durch Verminderung oder Sistieren der Gehirndurchblutung durch das Hirnödem, welches durch die Zunahme des intracraniellen Druckes zu einer Abnahme der cerebralen Perfusion führt. Eine ausreichende Duchblutung des Gehirns ist nur gewährleistet, wenn ein cerebraler Perfusionsdruck (mittlerer arterieller Blutdruck minus intracranieller Druck) von >60 mmHg aufrecht erhalten wird [2]. Mit zunehmendem Hirnödem kann es zum Unterschreiten dieses Grenzwertes mit der Folge eines hypoxischen Hirnschaden kommen. Diese Situation kann nur durch eine kontinuierliche Messung des intracraniellen Druckes mittels epiduralem Drucksensor rechtzeitig erfaßt und behandelt werden. Aus diesem Grunde ist die operative Plazierung einer epiduralen Druckmessonde bei Patienten, die das Comastadium 3 überschreiten, indiziert [2, 17]. Intracranielle Drucke von 20–25 mmHg müssen medikamentös gesenkt werden. Zugleich müssen Kreislaufunterstützende Maßnahmen eingeleitet werden (z.B. Sympaticomimetica), wenn ein mittlerer arterieller Blutdruck von 80–90 mmHg unterschritten wird. Die therapeutischen Maßnahmen zur Senkung des intracraniellen Druckes bestehen in Hochlagern des Oberkörpers, Hyperventilation mit CO_2 und Gabe von Mannitol. Bei nicht ausreichender Drucksenkung oder Kontraindikationen für Mannitol (z.B. Niereninsuffizienz, Hyperosmolarität über 315 m0sm.) sind Barbiturate indiziert [2, 18] (Tabelle 3).

Tabelle 3. Therapie des Hirnödems

- Hochlagerung des Oberkörpers (45 Grad)
- Hyperventilation (pCO2 um 30 mmHg einstellen)
- Kathecholamine bei mittlerem arteriellem RR < 80 mmHg
- Bolusinfusion von Mannitol (0,5 g/kg Körpergewicht)
- Bei Therapieresistenz: Thiopental 200–500 mg i.v. in 15 min bis intracranieller Druck (ICP) sinkt, dann Dauerinfusion entsprechend ICP

Patienten, bei denen die Aufrechterhaltung des cerebralen Perfusionsdruckes nicht lückenlos garantiert werden kann zeigen nach der Transplantation ein hohes Risiko eines permanenten neurologischen Schadens [4].

Effekt diverser Therapieformen auf die Mortalität

In den letzten 20 Jahren hat insbesondere die Intensivtherapie zur Verbesserung der früher sehr geringen Überlebensrate von 20–30% beim fulminanten Leberversagens beigetragen. Seit ungefähr 5 Jahren ist durch die Lebertransplantation eine weitere Steigerung der Überlebensrate bis auf etwa 60% gelungen [16]. Für die Zukunft bleibt zu hoffen, daß der Einsatz von Hepatozytentransplantationen [19–21] Wachstumsfaktoren [22] und Prostaglandinen [23] zu einer weiteren Abnahme der Mortalität führt.

Literatur

1. Eriksson LS (1988) Hepatic encephalopathy and treatment of oesophageal varices. Scand J Gastroenterol 23:641–649 – 2. Ede JR, Williams R (1986) Occurence and management of cerebral oedema in liver failure. In: Liver Failure. Ed: Williams R.; Churchill Livingstone, Edinburgh, London, Melbourne, New York, pp 26–46 – 3. Conn HO (1988) The hepatic encehalopathies. In: Hepatic Encephalopathy: Management with Lactulose and Related Carbohydrates. Eds: Conn HO, Bircher J.; Medi-Ed Press, East Lansing, USA, 3–14 – 4. Stieber AG, Ambrosino G, Van Thiel D, Iwatsuki S, Starzl TE (1988) Orthotopic liver transplantation for fulminant and subacute hepatic failure. Gastroenterology Clinics of North America 17:157–165 – 5. Uribe M (1988) Dietary management of portal-systemic encephalopathy. In: Hepatic Encephalopathy: Management with Lactulose and Related Carbohydrates. Eds: Conn HO, Bircher J.; Medi-Ed Press, East Lansing, USA, 95–112 – 6. Orlandi F, Brunelli E, Benedeti A, Macarri G (1988) Clinical trials of lactulose therapy in hepatic encephalopathy. In: Hepatic Encephalopathy: Management with Lactulose and Related Carbohydrates. Eds: Conn HO, Bircher J.; Medi-Ed Press, East Lansing, USA, pp 191–198 – 7. Morgan MY, Alonso M, Stanger LC (1989) Lactitol and lactulose for the treatment of subclinical hepatic encephalopathy in cirrhotic patients. A randomised, cross-over study. J Nepatology 8:208–217 – 8. Conn HO (1988) Adverse reactions and side effects of lactulose and related agents. In: Hepatic Encephalopathy: Management with Lactulose and Related Carbohydrates. Eds: Conn HO, Bircher J.; Medi-Ed Press, East Lansing, USA, pp 199–206 – 9. Weber F (1988) Combination therapy with lactulose and antibiotics. In: Hepatic Encephalopathy: Management with Lactuose and Related Carbohydrates. Eds: Conn HO, Bircher J.; Medi-Ed Press, East Lansing, USA, pp 207–217 – 10. Scevola D, Zambelli A, Concia E, Perversi L, Candiani C (1989) Nonabsorbable disaccharides plus neomycin in hepatic encephalopathy: Do they enhance each other? La Clinica Therapeutica 129:105–111 – 11. Eriksson LS, Conn HO (1989) Branched-chain amino acids in the management of hepatic encephalopathy: An analysis of variants. Hepatology 10:228–246 – 12. Naylor CD, O'Rourke K, Detsky AS, Baker JP (1989) Parenteral nutrition with branched-chain amino acids in hepatic encephalopathy. Gastroenterology 97:1033–1042 – 13. Berlin JA (1989) Meta-analysis of branched-chain amino acids in hepatic encephalopathy. Gastroenterology 97:1043–1051 – 14. Jones EA (1989) The γ-aminobutyric acid A (GABA) receptor complex and hepatic encephalopathy. Annals of Internal Medicine 110:532–546 – 15. O'Grady JG, Gimson AES, O'Brien CJ, Pucknell A, Hughes RD, Williams R. (1988) Controlled

trials of charcoal hemoperfusion and prognostic factors in fulminant hepatic failure. Gastroenterology 94:1186–1192 – 16. Van de Stadt J, Gelin M, Burgeois N, De Prez C, Adler M, Lambilliotte JP (1990) Liver transplantation for fulminant hepatic failure in adults. Transplantation Proceedings 22:1505–1508 – 17. Blei AT (1991) Cerebral edema and intracranial hypertension in acute liver failure: Distinct aspects of the same problem. Hepatology 13:25–28 – 18. Forbes A, Alexander GJM, O'Grady JG, Keays R, Gullan R, Dawling S, Wiliams R (1989) Thiopental infusion in the treatment of intracranial hypertension complicating fulminant hepatic failure. Hepatology 10:306–310 – 19. Maganto P, Cienfuegos JA, Santamaria L, Eroles G, Andres S, Pardo F, Castillo-Olivares JL, Municio AM (1990) Transplanted frozen-thawed hepatocytes as a therapeutic approach in liver disease. Transplantation Proceedings 22:2017–2019 – 20. Dixit V, Darvasi R, Arthur M, Brezina M, Lewin K, Gitnick G (1990) Restoration of liver function in Gunn rats without immunosuppression using transplanted microencapsulated hepatocytes. Hepatology 12:1342–1349 – 21. Makowka L, Falk RE, Rotstein LE, Falk JA, Nossal N, Langer B, Blendis LM, Phillips MJ (1980) Cellular transplantation in the treatment of experimental hepatic failure. Science 210:901–903 – 22. Tsubouchi H, Hirono S, Gohda E et al. (1989) Clinical significance of human hepatocyte growth factor in blood from patients with fulminant hepatic failure. Hepatology 9:875–881 – 23. Sinclair SB, Greig PD, Blendis LM, Abecassis M, Roberts EA, Phillips MJ, Cameron R, Levy GA (1989) Biochemical and clinical response of fulminant viral hepatitis to administration of prostaglandin E. J Clin Invest 84:1063–1069

Sepsis durch Abdominalerkrankungen

F. Hagenmüller (Innere Medizin I, Allgemeines Krankenhaus Altona, Hamburg)

(Manuskript nicht eingegangen)

Symposium C: Wertigkeit und Leistungsfähigkeit moderner bildgebender Verfahren

Vorsitz: *K. Lackner,* Würzburg; *G. Strohmeyer,* Düsseldorf

Entwicklung und Abbildungseigenschaften neuer Aufnahmeverfahren

K. Lackner, Th. Krahe, P. Landwehr, W. Dölken (Institut für Röntgendiagnostik der Universität Würzburg)

Ausgehend von Anamnese und Symptomatik der Patienten ergibt sich eine klinische Fragestellung an die bildgebende Diagnostik, die zur Wahl eines bestimmten Untersuchungsverfahrens führt. Das Untersuchungsergebnis wird mit der Fragestellung korreliert. Als Ergebnis kann dann die Frage definitiv beantwortet werden, muß die Antwort überprüft werden, wurde die Frage nur inkomplett beantwortet oder hat sich eine neue Frage ergeben. Dies kann zur Wahl eines zweiten Untersuchungsverfahrens führen. Der hier skizzierte iterative Problemlösungszyklus der bildgebenden Diagnostik läuft alltäglich in Klinik und Praxis ab und unterstreicht die zentrale Bedeutung der Wahl des geeigneten Verfahrens der bildgebenden Diagnostik. Diese Entscheidung ist schwieriger geworden, seit neben der konventionellen Röntgentechnik mehrere neuartige Untersuchungsverfahren zur Verfügung stehen, bei denen sehr unterschiedliche physikalische Effekte für die Bildgebung ausgenutzt werden.

Die der Bildberechnung zugrundeliegenden physikalischen Verfahren bestimmen die Bildcharakteristik und die individuellen diagnostischen Aussagemöglichkeiten der einzelnen Methoden. Alle modernen Schichtbildverfahren weisen gegenüber der konventionellen Röntgentechnik eine wesentlich höhere Empfindlichkeit für die differenzierte Wiedergabe von Weichteilstrukturen auf und haben gegenüber der konventionellen Röntgentechnik eine etwas schlechtere räumliche Auflösung.

Computertomographie

Der der Bildberechnung zugrundeliegende Parameter ist wie bei der konventionellen Röntgentechnik die Abschwächung des Röntgenstrahls im Objekt. Die durch das Objekt geschwächte Röntgenstrahlung wird nicht wie in der konventionellen Röntgentechnik von einem Röntgenfilm, sondern von einem Meßgerät, dem Detektor, registriert. Der Detektor besteht aus einer Ionisationskammer oder einem Szintillationskristall. Die Meßwertverarbeitung führt zu transversalen Schichtbildern mit einer räumlichen Auflösung von 1–2 Linienpaaren pro mm. Die Bilder sind charakterisiert durch einen hohen Weichteilkontrast und detailreiche Wiedergaben von Skelettstrukturen. Auch kleine Verkalkungen werden mit hoher Empfindlichkeit nachgewiesen. Intravenöse Kontrastmittelinjektionen können durch quantitative Zeit-Dichte-Analysen, unterschiedliche Perfusionsmuster in gesunden Organbereichen und pathologischen Läsionen registriert werden. Durch Sekundärberechnungen sind, ausgehend von den transversalen Schichtbildern, andere Schichtebenen zu rekonstruieren [4].

Der Weichteilkontrast der Computertomographie ist etwa 30mal höher als der konventioneller Röntgenaufnahmen. Die Computertomographie ist das erste Schichtbildverfahren in der Röntgendiagnostik, das zu in jeder Beziehung überlagerungsfreien Schichtbildern geführt hat.

Die Weiterentwicklung der Computertomographie, die ca. seit 1975 in der klinischen Erprobung ist, führte zu einer Verfeinerung der Bildmatrix, zu einer Verkürzung der Meßzeiten und zu einer Beschleunigung der Bildberechnung, zu einer Reduktion der Schichtdicke und zu zahlreichen unterschiedlichen Anwendungstechniken. Neben der statischen Bildgebung ist auch die dynamische Untersuchung weit verbreitet, bei der die Kontrastmittelkinetik über Zeit-Dichte-Analysen entweder graphisch oder quantitativ ausgewertet wird, um unterschiedliche Perfusionsmuster in bestimmter Organläsionen und im gesunden Organbereich bzw. großen Gefäßen zu registrieren. Nur in wenigen Fällen ist die Kardio-Computertomographie ungetriggert, EKG-getriggert oder in Form einer speziellen Gerätekonfiguration (Subsekunden-CT, Meßzeit 50 msec, Firma Imatron) indiziert. Besondere Bedeutung hat die Dünnschichttechnik für die Schichtbildanalyse von Veränderungen des Felsenbeins oder der Lunge erreicht. Das Osteo-CT erlaubt eine quantitative Bewertung des Mineralsalzgehalts der im Meßfeld enthaltenen Knochenstrukturen. Mit der neuen Entwicklung des Spiral-CT wird der Aufnahmemodus insofern geändert, als in einer Atemstillstandsphase des Patienten ein großes Objektvolumen spiralförmig abgetastet wird und aus dem so gewonnenen Datensatz Schichtbilder in beliebiger Orientierung rekonstruiert werden. Diese Aufnahmetechnik stellt eine Lösung des bei konventionellen digitalen Schichttechniken immer wieder störenden „Partial-Volume-Phänomens“ dar. Beim Partial-Volume-Effekt wird in einem Meßpunkt einer bestimmten Schicht dann ein Informationsdefizit beobachtet, wenn sich innerhalb der Schicht und des Bildvolumenelements Materialien mit unterschiedlichen physikalischen Eigenschaften in unterschiedlichen Verhältnissen verteilen. Es wird dann ein Mittelwert berechnet, der den Anteilen und Eigenschaften der Teilvolumina entspricht.

Die Entwicklungstendenz der Computertomographie charakterisiert ein ausgereiftes bildgebendes System. Neben der Software-Pflege wird an einer größeren Empfindlichkeit der Detektoren mit dem Ziel, die Strahlenbelastung des Patienten zu reduzieren, gearbeitet. Daneben wird die Aufnahmetechnik des Spiral-CT perfektioniert und die thermische Belastbarkeit der Strahlenquellen optimiert, um größere Standzeiten und höhere Bildfolgen zu erreichen.

Sonographie

Bildparameter der Sonographie sind die Impedanz (Schalleitfähigkeit in Biomaterialien), Grenzflächeneffekte und die Dopplerverschiebung. Detektor ist der Schallkopf mit seinem Kristallelement (piezoelektrisches Element). Die Bilder sind durch einen hohen Weichteilkontrast charakterisiert. Die Schichtbilder sind in beliebiger Räumorientierung herzustellen und weisen eine sehr hohe zeitliche Auflösung (Realtime) auf. Das Sonographieverfahren ist flußsensibel, Strömungsrichtung und Strömungsgeschwindigkeit sind hiermit gut erfaßbar [11]. Die Sonographie befindet sich seit 1970 in der klinischen Erprobung. In der Entwicklungszeit wurde die Bildmatrix erheblich verfeinert, insbesondere die laterale räumliche Auflösung und die digitale Bildtiefe wurden verbessert. Ihre Anwendungstechniken sind vielfältig. Die größte Verbreitung hat die bildgebende Sonographie im B-Mode. Die Darstellung im M-Mode wird fast ausschließlich in bestimmten Fragestellungen der Kardiologie eingesetzt. Größere Bedeutung, vor allen Dingen in der Entwicklung der letzten Zeit, gewinnt die Dopplersonographie in Form der farbkodierten Duplexsonographie. Hier werden Effekte ausgenutzt, die aus der konventionellen Duplexsonographie bereits gut bekannt sind [5, 7, 8, 12]. Während bei der konventionellen Duplexsonographie das Ultraschall-B-Bild mit der Spektralanalyse in einem Meßpunkt des Gefäßquerschnittes in Verbindung gebracht wird, erfolgt bei der farbkodierten Duplexsonographie in jedem Bildpunkt die Überlagerung des B-Bildes mit der farbkodierten Flußinformation, die aus der Phasen- und Frequenzverschiebung des Ultraschallsignals innerhalb des einzelnen Bildpunktes berechnet wird. Die Flußrichtung wird farbkodiert, die Flußgeschwindigkeit helligkeitskodiert. Das intravasale Spektrum der Flußgeschwindigkeit ist damit makroskopisch qualitativ und in der Nachverarbeitung auch quantitativ auszuwerten.

Auch bei den Entwicklungstendenzen der Sonographie zeigt sich, daß es sich hierbei um ein bereits sehr ausgereiftes bildgebendes System handelt. Neben der Softwarepflege wird ein neues Verfahren der Flußanalyse entwickelt und erprobt. Hierbei handelt es sich um das „Colour-Velocity-Imaging", bei dem eine direkte Weg-Zeit-Analyse bewegter Objekte ohne Berücksichtigung von Dopplereffekten erfolgt. Daneben werden dreidimensionale Bildrekonstruktionen und die endoluminale Sonographie technisch perfektioniert und klinisch erprobt.

Magnetresonanztomographie

Die Interpretation der magnetresonanztomographischen Bilder ist dadurch kompliziert, daß eine ganze Reihe unterschiedlicher Bildparameter die Signalgebung beeinflussen. Im Gegensatz zur Computertomographie oder Sonographie, Verfahren bei denen jeweils ein tragender Bildparameter zur Auswertung gelangt, ist das Bildergebnis der Magnetresonanztomographie das Ergebnis der Einflüsse von zahlreichen Parametern. Die wesentlichen Bildparameter sind hierbei:

die Protonendichte
longitudinale Relaxation T1
transversale Relaxation T2
Suszeptibilität
Temperatur
Diffusion
Fluß

Die bei der Bildgebung wichtigsten Einflußgrößen hiervon sind die Protonendichte sowie die T1- und T2-Relaxation. Das Bildergebnis ist wie bei der Computertomographie und Sonographie durch einen sehr hohen Weichteilkontrast charakterisiert. Das räumliche Auflösungsvermögen ist gut. Das Verfahren registriert Blutströmung und ermöglicht frei wählbare multiplanare überlagerungsfreie Schichtbildserien [3, 6].

Die Magnetresonanztomographie geht in der bildgebenden Diagnostik von Signalen, die durch die Protonenmagnetresonanz gewonnen werden, aus. Kerne mit ungerader Ladungszahl besitzen infolge ihrer Rotation ein elektromagnetisches Moment. Dies führt dazu, daß ein Teil der Kerne, die dieses Verhalten zeigen, in einem starken äußeren Magnetfeld parallel oder antiparallel zur Hauptachse des Magnetfeldes ausgerichtet werden. Durch einen seitlich eingestrahlten Hochfrequenzimpuls (vergleichbar den Radiowellen) wird eine Auslenkung der Kerne erreicht, wobei die Kerne die Tendenz haben, nach der Auslenkung die Ruheposition unter Abgabe von Energie wieder einzunehmen. Die Rückkehrzeit der nach Anregung ausgelenkten Spins in die Gleichgewichtsposition, parallel oder antiparallel zur Längsachse des Hauptfeldes, wird als longitudinale Relaxationszeit (T1) bezeichnet.

Auch in einer Ebene 90 Grad zur Achse des Hauptfeldes ist nach Auslenkung der Spins in einer geeigneten Anregungssequenz ein Magnetisierungseffekt meßbar. Die in dieser Ebene registrierte Nettomagnetisierung zerfällt relativ rasch dadurch, daß die primär synchronisierte Phasenlage der Kernspins sehr rasch dephasiert. Die Zerfallszeit, der nach Anregung in der Ebene senkrecht zur Längsachse des Hauptfeldes meßbaren Nettomagnetisierung, als Effekt der Dephasierung beteiligter Protonen durch Spin-Spin-Interaktion, wird als transversale Relaxation (T2-Zeit) bezeichnet.

Die Magnetresonanztomographie ist ca. seit 10 Jahren als bildgebende Diagnostik in der klinischen Erprobung. Neue Applikationsformen betreffen die bildgebende Diagnostik und die Spektroskopie. Bei der Spektroskopie werden die Signale aus dem Magnetresonanzexperiment nicht für die Bildberechnung verarbeitet, sondern es erfolgt hierbei eine quantitative Analyse der Resonanzfrequenzen eines Kerns im Meßvolumen, wobei die Molekülstruktur das lokale Magnetfeld beeinflußt und damit die Resonanzfrequenz verändert. Damit ermöglicht die Spektroskopie eine qualitative oder auch quantitative Darstellung biochemischer Phänomene durch die Spektralanalyse unterschiedlicher Kerne [10]. Die größte Beachtung haben in diesem Zusammenhang bisher die Phosphor- und Protonenspektroskopie für Stoffwechseluntersuchungen von Tumoren, des Skelett- und Herzmuskels gewonnen.

In der bildgebenden Diagnostik stellt die Kernspintomographie eine Ergänzung zur Computertomographie und Sonographie dar. Sie hat insbesondere in der Diagnostik sowohl tumoröser, entzündlicher als auch degenerativer Veränderungen des ZNS sowie bei Veränderungen des muskuloskelettalen Systems bereits große Bedeutung erlangt und sich teilweise den etablierten Verfahren als überlegen erwiesen. Auch in der Diagnostik parenchymatöser Organe gewinnt die Kernspintomographie an Bedeutung, da es als Verfahren ohne Einsatz ionisierender Strahlen und als Verfahren mit sehr hoher Sensitivität in manchen Fällen der Computertomographie vorzuziehen ist. Die Darstellung von Kontrastmittelkinetiken unterschiedlicher Kontrastmitteltypen erweitert die diagnostischen Möglichkeiten der Kernspintomographie.

Die Entwicklungstendenzen der Kernspintomographie betreffen das Untersuchungsgerät einerseits und die Kontrastmittelentwicklung andererseits. Hinsichtlich der Aufnahmesysteme gewinnen in zunehmendem Maße Aufnahmemodalitäten an Bedeutung, die sehr kurze Datenakquisitionszeiten ermöglichen, so daß Bewegungsartefakte reduziert werden oder auch Bewegungsphänomene in Schichtbildserien dargestellt werden können. Da das Verfahren Möglichkeiten bietet, Blutfluß darzustellen, werden derzeit Aufnahmemöglichkeiten zur Optimierung der Gefäßdarstellung und Diagnostik von pathologischen Gefäßveränderungen entwickelt und erprobt. Während Kontrastmittel in der konventionellen Röntgentechnik aufgrund ihrer hohen Röntgenabsorption als Kontrastmittel einsetzbar sind, werden in der Kernspintomographie Kontrastmittel eingesetzt, die das lokale Magnetfeld verändern. Der Effekt basiert also hier auf einem kontrollierten Suszeptibilitätsartefakt. Relativ große Verbreitung hat in der Routinediagnostik das Gadolinium DTPA erreicht. Andere Kontrastmittel, die in der Entwicklung sind, weisen zum Teil eine höhere Affinität und spezielle Kontrastmittelkinetik in malignen Tumoren oder im Parenchym gesunder Organe auf, so daß unter Umständen Positiv- oder Negativkontraste zur Darstellung kleiner Raumforderungen ausgenutzt werden können.

Von allen bildgebenden Systemen ist die Magnetresonanztomographie das kostenintensivste Verfahren. Das begrenzt die Verbreitung der Geräte und erfordert eine besonders sorgfältige Abwägung der Indikationsstellung.

Digitale Bildverstärkerradiographie

Bei der digitalen Bildverstärkerradiographie wird der gleiche Bildparameter wie in der konventionellen Röntgentechnik ausgewertet, nämlich die Abschwächung der Röntgenstrahlung im Objekt. Als Detektor wird eine Bildverstärkerfernsehröhre eingesetzt. Am Bildverstärkerausgang erfolgt die Digitalisierung der Bildsignale, so daß nach einer computergestützten Bildberechnung Bildnachverarbeitungen möglich werden.

Die digitalen Bildverstärkerradiogramme sind durch ihre hohe Kontrastauflösung charakterisiert. Die hohe Kontrastauflösung und die Bildnachverarbeitung (Fensterung, Bildsubtraktion) gleichen das geringe Defizit an räumlicher Auflösung aus. Weite Verbreitung hat inzwischen die Angiographie in Form der digitalen Bildverstärkerradiographie gewonnen. Das Verfahren wird als digitale Subtraktionsangiographie bezeichnet und ermöglicht die Gefäßdarstellung frei von überlagernden Weichteil- oder Skelettstrukturen. Auch die übrigen Durchleuchtungsuntersuchungen, wie Magen-Darm-Diagnostik oder Zielaufnahmen, sind inzwischen in digitaler Technik durchführbar. Entwicklungstendenzen dieses Verfahrens betreffen die Optimierung der Bildverstärkertechnologie mit dem Ziel einer weiteren Dosisreduktion und Verbesserungen in der Bildnachverarbeitung.

Digitale Speicherfolienradiographie

Bildparameter der digitalen Speicherfolienradiographie ist, wie in der konventionellen Röntgentechnik, die Abschwächung des Röntgenstrahls während der Objektpassage. Detektor ist derzeit eine Speicherfolie, die mit Lumineszenzkristallen belegt ist [1, 2, 9, 13, 14]. Die auf die Lumineszenzkristalle auftreffende Röntgenstrahlung führt zu einer Anhebung von Elektronen der Kernhülle von einem niedrigen auf ein höheres Energieniveau, wobei ca. 50% der Elektronen in Haftstellen auf Schalen des höheren Energieniveaus gehalten werden, während 50% spontan unter Lichtemission auf das niedrige Energieniveau zurückfallen. Die in den Haftstellen zunächst fixierten Elektronen werden bei auftreffendem Laserlicht freigesetzt und fallen erneut unter Lichtemission auf die Schale mit niedrigerem Energieniveau zurück. Bei dieser gezielten Auslösung in Verbindung mit der Abtastung der Speicherfolie durch einen Laserstrahl wird die Information gewonnen, die für die Bildberechnung erforderlich ist. Der optische Bildeindruck entspricht dem einer konventionellen Röntgenaufnahme. Physikalisch sind die Speicherfolien charakterisiert durch eine lineare Dynamik mit hoher Kontrastauflösung. Wie bei allen digitalen Verfahren ist auch hier eine geringe Einbuße an räumlicher Auflösung in Kauf zu nehmen. Die räumliche Auflösung der Speicherfoliensysteme beträgt ca. 2,5 LP/mm – 5 LP/mm und ist vom Format, Beschichtungsdicke der Speicherfolie mit Lumineszenzkristallen, Dicke des auslesenden Laserstrahls und der Bildmatrixgröße abhängig. In manchen Indikationsstellungen ist eine Dosisreduktion erreichbar. Der wesentliche Effekt der linearen Dynamik ist darin zu sehen, daß auch in Bildabschnitten, die nicht im Dosisoptimum exponiert wurden, sondern unter- oder überexponiert sind, in der Bildnachverarbeitung die Bildinformation im wesentlichen erhalten bleibt, so daß durch die Bildnachverarbeitung digitaler Speicherfolienradiogramme Wiederholungsaufnahmen konventioneller fehlbelichteter Röntgenaufnahmen vermieden werden. In der Entwicklung wird eine Verbesserung der Speicherfolien verfolgt, wobei z.B. eine Reduktion der 50%igen Spontanemission entweder zu einem Informationsgewinn oder zu einer Dosisreduktion führen würde.

Die Vielzahl neuartiger bildgebender Verfahren mit ihrer ganz unterschiedlichen diagnostischen Aussagecharakteristik erfordert ebenso wie die hohen Gerätekosten und die zum Teil hochspezialisierten Ausbildungen der Anwender einen kritischen Einsatz der Verfahren. In Kenntnis der spezifischen diagnostischen Aussagemöglichkeiten der Methoden, der Geräteverfügbarkeit und der Fachkompetenz sowie in Abwägung der Dringlichkeit der Diagnostik und ihrer therapeutischen Konsequenz muß das geeignete Verfahren zur Beantwortung der individuellen klinischen Fragestellung eingesetzt werden. Unter Beachtung dieser Grundsätze ist bildgebende Diagnostik effektiv und ihr physikalischer sowie finanzieller Aufwand gerechtfertigt.

Literatur

1. Busch HP, Winter-Nossek A, Bethke U, Kohler P, Georgi M (1990) Lungenaufnahmen auf der Intensivstation Fortschr Röntgenstr 152:412–416 – 2. Dölken W, Chowanetz W, Horwitz AE, Krahe Th, Landwehr P, Lackner K (1991) Interstitielle Lungenerkrankungen: Eine Vergleichsstudie

zwischen einer Film-Folien-Kombination mit der digitalen Speicherfolientechnik (im Druck) – 3. Ehmon RL, Barquist TH, McLeod RA (1988) MR-Imaging of the musculoskeletal system: a 5-year appraisal. Radiology 166:313 – 4. Friedmann G, Bücheler E, Thurn P (1981) Ganzkörper-Computertomographie. Thieme, Stuttgart – 5. Hennerici M, Neuerburg-Heusler D (1988) Gefäßdiagnostik mit Ultraschall. Thieme, Stuttgart – 6. Kazner E, Wende S, Grumme Th, Stochdorph O, Felix R, Claussen C (1988) Computer- und Kernspintomographie intrakranieller Tumoren aus klinischer Sicht, Springer, Berlin – 7. Landwehr P, Lackner K (1991) Möglichkeiten der peripheren farbkodierten Sonographie. In: Günther RW (Hrsg) Jahrbuch der Radiologie 1991 Biermann, Zülpich – 8. Landwehr P, Tschammler A, Höhmann M (1990) Gefäßdiagnostik mit der farbkodierten Duplexsonographie. DMW 115:343–351 – 9. Neufang KFR, Krug B, Lorenz R, Steinbrich W (1990) Kann die digitale Lumineszenzradiographie (DRL) in der Thoraxdiagnostik die konventionelle Röntgenaufnahmetechnik ersetzen? Fortschr Röntgenstr 152:501–509 – 10. Radda GK, Rajagopolan B, Taylor D J (1989) Biochemistry in vivo: an appraisal of clinical magnetic resonance spectroscopy. Magnetic Resonance Quarterly 5:122–151 – 11. Rettenmaier G, Seitz K (1990) Sonographische Differentialdiagnostik, VCH Verlagsgesellschaft, Weinheim – 12. Salmasi AM, Nicolaidis AN (1989) Cardiovascular Applications of Doppler Ultrasound, Churchill Livingstone, Edinburgh – 13. Schäfer CM, Greene RE, Oestmann JW, Hall DA, Llewellyn HJ, McCarthy KA, Spellman ER, Rubens JR (1 990) Digital storage phosphor imaging vs. conventional film radiography in CT-documented chest disease. Radiology 174:207–210 – 14. Sonoda M, Takano M, Miyahasa J, Kato H (1983) Computed radiography utilizing scanning laser stimulated luminescence. Radiology 148:833–838

Zentralnervensystem

G. Friedmann (Institut und Poliklinik für Radiologische Diagnostik der Universität Köln)

Für den Nachweis zerebraler und spinaler Erkrankungen stehen an modernen bildgebenden Verfahren die DSA, vor allem aber die CT und MRT zur Verfügung.

Unter der Annahme, alle Geräte sind vorhanden und es bestehen keine Kapazitätsengpässe, wird im folgenden versucht, ein Konzept für die am häufigsten vorkommenden Erkrankungen zu erläutern, auf Entwicklungen hinzuweisen und dabei die Kosten-Nutzen-Relation nicht außer acht zu lassen.

1. Digitale Subtraktionsangiographie

Die Darstellung der brachiozephalen Gefäße erfolgt vielfach wahlweise mit Hilfe der intravenösen oder intraarteriellen DSA.

Zur Beurteilung krankhafter Veränderungen im Aortenbogenbereich kann auf die konventionelle Angiographie zugunsten der i.a. DSA ohne Minderung diagnostischer Sicherheit verzichtet werden. Für die i.v. DSA gilt diese Aussage begrenzt.

Zum Nachweis pathologischer Befunde an den Halsgefäßen ist die i. a. DSA der i. v. DSA eindeutig überlegen, da letztere den operativ gefundenen Schweregrad einer Stenose vielfach unterschätzt und mancher angenommene Verschluß der A. carotis interna bzw. der A. subclavia oder A. vertebralis nur einer hochgradigen Stenose entspricht, ein wichtiger Befund hinsichtlich der Therapieentscheidung (Abb. 1) Auch kleine Ulcerationen entgehen der i. v. DSA in nicht wenigen Fällen, während sie bei der i. a. DSA durch die sehr viel bessere Steuerbarkeit der Untersuchung entdeckt werden.

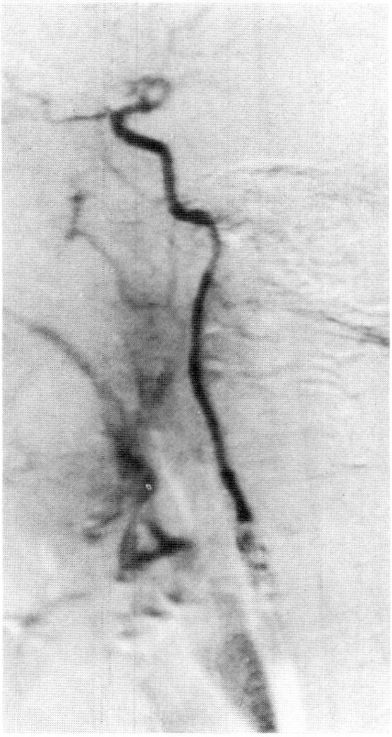

Abb. 1. Intraarterielle DSA, Durchgängigkeit der A. carotis interna. Die i. v. DSA täuschte einen Verschluß dieses Gefäßes vor

Im Bereich des Carotissyphons, z. B. bei der Frage nach Tandemstenosen oder der Ausbildung eines Kollateralkreislaufes genügt die i. v. DSA den diagnostischen Anforderungen nicht, so daß hier die i. a. DSA angezeigt ist.

Eine verläßliche Aussage über den weiteren Carotis- und Vertebraliskreislauf ist nur mit Hilfe der i. a. DSA möglich.

Da somit die intraarterielle DSA besser steuerbar ist, sich Wiederholungsuntersuchungen vor operativen Eingriffen vermeiden lassen, die erforderliche Kontrastmittelmenge wesentlich geringer ist, die Untersuchung ggf. mit einer Angioplastie verbunden werden kann und verbessertes Kathetermaterial zur Verfügung steht, ist die i. v. DSA für neuroradiologische Untersuchungen weitgehend entbehrlich und daher abzulehnen, zumal mit der Duplexsonographie zumindest gleich gute Ergebnisse zu erzielen sind.

Erwähnt sei in diesem Zusammenhang, daß die i. v. DSA für die Hirntodbestimmung nicht zulässig ist.

Manche bisherige Indikation zur DSA wird sich wahrscheinlich durch die zunehmend besser werdenden Ergebnisse der MR-Angiographie erübrigen (Abb. 2); gedacht ist hierbei an den Nachweis der Gefäßbeziehung bei supra- und parasellären Raumforderungen, größeren Aneurysmen, Gefäßverschlüssen, Dissektionen oder einer möglichen Kontrastmittelunverträglichkeit.

Spinal ergibt sich eine Indikation zur i. a. DSA nur als letzter Baustein der Diagnostik oder zur Op-Vorbereitung bei hier vorliegenden Gefäßmißbildungen.

2. CT und MR bei zerebralen Erkrankungen

Etwa 85–90% der Großhirnhemisphärentumoren werden mit der Computertomographie erfaßt, lokalisiert und in Verbindung mit Anamnese und klinischer Symptomatik auch nach ihrer Art zumeist korrekt zugeordnet.

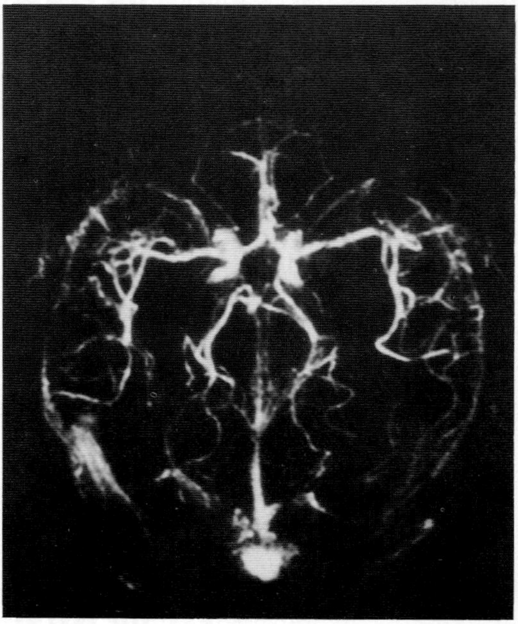

Abb. 2. MR-Angiographie mit Darstellung der intracraniellen Gefäße

Die Überlegenheit der Kernspintomographie zeigt sich insbesondere bei Prozessen der Mittellinienstrukturen (z. B. Hypophysenregion und Stammganglienbereich) des infratentoriellen Raumes (z. B. Kleinhirnbrückenwinkelregion), der Rezidivdiagnostik und der Möglichkeit der dreidimensionalen Darstellung (Abb. 3).

Für die Spezifität und Artdiagnose hingegen ergeben sich vielfach die gleichen Schwierigkeiten wie bei der Computertomographie; die Abgrenzung Tumor/Oedem läßt sich wiederum kernspintomographisch oft besser bestimmen.

Bei 400 Patienten des eigenen Krankengutes mit pathologischen Befunden ergab sich für die Kernspintomographie eine Gesamtsensitivität von etwa 95% gegenüber etwa 87,5% für die Computertomographie.

Dieses Bild änderte sich, wenn man Tumoren und *Gefäßprozesse* getrennt betrachtete; die Differenz zwischen beiden Verfahren betrug dann bei den Tumoren nur noch 5,4%, bei den Gefäßprozessen jedoch nahezu 17%, d. h. daß insbesondere die Nachweisrate gefäßbedingter Pathologien im MR deutlich höher liegt.

Für die Differenzierung roter oder weißer Infarkt ist im akuten Stadium allerdings die CT als erstes Verfahren indiziert, da sie die Massenblutung als hyperdense Zone sofort markiert, während die Kernspintomographie in den ersten Stunden nach einer Blutung nach ein noch normales Bild bieten kann.

Danach ändert sich die Situation, da es nun bei einer Blutung kernspintomographisch durch die entstehenden Hämoglobinabbauprodukte zu charakteristischen Relaxationszeitänderungen im geschädigten Areal kommt.

Bei den weißen Infarkten ist von der CT her bekannt, daß die Läsion in den ersten 12–24 h stumm bleiben kann und um den 14. Tag vielfach eine Isodensität besteht, die als Foggingeffekt bezeichnet wird. Demgegenüber hebt sich das betroffene Areal kernspintomographisch bereits nach 3–4 h durch Signalintensitätsänderungen und die Zeichen der Bluthirnschrankenstörung aufgrund des hohen Weichteilkontrastes ab.

In der End- oder Abschlußphase besteht für Glianarben kernspintomographisch eine erheblich höhere Sensitivität, während Substanzdefekte mit beiden Verfahren gleich gut zu erkennen sind.

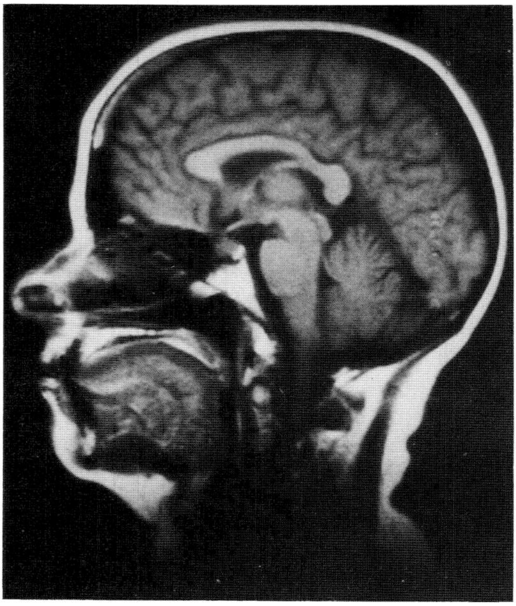

Abb. 3. Prolaktinom. Die signalreiche Hypophyse hebt sich im dorsalen Anteil der Sella turcica ab; das Sellalumen ist weitgehend durch das signalärmere Prolaktinom ausgefüllt

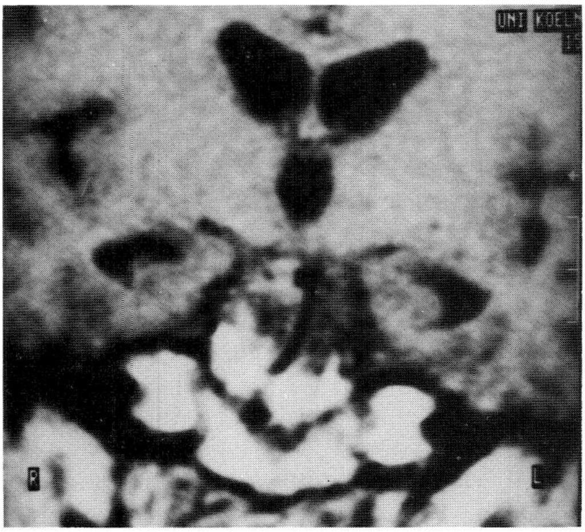

Abb. 4. Nachweis eines kleinen Aneurysmas der A. basilaris (s. *Pfeil*) mit in der Umgebung noch erkennbaren Blutresten nach Subarachnoidalblutung

Bei *Gefäßmißbildungen* ist die MRT ebenfalls sehr hilfreich. Blutungen oder Hämorrhagien in der Umgebung eines Aneurysmas sind länger als im CT zu erkennen; das Aneurysma selbst ist ab einem Durchmesser von etwa 5 mm als umschriebene Aussackung zu sehen (Abb. 4).

Arteriovenöse Malformationen, die angiographisch großenteils unerkannt bleiben, bieten vielfach ein typisches Bild und selbst diskrete venöse Angiome lassen sich in ihrer Ausdehnung und Zusammensetzung gut diagnostizieren (Abb. 5).

Bei den *degenerativen Erkrankungen* ist die MR der CT eindeutig überlegen, da sie viele Läsionen vor allem dann, wenn sie in der weißen Substanz gelegen sind, erfaßt. Bei diesen sog. White Matter Lesions, die nicht immer zu klinischen Symptomen führen müssen, handelt es sich um eine multifaktorielle, nicht immer geklärte Pathogenese;

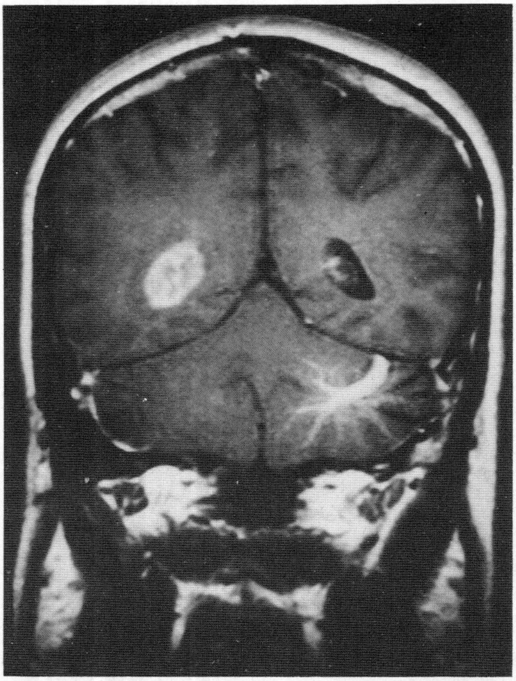

Abb. 5. Venöses Angiom links infratentoriell, das angiographisch nicht faßbar war

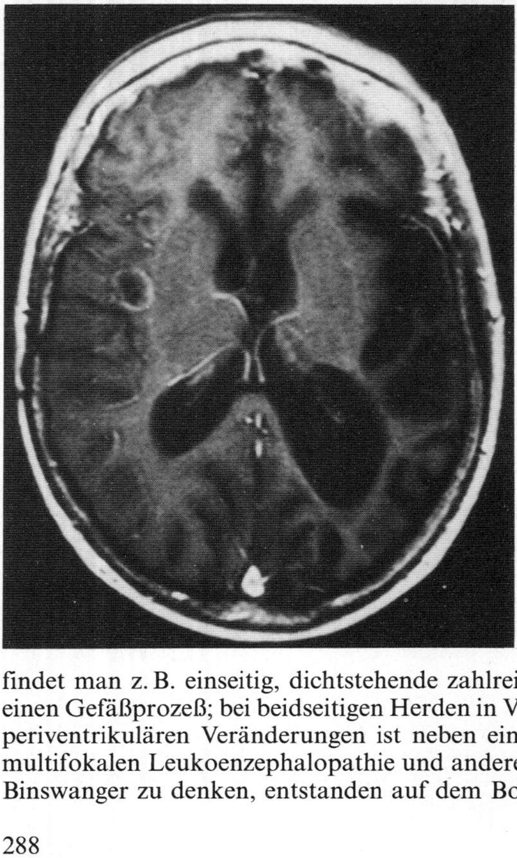

Abb. 6. Tuberkulöse Meningoenzephalopathie mit zarten ringförmigen Anreicherungen links temperoparietal; dieser Befund wurde computertomographisch nicht erfaßt

findet man z. B. einseitig, dichtstehende zahlreiche derartige Herde, so spricht dies für einen Gefäßprozeß; bei beidseitigen Herden in Verbindung mit Zeichen der Atrophie und periventrikulären Veränderungen ist neben einer Leukodystrophie, einer progressiven multifokalen Leukoenzephalopathie und anderen Erkrankungen auch an einen Morbus Binswanger zu denken, entstanden auf dem Boden einer Mikroangiopathie.

Bei akuten *Verletzungen* wird man weiterhin primär wegen der rascheren Durchführbarkeit der Untersuchung auf die CT zurückgreifen, während subakute und chronische Verletzungsfolgen mit Hilfe der MR sehr verläßlich erfaßt werden.

Für den Nachweis *entzündlicher Erkrankungen* liefert die MR ebenfalls zuverlässigere Ergebnisse als die CT, wie das Beispiel einer tuberkulösen Meningoenzephalopathie (Abb. 6) bzw. einer progressiven multifokalen Leukoenzephalopathie zeigt; derartige Befunde bleiben computertomographisch durchweg stumm.

3. CT und MR bei spinalen Erkrankungen

Besteht nach der klinischen Symptomatik der Verdacht eines raumfordernden intraspinalen Prozesses, sollte primär die Kernspintomographie eingesetzt werden, da sie aufgrund der dreidimensionellen Darstellungsmöglichkeit eine sehr viel konkretere Aussage zuläßt und vor allem nach Gadoliniumgabe auch sehr kleine Raumforderungen erfaßt werden, die dem computertomographischen und myelographischen Nachweis entgehen (Abb. 7).

Ist nach den Nativaufnahmen von einem nur ossären Prozeß auszugehen, so ergibt sich daraus die Indikation zur CT.

Bei *Verletzungen* mit neurologischer Symptomatik können sich CT und MR ergänzen; das Ausmaß einer Rückenmarkkompression ist sicher kernspintomographisch besser zu beurteilen, während die rein ossäre Schädigung mit evtl. Verlagerung kleiner Knochenstücke in den Rückenmarkkanal computertomographisch sicherer erfaßt wird.

Dominierend ist die MR bei degenerativen Erkrankungen, Mißbildungen und Entzündungen, da größere Wirbelsäulenabschnitte übersichtlich dargestellt und durch Änderung der Meßparameter konkrete Aussagen getrennt über Rückenmark und Subarachnoidalraum möglich werden.

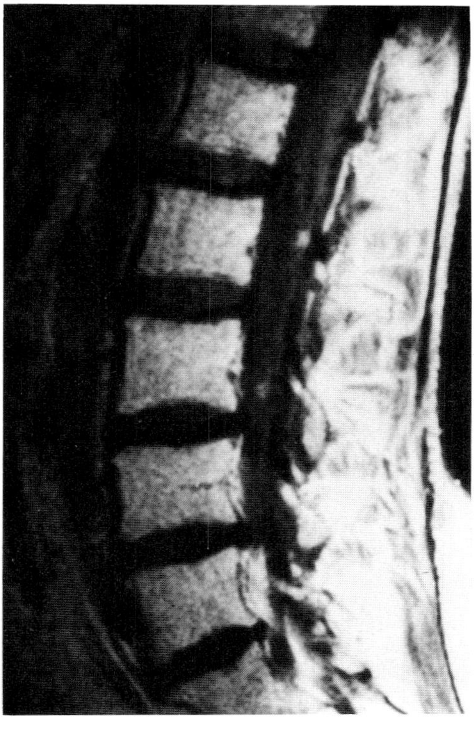

Abb. 7. Abtropfmetastasen im lumbalen Spinalkanal, erkennbar an den punktförmigen Signalanreicherungen nach Gadolinium-Gabe negativer computertomographischer und myelographischer Befund

In der Bandscheibendiagnostik sieht das Konzept heute so aus:

Die Myelographie hatte bereits durch die Computertomographie eine Einschränkung erfahren.

Bei dem Vergleich CT/MR spricht für die MR die Möglichkeit der Beurteilung des Hydratationszustandes bzw. der Zermürbung des Bandscheibengewebes; andererseits ergeben sich mitunter Schwierigkeiten in der Abgrenzung osteophytärer Reaktionen von Bandscheibensequestern; dies ist computertomographisch eher möglich.

Die postoperative Differenzierung Narbe/Reprolaps gelingt kernspintomographisch insbesondere unter Verwendung von Gadolinium-DTPA besser, da Narbengewebe Kontrastmittel aufnimmt, prolabiertes Bandscheibengewebe aber signalarm bleibt.

Insgesamt dürften beide Verfahren im LWS-Bereich gleichwertig sein, während sich an der HWS eine gewisse Überlegenheit der MR gezeigt hat, insbesondere für die unteren zervikalen Segmente, die computertomographisch wegen des Schulterhochstands und der damit verbundenen Artefaktanfälligkeit schwer oder ungenügend darstellbar sind.

4. Spektroskopie, Positronenemissionstomographie

Spektroskopie und PET ermöglichen u.a. einen Einblick in den Zucker- und Energiestoffwechsel des Gehirns. Neben der zunächst klinisch verfügbaren Phosphorspektroskopie gewinnt die Protonenspektroskopie zunehmend an Bedeutung. Protonenspektren können heute aus Gewebsvolumina von etwa 2 cm^3 mit ausreichendem Signal gemessen und dem Ergebnis der PET-Untersuchung gegenübergestellt werden; dies sei an einem Beispiel erläutert; es bestanden zwei Herde, die spektroskopisch untersucht wurden; das Signal des N-Acetyl-Aspartats als Hinweis eines Nervenzelluntergangs war vermindert und das normalerweise fehlende Laktatsignal deutlich erkennbar. Die bildliche Gegenüberstellung der PET- bzw. spektroskopischen Untersuchung zeigt, daß es sich um stoffwechselaktive Tumoren mit vermehrter Glykolyse und Laktatbildung handelt. Nach den bisherigen Erfahrungen kann daraus auf einen aggressiv wachsenden Tumor mit relativ schlechter Prognose geschlossen werden. Die Histologie ergab ein multifokales Glioblastom. Inwieweit aus derartigen Befunden therapeutische und prognostische Schlüsse gezogen werden dürfen, bedarf noch weiterer Erfahrung.

5. Kosten-Nutzen-Relation

Welche zahlenmäßige Entwicklung CT- und MR-Geräte nehmen werden, ist noch offen, vor allem deshalb, weil die Möglichkeiten der Kernspintomographie noch nicht ausgeschöpft sein dürften, die Industrie aber andererseits auch bemüht ist, die Leistungsfähigkeit und vielfache Verwendungsmöglichkeit der CT-Geräte noch zu steigern.

Zu erwarten wäre, daß die Untersuchungszahlen der CT des ZNS wegen der zunehmenden Indikation für die Kernspintomographie als Erstuntersuchung rückläufig sind. Dies ist bisher nicht der Fall, wie eine Gegenüberstellung der abgerechneten CT- und MR-Untersuchungen des Schädels und der Wirbelsäule ergab.

6. Zusammenfassung

Faßt man den Einfluß neuer bildgebender Verfahren zur Diagnostik der Erkrankungen des ZNS zusammen, so ergibt sich folgendes Bild:

1. Die Nativdiagnostik kann insbesondere bei klinisch anzunehmenden Gefäßprozessen oder degenerativen Erkrankungen entfallen und generell erheblich eingeschränkt werden.
2. Angiographisch sollte für den cranio-zervikalen Bereich die i. a. DSA angewandt und auf die i. v. DSA verzichtet werden.

3. Die Kernspintomographie hat sich in vielen Bereichen der CT als überlegen erwiesen und wird durch die damit verbundene Umstellung anderweitig zu nutzende CT-Kapazitäten frei machen.
4. Spektroskopie und PET sind auf eine sichere methodische Grundlage gestellt und finden zunehmend Eingang in die klinische Diagnostik zerebraler Erkrankungen.
5. Die ökonomischen Aspekte dürfen nicht außer acht gelassen werden; nicht indizierte, leider aber häufig durchgeführte Doppeluntersuchungen sind nicht vertretbar.

Literatur

1. Baleriaux O, Oeroover N, Hermanus N, Segebarth C (1986) MRI of the spine. Diagn Imag Clin Med 55:66–71 – 2. Bradac GB, Schörner W, Bender A, Felix, R (1985) MRI (NMR) in the diagnosis of brain-stem tumors. Neuroradiology 27:208–213 – 3. Brant-Zawadzki M, Badami JP, Mills CM, Norman D, Newton TH (1984) Primary Intracranial Tumor Imaging – A Comparison of Magnetic Resonance and CT. Radiology 150:435–440 – 4. Brant-Zawadzki M, Kelly W (1986) Brain Tumors. In: Brant-Zawadzki M, Norman D (eds) Magnetic resonance imaging of the central nervous system. Raven, New York, pp 151–186 – 5. Von Einsiedel H, Stephan R (1985) Magnetic resonance imaging of spinal cord syndromes. Eur J Radiol 5:127–132 – 6. Friedmann G, Steinbrich W, Heiss W-D, et al. (1985) Ischemiec brain disease – comparsion of MRI, CT, PET and angiography. In: Book of abstracts, Society of Magnetic Resonance in Medicine, 4th Annual Meeting, pp 271–272 – 7. Friedmann G (1986) Sinnvoller Einsatz und Wandel bildgebender Verfahren bei Erkrankungen des Zentralnervensystems. Röntgenblätter 39:303–307 – 8. Huk WJ, Fahlbusch R (1985) Nuclear megnetic resonance imaging of the region of the sella turcica. Neurosurg Rev 8:141–150 – 9 Huk WJ, Heindel W, Deimling M, Stetter E (1983) Nuclear magnetic resonance (NMR) tomography of the central nervous system: comparison of two imaging sequences. J Comput Assist Tomogr 7:468–475 – 10. Huk WJ, Gademann G, Friedmann G (1990) MRI of Central Nervous System Diseases, Springer Verlag – 11. Kucharczyk W, Lemme-Plaghos L, Uske A, Brant-Zawadzki M, Dooms G, Norman D (1985) Intracranial vascular malformation: MR and CT imaging. Radiology 156:363–389 – 12. Lisser J, Seiderer M (1987) Klinische Kernspintomographie, Enke, Stuttgart – 13. Modic MT, Hardy RW, Weinstein MA, Duchesneau PM, Paushter DM, Boumphrey F (1984) Nuclear magnetic resonance of the spine: clinical potential and limitations. Neurosurgery 15:583–592 – 14. Neufang KFR, Beyer D (1988) Digitale Subtraktionsangiographie in Klinik und Praxis, Springer Verlag – 15. Steinbrich W, Friedmann G, Pawlik G, et al. (1986) MR bei ischämischen Hirnerkrankungen – ein Vergleich mit CT, PET (18-Fluordeoxyglukose) und angiographischen Ergebnissen. Fortschr Röntgenstr 145:173–181 – 16. Thurn P, Friedmann G (1986) Computertomographie der Wirbelsäule und des Spinalkanals, 2nd edn, Enke, Stuttgart – 17. Zanella FE, Steinbrich W, Friedmann G, Koulousakis A (1986) Magnetische Resonanztomographie (MR) bei spinalen Raumforderungen. RÖFO 145:326–330

Lunge, Mediastinum und Thoraxwand

R. Felix, R.C. Bittner, P. Uhrmeister, M. Langer (Strahlenklinik und Poliklinik Klinikum Rudolf Virchow der Universität Berlin)

1. HR-CT interstitieller Lungenerkrankungen

1.1 Einleitung

Die Diagnostik und differentialdiagnostische Zuordnung interstitieller Lungenerkrankungen stellt für die konventionelle Radiologie eine besondere Problemstellung dar. Diskrete Befunde und die häufige Erstmanifestation im subpleuralen Raum sind dafür als Ursache zu sehen.

Zur Abklärung mediastinaler und hilärer Raumforderungen sowie unklarer intrapulmonaler und pleuraler Veränderungen ist die Indikation für die Computertomographie mit 8–10 mm Schichtdicke allgemein anerkannt [9]. Auf Grund des Partialvolumeneffektes kann eine anatomisch exakte Darstellung des Lungeninterstitiums mit dieser Schichtführung jedoch nicht erfolgen. Während der letzten 5 Jahre haben mehrere Autoren gezeigt, daß durch die technischen Weiterentwicklungen der CT-Geräte mit verbesserter räumlicher Auflösung und 1 mm Schichtdicke das Indikationsspektrum auf interstitielle Lungenerkrankungen ausgeweitet werden kann [17, 25–27, 45]. Nahezu überlagerungsfreie Schichten erlauben es, feinste interstitielle Veränderungen zu analysieren. Weiterhin können auch diskrete pleurale Läsionen erfaßt werden [1, 21, 34].

1.2 Methodik

Das CT-Bild ist eine zweidimensionale Darstellung eines dreidimensionalen Querschnitts, wobei die dritte Ebene durch die Schichtdicke repräsentiert wird und die Schwächungswerte eines Volumenelementes (Voxels) in einem Bildpunkt gemittelt werden. Der dadurch bedingte Partialvolumeneffekt mit Verfälschung der CT-Dichten bei unvollständig erfaßten Strukturen läßt sich durch Herabsetzen der Schichtdicke auf 1 mm minimieren. Eine weitere Steigerung der Ortsauflösung und damit der Detailerkennbarkeit ist durch Verwendung eines kantenbetonenden Darstellungsalgorithmus (HR) und einer Bildausschnittsvergrößerung zu erreichen [21, 25]. Atem- und Pulsationsartefakte können durch kurze Scanzeiten (1–2 s) reduziert werden.

Im Gegensatz zu der konventionellen CT, wo die gesamte Lunge mit 10 mm Schichten in Standardalgorithmus und kontinuierlichem Tischvorschub untersucht wird, werden 1–2 mm dünne HR-Schichten lediglich in ausgewählten Lokalisationen angefertigt. Bei der Fragestellung nach interstitiellen Veränderungen bietet es sich nach unseren Erfahrungen an, HR-Schichten in Höhe des Aortenbogens, der Trachealbifurkation und ggf. im Bereich des Befundmaximums der konventionellen CT durchzuführen. In Übereinstimmung mit anderen Autoren [25] kann u. E. hierdurch das Lungenparenchym repräsentativ erfaßt werden. Eine intravenöse RM-Applikation ist für die Beurteilung der Lungenstrukturen nicht erforderlich. Durch Veränderung der Fensterwahl können im gleichen Untersuchungsgang auch pleurale Veränderungen erfaßt werden.

1.3 Radiologische Anatomie

Die Bildmorphologie der gesunden Lunge in der HR-CT ist anhand anatomisch-radiologischer Studien hinreichend beschrieben [4, 45]. Die kleinste abgrenzbare funktionelle Einheit stellt der Sekundärlobulus dar, der zentral von 3–5 Bronchioli terminales mit begleitender Pulmonalarterie versorgt wird. In der äußeren bindegewebigen Begrenzung, dem Interlobulärseptum, verlaufen drainierende venöse und lymphatische Gefäße. Dadurch entsteht ein Polygon mit einer Kantenlänge von 1–2,5 cm [20, 27]. Physiologischerweise sind mit der HR-CT innerhalb des Sekundärlobulus das zentrale bronchiovaskuläre Bündel und das Interlobulärseptum in der Läppchenperipherie darstellbar [4, 27].

1.4 Pathologische Befunde in der HR-CT

1.4.1 Definitionen

Im Falle interstitieller Veränderungen lassen sich diese den lobulären Strukturen zuordnen und eine Konfigurationsanalyse ist möglich. Verdickungen und Unregelmäßigkeiten entlang des zentralen Gefäßbündels werden als *bronchiovaskulär* bezeichnet. Sind flächige, unscharf begrenzte Dichteanhebungen im Zentrum des Lobulus nachweisbar, wird von *centrilobulärer* Verschattung gesprochen. Infiltrationen und Unregelmäßigkeiten in der Läppchenperipherie unter Einbeziehung des Interlobulärseptums werden als perilobuläre Verschattungen beschrieben. Demgegenüber ist eine *panlobuläre* Dichteanhebung durch eine Infiltration des gesamten Sekundärlobulus ohne noch nachweisbare lufthaltige Anteile definiert [27]. Diese potentiell charakteristischen Lungenveränderungen auf Läppchenebene können eventuell zu einer Einengung der Differentialdiagnose führen.

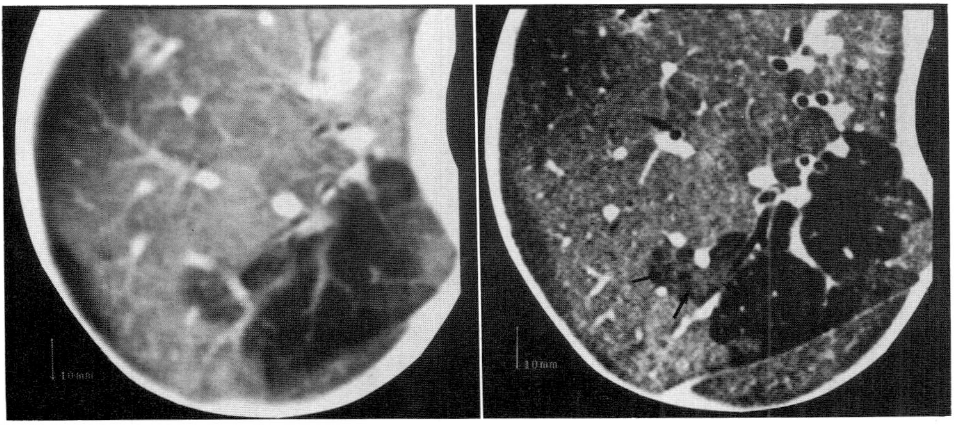

Abb. 1 a, b. Differenzierte Diagnostik mit der HR-CT: Pneumonie. **a** Konventionelle CT, 10 mm-Schicht: Patient mit einer Pneumocystis-carinii-Pneumonie bei AIDS. Weitgehend homogene Parenchymtrübung der erfaßten Lunge mit regelrechter Pneumatisation in den dorsalen Anteilen. **b** HR-CT, 1 mm-Schicht: Zusätzlicher Nachweis von flächigen centrilobulären Veränderungen innerhalb eines Sekundärlobulus im Randbereich der Infiltration (*Pfeile*). Panlobuläres Befallsmuster in weiten Teilen der Lunge

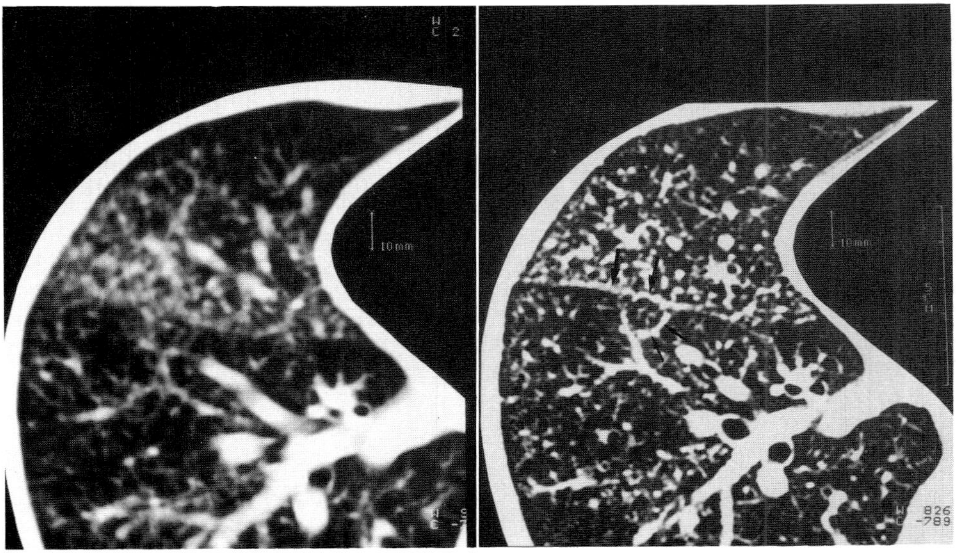

Abb. 2 a, b. Differenzierte Diagnostik mit der HR-CT: Sarkoidose. **a** Konventionelle CT, 10 mm-Schicht: Nachweis kleinknotiger Veränderungen mit Betonung im Mittellappen. **b** HR-CT, 1 mm-Schicht: Nur das HR-CT erlaubt eine eindeutige Zuordnung der kleinen Granulomen entsprechenden Läsionen zum bronchiovaskulären Bündel *(kleine Pfeile)* und zum Lappenspalt *(große Pfeile)*

1.4.2 Interstitielle Pneumonien

Interstitielle Pneumonien weisen häufig eine Mitbeteiligung der Lungenperipherie mit pleuralem Bezug auf. In den Randbereichen der Infiltration lassen sich innerhalb des Sekundärlobulus centrilobuläre Dichteanhebungen nachweisen. Diese sind überwiegend flächig und unscharf konfiguriert. Im Zentrum des entzündlichen Prozesses konfluiert das Infiltrat, und es liegt dann eine homogene panlobuläre Trübung vor (Abb. 1a, b) [27]

1.4.3 Sarkoidose

In der HR-CT sind bei der Sarkoidose noduläre Verdichtungen von bis zu 5 mm Durchmesser nachweisbar, die Granulome repräsentieren. Charakteristischerweise sind diese Knötchen bronchiovaskulär und perilobulär im Interlobulärseptum entlang der Lymphbahnen zu finden (Abb. 2a, b) [4, 25–27]. Im radiologischen Stadium II der Sarkoidose weisen diese Veränderungen eine weiche Abgrenzung zum umgebenden Lungenparenchym auf, wohingegen sie im Stadium III hart begrenzt erscheinen. Im fortgeschrittenen Stadium im Übergang zur Fibrose sind zudem strangförmige Verdichtungen nachweisbar, die in die Pleura einstrahlen und zu einer Verziehung der Lungenarchitektur führen [4, 5].

1.4.4 Asbestose

Die Veränderungen bei der Asbestose zeigen eine perilobuläre Befundbetonung in der HR-CT. Ein pathologischer Befund ist in der Regel multifokal mit Bevorzugung der basalen Lungenperipherie zu finden. Diese irregulären Verdichtungen können einen girlandenförmigen Verlauf aufweisen und in Weichteilfenstertechnik kleinste Kalzifikationen beinhalten. Weitere Verkalkungen kommen in pleuralen Knötchen zur Darstellung. In ausgeprägteren Formen sind subpleurale Waben und interlobulär einstrahlende Linien nachweisbar. Typisch für die Asbestose sind pleuraparallele und paramediastinale bogenförmige Stränge, die keinen sicheren Bezug zur Läppchenarchitektur erkennen lassen (Abb. 3a-c) [1, 21].

1.4.5 Idiopathische Lungenfibrose

Bei der idiopathischen Fibrose sind wiederum bronchiovaskuläre und perilobuläre Verdichtungen nachweisbar, die im Gegensatz zu den Veränderungen der Sarkoidose streifig konfiguriert sind. Das Befundmaximum ist im Lungenmantel zu finden. Hier kommt es zu Parenchymdistraktionen und -schrumpfungen mit Ausbildung subpleuraler Waben [25, 45]. In der HR-CT ist ein Übergreifen des fibrotischen Umbaus auf interstitielle Strukturen innerhalb des Sekundärlobulus erkennbar. Es lassen sich dann feinste intralobuläre fibrotische Septierungen abgrenzen, die einzelne Acini umgeben.

1.5 Zusammenfassung

Zusammenfassend ist es mit der HR-CT möglich, interstitielle Veränderungen bei unterschiedlichen pulmonalen Erkrankungen den einzelnen Abschnitten des Sekundärlobulus zuzuordnen. Dies gelingt häufig am besten in den Randbereichen einer Erkrankung, da hier die Läppchenarchitektur weitgehend erhalten ist. Im Bereich des Maximalbefundes sind die Veränderungen mitunter derart ausgeprägt, daß die Grundstrukturen des Lobulus nicht mehr identifiziert werden können. Weil Abnormalitäten in der Peripherie eines Prozesses normalerweise Frühveränderungen repräsentieren, kann

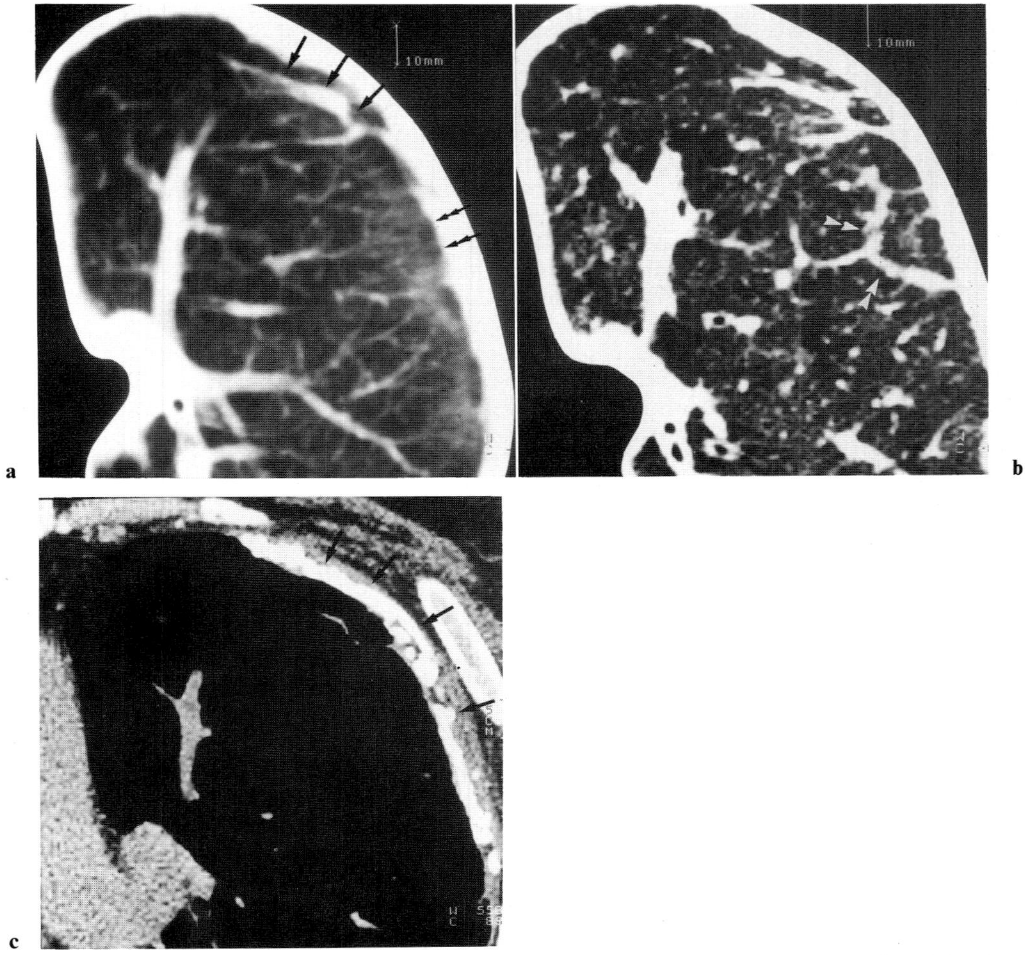

Abb. 3 a–c. Differenzierte Diagnostik mit der HR-CT: Asbestose. **a** Konventionelles CT, 10 mm-Schicht: Neben einer Pleuraverdickung und den typischen pleuraparallelen Strängen *(Pfeile)* ist eine weitgehend homogene Trübung subpleural nachweisbar *(Doppelpfeile)*. **b** HR-CT, 1 mm-Schicht: Nur im HR-CT ist innerhalb der Verschattung eine Verdickung der Interlobulärsepten perilobulär bei unauffälligem Läppchenzentrum erkennbar *(Doppelpfeilspitzen)*. **c** HR-CT, 1 mm-Schicht, gleiche Aufnahme: Bei veränderter Fenstereinstellung können die ausgedehnten pleuralen Plaques sicher erfaßt werden *(Pfeile)*

die Analyse des Verteilungsmusters in diesen Bereichen Rückschlüsse auf den Ausbreitungsmodus ermöglichen und zu einem differentialdiagnostischen Zugewinn beitragen [25, 27]. Die Erfassung des Verschattungsmusters interstitieller Prozesse mit der HR-CT erlaubt bisher lediglich eine morphologische Beschreibung. Pathognomomische Verteilungsmuster innerhalb des Sekundärlobulus sind radiologisch derzeit nicht definiert. Eine Anzahl der oben beschriebenen Additivbefunde kann allerdings bei der Diagnosefindung weiterführend sein. Die bisherigen Erfahrungen zeigen, daß durch die HR-CT interstitielle und kleine pleurale Veränderungen wesentlich besser erfaßt werden können. Weitere radiologisch-pathologische Korrelationen sind erforderlich, um die diagnostische Wertigkeit dieses neuen Verfahrens zu bestimmen.

2. MRT von Mediastinum und Thoraxwand

2.1 Einleitung

Zur definitiven Befundabklärung von Erkrankungen des Mediastinums und der Thoraxwand wird als bildgebendes Verfahren der Wahl die konventionelle Computertomographie eingesetzt. Sie erlaubt eine weitgehend artefakt- und überlagerungsfreie Abbildung der thorakalen Strukturen in transversaler Schichtebene. Eine suffiziente Analyse der topographischen Verhältnisse ist möglich. Weitere evaluierende bilddiagnostische Methoden sind Sonographie, Szintigraphie und angiographische Verfahren, deren Indikationsspektrum als allgemein bekannt vorausgesetzt werden darf [16, 31, 36, 40, 46].

Wesentlich für die Therapieplanung thorakaler Erkrankungen ist zunächst die Differenzierung von benigner vs. maligner Genese. Darüber hinaus erfordert das heute deutlich aggressivere chirurgische Vorgehen auch bei malignen Raumforderungen im Rahmen der präoperativen Evaluation eine exakte Dokumentation der Tumorausbreitung. Das aktuelle Stagingsystem des Bronchialkarzinoms berücksichtigt, daß eine begrenzte Tumorinfiltration von Mediastinum und Thoraxwand von vielen Thoraxchirurgen heute als prinzipiell resektabel angesehen wird [24]. Zunehmend wird daher von der bildgebenden Diagnostik auch die genaue Darstellung der Tumorausbreitung und die Differenzierung zwischen resektablen und nicht resektablen Tumorstadien gefordert. Hier wird die Magnetresonanztomographie zunehmend eine Konkurrenz zur etablierten CT.

In enger Zusammenarbeit mit der Lungenklinik Heckeshorn in Berlin sind in unserem Hause seit 1985 über 300 Patienten mit thorakalen Fragestellungen an MRT-Anlagen mit Feldstärken von 0,5 T bzw. 1,5 T untersucht worden [6–8, 12, 38]. Die Einrichtung des Hochfeld-MRT mit 1,5 T Feldstärke hat auch in der thorakalen Diagnostik die Bildqualität noch einmal deutlich verbessert und die anatomische Auflösung nahe an die der neuen CT-Generation herangebracht.

2.2 MRT-Methodik

Die MRT als neuestes Schnittbildverfahren gilt seit ihrer Einführung in die klinische Diagnostik vor ca. 8 Jahren vor allem in der cranio-vertebralen Diagnostik heute als unverzichtbar [18, 38, 41]. Dagegen wird die Wertigkeit der MRT in der thorakalen Diagnostik kontrovers diskutiert und erscheint in hohem Maße von geräte- und verfahrenstechnischen Parametern abhängig [2, 6–9, 12–14, 19, 23, 28, 29, 32, 33, 38, 42, 44]. Für die MRT sprechen die Möglichkeit der multiplanaren Abbildung, die Gefäßdarstellung ohne Kontrastmittelgabe und ein der CT deutlich überlegener Weichteilkontrast. Die Nachteile der MRT resultieren im wesentlichen aus den längeren Aufnahmezeiten. In der Regel werden keine Einzelbilder in Atemstillstand angefertigt, sondern mehrere, jeweils aneinandergrenzende Aufnahmen in einer Schnittebene. Dabei kann es zu einer Überlagerung der Aufnahmen mit verschiedenen Artefakten kommen, für die vor allem die Herzpulsation, die Atembewegung von Lunge und ventraler Thoraxwand sowie der Blutfluß in den großen Gefäßen ursächlich sind. Diese Effekte können eine erhebliche Minderung der Bildqualität verursachen. Neben der obligaten Koppelung der Anregungsimpulse an den Herzzyklus (EKG-Triggerung) sind vor allem in jüngster Zeit spezielle Meßtechniken und Untersuchungsmodalitäten entwickelt worden, die eine wesentliche Verbesserung der Bildqualität bei minimalem Zeitaufwand ermöglichen [11]. Ein wichtiger diagnostischer Zugewinn ergibt sich aus der Einführung des MRT-Kontrastmittels Gd-DTPA (Magnevist®, Schering AG, Berlin) [6–8, 28]. Die in unserem Haus entwickelten und etablierten thorakalen Untersuchungssequenzen in T1- bzw. T2-Wichtung erlauben die EKG-gesteuerte Anfertigung von bis zu 20 aneinandergrenzenden Schichtaufnahmen von 3–10 mm Schichtdicke in (herzfrequenzabhängig) ca. 5 bzw. 8 min. Eine diagnostische thorakale MRT-Untersuchung in zwei Raumebenen, vor 2 Jahren noch eine 2 h-Untersuchung, erfordert so heute nicht mehr als ca. 30–40 min.

2.3 Mediastinale Diagnostik

2.3.1 Primäre Raumforderungen

Mediastinale Raumforderungen sind oft benigner Genese und müssen differentialdiagnostisch gegenüber Malignomen abgegrenzt werden. Dabei spielt die Tatsache, daß in bestimmten mediastinalen Kompartimenten verschiedene Tumorarten bevorzugt anzutreffen sind, unverändert eine wesentliche Rolle. Benigne Thymustumoren zählen zu den häufigen Raumforderungen des vorderen Mediastinums. Neben einer charakteristischen Dreieckform zeigen sie in der Regel eine homogene Binnenstruktur mit glatter Außenkontur [3]. Im T2-gewichteten MRT findet sich typischerweise eine homogene mittelhohe Signalintensität. Ein wesentliches differentialdiagnostisches Kriterium gegenüber malignen Raumforderungen ist eine eher geringe Anreicherung auf den T1-gewichteten Aufnahmen nach Gabe von Gd-DTPA (Abb. 4) [7].

Maligne Tumoren des vorderen Mediastinums, in erster Linie maligne Lymphome, zeigen im Vergleich zu Thymomen in den T2-gewichteten MRT-Aufnahmen charakteristischerweise eine inhomogene Binnenstruktur und unregelmäßig-unscharfe Konturen mit signalreichem vitalem Tumorgewebe. Fakultativ enthaltene, signalarm dargestellte fibröse Tumoranteile betonen die noduläre Struktur maligner Lymphome, die nach i. v. Gabe von Gd-DTPA noch eindrucksvoller demonstriert wird (Abb. 5). Zu den benignen Raumforderungen im mittleren und hinteren Mediastinum zählen pleuro-perikardiale und enterogene Zysten sowie Tumoren neurogener Genese. Im Einzelfall kann eine Differenzierung computertomographisch erschwert sein, wenn weichteiläquivalente Dichtewerte bei viskösem, eiweißreichem Zysteninhalt vorliegen. Die MRT erlaubt durch den Einsatz T2-gewichteter Sequenzen und T1-gewichteter Aufnahmen nach i. v.

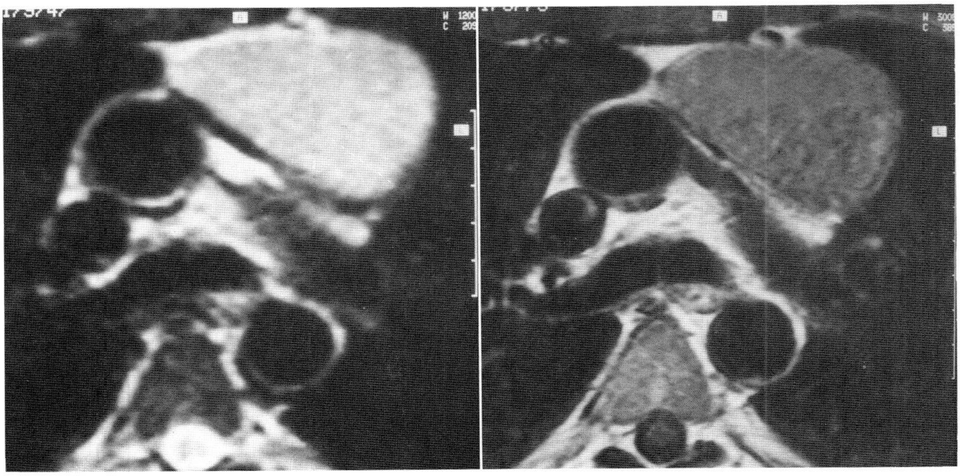

Abb. 4 a, b. Differentialdiagnose mediastinaler Tumoren mit der MRT: Thymom. **a** T2-gewichtete MRT: glatt begrenzte homogene Raumforderung in mäßig erhöhter Signalintensitat im vorderen Mediastinum. Typische Dreieckform. **b** T1-gewichtete MRT nach Gd-DTPA: homogene, geringgradige reicherung des Tumors. Operativ gesichertes benignes solides Thymom

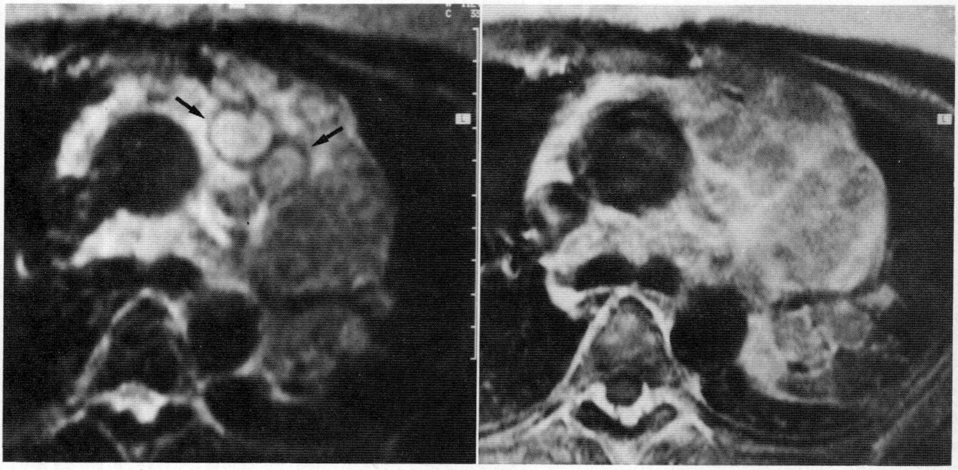

Abb. 5 a, b. Differentialdiagnose mediastinaler Tumoren mit der MRT: malignes Lymphom. **a** T2-gewichtete MRT: inhomogene, unregelmäßig unscharf konturierte Raumforderung im vorderen Mediastinum. Ringförmige kapselartige Begrenzung einzelner Tumorknoten *(Pfeile)*. **b** T1-gewichtete MRT nach Gd-DTPA: intensive, peripher betonte Anreicherung der nodulären Binnenstrukturen des histologisch gesicherten malignen B-Zell-Lymphoms

Gabe von Gd-DTPA eine eindeutige diagnostische Klärung. Zysten haben im T2-gewichteten MRT eine homogen hohe Signalintensität, und neurogene Tumoren reichern intensiv inhomogen KM an [7].

2.3.2 Sekundäre Raumforderungen

Die häufigsten mediastinalen Raumforderungen sind Lymphome. Oft ist es schwierig, mit der CT vergrößerte mediastinale Lymphknoten im Bereich des aorto-pulmonalen Fensters und in der subkarinalen Region darzustellen. Anschnittsphänomene und Gefäßpulsationen erschweren eine sichere Diagnostik. Dagegen sind Lymphknoten im EKG-getriggerten T1-gewichteten MRT als noduläre Raumforderungen im mittlerer Signalintensität gegen das signalreiche mediastinale Fettgewebe und die signalleeren Gefäße sicher abgrenzbar (Abb. 6). Insgesamt zeigen CT und MRT im Nachweis mediastinaler Lymphome etwa gleich gute Ergebnisse mit geringen vorteilen für die MRT, die aus der besseren Darstellung von aortopulmonaler und subkarinaler Lymphknoten resultierte [12, 29, 32].

Im Hinblick auf die Dignitätsbewertung wird die Beurteilung von mediastinalen Lymphknoten in CT und MRT unverändert kontrovers diskutiert. Die CT kann Größe, Form und anteilige Dichtewerte eines Lymphknoten feststellen. In der MRT sind Größe, Form und in begrenztem Maß Signalintensitäten der Lymphknoten als Beurteilungskriterien gegeben. Die Forderung nach einer sicheren Identifikation eines metastatisch befallenen Lymphknotens wird jedoch von beiden Verfahren unverändert nicht erfüllt [12, 14, 22, 29, 32, 39]. Es konnte nachgewiesen werden, daß die T1- und T2-Relaxationszeiten von tumorbefallenen und nicht befallenen Lymphknoten sich weitgehend überschneiden [14]. Bis heute liegt keine Einigung über eine „kritische" Lymphknotengröße vor, bei deren Überschreiten sicher von einem malignen Befall eines Lymphknotens ausgegangen werden kann. Verschiedene Untersuchungen haben gezeigt, daß die Reduzierung der „kritischen" Lymphknotengröße z. B. von 15 mm auf 10 mm eine deutliche Steigerung der Sensitivität für Lymphknotenmetastasen erreicht. Dieses

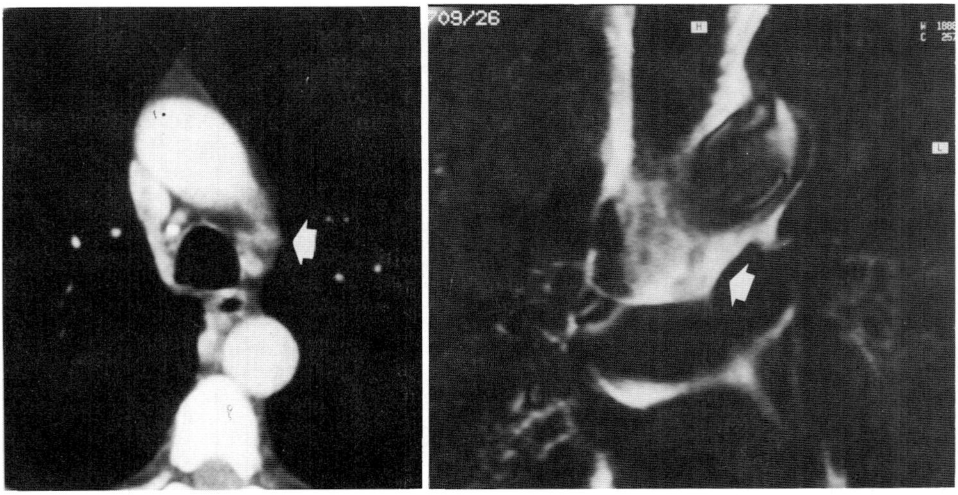

Abb. 6 a, b. Vorteile für die MRT beim mediastinalen Lymphknotenstaging. **a** KM-CT: kleine lymphknotensuspekte Strukturen in Höhe des aorto-pulmonalen Fensters *(Pfeil)*. **b** T1-gewichtete MRT: in koronarer Schnittebene mehrere kleine Lymphknoten im Fettgewebe erkennbar *(Pfeil)*

hat jedoch eine erhebliche Senkung der Spezifität zur Folge [39]. Nur eine optimale Gefäßkontrastierung nach Bolus-KM-Gabe erlaubt in der CT eine sichere Abgrenzung hilärer Tumoren und Lymphome von vaskulären Strukturen. T1-gewichtete MRT-Aufnahmen ermöglichen eine sichere Identifizierung hilärer Raumforderungen ohne Gefäßkontrastierung.

2.3.3 Tumoröse Mediastinalinfiltration

Bei Patienten mit malignen pulmonalen Tumoren, in erster Linie Bronchialkarzinome, ist der Ausschluß einer Infiltration des Mediastinums und seiner Organe im Rahmen des Tumorstagings von entscheidender Bedeutung hinsichtlich eines operativen Vorgehens. Der Nachweis einer ausgedehnten Infiltration des mediastinalen Fettgewebe sowie der großen Mediastinalgefäße, des Perikards, der Trachea und des Oesophagus wird als Kriterium für eine Inoperabilität gewertet.

2.3.3.1 Fettgewebsinfiltration.

In der CT erschweren nicht selten niedriger Weichteilkontrast und Anschnittsphänomene durch die axiale Schnittführung die Beurteilung des Ausmaßes einer mediastinalen Tumorinfiltration [48]. Der im Vergleich zur CT deutlich höhere Weichteilgewebskontrast der MRT erlaubt eine eindeutige Darstellung einer Invasion von signalarmem Tumorgewebe in das signalreiche mediastinale Fettgewebe in der T1-gewichteten Aufnahme, insbesondere durch die Möglichkeit der multiplanaren Abbildung.

2.3.3.2 Gefäßwandinfiltration.

Die beiden Schnittbildverfahren CT und MRT zeigen, daß insbesondere die Hochdruckgefäße regelmäßig von einer mehr oder weniger stark ausgeprägten zirkumferenten Fettlamelle umgeben sind. Die venösen und pulmonal-arteriellen Gefäße mit niedrigen Druckwerten haben meist nur sehr schmale umgebende Fettsäume. Das entscheidende Kriterium für den Nachweis einer Aortenwandinfiltration in CT und MRT ist die

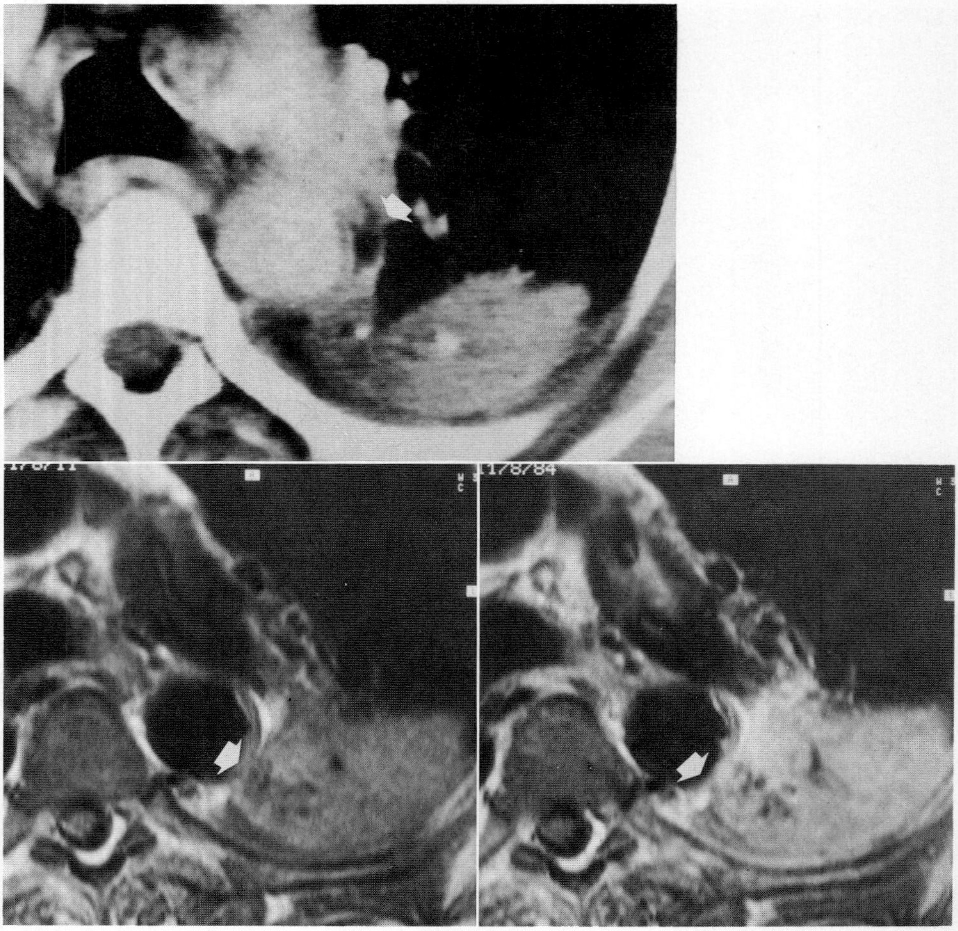

a b c

Abb. 7 a–c. Tumorinfiltration der aortalen Gefäßwand: Bronchialkarzinom. **a** KM-CT: breitflächige Angrenzung eines Adenokarzinoms an die Aorta descendens. Tumorseitig nur noch anteilig nachweisbare Fettlamelle *(Pfeil)* Infiltration der Aortenwand nicht auszuschließen. **b** T1-gewichtete MRT, nativ: signalarmes Tumorgewebe bis an die Aortenwand reichend, Fettlamelle tumorseitig nicht mehr nachweisbar *(Pfeil)*. Keine Trennung Tumorgewebe/Aortenwand möglich. **c** T1-gewichtete MRT nach Gd-DTPA: Nach Gd-DTPA deutliche Anreicherung des KM im Tumorgewebe in der Aortenwand *(Pfeil)*. Intraoperativ Sicherung der Wandinfiltration

Alteration dieser perivaskulären Fettlamelle durch Tumorgewebe. In der CT wird die Sicherung einer Infiltration nicht selten durch pulsationsbedingte Unschärfen der Aortenwand erschwert. Das Ausmaß der für den Nachweis einer Tumorinfiltration notwendigen Verdrängung der Fettlamelle wird kontrovers diskutiert [12, 35]. Unsere eigenen Ergebnisse zeigen, daß schon ein umschriebenes Aufbrauchen der Fettlamelle, insbesondere bei Deformierung des Gefäßlumens, hochgradig verdächtig auf eine Wandinfiltration ist (Abb 7). Eine Infiltration von mediastinalen „Niederdruck“-Gefäßen kann mit bildgebenden Verfahren meist nur vermutet werden, da die Gefäßwände und die umgebenden Fettlamellen im Vergleich zur Aorta sehr zart sind und oft nur angedeutet abgebildet werden. Unscharfe Gefäßwandstrukturen, Kalibersprünge und langstreckige Lumeneinengung sind hier die hinweisenden Kriterien auf einen Tumorbefall.

2.3.3.3 Perikardinfiltration.

Vergleichbar der periaortalen Fettlamelle ist eine das Herz umgebende Fettlamelle nachweisbar, deren Alteration durch Tumorgewebe eine Infiltration zumindest des Perikards nahelegt. Dieser Befund bedeutet nicht selten Inoperabilität. Darüber hinaus geht ein maligner Perikardbefall meist mit einem Erguß einher, der sich in einer Aufweitung des Perikardspaltes manifestiert. Pulsationsbedingte Unschärfen im Perikardbereich erschweren nicht selten eine sichere Beurteilung in der CT. Die EKG-getriggerte MRT ermöglicht eine scharfe Abbildung des Herzens und der perikardialen Strukturen. Ein Durchbrechen der Fettlamelle durch Tumorgewebe ist in der MRT meist besser erkennbar [2, 12]. Eine Infiltration des Myokards kann bei ähnlichen Dichtewerten bzw. Signalintensitäten von Tumor und Herzmuskel in CT und MRT oft nur indirekt durch eine nach intrakardial vorwachsende Raumforderung nachgewiesen werden.

2.3.3.4 Infiltration von Oesophagus und Trachea.

Der Einbruch von Tumorgewebe in den Oesophagus und die Trachea ist im allgemeinen ein Zeichen einer ausgedehnten Mediastinalinvasion, die eine Operabilität in der Regel ausschließt. Die Patienten sind in der Regel bereits klinisch auffällig mit Schluckstörungen bzw. Dyspnoe.

Eine Wandinfiltration des Oesophagus durch angrenzendes Tumorgewebe kann in der Regel durch eine konventionelle Oesophagus-Breischluck-Untersuchung nachgewiesen werden, nur in Einzelfällen ist die Sicherung des Organbefalls durch CT oder MRT notwendig.

Die hochauflösende CT hat sich als Methode der Wahl beim Nachweis einer Tumorinfiltration von Trachea und Bronchialbaum, insbesondere bei der Darstellung endobronchialer Ausbreitung als wertvoll erwiesen [44]. Die MRT liefert hier durch die Abbildung der zentralen Atemwege in koronarer Ebene eine übersichtliche diagnostische Ergänzung. Die karinale Region ist eine der Schwachstellen der CT, da hier Anschnittsphänomene die Diagnostik erheblich erschweren. Hier ist die MRT mit der Abbildung in koronarer Ebene deutlich überlegen. Eine exakte Beurteilung von Karina und Hauptbronchien sowie der subkarinalen Region ist möglich.

2.3.4 Vaskuläre Prozesse

Vaskuläre Mediastinalprozesse können durch CT und angiographische Verfahren meist hinreichend geklärt werden. Im Einzelfall kann die MRT durch eine zusätzliche Abbildungsebene die Diagnostik erleichtern. Dieses gilt insbesondere für Patienten mit dem klinischen Bild der oberen Einflußstauung, da die Vena cava superior oft durch angrenzende Raumforderungen deutlich verlagert und komprimiert oder gar verschlossen wird (Abb. 8)

2.4 Lungenparenchymdiagnostik

Die Darstellung eines neu aufgetretenen intrapulmonalen Rundherdes in der Thorax-Röntgenaufnahme muß den Verdacht auf ein Malignom aufkommen lassen. Weitere Diagnostik zur Klärung der Dignität des Prozesses ist notwendig. Neben den konventionellen Schichtaufnahmen ist hier die CT die Methode der Wahl, z. B. durch den Nachweis von Kalk als Argument für die Benignität des Prozesses [49]. Insbesondere bei peripheren intrapulmonalen Raumforderungen besteht die Möglichkeit, eine CT-gesteuerte transthorakale Biopsie durchzuführen [43]. Mit diesem Verfahren können auch kleine Prozesse sicher biopsiert werden. Das Auftreten eines Pneumothorax ist die

a b

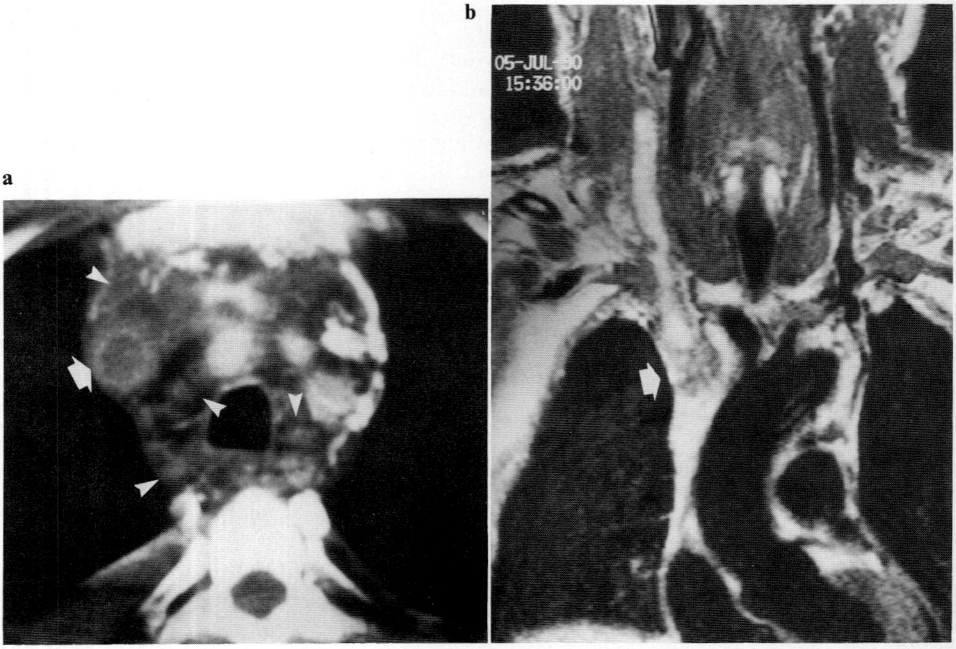

Abb. 8 a, b. Infiltration venöser Mediastinalgefäße: Mediastinales Lymphom bei Bronchialkarzinom. **a** KM-CT: hyperdenses Material in der V. cava superior als Korrelat eines Thrombus *(Pfeil)*. Angrenzend multiple vergrößerte Lymphknoten im mediastinalen Fettgewebe *(Pfeilspitzen)*. **b** T1-gewichtete MRT, nativ: Verschluß der V. cava superior durch eine großes Lymphom *(Pfeil)*. Typisch signalreich abgebildeter Thrombus bis weit in die Vena jugularis verfolgbar

häufigste Komplikation dieses Vorgehens, die Angaben über Häufigkeiten mit 5% bis zu 40% variieren stark.

Die MRT ist im Nachweis kleiner pulmonaler Rundherde der CT unterlegen. Die Atembewegung der Lungen läßt eine Abbildung kleiner intrapulmonaler Prozesse nur bedingt zu. Die insuffiziente Darstellbarkeit von Verkalkungen schränkt die Rolle der MRT bei dieser Fragestellung weiter ein. Allein in der Differenzierung von Tumorgewebe und retrostenotischer Pneumonie bei intrapulmonalen zentralen oder peripheren Tumoren liefert die MRT der KM-CT vergleichbare Ergebnisse [12, 42].

In der Diagnostik parenchymaler Erkrankungen beginnt die MRT, erste Beiträge zu leisten. Ergebnisse einer Studie mit Gd-DTPA-unterstützter MRT bei Patienten mit unterschiedlichen Stadien von Sarkoidose weisen auf einen Zusammenhang zwischen meßbarer Anreicherung des KM und der Aktivität der Erkrankung hin [unveröffentlichte Ergebnisse].

2.5 Erkrankungen von Pleura und Thoraxwand

Die Sicherung einer Infiltration von Thoraxwand und Pleura durch angrenzende Tumoren sowie die Abklärung pleuraler nicht-maligner Erkrankungen stellen einen erheblichen Teil der thorakalen bildgebenden Diagnostik dar. CT und Skelettszintigraphie sowie in letzter Zeit die Sonographie sind hier die etablierten weiterführenden bilddiagnostischen Verfahren [19, 30, 36, 40]. Der Nachweis einer Tumorinfiltration der Thoraxwand in der CT gründet sich auf die Sicherung knöcherner Destruktionen. Bei Fehlen dieses Befundes ist die diagnostische Wertigkeit der CT eingeschränkt [19, 30].

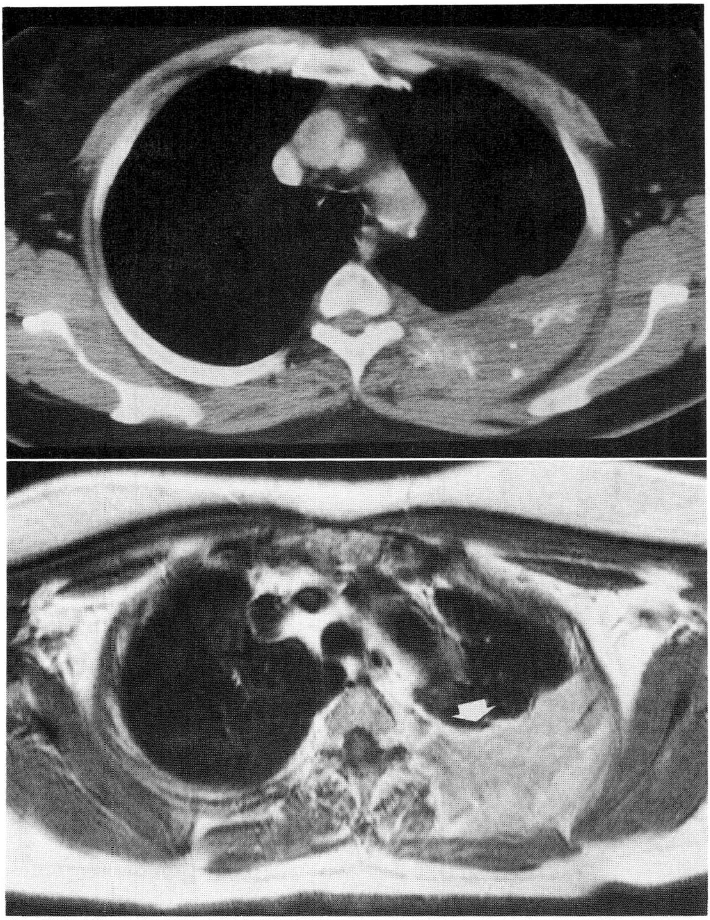

a

b

Abb. 9 a, b. Infiltration der Thoraxwand: Plasmozytom. **a** KM-CT: ausgedehnte Weichteilinfiltration der linken dorsalen Thoraxwand mit Rippendestruktion. Keine sichere Beurteilung der Tumorausdehnung nach dorsal. **b** T1-gewichtete MRT nach Gd-DTPA: gute Differenzierung von Muskelgewebe und kontrastiertem Tumorgewebe. Linksseitige M. splenius cervicis und M. rhomboidei durch Tumorgewebe infiltriert und nicht mehr abgrenzbar. Anteile der Rippenkortikalis im Tumorgewebe nur angedeutet erkennbar. Gute Abgrenzbarkeit der kontrastierten, intakten Pleura als Hinweis auf extrapulmonale Tumorgenese *(Pfeil)*. Histologisch Sicherung eines Plasmozytoms.

Weitere Kriterien wie z. B. Tumor-Pleura-Winkel, Ausmaß des Tumor-Pleura-Kontaktes, pleurale Verdickungen und intakte/unterbrochene peripleurale Fettlamelle haben sich als nur bedingt zuverlässig erwiesen [30]. Die MRT erscheint insbesondere für die Diagnostik pleuraler und thoraxwandbezogener Erkrankungen geeignet. Hier kommen die wesentlichen Vorteile wie hoher Weichteilkontrast und beliebige Abbildungsebene zum Tragen, während z. B. kardiale Pulsationsartefakte minimiert sind. Verschiedene Untersuchungen haben gezeigt, daß bei dieser Fragestellung heute der Einsatz der MRT gerechtfertigt ist [6–8, 23]. In unseren Untersuchungen haben wir Kriterien für den Nachweis einer Infiltration von Thoraxwand und Pleura mit der MRT entwickelt. Gleichermaßen hohe Sensitivität und Spezifität im Nachweis einer Tumorinfiltration der

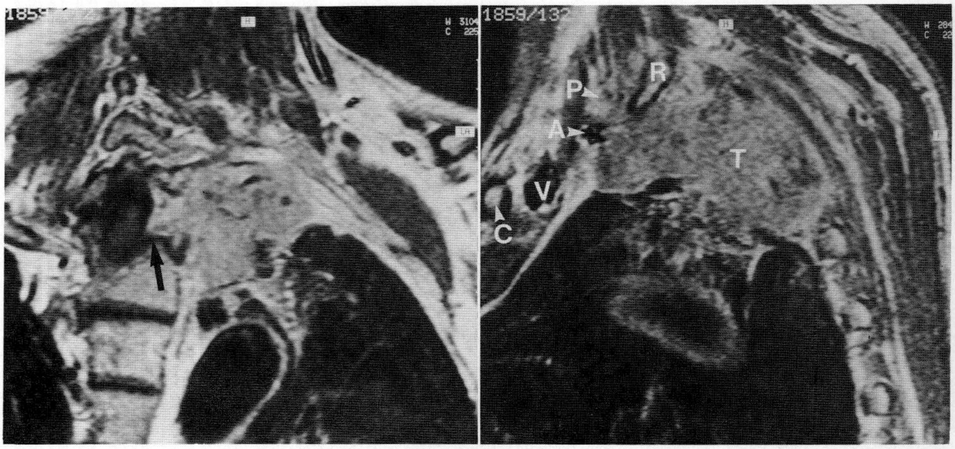

Abb. 10 a, b. Verbesserte Beurteilbarkeit der Tumorausdehnung bei Pancoast-Tumoren mit der MRT: Bronchialkarzinom. **a** T1-gewichtete MRT nach Gd-DTPA: schräg koronare Aufnahme, im Verlauf des Austritts der Nervenwurzeln des Plexus brachialis angefertigt. Nachweis eines Einwachsens von Tumorgewebe in die Foramina intervertebralia der oberen BWS. Kontrastiertes Tumorgewebe grenzt direkt an den Duralraum *(Pfeil)*. **b** T1-gewichtete MRT nach Gd-DTPA, gleicher Patient: im sagittalen Schnitt deutlich identifizierbar, ventral von unten nach schräg oben in einer Linie, jeweils quergeschnitten: Clavicula *(C)*, Vena subclavia *(V)*, Arteria subclavia *(A)*, die darüberliegenden Plexusfaszikel *(P)* und angrenzend die Kortikalis der ersten Rippe *(R) (Pfeile mit Buchstaben)*. Die dritte und vierte Rippe sind nur noch angedeutet nachweisbar. Tumorgewebe *(T)* ist direkt bis an die Hinterwand der A. subclavia nachweisbar. Die unteren Faszikel des Plexus brachialis oberhalb des Gefäßes verlaufen im Tumor. Die Vena subclavia ist nicht betroffen

Thoraxwand weisen signalreiche (T2-gewichtete MRT) oder anreichernde Läsionen (T1-gewichtete MRT nach Gd-DTPA) innerhalb des Weichteilgewebes auf (Abb. 9) [6, 7].

Pancoast-Tumoren sollten wegen der Notwendigkeit der differenzierten Stellungnahme zur Infiltration von Anteilen des Plexus brachialis, der Wirbelsäule sowie der subclavikulären Gefäße gesondert betrachtet werden. Eine Kombination von Bestrahlung und radikaler Operation kann die Überlebenszeit der Patienten deutlich erhöhen [47]. Bei diesen Patienten muß eine Tumorinfiltration größerer Anteile des Plexus brachialis und der Subclavialgefäße vor einer radikalen en-bloc-Resektion der befallenen Thoraxwandanteile ausgeschlossen werden. Voraussetzung ist die akkurate Darstellung des Tumorbezugs gegenüber den relevanten anatomischen Strukturen. Die MRT sollte bei dieser Fragestellung heute das Verfahren der Wahl sein [6, 7, 19, 23, 33]. Schräge koronare und sagittale MRT-Aufnahmen erlauben eine exakte Beurteilung der anatomischen Bezüge (Abb. 10). Bei pleuralen oder pleuranahen Raumforderungen muß ein tumoröser Pleurabefall ausgeschlossen werden. Unsere Untersuchungen deuten auf ein hohes differentialdiagnostisches Potential der MRT bei pleuralen Erkrankungen hin. Hier ist eine maligne Infiltration wahrscheinlich, wenn neben der erhöhten Signalintensität der Pleura oder einer pleuralen KM-Anreicherung zusätzlich ausgedehnte knotige oder rindenartige Verdickungen der Pleura vorliegen (Abb. 11) [6, 7]. Anzumerken ist, daß akute tuberkulöse Veränderungen von malignen Befunden nicht differenziert werden können.

Das Diaphragma und die pleuro-diaphragmalen Sinus sind eine schwer zu beurteilende Region in der CT. Anschnittsphänomene erschweren eine suffiziente Diagnostik erheblich. Sagittale und koronare T1-gewichtete MR-Tomogramme vor und nach i. v. Gabe von Gd-DTPA sind die Methode der Wahl bei Verdacht auf tumoröse Infiltration des Diaphragmas oder Durchbruch nach abdominal (Abb. 12).

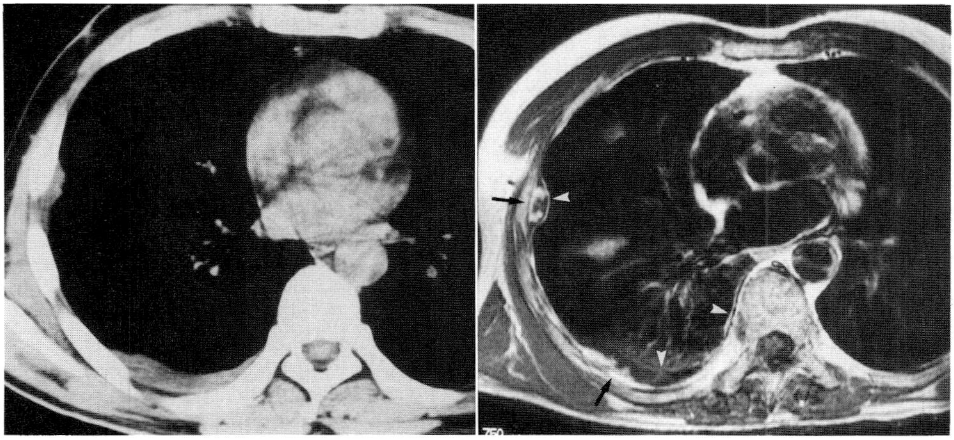

Abb. 11 a, b. Verbesserte Darstellbarkeit pleuraler Erkrankungen mit der MRT: primäres Liposarkom der Pleura. **a** Nativ-CT (KM-Unverträglichkeit) rechtsseitiger Pleuraerguß. Ausgedehnte pleurale Verdickungen rechtsseitig lateral und paravertebral. **b** T1-gewichtetes MRT nach Gd-DTPA: korrespondierende Aufnahme mit Kontrastierung der gesamten rechtsseitigen kostalen Pleura und nodulären Verdickungen überwiegend der Pleura parietalis *(Pfeile)*. Im Ergußbereich Auftrennung der Pleurablätter, eindeutige Abgrenzung des nur gering verdickten, kontrastierten viszeralen Pleurablattes *(Pfeilspitzen)*. Weitere kontrastierte Pleuraanteile im Verlauf des großen und kleinen Lappenspaltes

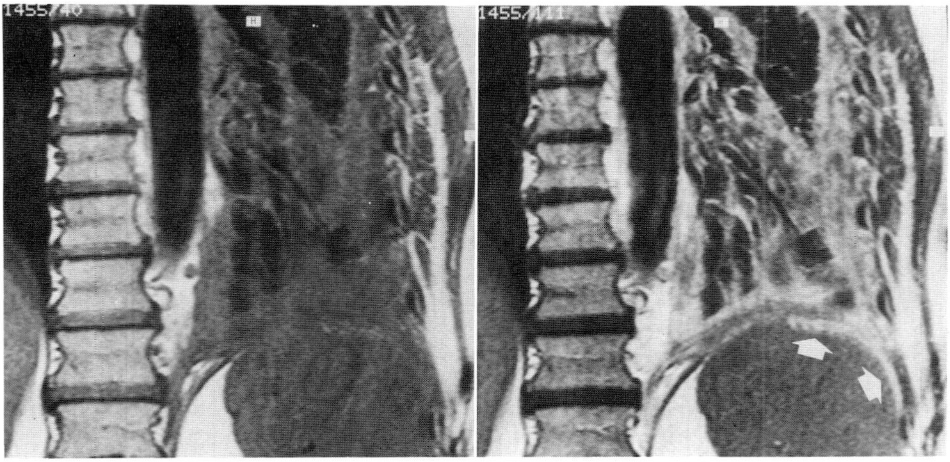

Abb. 12 a, b. Darstellung diaphragmaler Tumorinfiltration mit der MRT: malignes Pleuramesotheliom. **a** T1-gewichtete MRT, nativ: ausgedehnte Tumormassen, der costalen Pleura und dem Diaphragma aufgelagert. Keine sichere Beurteilung einer diaphragmalen Infiltration. **b** T1-gewichtete MRT nach Gd-DTPA: nach Kontrastmittel-Gabe Anreicherung des gesamten Tumorgewebes, Infiltration des lateralen Diaphragmanteils nachweisbar *(Pfeile)*

2.6 Posttherapeutische Kontrolle

Posttherapeutische Verlaufskontrollen zur Auffindung von Rezidivtumoren werden meist durch konventionelle Röntgenaufnahmen oder CT-Untersuchungen vorgenommen. Bei Patienten, die einer Strahlentherapie unterzogen wurden, kann nicht selten radiogen induziertes Narbengewebe die frühzeitige Entdeckung eines Tumorrezidivs erschweren [15]. Die MRT kann in diesen Fällen von Vorteil sein. T2-gewichtete

Aufnahmen lassen in einem gewissen Ausmaß eine Differenzierung von Narbengewebe und Tumorgewebe zu [10]. Eine „reife" Fibrose erscheint im T2-gewichteten Bild signalarm, während vitales Tumorgewebe deutlich höhere Signalintensität aufweist. Ein Abstand von 3–6 Monaten zum Ende der Bestrahlung ist notwendig, um postradiogene entzündliche Veränderungen auszuschließen. Wenn die MRT auch nicht in Lage ist, mikroskopisch kleines residuales oder rezidivierendes Tumorgewebe zu sichern, so sollte der Nachweis signalintensiver Läsionen bei diesen Patienten, soweit möglich, eine bioptische Klärung des Befundes zur Folge haben.

2.7 Zusammenfassung und Indikationen für die MRT

Der hohe Weichteilgewebekontrast in Verbindung mit der beliebig wählbaren Abbildungsebene erleichert nicht selten die Diagnostik mediastinaler Prozesse im Vergleich zur CT. Das differentialdiagnostische Potential der MRT erscheint vielversprechend. Die mediastinale Diagnostik der Tumorausbreitung im Rahmen des Stagings muß heute als eine echte Indikation für den Einsatz der MRT angesehen werden.

In der bildgebenden Abklärung von Erkrankungen der Pleura und der Thoraxwand kann die MRT einen wesentlichen diagnostischen Beitrag leisten. Bei Fehlen sicherer CT-Kriterien wie ossärer Destruktion ist die MRT die Methode der Wahl. Der hohe Weichteilkontrast in Verbindung mit der guten räumlichen Auflösung erlaubt eine sichere Differenzierung von Tumorgewebe gegenüber den Umgebungsstrukturen, insbesondere in der Bestimmung der Befundausdehnung bei Tumoren der Lungenspitze. Schräg koronare und sagittale MRT-Aufnahmen ermöglichen eine exakte Beurteilbarkeit des Plexus brachialis. Neueste Ergebnisse deuten auf ein hohes differentialdiagnostisches Potential der KM-unterstützten MRT bei pleuralen Erkrankungen hin.

Grundsätzlich kann heute jede nicht-diagnostische CT-Untersuchung, z. B. wegen Unverträglichkeit von jodhaltigem Kontrastmittel, als eine Indikation für eine MRT-Untersuchung betrachtet werden.

3. Zusammenfassung

Die Wertigkeit der bildgebenden Verfahren in der radiologischen Diagnostik thorakaler Erkrankungen konnte in den letzten Jahren erheblich verbessert werden. Es stehen heute eine Vielzahl verschiedener Methoden zur Verfügung, deren differenzierter Einsatz nach klinischen bzw. konventionellen röntgendiagnostischen Befunden erfolgen sollte.

Größten Anteil an der gesteigerten Wertigkeit haben die neuen Schnittbildverfahren HR-CT und MRT, die eine neue Dimension in der bildgebenden thorakalen Diagnostik eröffnet haben. Die HR-CT erlaubt eine differenzierte Darstellung und Beurteilung pulmonaler Strukturen bis in den Submillimeterbereich hinein. Die spezifischen Vorteile der MRT haben neue Einsichten in der Diagnostik des Mediastinums, von Pleura und Thoraxwand ermöglicht.

Grundlage der Bildgebung bleibt die konventionelle Röntgenuntersuchung als Basisdiagnostik. Als ergänzendes bildgebendes Verfahren wird die Sonographie für die Pleura- und Thoraxwanddiagnostik zunehmend interessant. Szintigraphien bleiben unverändert wichtiges Instrument in der Lungen- und Thoraxwanddiagnostik. In der Differentialdiagnose vaskulärer Läsionen sind angiographische Verfahren die Methode der Wahl.

Literatur

1. Aberle DR, Gamsu G, Ray CS, Feuerstein IM (1988) Asbestos-related pleural and parenchymal fibrosis: detection with High-Resolution CT. Radiology 166:729–734 – 2. Barakos JA, Brown JJ, Higgins CB (1989) MR imaging of secondary cardiac and paracardiac lesions. AJR 153:47–50 –

3. Baron RL, Lee JKT, Sagel SS, Levitt RG (1982) Computed tomography of the abnormal thymus. Radiology 142:127–134 – 4. Bergin CJ, Roggli V, Coblentz CL, Chiles C (1988) The secondary pulmonary lobule. Normal and abnormal CT appearances. AJR 151:21–25 – 5. Bergin CJ, Bell DY, Coblentz CL, Chiles C, Gamsu G, MacIntyre NR, Coleman RE, Putman CE (1989) Sarcoidosis. Correlation of pulmonary parenchymal pattern at CT with results of pulmonary function tests. Radiology 171:619–624 – 6. Bittner RC, Schörner W, Schönfeld N, Matthiessen W, Loddenkemper R, Kaiser D, Felix R (1990) The value of MRI in the detection of malignant chest wall involvement: comparison with CT and surgical findings. Eur Resp J 3(S10):109s – 7. Bittner RC, Schörner W, Schönfeld N, Schmelzer J, Böck JC, Loddenkemper R, Kaiser D, Felix R (1990) Contrast-enhanced MR imaging in thoracic pathologies. Radiology 177 P:97 – 8. Bittner RC, Kaiser D, Loddenkemper R, Felix R (1990) Wertigkeit der Magnetresonanztomographie bei Pancoast- und anderen Tumoren mit Infiltration der Thoraxwand. Pneumologie 44:62–69 – 9. Dinkel E, Uhl H, Friedburg H, Reinbold WD, Wenz W (1988) Indikationen zur Kernspintomographie und Computertomographie in der Thoraxdiagnostik. Prax Klin Pneumol 42:327–334 – 10. Ebner F, Kressel HY, Mintz MC, Carlson JA, Cohen EK, Schiebler M, Gefter WB, Axel L (1988) Tumor recurrence versus fibrosis in the female pelvis: differentiation with MR imaging at 1.5 T. Radiology 166:333–340 – 11. Ehman RL (1989) New techniques for improving the diagnostic quality of thoracoabdominal MR examinations. In: Lissner J, Doppman JL, Margulis AR (Hrsg) 3. Internationales Kernspintomographie Symposium Garmisch-Partenkirchen 25. bis 29. Januar 1989. Deutscher Ärzte-Verlag, Köln, S 161–167 – 12. Felix R, Bittner RC, Schörner W, Weiss T (1988) Magnetresonanztomographie (MRT) beim Bronchialkarzinom. Röntgenblätter 41:99–105 – 13. Fisher MR (1989) Magnetic resonance for evaluation of the thorax. Chest 95:166–173 – 14. Glazer G, Orringer MB, Chenevert TL, Borello JA, Penner MW, Quint LE, Li KG, Aisen AM (1988) Mediastinal lymph nodes: Relaxation time/pathologic correlation and implications in staging of lung cancer with MR imaging. Radiology 168:429–431 – 15. Görich J, Beyer-Enke SA, Flentje H, Zuna J, Vogt-Moykopf I, van Kaick G (1990) Der Stellenwert der Computertomographie für die Erkennung von Rezidiven bei Patienten mit Bronchialkarzinomen. Radiologe 30:472–476 – 16. Grossman LB, Buonocore E, Hodic HT, Meaney TF (1984) Digital subtraction angiography of the thoracic aorta. Radiology 150:323–325 – 17.Gurney JW (1991) Cross-sectional physiology of the lung. Radiology 178:1–10 – 18. Haughton VH (1988) MR imaging of the spine. Radiology 166:297–301 – 19. Heelan RT, Demas BE, Caravelli J, Martini N, Bains MS, McCormack PH, Bart H, Panicek DM, Mitzner A (1989) Superior sulcus tumor: CT and MR imaging. Radiology 170:637–641 – 20. Heitzman ER, Markarian B, Berger I, Dailey E (1969) The secondary pulmonary lobule: a practical concept for interpretation of chest radiographs. Radiology 93:507–512 – 21. Hering KG, Wiebe V (1990) Radiologische Diagnostik der Pneumokoniosen. Radiologe 30:574–580 – 22. Lipshitz HI (1990) Computed tomography in bronchogenic carcinoma. Semin Roentgenol 25:64–72 – 23. McLoud TC, Filion RB, Edelman RR (1989) MR imaging of superior sulcus carcinoma. J Comput Assist Tomogr 13:233–239 – 24. Mann H, Karwande SV (1988) The new proposed international staging system for lung cancer. Semin US CT MR 9:34–39 – 25. Müller NL, Miller RR (1990) Computed Tomography of chronic diffuse infiltrative lung disease: part I. Am Rev Respir Dis 142:1206–1215 – 26. Müller NL, Kullnig P, Miller RR (1989) The CT findings of pulmonary Sarcoidosis. AJR 152:179–182 – 27. Murata K, Khan A, Hermann PG (1989) Pulmonary parenchymal disease: Evaluation with High-Resolution CT. Radiology 170:329–635 – 28. Nägele M, Hahn D, Seelos K, Lissner J (1988) Gd-DTPAP-Kontrastverstärkung in der kernspintomographischen Diagnostik thorakaler Raumforderungen. Fortschr Röntgenstr 149:69–75 – 29. Patterson GA, Ginsberg RJ, Poon PY (1987) A prospective evaluation of magnetic resonance imaging, computed tomography, and mediastinoscopy in the preoperative assessment of mediastinal lymph node status in bronchogenic carcinoma. J Thorac Cardiovasc Surg 94:679–684 – 30. Pearlberg JL, Sandler MA, Beute GH (1987) Limitations of CT in evaluation of neoplasms involving the chest wall. J Comput Assist Tomogr 11:290–293 – 31. Peters AM (1990) Recent advantages and future projections in clinical radionuclide imaging. Br J Radiol 63:411–429 – 32. Poon PY, Bronskill MJ, Henkelman RM, Rideout DF, Shulman HS, Weisbrod GL, Steinhardt MI, Dunlap HJ, Ginsberg RJ, Feld R, Sutcliffe SB, Williams JI (1987) Mediastinal lymph node metastases from bronchogenic carcinoma: Detection with MR imaging and CT. Radiology 162:651–656 – 33. Rapoport 5, Blair DN, McCarthy SH, Desser TS, Hammers LW, Sostman HD (1988) Brachial plexus: Correlation of MR imaging with CT and pathologic findings. Radiology 167:161–174 – 34. Remy-Martin M, Beuscart R, Sault MC, Harquette CH, Remy J (1990) Subpleural micronodules in diffuse infiltrative lung diseases: evaluation with thin-section CT-scans. Radiology 177:133–139 – 35. Rendina EA, Bognolo DA, Mineo TC (1987) Computed tomography for the evaluation of intrathoracic invasion by lung cancer. J Thorac Cardiovasc Surg 94:57–63 – 36. Rummeny E, Brederhoff J, Cordes M,

Bieler EU, Pfannenstiel P (1989) Wertigkeit der Skelett- und Knochenmarkszintigraphie in der Tumordiagnostik: I. Die Skelettszintigraphie. medwelt 40:234–240 – 37. Russell EJ, Geremia GK, Johnson CE, Huckman MS, Ramsey RG, Washburn-Bleck J, Turner DA, Novusis M (1987) Multiple cerebral metastases: Detectability with Gd-DTPA-enhanced magnetic resonance imaging. Radiology 165:609–617 – 38. Schörner W, Felix R (1989) Indikationen der Magnetresonanztomographie. Dtsch med Wschr 114:1248–1252 – 39. Staples CA, Müller NL, Miller RR, Evans KG, Nelems B (1988) Mediastinal nodes in bronchogenic carcinoma: Comparison between CT and mediastinoscopy. Radiology 167:367–372 – 40. Sugama Y, Tamaki S, Kitamura S, Kira S (1988) Ultrasonographic evaluation of pleural and chest wall invasion of lung cancer. Chest 93:275–279 – 41. Sze G, Shin J, Krol G, Johnson C, Lin D, Deck MDF (1988) Intraparenchymal brain metastases: MR imaging versus contrast-enhanced CT. Radiology 168:187–194 – 42. Tobler J, Levitt RC, Glazer HS, Moran J, Crouch E, Evans RG (1987) Differentiation of proximal bronchogenic carcinoma from post-obstructive lobar collapse by magnetic resonance imaging: Comparison with computed tomography. Invest Radiol 22:538–543 – 43. van Sonnenberg E, Cascola G, Ho M, Neff CC, Varney RR, Wittich GR, Christensen R, Friedman PJ (1988) Difficult thoracic lesions: CT-guided biopsy experience in 150 cases. Radiology 167:457–461 – 44. Webb WR (1989) The role of magnetic resonance imaging in the assessment of patients with lung cancer: A comparison with computed tomography. J Thorac Imag 4:65–75 – 45. Webb WR, Stein MG, Finkbeiner WE, Im JG, Lynch D, Gamsu G (1988) Normal and diseased isolated lungs: High-Resolution CT. Radiology 166:81–87 – 46. Wernecke K, Vassallo P, Peters PE, Pötter R, Lückener HG (1990) Bildgebende Diagnostik von mediastinalen Tumoren: Sensitivität und Spezifität der Sonographie im Vergleich zur Computertomographie und konventionellen Röntgendiagnostik. Radiologe 30:532–540 – 47. Wright CD, Moncure AC, Shepard JO, Wilkins EW, Mathisen DJ, Grillo HC (1987) Superior sulcus lung tumors: results of combined treatment (irradiation and radical resection). J Thorac Cardiovasc Surg 94:69–74 – 48. Wüsten HU, Vock P (1987) Mediastinal infiltration of lung carcinoma (T4 N0–1): The positive predictive value of computed tomography. J Thorac Cardiovasc Surg 35:335–360 – 49. Zerhouni EA, Stitik FB, Siegelman SS et al. (1986) CT of the pulmonary nodule: A comparative study. Radiology 160:319–327

Herz und große Gefäße

M. Thelen, A. Teifke (Institut für Klinische Strahlenkunde, Kliniken der Universität Mainz)

Herzdiagnostik CT

In den letzten 10 Jahren sind viele Versuche unternommen worden, die Möglichkeiten der Computertomographie in die Herzdiagnostik zu integrieren. Es fehlte nicht an zahlreichen Initiativen, Herz- oder Myokardvolumina durch die statische Computertomographie sowie dynamische Vorgänge durch die Cine-CT zu berechnen und darzustellen. Die CT, auch die Cine-CT, konnte sich jedoch in der Herzdiagnostik nicht durchsetzen. Es gibt keine Diagnose auf CT-Basis die nicht auch und z. T. besser durch die Echokardiographie zu stellen wäre. Eine Ausnahme stellt die Differentialdiagnose kardialer Verkalkungen, z. B. bei Perikarditis oder verkalkenden Tumoren, dar. Die CT hat hier die höchste Sensitivität. Ein Grund, warum die Kardio-CT sich nicht durchsetzten konnte, ist sicher auch das *CT-Problem* der Kontrastmittel und Strahlenbelastung. Mit der Magnet-Resonanz-Tomographie (Kardio-MRT) können alle guten CT-Ideen und darüber hinaus noch einige neue interessante Aspekte patientenfreundlich realisiert werden.

In den ersten Studien wurde diese Untersuchungstechnik primär eingesetzt, um die normale und pathologische Anatomie des Herzens darzustellen. In letzter Zeit häufen

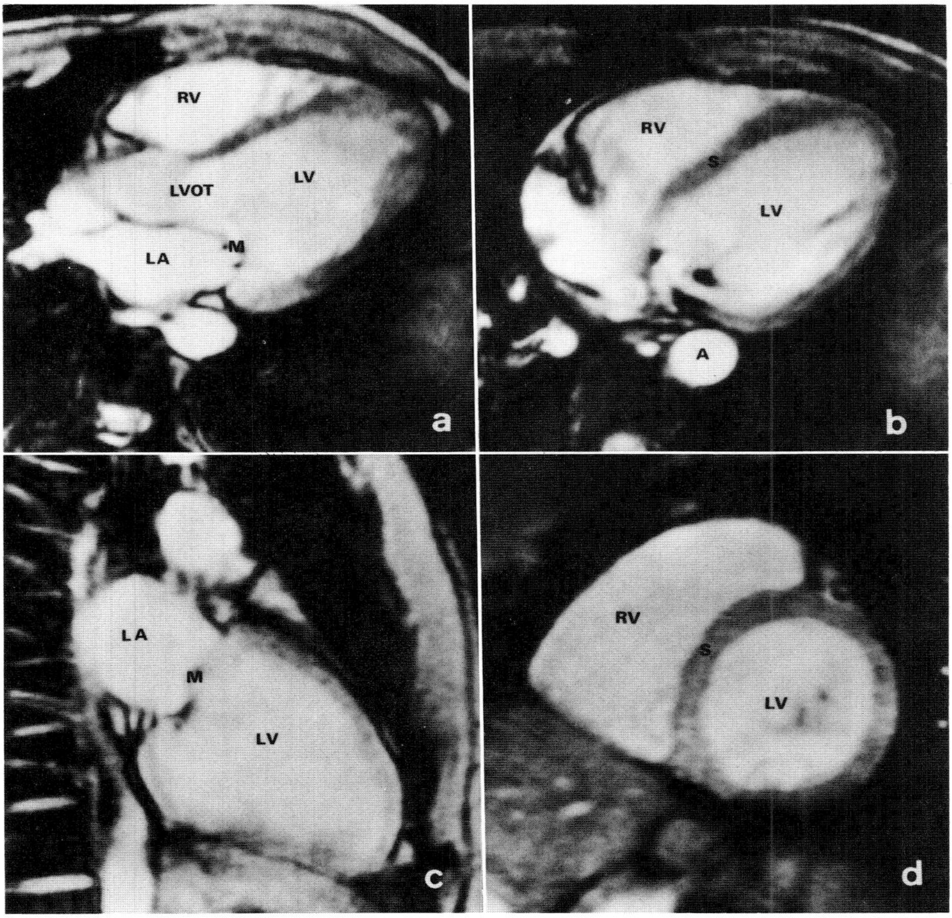

Abb. 1 a–d. Cine-MR-Bilder: **a** in der langen Herzachse, Darstellung des linken Ventrikels *(LV)*, des linksventrikulären Ausflußtrakts *(LVOT)*, des linken Vorhofs *(LA)*, der Mitralklappe *(M)* und des rechten Ventrikels *(RV)*; **b** in transversaler Schnittführung, Darstellung des linken Ventrikels *(LV)*, des Septums *(S)*, des rechten Ventrikels *(RV)* und der Aorta descendens *(A)*; **c** in der RAO-30°-Projektion, Darstellung des linken Ventrikels *(LV)*, des linken Vorhofs *(LA)* und der Mitralklappe *(M)*; **d** in der kurzen Herzachse, Darstellung des linken *(LV)* und rechten *(RV)* Ventrikels, die durch das Septum *(S)* getrennt werden. (Nach Dulce 1991)

sich Berichte über Untersuchungen zur Herzfunktion und zum myokardialen Energiestoffwechsel (Higgins 1988; Bittner et al. 1989; Reed 1988).

Zur Technik der Kardio-MRT können nur wenige grundsätzliche technische Details besprochen werden, da sie mittlerweile schon eine verwirrende Vielzahl von Modifikationen zuläßt. Die MR-Technik, welche eingesetzt wird, hängt vom Untersuchungsziel ab. Um die Anatomie darzustellen, werden EKG-getriggerte Spin-echo Sequenzen angewandt. Bei Aussagen zur Herzkontraktion und -funktion wird die Cine-MR mit steilen Flip-Winkeln und Gradientenechos eingesetzt. Durch diese Technik kann ein Herzzyklus mit ca. 20 Bildern pro Schicht erstellt werden. Fügt man die Bilder als Cine-Szene zusammen, erhält man ein Cine-Tomogramm des schlagenden Herzens. Die gewählte Bild- oder Schichtebene des Herzens hängt von der Fragestellung ab. Jede beliebige Schicht ist direkt meßbar und bildlich darzustellen (Abb. 1).

Aussagen zur Anatomie durch MR-Imaging

Das diagnostische Angebot der Kardio-MRT betrifft bereits ein breites Spektrum von Herzerkrankungen:

- intra- und parakardiale Tumoren;
- Perikarderkrankungen;
- angeborene Herzfehler und Läsionen der thorakalen Aorta;
- intrakardiale Thromben;
- Kardiomyopathie;
- ischämische Herzerkrankung.

Sieht man vom Einsatz der Katherangiokardiographie ab, dann spielen bei der Diagnostik ischämischer Herzerkrankungen natürlich die Nuklearmedizin und die Echokardiographie in der Bildgebung die herausragende Rolle. MR bietet jedoch gleichfalls die Möglichkeit, in einem umfassenden Überblick die regionale Situation des Myokards nach Herzinfarkt zu demonstrieren (Higgins 1984; McNamara et al. 1985; Fisher et al. 1987; Wisenberg et al. 1988). Es besteht ferner die Möglichkeit, einen durchgängigen aortokoronaren Bypass darzustellen, Infarktzonen sehr früh festzulegen sowie mit Hilfe eines oder verschiedener MR-Kontrastmittel die Myokardperfusion zu studieren (Theissen et al. 1989; Johnsten et al. 1989; de Roos et al. 1989a; Nishimura et al. 1989; Ahmad et al. 1988; Krauss 1989). Diese Möglichkeiten sind in Zukunft noch erheblich verbesserungsfähig. Eine praktische Bedeutung gewinnt die MRT schon heute bei der Diagnostik intrakardialer Thromben sowie intra- und parakardialer Tumoren, die in Herzstrukturen einbrechen (Dooms et al. 1986; Sechtem et al. 1988; Amparo et al. 1984; Go et al. 1985; Winkler et al. 1987; Lund et al. 1989; Mavroudakis et al. 1989; Olsen et al. 1989; Freedberg et al. 1988; Barakos et al. 1989). Bemerkenswert sind Berichte, die darauf hinweisen, daß unsichere oder falsch-positive echokardiographische Diagnosen korrigiert werden können, d.h. daß die MRT eine wichtige Rolle bei der Klärung falsch-positiver echokardiographischer Befunde in diesen Fragestellungen zukommt. Die Diagnostik angeborener Herzfehler ist derzeit noch eine Domäne der Echokardiographie. Vergleichende Studien mit MRT zeigen, daß diese die pathologische Anatomie mit der Präzision einer Angiokardiographie wiedergibt und dabei nicht den gleichen physikalischen Limitationen unterliegt wie die Sonographie (Higgins et al. 1984; Diethelm et al. 1987; Didier et al. 1986a, b; Chung et al. 1988; Mirowitzi et al. 1989; Kersting-Sommerhoff et al. 1989; Link et al. 1989). Die Angiokardiographie wird sich der Herausforderung durch eine sich ständig verbessernde MRT stellen müssen. Die höhere Präzision der MRT-Darstellung im Vergleich zur Angiokardiographie muß sich vor allem in der Diagnostik komplexer Herzmißbildungen bewähren. In der Tat berichten z. Z. mehrere Vergleichsstudien über eindeutig bessere MR-Resultate. Die fehlende Strahlenbelastung und die Arbeit ohne Röntgenkontrastmittel sind hier in die Positivbilanz der MRT noch nicht eingegangen.

Funktionelle MRT

Ventrikelvolumetrie

Über die Bedeutung der globalen Ventrikelfunktion für die Diagnostik, Therapie und Prognose kardialer Erkrankungen muß ich mich in diesem Kreise nicht auslassen. Herzvolumina und Volumenänderungen werden einigermaßen zuverlässig durch die Angiokardiographie ermittelt oder nichtinvasiv durch Echokardiographie und nuklearmedizinische Untersuchungsmethoden.

Der Vergleich von echokardiographisch und angiokardiographisch bzw. nuklearmedizinisch ermittelten Volumina liegt zwischen $r=0{,}73$ und $r=0{,}98$ (Underwood et al. 1988; Sechtem et al. 1987; Utz et al. 1987; Pflugfelder 1988; Markiewicz et al. 1987; Erbel

1985). Gemessen an diesen Korrelationskoeffizienten ist die MRT in der Ventrikelvolumetrie eine leistungsfähige Methode, da diese ohne größere Schwierigkeiten und Aufwand mit Schnittbildserien operieren kann und damit keine idealisierenden geometrischen Modelle für die Volumetrie benötigt (Higgins et al. 1988). Ihre Genauigkeit bei der Berechnung stark deformierter Herzräume (z. B. nach Aneurysma oder bei asymmetrischer Muskelhypertrophie) liegt dann auch über jener der Echokardiographie. MRT ist das bisher einzige Verfahren für eine zuverlässige Volumetrie des rechten Ventrikels.

Myokardmassenbestimmung

Die nichtinvasive Bestimmung der Myokardmasse ist von Interesse zur Beurteilung der Pro- oder Regression einer linksventrikulären Muskelhypertrophie unter therapeutischen Maßnahmen. Die Kardio-MRT ist aufgrund ihrer methodischen Voraussetzungen

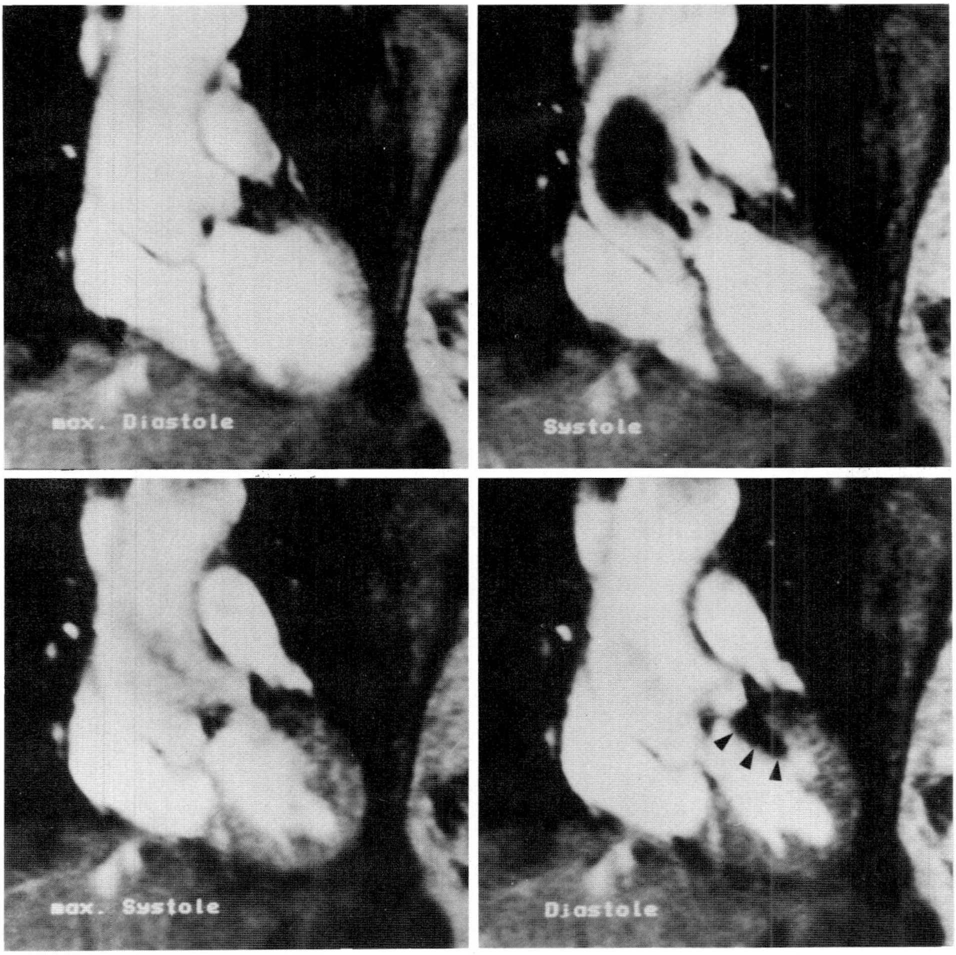

Abb. 2. Darstellung eines kombinierten Aortenvitiums (Aortenklappenstenose und Aortenklappeninsuffizienz) im Cine-MR in frontaler Schnittführung (4 verschiedene Herzphasen): Während der Systole ist in der Aorta ein pilzartig konfiguriertes hypointenses Areal (Stenose-Jet) zu erkennen. In der Diastole zeigt sich ein kleiner Aortenregurgitations-Jet *(Pfeilspitzen)* im linken Ventrikel. (Nach Duke 1990)

ein nahezu ideales Verfahren zur Myokardmassenbestimmung (Mogelvang et al. 1987). Die multiplanaren Abbildungseigenschaften und die EKG-Triggerung erlauben eine vollständige Darstellung des Myokards in beliebigen Schichtebenen und Herzphasen. Eine Kontrastmittelgabe ist durch den natürlichen Kontrast zwischen Myokard und Umgebung nicht erforderlich. Experimentelle In-vivo- und In-vitro-Studien haben die Genauigkeit mit den realen Gegebenheiten zwischen r = 0,94 bis 0,98 ermittelt (Caputo et al. 1987a; Maddahi et al. 1987; Florentine et al. 1986; Keller et al. 1986; Caputo et al. 1987b; Shapiro et al. 1989).

Nachweis und Berechnung
von Regurgitations-Volumina an insuffizienten Herzklappen

Derzeit werden von verschiedenen Arbeitsgruppen Versuche gemacht, Klappeninsuffizienzen zu qualifizieren und zu quantifizieren. Goldstandard für die MRT muß die Angiokardiographie und die 2D-Farbdoppler-Echokardiographie sein. Die Resultate

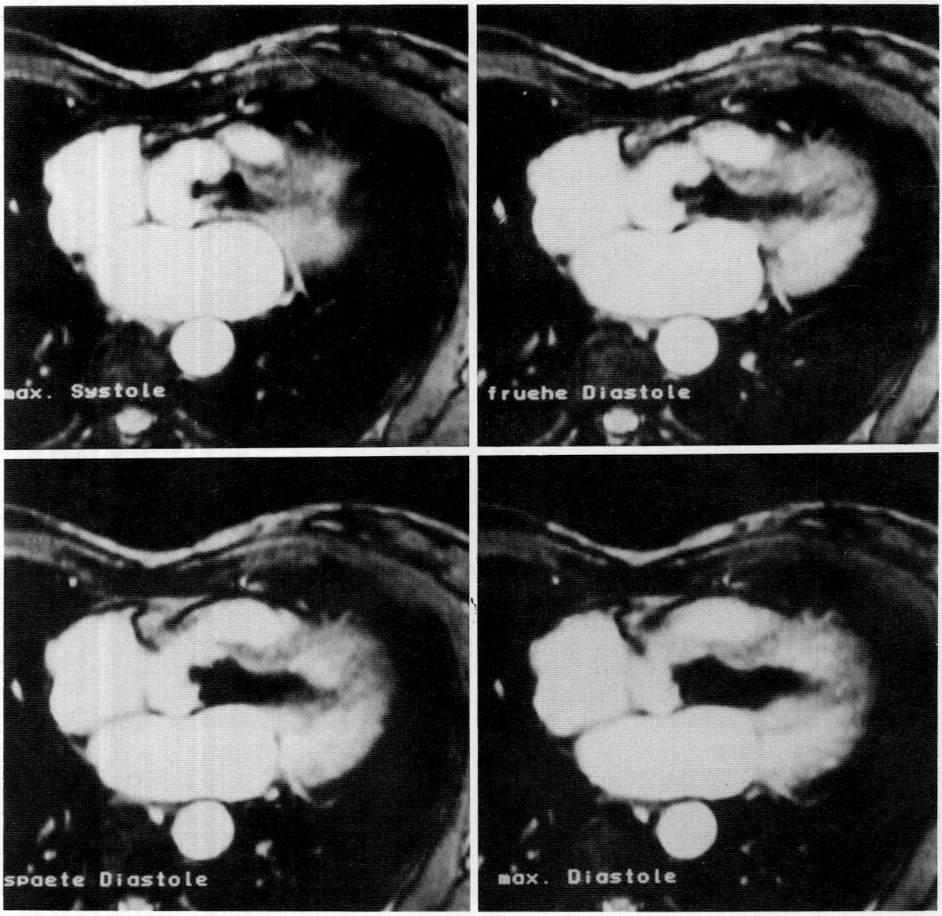

Abb. 3. Mittelgradige Aortenklappeninsuffizienz in 4 verschiedenen Herzaktionsphasen (Cine-MR, transversale Schnittführung): Es stellt sich ein hypointenses Areal (Jet-Phänomen) dar, das während der Diastole von der Aortenklappe in den linken Ventrikel zieht. (Nach Dulce 1990)

der MRT sind in der Qualifizierung mit diesen vergleichbar (Abbasi et al. 1980; Becher et al. 1987; Bouchard et al. 1989; Ciobanu et al. 1982; Diebold et al. 1983; Helmcke et al. 1987; Masuyama et al. 1986; Perry et al. 1987; Pflugfelder et al. 1989; Nishimura et al. 1988; Dulce et al. 1990, 1991; Nishimura et al. 1989; Ostrzega et al. 1988; Schiebler et al. 1987). In der Quantifizierung bleiben sie hinter denen der Farbdoppler-Echokardiographie zurück, obwohl beide Verfahren ähnliche Phänomene registrieren und damit zu ähnlichen Ergebnissen führen müßten. Auch die Farbdopplerechokardiographie ist als quantifizierendes Verfahren nicht frei von Problemen, so daß hier noch ein klärendes Wort gesprochen werden muß (Abb. 2, 3).

Regionale Wandanalyse

Regionale Kontraktionsanomalien und Änderungen der Wanddicke sind empfindliche Parameter von ischämisch bedingten Kontraktionsstörungen des linken Ventrikels (Cannon et al. 1977; Maseri et al. 1977; Grube et al. 1985; Lichtlen 1979; Karsch et al. 1980; Probst et al. 1981; Eichstädt et al. 1984; Parisi et al. 1981; Eilles 1988). 2D-Echokardiographie, Angiographie, planare Radionuclidventrikulographie und single Photon-Emissionscomputertomographie sind der Kardio-MRT bei der quantitativen Wandbewegungsanalyse überlegen, vor allem auch deshalb, weil Belastungsuntersuchungen nicht möglich sind (Whith et al. 1988). Hingegen erlaubt die MRT die direkte Messung der Wanddickenänderung während des Herzzyklus in allen Abschnitten des linken aber auch des rechten Ventrikels (Spielmann et al. 1988). In Übereinstimmung mit

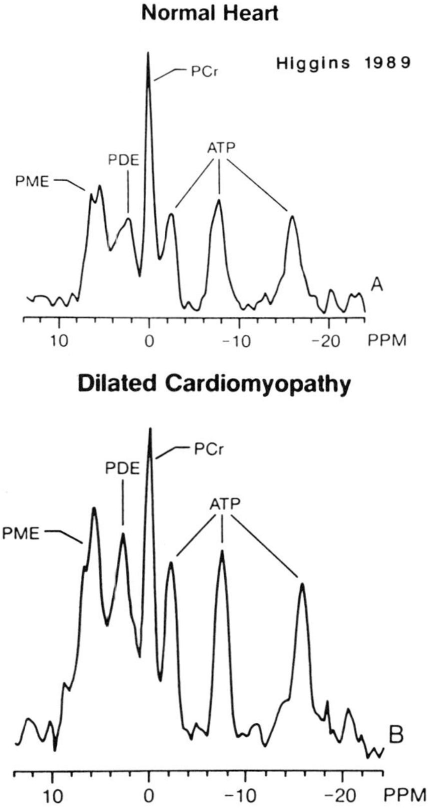

Abb. 4. ^{31}P-MRS des Herzens eines gesunden Probanden **(A)** und und eines Patienten mit dilatativer Kardiomyopathie **(B)**. Der Vergleich beider Spektren zeigt bei dem Patienten mit Kardiomyopathie einen höheren Gipfel des PME und PDE. *ATP* Adenosintriphosphat; *PCr* Phosphorkreatinin; *PDE* Phosphordiester; *PME* Phosphormonoester. (Nach Higgins 1989)

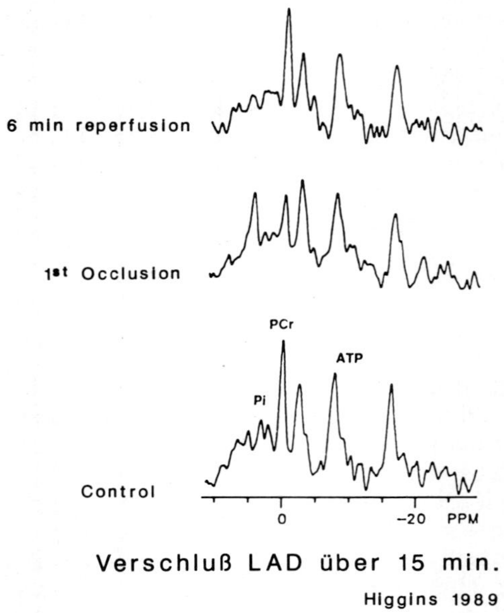

Abb. 5. ^{31}P-MRS der gefährdeten Myokardregion während und nach 15 min langer Okklusion des R. interventricularis der linken Koronararterie. Die resultierende Myokardschädigung ist reversibel. Nach der Reperfusion kommt es zu einer vollständigen Erholung des PCr. Das ATP bleibt während der Verschluß- und Reperfusionsphase unverändert. *ATP* Adenosintriphosphat; *PCr* Phosphorkreatinin; *Pi* anorganisches Phosphat. (Nach Higgins 1989)

anderen Studien findet sich eine starke Heterogenität unter den einzelnen ventrikulären Segmenten (Corya et al. 1977; Niemenen et al. 1982; Pandian et al. 1983; Lackner 1981; Fisher et al. 1985; Sechtem et al. 1987; Peshock et al. 1989; Sechtem et al. 1989). Diese Messungen sind mit den neuen Verfahren von außerordentlich hoher Genauigkeit. Die In-vivo-^{31}Phosphor-Kardio-Magnetresonanz-Spektroskopie (^{31}P-Kardio-MRS) ermöglicht einen Einblick in den zellulären Energiestoffwechsel des Herzens unter physiologischen Bedingungen. Mit chromatographischen oder enzymchemischen Analysen von eingefrorenen Biopsaten wurden grundlegende Kenntnisse zum Metabolismus der energiereichen Phosphate im Herzmuskel gewonnen. Im Vergleich zur Analyse von Gewebeextrakten besitzt die In-vivo-MRS den Vorteil der fehlenden Invasivität, so daß wiederholte Messungen der phosphorhaltigen Metabolite im intakten Organ durchgeführt werden können. In experimentellen Studien wurde der Wert der Herzspektroskopie in vitro am extrakorporal perfundierten Herzen und in vivo bei geöffneter oder geschlossener Brust für Untersuchungen des Energiemetabolismus, der Enzymregulation und des Ionenflux bestätigt (Brown et al. 1990; Grünert et al. 1989; Ingwall 1982; Neubauer et al. 1991; Radda et al. 1989). Die untere spektroskopische Nachweisgrenze von Phosphor liegt bei einer Konzentration von etwa 0,5 mMol.

Große Moleküle wie Nukleinsäuren und Phospholipide, die zusätzlich durch Integration in Zellmembranen immobilisiert sind, führen zu stark verbreiterten Signalen, die das ^{31}P-Spektrum überlagern. Aus der Messung der energiereichen Phosphate Adenosintriphosphat (ATP) und Phosphorkreatin (PCr), die als Energiereserve bzw. Energielieferant dienen, und des anorganischen Phosphates als Abbauprodukt ergeben sich Rückschlüsse auf den Ernergieumsatz des gesunden und geschädigten Myokards (Abb. 4) (Ingwall 1982; Radda 1986). Weitere meßbare Komponenten des Phosphorspektrums sind Phosphordiester (PDE), die im Zusammenhang mit dem Membranstoffwechsel eine Rolle spielen, und Resonanzen in der Phosphomonoester-Region (PME) (Schaefer 1990). Das menschliche Myokard zeigt unter Ruhebedingungen keine signifikanten Änderungen des Spektrums während des Herzzyklus (Bottomley et al. 1987; Grist et al. 1989). In Tierversuchen konnte bei koronaren Perfusionsstörungen ein veränderter Energiestoffwechsel anhand der Änderung der Linienintegrale von PCr,

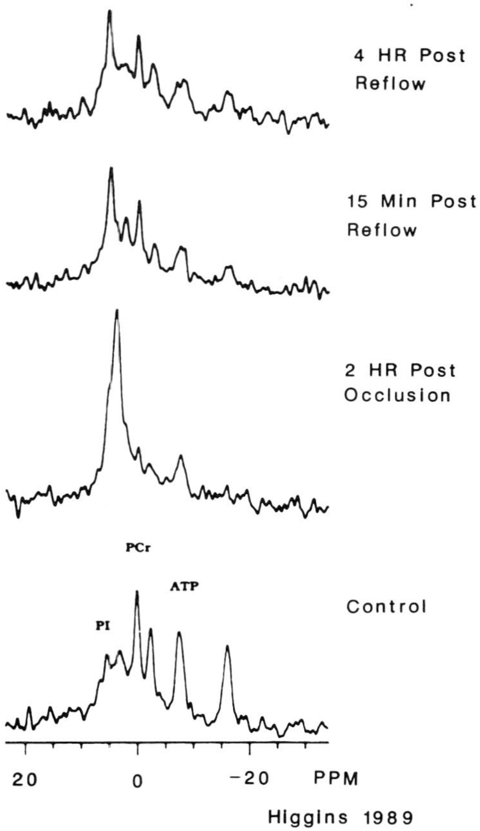

Abb. 6. ^{31}P-MRS der gefährdeten Myokardregion nach Verschluß des R. interventricularis der linken Koronararterie bei einer Katze. Bei einer 2stündigen Okklusion gefolgt von einer 4stündigen Reperfusion wird ein Teil dieser Region irreversibel geschädigt. Das PCr erreicht während der Reperfusionsperiode nicht den Ausgangswert, und auch das ATP bleibt erniedrigt. *ATP* Adenosintriphosphat; *PCr* Phosphorkreatinin; *PI* anorganisches Phosphat. (Nach Higgins 1989)

ATP und Pi (anorganischem Phosphat) nachgewiesen werden (Abb. 5, 6) Des weiteren wurden Parameter erarbeitet, die eine irreversible Myokardschädigung aufgrund von Veränderungen der Phosphormetabolite anzeigen können.

Erste Untersuchungsprotokolle mit Pharmakostimulation (Dobutamin) wurden in Angriff genommen. Zum jetzigen Zeitpunkt stellt die ^{31}P-Kardio-MRS aufgrund des methodischen und zeitlichen Aufwandes sowie der technischen Limitationen (großes Meßvolumen; auch handelt es sich um eine statische Untersuchung) keine in der klinischen Routine einsetzbare Untersuchungsmethode dar. Die Möglichkeit, nichtinvasiv phosphorhaltige Metaboliten zu messen und somit Informationen über den myokardialen Energiemembranstoffwechsel zu erhalten, unterscheidet die Methode grundsätzlich von den übrigen Verfahren in der Herzdiagnostik. Die Erweiterung der morphologischen Diagnostik durch biochemische Information ist das zukünftige Aufgabenfeld dieser Untersuchungen, die möglicherweise die Lücke zwischen myokardialer Funktion und Metabolismus ausfüllen können.

Große Gefäße

In der Diagnostik von Erkrankungen der großen Gefäße hat sich durch Einführung der CT und MRT ein deutlicher Wandel vollzogen.

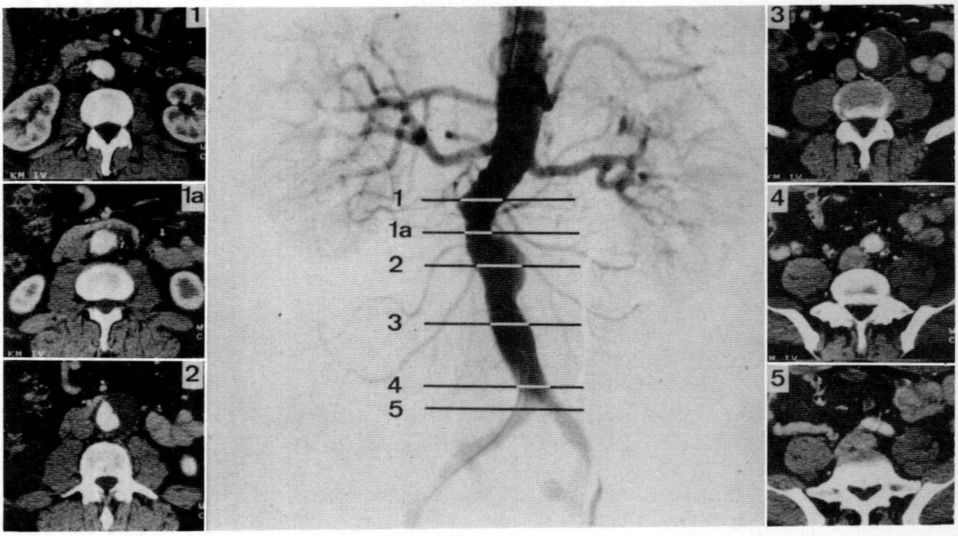

Abb. 7. Darstellung eines kleinen teilthrombosierten Aortenaneurysmas in der Aortographie (intraarterielle DSA-Technik) und im CT. Die Höhe der CT-Schnittebenen entspricht den im Aortogramm eingezeichneten Linien

1. Aortenaneurysmen

Die Angiographie ist bei der Erkennung und Bewertung der Aortenaneurysmen in eine Außenseiterrolle gedrängt worden. Fast alle präoperativ entscheidenden Fragen werden durch computertomographische Untersuchungen beantwortet (Abb. 7), sieht man einmal vom Einsatz der Sonographie als Suchmethode ab (Stühmeier et al. 1987). Die Computertomographie klärt folgende Fragen:

- Ob es sich um ein spindel
- oder sackförmiges Aneurysma handelt.
- In welche Richtung ein Aneurysma expandiert.
- Relation Thrombus/Lumen und Lage des durchströmten Lumens in bezug auf die Gefäßmitte.
- Anreicherung des periaortalen Gewebes zur Klärung der Genese eines Aortenaneurysmas (Kaschner et al. 1985).
- Auskunft über Ursprung, Lokalisation und Ausdehnung eines Hämatomes bzw. einer Blutung bei Ruptur.
- Auch das Alter einer stattgehabten Blutung ist aufgrund einer Densitätsmessung computertomographisch bestimmbar.
- Ausdehnung eines Aneurysmas im perirenalen bzw. iliakalen Bereich (Kersjes et al. 1987; Brachlow et al. 1984; Gavant et al. 1986; Sagel et al 1977; Cisternino et al 1979; Gale et al. 1986; Heuser et al. 1978).

Die Angiographie im abdominellen Bereich, vorzugsweise in Form der DSA, hat in wenigen Fällen nur noch dort ihre Indikation, wo Unklarheiten über den Abgang einer Nierenarterie, auch akzessorischer Gefäße verbleiben (Papanicolaou et al. 1986; Paes et al. 1986; Vollmar et al. 1985). So klar und eindeutig die Vorteile der CT gegenüber anderen Untersuchungsverfahren beim Aortenaneurysma definiert sind, um so mehr wird der Wert der verschiedenen Methoden in der Diagnostik des thorakalen und

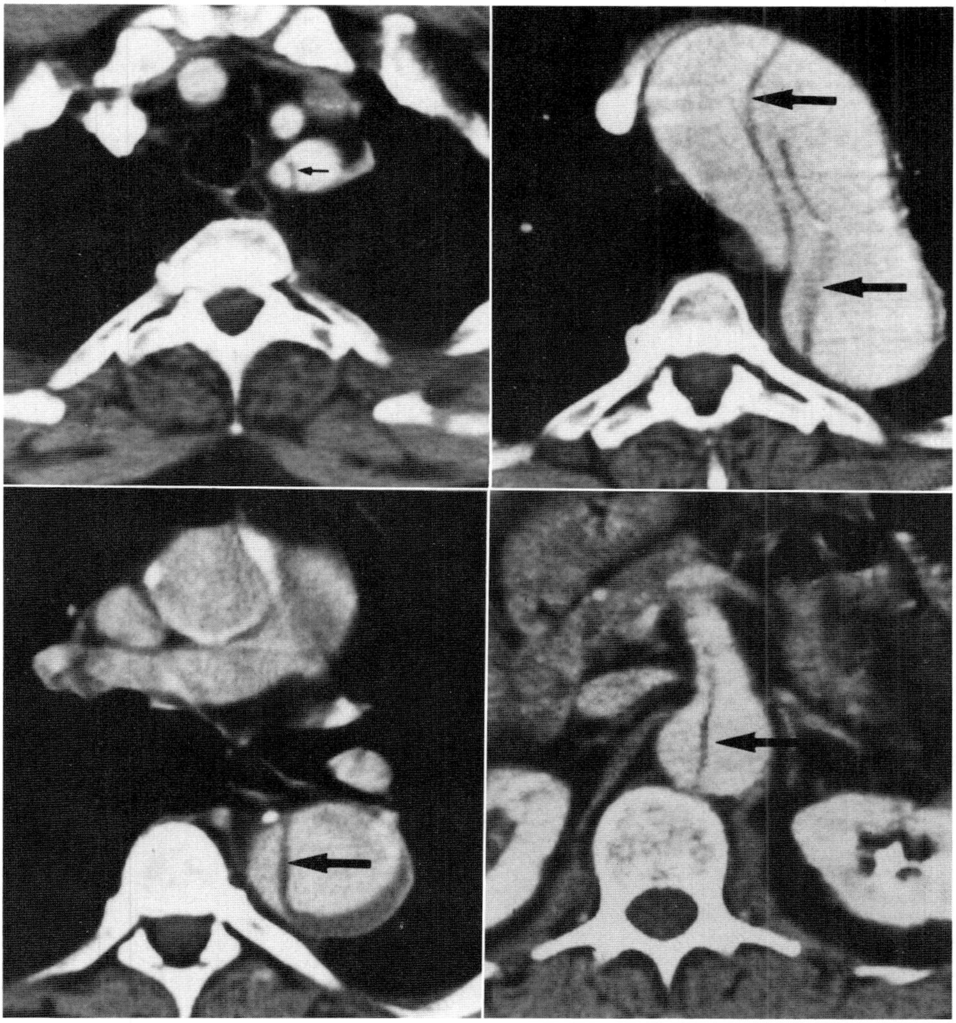

Abb. 8. a–d. CT eines Patienten mit Aortendissektion Typ I. Die *Pfeile* markieren die Dissektionsmembran in der linken A. subclavia **(a)** im Aortenbogen **(b)**, in der Aorta descendens **(c)** und in der Aorta abdominalis, wo die A. mesenterica superior in die Dissektion miteinbezogen ist **(d)**

abdominalen Aneurysmas mit begleitender Dissektion oder bei alleiniger Aortendissektion diskutiert (Abb. 8).

Die Angiographie als Untersuchungsverfahren der Wahl ist durch die Leistungsfähigkeit der anderen Methoden deutlich in den Hintergrund getreten.

Die Diagnose und präzise Definition der Aortendissektion ist im Hinblick auf Therapie und Prognose von außerordentlicher klinischer Bedeutung. Typ I und II betreffen die ascendierende Aorta und sind als Notfallindikationen für einen operativen Eingriff einzustufen, wegen der möglichen Komplikationen in Form von:

- akuter Aortenklappeninsuffizienz,
- Myokardinfarkt durch Übergreifen der Dissektion auf die Koronararterien,

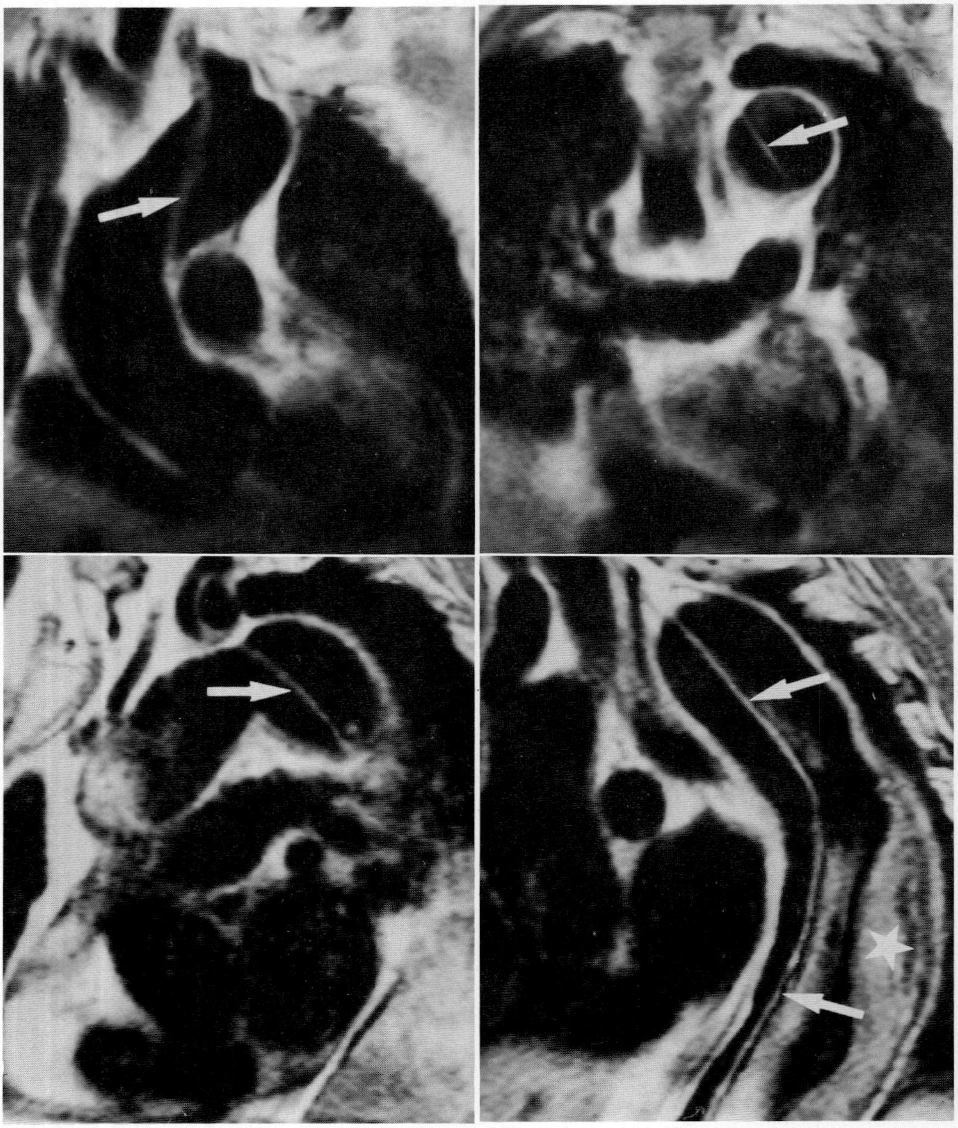

Abb. 9. MRT eines Patienten mit Aortendissektion Typ I. (**a, b** Koronarschnitte; **c, d** Sagittalschnitte). Die *Pfeile* zeigen auf die Dissektionsmembran in der Aorta ascendens (**a**), dem Aortenbogen (**b** und **c**) und der Aorta descendens (**d**), wo echtes und falsches Lumen durch die ungleiche Strömungsrichtung eine unterschiedliche Intensität aufweisen. Der *Stern* markiert einen wandständigen Thrombus im falschen Lumen

- cerebrale Komplikationen durch Dissektion der Arcusarterien,
- Perikardtamponade

Typ-III-Dissektionen, die hinter dem Abgang der linken Arteria subclavia beginnen, erlauben dagegen in aller Regel zunächst den Versuch einer abwartenden konservativen Therapie.

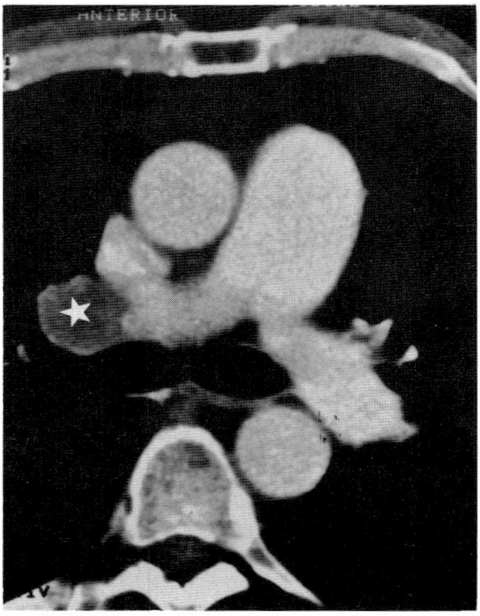

Abb. 10. Kontrastmittel-CT bei einem Patienten mit Lungenembolie. Der *Stern* markiert die Kontrastmittelaussparung in der rechten Pulmonalarterie durch einen groben Embolus

Es liegen mittlerweile einige Erfahrungsberichte vor, die die Leistungsfähigkeit von MRT und CT gegeneinander abwägen (Spielmann et al. 1988a–c; Hahn et al. 1988; Whith et al. 1986; Glazer et al. 1985; Dinsmore et al. 1986; Goldman et al. 1986; Geisinger et al. 1985; Hill et al. 1985; Amparo et al. 1985; Pernes et al. 1987). Durch Flußsequenzen sind in der MRT unterschiedliche Blutströmungsgeschwindigkeiten darstellbar, so daß echtes und falsches Lumen getrennt und hierdurch die Dissektionsmembran darstellbar wird (Abb. 9). Anfängliche Fehlinterpretationen von MRT-Befunden, die sehr langsame Blutströmungen nicht von Thromben trennen konnten, sind durch den Einsatz der Cine-MRT behoben worden (Dinsmore et al. 1986; Mitchell et al. 1988; Bogren et al. 1988; White et al. 1989).

Die verbesserte diagnostische Möglichkeit der MRT ist nicht darlegbar, ohne auf die Entwicklung der transösophagealen Echographie einzugehen. Durch das Schallfenster Speiseröhre konnte die diagnostische Sicherheit der Sonographie so weit gesteigert werden daß Sensitivitäten und Spezifitäten der Diagnose bei 98–99% liegen wie in einer europäischen Multicenterstudie ermittelt wurde (Erbel et al. 1989; Taams et al. 1988). Die korrekte Diagnose ist aber nicht das alleinige Ziel der Bemühungen. Sie muß auch möglichst umfassend sein. Es bleibt auch bei der transösophagealen Echokardiographie eine deutliche Unsicherheitszone bei Typ-I- und Typ-II-Dissektionen im Bereich des Arcus aortae sowie methodenbedingt bei der Untersuchung der infradiaphragmalen Aorta. Diese diagnostische Lücke kann durch MRT und/oder CT geschlossen werden (Fruehwald et al. 1989; Jacobson et al. 1988). Eine Angiographie dürfte sich dann nach den aktuellen Erfahrungen erübrigen. In der postoperativen Verlaufskontrolle ist die MRT als außerordentlich patientenfreundliches Verfahren die Kontrolluntersuchung der Wahl (Ennker et al. 1989; Neufang et al. 1989).

2. Pulmonalarterien/Lungenembolie

Schon sehr früh wurde experimentell festgestellt, daß die kontrastmittelunterstützte Computertomographie in der Lage ist, zentrale pulmonale Thrombembolien nachzuweisen (Godwin et al. 1980; Ovenfors et al. 1981) , (Abb. 10)

Technische Modifikationen moderner CT-Geräte sowohl auf dem Hardware als auch auf dem Software-Sektor ermöglichen nun Darstellungen der zentralen großen Gefäße bis zum Abgang des Segmentarterienbereiches, die diagnostisch relevant sind (Abb. 11).

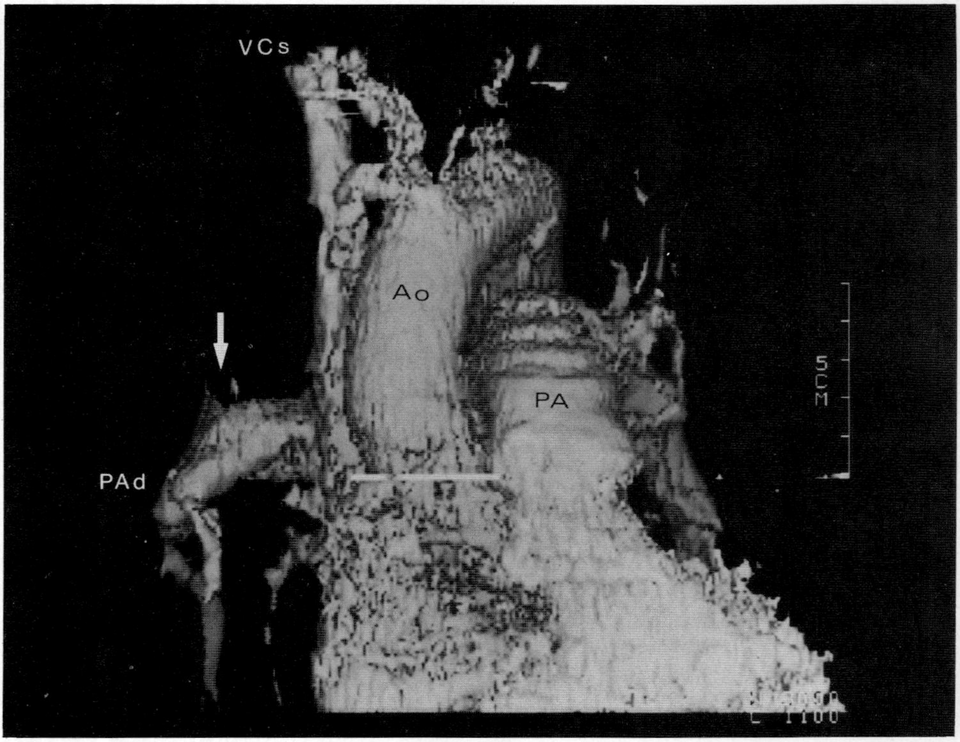

Abb. 11. Dreidimensionale Rekonstruktion der großen mediastinalen Gefäße in Spiral-CT-Technik ohne Kontrastmittelgabe (Anfertigungszeit 23 s, Nachbearbeitungszeit 10 min) Der *Pfeil* weist auf den Abbruch der rechten Oberlappenarterie infolge einer Embolie. *PAd* rechte Pulmonalarterie; *VCs* V. cava superior; *Ao* Aorta; *PA* Truncus pulmonalis

Die Abbildung eines Patienten mit Lungenembolie wurde in 23 s mittels der Computertomographie erstellt. Eine Kontrastmittelinjektion erfolgte nicht. Die Nachbearbeitung des Datensatzes über spezielle Softwareprogramme dauert ca. 10 min. Die gesamte Untersuchung kann unter Notfallbedingungen durchgeführt werden. Der Einsatz der 3D-CT zur plastischen Darstellung der Lungenarterien eröffnet eine Perspektive bzw. Alternative zur Pulmonalisangiographie in der Fragestellung nach zentralen thrombembolischen Lungenarterienverschlüssen die sich als außerordentlich patientenfreundliches Verfahren durchsetzen kann.

Eine Konkurrenz zur Lungenperfusionsszintigraphie der Nuklearmedizin besteht nicht, da dieser nach wie vor die Abklärung kleiner peripherer segmentaler Perfusionsausfälle vorbehalten bleibt. Die Echokardiographie gleich in welcher Modifikation dürfte in Relation zu diesem Verfahren keine tragfähige Alternative hinsichtlich Patientenfreundlichkeit, Patientenbelastung und diagnostischer Sicherheit darstellen.

Literatur

Abbasi AS, Allen MW, DeChristofaro D, Ungar I (1980) Detection and estimation of the degree of mitral regurgitation by range-gated pulsed doppler echocardiography. Circulation 61:143–147 – Ahmad M, Johnson jr. RF, Fawcett HD, Schreiber MH (1988) Magnetic Resonance Imaging in patients with unstable Angina: Comparison with acute Myocardial infarction and normals. Magn

Reson Imaging 6:527–534 – Amparo EG, Higgins CB, Hricak H, Sollitto R (1985) Aortic dissection: magnetic resonance imaging. Radiology 155:399–406 – Barakos JA, Brown JJ, Higgins CB (1989) MR Imaging of Secondary Cardiac and Paracardiac. AJR 153:47–50 – Becher H, Grube E, Lüderitz B (1987) Beurteilung der Aorteninsuffizienz mittels Farb-Doppler-Echokardiographie. Z Kardiol 76 (8–14) – Bittner V, Cranney GB, Lotan CS, Pohost GM (1989) Overview of cardiovascular nuclear magnetic resonance imaging. Cardiol Clin 7:631–649 – Bogren HG, Underwood SR, Firmin DN et al. (1988) Magnetic resonance velocity mapping in aortic dissection. Br J Radiol 61:456–462 – Bottomley PA, Herfkens RJ, Smith LS, Bashore TM (1987) Altered phosphate metabolism in myocardial infarction: P31-spectroscopy. Radiology 165:703–709 – Bouchard A, Yock P, Schiller NB, Blumlein S, Botvinick AH, Greenberg B, Cheitlin M, Massie BM (1989) Value of color Doppler estimation of regurgitant volume in patients with chronic aortic insufficiency. Am Heart J 117:1099–1105 – Brachlow M, Zaunbauer W, Haertel M (1984) Computertomographie bei rupturierten Bauchaortenaneurysma. Fortschr. Röntgenstr. 141:61–63 – Brown JJ, Higgins CB (1988) Myocardial Paramagnetic Contrast Agents for MR Imaging. AJR 151:865–871 – Cannon PJ, Weis, MB, Sciacca RR (1977) Myocardial blood flow in coronary artery disease: studies at rest and during stress with inert gas washout techniques. Progr Cardiovasc Dis 20:95–101 – Caputo GR, Tscholakoff D, Sechtem U, Higgins CB (1987) Measurement of canine left ventricular mass by using MR imaging. AJR 148:33–38 – Chung KJ, Simpson, IA, Newman R, Sahn DJ, Sherman FS, Hesselink JR (1988) Cine magnetic resonance imaging for evaluation of congenital heart disease: Role in pediatric cardiology compared with echocardiography and angiography. J Pediatr 113:1029–1035 – Ciobanu M, Abbasi AS, Allen M, Hermer A, Spellberg R (1982) Pulsed Doppler echocardiography in the diagnosis and estimation of severity of aortic insufficiency. AJR 49:339–343 – Cisterrino SJ, Neimann HL, Malave SR (1979) Diagnosis of retroperitoneal hemorrhage by Serial computed tomography. J Comput Assist Tomogr 3:686–688 – Corya BC, Rasmussen S, Feigenbaum H, Knoebel SB, Black MJ (1977) Systolic thicking and thinning of the septum and posterior wall in patients with coronary artery disease, congestive cardiomyopathy and atrial septum defect. Circulation 56:109–114 – Didier D, Higgins CB, Fisher M, Osaki L, Silverman N, Cheitlin M (1986) Congenital heart disease: gated MR imaging in 72 patients. Radiology 158:227–235 – Didier D, Higgins CB (1986) Identification and Localization of ventricular septal defects by gated magnetic resonance imaging. Am J Cardiol 57:1363–1368 – Diebold B, Peronneau P, Blanchard D, Colonna G, Guermonprez JL, Forman J, Sellier P, Maurice P (1983) Non-invasive quantification of aortic regurgitation. Br Heart J 49:167–173 – Diethelm L, Dery R, Lipton MJ, Higgins GB (1987) Atrial level shunts: sensitivity and specificity of MR in diagnosis. Radiology 162:181–186 – Dinsmore RE, Liberthson RR, Wismer GL et al. (1986) Magnetic resonance imaging of thoracic aortic aneurysms: comparison with other imaging methods. AJR 146:309–314 – Dinsmore RE, Wedeen VJ, Miller SW et al. (1986) MRI of dissection of the aorta: recognition of the intimal tear and differential flow velocities. AJR 146:1286–1288 – Dooms GC, Higgins CB (1986) MR imaging of cardiac thrombi. J Gomput Assist 10:415–420 – Dulce MC, Friese K, Gast D, Albrecht A, Hamm B, Wolf KJ (1990) Semiquantitative Beurteilung von Aortenklappeninsuffizienzen mittels Cine-MR im Vergleich zur Farb-Doppler-Echokardiographie und der Kardioangiographie. Fortschr Röntgenstr 153:619–626 – Dulce MC, Friese K, Albrecht A, Hamm B, Büttner P, Wolf KJ (1991) Variabilität und Reproduzierbarkeit bei der Bestimmung des linksventrikulären Herzvolumens mittels Cine-MR: Vergleich unterschiedlicher Meßmethoden. Fortschr Röntgenstr 155:August-Heft – Eichstädt H, Langer M, Felix R (1984) Die digitale Subtraktions-Ventrikulographie bei der Bestimmung globaler und regionaler linksventrikulärer Parameter im Vergleich zur Katheter-Lävokardiographie. Radiologe 24:277–285 – Eilles C (1988) EKG-getriggerte Emissions-Computertomographie zur Analyse der globalen und regionalen linksventrikulären Funktion: Entwicklung und Validierung der Methode. Habilitationsschrift, Würzburg – Ennker J, Schubert C, Schneider R, Felix R, Hetzer R (1989) Postoperative results and follow-up of thoracic aortic diseases using magnetic resonance tomography. Langenbecks Arch Chir 374:349–357 – Erbel R (1985) Funktionsdiagnostik des linken Ventrikels. In: Grube E (Hrsg) Zweidimensionale Echokardiographie. Thieme, Stuttgart New York – Erbel R, Daniel W, Visser C, Engberding R, Roelandt J Rennollet H (1989) Echocardiography in diagnosis of aortic dissection. Lancet:457–461 – Fisher MR, von Schulthess GK, Higgins CB (1985) Multiphasic cardiac magnetic resonance imaging: normal regional left ventricular wall thickening. AJR 145:27–30 – Fisher MR, McNamara MT, Higgins CB (1987) Acute myocardial infarction: MR evaluation in 29 patients. AJR 148:247–251 – Florentine MS, Grosskreutz CL, Chang W, Hartnett JA, Dunn VD, Ehrhardt JG, Fleagle SR, Collins SM, Marcus ML, Skorton DJ (1986) Measurement of left ventricular mass in vivo using gated nuclear magnetic resonance imaging. J Am Coll Cardiol 8:107–112 – Freedberg RS, Kronzon I, Rumancik WM, Liebeskind D (1988) The contribution of magnetic resonance imaging to the evaluation of intracardiac tumors diagnosed by echocardiography. Circulation 77:96–103 – Fruehwald FX, Neuhold A, Fezoulidis J, Globits S, Mayr H, Wicke K, Glogar TI (1989) Cine-MR in dissection of the thoracic aorta. Eur J Radiol 9:37–41 – Gale ME, Johnson WC, Gerzof SG, Robbins AH (1986) Problems in CT diagnosis of ruptured abdominal aortic aneurysms. J Comput Assist Tomogr 10:637–641 – Gavant ML, Salazar JE, Ellis J (1986) Intrarenal rupture of the abdominal aorta: CT features. J Comput Assist Tomogr 10:516–518 – Geisinger MA, Risius B, O'Donnell JA et al. (1985) Thoracic aortic dissections: magnetic resonance imaging. Radiology 155:407–412 – Glazer HS, Gutierrez FR, Levitt RG et al. (1985) The thoracic aorta studied by MR imaging. Radiology 157:149–155 – Go RT, O'Donnell JK, Underwood DA et al. (1985) Comparison of gated cardiac MRI and 2D echocardiography of intracardiac neoplasms. AJR 145:21–25 – Godwin JD, Webb WR, Gamsu G, Ovenfors CO (1980) Computed tomography of pulmonary embolism. AJR 135:691–695 – Goldman AP, Kotler MN, Scanion MH et al. (1986) The complimentary role of magnetic resonance imaging. Doppler echocardiography, and computed tomography in the diagnosis of dissecting thoracic aneurysms. Am Heart J 111:970–981 – Grist TM, Kneeland JB, Rilling WR, Jesmanowicz A, Froncisz W, Hyde JS (1989) Gated cardiac MR imaging and P-31 MR spectroscopy in humans at 1.5 T. Radiology 170:357–361 – Grube E, Zywietz N (1985) Koronare Herzkrankheit. In: Grube E. (Hrsg) Zweidimensionale Echokardiographie. Stuttgart New York – Grünert J (1989) MR-Spektroskopie. Deutscher Ärzte-Verlag, Köln – Hahn D, Seelos K, Nägele M (1988) Wertigkeit der Kernspintomographie in der Diagnostik thorakaler Aortenerkrankungen. Fortschr Röntgenstr 148:359–362 – Helmcke RO, Nanda NC, Hsiung MC, Soto B, Adey CK, Goyal RG, Gatewood RP (1987) Color Doppler assessment of mitral regurgitation with orthogonal planes. Circulation 75:175–183 – Heuser L, Friedmann G, Mödder U (1978) Computertomographischer Nachweis der Aorten-Aneurysmen. Radiologe 18:482–486 – Higgins GB, Lanzer P, Stark D et al. (1984) Imaging by nuclear magnetic resonance in patients with ischemic heart disease. Circulation 69:523–531 – Higgins GB, Byrd BF III, Farmer D, Silverman N, Cheitlin M (1984) Magnetic resonance imaging in patients with congenital heart disease. Circulation 70:851–860 – Higgins CB (1988) MR of the Heart: Anatomy, Physiology and Metabolism. AJR 151:239–248 – Hill JA, Lambert CR, Akins EW et al. (1985) Ascending aortic dissection: detection by MRI. Am Heart J 110:894–895 – Ingwall JS (1982) Phosphorus nuclear magnetic resonance spectroscopy of cardiac and skeletal muscles. Am J Physiol 242:H729–H744 – Jacobson HG (1988) Magnetic Resonance Imaging of the Cardiovascular System JAMA 259:253–259 – Johnston DL, Mulvagh SL, Gashion RW, O'Neill PG, Roberts R, Rokey R (1989) Nuclear magnetic resonance imaging of acute myocardial infarction within 2 hours of chest pain onset. Am J Cardiol 64:172–179 – Karsch KR, Lamm U, Rentrop KP (1980) Comparison of nineteen models for assessment of localized left ventricular wall motion abnormalities. Clin Cardiol 3:123–128 – Kaschner AG, Sandmann W, Kniemeyer HW, Borchard F (1985) Das inflammatorische Bauchaortenaneurysma. Langenbecks Arch Chir 366 (Kongreßbericht) – Keller AM, Peshock RM, Malloy CR, Buja LM, Parkey RW, Willerson JT (1986) In vivo measurement of myocardial mass using nuclear magnetic resonance imaging. J Am Coll Cardio 8:113–117 – Kersjes W, Harder T, Nicolas V, Orellano L (1987) GT-Befunde beim rupturierten abdominellen Aortenaneurysma Fortschr Röntgenstr 147:498–502 – Kersting-Sommerhoff BA, Diethelm L, Teitel DF, Sommerhoff CP, Higgins SS, Higashino SS, Higgins CB (1989) Magnetic resonance imaging of congenital heart disease: Sensitivity and specificity using receiver operating characteristic curve analysis. Am Heart J.118:155–161 – Krauss XH, Van der Wall EE, Doornbos J, Blokland JA, Postema S, de Roos A et al. (1989) Value of magnetic resonance imaging in patients with a recent myocardial infarction: Comparsion with planar thallium-201 scintigraphy. Cardiovasc Intervent Radiol 12:119–124 – Lackner K, Landwehr P, von Uexküll V, Grube E, Biersack HJ (1985) Die Bestimmung der globalen Auswurffraktion des linken Ventrikels mit der EKG-gesteuerten Kardio-Computertomographie. Fortschr Röntgenstr 142:625–632 – Lichtlen PR (1979) Koronarangiographie. Regionale Wandbewegungen des linken Ventrikels. perimed-Verlag, Erlangen – Link KM, Formanek AG (1989) MR imaging in congenital heart disease: where is the leading edge? Ann Radiol 32:15–21 – Lund JT, Ehman RL, Julsrud PR, Sinak LJ, Tajik AJ (1989) Cardiac Masses: Assessment by MR Imaging. AJR 152:469–473 – Maddahi J, Crues J, Berman DS, Mericle J, Becerra A, v.Garcia, E, Henderson R, Bradley W (1987) Noinvasive quantification of left ventricular mass by gated proton nuclear magnetic resonance imaging. J Amer Coll Cardiol 10:682–692 – Markiewicz W, Sechtem U, Kirby R, Derugin N, Caputo GR, Higgins CB (1987) Measurement of ventricular volumes in the dog by nuclear magnetic resonance imaging. J Amer Coll Cardiol 10:170–177 – Maseri A, L'Abbate A, Pesola A, Michelassi C, Marzilli M, DeNes M (1977) Regional myocardial perfusion in patients with atherosclerotic coronary artery disease, at rest and during angina pectoris induced by tachycardia. Circulation 55:423–433 – Masuyama T, Kodama K, Kitabatake A, Nanto S, Sato H, Uematsu M,

Inoue M, Kamada T (1986) Non-invasive evaluation of aortic regurgitation by continous wave Doppler echocardiography. Circulation 73:460–466 – Mavroudakis N, De Beyl DZ (1989) Cyclosporin neurotoxicity in cardiac transplant recipient (letter). J Neurol Neurosurg Psych 52:813 – McNamara MT, Higgins CB, Schechtmann N et al. (1985) Detection and characterization of acute myocardial infarctions in man with the use of gated magnetic resonance imaging. Circulation 71:717–724 – Mirowitz SA, Gutierrez FR, Canter CE, Vannier MW (1989) Tetralogy of Fallot: MR Findings. Radiology 171:207–212 – Mitchell L, Jenkins JPR, Brownie WC, Isherwood I (1988) Case report: aortic dissection – morphology and differential flow velocity patterns demonstrated by magnetic resonance imaging. Clin Radiol 39:458–461 – Mogelvang J, Stubgaard M, Thomsen C, Henriksen O (1988) Evaluation of right ventricular volumes measured by magnetic resonance imaging. Eur Heart J. 9:529–533 – Neubauer S, Ertl G, Krahe T, Schindler R, Hillenbrand H, Lackner K, Kochsiek K (1991) Experimentelle und klinische Möglichkeiten der NMR-Spektroskopie des Herzens. Z Kard. (im Druck) – Neufang KFR, Theissen P, Deider S, Sechtem U (1989) Thorakale Aortendissektion – Stellenwert von MRT und CT in der Verlaufskontrolle nach prothetischem Aortenersatz. Fortschr Röntgenstr 151:659–665 – Niemenen M, Parisi AF, O'Boyle JE, Folland EF, Khuri S, Kloner RA (1982) Serial evaluation of myocardial thickening and thinning in acute experimental infarction: identification and quantification using two dimensional echocardiography. Circulation 66:174–180 – Nishimura T, Kobayashi H, Ohara Y, Yamada N, Haze K, Takamiya M, Hiramori K (1989) Serial assessment of myocardial infarction by using gated MR Imaging and Gd-DTPA. AJR 153:715–720 – Nishimura T, Yamada N, Itoh A, Miyatake K (1989) Cine MR imaging in mitral regurgitation: comparison with color Doppler flow imaging. AJR 153:721–724 – Olsen MG, Posniak HV, McDonald V, Wisniewski R, Moncada R (1989) Computed tomography and magnetic resonance imaging of the pericardium. Radiographics 9:633–649 – Ostrzega E, Maddahi J, Lai WY, Crues III J, Honma H, Berman D, Maurer G (1988) Comparision of cine nuclear magnetic resonance imaging and color flow Doppler for assessment of valvular regurgitant flow. 7th Annual Meeting SMRM, Book of Abstracts 148 – Ovenfors CO, Godwin JD, Brito AG (1981) Diagnosis of peripheral pulmonary emboli by computed tomography in the living dog. Radiology 141:519–523 – Paes EHJ, Vollmar JF (1986) Atypische Erstmanifestation des abdominellen Aortenaneurysmas. DMW 111:1881–1887 – Pandian NG, Skorton DJ, Gollins 5M, Falsetti HL, Burke ER, Kerber RE (1983) Heterogenity of left ventricular wall thickening and excursion in 2-dimensional echocardiograms of normal human subjects. Am J Cardiol 51:1667–1673 – Papanicolaou N, Wittenberg J, Ferrucci jr. JT, Stauffer AE, Waltman AC, Simeone JF, Mueller PR, Brewster DC, Darling RG (1986) Preoperative evaluation of abdominal aortic aneurysms by computed tomography. AJR 146:711–715 – Parisi AF, Moynihan PF, Folland ED, Feldman CL (1981) Quantitative detection of regional left ventricular contraction abnormalities by two-dimensional echocardiography. Circulation 63:761–766 – Pernes JM, Grenier P, Desbleds MT et al. (1987) MR evaluation of chronic aortic dissection. J Comput Assist Tomogr 11:975–981 – Perry GJ, Helmcke F, Nanda NC, Byard C, Soto B (1987) Evaluation of aortic insufficiency by Doppler color flow mapping. J Am Coll Cardiol 9:952–959 – Peshock RM, Rockey R, Malloy CM, McNammee P, Buja LM, Parkey RW, Willerson JT (1989) Assessment of myocardial systolic wall thickening using nuclear magnetic resonance imaging. J Am Coll Cardiol 14:653–659 – Pflugfelder PW, Sechtem UP, White RD, Higgins CB (1988) Quantification of regional myocardial function by rapid cine MR imaging. AJR 150:523–529 – Pflugfelder PW, Sechtem UP, White RD, Cassidy MM, Schiller NB, Higgins CB (1989) Noninvasive evaluation of mitral regurgitation by analysis of left atrial signal loss in cine magnetic resonance. Am Heart J 117:1113–1119 – Probst P, Moore R, Kim SW, Zollikofer Ch, Amplatz K (1981) Comparison of various quantization methods of segmental ventricular wall motion in ischemic heart disease. Fortschr Röntgenstr 134:376–385 – Radda GK (1986) The use of NMR spectroscopy for the understanding of disease. Science 233:640–645 – Radda GK, Rajagopalan B, Taylor DJ (1989) Biochemistry in vivo: an appraisal of clinical magnetic resonance spectroscopy. Magnetic Resonance Quarterly 5:122–151 – Reed JD, Soulen RL (1988) Cardiovascular MRI: current role in patient management. Clin North Am 26:589–606 – de Roos A, van Rossum AC, van der Wall E, Postema S, Doornbos J, Matheijssen N, van Dijkman PR, Visser FG, van Voorthuisen AE (1989) Reperfused and nonreperfused myocardial infarction: diagnostic potential of Gd-DTPA-enhanced MR imaging. Radiology 172:717–720 – Sagel SS, Siegel MJ, Stanley RG, Jost RG (1977) Detection of retroperitoneal hemorrhage by computed tomography. AJR 129:403–407 – Schaefer S, Gober JR, Schwartz GG, Twieg DB, Weiner MW, Massie B (1990) In vivo phosphorus-31 spectroscopic imaging in patients with global myocardial disease. Am J Cardiol 65: 1154–1161 – Schiebler M, Axel L, Reichek N, Aurigemma G, Yeager B, Douglas P, Bogin K, Kressel H (1987) Correlation of cine MR imaging with two-dimensional pulsed Doppler echocardiography in valvular insufficiency. J Comput Assist Tomogr 11:627–632 – Sechtem U,

Pflugfelder PW, Gould RG, Cassidy MM, Higgins CB (1987) Measurement of right and left ventricular volumes in healthy individuals with cine MR imaging. Radiology 163:697–702 – Sechtem U, Pflugfelder PW, Mcassidy M, White RD, Cheitlin MD, Schiller NB, Higgins CB (1988) Mitral or aortic regurgitation: quantification of regurgitant volumes with cine MR imaging. Radiology 167:425–430 – Sechtem U (1989) Quantifizierung kardialer Funktionsparameter mit kernspintomographischen Verfahren. Habilitationsschrift, Köln – Shapiro EP, Rogers WJ, Beyar R, Soulen RL, Zerhouni EA, Lima JAC, Weiss L (1989) Determination of left ventricular mass by magnetic resonance imaging by acute infarction. Circulation 79:706–711 – Spielmann RP, Langkowski J, Roden K, Schuchert A, Maas R, Witte G, Heller M (1988a) Kernspintomographie der thorakalen Aortendissektion. Fortschr Röntgenstr 148:121–126 – Spielmann RP, Weber P, Eltner-Goblitschke U, Kooijman H, Heller M, Bücheler E (1988b) Cine-MRT zur Untersuchung der regionalen Myokardfunktion. Fortschr Röntgenstr 149:249–255 – Spielmann RP, Sehlz B, Schofer J, Witte G, Heller M (1988c) Kernspintomographie des thorakalen Aortenaneuysmas. Fortschr Röntgenstr 149:571–575 – Stühmeier KD, Mainzer B, van Poppelen R, Rossaint R, Kniemeyer HW, Sandmann W (1987) Bauchaortenaneurysma – ist eine konservative Haltung noch gerechtfertigt? DMW 112:1930–1935 – Taams MA, Gussenhoven WJ, Schippers LA, Roelandt J, van Herwerden LA, Bos de Jong N, Bom N (1988) The value of transoesophageal echocardiography for diagnosis of thoracic aorta pathology. Eur Heart J 9:1308–1316 – Theissen P, Sechtem U, Langkamp S, Jungehülsing M, Hilger HH, Schicha H (1989) Nichtinvasive Beurteilung aortokoronarer Venenbrücken mit Kernspintomographie. Nucl-Med 28:234–242 – Underwood SR, Gill CR, Firmin DN, Klipstein RH, Mohiaddin RK, Rees RS, Longmore DB (1988) Left ventricular volume measured rapidly by oblique magnetic resonance imaging. Br Heart J 60:188–195 – Utz JA, Herfkens RJ, Heinsimer JA, Shimakawa A, Glover G, Pelc N (1988) Valvular regurgitation: dynamic MR imaging. Radiology 168:91–94 – Vollmar J (1985) Das Bauchaortenaneurysma. Chirurg 56:238–242 – White RD, Dooms GC, Higgins CB (1986) Advances in imaging thoracic aortic disease. Invest Radiol 1986:761–778 – Whith RD, Cassidy MM, Cheitlin MD, Emilson B, Ports TA, Lim AD, Botvinick EH, Schiller NB, Higgins CB (1988) Segmental evaluation of left ventricular wall motion after myocardial infarction: magnetic resonance imaging versus echocardiography. Am Heart J 115:166–175 – Whith RD, Higgins CB (1989) Magnetic resonance imaging of thoracic vascular disease. J Thorac Imag 4:34–50 – Winkler M, Higgins CB (1987) Suspected intracardiac masses: evaluation with MR imaging. Radiology 1987:117–122 – Wisenberg G, Finnie KJ, Jablonsky G, Kostuk WJ, Marshall T (1988) Nuclear magnetic resonance and radionuclide angiographic – assessment of acute myocardial infarction in a randomized trial of intravenous streptokinase. Am J Cardiol 62:1011–1016

Leber und Gallengänge

K.-J. Wolf (Abteilung Röntgendiagnostik, Klinikum Steglitz der Freien Universität Berlin)

Leber

Während der letzten Jahre wurden die Bemühungen, Nachweis und Differentialdiagnose *fokaler Leberläsionen* unter Einsatz bildgebender Verfahren zu verbessern, intensiv verstärkt. Besonders die Fortschritte chirurgischer Therapie, aber auch die fortdauernde Entwicklung nicht-chirurgischer, perkutaner therapeutischer Verfahren fördern diese Entwicklung. So werden 25% der primären oder sekundären Lebertumoren als resezierbar bezeichnet, liegen bei einem Patienten weniger als 3 Lebermetastasen eines Kolonkarzinoms vor, so wird eine 5-Jahres-Überlebenszeit von 20–40% beschrieben (Sugarbaker 1990). Die bildgebenden Verfahren wurden je nach Fragestellung modifiziert. So findet die Sonographie als perkutane Real-Time-Methode, als intraoperative

Sonographie und farbkodierte Duplexsonographie Anwendung. Die Kontrastmittelapplikation bei der Computertomographie kann intravenös oder intraarteriell (A. mesenterica superior, Truncus coeliacus) erfolgen, die nuklearmedizinischen Möglichkeiten können insbesondere Aussagen zu Funktion liefern. Darüber hinaus hat sich jedoch jetzt auch die Magnetresonanztomographie in die Reihe dieser Verfahren eingeordnet. Sie zeichnet sich im Vergleich zu den anderen Verfahren durch einen besonders hohen Weichteilkontrast aus. Bei T_1-Gewichtung können somit Nachbarschaftsrelationen wie z. B. zu den intrahepatischen venösen Gefäßen besonders gut beurteilt werden. Bei T_2-Gewichtung ist der Tumor auf Grund seiner Hyperintensität im Vergleich zum gesunden Gewebe besonders gut nachweisbar. Angaben zu seinem inneren Aufbau werden möglich (Hamm et al. 1987).

Zunächst zum Problem des *Tumornachweises (Sensitivität)* in der Leber. Jedes Screening-Verfahren sollte breit verfügbar, wirtschaftlich, risikoarm bzw. risikofrei und natürlich sensitiv sein. Die Sonographie erfüllt diese Anforderung in den ersten Punkten auf ideale Weise. Zunehmende Kritik wird jedoch bezüglich ihrer Sensitivität laut. So konnten Zocholl, et al. (1988) für die Sonographie eine Sensitivität von 52% und für die Computertomographie eine Sensitivität von 57% belegen. In eigenen Untersuchungen fanden wir eine Sensitivität von etwa 60% für die Sonographie im Vergleich zum CT mit 70%. Besondere Bedeutung kommt jedoch der Feststellung von Zocholl et al. (1988) zu, daß die Leistungsfähigkeit der Sonographie ganz besonders bei kleinen Läsionen unter 3 cm Größe im Vergleich zum CT sehr rasch nachläßt. Hier hat die Computertomographie eine fast doppelt so hohe Trefferquote. Andererseits konnten Rummeny et al. (1989) die Leistungsfähigkeit von CT im Vergleich zur Kernspintomographie vergleichen. Die Überlegenheit der Magnetresonanztomographie wird von diesen Autoren dokumentiert. Zu ähnlichen Ergebnissen kommt auch die Bostoner Arbeitsgruppe von Stark et al. (1985); sie ordnen die Kernspintomographie mit etwa 13% höherer Leistungsfähigkeit ein im Vergleich zum CT. Zunehmend wird diese Tendenz von anderen Arbeitsgruppen bestätigt (Reinig et al. 1989; Chezmar et al. 1988; Wittenberg et al. 1988). Allerdings soll bereits hier erwähnt werden, daß die Geräteentwicklung in der Computertomographie, insbesondere mit spiralförmiger Schichtung, in diesen Statistiken noch nicht erfaßt werden konnte. Weiter verbessert wird die Sensitivität des Tu-Nachweises, folgt man einer Studie von Heiken et al. (1989). Ihre Angaben beziehen sich auch auf die intraarterielle Kontrastmittelapplikation über die A. mesenterica superior oder den Truncus coelicacus im Rahmen überwiegend präoperativer CT-Untersuchungen. In ihrer Reihung ordnen sie diese Modifikation der CT-Untersuchung deutlich vor MRT und intravenöser Kontrastmittelapplikation beim CT ein.

Die *differentialdiagnostische Zuverlässigkeit* der genannten Verfahren in der Beurteilung fokaler Leberläsionen findet besonders in der Diagnostik des Hämangioms ihren Ausdruck. Bis zu 8% der Bevölkerung tragen diesen gutartigen Lebertumor, neue Zahlen sprechen sogar von einer Häufigkeit bis zu 20% (Karhunen 1986). Etwa 20% dieser Raumforderungen stellen sich im Ultraschall hyporeflexiv dar und sind somit nicht identifizierbar. Die Nuklearmedizin (Bloodpool-Szintigraphie) liefert zuverlässige Resultate nur bei Tumoren größer als 2 cm, die Computertomographie ist bei kleinen Läsionen ebenfalls oft nicht zuverlässig. (Freeny u. Marks 1986). So kann das typische Irisblendenphänomen im CT bei kleinen Hämangiomen oft nicht erwartet werden. Dagegen zeigt die Kernspintomographie eine ungewöhnlich starke Hyperintensität im T_2-gewichteten Bild bei Hypointensität in T_1-Gewichtung. Die japanische Arbeitsgruppe von Itai et al. (1985) beschreibt bei einer Leberhämangiomgröße von kleiner als 3 cm eine besonders hohe diagnostische Sicherheit für die Kernspintomographie (79%) im Vergleich zu CT und Bloodpool-Szintigraphie. Bleiben dann noch Zweifel, kann die Anwendung von Gd-DTPA (Magnevist) als Kernspintomographiekontrastmittel in Form der dynamischen MRI weiterhelfen. Ihre hohe Kontrastauflösung erlaubt auch bei kleinen Hämangiomen die Darstellung des Irisblendenphänomens mit typischer Hyperintensität nach 10 Minuten. Die fokal-noduläre Hyperplasie gibt im CT nur wenig

Hinweise auf ihre Artdiagnose. Die nuklearmedizinische Untersuchung mit Darstellung der Gallengangskapillaren ist diagnostisch von höchster Wertigkeit. Wird in einigen Fällen keine Sicherheit zu erzielen sein, erlaubt die Kernspintomographie bei T_1-Gewichtung die Darstellung eines nahezu isointensen Tumors mit zentraler Narbenbildung, bei T_2-Gewichtung liefert die mäßige hyperintense Darstellung ein recht charakteristisches Bild mit guten morphologischen Aussagen, u.a. zur zentralen Narbenbildung. Auch hier verbessert die dynamische MRI zukünftig die Resultate. Das Leberzellkarzinom läßt im CT typische Veränderungen vermissen. Allenfalls fortgeschrittene Stadien mit Tumorzapfenbildung erlauben die Wahrscheinlichkeitsdiagnose. Wird jedoch bei T_1-Gewichtung in der Magnetresonanztomographie eine Hyperintensität als Zeichen einer Gewebsverfettung nachgewiesen, kombiniert mit einer Pseudokapsel, ist die Diagnose des Leberzellkarzinoms sehr wahrscheinlich. In einer prospektiven Studie konnten Lüning et al. (1991) bei 130 Patienten zeigen, daß die Kernspintomographie in der Differentialdiagnose fokaler Leberläsionen wertvolle Dienste leistet. Insgesamt lieferte die MRT 80%, die CT 73% und die Szintigraphie 53% richtige differentialdiagnostische Beurteilungen. Insbesondere für das Hämangiom, jedoch auch für das Leberzellkarzinom und die FNH konnten günstige Ergebnisse erzielt werden. Bei einer von uns durchgeführten Studie mit besonderer Gewichtung der dynamischen MRI erreichten wir vergleichbare Zahlen ohne Kontrastmittel (76%) , nach Kontrastmittelapplikation war jedoch das Ergebnis auf 88% zu verbessern.

Nachweis und Differentialdiagnose der *Leberparenchymerkrankungen* haben auch nach der Einführung der Magnetresonanztomographie keinen entscheidenden Impuls erhalten können. Leberverfettung oder Speicherkrankheiten sind nach den bekannten Kriterien zu erfassen und in bestimmten Grenzen quantifizierbar. Inwieweit die zukünftige Entwicklung der Magnetresonanztomographie mit ihrer Möglichkeit der Spektroskopie hier Fortschritte liefert, bleibt abzuwarten.

In dieser Vielfalt der bildgebenden Verfahren wird eine ständige Überprüfung und Korrektur der diagnostischen Strategien unvermeidlich sein. Auch zukünftig wird die Sonographie ihren Stellenwert beibehalten, trotz der Nachteile mangelnder Sensitivität ist ihre breite Anwendbarkeit ein unverzichtbares Charakteristikum. Die Computertomographie wird mittelfristig ihre Stellung behalten, längerfristig wird jedoch die Magnetresonanztomographie hier häufiger zum Einsatz kommen. Die Szintigraphie bleibt ein wertvolles Instrument zur artdiagnostischen Aussage, gerade beim Hämangiom könnte ihre Frequenz jedoch aufgrund der hervorragenden Leistungsfähigkeit der Magnetresonanztomographie abnehmen. Mit erheblichen Fortschritten der Kontrastmittelforschung auf dem Gebiet der Leber-Magnetresonanztomographie ist in nächster Zukunft zu rechnen. Zielstrukturen sind das Gefäßsystem, der Hepatozyt und schließlich das retikuloendotheliale System. So können Mangankomplexe in die Hepatozyten eingeschleust werden und erlauben dort eine eindrucksvolle Zunahme der Signalintensität. Metastasen werden so besser nachweisbar und in ihrer Größe besser abschätzbar, ein wichtiger Beitrag zum Staging ist nach ersten Erfahrungen zu erwarten (Vogl et al. 1991) Die Einlagerung von eisenhaltigen Substanzen in die Kupfferschen Sternzellen vernichtet im gesunden Leberparenchym selektiv das von hier ausgehende Signal im Rahmen der magnetresonanztomographischen Untersuchung. Hierdurch bleiben die nicht RES-haltigen Metastasen als besonders signalintensive Areale erhalten, der Nachweis der Einzelläsion soll nach Angaben einer Bostoner Arbeitsgruppe (Ferrucci u. Marks 1990) hiermit erheblich verbessert werden.

Gallenblase, Gallengänge

Keiner besonderen Erörterungen bedarf hier der Wert der Sonographie zum Nachweis der Cholelithiasis, sie ist der oralen Cholezystographie überlegen, beide Verfahren weisen Sensitivitäten um oder über 90% in der Konkrementdiagnostik auf. Faßt man jedoch alle

Gallenblasenerkrankungen zusammen, unterscheiden sich beide Verfahren nicht wesentlich, falsch-negative Resultate werden von Gelfand et al. (1988) etwa bei 20% sonographischer Untersuchungen und bei 13% oraler cholezystographischer Diagnosen angegeben. Auf den komplementären Charakter der beiden Methoden weisen diese Autoren ausdrücklich hin. Die Cholezystitis ist bekanntlich sonographisch mit hoher Sensitivität zu erkennen, die Choleszintigraphie wird komplementär bei einzelnen Patienten einzusetzen sein (Marton u. Doubilet 1988). Dagegen sind Komplikationen im Rahmen einer Cholangitis, wie Stenosen, Abszeßbildungen, besser mittels CT zu lokalisieren. Der komplette tumorös bedingte Gallengangsverschluß ist sowohl sonographisch als auch mit CT und ggf. perkutaner transhepatischer Cholangiographie zu definieren. Die retrograde ERC und die PTC können differentialdiagnostisch wertvolle weitere Informationen liefern. Die Studie von Nesbit et al. (1988), durchgeführt bei Patienten mit Cholangiokarzinom, zeigt, daß die Sonographie ihre besten Aussagen bezüglich der Wanddicke und der Infiltration der Vena portae lieferte, der CT war besonders leistungsfähig bezüglich der Dokumentation des Gesamtstatus der Leber, der Porta hepatis und des übrigen Abdominalsitus. Die ERC lieferte die höchste Sensitivität bezüglich intraluminaler Läsionen. Beim inkompletten Gallengangsverschluß am Beispiel der Choledocholithiasis sollte in Erinnerung behalten werden, daß die Sonographie eine nur geringe Sensitivität besitzt, die Literaturangeben schwanken in weitem Rahmen (Bhargva et al. 1988). Zusammenfassend verlangt die Vielfalt der bildgebenden Verfahren bei der hier genannten Fragestellung die Überprüfung des diagnostischen Vorgehens im Einzelfall. Die langwierige Stufendiagnostik sollte soweit wie möglich durch die gezielte Diagnostik im Einzelfall ersetzt werden, dann kann auch die teuerste Methode das wirtschaftlichste Ergebnis liefern.

Literatur

Bhargava S, Vashisht S, Kakarja A, Tandon RK, Berry M (1988) Choledocholithiasis – an ultrasonic study with comparative evaluation with ERCP/PTC. Australas Radiol 32:220–226 – Chezmar JL, Rumancik WM, Megibow AJ, Hulnick DH, Nelson RC, Bernardino ME (1988) Liver and abdominal screening in patients with cancer: CT vs MR imaging. Radiology 168:43–47 – Ferrucci JT, Marks WM (1990) Liver Tumor Imaging: Current Concept. AJR 155:473–484 – Freeny PC, Marks WM (1986) Patterns of contrast enhancement of benign and malignant hepatic neoplasms during bolus dynamic and delayed CT. Radiology 160:613–618 – Freeny PC, Marks WM. (1986) Hepatic hemangioma: dynamic bolus CT. AJR 147:711–719 – Gelfand DW, Wolffman NT, Ott DJ, Watson NE, Chen YM Dale WJ (1988) Oral cholecystography vs gallbladder sonography: a prospective blinded reappraisal. AJR 151:69–72 – Hamm B, Wolf KJ, Felix R (1987) Kernspintomographische Diagnostik des Oberbauchs. Dtsch med Wschr 112:1630–1636 – Heiken JP, Lee JKT, Glazer HS, Ling D (1985) Hepatic metastases studied with MR and CT. Radiology 156:423–427 – Heike JP, Weymann PJ, Lee JKT, Balfe DM, Picus D, Brunt EM, Flye MW (1989) Detection of focal hepatic masses: prospective evaluation with CT, delayed CT, CT during arterial portography and MR imaging. Radiology 171:47–51 – Itai Y, Ohtomo K, Ferrucci S, Yamauchi T, Minami M, Yashiro N (1985) Noninvasive diagnosis of small cavernous hemangioma of the liver: advantage of MRI. AJR 145:1195–1199 – Karhunen PJ (1986) Benign hepatic tumours and tumour like conditions in men. J Clin Pathol 39:183–188 – Lüning M, Koch M, Abet L, Wolff HG, Wenig B, Buchali K, Schöpke W, Schneider TH, Mühler A, Rudolph B (1991) Treffsicherheit bildgebender Verfahren (Sonographie, MRT, CT, Angio-CT, Nuklearmedizin) bei der Charakterisierung von Lebertumoren. Fortschr Röntgenstr 154:398–406 – Marton KI, Doubilet P (1988) How to image the gallbladder in suspected cholecystitis. Ann Intern Med 109:722–729 – Nesbit GM, Johnson CD, James EH, MacCarty RL, Nagorney DM, Bender CE (1988) Cholangiocarcinoma: diagnosis and evaluation of resectability by CT and sonography as procedures complementary to cholangiography. AJR 151:933–938 – Reinig JW, Dwyer AJ, Miller DL, White M, Frank JA, Sugarbaker PH, Chang AE, Doppmann JL (1987) Liver metastasis detection: comparative sensitivities of MR imaging and CT scanning. Radiology 162:43–47 – Rummeny E, Wernecke K, Vassallo P, Bongartz G, Ostmann J, Kivelitz D, Wiesmann WB, Reiser H, Peters PE (1989) High-Field MR imaging vs

CT in the Detection of Hepatic Metastases: Prospective Study. Radiology 173 (P):174 – Sugarbaker PH (1990) Surgical decision making for large bowel cancer metastases to the liver. Radiology 174:621–626 – Stark DD, Felder RC, Wittenberg J, Saini S, Butch RJ, White ME, Edelmann RR, Mueller PR, Simeone JF, Cohen AM, Brady TJ, Ferrucci JT (1985) Magnetic resonance imaging of cavernous hemangioma of the liver: tissue-specific characterization. AJR 145:213–222 – Vogl ThJ, Hamm B, Schnell B, Eibl-Eibesfeldt B, Steiner S, Lissner J (1991) Klinische Wertigkeit von Mn-DPDP: Neues paramagnetisches hepatobiliäres Kontrastmittel für die Magnetresonanztomographie der Leber. Fortschr Röntgenstr (im Druck) – Zocholl G, Kuhn FP, Augustin N, Thelen M (1988) Diagnostische Aussagekraft von Sonographie und Computertomographie bei Lebermetastasen. Fortschr Röntgenstr 148:8–14

Pankreas

C. D. Claussen, S. H. Duda (Abteilung für Radiologische Diagnostik der Universität Tübingen)

Methoden

Die Bauchspeicheldrüse gehört seit Einführung der Computertomographie (CT) für die abdominelle Diagnostik 1975 zu den Erfolgsorganen dieser Methode. Weitere moderne Verfahren in der Bildgebung des Pankreas sind die Sonographie, die endoskopische retrograde Cholangiopankreatikographie (ERCP), die intraarterielle digitale Subtraktionsangiographie (DSA) sowie die Magnetresonanztomographie (MRT).

Bisher publizierte Ergebnisse ergaben, daß die CT bei vielen Fragestellungen bessere Ergebnisse als die Sonographie erbringt. Die eminente Bedeutung der CT in der Pankreasdiagnostik wird durch das Fehlen verläßlicher klinischer Scores und prognostischer Parameter akzentuiert [11, 13].

Die Diagnostik von Veränderungen des Pankreasganges bleibt eine Domäne der ERCP. Die Angiographie des Pankreas wird präoperativ meist als arterielle DSA durchgeführt, erscheint aber nicht mehr routinemäßig angezeigt.

Die Magnetresonanztomographie (MRT) ist der nativen CT aufgrund der direkten Abgrenzbarkeit von Gefäßen überlegen. Wegen häufiger Atemartefakte sind kurze Meßzeiten nötig [10]. Gesicherte Indikationen für den Einsatz der MRT bestehen im Bereich der Bauchspeicheldrüse nicht. Einen zunehmenden Einfluß wird die MRT hier erst nach der klinischen Einführung oraler paramagnetischer Kontrastmittel und der Realisierung schneller Meßsequenzen erlangen.

Häufige Indikationen

1. Akute Pankreatitis

Als Standardmethode findet die CT mit dynamischer sequentieller intravenöser Bolusgabe eines Röntgenkontrastmittels Anwendung. Die Treffsicherheit der CT beläuft sich bei akuter Pankreatitis auf 73–97% [8]. Wichtige prognostische Kriterien sind peripankreatische Flüssigkeitsansammlungen im Sinne einer phlegmonösen Entzündung sowie die Gewebsnekrose des Organs [1]. Wichtig ist die Verlaufsbeobachtung, um den Zeitpunkt zur chirurgischen Intervention bei Zunahme der Nekrose über 50% des Organvolumens zu erfassen [2].

2. Chronische Pankreatitis

Die Treffsicherheit der CT bei der akuten und chronischen Pankreatitis beträgt zusammen 71–84% [7, 12, 14]. Die Treffsicherheit der CT bei der chronischen Pankreatitis ohne Pseudozysten oder Parenchymverkalkungen ist geringer als bei der akuten Pankreatitis. Eine Serio-CT ist insbesondere wertvoll, wenn es gilt, die Differentialdiagnose zwischen chronisch entzündlichen und tumorösen Veränderungen zu stellen [5, 6].

3. Pankreastumoren

Bei einer entsprechenden Verdachtsdiagnose führen wir initial die Dünnschicht-CT nach oraler KM-Gabe durch. Die dynamische CT ist bei Malignomverdacht des Pankreas absolut indiziert, da hierdurch Adenokarzinome im CT als Gebiete einer erniedrigten Dichteanhebung infolge Minderperfusion gegenüber dem normal durchbluteten Gewebe nachzuweisen sind [3–5]. Die Treffsicherheit der Methode beträgt 76–86% [7, 9]. Nach neueren Statistiken läßt sich die Treffsicherheit noch bis 90% steigern [8]. Kleine Karzinome unter 2 cm Durchmesser sind auch heute noch mit allen bildgebenden Methoden schwer zu erfassen. Der Wert der MRT bei Pankreaskarzinomen ist unsicher [6].

Literatur

1. Balthazar EJ, Robinson DL, Megibow AJ, Ranson JHC (1990) Acute pancreatitis: value of CT in establishing prognosis. Radiology 174:331–336 – 2. Block S, Maier W, Claussen C, Büchler M (1985) Diagnostik der nekrotisierenden Pankreatitis. Dtsch med Wschr 110:826–832 – 3. Claussen C, Lochner B (1983) Pankreaskarzinomdiagnostik durch Einsatz der dynamischen Computertomographie (Serien-CT). Fortschr Röntgenstr 139:389–393 – 4. Claussen C, Lochner B (1983) Dynamische Computertomographie. Grundlagen und klinische Anwendung. Springer, Berlin Heidelberg New York – 5. Claussen C, Banzer D, Pfretzschner C, Kalender WA, Schörner W (1984) Bolus geometry and dynamics after intravenous contrast medium injection. Radiology 153:365–368 – 6. Felix R, Claussen C, Duda S (1987) Transmissions- und magnetische Resonanz-Tomographie in der abdominellen Diagnostik – klinischer Stellenwert. Langenbecks Arch Chir 372:907–913 – 7. Freeny PC, Marks WM, Ball TJ (1982) Impact of high-resolution computed tomography of the pancreas on utilization of endoscopic retrograde cholangiopancreatography and angiography. Radiology 142:35–39 – 8. Freeny PC (1988) Radiology of the pancreas: two decades of progress in imaging and intervention. Amer J Radiol 150:975–981 – 9. Freeny PC, Marks WM, Ryan JA, Traverso LW (1988) Pancreatic ductal adenocarcinoma: dynamic-bolus CT diagnosis and staging and results of treatment. Radiology 166:125–133 – 10. Golder W, Rupp N (1986) Fortschritt auf dem Gebiet der Pankreasdiagnostik. In: Jahrbuch der Radiologie. Regensberg & Biermann, Münster – 11. Kümmerle F (1987) Clinical staging in acute pancreatitis. In: Beger HG, Büchler M (eds) Acute pancreatitis. Springer, Berlin Heidelberg New York – 12. Mendez G Jr, Isikoff MB, Hill MC (1980) CT of acute pancreatitis: interim assessment. Amer J Roentgenol 135:463–469 – 13. Ranson JH, Rifkind KM, Turner JW (1976) Prognostic signs and nonoperative peritoneal lavage in acute pancreatitis. Surg Gynecol Obstet 143:209–219 – 14. White EM, Wittenberg J, Mueller FR, Simeone JF, Butch RJ, Warshaw AL, Neff CC, Nardi GL, Ferrucci JT (1986) Pancreatic necrosis: CT manifestations. Radiology 158:343–346

Niere und Retroperitoneum

P. E. Peters (Institut für Klinische Radiologie der Universität Münster)

In dieser Region des Körpers haben die modernen bildgebenden Verfahren: Ultraschall (US), Computertomographie (CT) und Magnetresonanztomographie (MRT) die herkömmlichen radiologischen Techniken weitgehend verdrängt.

Klinisch stumme Nierenzellkarzinome werden mit einer Häufigkeit von 0,18% bei US-Screeninguntersuchungen aufgedeckt. Für den Nachweis kleiner Nierenzellkarzinome (<3 cm) werden folgende Angaben zur Sensitivität gemacht: CT 94%, US 79%, Nierenangiographie 74%. Bei größeren Nierentumoren erreichen CT und US eine Treffsicherheit von nahezu 100%. Die MRT ist im Nachweis kleiner Nierenzellkarzinome deutlich weniger sensitiv: 62%. Der Wert der MRT liegt im präoperativen Staging. Durch die freie Wahl der Schnittebenen kann das Ausmaß des Tumors und die Infiltration der Nierenvene mit großer Präzision bestimmt werden.

In der morphologischen Diagnostik von Nebennierenprozessen im Erwachsenenalter ist die CT allen anderen bildgebenden Verfahren überlegen. Bei 0,6–2,9% aller CT-Untersuchungen der NN-Region werden tumoröse Veränderungen an den NN beobachtet. Die Mehrzahl dieser Läsionen ist <3 cm, glatt begrenzt und von gleicher Dichte wie die umgebende Muskulatur. Bei Patienten ohne bekannte Tumorerkrankung und ohne klinische oder laborchemische Hinweise auf eine NN-Erkrankung handelt es sich hierbei um hormonell inaktive NN-Adenome, die nur kontrolliert werden (US, CT). Tumoren der NN >5 cm sollen auch bei symptomfreien Patienten operiert werden, da es sich hierbei um ein Phaeochromozytom handeln kann. Die MRT hilft entgegen früheren Mitteilungen nicht zuverlässig in der Differenzierung der verschiedenen NN-Raumforderungen. Das retroperitoneale Lymphsystem wird mit US und CT untersucht. Die Indikation zur Lymphographie ist dann gegeben, wenn ein Befall in einem normal großen Lymphknoten ausgeschlossen werden soll, z. B. beim primären Staging des M. Hodgkin. Die Treffsicherheit der Lymphographie übersteigt nur in wenigen Studien die 80% Marke.

Die vaskulären Strukturen des Retroperitonealraumes: Aorta abdominalis und V. cava inf. werden ebenfalls mit US und CT primär nicht-invasiv dargestellt. Koronare MRT-Schnitte und die neu entwickelte MR-Angiographie erweitern das diagnostische Spektrum. Die direkte oder indirekte Gefäßdarstellung, meist in Form der Digitalen Subtraktionsangiographie (DSA), dient vorwiegend der präoperativen Planung.

Symposium D: Zytokine in der Ätiopathogenese der chronischen Polyarthritis – Neue Therapienansätze

Vorsitz: *J. R. Kalden*, Erlangen-Nürnberg; *M. Schattenkirchner*, München

Interleukin-1 als Entzündungsmediator bei chronisch-destruktiven Gelenkerkrankungen

Ph. Seckinger (Fa. Sandoz, Basel)

(Manuskript nicht eingegangen)

Die Bedeutung von IL-6 und IL-8 für Entzündungsmechanismen bei chronischer Polyarthritis

M. Seitz (Rheumatologische Universitätsklinik, Inselspital, Bern)

Grundsätzlich läßt sich in der Synovialmembran chronischer Polyarthritiker nur ein beschränktes Zytokinprofil nachweisen: Während T-Lymphozytenprodukte wie IL-2, IL-3, IL-4, IFN-gamma und TNF-beta nur spärlich vorhanden sind, finden sich exzessive Mengen von Makrophagen/Fibroblastenprodukten wie IL-1, IL-6, IL-8, TNF-alpha und M-CSF [1, 2]. Auf IL-6 und IL-8, zwei wichtige proinflammatorische und erst neuerdings genauer charakterisierte Zytokine aus Makrophagen und Fibroblasten und deren Funktion bei der Amplifikation und Perpetuierung der chronischen Synovitis, soll hier näher eingegangen werden. IL-6 ist ein 26-kd Protein, welches von Monozyten, T-Lymphozyten und Fibroblasten produziert wird. Die Synthese und Freisetzung erfolgt in erster Linie nach Stimulation mit IL-1 und TNF-alpha, mit denen IL-6 einige biologische Wirkungen gemeinsam hat. Im Unterschied zu IL-1 und TNF-alpha vermag IL-6 jedoch nicht die PGE_2- und Kollagenaseproduktion in Chondrozyten und Synovialfibroblasten anzuregen. Hohe Spiegel von IL-6 werden in entzündlichen Gelenkflüssigkeiten, insbesondere bei cP-Patienten gefunden. Diese korrelieren sehr gut mit Parametern der systemischen Krankheitsaktivität wie der BSG und der Menge der Akutphasenproteine. Außerdem wird die Genexpression wie auch die Proteinsynthese von IL-6 sehr stark durch IL-1 und TNF-alpha in Synovialbroblasten stimuliert. Somit ist IL-6 vermutlich in erster Linie ein Verstärker bestimmter Wirkungen von IL-1 und TNF-alpha. Andererseits spielt IL-6 aber auch in der Akutphasenreaktion der Leber eine wichtige Rolle und bei der lokalen Rheumafaktorenproduktion durch B-Zellen bzw. Plasmazellen in der Synovialmembran. Verschiedenen Arbeitsgruppen gelang es, in den letzten Jahren, ein neues inflammatorisches Zytokin, das IL-8, näher zu charakterisieren. IL-8 unterscheidet sich von allen anderen Zytokinen in seiner besonderen Eigenschaft, spezifisch neutrophile Granulozyten zu aktivieren. IL-8 wird von Monozyten/Makrophagen, Fibroblasten, Endothelzellen wie auch von Chondrozyten nach Stimulation mit IL-1 und TNF-alpha freigesetzt. Bei Patienten mit chronischer Polyarthritis konnte zudem gezeigt werden, daß mononukleäre Zellen in der Synovialflüssigkeit besonders stark IL-8 spezifische mRNA exprimieren und sehr viel IL-8 freisetzen [2]. Besonders starke Stimulatoren von IL-8 im Gelenk sind IL-1 sowie rheumafaktorhaltige Immunkomplexe. Bei chronischer Polyarthritis zeigen bereits Blutmonozyten eine erhöhte Spontanfreisetzung für IL-8, welche sehr wahrscheinlich durch IgM-Rheumafaktoren getriggert wird.

Vermutlich wird in Zukunft die Entwicklung spezifischer Inhibitoren der Synthese bzw. der Freisetzung von IL-6 und IL-8 oder von Antagonisten ihrer biologischen Wirkungen das therapeutische Spektrum bei chronischen Gelenkentzündungen weiter verbessern.

Literatur

1. Firestein GS et al. (1990) Quantitative Analysis of Cytokine Gene Expression in Rheumatoid Arthritis. J Immunol 144:3347–3353 – 2. Seitz M et al. (1991) Enhanced Production of NAP-1/IL-8 in Rheumatoid Arthritis. J Clin Invest (in press)

Therapeutische Möglichkeiten mit monoklonalen Anti-CD4-Antikörpern bei therapierefraktären Patienten mit chronischer Polyarthritis

G. R. Burmester (Medizinische Klinik der Universität Erlangen-Nürnberg)

(Manuskript nicht eingegangen)

Neue Ansätze in der Therapie der chronischen Polyarthritis durch T-Zell-Vakzination

A. W. Lohse, E. Hermann, T. Poralla, K.-H. Meyer zum Büschenfelde
(I. Medizinische Klinik und Poliklinik der Universität Mainz)

Neue Therapieansätze verfolgen die Ziele gesteigerter Effektivität und höherer Spezifität und damit Nebenwirkungsarmut. Eine spezifische und effektive Therapie muß in den pathogenetischen Prozeß gezielt eingreifen und erfordert deshalb eine genaue Kenntnis der Krankheitsentstehung. Die Pathogenese der rheumatoiden Arthritis ist wie die anderer wahrscheinlich autoimmuner, chronisch entzündlicher Erkrankungen unklar.

Untersuchungen an Tiermodellen von Autoimmunerkrankungen lassen pathogenetische Prinzipien vermuten und bieten die Möglichkeit, experimentelle Therapieformen zu testen.

T-Zell-Vakzination

Im Labor von Irun Cohen am Weizman Institut konnte vor etwa 10 Jahren erstmals tierexperimentell die Bedeutung autoantigen-reaktiver T-Zellen in der Pathogenese von Autoimmunerkrankungen nachgewiesen werden [1]. Am Modell der experimentellen autoimmunen Enzephalomyelitis (EAE) gelang es, für basisches Protein des Myelins (BP) spezifische T-Zellen in Reinkultur zu isolieren und mit diesen die Erkrankung in naiven Tieren zu induzieren [1]. Durch die Identifizierung des pathogenetisch entscheidenden Prinzipes war auch das Werkzeug für die Entwicklung spezifischer präventiver und therapeutischer Maßnahmen gegeben. Applikation der krankheitsinduzierenden Zellen in attenuierter Form (bestrahlt oder mit Mitomycin C behandelt) führte im Tier zu einer schützenden Gegenimmunität [2]. In Analogie zu Infektionserkrankungen konnte schützende Immunität durch Gabe des attenuierten pathogenetischen Agens, der autoreaktiven T-Zelle, induziert werden (Tabelle 1); daher der Name T-Zell-Vakzination [2, 3].

Tabelle 1. Vergleich der mikrobiellen Impfung mit der T-Zell-Vakzination

	Mikrobielle Impfung	T-Zell-Vakzination
Pathologisches Agens	Bakterien, Viren, etc.	Autoreaktive T-Zelle
Krankheit	Infektion	Autoimmunität
Vakzine	attenuierter Erreger	attenuierte T-Zelle
Effekt	Immunität gegen das pathologische Agens	Immunität gegen das pathologische Agens

Das gleiche Prinzip konnte in den folgenden Jahren an anderen Tiermodellen von Autoimmunerkrankungen bestätigt werden [3]. Von besonderer Relevanz für die rheumatoide Arthritis sind die Ergebnisse im Modell der Adjuvans Arthritis. Die Adjuvans Arthritis kann in Lewis Ratten durch Applikation von Mycobacterium tuberculosis (MT) in Freund'schem Adjuvans hervorgerufen werden. Es handelt sich um eine subakut bis chronisch verlaufende Polyarthritis. Holoshitz et al. isolierten den MT-spezifischen T-Zellklon A2b, der die Krankheit induzieren konnte, aber wiederum in attenuierter Form in der Lage war, effektiv vor einer Adjuvans Arthritis zu schützen [4]. Dieser durch T-Zell-Vakzination erworbene Schutz war nicht nur effektiv, sondern auch spezifisch: die mit A2b geimpften Tiere waren nur vor der Adjuvans Arthritis geschützt, eine EAE konnte noch genauso induziert werden; umgekehrt konnte in mit anti-BP T-Zellklonen geimpften Tieren nach wie vor eine Adjuvans Arthritis induziert werden [5]. Die Kriterien an Effektivität und Spezifität für neue Therapieformen waren also erfüllt.

T-Zell-Vakzination als Therapie der Adjuvans Arthritis (Tabelle 2)

Die ersten Untersuchungen zur T-Zell-Vakzination beruhten wie die mikrobielle Vakzination auf dem Erwerb einer protektiven Immunität vor Beginn einer möglichen Erkrankung. Für die klinische Anwendung gesucht sind aber vor allem neue Formen der *Therapie*. Der subakut-chronische Verlauf der Adjuvans Arthritis erlaubt im Gegensatz zu der sehr akut verlaufenden EAE auch therapeutische Interventionen. Lider et al. konnten zeigen, daß der Klon A2b in attenuierter Form auch als Therapeutikum wirksam ist [6]. Subkutane oder intraperitoneale Gabe quervernetzter und dadurch attenuierter A2b-Zellen in der akuten Phase der Arthritis führte zu einer sehr viel schnelleren klinischen Besserung und zur vollständigen Rückbildung histologischer Veränderungen. Ermutigend für die mögliche Anwendung der T-Zell-Vakzination bei menschlichen Autoimmunerkrankungen ist der Befund, daß nicht der reine T-Zellklon als therapeutische Vakzine notwendig ist; auch autoantigen-reaktive Lymphknotenzellen bzw. Lymphknotenzellen erkrankter Tiere können als T-Zell Vakzine die Adjuvans Arthritis therapieren.

Tabelle 2. T-Zell-Vakzination als Therapie der Adjuvans Arthritis

- bremst den Krankheitsprogress
- beschleunigt die Remission
- unterstützt die komplette Ausheilung

Mechanismen der T-Zell-Vakzination (Tabelle 3)

Die Wirksamkeit der T-Zell-Vakzination beweist, daß das Immunsystem über Kontrollmechanismen verfügt, die in der Lage sind, autoreaktive, pathogenetisch relevante T-Zellen zu regulieren. Die ursprüngliche Vermutung, daß eine spezifische Suppressorzelle entsteht und diese für die schützende Gegenimmunität verantwortlich ist, hat sich als zu einfach herausgestellt. Es scheint, daß ein komplexes Netzwerk von regulativen Zellen hier interagiert. So entstehen durch die T-Zell-Vakzination zum einen klonspezifische T-Zellen, die vermutlich den Antigenrezeptor des autoreaktiven T-Zellklones erkennen [7, 8]. Diese anti-idiotypischen T-Zellen sind allerdings teils CD4 und teils CD8 positiv und üben entsprechend teils Helfer- oder Suppressorfunktionen aus [7].

Tabelle 3. Mechanismen der T-Zell-Vakzination

- anti-idiotypische T-Zellen (CD4 und CD8)
- anti-ergotypische T-Zellen (CD4 und CD8)
- ?

Nur aktivierte autoreaktive T-Zellen sind in der Lage, tierexperimentell Autoimmunität hervorzurufen. Entsprechend bedürfen nur aktivierte autoreaktive T-Zellen der immunologischen Kontrolle. Es ist deshalb nicht verwunderlich, daß die T-Zell-Vakzination immer nur mit aktivierten T-Zellen funktioniert. Applikation von aktivierten T-Zellen induziert wiederum relativ unspezifisch T-Zellen die diesen Aktivierungszustand erkennen, und zwar unabhängig vom Idiotyp auf allen aktivierten T-Zellen erkennen [9]. Solche anti-ergotypischen Zellen werden also ebenfalls durch T-Zell Vakzination induziert [9]. Auch antiergotypische T-Zellen sind teils CD4 positiv und teils CD8 positiv. Inwiefern noch weitere T-Zellen in diesem Netzwerk beteiligt sind, was ihre Interaktionen sind, und ob andere Mechanismen wie z. B. Antikörper eine Rolle spielen, ist bis jetzt noch ungeklärt. Erforschung dieser Mechanismen ist möglicherweise von doppelter Bedeutung, da hierdurch auch Hinweise auf die natürliche Regulation autoreaktiver Zellen und auf die Schutzmechanismen vor Autoimmunität gewonnen werden können. Verständnis dieser Mechanismen im Patienten könnte gezielte therapeutische Interventionen erlauben.

Durch T-Zell-Vakzination induzierte Regulationsmechanismen sind nicht nur auf autoreaktive Zellen beschränkt. Sowohl allergische Reaktionen als auch Transplantatabstoßungsreaktionen lassen sich durch T-Zell-Vakzination z. T. unterdrücken [10]. Allerdings bestehen hier z. T. auch unterschiedliche Mechanismen [10].

Die erfolgreiche Anwendung der T-Zell-Vakzination in unterschiedlichen Tiermodellen von Autoimmunerkrankungen läßt hoffen, daß das Prinzip der T-Zell-Vakzination auch in der Therapie menschlicher Autoimmunerkrankungen wirksam sein könnte. Nach einer ersten Pilotstudie an drei Patienten mit multipler Sklerose in Boston haben jetzt zwei Pilotstudien zur Anwendung der T-Zell-Vakzination bei der rheumatoiden Arthritis begonnen, eine weitere ist geplant. Die eine Studie ist in Leiden in den Niederlanden begonnen worden, die andere an unserer Klinik. Die bisherigen Ergebnisse lassen noch keine allgemeinen Aussagen zu.

In Mainz haben wir bisher bei zwei Patienten eine T-Zell-Vakzination durchgeführt. In Unkenntnis der bei der rheumatoiden Arthritis pathogenetisch entscheidenden Zellen entschlossen wir uns in Analogie zu den Experimenten mit der gesamten Lymphknotenpopulation an Adjuvans Arthritis erkrankter Tiere zu der Gabe nicht selektierter Lymphozytenpopulation. Die Zellen wurden in der Phase eines akuten Schubes aus dem entzündeten Gelenk bzw. dem peripheren Blut isoliert, unspezifisch kurzzeitig propagiert und mit anti-CD3 Antikörpern stimuliert. Nach chemischer Quervernetzung der T-Zellen mittels Glutardialdehyd zur Attenuierung wurden die 40 Millionen Zellen intracutan injiziert. Ermutigend ist die Beobachtung, daß keine toxischen oder systemischen Nebenwirkungen auftraten. Eine (positive oder negative) Beeinflussung des Krankheitsverlaufes konnte nicht festgestellt werden. Diese Beobachtungen entsprechen den in Boston und Leiden (bei allerdings etwas anderem Therapieprotokoll) zur Zeit gewonnenen Ergebnissen. Wir konnten bei unseren Patienten eine in vitro nachweisbare Reaktion gegen die applizierte Vakzine messen, was die Anwendbarkeit dieses Prinzipes belegt. Von besonderem Interesse waren die Beobachtungen bei unserer zweiten Patientin. Bei ihr konnten wir bereits vor Gabe der Vakzine eine T-Zell-Reaktion gegen ihre eigenen im aktiven Schub isolierten stimulierten T-Zellen beobachten. Diese Reaktion war sowohl in vitro (T-Zell-Proliferation) als auch in vivo (Hypersensitivitätsreaktion an der Injektionsstelle) nachzuweisen. Wir werten dies als einen Hinweis darauf, daß gegenregulatorische Zellen bereits vorhanden waren, mit denen das Immunsystem versuchte, die schädliche Autoreaktivität zu kontrollieren.

Die Anwendung der T-Zell-Vakzination beim Menschen wirft eine große Zahl noch ungeklärter Fragen auf, deren Beantwortung wahrscheinlich Vorraussetzung einer erfolgreichen klinischen Anwendung dieser Therapieform ist. Erst wenn wir die relevanten Autoantigene kennen, die autoreaktiven T-Zellen entsprechend isolieren und züchten können und mehr über die bei chronischen Autoimmunopathien ablaufenden Regulationsvorgänge wissen, können wir hoffen, das Konzept der T-Zell-Vakzination effektiv in die klinische Therapie zu integrieren. Die bisherigen Pilotstudien lassen vermuten, daß unangenehme Nebenwirkungen eher nicht zu erwarten sind. Um aber eine effektive Beeinflussung der immunologischen Störung erreichen zu können, müssen wir wissen, welche Zellen wann isoliert werden müssen, wie diese zu züchten sind, in welcher Form zu attenuieren, und in welcher Zahl, wann und wo zu injizieren sind.

Tabelle 4. Mögliche (attenuierte) T-Zell-Vakzinen

- bestrahlte Zellen
- Mitomycin C vorbehandelte Zellen
- physikalisch quervernetzte Zellen
- chemisch quervernetzte Zellen
- subpathogene Zellzahlen
- Zellmembranen
- T-Zell-Rezeptor plus Aktivierungsmolekül(e)

Zusammenfassend handelt es sich bei der T-Zell-Vakzination also um ein neues Therapiekonzept, daß sich in tierexperimentellen Untersuchungen als effektiv und spezifisch bewiesen hat. Vor erfolgreicher Anwendung bei Patienten mit Autoimmunerkrankungen müssen aber noch zahlreiche Fragen beantwortet werden.

Literatur

1. Ben-Nun A, Wekerle H, Cohen IR (1981): The rapid isolation of clonable antigen-specific T lymphocyte lines capable of mediating autoimmune encephalomyelitis, Eur J Immunol 11:195–199 – 2. Ben-Nun A, Wekerle H, Cohen IR (1981): Vaccination against autoimmune encephalomyelitis with T lymphocyte line cells reactive against myelin basic protein. Nature 292:60–61 – 3. Lohse AW, Cohen IR (1991): Experimental regulation of autoimmune disease; in: Farid NR: The Immunogenetics of Autoimmune Diseases, Vol. 1 CRC Press, S 159–165 – 4. Holoshitz J, Naparstek Y, Ben-Nun A, Cohen IR (1983): Lines of T-Lymphocytes mediate or vaccinate against autoimmune arthritis. Science 219:56–58 –5. Cohen IR, Ben-Nun A, Holoshitz J, Maron R, Zerubavel R (1983): Vaccination against autoimmune disease with lines of autoimmune T lymphocytes. Immunol. Today 4:227–230 – 6. Lider O, Karin N, Shinitzky M, Cohen IR (1987): Therapeutic vaccination against adjuvant arthritis using autoimmune T lymphocytes treated with hydrostatic pressure. Proc Natl. Acad Sci USA 84: 4577–4580 – 7. Lider O, Reshef T, Beraud E, Ben-Nun A, Cohen IR (1988): Anti-idiotypic network induced by T cell vaccination against experimental autoimmune encephalomyelitis. Science 239:181–183 – 8. Sun D, Quin Y, Chluba J, Epplen JT, Wekerle H (1988): Suppression of experimentally induced autoimmune encephalomyelitis by cytolytic T-T cell interactions. Nature 332:842–843 – 9. Lohse AW, Mor F, Karin N, Cohen IR (1989): Control of experimental autoimmune encephalomyelitis by T cells responding to activated T cells. Science 1989 244:820–822 – 10. Lohse AW, Mor E, Reshef T, Meyer zum Büschenfelde KH, Cohen IR (1990): Inhibition of the mixed lymphocyte reaction by T cell vaccination. Eur J Immunol 20:2521–2524

Symposium E: Determinanten der Arzneimittelforschung (Gemeinsam mit der Paul-Martini-Stiftung, Bonn)

Vorsitz: *H. J. Dengler,* Bonn

Einführung in das Thema unter spezieller Berücksichtigung der Langzeitmedikation

H. J. Dengler (Medizinische Klinik der Universität Bonn)

(Manuskript nicht eingegangen)

Razemische Arzneimittel – Konsequenzen für Theorie und Praxis

M. Eichelbaum (Robert-Bosch-Krankenhaus, Stuttgart)

(Manuskript nicht eingegangen)

Variabilität im Arzneistoffwechsel als Ursache unterschiedlichen therapeutischen Ansprechens

H. K. Kroemer (Dr.-Margarete-Fischer-Bosch-Institut für Klinische Pharmakologie, Stuttgart)

(Manuskript nicht eingegangen)

Korrelation zwischen Pharmakokinetik und -dynamik: Die Erklärung für die Klinik am Beispiel der β-Rezeptorenblocker * **

D. Palm[1], A. Wellstein[1], J. Schloos[1], G. G. Belz[2] ([1]Zentrum der Pharmakologie, Klinikum der Universität Frankfurt/Main und [2]Zentrum der Kardiovaskulären Pharmakologie Wiesbaden)

Die Ergebnisse einer Vielzahl von Untersuchungen weisen darauf hin, für β-Rezeptorenblocker eindeutige Korrelationen zwischen den Plasmakonzentrationen einerseits und dem Ausmaß sowie der Dauer der β-Rezeptorenblockade andererseits bestehen [4, 6, 7, 9–11].

Es werden jedoch – unverständlicherweise – bis in die jüngste Zeit Behauptungen aufgestellt, die besagen, daß zwischen der Halbwertszeit der Elimination ($t_{1/2}$) der β-Rezeptorenblocker und ihrer Wirkdauer keine direkte Beziehung bestehen könne, denn die Dauer, z. B. der Hemmung der belastungsbedingten Tachykardie, halte immer länger an, als diejenige, die aus den entsprechenden $t_{1/2}$-Werten abgeleitet werden könnte. Hierfür wurden u. a. verantwortlich gemacht: „tiefe Kompartimente", aus denen β-Rezeptorenblocker langsam freigegeben würden, eine langsame Abdissoziation der Antagonisten von ihren Rezeptoren aufgrund hoher Affinität, eine rasch erfolgende down-regulation von kardialen β-Rezeptoren, aktive Metabolite mit einer längeren $t_{1/2}$ als derjenigen der Muttersubstanz (s. z. B. [2, 3, 5, 8]).

Geht man von der Modellvorstellung aus, daß β-Rezeptorenblocker rein kompetitiv wirkende und reversible Antagonisten des nerval freigesetzten Noradrenalin sind, so läßt sich aus den Gesetzmäßigkeiten des Massenwirkungs-Gesetzes (Dosis- bzw. Konzentrations-Wirkungs-Relation) und der Bateman-Funktion, die den Konzentrationsverlauf eines Wirkstoffes im Plasma in Abhängigkeit von der Zeit beschreibt, eine geschlossene mathematische Beziehung ableiten. Diese erlaubt es, Dosis bzw. Konzentration im Plasma, Wirkungsstärke und Wirkungsdauer miteinander in enge Korrelation zu setzen [9, 10]. Es wird dabei vereinfachend angenommen, daß physiologische Gegenregulationen der β-Rezeptorenblockade nicht ins Gewicht fallen, daß aktive Metabolite nicht auftreten und daß die Konzentration im Plasma gleich derjenigen im Effekt-Kompartiment ist, d. h., im synaptischen Spalt, in den Noradrenalin zu den Rezeptoren freigesetzt wird und wo der β-Rezeptorenblocker mit dem Neurotransmitter und dem Rezeptor kompetiert.

Diese durch Wellstein et al. [9, 10] formulierten mathematischen Beziehungen sind in Abb. 1 schematisiert dargestellt. Durch Überlagerung der pharmakokinetischen Beziehung (A) und der Konzentrations-Wirkungs-Beziehung (B) ergibt sich die Zeit-Wirkungs-Beziehung (Effekt-Kinetik; C), die eindeutig zeigt, daß die Wirkungsdauer eines Rezeptorantagonisten *immer* länger ist als seine Halbwertszeit und daß sie sich bei Dosiserhöhung – bei konstanter Halbwertszeit – zwangsläufig verlängern muß. Merksatz: *Mit jeder Verdoppelung der Dosis wächst die Dauer einer Rezeptorenblockade um eine Halbwertszeit!*

Der experimentelle Beweis der Abb. 1 C erfolgt meist in der Form, daß Plasmakonzentration (A) und Wirkung (B) simultan gemessen werden.

Wir haben methodisch einen anderen Weg beschritten: Es wurde anstelle einer Konzentrations-Bestimmung im Plasma, z. B. mittels eines HPLC-Verfahrens – ein sog.

* Herrn Prof. Dr. Dr. E. Mutschler zum 60. Geburtstag gewidmet.

** Mit Unterstützung durch die Deutsche Forschungsgemeinschaft (Pa 45/29).

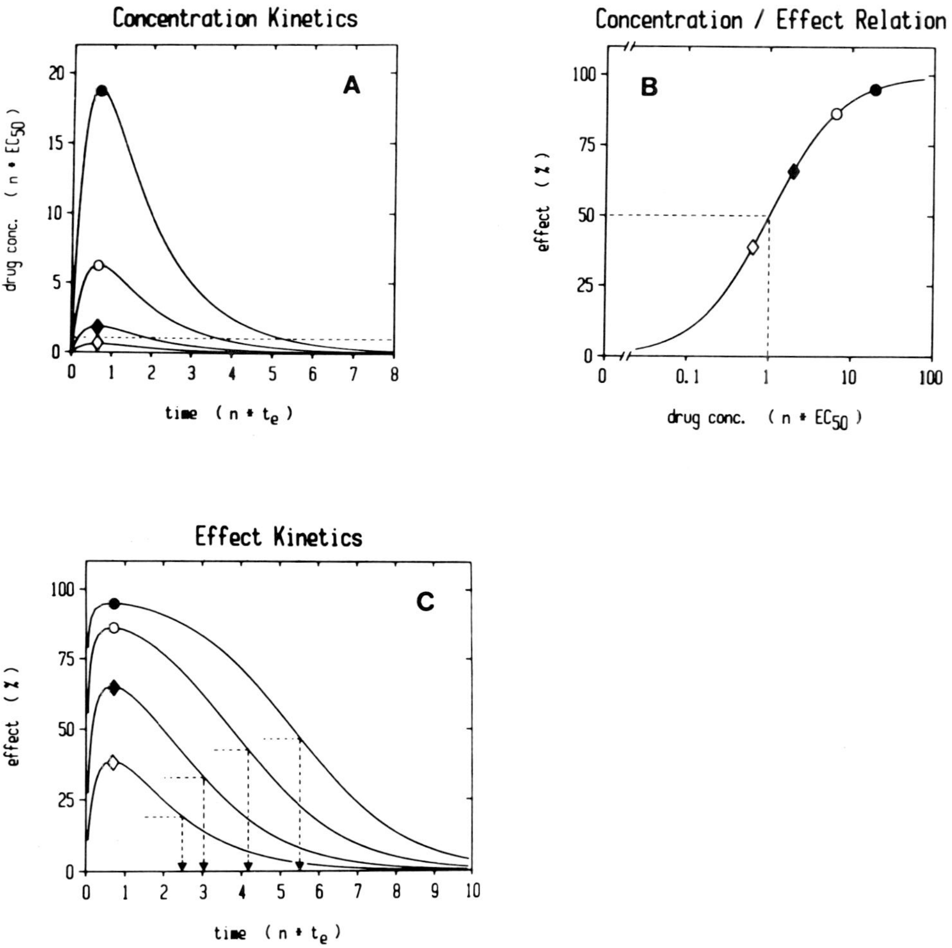

Abb. 1/A-C. Simulation der Effektkinetik (**C**), wenn die Pharmakokinetik (**A**) und die Konzentrations-Wirkungsbeziehung (**B**) bekannt sind. In **A** sind die Bateman-Funktionen der Plasma-Konzentrationen ◊ 1×, ♦ 3×, ○ 10× und ● 30× EC_{50} (Vielfache der halbmaximal wirkenden Konzentrationen aufgetragen; C_0-Werte!) aufgetragen. Die Abszisse ist in Vielfachen der Eliminations-Halbwertszeit ($n \times t_e$) normiert. ... $n \times EC_{50} = 1$ (n = Vielfaches der halbmaximal wirkenden Konzentration)
Die Symbole in **A**, **B** und **C** sind identisch. Bei C_0 $30 \times EC_{50}$ beginnend, wird die Konzentrations-Wirkungskurve in **B** entsprechend der Geschwindigkeit der Elimination von rechts oben nach links unten durchlaufen. Die Wirkung sinkt dabei von ca. 90% des Maximal-Effektes auf 0 ab; bei $1 \times EC_{50}$ werden 50% des Maximal-Effektes durchlaufen. Wenn für den reinen Antagonisten gültig ist, daß die Wirkung proportional der Rezeptorenbesetzung ist und die Konzentration des Antagonisten im Plasma gleich derjenigen im Effektkompartiment ist, so läßt sich aus der Darstellung **C** die „Binsenwahrheit" ableiten, daß mit steigender Plasmakonzentration und damit steigender Rezeptorbesetzung und Wirkung (%-Wirkung des Maximums) die Dauer der Wirkung ansteigt (trotz gleicher Halbwertszeit der Elimination): Die Halbzeit der Wirkung (...↑, die Zeit, die verstreicht, bis die maximal erreichte Wirkung auf die Hälfte abgesunken ist) steigt in dem dargestellten Beispiel von 2,5 auf $5{,}5 \times t_e$ an, wenn die maximale Plasmakonzentration von $1 \times EC_{50}$ auf $30 \times EC_{50}$ durch die entsprechende Dosis angehoben wird, d. h., die Dosis-Wirkungskurve (**B**) wird beginnend bei ●, ○, ♦ oder ◊ nach links unten durchlaufen. (Darstellung modifiziert nach [5, 7, 8 und 9])

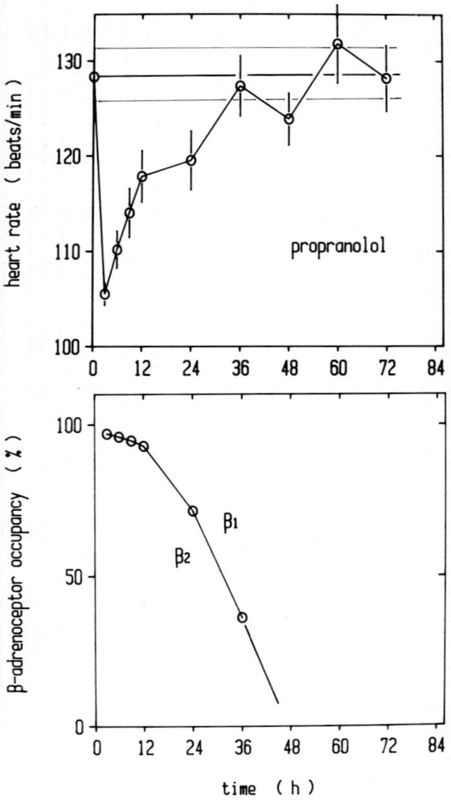

Abb. 2. *Oben:* Unterdrückung der Belastungs-Herzfrequenz nach einmaliger Gabe p.o. von 240 mg Propranolol. Das Maximum der Wirkung wird 3 h, nach Einnahme durchschritten. Die Wirkung ist nach ca. 36 h nicht mehr nachweisbar.
Unten: Die in vitro Rezeptorenbesetzung durch den nichtselektiven β-Rezeptorenblocker Propranolol (β_1-Besetzung = β_2-Besetzung), gemessen mittels eines subtyp-selektiven Radiorezeptor-Assays [8, 9], sinkt im Verlauf von 36–40 h von 95% auf unmeßbare Werte ab, damit sinkt die Wirkung von 95% der Maximalwirkung auf 0 ab. Die %-Rezeptorenbesetzung errechnet sich aus $n/(n+1) \times 100$, wobei n das Vielfache der EC_{50} darstellt (vgl. Abb. 1 A; Ordinate). Der Radiorezeptor-Assay gibt empirisch – entsprechend den Gesetzmäßigkeiten der Abb. 1 – den Zeitverlauf der Wirkung (Effekt-Kinetik) wider: Trotz einer Halbwertszeit der Elimination von nur 3–4 h hält die Wirkung von Propranolol ca. 36 h an. Einzelheiten dazu siehe Abb. 3

Radiorezeptorassay verwendet (Übersicht bei [11]). Es werden Rezeptor-haltige Membranen, die mit einem radioaktiv markierten β-Rezeptorenblocker beladen sind, in Plasma von Probanden (die einen β-Rezeptorenblocker eingenommen haben) suspendiert. Der radioaktiv markierte Ligand wird aus seiner Bindung in dem Maße verdrängt, in dem nicht markierte Substanzen mit Affinität zu β-Rezeptoren (z. B. aktives Enantiomer des als Razemat verabfolgten β-Rezeptorenblockers und eventuell gebildete aktive Metabolite) diese besetzen. Es wird mit diesem Radiorezeptor-Assay somit streng genommen keine Antagonist-Konzentration im Plasma, sondern eine Rezeptorenbesetzung durch Antagonisten bestimmt ($n/(n+1) \times 100$ errechnet aus $n \times EC_{50}$; vgl. Abb. 2), die sich in Abhängigkeit von der Dosis und von der Zeit ändert (Abb. 1; A).

Da entsprechend dem Massenwirkungsgesetz Konzentration und Wirkung bzw. Rezeptorenbesetzung streng korreliert sind, läßt sich der Kurvenverlauf A in die Kurve B transformieren (Einzelheiten der mathematischen Formulierung bei [7, 9–11]). Ex vivo in vitro wird somit die Abschätzung einer Konzentrations-Wirkungs-Kurve ermöglicht, die diejenige, die in vivo gemessen wurde (z. B. Unterdrückung der Belastungstachykardie), widerspiegeln sollte (die entsprechenden Einzelergebnisse sind z. B. in den Arbeiten [6, 7, 9–11] niedergelegt).

Daß der ex vivo in vitro gemessene zeitliche Verlauf der Rezeptorenbesetzung nach Einnahme von 240 mg Propranolol tatsächlich dem zeitlichen Verlauf der β-Rezeptoren blockierenden Wirkung entspricht, zeigt in einfacher Darstellung die Abb. 2.

Selbstverständlich muß die Wirkungsdauer ca. 36 h betragen bei einer Halbwertszeit der Elimination von nur 4 h. Dies läßt sich mathematisch beweisen und in einfacher Weise am Nomogramm der Abb. 3 ablesen.

Beginnend bei einer der gemessenen Rezeptorenbesetzung entsprechenden Wirkung von 95% des Maximaleffektes (Ordinate) bei $\approx 20 \times EC_{50}$ (Abszisse), so kann man beginnend bei Punkt 3 abzählen, daß bis Punkt 12 9 Halbwertszeiten (=36 h, vgl. Abb. 2) verstreichen, bis die Wirkung unmeßbar (<5%) geworden ist. Dies beweist: Der Radiorezeptor Assay (durchgeführt in Plasmaproben) erlaubt es, Rezeptorbesetzungen abzuschätzen, die denjenigen in vivo offensichtlich sehr nahe kommen (siehe auch [6, 10, 11]).

Weiterhin zeigen diese Ergebnisse u. a. – entgegen einer kürzlich wiederum geäußerten Meinung [3], daß an der β-Rezeptoren blockierenden Wirkung von Propranolol aktive Metabolite (wenn überhaupt) in nichtrelevantem Ausmaß beteiligt sind. Daß aktive Metabolite jedoch Ausmaß und Dauer der β-Blockade anderer β-Rezeptorenblocker maßgeblich bestimmen, konnte von uns z. B. für Penbutolol oder Carteolol gesichert werden [7].

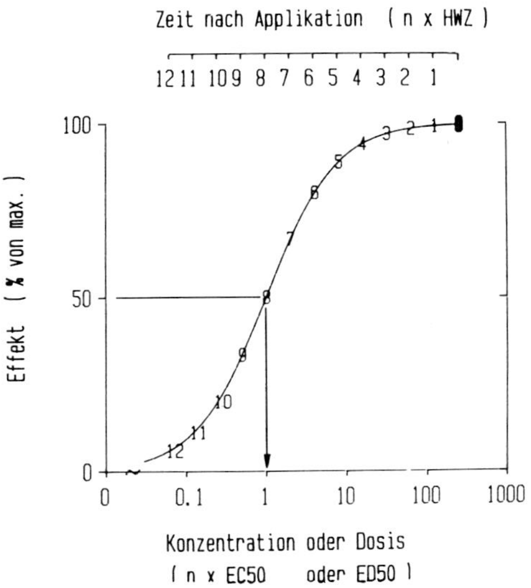

Abb. 3. Nomogramm einer Konzentrations-Wirkungskurve. *Ordinate:* Wirkungsstärke in % des Maximal-Effekts; *untere Abszisse*: Konzentration im Plasma Konzentration im Effektkompartiment in $n \times EC_{50}$ bzw. der entsprechenden Dosis $n \times ED_{50}$, d. h., dem Vielfachen der Dosis, die zu einer EC_{50} führt (der Konzentration, die 50% der Rezeptoren besetzt und damit 50% der Maximalwirkung auslöst); *obere Abszisse*: Zeit nach Einnahme des Antagonisten in Vielfachen der Eliminations-Halbwertszeit (n × HWZ). Die Zahlen entsprechen denjenigen auf der Konzentrations-Wirkungskurve.
Führt eine Antagonisten-Dosis (Beispiel Tertatolol, s. Text) zu einer $n \times EC_{50}$ von 300, so wird die Konzentrations-Wirkungskurve beginnend bei ● in 1, 2, 3 ... 12 × HWZ durchlaufen. Die Wirkung geht nach $12 \times t_{1/2} = 12 \times 3-4$ h = 36–48 h gegen 0!
Führt die Antagonisten-Dosis (Beispiel Propranolol) zu einer Rezeptorenbesetzung von 95% = 95% der Maximalwirkung, so wird – beginnend bei 3 die Konzentrations-Wirkungskurve (bitte abzählen!) in 9 Halbwertszeiten (3–12) durchlaufen: Die β-blockierende Wirkungsdauer von Propranolol beträgt bei einer Dosis von 240 mg $9 \times 4 = 36$ h (trotz einer Halbwertszeit der Elimination von nur ca. 4 h!).
Je höher die Dosis, desto länger die Wirkung (bei unveränderter Halbwertszeit der Elimination!)

Kürzlich trafen de Blasi et al. [2] die Feststellung, daß der hochpotente β-Rezeptorenblocker Tertatolol (in der BRD nicht im Handel) trotz einer Halbwertszeit von nur 3 h eine Wirkungsdauer von ≤40 h habe, und zwar aufgrund einer akut einsetzenden down-regulation kardialer β-Rezeptoren. Die Analyse der publizierten

Daten zeigt jedoch, daß Spitzenkonzentrationen von $\approx 300 \times EC_{50}$ (entsprechend $>99\%$ der Maximalwirkung) nach einer Dosis von 5 mg Tertalol p.o. erreicht wurden. Machen wir die Probe aufs Exempel! Man beginne in Abb. 3 bei (●) von rechts oben nach links unten zu zählen. Es verstreichen entsprechend der Theorie 12 Halbwertszeiten, bis die Konzentrations-Wirkungskurve durchlaufen und die Wirkung abgeklungen ist. 36 h entsprechen exakt der von den Autoren gemessenen Wirkungsdauer von Tertatolol. Eine zusätzliche Annahme zu den in Abb. 1 wiedergegebenen Gesetzmäßigkeiten ist daher nicht nur nicht notwendig, sondern falsch!

Zusammenfassung

Die Effekt-Kinetik der meisten β-Rezeptorenblocker (z.B. Propranolol, Atenolol, Bisoprolol, Metoprolol) steht in Übereinstimmung mit der mathematischen Beziehung, die sich aus der Überlagerung der Funktionen des Massenwirkungsgesetzes und der die Pharmakokinetik charakterisierenden Bateman-Funktion ergibt. Diese Gesetzmäßigkeit läßt sich experimentell im Humanversuch überprüfen – durch die simultane Bestimmung der Effekt-Kinetik (Messung der β-Rezeptorenblockade in vivo) und der Rezeptorbesetzung ex vivo in vitro: Wirkungsdauer und Wirkungsstärken lassen sich bei allen β-Rezeptorenblockern (ohne partiell agonistische Wirkung) unter Verwendung von Subtyp-selektiven Radiorezeptor-Assays abschätzen, von Bioassays, die eine simultane Abschätzung von Pharmakokinetik und Effekt-Kinetik zulassen, basierend auf der Ermittlung von Rezeptorsubtyp-Besetzungen. Aus einfachen Nomogrammen lassen sich dann Wirkungsstärke und Wirkungsdauer von β-Rezeptorenblockern ablesen.

Literatur

1. Brockmeier D et al. (1988) Penbutolol: Pharmacokinetics, effect on exercise tachycardia and in vitro inhibition of radioligand binding. Europ J Clin Pharmacol 35:613–623 – 2. De Blasie A et al. (1986) Reduction of beta-adrenergic receptors by tertalol: An additional mechanism for beta-adrenergic blockade. Clin Pharmacol Ther 39:245–254 – 3. Frishman WH et al. (1991) Pharmacokinetic optimisation of therapy with β-adrenergic blocking agents. Clin Pharmacokinet 20:311–318 – 4. Gengo FM, Green JA (1986) Beta-Blockers. In: Evans WE et al. (eds) Applied Pharmacokinetics. Principles of Therapeutic Drug Monitoring. Applied Therapeutics Inc, Spokane WA 99210, p 735 – 5. Jackisch R et al. (1985) Radioligand binding studies with 3-(4-(2-hydroxy-3((1,1-dimethylethyl)-amino)-propoxy)-phenyl)-7-methoxy-2-methyl-1(2H)-isoqquinolone(HI-42), a new cardioselective β-adrenoceptor blocker with long-lasting effects in vivo. Arzneim-Forsch/Drug Res 35:237–240 – 6. Palm D et al. (1988) Beta-Rezeptorenblockade. Therapiewoche 38:3339–3345 – 7. Schloos J et al. (1990) Zusammenhang zwischen Pharmakokinetik und Pharmakodynamik der Beta-Rezeptorenblocker. In: Follath F (ed) Neue Aspekte der Beta-Blocker-Therapie. Gustav Fischer, Stuttgart New York, p 21. – 8. Sega R et al. (1985) Indenolol pharmacokinetics and pharmacodynamics after single and repeated daily doses. J Clin Pharmacol 25:337–342 – 9. Wellstein A et al. (1985) Receptor binding of propranolol is the missing link between plasma concentration kinetics and effect time course in man. Eur J Clin Pharmacol 29:131–144 – 10. Wellstein A et al. (1988) Beta adrenoceptor subtype binding activity in plasma and beta blockade by propranolol and beta-1 selective bisoprolol in humans. Evaluation with Schild-plots. J Pharmacol exp Ther 246:328–337 – 11. Wellstein A (1989) Radioreceptor assay of β-blockers (RRA). In: Marko V (ed) Determination of Beta-Blockers in Biological Material. Elsevier, Amsterdam Oxford New York Tokyo, p 283

Was wissen wir über das Einnahmeverhalten unserer Patienten: Ergebnisse von Umfragen

M. Herrmann (Infratest Gesundheitsforschung, München)

Wir wissen, daß die gesetzlichen und privaten Krankenversicherungen jährlich rund 24 Mrd. DM für Arzneimittel ausgeben. Der Löwenanteil von 90% wird durch niedergelassene Ärzte veranlaßt. Wie aber gehen Patienten mit den ihnen verordneten Arzneimitteln um?

Wir wissen, daß 80% aller Bundesbürger in den alten Bundesländern (ab 14 Jahre) innerhalb eines Jahres mindestens einmal zum Arzt gehen. Mit dem Arztbesuch ist in der Regel die Verordnung eines Medikamentes verbunden, das über einen gewissen Zeitraum regelmäßig eingenommen werden soll.

Das Einnahmeverhalten hat Infratest Gesundheitsforschung in Zusammenarbeit mit Prof. Heilmann (München) bei einer repräsentativen Bevölkerungsstichprobe von 2000 Personen in den alten Bundesländern untersucht. Mit unseren Untersuchungen wollten wir klären

- wie viele Patienten von den ärztlichen Einnahmevorschriften abweichen;
- welche ärztlichen Anordnungen nicht befolgt werden;
- warum sie nicht befolgt werden; und
- ob die Falschanwendung nach Meinung der Patienten Folgen haben kann.

Umfang der Non-Compliance (Abb. 1)

Arzneimittel wirken nicht, wenn sie nicht benutzt, wirken nur gut, wenn sie richtig angewendet werden. Und dennoch:

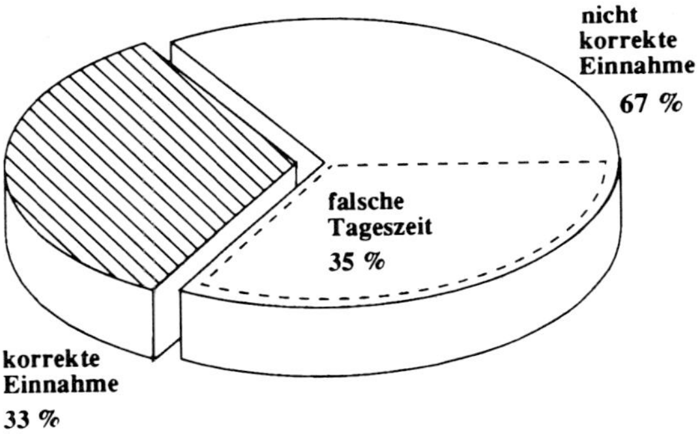

Abb. 1. Ausmaß der Non-Compliance (Infratest Gesundheitsforschung 10/90–03)

- 67% der Befragten nehmen das/die verordnete(n) Medikament(e) nicht ordnungsgemäß ein, und
- nur etwa ein Drittel (33%) der Befragten bleibt auch bei Vorlage von möglichen Ursachen und Begründungen für die Non-Compliance dabei, die Medikamente nach ärztlicher Vorschrift ordnungsgemäß eingenommen zu haben.

Arten der Non-Compliance

1. Frequenzfehler

Bei den Abweichungen von den ärztlichen Anwendungsvorschriften stehen die im Vordergrund, die sich auf zeitliche Anweisungen beziehen:

- „Die Arzneimittel wurden nicht immer pünktlich zur vorgeschriebenen Tageszeit eingenommen“ (35%).
- „Es wurden Einnahmetermine übersprungen“ (9%).

Mit zunehmendem Alter werden Arzneimittel pünktlicher eingenommen.

2. Dosisfehler

Dosisfehler bedeutet, daß der Patient von sich aus die vorgeschriebene Dosis reduziert oder auch erhöht. In unserer Studie steht die Unterdosierung deutlich im Vordergrund:

- „Es wurden weniger Medikamente eingenommen oder angewendet als vorgesehen" (14%).
- „Es wurden mehr Medikamente eingenommen oder angewendet als eigentlich vorgesehen" (3%).

Angaben über eine Unterdosierung erfolgen besonders häufig bei jüngeren Personen (31%). Mit zunehmendem Alter tritt diese Art der Non-Compliance zurück. Je mehr Medikamente täglich eingenommen werden müssen, desto seltener erfolgt eine Unterdosierung.

3. Therapieabbruch

Ein völliger Abbruch der Medikamenteneinnahme wurde in 15% der Fälle registriert. Die Medikamenteneinnahme wird besonders häufig dann abgebrochen, wenn die Beschwerden spürbar nachgelassen oder aufgehört haben. Mit zunehmendem Alter wird der völlige Abbruch der Medikamentenanwendung seltener.

Gründe der Non-Compliance (Abb. 2)

Zu den häufigst genannten Gründen für die Non-Compliance von Medikamenten zählen das Einnahmevergessen (19%) und die Aussage, das Medikament zum Einnahmezeitpunkt nicht griffbereit zu haben (16%). Ein Alterstrend ist bei diesen Angaben nicht zu erkennen.

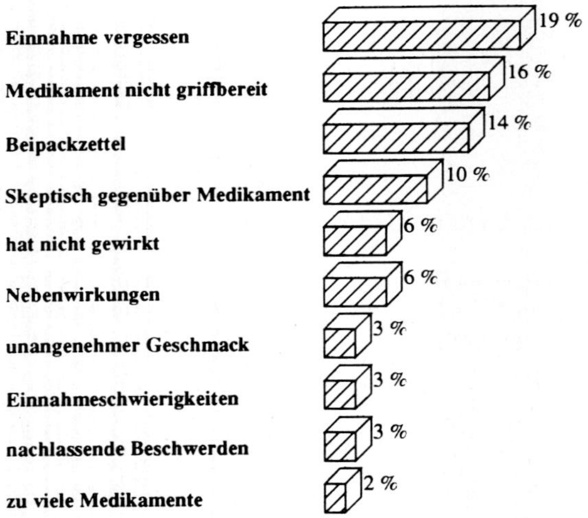

Abb. 2. Gründe für Non-Compliance (Mehrfachnennungen) (Infratest Gesundheitsforschung 10/90–04)

Die Sorge vor Nebenwirkungen, die man im Beipackzettel gelesen hatte (14%) oder die tatsächlich aufgetreten waren (6%), steht an dritter Stelle der Non-Compliance-Gründe.

Ein weiterer Grund betrifft die generell skeptische Einstellung gegenüber Medikamenten (10%). Mit zunehmendem Lebensalter wird dieses Argument allerdings nahezu bedeutungslos.

6% der Befragten nehmen Medikamente nicht ein, weil sie sie für unwirksam halten.

Bei den im folgenden genannten Gründen handelt es sich fast nur um Einzelnennungen: unangenehmer Geschmack und Geruch (3%), Tabletten zu groß (3%), zu viele Medikamente müssen eingenommen werden (2%). Diese Begründungen werden überdurchschnittlich häufig von jungen Befragten angegeben.

Folgen der Non-Compliance (Abb. 3)

Bei den der Gesamtbevölkerung gestellten Fragen zu den Folgen einer medikamentösen Non-Compliance ergab sich bei fast allen Befragten (95%) ein entsprechendes Problembewußtsein.

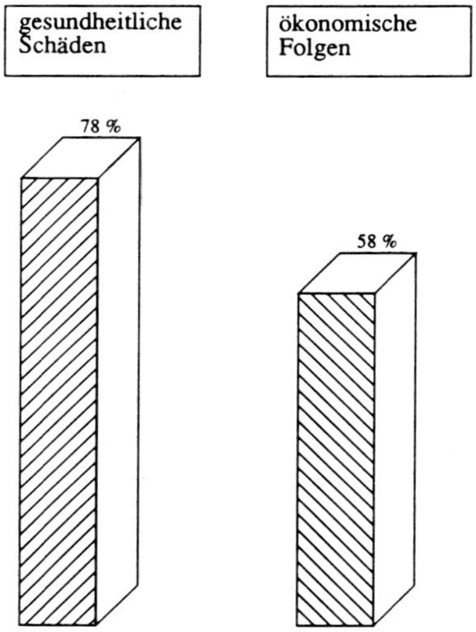

Abb. 3. Folgen der Non-Compliance (aus der Sicht der Befragten) (Infratest Gesundheitsforschung 10/90–05)

Gesundheitliche Schäden als Folge einer medikamentösen Non-Compliance werden von den meisten Befragten gesehen:

- 70% meinen, daß die Non-Compliance zu „gesundheitlichen Schäden des Patienten" führen wird.
- 60% meinen, „die Behandlung wird in die Länge gezogen".
- 49% halten es für möglich, daß „ein Krankenhausaufenthalt notwendig werden kann".
- 26% stimmen der Aussage zu, „der Arzt muß andere oder zusätzliche Medikamente verordnen".

Über *ökonomische Folgen* der Non-Compliance ist sich nahezu jeder zweite Befragte bewußt. Die Folgen werden allerdings weniger beim einzelnen Patienten selbst gesehen, als mehr bei den Krankenkassen bzw. dem „Gesundheitswesen":

- 48% meinen, daß „die Kosten für die Krankenkassen steigen".
- 41% glauben, daß „die Kosten des gesamten Gesundheitswesens steigen".
- 30% vermuten, daß „die Kosten für den einzelnen Patienten steigen".

60% der Befragten und 70% derjenigen Patienten, die eine häufigere unvorschriftsmäßige Medikamenteneinnahme zugeben, meinen, daß ihre Non-Compliance für den Arzt nicht erkennbar ist.

Folgekosten

Daß es zwischen der Non-Compliance und der Kostenexplosion im Gesundheitswesen Zusammenhänge gibt, ist schon lange bekannt, wird aber offensichtlich als unabänderlich hingenommen. Geht man davon aus, daß 32% aller verschriebenen Medikamente nicht ordnungsgemäß angewendet werden (Therapieabbruch, Einnahmeverweigerung, Dosierungsabweichung), dann ergibt sich daraus – betrachtet man den Arzneimittelumsatz zu Lasten der gesetzlichen Krankenversicherungen (1989: 20,7 Mrd. DM) – eine Belastung der Volkswirtschaft in Höhe von rund 6,6 Mrd. DM. Diese Berechnung bezieht sich ausschließlich auf Arzneimittelkosten der GKV, alle Folgekosten wie z. B. verlängerte Krankschreibungen oder Krankenhauseinweisungen blieben unberücksichtigt. Aufwendungen der privaten Krankenversicherungen gingen nicht in die Berechnung ein.

Es wäre zu prüfen, ob wir durch präzises Erfassen der Compliance und ein darauf aufbauendes Arzt-Patienten-Gespräch in erster Linie die gesundheitlichen, aber auch die ökonomischen Folgen der Non-Compliance verhindern oder zumindest reduzieren können.

Wir haben in unserer Studie nach der Akzeptanz eines elektronischen Meßsystems gefragt, das in die Medikamentenpackung eingebaut ist und mit dem der Arzt Informationen über die Einnahme erhält. 73% würden das System verwenden – ein erstaunlich hoher Wert und Ausdruck des hohen Problembewußtseins. Je mehr Tabletten eingenommen werden, je älter die Patienten sind, desto höher die Akzeptanz.

Fazit

1. Die Falschanwendung von Medikamenten ist nach wie vor ein Problem in der Arzneimitteltherapie.
2. Der Zusammenhang zwischen Krankheit und Arzneimittel ist den Patienten nicht ausreichend bewußt.
3. Es müssen mehr Informationen über Arzneimittel von Arzt und Apotheker gegeben werden. Die „geheimen" Arzneimittelängste müssen angesprochen werden.

Was wissen wir über das Einnahmeverhalten unserer Patienten: Klinisch-pharmakologische Studien

W. Kruse[1], E. Weber[2] ([1]Krankenhaus Bethanien, Heidelberg, [2]Abteilung für Klinische Pharmakologie, Medizinische Klinik der Universität Heidelberg)

Das Resultat einer Arzneimittelverordnung wird maßgeblich durch den Faktor Compliance beeinflußt, denn das Einnahmeverhalten des Patienten bestimmt letztlich, welche Dosis einer nicht-parenteralen Arzneitherapie zu welchem Zeitpunkt appliziert wird.

Verglichen mit den Methoden zur Messung pharmakokinetischer Daten und von Arzneimitteleffekten, war die Erfassung der Compliance über Jahrzehnte erheblich limitiert (Rudd 1979). Darüber hinaus wurde dem Faktor Compliance selbst in klinischen Arzneimittelstudien kaum oder nur unzureichende Aufmerksamkeit gewidmet (Soutter u. Kennedy 1974).

Compliancestudien im eigentlichen Sinn beschäftigten sich vorwiegend mit der Validierung von Erfassungsmethoden und Interventionsmöglichkeiten, um die Compliance zu verbessern. Ein weiterer Schwerpunkt war die Suche nach charakteristischen Merkmalen des „Compliers“ – mit dem Ergebnis, daß es immer noch unmöglich ist, vorauszusagen, ob und wie ein bestimmter Patient eine verordnete Therapie einhalten wird. Erkenntnisse über das Einnahmeverhalten aus klinisch-pharmakologischen Studien sind abhängig von der angewandten Methodik. Zur Verfügung stehen indirekte und direkte Verfahren, die sich nicht nur bezüglich ihres mehr oder weniger komplizierten Aufwandes und ihrer Invasivität, sondern auch im Hinblick auf Informationsgewinn und Zuverlässigkeit unterscheiden (Norell 1983).

Unbestritten ist die subjektive Einschätzung der Compliance durch den behandelnden Arzt, auch bei kritischer Einstellung, fast ausnahmslos zu positiv, und zwar unabhängig sowohl vom Ausbildungsstand des Arztes als auch der Zeitdauer, die der Arzt den Patienten betreut (Roth et al. 1970). Das Einhalten regelmäßiger Wiedervorstellungstermine, verbunden mit der Nachforderung eines Rezeptes (prescription monitoring), ist keine Gewähr für hohe Medikamenten-Compliance (Roth et al. 1971). Für die Belange der Praxis ist die einfachste Methode das Patientengespräch. Vergleichende Studien unter Einschluß objektiver Verfahren zeigen, daß Patientenangaben zur Medikamenteneinnahme die Compliance in der Regel ebenfalls deutlich überschätzen (Roth et al. 1970; Kass et al. 1986). Patienteninterviews identifizieren etwa 25–50% der Non-Complier, das heißt andererseits auch, daß sie 50–75% nicht erkennen.

Der direkte Nachweis der Medikamenteneinnahme erfolgt durch Konzentrationsmessungen des Arzneimittels oder pharmakologischer Marker im Blut oder Urin. Der Aussagewert direkter Methoden ist abhängig vom pharmakokinetischen Verhalten der gemessenen Substanzen, vor allem ihrer Halbwertszeit. Pharmaka mit relativ kurzer Halbwertszeit geben am ehesten Auskunft über die Einnahme kurz vor der Probenentnahme und werden durch kurzfristige Dosisänderungen durch den Patienten beeinflußt, während Substanzen mit längerer Halbwertszeit hierdurch weniger beeinflußt werden. Blutspiegelbestimmungen belegen die Einnahme eines Arzneimittels, geben jedoch keine Auskunft über genaue Dosis und Zeitpunkt. Serienmäßige Konzentrationsmessungen unter Steady-state-Bedingungen können Schwankungen der Compliance widerspiegeln. Angegeben wird sie in Form prozentualer Konzentrationsdifferenzen, des Variationskoeffizienten oder als Level-to-dose-ratio. Anhand festgelegter Grenzwerte erfolgt eine Diskriminierung in Complier und Non-Complier.

Ebenfalls kein Abbild vom Einnahmeverhalten liefert das in klinischen Studien am häufigsten eingesetzte pill count, das außerdem die Compliance überschätzt (Rudd et al. 1981; Pullar 1989).

Wiederholt wurde deshalb eine Methode gefordert, mit der es möglich ist, die Dynamik des Einnahmeverhaltens zu erfassen und sichtbar zu machen (Moulding 1979; Mäenpää 1987). Erste Versuche mit Tabletten- oder Augentropfenbehältnissen zur kontinuierlichen Registrierung von Öffnungsvorgängen wurden zu Beginn der 60er Jahre unternommen. Systematische Studien scheiterten jedoch an technischen Schwierigkeiten. Fortschritte in der Mikroelektronik führten dann zur Realisierung dieses Konzeptes des kontinuierlichen Medication oder Compliance Monitoring (Kass et al. 1986; Cramer et al. 1989; Kruse u. Weber 1990a, b).

Compliance Monitoring registriert über Zeiträume bis zu mehreren Monaten fortlaufend das Öffnen und Schließen von Arzneibehältern (Monitor) präzise mit Datum und Uhrzeit. Öffnungsvorgänge werden dabei als Dosiseinnahmen interpretiert. Compliance kann standardmäßig als eingenommene Dosis in Prozent der verordneten Dosis pro Zeit ermittelt werden. Darüber hinaus werden Abweichungen vom verordneten Dosierungsplan erfaßt (Unterdosierungen, Überdosierungen, Abweichungen vom Dosierungsintervall). Mit steigender Dosierungsfrequenz, von zwei- auf viermal täglich, treten Abweichungen vom verordneten Therapieplan häufiger auf (Kruse et al., im Druck).

Studien an Patienten unter Langzeit- und Kurzzeittherapie zeigen, daß partielle Compliance weitaus die häufigste Form des Patientenverhaltens darstellt. Nur wenige Patienten nehmen selten mehr Medikamente ein als verordnet. Bemerkenswert groß sind individuelle Unterschiede der Compliance, aber auch intraindividuell kann die Medikamenteneinnahme erhebliche Variationen aufweisen. Verhaltensweisen, die bislang allenfalls vermutet werden konnten, wurden durch Compliance Monitoring belegt. Die Compliance steigt unmittelbar vor Arztbesuchen an und ist auch einige Tage danach oft noch höher als durchschnittlich zwischen Konsultationen (Toothbrush-Effekt) (Kass et al. 1986; Rudd et al. 1989; Cramer et al. 1990).

Ein weiteres Phänomen sind sogenannte Drug holidays. Phasen mit regelmäßiger Einnahme werden plötzlich abgelöst durch tagelange Einnahmepausen (Kruse u. Weber 1990). Diesbezüglich kritische Zeitpunkte scheinen Unterbrechungen im gewohnten Alltagsablauf oder Lebensrhythmus zu sein, wie Wochenenden, aufeinanderfolgende Feiertage und Urlaube.

Partielle Compliance kann den Therapieerfolg beeinträchtigen und den Patienten unter Umständen gefährden. Abweichungen von der ärztlichen Therapieverordnung sind eine Realität, nicht nur in der Praxis, sondern auch in klinischen Studien. Vorhandene therapeutische Effekte werden durch Non-Compliance gleichsam „verdünnt" (compliance bias). Diese Tatsache wird in einer üblichen Intention-to-treat-Analyse nicht berücksichtigt. Compliancedaten können die Interpretationsmöglichkeiten klinischer Studien deutlich verbessern (Joyce 1962; Lipid Research Clinics Program 1984; Kruse et al. 1989). Das Compliance Monitoring stellt einen wesentlichen Fortschritt in der Complianceerfassung dar und ermöglichte Einblicke in das Einnahmeverhalten von Patienten. Diese Informationen können sinnvoll mit klinischen Effekten, therapeutischen und unerwünschten Wirkungen, in Bezug gesetzt und sowohl in klinischen Studien als auch im Rahmen der Patientenbetreuung in der täglichen Praxis genutzt werden.

Literatur

Cramer JA, Mattson RH, Prevey MC, Scheyer RD, Quellette VL (1989) Now often is medication taken as prescribed? A novel assessment technique. JAMA 261:3273–3277 – Cramer JA, Scheyer RD, Mattson RH (1990) Compliance declines between clinic visits. Arch Intern Med 150:1509–1510 – Joyce CRB (1962) Patient co-operation and the sensitivity of clinical trials. J chron Dis 15:1025–1036 – Kass MA, Meltzer DW, Gordon M, Cooper D, and Goldberg J (1986) Compliance with topical pilocarpine treatment. Am J Ophthalmol 101:515–523 – Kruse W, Schlierf G, Weber E (1989) Continuous compliance monitoring – its utility for the interpretation of drug trials. Eur J Clin Pharmacol 36 (Suppl A):289 – Kruse W and Weber E (1990a) Dynamics of drug regimen compliance – its assessment by microprocessor-based monitoring. Eur J Clin Pharmacol 38:561–565 – Kruse W, Eggert-Kruse W, Rampmaier J, Runnebaum B, and Weber E (1990b) Compliance with short-term high-dose ethinyl oestradiol in young patients with primary infertility. Agents Actions Suppl 29:105–115 – Kruse W, Eggert-Kruse W, Rampmaier J, Runnebaum B, and Weber E (in Druck) Dosage frequency and patients' drug compliance behaviour – a comparative study on compliance with a medication prescribed to be taken twice or four times daily. Eur J Clin Pharmacol – Lipid Research Clinics Program (1984) The Lipid Research Clinics Coronary Primary Prevention Trial results I. II. The relationship of reduction in incidence of coronary heart disease to cholesterol lowering. JAMA 251:365–374 – Mäenpää H, Manninen V, and Heinonen OP (1987) Comparison of the digoxin marker with capsule counting and compliance questionnaire methods for measuring compliance to medication in a clinical trial. Eur Heart J 8 (Suppl I):39–43 – Moulding T (1979) The unrealized potential of the medication monitor. Clin Pharmacol Ther 25:131–136 – Norell SE (1983) Methods in assessing drug compliance. Acta med Scand 213, Suppl 683:35–40 – Pullar T, Kumar S, Tindall H, and Feely M (1989) Time to stop counting the tablets? Clin Pharmacol Ther 46:163–168 – Roth HP, Caron HS, Hsi BP (1970) Measuring intake of a prescribed medication: a bottle count and a tracer technique compared. Clin Pharmacol Ther 11:228–237 – Roth HP, Caron HS, Hsi BP (1971) Estimating a patient's cooperation with his regimen. Am J Med Sci 262:269–273

– Rudd P, Byyny RL, Zachary V, LoVerde ME, Titus C, Mitchell WD (1989) The natural history of medication compliance in a drug trial: limitations of pill counts. Clin Pharmacol Ther 46:169–176 – Soutter BR and Kennedy MC (1974) Patient compliance assessment in drug trials: usage and methods. Aust NZJ Med 4:360–364

Typische Langzeitmedikamente – cholesterinsenkende Pharmaka – in klinisch-pharmakologischer Sicht

K. von Bergmann (Abteilung Klinische Pharmakologie, Medizinische Klinik der Universität Bonn)

(Manuskript nicht eingegangen)

Symposium F: Sexualität im Alter

Vorsitz: *D. Platt,* Erlangen-Nürnberg

Sexualmoral und Alter

W. Cyran (Wiesbaden)

„Liebe ist die beste Medizin" hat Paracelsus schon vor fast 500 Jahren gesagt. In unseren Tagen hat Ursula Lehr die Bedeutung des psychosozialen Umfelds für den alten Menschen immer wieder herausgestellt. Es besteht kein Zweifel, daß die intimen Beziehungen ein wichtiger, wenn nicht der wichtigste Teil dieser psychosozialen Beziehungen sind. Dieser Erkenntnis steht entgegen, daß auch heute noch die Gesellschaft erwartet, daß alte Menschen keine sexuellen Gefühle mehr haben; dementsprechend schämen sich ältere Menschen häufig ihrer sexuellen Gefühle; das kann der Arzt immer wieder feststellen.

Aufgrund von Tierexperimenten ist von Holst zu dem Ergebnis gekommen, daß eine liebevolle Beziehung zu einem Partner ein Gegenspieler gegen die übermäßige Ausschüttung von Nebennierenrindenhormon infolge der alltäglichen psychischen Belastungen sein kann. Solche psychischen Belastungen können aber gerade darin bestehen, daß die ersehnte intime Partnerschaft des alten Menschen als unvereinbar mit der traditionellen Sexualmoral empfunden wird.

Luther hat einmal gesagt, die Kirche dürfe nicht Auffassungen für verbindlich erklären, die ihre Grundlage nicht in der Bibel haben. Aber dieses Wort trifft gerade auf die traditionelle Sexualmoral der Kirche zu: Denn die Leibfeindlichkeit des Christentums geht weder auf das Alte Testament zurück noch auf Christus, sondern auf Paulus. Die Ehe ist für ihn eine Konzession an die menschliche Schwäche. Paulus führt auch den Begriff der ehelichen Pflicht ein, eine Vorstellung, die durch Jahrhunderte die Frauen bis zur Vergewaltigung unterdrückt und gequält hat (Haag u. Elliger). Andererseits macht Denzler darauf aufmerksam, daß bei den gesellschaftlichen Bedingungen seiner Zeit Paulus gar nicht anders konnte, als für eine Unterordnung der Frau unter den Mann einzutreten.

Der Mensch ist als Mann und Frau geschaffen; dabei wird die Frau als Partnerin dem Mann zugesellt, nicht als Untergebene oder gar als Besitz! Geschlechtlichkeit bedeutet also die Angewiesenheit auf die Kommunikation mit dem Du (Bartholomäus) Für den alttestamentarischen Menschen war die Sexualität in seine Persönlichkeit integriert. Ohne Sexualität war man nicht Mensch. Daher war damals Sexualität als Ausdruck warmherziger, menschlicher Beziehungen etwas ganz Selbstverständliches (Bartholomäus). Die Vorstellung, daß sexuelle Verhaltensweisen die Beziehung zu Gott stören könnten, wäre dem alttestamentarischen Menschen absurd vorgekommen.

Für den antiken Menschen und also auch für die Israeliten, jedenfalls bis zum Ende des Exils im 5. Jahrhundert v. Chr., ist Sexualität niemals mit einer moralischen Wertung verbunden (6. u. 9. Gebot). Das Alte Testament ist also leibfreundlich; es betont die eigene Verantwortlichkeit des Menschen für sein Sexualverhalten. Im Gegensatz zum Neuen Testament, in dem Ehepaare nicht vorkommen, wird im Alten Testament gelebte Ehe in vielerlei Gestalt vorgeführt.

Das 6. Gebot: Du sollst nicht ehebrechen, galt nur für die Frau. Die Folge waren strenge Vorschriften für das Verhalten einer verlobten oder verheirateten Frau, dagegen gab es keine derartigen Vorschriften für das Sexualverhalten eines verheirateten oder ledigen Mannes gegenüber einer ledigen Frau. Zur ehelichen Treue ist also nur die Frau verpflichtet; der Mann kann mehrere Frauen haben und auch mit den Mägden verkehren; nur verheiratete Frauen sind für ihn verboten, weil er sich damit den Besitz des anderen Mannes aneignet. Die Frau unterliegt dem strengen Gesetz nicht aus sittlichen Gründen oder weil sie den Mann liebt, sondern weil sie sein Besitz ist, den niemand antasten darf.

Soweit das Alte Testament. Das jüdische Denken zur Zeit Christi war von der Vorstellung beherrscht, daß die Frau die Sünde in die Welt gebracht hat. Um so auffälliger ist es, daß Jesus selbst ein ganz ungezwungenes Verhältnis zu Frauen hatte, die in seinem Freundeskreis und in seiner Begleitung waren (z. B. Maria und Martha). Er wertet Frauen nicht ab, kritisiert sie nicht, er verhält sich ihnen gegenüber frei und ungezwungen, was für die damalige Zeit ungewöhnlich war.

Jesus hat gegenüber dem Sexualbereich eine auffällige Zurückhaltung gezeigt. Es gibt kein Wort Jesu gegen Prostitution, Homosexualität, Masturbation, vor- und außerehelichen Geschlechtsverkehr oder über sogenannte Unzucht. Er hat die spärlichen Vorschriften des Alten Testaments weder gemildert noch verschärft. Es gibt keine Vorbehalte gegenüber der Erotik (Bartholomäus). Nur zur Ehe hat er sich geäußert, aber nicht zu einer speziellen Ethik der Sexualität, sondern er zielt auf eine fundamentale Ethik der Beziehungen der Geschlechter; er sieht die Ehe als wechselseitiges Verhältnis gleichwertiger Partner und weicht damit kraß vom Alten Testament ab, nach dem ein Ehemann seine eigene Ehe nicht brechen konnte. Dieser Vorzug, der die Frau bisher erniedrigt hatte, wird dem Mann durch Jesus genommen (Bartholomäus). Damit ist eigentlich schon eine Sicht des intimen Zusammenlebens der Geschlechter erreicht, wie sie unserer heutigen Sicht weitgehend entspricht. Wir wissen heute von der Ambivalenz der Sexualität; diese ergibt sich aus der Spannung von Freiheit und Liebe – dem Wesen der Liebe entsprechend. Sie ist nicht aufzulösen, weil sie in der Struktur des Menschen begründet liegt, wohl auch darin, daß der Mensch die geschlechtliche Lust zwiespältig erlebt: Sie ist immer wieder ein faszinierendes Erlebnis und verlangt nach Erfüllung und Dauer; andererseits verweist sie den Menschen auf seine Abhängigkeit von irrationalen Kräften.

Daher wird die sexuell vollzogene Liebe in der Mythologie und in der Dichtung im engen Zusammenhang mit dem Tod einerseits und dem Heiligen andererseits gesehen. Man muß aber auch sehen, daß die Sexualität von ihrem Wesen her auf Überwindung der individuellen Grenzen angelegt ist. Daher verfällt sie leicht unter dem Schein der Selbstüberschreitung der Selbstsucht und der Ausnutzung des Partners. Insofern hat die Sexualität an der Verführbarkeit und Schuldfähigkeit des Menschen teil. Die Bibel rechnet mit beidem: Mit der Verführbarkeit des Menschen zum egoistischen Lustgenuß und mit der Befreiung des Menschen von der Knechtschaft des Egoismus zur Liebe.

Die Kirche hält an der Forderung fest, 1. daß die Sexualität ihren legitimen Ort in der Ehe hat; 2. diese Ehe ist unauflösbar. Der bekannte Bonner Moraltheologe Franz Böckle hat schon vor 20 Jahren dazu gesagt: „Wir hegen die Befürchtung, daß ein Festhalten an bestimmten, historisch bedingten Interpretationen der Sexualität unsere Aussagen nicht nur unglaubhaft macht, sondern uns zudem der besten Chancen berauben würde, unserer jungen Generation den Weg zu einem sinnerfüllten sittlichen Leben zu weisen."

In der rigorosen ethischen Normierung des Sexuellen sieht Bartholomäus den Versuch des Lehramtes, mit der Sexualität als Sprache der Liebe zu Rande zu kommen. Diese jeweils zeitbedingten Versuche sind häufig mißglückt, weil sie meist nur die gefährliche Seite der ambivalenten Sexualität beachteten.

Die Industrialisierung und Verwissenschaftlichung unserer Welt hat zu einer Distanzierung von den traditionellen moralischen Maximen geführt. Das führte zu einer Entmythologisierung, also dazu, daß viele transzendent vorgestellten Mächte und die daraus abgeleiteten Tugendvorstellungen ihren metaphysischen Charakter verloren haben (Glaser). Gerade im sexuellen Bereich war es für jeden erfahrbar, daß die Verbote den psycho-physischen Bedürfnissen des Menschen widersprechen; darum kam mit dem Verlust metaphysisch begründeter Tabuisierung das alte System der Tugenden zum Einsturz (Glaser). Heute wissen wir, daß Tugenden Vorstellungen der Gesellschaft entsprechen und gesellschaftliche Erwartungen erfüllen müssen; sie haben die wichtige Funktion, das Verhalten der Mitglieder einer Gemeinschaft nach Möglichkeit zu regeln. Das macht die Revision der bisher charismatisch ausgerichteten Normsysteme notwendig (Glaser).

Während man früher glaubte, aus der Bibel klare sittliche Normen entnehmen zu können, hat man heute erkannt, daß diese Aussagen aus der damaligen Kulturwelt übernommen waren und uns Heutigen nur Hinweise geben, aber keine unmittelbar gültigen Normen sein können. So bleibt als Maßstab nur die „Sachgerechtigkeit". Die „Sachgerechtigkeit" schließt die Liebe zum Partner, die Rücksichtnahme auf und die Verantwortung für den Partner mit ein. In der Sexualethik gibt es keine konkreten Normen, die immer und überall von allen anerkannt worden sind. „Es gibt nur ein einziges Sittengesetz, das unantastbar ist und täglich und überall zu regieren hat: die mit Vernunft gepaarte Liebe. Sie schließt Rücksicht, Achtung und Verantwortung für den anderen und für die Gesellschaft sowie die Selbstachtung des Handelnden ein" (Pfürtner). Weber sieht es als entscheidend für die sittliche Norm – auch für das Gewissen – an, ob eine Handlung oder ein Verhalten dem Wohle des Menschen dient, ob es seiner Persönlichkeit zugute kommt.

Weder aus der Bibel noch aus Natur und Biologie lassen sich also Normen für die menschliche Sexualität ableiten, sondern nur aus einer Sicht des Menschen, die seiner Leib-Seele-Einheit ebenso gerecht wird wie seiner kulturellen Bezogenheit. Die kulturelle Umgebung des Menschen, zu der auch neue biologische, anthropologische, soziologische und psychologische Erkenntnisse gehören, ist aber in raschem Wandel begriffen. Damit ist auch klar, daß starre Normen auf dem Gebiete der Sexualität lebensfremd und damit unglaubwürdig werden. Trotzdem sind für die von personaler Liebe getragene Sexualität Normen erforderlich, die in allen Kulturen in unterschiedlicher Weise zur Sicherheit und Entlastung des einzelnen und der Gesellschaft beigetragen haben.

Die großen Dichtungen der menschlichen Kulturgeschichte haben immer wieder herausgestellt, daß Sexualität weit über das Abreagieren eines natürlichen Triebes hinausgeht. Die den Sexus einschließende erotische Liebe wird immer wieder als etwas Edles, Hohes und Schönes dargestellt, das mit tiefer Freude, aber auch mit Opfern verbunden ist, etwas, was hohe Anforderungen an den Menschen stellt; etwas, was Zucht und Anstrengung kostet, aber auch verdient (Pater David SJ).

Niemand wird für diese Sicht der Sexualität mehr Verständnis haben als der alte Mensch. Je älter der Mensch wird, um so mehr möchte er sich geborgen fühlen können. Menschen, die sich nicht geborgen fühlen, können weder glücklich sein noch glücklich machen; sie werden häufig sonderbar, Outsider, mit denen niemand gern zu tun haben möchte. Auch daher muß das geschlechtliche Zusammensein gerade für den älteren Menschen als liebevolle Gebärde angesehen werden, die für das Gefühl der Geborgenheit ebenso wie für die Erhaltung und Vertiefung der Liebe eine eigene Bedeutung hat. Der evangelische Theologe Trillhaas und der katholische Religionspädagoge Bartholomäus haben hervorgehoben, daß die Sexualität für den Liebenden den Charakter der Sprache hat; dadurch gewinnt sie Bedeutung als Ausdrucksform der menschlichen Liebesgemeinschaft und der Kultur des Umgangs der Geschlechter miteinander. Sexualität ist viel weniger ein biologisches als ein soziokulturelles und damit ganz und gar humanes Phänomen (Schipperges); das menschliche Sexualverhalten ist das Ergebnis eines langen, komplizierten und auch störanfälligen Entwicklungsprozesses. Man muß also ganz deutlich zwischen der von der Evolution geprägten *Geschlechtsfunktion* und der sozial geprägten *Geschlechterrolle* unterscheiden.

Nach 8 Jahrzehnten sexualwissenschaftlicher Forschung wissen wir heute, daß die Sexualität bis ins hohe Alter für Mann und Frau einen wichtigen Bestandteil ihres Lebens darstellt (Daimler). Sexualität bringt gerade dem oft freudlos lebenden älteren Menschen

Freude und Selbstbestätigung, gibt ihm Selbstsicherheit und fördert Gemeinsamkeit und menschlichen Kontakt (Wille). Wenn trotzdem alte Menschen, die ihren Partner verloren haben, Schwierigkeiten haben, intime Beziehungen einzugehen, so liegt dies eben an der traditionellen Sexualmoral, die intime Beziehungen auf die Ehe beschränkt und in der solche alten Menschen überhaupt nicht vorkommen. An diese überkommene Sexualmoral fühlen sich die entsprechend erzogenen alten Menschen gebunden und natürlich ihre gesellschaftliche Umwelt auch. Aus diesen überkommenen Vorstellungen und Normen auszusteigen, zu erkennen, daß es sich hier nicht um ein göttliches Gesetz, sondern um Konstrukte handelt, die der menschlichen Natur weder in anthropologischer noch in sozialer noch in psychologischer Hinsicht entsprechen, das ist vom einzelnen alten Menschen kaum zu erwarten. Wir Ärzte sollten daher unsere alten Patienten dabei nach Kräften unterstützen. Unsere bisherigen sexuellen Klischees sind weder „natürlich" noch unabänderlich. Es wird höchste Zeit, mit diesen Klischees aufzuräumen und ebenso auch mit den Vorurteilen über die Asexualität im Alter und die immer noch verbreitete Ansicht von der Unziemlichkeit – um nicht zu sagen: Unanständigkeit – eines aktiven Liebeslebens älterer Paare (Wille). Die Sexualität und ihre Lust sind für viele Menschen – und gerade für die älteren – eine wichtige Quelle der Existenzerfahrung geworden.

„Nicht die Schönheit bestimmt, wen wir lieben, sondern die Liebe bestimmt, wen wir schön finden." Dieses Motto gilt auch für den älteren Menschen: Wenn er noch *so* lieben kann, daß er den anderen schön findet, obwohl der Partner ebenso wie er selbst auch, bereits vom Alter gezeichnet ist, wenn er also mehr auf seine inneren Werte als auf die körperlichen Eigenschaften zu blicken vermag, dann ist dies wohl ein Zeichen dafür, daß er das Beglückende einer ihn ganz erfüllenden Liebe erfährt. Mann und Frau werden durch die Liebe im Alter glücklicher, harmonischer und gesünder an Leib und Seele. Unsere Aufgabe als Ärzte ist es, den alten Menschen dabei behilflich zu sein, körperlich, geistig, emotional und gesellschaftlich aktiv und damit auch liebesfähig zu bleiben. Das Altern schützt nicht vor der Liebe, aber die Liebe schützt vor dem Altern.

Literatur

Bartholomäus W (1987) Glut der Begierde – Sprache der Liebe. Kösel, München – Daimler R (1990) Verschwiegene Lust. Kiepenheuer & Witsch, Köln – Denzler G (1988) Die verbotene Lust – 2000 Jahre christliche Sexualmoral. Piper, München Zürich – Glaser H (1971) Aspekte der Sexualität. Diesterweg, Frankfurt/Main – Haag H, Ellinger K (1986) Stört nicht die Liebe; die Diskriminierung der Sexualität – ein Verrat an der Bibel. Walter, Olten Freiburg i. Br. – Holst D von (1990) Festvortrag am 31. 10. 90 in Bonn bei der Verleihung des Ernst von Leyden-Preises – Lehr U (1991) Psychologie des Alterns, l. Aufl. Quelle-Meyer, Wiesbaden Heidelberg – Pfürtner A (1972) Kirche und Sexualität. Reinbek – Schipperges H (1985) Wesen und Sinn der Geschlechtlichkeit. Alber, Freiburg München (Grenzfragen, Bd 13) – Weber LNM (1964) Mysterium magnum. Freiburg i. Br. – Wille R (1987) Vortrag auf der psycho-gynäkologischen Tagung in Bad Säckingen, September 1987

Hormonelle Altersveränderungen aus der Sicht des Gynäkologen

C. Lauritzen (Frauenklinik der Universität Ulm)

Nach dem 50. Lebensjahr kommt es bei der Frau zu einem Absinken der in den Ovarien gebildeten Östrogene und des Progesteron. 10 bis 15 Jahre später sinken auch Produktion und Sekretion der adrenalen Androgene deutlich ab.

Die vorliegenden Untersuchungen zeigen, daß die Sexualität der Frau im Alter nach 50 deutlich abnimmt. Es werden Zahlen zwischen 40% und 80% angegeben. Die Abnahme der Sexualität betrifft sowohl die Libido wie auch die Häufigkeit des Geschlechtsverkehrs, die Häufigkeit und Qualität der Orgasmen und die sexuelle Befriedigung. Die Ursachen dieser negativen Veränderungen in der Sexualität in und nach der Menopause sind sehr unterschiedlich. Selbstverständlich spielt der Östrogenmangel eine Rolle, der sich wenige Jahre nach Eintritt der Menopause in atrophischen Veränderungen an den Zielorganen im Genitalbereich äußert. Eine Rolle spielen auch die klimakterischen Beschwerden. Eine Frau, die unter starken Wechseljahrsbeschwerden mit Schlafstörungen und depressiven Verstimmungen leidet, wird kein großes Interesse an sexuellen Kontakten finden. Es kommt hinzu, daß mit den ersten Altersveränderungen die allgemeine körperliche Leistungsfähigkeit nachläßt. Dies gilt auch für den männlichen Partner. Krankheit kann sich einstellen. Medikamente können die Libido stark herabsetzen und die Genitalfunktion ungünstig beeinflussen.

Genitalatrophie

Durch den Östrogenmangel kommt es wenige Jahre nach Aufhören der Ovarialfunktion zur Ausbildung einer atrophischen Kolpitis mit Fluor, Brennen und Jucken am Scheideneingang. Viele Frauen klagen über eine trockene Scheide und dementsprechend Schmerzen beim Verkehr. Diese Beschwerden sind durch Verabfolgung von östrogenhaltigen Salben (zum Beispiel Linoladiol oder Ovestin) örtlich gut zu beheben. Auch die Anwendung von Gleitgelen hat sich bewährt.

Durch die Altersatrophie der Vulva kann es ebenfalls zu Beschwerden kommen. Auch der Lichen sclerosus ist im Alter häufiger und kann durch Jucken, Brennen und Schmerzhaftigkeit beim Verkehr und Einrisse der dyskeratotischen Haut Beschwerden machen. Auch bei dieser Erkrankung wird oft über unerträglichen Juckreiz geklagt. Nicht selten schrumpft nicht nur der Introitus, sondern auch die Scheide und verengt sich am Übergang vom mittleren zum oberen Drittel (Kraurosis vaginae). Selbstverständlich entstehen auch hierdurch Beschwerden, insbesondere wenn noch Verkehr ausgeübt werden soll. Eine langzeitige lokale oder orale Östrogenbehandlung ist erforderlich, um diese Zustände zu beseitigen. Beim Lichen wirkt 2%ige Testosteronsalbe besser.

Descensus

Die Senkung der Gebärmutter und der Scheide mit Cystorectocele manifestiert sich oft in den Wechseljahren. Es kommt zu Senkungsbeschwerden mit Druckgefühl nach unten, wenn die Scheide weit ist oder eine starke Senkung besteht, tritt vielleicht sogar ein Partial- oder Totalprolaps auf, wodurch die sexuelle Betätigung stark beeinträchtigt wird. Auch in solchen Fällen kann eine örtliche Hormonbehandlung helfen oder eine operative Korrektur der Senkung. Hierbei ist darauf zu achten, daß Introitus und Scheide nicht zu eng gemacht werden und daß keine störenden oder schmerzhaften Narben entstehen. Die Vor- und Nachbehandlung mit Hormonen ist auch hier angezeigt und verbessert das Ergebnis. Der Descensus ist oft mit einer Drang- und Belastungsinkontinenz verbunden. Sehr unangenehm ist auch der Urinverlust während des Verkehrs. Hilfreich sind örtliche Hormonanwendung oder auch eine orale Hormonverabfolgung und Beckenbodengymnastik. Diese helfen jedoch nur bei leichten Fällen, in schweren Fällen ist eine plastische Operation erforderlich. Vor- und Nachbehandlungen mit Hormonen sind zu empfehlen, um die bestmöglichen Ergebnisse zu erreichen. Narben, zum Beispiel im Scheidengrund, die beim Verkehr Probleme machen oder eine zu kurze oder zu enge Scheide können durch örtliche Östrogengabe meist behoben werden.

Karzinomoperationen

Die großen Karzinomoperationen bei Kollumkarzinom, Corpuskarzinom, Ovarialkarzinom und bei Vulvakarzinom hinterlassen die Frauen oft verstümmelt. Das Gefühl, keine vollwertige Frau mehr zu sein, kann zu schwerwiegenden Problemen in der Sexualität führen. Diese gehen jedoch öfter auch vom Partner aus, der seine Betroffenheit nicht überwinden kann oder in egoistischer Weise nur an sich selbst denkt. Ist das Leiden progredient, so spielt selbstverständlich die Sexualität keine Rolle mehr. Aber oft bleiben auch postoperative Beschwerden, die die Sexualität einschränken oder eine zu kurze Scheide nach Entfernung einer Scheidenmanschette, die Probleme bereiten. Am häufigsten sind jedoch die psychologischen Schwierigkeiten nach großen Krebsoperationen, sei es, daß das Krebsproblem selbst mit der Angst vor einem Rezidiv oder Progredienz die Patientin seelisch beeinträchtigt oder daß das Gefühl der Verstümmelung ihre Sexualität einschränkt. In einigen Fällen mögen auch tatsächlich Beschwerden bestehen. Es hat sich gezeigt, daß die sorgfältige Aufklärung und Besprechung aller Konsequenzen auch auf sexuellem Gebiet unter Einschluß des Partners die beste Gewähr dafür liefert, daß die Sexualität nicht oder wenigstens nicht ganz verloren geht. Auch die Nachbehandlung ist von großer Bedeutung. Beim Kollumkarzinom, beim Ovarialkarzinom wie beim Corpuskarzinom soll man der Patientin bis auf Ausnahmen auch eine postoperative Hormonbehandlung mit Östrogenen und Gestagenen nicht vorenthalten, wenn eine solche angezeigt scheint. Die Lebensqualität kann dadurch erheblich zunehmen. Auch nach Anlegen eines Anus praeter ist die Sexualität häufig ganz erloschen. Selbst nach Brustoperationen, insbesondere natürlich nach Mammaamputation kommt die Sexualität zum Erliegen. Dies ist aber häufig auch auf den Partner zurückzuführen. Hier ist es besonders wichtig, das Paar psychologisch gut vorzubereiten. In manchen Fällen mag auch eine nachgehende Psychotherapie hilfreich sein.

Die depressiven Verstimmungen

Diese können reaktiv klimakterisch bedingt sein. Selbstverständlich kommen auch echte Depressionen vor oder Depressionen nach Karzinomoperationen. Es ist gut einfühlbar, daß unter dem Auftreten einer Depression die Sexualität vermindert ist oder verloren geht. Daher kann eine gezielte antidepressive Therapie mit Östrogenen/Gestagenen oder echten Anti-Depressiva nicht selten eine Besserung bewirken.

Medikamente

Es sei hier angemerkt, daß manche Medikamente wie Sedativa, Tranquillanzien und blutdrucksenkende Mittel sowohl Kalziumantagonisten wie auch Beta-Blocker die Sexualität beim Manne, aber auch bei der Frau, herabsetzen können. Beim Manne ist vorwiegend die Potenz betroffen. Bei der Frau können manche Diuretika, Psychopharmaka und atropinähnliche Medikamente Trockenheit der Scheide bewirken. Der Arzt muß dies wissen und gegebenenfalls auch erfragen, wann solche Beschwerden auftreten und das Medikament gegebenenfalls absetzen und durch ein anderes ersetzen.

Hormone und Libido

Bei der Frau wird die Libido auch durch Androgene ebenso wie beim Mann reguliert. Dies sind die Androgene Androstendion, Testosteron der Ovarien sowie die gleichen Hormone und das Dehydroepiandrosteron der Nebennierenrinde. Östrogene haben keinen direkten Einfluß auf die Libido. Sie führen jedoch über eine Hebung der

Stimmung und der Beseitigung der atrophischen Veränderungen im Urogenitalbereich, durch Behebung der Schlafstörungen und der Depression nicht selten auch zu einer günstigen Beeinflussung der Sexualität. Eine Östrogenbehandlung sollte daher in jedem Falle versucht werden. Zur Beeinflussung der Libido kann man Androgene verabfolgen. Sie sollen so dosiert werden, daß sie nicht zu Virilisierungserscheinungen führen. Die Patientin muß über solche möglichen Nebenwirkungen wie Hirsutismus, Stimmenvertiefung, Klitorishypertrophie aufgeklärt werden. Die Behandlung kann mit oralem Testosteron, zum Beispiel 1 bis 2 Kapseln Andriol (40 mg Testosteronundecanoat) erfolgen, auch Testosteron Depot 50 mg alle 2 Wochen sind wirksam. Die Behandlung muß beim ersten Auftreten von Virilisierungserscheinungen abgebrochen werden. Mit Präparaten, die die Sexualität angeblich anregende Medikamente (zum Beispiel Muira oder Yohimbin) enthalten wie Aphrodor, Puamin, Repursan und Emasex, sind die Erfahrungen nicht besonders günstig. Bei Präparaten, die Piracetam enthalten, wird Steigerung der Sexualität als Nebenwirkung beschrieben. Die besten Erfolge hatten wir mit Implantation von Östradiol und Testosteron, subcutan in Kristallform (Östradiol 25 mg, Testosteron 100 mg). Das Präparat muß über den Großhandel aus Großbritannien bestellt werden. Es kommt im wesentlichen bei hysterektomierten Frauen zum Einsatz. In der Mehrzahl liegen auch psychologische Partnerprobleme vor, die dann psychotherapeutisch behandelt werden müssen, zum Beispiel mit der Methode von Master und Johnson oder Kaplan.

Hormonelle Altersveränderungen aus der Sicht des Andrologen

W. Krause (Abteilung Andrologie, Medizinisches Zentrum für Hautkrankheiten der Universität Marburg)

Zur Charakterisierung von Veränderungen des männlichen Sexualendokriniums im Alter hat man von einem „Climacterium virile" im Vergleich zu den Wechseljahren der Frau gesprochen. Es fehlen jedoch so sichtbare und objektivierbare Befunde wie das Sistieren der Menstruation. Erscheinungen des zentralen Hormonmangels fehlen weitgehend. Dafür ist beim Mann das deutlichste Symptom das Nachlassen der sexuellen Potenz mit ihren verschiedenen Qualitäten (Tabelle 1).

Dies ist keineswegs in jedem Falle mit einem Androgenmangel korreliert. Wohl haben ältere Männer im Mittel niedrigere Testosteron-Plasmaspiegel als jüngere Männer, diese können aber noch immer im normalen Bereich liegen. Die Einschränkung der Leydigzell-Funktion ist nicht Folge von Durchblutungsstörungen. Von 24 Männern mit nachgewiesener AVK des Beckens klagten diejenigen mit Verschlüssen der Beckenarterien zwar häufiger über Erektionsstörungen (wegen der mangelnden Perfusion des Penis) als solche, die arteriographisch noch Durchströmung der A. iliaca interna aufwiesen. Sie

Tabelle 1. Veränderungen sexueller Reaktionen im Alter

Zeit bis zur vollen Erektion:	verlängert
Erektion ohne Orgasmus:	verlängert
Erektionsdruck:	nachlassend
Ejakulationsphasen:	desynchronisiert
Sexuelle Refraktärzeit:	verlängert

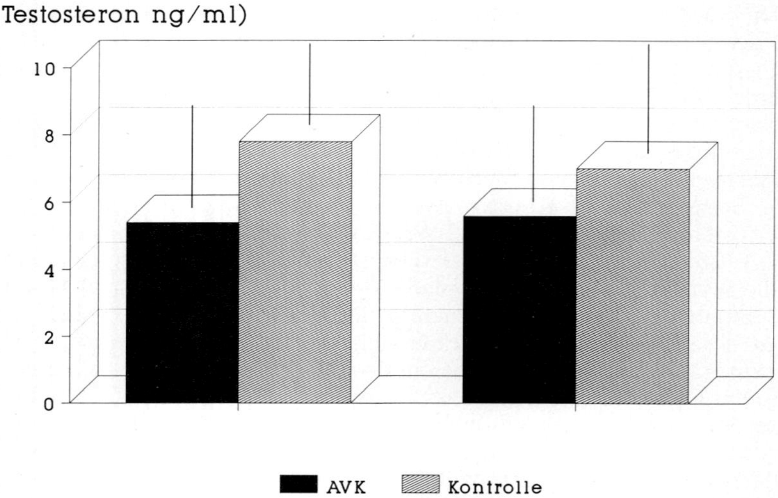

Abb. 1. Testosteron-Serumspiegel vor *(jeweils linke Säule)* und nach *(jeweils rechte Säule)* der Injektion von hCG bei Patienten mit AVK und ohne diese (x + sd)

hatten aber normale Serumspiegel von Testosteron und deren Reaktion auf hCG war normal (Abb. 1) (Deichert u. Krause 1984).

Serumspiegel sind allerdings nur ein Parameter der endokrinen Funktion. Untersuchungen über die Gewebeverfügbarkeit des Testosteron oder den Zustand der Zielzellen und Androgen-Rezeptor-Strukturen im Alter gibt es nicht. Hinweise auf eine direkte Relation zwischen den aktuellen Testosteron-Spiegeln und der sexuellen Aktivität gibt es nur für jüngere, sexuell aktive Männer. Kraemer et al. (1976) fanden im Verlaufe einer longitudinalen Studie, daß die Testosteron-Spiegel in den Phasen höherer sexueller Aktivität höher waren als bei fehlender Aktivität. Es scheint möglich zu sein, daß nicht die Kohabitation als solche, sondern der Grad der sexuellen Erregung der Parameter ist, der die Steroidsysthese in den Hoden aktiviert. Pirke u. Kokott (1982) beschrieben erhöhte Plasmaspiegel von Testosteron bei gesunden jungen Freiwilligen, während diesen sexuell anregende Filme gezeigt wurden.

Die Leydigzell-Funktion wird also durch sexuelle Stimulation beeinflußt und umgekehrt, wobei allerdings unklar ist, welches Ursache und Wirkung ist. Auf der Suche nach möglichen Ursachen haben wir in einer Zusammenstellung unseres Krankengutes bei 19 von 130 Patienten erhöhte FSH-Spiegel gefunden, davon war nur bei 6 Fällen eine Erklärung aus der Anamnese möglich. 19 von 130 Patienten hatten erhöhte LH-Spiegel (16 waren identisch mit der FSH-Gruppe), in 4 Fällen ergab die Anamnese sichere Hinweise auf deren Genese. Bei den anderen Patienten war die Hypergonadotropinämie weder durch anamnestische noch sonstige klinische Hinweise ausreichend erklärbar. Wenn auch nicht anzunehmen ist, daß erhöhte Gonadotropinspiegel primär für sexuelle Funktionsstörungen von Bedeutung sind, geben sie doch Hinweise auf Störungen in der Regulation gonadaler Hormone und damit auf mögliche Zusammenhänge mit sexuellen Dysfunktionen (Krause et al. 1989).

Um solche möglicherweise vorhandenen, latenten Störungen der Leydigzell-Funktion zu entdecken, wurde der Test mit humanem Choriongonadotropin (hCG) in die Diagnostik sexueller Funktionsstörungen eingeführt. Wenn man gesunden jungen Männern hCG i. v. injiziert, steigt deren Plasmaspiegel dosisabhängig an. Bei Männern mit psychogener lmpotenz finden wir im Mittel eine verminderte Reaktion auf hCG (Abb. 2). Wenn sie auf die hCG-Injektion überhaupt mit einem Anstieg der Testosteron-

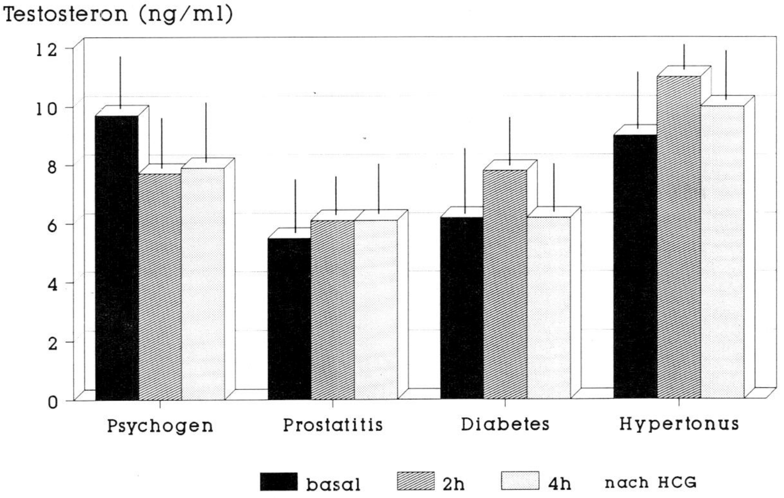

Abb. 2. Testosteron-Serumspiegel vor (basal) und nach der Injektion von 5000 iE hCG bei Männern mit verschiedenen Ursachen der Impotenz (x + sd)

Spiegel reagieren, geschieht dies oft verzögert. Dieser Befund entspricht vielleicht einem „latenten Androgen-Defizit" (Krause 1985).

Welche Konsequenzen ergeben sich hinsichtlich der Therapie von endokrinen Dysfunktionen? Schiavi u. White (1976) kamen in ihrer Zusammmenfassung der bis dahin vorliegenden Studien zur Wirkung von Testosteron bei Potenzstöungen zu dem Schluß, daß die hormonelle Therapie keinen eindeutigen Effekt hat. Auch spätere Untersuchungen in kontrollierten Studien, gleich ob sie das natürliche Testosteron oder sythetische Analoga wie Mesterolon verwendet haben, haben keine besseren Ergebnisse gehabt. Es darf aber nicht übersehen werden, daß viele Studien (auch solche, die doppelblind zum Ausschluß von Placebo-Effekten durchgeführt wurden) deshalb wenig aussagefähig sind, weil das Krankengut heterogen war, oder weil psychische und organische Ursachen nicht sorgfältig eruiert wurden. Unbestritten ist aber, daß die Applikation von Testosteron bei einem Mann, der über nachlassende Erektionsfähigkeit (sexuelle Potenz) im Alter klagt, ohne sorgfältige Indikationstellung nicht gerechtfertigt ist. Diese besteht erst dann, wenn eindeutig erniedrigte Serumspiegel von Testosteron oder eine verminderte Ansprechbarkeit der Leydigzellen im hCG-Test nachgewiesen sind (Delitala et al. 1977). Zur Substitution sind Testosteron-undecanoat (Andriol) oral oder Testosteronenanthat (Testoviron) i.m. geeignet. Ihr Erfolg kann durch Messung der Serumspiegel überwacht werden. Die Gabe von Mesterolon ist insuffizient. In allen anderen Fallen ist diese Therapie überflüssig oder möglicherweise schädlich. Es ist daran zu denken, daß ein Überangebot an Androgenen (bei normaler körpereigener Produktion) das Wachstum eines latenten Prostatacarcinoms anregen könnte.

Literatur

Deichert U, Krause W (1984) Störungen der sexuellen Funktion bei arterieller Verschlußkrankheit. Sexualmed 13:184–188 – Delitala G, Masala A, Alagna S et al. (1977) LH, FSH and testosterone in normal and impotent men following LH-RH and hCG-stimulation. Clin Endocrinol 6:11 – Kraemer HC, Becker HC, Brodie HK et al. (1976) Orgasmic frequency and plasma testosterone levels in normal human males. Arch Sex Behav 5:125–132 – Krause W (1985) Die diagnostische

Bedeutung des intravenösen Kurzzeittests mit humanem Ghoriongonadotropin (hGG). Z Hautkr 60:1156–1160 – Krause W, Weidner E, Kauß L (1989) Endokrine Untersuchungen bei Patienten mit sexuellen Funktionsstörungen. Urologe B 29:6–9 – Pirke KM, Kokott G (1982) Endocrinology of sexual dysfunction. In: Bancroft J (ed) Diseases of Sex and Sexuality. Saunders, London – Schiavi RG, White D (1976) Androgens and male sexual function: a review of human studies. J Sex Marit Therapy 2:214–227

Sexuelle Störungen nach Operationen

J. Denk, J. Sökeland (Urologische Klinik Dortmund)

Die Störung der Sexualfunktion des Mannes durch Operationen kann ursächlich vor, während und nach der Operation entstehen. Ebenso wie der Zeitpunkt unterschiedlich ist, kann auch die Genese dieses Geschehens auf psychologischem wie auf organischem Gebiet liegen.

Sexuelle Störungen können nach folgenden Operationen auftreten:

1. Prostatektomien bei Prostatahyperplasie
   a) chirurgische Ektomie;
   b) transurethrale Ektomie.
2. Radikalen Prostatektomien bei Prostatakarzinom
3. Radikaler Zystektomie bei Blasenkarzinom.
4. Retroperitonealer Lymphadenektomie (Sympathektomie).
5. Aortofemoralen Bypassoperationen
6. Rektumamputationen.
7. Nierentransplantation.
8. Nach Traumen.

Die Beeinträchtigungsfaktoren der erektilen Potenz sind sehr vielschichtig. Physiologische und psychosexuelle Einflüsse spielen mit zunehmendem Alter eine Rolle.

In zahlreichen Veröffentlichungen wird auf die Veränderungen der Sexualphysiologie im Alter hingewiesen. Diese bestehen in:

1. einer längeren Zeitspanne zur Erreichung einer vollständigen Erektion,
2. einer Abnahme des Druckes während der Ejakulationsphase und einer Verringerung der Samenflüssigkeitsmenge und
3. einem gelegentlichen Auftreten von reduzierter oder aufgehobener Libido.

Diese Veränderungen beeinträchtigen die Potenz in physiologischer Hinsicht nicht. Eine Beeinflussung der Sexualität kann aber durch Unkenntnis dieser veränderten Vorgänge entstehen. Durch die Angst vor dem Verlust der Kohabitationsfähigkeit kommt es dann sekundär zur Impotenz.

Weitere Beeinflussungsfaktoren sind:

1. Monotonie im sexuellen Verhältnis.
2. Überbeanspruchung durch finanzielle und berufliche Absicherung, z. B. berufliche Karriere, sozialer Status.
3. Körperliche oder geistige Ermüdung.
4. Zügellosigkeit in Eß- und Trinkgewohnheiten.
5. Körperliche oder geistige Krankheiten

Zahlreiche Erkrankungen können darüber hinaus die Sexualität beeinflussen:

1. Diabetes mellitus.
2. Arterielle Gefäßkrankheiten.
3. Suchtkrankheiten (Alkoholismus, Drogenmißbrauch).
4. Kardiale oder respiratorische Erkrankungen.
5. Neurologische Erkrankungen (z. B, MS, Tumoren des ZNS, Neuropathien).
6. Traumen (Rückenmarksverletzungen, Beckenfrakturen).

Auch nach nicht urologischen Operationen können Störungen der männlichen Sexualität bei *aortofemoralen Bypassoperationen,* bei *abdominosakralen Rektumamputationen* und nach *Sympathektomien* u. a. auftreten. Ebenso können verschiedene Medikamente Sexualstörungen erzeugen. Auch können Erkrankungen des Partners zu einem Nachlassen der sexuellen Aktivität führen, so daß der ganze Komplex außerordentlich vielschichtig ist.

Platt veröffentlichte im Deutschen Ärzteblatt letzlich einen Artikel über die Sexualität im Alter. Dabei wurde unter anderem auf den Starr-Weiner-Report verwiesen: Eine Befragung von mehr als 1000 Probanden mit einem Alter über 60 Jahren ergab, daß zwischen 97% und 93% der 60- bis 91jährigen Patienten an Sex interessiert sind. 70% der Befragten sagten aus, Sexualität sei für sie im Vergleich zu jüngeren Jahrgängen gleich geblieben oder sogar besser geworden. Andererseits ergab eine präoperative Befragung unter 60jährigen Männern eine vorbestehende Impotenzrate von etwa 1/3 der Patienten. Andere präoperative Untersuchungen ergaben, daß 64% der über 60jährigen sexuell aktiv waren.

Finkle hält psychosoziale und psychosexuelle Einflüsse für den Hauptgrund der Sexualschwierigkeiten nach der Operation. Als Begründung stellte er 3 Thesen auf:

1. In Anbetracht der verminderten Libido und der abnehmenden sexuellen Leistungsfähigkeit verschafft die Operation dem Patienten eine logische und passende Entschuldigung für die abrupte Einstellung des Geschlechtsverkehrs.
2. Die Stellungnahme des behandelnden Operateurs verstärkt bei dem Patienten die vorherrschende Meinung, daß Impotenz ein notwendiges Resultat nach chirurgischen Eingriffen insbesondere im Urogenitaltrakt sei.
3. Es gibt die weitverbreitete Meinung, daß sexuelle Aktivität nach einer Operation (sowohl an der Prostata als auch an anderen Organen) zu einer Beeinträchtigung der Wunde, als auch zu einer Gefährdung der allgemeinen Gesundheit führen könne.

Betrachtet man diese Aussagen genauer, so fällt in allen Fällen die Angst als vorherrschendes Moment auf. Einen Einblick in die Zusammenhänge zwischen Angst und sexuellem Versagen gibt eine Arbeit von Kockott: „Die Mehrzahl der psychisch bedingten sexuellen Funktionsstörungen haben ein phobisches Gepräge. Sie werden durch den sogenannten ‚Selbstverstärkungsmechanismus' der Angst aufrechterhalten." Hier zeigt sich die große Bedeutung der präoperativen Aufklärung. Die Angst, durch sexuellen Kontakt den Operationserfolg oder in der Rekonvaleszenz die allgemeine Gesundheit zu schädigen kann zu einer erheblichen Beeinträchtigung des sexuellen Bereiches führen. Um diese Komplikationen des postoperativen Sexuallebens zu vermeiden, wird von vielen Autoren eine umfangreiche, angstnehmende Aufklärung gefordert.

Sexuelle Störungen nach Prostataadenomektomien

Die Prostatahyperplasie ist das am häufigsten auftretende Problem im Urogenitaltrakt des Mannes. Schätzungen besagen, daß ca. 60% aller nordamerikanischen Männer über 60 Jahre von einer Vergrößerung der Prostata betroffen sind. Zahlreiche Arbeiten haben sich mit postoperativ auftretenden Sexualschwierigkeiten nach Prostataoperationen befaßt, wobei der Nachteil der Arbeiten darin besteht, daß sie sich auf subjektive

Angaben der Patienten stützen mußten. Dies änderte sich mit der Einführung moderner diagnostischer Methoden wie z. B. der nächtlichen penilen Tumeszenzmessung. Danach müssen die Gründe der Impotenz nach Prostataresektionen aufgrund verschiedener Arbeiten unter anderem von So auf psychologischem Gebiet liegen. Zohar beschrieb 3 Varianten, die das sexuelle Verhalten nach Prostatektomie signifikant beeinflußten:

1. Angstschwelle vor der Operation.
2. Verständnisvolle Beratung, z. B. über die retrograde Ejakulation, die meist unter Umständen mit sexueller Impotenz gleichgesetzt wird.
3. Allgemeine Lebenszufriedenheit.

Bei verschiedenen Untersuchungen blieben alle präoperativ aufgeklärten Patienten potent. Operationsunabhängige Faktoren wie Alter, Aufklärungsgebahren, Partnerbeziehung und allgemeine Streßsituation sind hier von überragender Bedeutung.

Erektionsstörungen nach Prostatektomien scheinen keine typischen Komplikationen zu sein, auszuschließen sind sie jedoch nicht. Sicher kann angenommen werden, daß eine umfassende Unterrichtung über Sexualität im Rahmen der Aufklärung die Rate der postoperativen Impotenz entscheidend senkt. Die Impotenzrate der Patienten, die vor einer Prostataoperation über das postoperative Sexualleben beraten wurden, gab im Vergleich zu nichtberatenen ein Absinken der Impotenzrate von 63% auf 0%. Dies zunächst unerwartete Ergebnis ist für den Hintergrund des multidimensionalen Charakters der Vita sexualis verständnisfähig.

Sexuelle Störungen nach radikaler Prostatektomie und radikaler Zystektomie

Bei der radikalen Prostatektomie wie auch bei der Zystektomie wurden bis vor kurzem der Potenzverlust von Patient und Operateur als schicksalhafte Fügung hingenommen und angesichts der Grunderkrankung als sekundär angesehen. Es war insbesondere ein Verdienst von Walsh und Mitarbeitern, bei der radikalen Prostatektomie bzw. bei der Zystektomie eine die Nervi cavernosi schonende Operationstechnik zu empfehlen, die in einem hohen Prozentsatz eine Erhaltung der Erektionsfunktion ermöglicht. Diese Technik beinhaltet eine Schonung des die Nervi cavernosi enthaltenden neurovaskulären Bündels. Die lateral gefäßführenden Prostatapfeiler werden nahe der Basis der Samenblase durchtrennt. Walsh und Mitarbeiter betonen allerdings auch, daß primäres Operationsziel die radikale Tumorentfernung und nicht die Potenzerhaltung darstellt, d. h., daß bei fortgeschrittenen Karzinomen aus Radikalitätsgründen die Nervi cavernosi nicht immer geschont werden können. Immerhin konnten die Autoren in ihrer ersten Fallserie in 82% die Erektionsfähigkeit erhalten. Da noch unterschiedliche Zahlen angegeben werden, werden hier neue zukunftsweisende Wege beschritten, die von den urologischen Zentren verfolgt werden.

Bei Krebserkrankungen kann es in einem nicht unerheblichen Prozentsatz auch aus psychologischen Gründen zu einer Impotenz kommen. Eine Beschreibung der möglichen psychologischen Abläufe während einer Krebserkrankung gibt Spengler. Es handelt sich dabei um psychoreaktive Störungen auf die Krebsdiagnose, die sich in Angst, Depressionen, Suizidgedanken, hypochondrischer Selbstbeobachtung oder Sucht- und Abhängigkeitsverhalten ausdrücken. Bei Genitaloperationen stehen noch häufiger psychosexuelle Störungen im Vordergrund.

Sexuelle Störungen nach retroperitonealer Lymphadenektomie

Erst in den 60er Jahren wurde man auf die postoperative Komplikation der *retrograden Ejakulation* oder fehlenden Emission nach retroperitonealer Lymphadenektomie aufmerksam. Mit der Einführung der modernen Chemotherapie und die damit verbundenen größeren Heilungschancen wurden Anstrengungen unternommen, durch Modifikation der Resektionsgrenzen bei der Operation, die Haltung der Zeugungsfähigkeit in einem höherem Prozentsatz zu bewahren. Mit Hilfe einer sogenannten modifizierten retroperitonealen Lymphadenektomie, bei der die Lymphknoten entsprechend dem Befall einseitig reseziert werden, kann eine ungestörte postoperative Ejakulation erhalten werden.

Erektionsprobleme nach retroperitonealer Lymphadenektomie werden in der Literatur nur sehr selten angegeben. Eine Schädigung des psychogenen Erektionszentrums kann die Ursache dieser Sexualstörung sein, allerdings spielen auch hier psychische Faktoren eine bedeutende Rolle.

Nierentransplantation

Die Ursache der Potenzeinbuße nach Nierentransplantation ist sicher vielschichtig. Daher ist der auslösende Faktor nur schwer zu ermitteln. Veränderungen nach Nierenübertragungen treten auf endokrinologischem, metabolischem, neurologischem und vaskulärem Gebiet auf, zusätzlich können antihypertensive Medikamente, die in bis zu 40% der operierten Fälle gegeben werden, sexuelle Einbußen bewirken. Auch die immundepressive Therapie kann durch Auswirkungen im endokrinologischen und metabolischen Bereich die sexuelle Leistungskraft negativ beeinflussen. Hervorzuheben in operationstechnischer Hinsicht sind die deutlich erhöhten Impotenzraten nach bilateraler, renaler Transplantation mit Verschluß beider Arteriae iliacae internae im Vergleich zur einseitigen Nierenerkrankung. Einen Einblick in die psychische Verfassung bei Patienten mit Potenzproblemen nach Nierentransplantation vermitteln Arbeiten um Pach. Dabei war bei den Patienten mit postoperativ gestörter Sexualfunktion anamnestisch eine Vielzahl depressiver Symptome zu ermitteln, die zwar besonders während des Dialysezeitraumes, aber auch nach erfolgter Transplantation auftraten. Patienten mit postoperativer ungestörter Sexualität zeichneten sich durch optimistischere, aktive Einstellungen, betonter Maskulinität, geringerer somatischer Gestörtheit und Depressivität, andererseits aber auch durch geringere Selbstkritik aus. Die Autoren kamen zu dem Schluß, daß die Potenz- und Libidoeinbuße auch im Rahmen von Vitalstörungen zu sehen sind.

Zusammenfassung

Um Störungen der Sexualfunktion des Mannes durch urologische Operationen zu vermeiden und die Komplikationsrate möglichst klein zu halten, sind folgende Verhaltensmaßregeln erforderlich:

1. Eine genaue Anamnese, die den Sexualstatus vor der Operation erfragt und außerdem nach bekannten Beeinflussungsquellen der Sexualität forscht, z. B. Krankheiten, wie sie der Diabetes mellitus, die arterielle Verschlußkrankheit und der Hypertonus darstellen oder Medikamenteneinnahme, wie z. B. Anti-Hypertonika.
2. Eine angstnehmende Aufklärung, die den Patienten über alle Schritte von der präoperativen Vorbereitung bis hin zu postoperativen Phase genauestens informiert.
3. Operationsmethoden, die ihre Grundlagen in der Kenntnis und Beachtung der anatomischen und physiologischen Steuerungsmechanismus der sexuellen Funktion haben.
4. Eine fachlich und psychologisch gut fundierte Betreuung des Patienten nach der Operation.

Mit diesen Maßnahmen sowie mit den beschriebenen Operationsverfahren kann eine Einbuße der sexuellen Leistungsfähigkeit bei der überwiegenden Mehrheit der operierten

Patienten vermieden werden. Sollte es dennoch zu einer Störung der Sexualfunktion gekommen sein, so sollte durch eine sorgfältige Diagnostik die Ursache dieser Dysfunktion herausgefiltert werden, da die Behandlungsmöglichkeiten eine genaue Kenntnis der Ursache voraussetzen. Störungen mit psychologischem Hintergrund sollten einer psychotherapeutischen Behandlung zugeführt werden.

Zusammenfassend kann gesagt werden, das durch ein Zusammenspiel von intensiver Betreuung des Patienten, durch geeignete Operationsmethoden und postoperative Behandlungsmöglichkeiten die sexuellen Störungen nach Operationen auf einen geringen Prozentsatz vermindert werden können.

Sexualstörungen bei zuckerkranken Männern

M. Neubauer (Dreieich-Krankenhaus, Langen)

Seit langem ist bekannt, daß bei zuckerkranken Männern in vermehrtem Maße sexuelle Störungen vorkommen. John Rollo [40] wies 1798 hierauf als erster hin.

In der Vorinsulinära haben von Noorden u. Isaac [36] das Vorkommen sexueller Störungen bei Diabetikern mit 53% angegeben. Trotz der späteren Möglichkeit einer Behandlung des Diabetes mellitus mit Insulin oder oralen Antidiabetika treten sie, wie Tabelle 1 erkennen läßt, nach wie vor mit einer durchschnittlichen Häufigkeit von 50% auf. Wenn nur die Erektionsstörungen berücksichtigt werden (Tabelle 2), so finden sich

Tabelle 1. Häufigkeit von sexuellen Störungen bei zuckerkranken Männern

Autoren	Gesamtzahl der befragten Diabetiker	Prozent impotente Diabetiker	Bemerkungen
v. Noorden u. Isaac 1927 [36]	?	53	
Kuhlmey 1936 [21]	60	48	
Falta 1944 [10]	?	10	
Schöffling 1960 [46]	314	51	
Montenero u. Donatone 1962 [31]	436	52	
Prikhozhan 1967 [38]	350	75	
Rausch-Stroomann et al. 1970 [39]	175	39	Altersbegrenzung 20–55 J.
Cibeira et al. 1970 [3]	50	26	
Neubauer et al. 1971 [33]	146	43	Altersbegrenzung 20–55 J.
Ellenberg 1971 [6]	200	59	
Faerman et al. 1972 [8]	299	40	Altersbegrenzung 18–50 J.
Kolodny et aL. 1974 [20]	175	49	
Schneider u. Politzer 1975 [45]	23	48	Altersbegrenzung 20–59 J.
Miccoli et al. 1985 [30]	77	52	Nur Typ II-Diabetiker
Pointel et al. 1989 [37]	202	59	

Tabelle 2. Häufigkeit von Erektionsstörungen bei zuckerkranken Männern

Autoren	Gesamtzahl der befragten Diabetiker	Prozent impotente Diabetiker
Rubin u. Babbott 1958 [41]	198	55
Mayne 1968 [26]	92	36
McCulloch et al. 1980 [27]	541	35

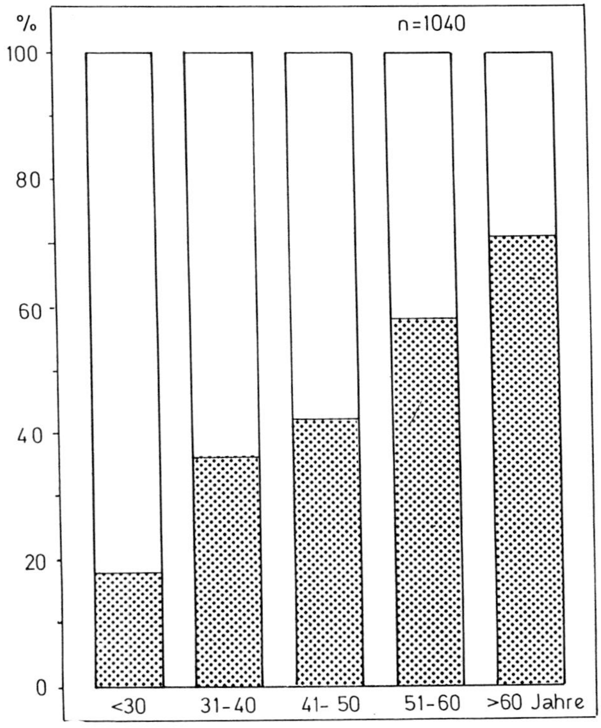

Abb. 1. Altersbezogene Verteilung der sexuellen Störungen bei Diabetikern (getönte Areale) unter Verwendung der Daten von [26, 31, 41, 46]

diese bei etwa 35% aller männlichen Diabetiker. Betrachtet man die Altersverteilung der sexuellen Störungen (Abb. 1), dann erkennt man eine sehr starke Zunahme mit steigendem Lebensalter. Zusammenfassend ist also festzustellen, daß die sexuellen Störungen bei Diabetikern wesentlich häufiger als bei stoffwechselgesunden Männern vorkommen und ihre Inzidenz in den höheren Altersdekaden zunimmt [35].

Klinisches Bild

Die bei Diabetikern auftretenden sexuellen Störungen kann man in 2 Grundformen unterteilen, nämlich die passageren und die chronischen sexuellen Störungen. *Passagere sexuelle Störungen:* Sie werden von etwa 10% der Diabetiker irgendwann im Verlauf ihrer Erkrankung registriert [5, 35]. Im Vordergrund steht hierbei ein Nachlassen des sexuellen Verlangens, das meist auch von einer mehr oder weniger ausgeprägten Erektionsschwächen begleitet wird. Diese Störungen treten in der Regel im Zusammenhang mit hyperglykämischen Stoffwechselentgleisungen auf und sind begleitet von allgemeinem Unwohlsein und Müdigkeit. Nach Normalisierung der Stoffwechsellage bilden sie sich vollständig zurück. Sie sind also nicht diabetesspezifisch [9].

Chronische sexuelle Störungen: Die überwiegende Zahl der männlichen Diabetiker aber leidet an der zweiten Form, nämlich den chronischen sexuellen Störungen. Sie sind für den Diabetes zwar charakteristisch, ihre Symptomatologie ist jedoch nicht typisch. Rein symptomatologisch lassen sie sich also nicht von chronischen sexuellen Störungen anderer Genese abgrenzen. Bei dieser Form dominieren die Erektionsprobleme. Etwa 70% der impotenten Diabetiker machen diese Angabe [32]. Die Erektionsstörungen sind unterschiedlich ausgeprägt. Häufig wird berichtet, daß nur eine sehr schwache Erektion zu Stande kommt, so daß die Immissio nicht gelingt. Bei anderen Patienten ist die Erektion zunächst kräftig, klingt jedoch während des Verkehrs vor Erreichen des Orgasmus wieder ab. Meist verschlimmern sich die Erektionsstörungen über Wochen und Monate langsam progredient, manchmal kommt es aber auch recht rasch zum kompletten Erektionsverlust. Anfangs ist die Libido in der Regel überhaupt nicht gemindert. Erst die Versagensängste bewirken später ein Nachlassen des sexuellen Interesses und damit auch einen Rückgang der sexuellen Aktivität. Bei den chronischen sexuellen Störungen sind meist auch die morgendlichen Erektionen, die Spontanerektionen und die Erektionen bei der Masturbation entweder gar nicht vorhanden oder gestört [9, 32]. Ebenso sind die nächtlichen Erektionen im Schlaf qualitativ und quantitativ vermindert [44].

Ätiologie und Pathogenese

Die chronischen sexuellen Störungen betreffen gleichermaßen Typ I- als auch Typ II-Diabetiker [37]. Wie eingangs dargestellt, lassen sich eindeutige Beziehungen zum Lebensalter feststellen, doch ist eine Korrelation zur Diabetesdauer bisher nicht nachgewiesen worden [7, 28]. Oft gehen die Sexualstörungen anderen Komplikationen des Diabetes voraus [28] oder manifestieren sich in Einzelfällen manchmal sogar in den Vorstadien der Zuckerkrankheit [4, 13]. Für ihr Entstehen scheint die Art der antidiabetischen Therapie keine Rolle zu spielen. Langfristig gut geführte Diabetiker sind wahrscheinlich seltener betroffen [28, 30]. Eine arterielle Hypertonie und ein verstärkter Alkoholkonsum wirken dagegen fördernd [28, 47].

Psychische Faktoren

Es ist bekannt, daß psychische Faktoren für das Auftreten sexueller Störungen bei nicht-diabetischen Männern eine Rolle spielen. Insofern muß man damit rechnen, daß auch Diabetiker auf Grund psychischer Einflüsse Sexualstörungen entwickeln können, zumal der Diabetes mit seinen vielfältigen Belastungen sich schon tiefgreifende psychische und physische Beeinträchtigungen nach sich zieht. Als Goldstandard, zur Unterscheidung zwischen psychischer und organischer Impotenz gilt, wenn auch nicht unumstritten, die Untersuchung der Penistumeszenz, d.h. der spontanen nächtlichen Erektionen, während der REM-Phasen im Schlaflabor. Auf Grund dieser Untersuchungen und psychologischer Tests kann man annehmen, daß etwa 20% der sexuellen Störungen bei Diabetikern psychogen entstanden sind [5, 22, 25].

Endokrine Faktoren

Schon sehr früh wurde der Frage einer endokrinen Verursachung der sexuellen Störungen bei Diabetikern nachgegangen [44]. Die inzwischen vorliegenden zahlreichen Hormonuntersuchungen lassen zwar eine Tendenz zu niedrignormalen Testosteronspiegeln [32] wie auch eine Reduzierung des freien Testosterons erkennen, doch hat sich bisher keine eindeutige pathognomonische Störung der Leydigzellfunktion oder der Funktion von Hypophyse und Hypothalamus sichern lassen [11, 32, 33]. Dementsprechend haben auch Therapieversuche mit Testosteron oder Gonadotropinen bei Patienten mit chronischen Erektionsstörungen versagt. Dieses schließt aber nicht aus, daß man unter den impotenten Diabetikern in Einzelfällen auch Patienten mit einem ausgeprägten Androgenmangel oder mit einer Hyperprolaktinämie nichtdiabetischer Ursache findet und entsprechend behandeln muß.

Nervale Faktoren

Die Erektion ist ein hämodynamisches Phänomen, das durch einen neurogenen Mechanismus gesteuert wird. Für die Entstehung von Erektionsstörungen wurde deshalb auch der diabetischen Neuropathie eine Schlüsselrolle zugeschrieben [6, 26]. Da Funktionsstörungen der autonomen Nervenfasern im Genitalbereich schwierig zu erfassen sind, konzentrierten sich zunächst die Untersuchungen auf die Erfassung neuropathischer Veränderungen im Bereich somatisch-sensibler Nervenfasern sowie auf die autonome Innervation der Harnblase. Hierbei konnten eindeutige Beziehungen zwischen Neuropathie und Erektionsstörungen aufgezeigt werden [6, 7, 20, 34]. Diese Befunde wurden durch den Nachweis einer verzögerten Nervenleitgeschwindigkeit im N. dorsalis penis [19, 23] sowie durch die histologische Darstellung von Veränderungen der autonomen Nervenfasern der Corpora cavernosa [8] bestätigt. Allerdings muß man einräumen, daß bei einer Reihe von Patienten mit Erektionsstörungen keinerlei Hinweise für eine Neuropathie zu finden sind und andererseits auch trotz objektivierbarer neurologischer Veränderungen die Erektionsfähigkeit nicht gestört sein muß. Insofern kann dar neurogene Faktor nicht die alleinige Ursache für die Erektionsstörungen bei Diabetikern sein. Faßt man die Ergebnisse mehrerer Untersucher [1, 16, 22] zusammen, dann dürften die Erektionsstörungen nur bei etwa 35% auf eine alleinige nervale Ursache zurückzuführen sein.

Neurotransmitter

In den letzten Jahren wird dem vasoaktiven intestinalen Polypeptid (VIP), einem Eiweißkörper mit 28 Aminosäuren, der eine Relaxation der glatten Muskulatur bewirkt, eine wichtige Rolle bei der Erektion zugeschrieben. Daneben wirken auch Katecholamine und möglicherweise auch der „epithelium derived relaxing factor“ (ERDF) als Neurotransmitter mit. Gu et al. [14] sowie Lincoln et al. [24] haben eine deutliche Verminderung von VIP, Melman R. et al. [29] eine solche von Noradrenalin im Penisgewebe impotenter Diabetiker nachgewiesen. Schließlich haben Saenz de Tejada et al. [43] gezeigt, daß auch die ERDF-vermittelte Gefäßmuskelaxation bei impotenten Diabetikern vermindert ist. Welche Bedeutung diesen Beobachtungen zukommt, läßt sich zur Zeit noch nicht sagen.

Vaskuläre Faktoren

Für den hämodynamischen Vorgang der Erektion ist von vaskulärer Seite ein suffizienter arterieller Blutfluß in den Penisarterien, die Funktionsfähigkeit der Steuermechanismen für den Blutf luß, die Intaktheit des Schwellkörpersystems sowie die synchrone Drosselung des Blutabflusses über die Schwellkörpervenen eine unabdingbare Voraussetzung. Da die wichtigste Begleiterkrankung des Diabetes mellitus eine generalisierte Angiopathie ist, liegt es nahe, Zusammenhänge zwischen dieser und den Erektionsstörungen bei zuckerkranken Männern anzunehmen. In der Tat wurden auch von Ruzbarsky u. Michal [42] sowie von Jevtich et al. [17] bei Diabetikern mit sexuellen Störungen erhebliche arteriosklerotische Veränderungen bis zu kompletten Verschlüssen der Penisarterien sowie Fibrosierungen der sog. Polster und des Schwellkörpergewebes histologisch nachgewiesen. Anhand von Arteriogrammen von stoffwechselgesunden und diabetischen Männern mit schwerer arterieller Verschlußkrankheit stellten Herman et al. [15] fest, daß von den Diabetikern 59% und von den Nichtdiabetikern nur 29% unter Erektionsstörungen litten. Auch bei Doppleruntersuchungen der Penisarterien wurden bei impotenten Diabetikern in 50–96% der Fälle abnorme Befunde festgestellt [16, 18]. Zusätzlich scheinen auch venöse Leckagen nicht selten zu sein [1]. Alle diese Befunde machen deutlich, daß Gefäßfaktoren bei der Entstehung von Erektionsstörungen auch bei den Diabetikern eine große Rolle spielen. Generell muß man aber feststellen, daß wohl selten einmal ein Faktor alleine, sondern immer ein Bündel verschiedener Ursachen zusammenwirkt, von denen die nervalen einschließlich der Transmitterdefekte sowie die vaskulären wohl die bedeutsamsten sind.

Therapie

Bei Vorliegen der passageren Form der diabetischen Sexualstörungen erübrigt sich meist eine spezielle Therapie, da sich einige Zeit nach der Normalisierung einer Stoffwechselentgleisung auch die Sexualfunktion wieder normalisiert. Viel problematischer gestaltet sich dagegen die Behandlung der chronischen sexuellen Störungen, weil es keine spezifischen prophylaktischen oder kausalen therapeutischen Verfahren gibt. Das vordringlichste Therapieziel muß es sein, dem Patienten und seiner Partnerin durch Gespräche zu helfen, die meist vorhandene Konfliktsituation zu bewältigen, Angst abzubauen und trotz der gegebenen Limitierung ein beide Partner befriedigendes Sexualleben zu induzieren. Allgemein wichtig ist es, auf eine gute Stoffwechselführung und das Weglassen differenter Medikamente und anderweitiger Noxen, wie z. B. Alkohol, Psychopharmaka, Drogen, aber auch bestimmte Antihypertonika, hinzuwirken. Bei vorwiegend psychischer Ursache sollte eine psychotherapeutische Behandlung veranlaßt werden. Liegt jedoch eine organische Ursache zu Grunde, kommen nur symptomatische Behandlungsmaßnahmen wie z. B. die intrakavernöse Injektion vasoaktiver Substanzen oder die Implantation einer Penisprothese in Frage. Diese Behandlungsmaßnahmen müssen zusammen mit dem Patienten und seiner Partnerin sehr sorgfältig abgewogen werden.

Literatur

1. Buvat J, Lemaire A, Buvat-Herbaut M, Guieu JD, Bailleul JP, Fossati P (1985) Comparative investigations in 26 impotent and 26 nonimpotent diabetic patients. J Urol 133:34 – 2. Buvat J, Lemaire A, Buvat-Herbaut M, Marcolin G, Quittelier E, Fontaine P, Guieu JD, Dehaene JL, Fossati P. (1987) Les mechanismes de l'impuissance diabetique. Vingt-cinq cas. Presse Med 16:611 – 3. Cibeira J, Faerman I, Colinas R, Buzzi A, Fox D, Jadzinsky J, Petrera I, (1970) Bioelectrical investigations in 105 diabetics. Excerpta Med Found Amsterdam 1970:125 – 4. Deutsch S, Sherman L (1980) Previously unrecognized diabetes mellitus in sexually impotent men JAMA 244:2430 – 5. el-Bayoumi M, el-Sherbini O, Mostafa M (1984) Impotence in diabetics: organic versus psychogenic factors. Urol 24:459 – 6. Ellenberg, M (1971) Impotence in diabetes: The neurologic factor. Ann intern Med 75:213 – 7. Ellenberg M (1980) Sexual function in diabetic patients. Ann intern Med 92:331 – 8. Faerman I, Vilar O, Rivarola MA, Rosner JM, Jadzinsky MN, Fox D Perez Lloret A, Bernstein-Hahn L, Saraceni D (1972) Impotence and diabetes. Studies of androgenic function in diabetic impotent males. Diabetes 21:23 – 9. Fairburn CG, Mc Culloch DK, Wu FC (1982) The effects of diabetes on male sexual function. Clin Endocrinol Metab 11:749 – 10. Falta W (1944) Die Zuckerkrankheit. Urban & Schwarzenberg, Berlin – 11. Ficher M, Zuckerman M, Fishkin RE, Goldman A, Neeb M, Fink PJ, Cohen SN, Jacobs JA, Weisberg, M (1984) Do endocrines play an etiological role in diabetic and non diabetic sexual dysfunctions? J Androl 5:8 – 12. Fournier AM, Huguet JF (1968) Vascularisation du bul be caverneux. Aspect normal pathologique (cas particulier du diabete). J Radiol Electrol 49:515 – 13. Goldman JA, Schlechter A, Eckerling B (1970) Carbohydrate metabolism in infertile and impotent males. Fertil Steril 21:397 – 14. Gu J, Lazarides M, Pryor JP, Blank MA, Polak JM, Morgan R, Marangos PJ, Bloom SR (1984) Decrease of vasoactive intestinal polypeptide (VIP) in the penises from impotent men. Lancet II:315 – 15. Herman A, Adar R, Rubinstein Z (1978) Vascular lesions associated with impotence in diabetic and nondiabetic arterial occlusive disease. Diabetes 27:975 – 16. Jevtich MJ, Edson M, Jarman WD, Herrera HH (1982) Vascular factel in erectile failure among diabetics. Urol l9:163 – 17. Jevtich MJ, Kass M, Khawand N (1985) Changes in the corpora cavernosa of impotent diabetics: comparing

histological with clinical findings. J Urol (Paris) 91:281 – 18. Kaiser FE, Korenman SG (1988) Impotence in diabetic men. Am J Med 85:147 – 19. Kaneko S, Bradley WE (1987) Penile electrodiagnosis. Value of bulbocavernosus reflex latency versus nerve conduction velocity of the dorsal nerve of the penis in diagnosis of diabetic impotence. J Urol 137:933 – 20. Kolodny EL, Kahn CB, Goldstein HH, Barnett DM (1974) Sexual dysfunction in diabetic men. Diabetes 23:306 – 21. Kuhlmey W (1939) Sind Diabetes oder extrainsulinäre Glucosurie durch männliche Hormone zu beeinflussen? Dtsch med Wschr 65:5 – 22. Lehman TP, Jacobs JA (1983) Etiology of diabetic impotence. J Urol 129:291 – 23. Lin JT, Bradley WE (1985) Penile neuropathy in insulin dependent diabetes mellitus. J Urol 133:213 – 24. Lincoln J, Crowe, Blacklay PF, Pryor JP, Lumley JSP, Burnstock G (1987) Changes in vipergic, cholinergic and adrenergic innervation of human penile tissue in diabetic and nondiabetic impotent males. J Urol 137:1053 – 25. Maatman TJ, Montague DK, Martin LM (1987) Erectile dysfunction in men with diabetes mellitus. Urol 29:589 – 26. Mayne N (1968) The short-term prognosis in diabetic neuropathy. Diabetes 17:270 – 27. Mc Culloch DK, Campbell IW, Wu FC, Prescott RJ, Clarke BF (1980) The prevalence of diabetic impotence. Diabetologia 18:279 – 28. Mc Culloch DK, Young KJ, Prescott RJ, Campbell IW, Clarke BF (1984) The natural history of impotence in diabetic men. Diabetologia 26:437 – 29. Melman A, Henry DP, Felten DL (1980) Effect of diabetes upon penile sympathetic nerves in impotent patients. South Med J 73:307 – 30. Miccoli R, Giampietro O, Tognarelli M, Basile-Fasolo C, Menchini-Fabris GF, Lenzi S, Rossi B, Navalesi R (1985) Prevalence of sexual dysfunctions in noninsulin dependent (type II) diabetic males. Acta Eur Fertil 16:241 – 31. Montenero P, Donatone E (1962) Diabete et activité sexuelle chez l'homme. Diabte (Le Raincy) 10:327 – 32. Neubauer M (1977) Über die sexuellen Störungen und die Veränderungen im Bereich des Funktionskreises von Hypothalamus, Hypophyse und Gonaden bei Männern mit chronischen inneren Erkrankungen. Habilitationsschrift, Frankfurt/Main – 33. Neubauer M, Demisch K, Schöffling K, Wiegelmann W, Solbach HG (1971) Andrologische Untersuchungen, Testosteronspiegel und HG-Belastungen bei Diabetikern mit Potenzstörungen. Verh dtsch Ges inn Med 77:1060 – 34. Neubauer M, Schöffling K (1977) Zur Neuropathie des autonomen Nervensystems bei Diabetes mellitus. Verh dtsch Ges inn Med 83:1046 – 35. Neubauer M, Schöffling K (1984) Sexualstörungen bei männlichen Diabetikern. In: Mehnert H, Schöffling, K (eds) Diabetologie in Klinik und Praxis. Thieme, Stuttgart/New York – 36. v. Noorden C, Isaac S (1927) Die Zuckerkrankheit und ihre Behandlung. Springer, Berlin – 37. Pointel JP, Got I, Ziegler O, Jan P, Kolopp M, Drouin P, Debry G (1989) L'impuissance chez le diabetique. J Mal Vasc 14: 133 – 38. Prikhozhan VM (1967) Impotence in diabetes mellitus. Probl Endokr Gormonoter 13:37 – 39. Rausch-Stroomann JG, Petry R, Mauss J, Hienz HA, Jakubowski HD, Senge T, Eckardt B, Berthold K, Sauer H (1970) Untersuchungen zum Problem der Fertilität und Potenz bei Diabetikern. Verh dtsch Ges inn Med 76:861 – 40. Rollo J (1798) John Rollo's Book. Cases of Diabetes mellitus. Dilly, London – 41. Rubin A, Babbott D (1958) Impotence and diabetes mellitus. J Amer Med Assoc 168:498 – 42. Ruzbarsky V, Michal V (1977) Morphologic changes in the arterial bed of the penis with aging. Invest Urol 15:194 – 43. Saenz de Tejada I, Goldstein I, Azadzoi K, Krane RJ, Cohen RA (1989) Impaired neurogenic and enothelium-mediated relaxation of penile smooth muscle from diabetic men with impotence. New Engl J Med 320:1025 – 44. Schiavi RC, Bisher C (1982) Assessment of diabetic impotence: Measurement of nocturnal erections. Clin Endocr Metab 11:769 – 45. Schneider T, Politzer WM (1975) Impotence in the diabetic male. S Af med J 49:181.7 – 46. Schöffling K (1960) Störungen der Keimdrüsenfunktion beim männlichen Zuckerkranken. In: Bürger-Prinz H, Giese H (eds) Beiträge zur Sexualforschung. Enke, Stuttgart – 47. Zemel P (1988) Sexual dysfunction in the diabetic patient with hypertension. Am J Cardiol 61:27

Sexualberatung älterer Patienten

M.-J. Halhuber (Bad Berleburg)

Woher nimmt ein Präventivkardiologe und Rehabilitationskliniker im Alter von 75 Jahren die Legitimation, über dieses Thema mitzureden?

Vermutlich verdanke ich die Einladung zu diesem Symposion, daß unser Vorsitzender, Herr Prof. Platt, die gemeinsam mit Herrn Cyran von mir verfaßte Broschüre „Der ältere Patient und seine Sexualität" (ICI-Praxis-Service) gelesen hat. In dieser Broschüre sind auch meine Erfahrungen als Arzt gerade mit der Sexualberatung von Infarktpatienten enthalten, die ja in den letzten Jahren zunehmend immer mehr ältere Patienten betreffen. Für einen Arzt, dem gerade die umfassende Betreuung von chronisch Herzkranken seit Jahrzehnten besonders am Herzen liegt, kann natürlich das Kapitel Sexualberatung nicht ausgeklammert werden, vor allem, wenn man die Erfahrung gemacht hat, daß dieses Thema weder von den Patienten noch von den behandelten Ärzten von sich aus angesprochen wird. Warum wohl? Weil für die Generation der Infarktkranken in ihrer Mehrheit schon allein wegen des Alters und auch für die älteren Ärzte dieses Thema tabuisiert ist. Ein weiterer Grund ist aber sicher auch der, daß es bei diesem Gesamtthema für viele Ärzte ohne lange Erfahrung keinen leichten „Einstieg" zu geben scheint. Aufgrund langjähriger Erfahrung erlaube ich mir, als solchen Einstieg den Bezug auf die Biographie des Patienten und seines Lebenspartners vorzuschlagen.

Wie soll man also in der Beratung von älteren Patienten und nicht nur in der Sexualberatung von chronisch Herzkranken vorgehen?

1. ein Gespräch allein mit dem Patienten,
2. ein Gespräch allein mit dem Partner und
3. ein Gespräch mit beiden gemeinsam.

Der Slogan: „Eine Krankheit – zwei Patienten" sollte uns auch in diesem Zusammenhang besonders im Gedächtnis bleiben.

Wenn wir die Dreiteilung der ärztlichen Fragen nach der Biographie des Patienten anwenden, so bedeutet das, daß wir zuerst nach der Einstellung des Patienten und seines Lebenspartners in der Vergangenheit fragen.

Fragen zur Vergangenheit

Nicht nur nach einem Herzinfarkt hängt das Sexualleben des Patienten von seiner Einstellung zur Sexualität und seiner Lebensphilosophie vor der Attacke ab, natürlich auch von seinen somatischen und psychosozialen Risikofaktoren und von der übernommenen oder akzeptierten Haltung seiner Umgebung, im besonderen seines Lebenspartners und von vielen kulturellen Einflüssen. Vor kurzem ist ein Buch von Renate Daimler erschienen mit dem Titel „Verschwiegene Lust", in der Frauen jenseits des 60. Lebensjahrs sehr offen über ihre Sexualbedürfnisse sprechen. Ich bin mir nicht sicher, in welchem Ausmaß hier nur im positiven Sinne ein Tabu durchbrochen wird und ob nicht es bedenkenswert ist, wie in einem Leserbrief der österreichischen Zeitschrift Profil zu lesen war, daß ein solches Buch nicht liebesfreundlich, sondern eher frauenfeindlich wäre. Ich erwähne das in diesem Zusammenhang nur deshalb mit einem Fragezeichen, weil ich glaube, daß wir im Gespräch mit dem Patienten und seinem Lebenspartner sehr hellhörig sein sollten, ob die Äußerung, sie sei nun jenseits von Gut und Böse, wirklich aufrichtig gemeint ist. Wenn die sexuelle Beziehung zum Lebenspartner nicht glücklich war, dann ist es erfahrungsgemäß dieser Lebenspartner, der die sexuellen Beziehungen nach einer schwereren Erkrankung, z. B. nach dem Infarkt, vermeidet, und zwar mit der Ausrede, einer möglichen Gefahr für den Patienten aus dem Weg gehen zu wollen. Es erscheint mir für den Arzt wichtig, um solche unterbewußten Reaktionen in der Partnerschaft zu wissen, damit er die richtige Art des Beratungsansatzes findet. Organische Ursachen einer Potenzstörung beim älteren Menschen können in den traditionellen Risikofaktoren liegen. Im Zentrum zur Erforschung der Potenzstörungen in Paris haben über 90% der dortigen Patienten einen oder mehrere der traditionellen Risikofaktoren. Es gibt eben nicht nur das Raucherbein, sondern auch den Raucherpenis.

Aber auch nicht-organische Ursachen von Potenzstörungen können ihre Wurzel weit in der Vergangenheit haben. So ist z. B. das typisch männliche Leistungsdenken im Bett, wie es bei Männern, die zum Typ-A-Verhalten neigen, sehr ausgeprägt ist, eine Ursache der besonderen Angst dieser Patienten, nun als Herzkrüppel den Partner womöglich im Bett zu enttäuschen. Mit dieser, oft unbewußten Sorge der Patienten mit ausgeprägten Kontrollbedürfnissen, also auch Leuchten der Leistungsgesellschaft, ist aber bereits die Potenzstörung programmiert. Die Vergangenheit holt aber auch u. U. den Ehepartner ein. Wenn dieser im Intimleben früher nicht befriedigt worden war, dann äußern ältere Teilnehmerinnen in Ehefrau-Gruppengesprächen häufig eine gewisse Resignation, manchmal jedoch auch Zufriedenheit darüber, daß sie sich auf diese Weise einer ungeliebten Pflicht enthoben fühlen. Ein solches Verhalten hat natürlich Konsequenzen für das gemeinsame Erleben.

Nicht ganz selten kann man bei Lebenspartnern eines älteren chronisch Kranken, der früher eine Pascha-Rolle gespielt hat und nun plötzlich in eine Kindchen-Rolle geraten ist, beobachten, daß die Übernahme einer Rolle als overprotective mother ausgenützt wird, um durch Schonung des Patienten an seinem früheren Verhalten Rache zu nehmen.

Fragen zur Gegenwart

Der beruflich-gesellschaftliche und finanzielle Statuswandel bei plötzlich chronisch Kranken, also nicht nur nach einem Infarkt, der vor allem dann spürbar wird, wenn der Ehemann erwerbsunfähig bleibt und die Ehefrau „in die Arbeit geht", hat häufig einen Einfluß auf das erotisch sexuelle Selbstwertgefühl des Mannes vor allem dann, wenn bisher Berufstätigkeit, Gelderwerb, Leistung, Erfolg und Männlichkeit für ihn identisch waren. Ein familiär-partnerschaftlicher Statuswandel ist den gewohnten sexuellen Aktivitäten abträglich. Gerät z. B. der Infarktpatient in die für den Partner schwer erträgliche Pascha-Rolle des chronisch Kranken und plagt er die Ehefrau bei Tag durch Ungeduld, Jähzorn, Ungerechtigkeit und Reizbarkeit, so wird er abends kaum eine zärtliche Geliebte vorfinden. Andererseits ereignet sich der Herzinfarkt des Ehemanns häufig in einer Lebensphase, in der die Kinder die Familie verlassen haben und der tröstliche Hund noch nicht angeschafft ist. Der Infarktpatient wird zum Ersatzkind, dessen körperliches Wohlergehen zur Lebensaufgabe für die Ehefrau-Mutter wird. Hatte der Ehemann im sexuellen Selbstverständnis des Paares früher stets der aktive, erobernde, fordernde, die Ehefrau aber die passive, sich hingebende zu sein, so wird ihr diese sexuelle Verhaltensweise gegenüber dem Kindchen-Mann, den sie tagsüber beschützt, behütet und dem sie die Wege ebnet, abends schwer fallen.

Eine praktisch wichtige Frage zur aktuellen Situation des Patienten, die übrigens auch am ehesten vom ihm selbst gestellt wird, ist die Frage nach dem Einfluß von Medikamenten auf seine Sexualität. Dabei muß schon einleitend betont werden, wie schwierig es ist, über medikamenteninduzierte Sexualstörungen exakte Aussagen zu machen, da meistens ja mehrere konkurrierende Faktoren zu beachten sind, die neurologische, psychologische, kardiologische Situation des Patienten, aber auch seine inneren Widerstände, über Sexualprobleme mit dem Arzt zu reden. Es gibt wenig methodisch einwandfreie und kontrollierte Studien. Meist beziehen sich die Aussagen auf Fallberichte. So wird es verständlich, daß z. B. die Angaben über Störungen der Sexualfunktion durch den Beta-Blocker Propanolol zwischen 1 % und 47 % schwanken. Für den Arzt ist es aber wichtig, alle diesbezüglichen Vermutungen der Patienten ernstzunehmen, weil deren Therapietreue und Einnahmedisziplin (Compliance) von solchen Vermutungen abhängen. Die beiden Autoren MG Waine und Procci kommen zu diesem Schluß, nachdem sie 121 Literaturangaben kritisch durchgesehen haben. Viele Substanzen aus der Suchtszene haben unterschiedliche Wirkungen auf die Sexualfunktion. Alkohol und Marihuana steigern die Libido bei akuter Aufnahme, sie haben aber negative Wirkungen auf Libido und Orgasmus bei chronischem Mißbrauch. Kokain kann Libido und Sexualeffekte in niedriger Dosis und gelegentlicher Anwendung erhöhen, bei hohen Dosen und chronischem Gebrauch führt es aber zu Sexualstörungen.

Opiate verringern Libido und Sexualfunktion sowohl bei akutem als auch bei chronischem Gebrauch. Weil besonders häufig Beta-Blocker mit Sexualstörungen von Patienten in Zusammenhang gebracht werden, muß hier besonders darauf hingewiesen werden, daß in der MRC-Studie zwar Propranolol mit einer Häufigkeit von 13–14% beschuldigt worden ist, daß sich aber für die Beta-1-selektiven Rezeptoren-Blocker die Situation anders darstellt. In einer multizentrischen Studie mit 10000 Hypertonie-Patienten, die mit Metroprolol behandelt wurden, ist kein Fall von Impotenz zu verzeichnen gewesen. Die Beta-1-Selektivität ist offensichtlich ein entscheidender Vorteil im Hinblick auf die Vermeidung von Sexualfunktionsstörungen.

In diesem Zusammenhang muß aber auch erwähnt werden, daß es Medikamente gibt, welche sicher positiv Libido und Potenz beeinflussen. Das gilt für Prazosin, Trazodon, bei dem auch bis zum Priapismus Wirkungen beobachtet wurden, für Diazepam, für Antipsychotika der Mesoridacingruppe, für Nifedipin und schließlich für den Beta-2-Agonisten Salbutamol. Besonders wichtig ist die positive gewäßerweiternde Wirkung des Nitroglyzerins und der Nitrate, die deshalb nicht nur bei Neigung zur Angina pectoris großzgügig vorbeugend verwendet werden sollten.

Fragen zur Zukunft

Angstbetonte Zukunftsphantasie sind vor allem bei den so häufigen älteren Koronarkranken die Ursache sexueller Probleme. Der wichtigste Grund ist dabei sicher ein Mangel an ärztlicher Aufklärung, weil die Patienten Angst haben vor gefährlichen Reaktionen durch den Sexualakt, gefährlichen Arrhythmien, Angina pectoris und plötzlichem Herztod. Männer sind erfahrungsgefäß vor allem von der Angst vor Versagen beherrscht. Für sie ist physische und emotionale Schwäche gleichbedeutend mit Verlust von Männlichkeit, was zu einem verringerten Selbstwertbewußtsein, zu Depressionen und Isolation führt. Immer wieder kann man Angst, Nervosität und Schlafstörungen bei Männern beobachten, die die Existenz dieser Probleme völlig verneinen und verleugnen und exzessiv motiviert sind, um sich selbst zu einem früheren Niveau von Leistung (auch im Bett eine Kombination aus Typ A-Kontrollbedürfnis und -Verleugnisneigung) zurückzubringen. Die Furcht vor einem Liebestod und die Vorstellung von schädlichen Folgen durch die Intimkontakte können bei beiden Partnern dazu führen, daß sie die Intimität meiden und ihr gewohntes Verhalten ändern. Als eine Auswirkung der Gefühle von Hilflosigkeit und Abhängigkeit empfinden diese Patienten eine erhöhte Sensibilität und Bedürfnis nach Sicherheit. Vor allem Arbeiter haben Schwierigkeiten, solche Sicherheitswünsche zu verbalisieren und zu realisieren.

Die Risiken sexueller Aktivität bei Patienten mit koronarer Herzkrankheit sind aber tatsächlich viel geringer als landläufig vermutet wird. Eine japanische und eine bundesdeutsche Studie berichten, daß etwa 1‰ aller plötzlichen Todesfälle bei Männern bei sexueller Betätigung eintraten, wobei die Untersuchungsstichprobe 8275 unerwartete Todesfälle mit gerichtlicher Obduktion umfaßte (Ueno 1965; Krauland 1976). Dabei war der Tod in 80% während oder nach einem außerehelichen Geschlechtsverkehr eingetreten. Dies wird als Hinweis dafür angesehen, daß das Risiko eines Reinfarkts oder einer tödlichen Komplikation offensichtlich weniger in der körperlichen Belastung durch den Koitus als in den belastenden Begleitumständen liegt. Die Untersuchungsergebnisse hinsichtlich der körperlichen Belastung durch den Geschlechtsverkehr können folgendermaßen zusammengefaßt werden: „Der lange Zeit verheiratete Mann in mittleren und höheren Lebensjahren, und zwar sowohl der Gesunde als auch der Koronarkranke, hat etwa zweimal wöchentlich Verkehr. Der Akt dauert nur kurze Zeit (10–16 min). Wenn auch die Dauer des Geschlechtsaktes und der einzelnen Phasen erheblich differiert, so dürfte doch die bei der ehelichen Sexualität in Filmen und Romanen geschilderte prolongierte Erotik die Ausnahme sein. Wie bei vielem anderen in unserer Kultur ist die Initialphase hastig und verkürzt. Der körperliche Aufwand ist mit etwa 120 Herzschlägen/min während höchstens 10–15 s bescheiden. Der Sauerstoffverbrauch entspricht in etwa dem, der für schnelles Gehen, Treppensteigen oder beim Verrichten ganz normaler Arbeit erforderlich ist.“ (So steht es in dem auch heute noch lesenswerten Buch von Dreisinger-Scheingold u. Wagner, *Sound sex and the aging heart*, New York, 1976).

Welche Aufgaben wir Ärzte gerade in der Zukunftsplanung der Rentner mit und ohne Herzinfarkt vor uns haben, geht aus Befragungsergebnissen bei 178 Hamburger Frührentnern nach Herzinfarkt durch v. Kerekjarto et al (1983) hervor. 80% gaben eine Abnahme der sexuellen Beziehungen an, 64,4% eine Verschlechterung der Ehe, was nicht verwundert, wenn man hört, daß 89% Todesangst hatten und sich bezüglich der Zukunft hoffnungslos fühlten, 67% gaben depressive Verstimmungen an. In diesem Zusammenhang muß erwähnt werden, daß nur 20% Sozialkontakte mit ambulanten Herzgruppen hatten, was auch für die hier besprochene Problematik von Bedeutung zu sein scheint.

Bei der präoperativen Befragung zeigt sich, daß nur 9% der Patienten in den letzten 6 Monaten Geschlechtsverkehr hatten, während 915 sexuell abstinent lebten. Als Gründe für die sexuelle Karenz wurden vor allem freiwillige Unterlassung aus Krankheitsgründen (14%), Abraten des Arztes (22%) und kein Wunsch nach sexueller Betätigung (33%) genannt. Ein Jahr postoperativ ändert sich das Bild deutlich. 47% waren im letzten halben Jahr regelmäßig sexuell aktiv, 52% geben immer noch sexuelle Karenz an. Die lebensverbessernde Herzoperation kann also im Hinblick auf das psychosexuelle Leben der Patienten auch als lebensqualitätsverbessernder Eingriff betrachtet werden. Die Interviewdaten zeigen ferner die Wichtigkeit der Beratung in sexuellen Fragen, die notwendiger Bestandteil des ärztlichen Gesprächs mit kardiologischen Patienten sein sollte (Bunzel u. Eckersberger 1987).

Literatur

Bunzel B, Eckersberger F (1987) Der prä- und postoperative psychosexuelle Status herzkranker Patienten. Wiener Med Wochenschr 137:393–398 – Gracia Barreto D, Catalina S-C, Rivas-Estany E, Nieto-Valdes R, Hermanndez-Cauero A (1986) Sexual intercourse in Patients, who have had a Myocardial Infarction. Cardiopulmonary Rehabilitation 6:324–327 – Kerekjarto M v, Krasemann EO, Maas E (1983), Wie leben Frührentner nach Herzinfarkt? Münch Med Wochenschr 125:722–726 – Krauland W (1976) Unerwarteter Tod, Herzinfarkt und Sexualität aus der Sicht des Rechtsmediziners. Sexualmedizin 5, Supplement XX-XXIII – Levy MJ, Benyakar M, Mihashan S, Levinsky L, Rosenberg C, Fuchs Y (1985) Sexual relations and the perception of health and happiness among patients following coronary artery bypass grafting and myocardial infarction. In: Walter PJ (ed) Return to work after bypass-surgery. Springer, Berlin – Mc Waine de, Procci WR (1988) Drug induced sexual dysfunction. Medical Toxicology and Adverte Drug Experience 3:289–306 – Ueno M (1965) The so called coitation death. Nihon University J Med 7:235 – Virag R, Bouilly N, Trydmann M (1985) Is Impotence an Arterial Disorder? Lancet I – Whitehead ED (1989) Geriatrics 44:61–71

Symposium G: AIDS 1991

Vorsitz: *F.-D. Goebel,* München; *H. D. Pohle,* Berlin

Moderne serologische Diagnostik der HIV 1- und HIV 2-Infektion

Th. Mertens (Institut für Virologie der Universität Köln)

In den sieben Jahren seit der Isolierung des ersten humanen Immundefizienzvirus (HIV 1) hat es eine sehr rasche Entwicklung diagnostischer Verfahren gegeben. Viele Probleme sind gelöst worden, einige aber auch neu hinzugekommen. Derzeit lassen sich die Aufgaben der virologischen HIV-Diagnostik folgendermaßen definieren:

1. Infektionsdiagnose
2. Prognosemarker
3. Therapieleitung
4. Epidemiologie

Über diese Anforderungen hinaus stellen sich zunehmend Fragen nach der jeweils optimalen Teststrategie in Abhängigkeit von der Fragestellung, der HIV-Prävalenz in der zu untersuchenden Population, den Laborvoraussetzungen und letztlich den finanziellen Möglichkeiten (Entwicklungsländer). In diesem Zusammenhang sind auch Kosten-Nutzen Analysen einzelner Screening-Programme zu sehen [4, 11, 22, 24, 31, 33].

Die diagnostischen Verfahren lassen sich einteilen in „Virusnachweise" und Antikörpernachweise. Wenngleich der Virusnachweis – insbesondere als Infektiositätsnachweis – diagnostisch äußerst erstrebenswert ist, werden als Suchtests bislang nur HIV-Antikörpernachweisverfahren angewendet.

Tabelle 1. Methoden der HIV-Diagnostik

„Virusnachweis"
- Virusisolierung (Infektiositätsnachweis)
- Antigennachweis p24 (gp120)
- Nachweis der Reversen Transkriptase (RT)
- Genomnachweis PCR (Infektiositätsnachweis)
- in situ Hybridisierung (an Zellen)

Antikörpernachweis

Suchtests
- ELISA sandwich-Test, dot-blot-Test
  - kompetitiver Test
  - antibody-capture-Test (u. U. markiertes Antigen)
- Agglutinationstests
  - Latex
  - Gelatine
  - Erythrozyten
- Immunfluoreszenztest

Bestätigungstests
- Westernblot
- Radioimmunpräzipitationstest (RIPA)
- Nachweis von Antikörperproduktion in vitro
- Neutralisationstest

Für die weiteren Betrachtungen, die bewußt auf labortechnische Einzelheiten verzichten [10, 14, 16], lassen sich auf dem Boden der eingangs erwähnten drei Aufgaben der HIV-Diagnostik etwa folgende Beurteilungskriterien für diagnostische Verfahren formulieren:

- Sensitivität/Spezifität/prädiktiver Wert,
- Standardisierbarkeit (Interpretation),
- Handhabung (Aufwand/Sicherheit),
- Kosten,
- Erkennung frischer postnataler Infektionen,
- Erkennung konnataler Infektionen,
- Erfassen antikörpernegativer Infizierter,
- Differenzierung von HIV 1/2-Antikörpern,
- prognostische Aussagekraft,
- Therapieindikation,
- Therapiekontrolle,
- Erfassen von Chemotherapeutika-resistenten Viren.

Jeder bekannte Test hat hinsichtlich dieser Kriterien Stärken und Schwächen, und demzufolge sind die verschiedenen Tests keineswegs austauschbar. Ziel moderner Diagnostik muß es sein, die geringstmögliche Zahl aussagekräftiger Tests zur Beantwortung möglichst vieler Fragen bereitzustellen.

Infektionsdiagnose

Bereits die HIV 1-ELISA Suchtests der ersten Generation, auf der Basis von HIV-Antigen aus infizierten Zellkulturen, erreichten unserer Erfahrung nach eine Sensitivität von 99–100% bei einer Spezifität von etwa 94–98% [7]. Die Spezifität konnte durch die Einführung gentechnologisch gewonnener Testantigene weiter verbessert werden, so daß diese derzeit bei korrekter Testdurchführung und unausgewählten europäischen Seren bei 99,8–99,99% liegt. Etwa 3/4 der HIV 2 positiven Seren wurden wegen der Kreuzantigenität von HIV 1 und HIV 2 (p24) durch diese HIV 1-Tests bereits erfaßt. Die mittlerweile allgemein üblichen HIV 1/2-Kombinationstests weisen HIV 1-Antikörper mit gleicher und HIV 2-Antikörper mit ähnlicher Sensitivität und Spezifität nach [2, 25]. Hierbei ist zu bedenken, daß die meisten HIV 2-positiven Seren afrikanischer Herkunft sind. Afrikanische Seren, wie auch Seren von bestimmten Patienten/Probanden (Transplantatempfänger, Lymphompatienten, chronische Dialysepatienten, Autoimmunerkrankte, Schwangere u. a.), neigen bekanntermaßen eher zu falsch positiven Reaktionen [7, 26]. Bei gezieltem Verdacht auf eine HIV 2-Infektion kann es sinnvoll sein, einen HIV 2-Monotest als Suchtest miteinzusetzen. Man muß sich vor Augen halten, daß bei derartiger Sensitivitat und Spezifität die korrekte Testdurchführung und etwaige Serumverwechslungen von erheblicher Bedeutung für die Rate falscher Befunde sind. Die CDC haben in einer Initiative zur Qualitätskontrolle mit 1050 in- und ausländischen Laboratorien Unterschiede sowohl bei der Materialqualität als auch bei den Interpretationen festgestellt und weisen ausdrücklich auf die Bedeutung der ausreichenden Qualifikation des Laborpersonals hin [37]. Im Bemühen um Standardisierung sind in der Bundesrepublik DIN-Normen für die Durchführung von ELISA (verabschiedet) und für die Durchführung von HIV-Westernblots (Entwurf) erarbeitet worden.

Der prädiktive Wert eines Suchtestergebnisses hängt dennoch erheblich von der HIV-Prävalenz in der untersuchten Population ab. Davey u. Lane geben an, daß der positive prädiktive Wert eines positiven HIV 1-ELISA (abhängig vom Test) bei einer angenommenen HIV 1-Seroprävalenz von 20% etwa 98% beträgt, bei einer HIV 1-Seroprävalenz von 0,2% aber auf etwa 30% absinkt. Bei zusätzlicher Testung im Westernblot (drei

Banden), der als Test nicht sensitiver ist, ergeben sich für die beiden angenommenen Populationen positive prädiktive Werte von 99,6% bzw. 99,5% [10]. Der Westernblot ist der weitaus verbreitetste Bestätigungstest und als solcher zur Zeit unentbehrlich. Einige Untersucher mit entsprechenden Laborvoraussetzungen bevorzugen den RIPA als Bestätigungstest, der als geringfügig sensitiver (Antikörper gegen gp120/gp160) und spezifischer gilt [10, 14]. Der RIPA ist technisch deutlich aufwendiger, nicht kommerziell erhältlich und erfordert den Umgang mit Radioaktivität und infektiösem HIV. Man sollte sich auch in der Klinik über gewisse Limitierungen des Westernblot im klaren sein:

1. Die derzeit kommerziell erhältlichen Westernblots sind nicht so gut standardisiert wie die zugelassenen Suchtests.
2. Die Interpretation eines Westernblots bedarf bei nicht eindeutigem Ergebnis der Erfahrung und unterliegt in Grenzfällen einer gewissen Subjektivität.
3. Die Definition von „positiv“, „negativ“ und „fraglich“ ist nicht einheitlich.

Es gibt mehrere veröffentlichte Empfehlungen zur Interpretation der Ergebnisse [8, 10, 19, 26, 38]. Als Labordiagnostiker sollte man sich bewußt bleiben, daß eine harte „negativ“-Definition mehr unklare Fälle mit entsprechender menschlicher Problematik erzeugt. Mit zunehmender Standardisierung des Verfahrens und der Materialien könnte die Interpretation so erfolgen, daß für die Beurteilung „positiv“ mindestens zwei Banden gefordert werden, welche Proteinen entsprechen, die von zwei unterschiedlichen viralen Genen kodiert werden. „Negativ“ wäre ein Westernblot, der keine virusspezifischen Banden zeigt. Alle übrigen Bandenmuster sollten dann als „in diesem Serum nicht beurteilbar“ befundet werden, da sich dahinter, gemessen an negativer PCR und HIV-Isolierung, Nicht-Infizierte, aber gelegentlich auch Infizierte verbergen können [8, 18, 19, 21].

Die Forderung für die Testung unausgewählter Kollektive in den westlichen Industrieländern bleibt daher:

1. Testung der Seren in einem qualitätsgeprüften HIV 1/2 ELISA (Suchtest).
2. Bestätigung eines positiven Ergebnisses im Bestätigungstest (Westernblot).
3. Testung eines zweiten unabhängig entnommenen Serums im ELISA.
4. In seltenen Fällen müssen vor einer endgültigen Diagnose noch weitere Seren im Verlauf untersucht werden. Unter Umständen ist der Versuch einer Virusisolierung oder eine PCR-Untersuchung angezeigt.

Aus diagnostischer Sicht ergibt sich z. Zt. keine Indikation für die mögliche, aber recht aufwendige Bestimmung neutralisierender HIV-Antikörper.

Die Agglutinationstests (Latex) hatten bislang eine etwas geringere Sensitivität, aber weitere Entwicklungen (Eigen-Erythrozyten-Agglutinationstest) versprechen hohe Sensitivitat bei einfacher Handhabung. Bei einem solchen Test würde man dem Vollblut des Patienten monoklonale Antikörper gegen Humanerythrozyten mit chemisch angekoppeltem HIV-Antigen zugeben, was bei vorliegen von HIV-Antikörpern in wenigen Minuten zur Verklumpung der patienteneigenen Erythrozyten führen würde [10, 36].

Kosten und Handhabung spielen vor allem in den Entwicklungsländern eine ausschlaggebende Rolle und sind hier sicher höher zu veranschlagen als Unterschiede in Sensitivität und Spezifität, welche sich in Bruchteilen von Prozent ausdrücken lassen [3, 33].

Die Bedeutung des Immunfluoreszenztests (IFT) wird (auch abhängig von der Erfahrung des Untersuchers) etwas unterschiedlich gesehen. Während die einen ihn als zu subjektive und wenig sensitive Methode bewerten, gilt er anderen fast als alternativer Bestätigungstest, der noch dazu vor dem ELISA positiv wird. Unserer Erfahrung nach ist er weniger sensitiv, kein alternativer Bestätigungstest, liefert aber in Zweifelsfällen nützliche Zusatzinformationen. Das frühzeitigere Erfassen einer Serokonversion durch den IFT konnten auch wir in einem Fall beobachten. Dies dürfte aber wegen der Sensitivitatssteigerung der ELISA an Bedeutung verloren haben.

Auch der beste Antikörpersuchtest kann keinen seronegativen Infizierten entdecken. Es ist bekannt, daß nach der Infektion einige Wochen (drei bis zehn) vergehen, bis Antikörper nachweisbar werden. Die quantitative Bedeutung dieser Tatsache für das Blutspendewesen (die Anzahl möglicher Vollblutspenden durch ein Individuum ist sehr limitiert!) und die Transplantationschirurgie ist wiederum abhängig von der HIV-Prävalenz in einer Bevölkerung, also von der Anzahl Neuinfizierter in einer Zeiteinheit in einer Population [6, 13, 19]. Es schien zunächst theoretisch denkbar, diese diagnostische Lücke vor allem in Hochrisiko-Populationen durch zusätzliche Anwendung eines HIV-Antigentests um etwa die Hälfte zu verkleinern. Allerdings ist der empirische Nachweis bislang in Studien nicht gelungen, und nach der Verbesserung der ELISA scheint der Zeitvorsprung durchschnittlich nur noch wenige Tage zu betragen [6, 35].

Keinesfalls kann der Antigentest den Antikörpertest ersetzen, da einerseits HIV-Infizierte (unausgewählt ca. 70%) sehr wohl p24-Antigen negativ sein können, und andererseits der Test selbst weniger gut reproduzierbar ist als der ELISA-Antikörpertest bei gleichzeitig größerer Grauzone [32].

Eine gewisse Unsicherheit bei der vergleichenden Beurteilung der Sensitivität einzelner Verfahren resultiert, wie erwähnt, aus der Tatsache, daß die ELISA-Suchtests in den letzten Jahren kontinuierlich deutlich sensitiver geworden sind [35]. Die Häufigkeit langfristig antikörpernegativer Infizierter sowie des Verlustes zuvor nachgewiesener Antikörper bei Erwachsenen ist unbekannt. Alle bekannten epidemiologischen Daten sprechen gegen eine nennenswerte Anzahl derartiger Fälle. Andererseits lassen es derartige Überlegungen geraten erscheinen, zumindest in Populationen mit hoher HIV-Prävalenz weitere „Surrogatmarker" neben dem HIV-Antikörpersuchtest bei der Spenderauswahl heranzuziehen [12, 17].

Der Einsatz synthetischer Peptide als Antigen scheint sich zunehmend bei der Infektionsdiagnose zu bewähren, vor allem auch bei der Differenzierung von HIV 1 und HIV 2-Antikörpern. Individuelle prognostische Aussagen haben sich allerdings bislang nur sehr bedingt ergeben, s. u. [23, 35, 39]. Es werden Untersuchungen durchgeführt, die darauf abzielen, den Westernblot mit Zellkulturantigen als Bestätigungstest durch den Einsatz einer Reihe synthetischer Peptide, die verschiedene virale Polypeptide repräsentieren, zu ersetzen.

Die Polymerase-Kettenreaktion (PCR) zum hochempfindlichen Nachweis viraler Genome (eines in 100000 Zellen) nach in vitro Amplifikation, aber auch die weniger sensitive Virusisolierung (Spezifität 100%) sind hilfreich bei der Infektionsdiagnose bei antikörpernegativen Infizierten zur Klärung möglicher konnataler Infektionen und zum Nachweis der Infektiosität eines Patienten zu einem bestimmten Zeitpunkt. Die PCR ist zur Zeit kein Routinetest und bedarf der kritischen Durchführung (mit mehreren Primerpaaren) und Interpretation [16, 20, 21, 29, 34, 40].

Leider hat sich der Nachweis von HIV-spezifischen Ig-Subklassen als wenig hilfreich erwiesen. Der Nachweis HIV-spezifischer IgM-Antikörper gelingt auch bei intrauterin infizierten Kindern nur selten. Kinder HIV-infizierter Mütter stellen demzufolge ein besonderes diagnostisches Problem dar: das Vorhandensein von Antikörpern postpartal (bis 18. Monat) ist nicht beweisend für eine Infektion und das Fehlen von Antikörpern schließt die Infektion nicht sicher aus [1, 16, 20, 29]. Auch ein vorübergehendes Verschwinden der Antikörper bei letztlich infizierten Kindern ist beobachtet worden. Vor allem dieses diagnostische Problem (derzeit geht man von einer Infektionsrate bei den Kindern von durchschnittlich 20% aus) zwingt dazu, eine Vielzahl diagnostischer Ansätze zu versuchen. Neben der wiederholten Bestimmung von p24-Antigen kann man versuchen, das Bandenmuster im Westernblot von Mutter und Kind oder die Verteilung der beteiligten Ig-Subklassen zu vergleichen. Eine neue Methode des Nachweises in vitro gebildeter Antikörper durch zuvor isolierte kindliche B-Zellen könnte in Zukunft hilfreich werden.

Diese Methode scheint zumindest ebenso sensitiv wie die Virusisolierung, allerdings ist sie in der ersten Zeit nach der Geburt durch falsch positive Ergebnisse belastet (mütterliche Antikörper oder B-Lymphozyten?) [1]. Auch für das Ergebnis der durchzuführenden PCR kann Kontamination durch mütterliche Zellen bedeutsam sein. Diese Kinder müssen weiterhin engmaschig klinisch kontrolliert werden. Gelegentlich führen klinische Symptome und unspezifische Laborergebnisse zuerst zur Diagnose [16].

Prognosemarker und Therapiebegleitung

Ein qualitativer, eindeutiger virologischer Prognosemarker konnte bislang nicht identifiziert werden. Das Wiederauftreten und die quantitative Zunahme von freiem Virus in der Peripherie sind prognostisch ungünstig [10]. Ein quantitativer p24-Nachweis sowie eine Zunahme positiver Virusisolierungen sind als entsprechende Zeichen zu werten. Die quantitative Abnahme von p24 (nicht nur das völlige Verschwinden) sind Hinweis auf eine erfolgreiche antivirale Therapie [6]. Die Virusisolierung aus dem Plasma scheint prognostisch aussagekräftiger als die Isolierung aus kokultivierten Lymphozyten. Es sei nochmals betont, daß für diese Fragestellung nicht die absolut empfindlichste, qualitative Virusisolierung entscheidend ist. Eine sicher quantifizierbare PCR wäre in diesem Zusammenhang wünschenswert. In vitro gewonnene Hinweise über unterschiedlich pathogene HIV-Stämme konnten durch Analyse klinischer Verläufe bislang für den Menschen nicht als relevanter Faktor gesichert werden. Interessanterweise ist die Abnahme von p24-Antikörpern hochsignifikant mit einer Verschlechterung im Krankheitsverlauf assoziiert [27, 28, 30]. Manche Arbeitsgruppen ziehen diesen Marker zusammen mit der absoluten T4-Zellzahl als Kiterium für einen Therapiebeginn heran. Der differentialdiagnostische Ausschluß einer HIV-Enzephalopathie ist durch Liquoruntersuchungen nicht sicher möglich, wenngleich in solchen Fällen der Nachweis autochtoner Antikörperproduktion und auch Virusisolierungen gelungen sind [5].

Eine Frage zur Prognose ergibt sich auch bei der Schwangerschaft einer HIV-infizierten Frau im Hinblick auf das kindliche Infektionsrisiko. Abschließende Aussagen hierzu sind noch nicht möglich.

Ein wichtiges diagnostisches Problem ist die Erfassung von HIV-Mutanten, die gegen eingesetzte antivirale Chemotherapeutika resistent (geworden) sind. Dies wird erfolgreich zum einen versucht durch biologische in vitro Testung isolierter Viren, zum anderen durch Erfassen genetischer Marker für Resistenz, etwa Veränderungen im Polymerasegen. Es muß natürlich sichergestellt werden, daß die genetische Veränderung tatsächlich mit biologischer Resistenz einhergeht und daß beides in irgendeiner Form mit dem klinischen Resistenzbegriff korreliert werden kann. Beide letzten Forderungen sind zur Zeit noch nicht ausreichend erfüllt.

Epidemiologie

Neben den eingangs erwähnten Teststrategien und Maßnahmen zur Kostenersparnis (Wiederverwendung von Tests, Testung gepoolter Seren) ergeben sich auch hinsichtlich epidemiologischer Untersuchungen einige Spezialprobleme. Die Entwicklung von leicht zu handhabenden Schnelltests (dot-blotTests) kann zusammen mit der Erkenntnis, daß Antikörpernachweis auch aus leicht zugänglichen Körperflüssigkeiten wie Urin oder Speichel möglich ist zum kommerziellen Vertrieb von „Selbsttests für Laien“ führen. Die Einstellung der Ärzte hierzu ist in Deutschland kritisch, zum einen wegen der Gefahr falscher Ergebnisse, zum anderen wegen des Fehlens eines testbegleitenden ärztlichen Aufklärungsgespräches [10, 15].

In besonderen Einzelfällen kann eine molekulare Epidemiologie erforderlich und hilfreich sein, dann nämlich, wenn es um den zweifelsfreien Beweis einzelner Infektketten geht. Nur durch molekularbiologischen Vergleich von Virusisolaten konnte eindeutig ermittelt werden, daß es zur Übertragung von HIV von einem HIV-infizierten Zahnarzt auf drei seiner Patienten gekommen war [9].

Literatur

1. Amadori A, De Rossi A, Chieco-Bianchi L, Giaquinto C, De Maria A, Ades AE (1990) Diagnosis of human immunodeficiency virus 1 infection in infants: in vitro production of virus-specific antibody in lymphocytes. Pediatr Infect Dis J 9:026–030 – 2. Ayres L, Avillez F, Garcia-Benito A, Deinhardt F, Gürtler L, Denis F, Leonard G, Ranger S, Grob P, Joller-Jemelka H, Hess G, Seidl S, Flacke H, Simon F, Brun-Vezinet F, Sondag D, Andre A, Hampl H, Schoen R, Stramer S, Troonen H (1990) Multicenter evaluation of a new recombinat enzyme immunoassay for the combined detection of antibody to HIV-1 und HIV-2. AIDS 4:131–138 – 3. Baillou A, Barin F, Leonard G, Denis F, Petat E, Ferreira WFC, M'Boup S, Goudeau A (1990) Competitive enzyme-immunoassays using native viral antigens to discriminate between HIV-1 and HIV-2 infections. J Virol Meth 29:81–90 – 4. Barbacci MB, Dalabetta GA, Repke JT, Talbot BL, Charache P, Polk BF, Chaisson RE (1990) Human immunodeficiency infection in women attending an inner-City prenatal clinic: ineffectiveness of targeted screening. Sex Trans Dis 17:122–126 – 5. Biniek R, Bartholome M, Schulz M, Lehmann HJ, Gesemann H, Scheiermann N, Brockmeyer NH, Derks M, Balzer K (1988) Intrathecal production of HIV antibodies in suspected AIDS encephalopathy. J Neurol 235:131–135 – 6. Busch MP, Taylor PE, Lenes BA, Kleinman SH, Stuart M, Stevens CE, Tomasulo PA, Allain J-P, Hollingsworth CG, Mosley JW, and the Transfusion safety study group (1990) Screening of selected male blood donors for p24 antigen of human immunodeficiency virus type 1. N Engl J Med 323: 1308–12. – 7. Burkhardt U, Mertens T, Eggers HJ (1987) Comparison of two commercially available anti-HIV ELISAs: Abbott HTLV III EIA and Du Pont HTLV III-ELISA. J med Virol 23:217–224 – 8. CDC (1989) Interpretation and use of the western blot assay for serodiagnosis of human immunodeficiency virus type 1 infections. MMWR 38:Suppl 7:1–7 – 9. CDC (1991) Update: Transmission of HIV infection during an invasive dental procedure – Florida. MMWR 40:21–33 – 10. Davey RT Jr, Lane HG (1990) Laboratory methods in the diagnosis an prognostic staging of infection with human immunodeficiency virus type 1. Rev Infect Dis 12:912–930 – 11. De Cock KM, Porter A, Kouadio J, Maran M, Gnaore E, Adjorlolo G, Lafontaine M-F, Bretton G, Gershy Damet G-M, Odehouri K, George JR, Heyward L (1990) Rapid and specific diagnosis of HIV-1 and HIV-2 infections: an evaluation of testing strategies. AIDS 4:875–878 – 12. Farzadegan H, Polis MA, Wolinsky SM, Rinaldo CR, Sninsky JJ, Kwok S, Griffith RL, Kaslow RA, Phair JP, Polk F, Saah AJ (1988) Loss of human immunodeficiency virus type 1 (HIV-1) antibodies with evidence of viral infection in asymptomatic homosexual men. Ann Intern Med 108:785–790 – 13. Glück D, Kubanek B, Elbert G, Gathof B, Gräßmann W, Hesse R, Holzberger G, Koerner K, Vornwald A (1990) Risk of HIV infection from former blood donations of donors found to be HIV antibody-positive in blood bank routine testing. Infusionstherapie 17:73–76 – 14. Gürtler L, Eberle J, Bader L Deinhardt F (1990) Neue Aspekte in der HIV-Diagnostik. Internist 31:587–592 – 15. Holmström P, Syrjänen S, Laine P, Valle S-L, Suni J (1990) HIV Antibodies in whole saliva detected by ELISA and western blot assays. J Med Virol 30:245–248 – 16. Husson RN, Comeau AM, Hoff R (1990) Diagnosis of human immunodeficiency virus infection in infants and children. Pediatrics 86:1–10 – 17. Imagawa DT, Lee MH, Wolinsky SM, Sano K, Morales F, Kwok S, Sninsky JJ, Nishanian PG, Giorgi J, Fahey JL, Dudley J, Visscher BR, Detels R (1989) Human immunodeficiency virus type 1 infection in homosexual men who remain seronegative for prolonged periods. N Engl J Med 320:1458–62 – 18. Jackson JB, MacDonald KL, Cadwell J, Sullivan C, Kline WE, Hanson M, Sannerud KJ, Stramer SL, Fildes NJ, Kwok SY, Sninsky JJ, Bowman RJ, Polesky HF, Balfour HH, Osterholm MT (1990) Absence of HIV infection in blood donors with indeterminate western blot tests for antibody to HIV-1. N Engl J Med. 322:217–22. – 19. Kleinmann S (1990) The significance of HIV-1-indeterminate western blot results in blood donor populations. Arch Pathol Lab Med 114:298–303 – 20. Krivine A, Yakudima A, Le May M, Pena-Cruz V, Huang AS, McIntosh K (1990) A comparative study of virus isolation, polymerase chain reaction, and antigen detection in children of mothers infected with human immunodeficiency virus. J Pediatr 116:372–6 – 21. Laure F, Courgnaud V, Brechot C (1990) The polymerase chain reaction in the human immunodeficiency virus diagnosis. Ann Biol Clin 48:413–415 – 22. Le Gales C, Moatti JP, and the Paris-Tours study group of antenatal transmission of HIV,

Group „9 maternites" (1990) Cost-effectivess of HIV screening of pregnant women in hospitals of the Paris area. Europy Gynecol Reprod Biol 37:25–33 – 23. Lenz A, v Hintzenstern J, Erlwein O, Ellinger S, Bröker M, Fleckenstein B, Jahn G (1987) Serologische Aids-Diagnostik mit gentechnisch gewonnenen Polypeptiden des menschlichen Immundefizienz-Virus (HIV-1). Klin Wochenschr 68:1042–1047 – 24. Lewis CE, Montgomery K, (1990) The HIV-testing policies of US hospitals. JAMA 264:2764–2767 – 25. Lichtsinn H, Hensel G, Mertens T, Höffler U (1988) Spezifität von HIV-1-Antikörper-Suchtests der „ersten und zweiten Generation". Immun Infekt 16:179–182 – 26. Mertens T, Tondorf G, Siebolds M, Kruppenbacher JP, Shrestha SM, Mauff Gürtler L, Eggers HJ (1989) Epidemiology of HIV and hepatitis B virus (HBV) in selected African and Asian populations. Infection 17:4–7 – 27. Mertens T, Ramon A, Kruppenbacher JP, Heitmann K, Pika U, Leyssens N, Lievens M, and the ARC-IVIG Study Group Cologne/Berne (1990) Virological examinations of patients with AIDS-related complex/Walter-Reed S enrolled in a double-blind placebo-controlled study with intravenous gammaglobulin administration. Vox Sang 59 (Suppl 1):21–29 – 28. Pan L, Cheng-Mayer C, and Levy JA (1987) Patterns of antibody response in individuals infected with the human immunodeficiency virus. J Infect Dis 155:626–632 – 29. Paterlini P, Lallemant-Le Coeur S, Lallemant M, M'Pele P, Dazza MC, Terre S, Moncany M, Jourdain G, Courgnaud V, N Zignogoula S, Larouzé B, Griscelli C, Brechnot C (1990) Polymerase chain reaction for studies of mother to children transmission of HIV 1 in Africa. J Med Virol 30:53–57 – 30. Schiavini DG, Puel JML, Averous SA, Bazex JA (1989) Quantitative western immunoblotting analysis in survey of human immunodeficiency virus-seropositive patients. J Clinical Microbiology 27:2062–2066 – 31. Schwartz JS, Kinosian BP, Pierskalla WP, Lee H (1990) Strategies for screening blood for human immunodeficiency virus antibody. JAMA, October 3 264:1704–1710 – 32. Shanson DC, Brown KE, Goonesekera S, Gazzard B, Coates ARM (1990) Blind comparison of Abbott and Dupont HIV antigen ELISA tests for detecting antigenaemia in asymptomatic human immunodeficiency virus antibody positive homosexual men. J Clin Pathol 43:420–423 – 33. Spielberg F, Kabeya CM, Quinn TC, Ryder RW, Kifuani NK, Harris J, Bender TR, Heyward WL, Tam MR, Auditore-Hargreaves K (1990) Performance and cost-effectiveness of a dual rapid assay system for screening and conformation of human immunodeficiency virus type 1 seropositivity. Journal Clin Microbiol 28:303–306 – 34. Sönnerborg A, Abens J, Johansson B, Strannegard Ö (1990) Detection of human immunodeficiency virus-1 by polymerase chain reaction and virus cultivation. J Med Virol 31:234–240 – 35. Soriano V, Tor J, Ribera A, Muga R (1990) Synthetic peptide immunoassay in diagnosis of primary HIV Infection. Vox Sang 58:228–230 – 36. Starkey CA, Yen-Lieberman B, Proffitt MR (1990) Evaluation of the recombigen HIV-1 latex agglutination test, J Clinical Microbiology 819–822 – 37. Valdiserri RO, Taylor RN, Hearn TL, Schalla WO, Muir HW, (1990) Centers for disease control perspective on quality assurance for human immunodeficiency virus type 1 antibody testing. Arch Pathol Lab Med 114:263–267 – 38 WHO (1990) Acquired immunodeficiency syndrome (AIDS). Wkly Epidem Rec 65:281–288 – 39. Wieland U, Kühn JE, Jassoy C, Rübsamen-Waigmann H, Wolber V, Braun RW (1990) Antibodies to recombinat H1V-1 vif tat and nef proteins in human sera. Med Microbiol Immunol 179:1–11 – 40. Williams P, Simmonds P, Lee Yap P, Balfe P, Bishop J, Brettle R, Hague R, Hargreaves D, Inglis J, Brown AL, Peutherer J, Rebus S, Mok J (1990) The polymerase chain reaction in the diagnosis of vertically transmitted HIV infection. AIDS 4:393–398

Betreuung von HIV-infizierten Patienten (HIV-IP) in der Praxis

H. Knechten[1], L. Habets[1], M. Knickmann[1], D. Wolters[2] ([1]Hämato-onkologische Praxis, [2]Insto, Aachen)

In Anbetracht der wachsenden Zahlen HIV-infizierter Personen leisten zunehmend niedergelassene Ärzte die Versorgung in Beratung, Diagnostik und Therapie. Als Vorteile von Praxen, insbesondere HIV-Schwerpunktpraxen, gegenüber Kliniken seien hier

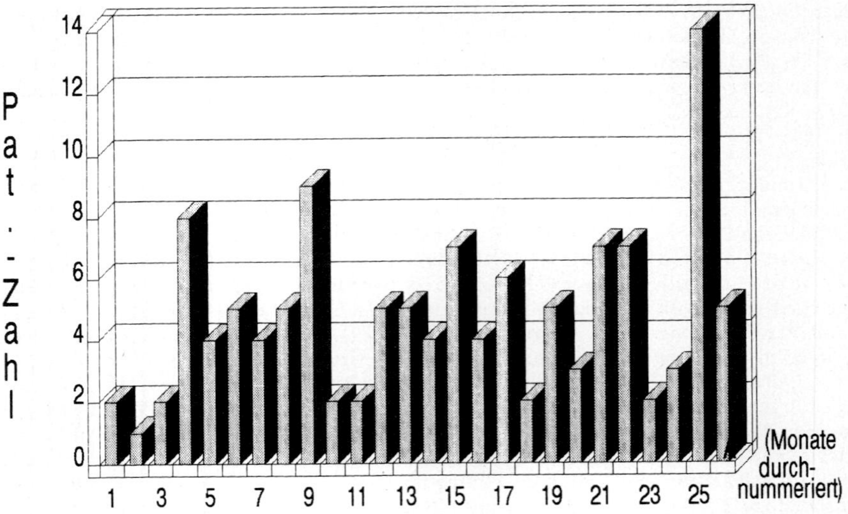

Abb. 1. HIV-IP im ambulanten Bereich, Entwicklung von Januar 1989 bis Februar 1991

beispielhaft erwähnt: Freie Arztwahl, persönliche Atmosphäre, vertrautes Personal und langjährige Begleitung.

In der Aachener hämato-onkologischen Schwerpunktpraxis werden seit 1985 HIV-IP begleitet. Von Januar 1989 bis Februar 1991 wurde die Entwicklung von 183 HIV-IP (163 männlich, 20 weiblich) aufgenommen in eine Studie des Georg-Speyer-Hauses mitverfolgt (Abb. 1).

Von den in der Analyse erfaßten Patienten sind 49 symptomfrei, 71 LAS, 24 ARC und 22 AIDS Erkrankte. 14 verstarben in der terminalen Phase, zum Teil im häuslichen Milieu, einmal als Suizid. Dabei können viele Erfahrungen, die bei der Betreuung von Krebs-Patienten gewonnen, wurden auf die AIDS-Virusinfektion als chronische Erkrankung übertragen werden.

Die Aufgaben, die dem Arzt bei der Betreuung zufallen, können in verschiedene Bereiche gegliedert werden: psychagogische Begleitung und psychosoziale Beratung sowie psychotherapeutische Intervention und medizinische Betreuung.

HIV-IP sollten ermutigt werden, ihre Situation zu erkennen und wenn möglich zu akzeptieren; ihre Angst durch offene und aufklärende Gespräche abbauen und Verantwortung für sich übernehmen. In einem speziellen Theoriemodell nach Cullberg sind vier Phasen der Auseinandersetzung mit der Krankheit beschrieben, die praktisch wieder aufzufinden sind: Schockzustand, Reaktionsphase, Bearbeitungszeit und Neuorientierung. Im besten Falle resultieren aus der Verarbeitung das Akzeptieren der Erkrankung und eine daraufhin eigenverantwortlich positive Lebensgestaltung. Je nach Krankheitsstadium und -Fortschritt sollte die Begleitung variiert werden: Psychotherapeutische Unterstützung vor und nach Testerhebung, Krisenintervention, langfristige Bewältigungsstrategien und Unterstützung im Terminalstadium. Dabei gehören folgende Punkte zu den langfristigen Bewältigungsstrategien: Atemübungen und Autogenes-Training sowie Aktivitätsplanung, Problemlösung unter Beachtung der Wahrnehmungseinschränkung. Strukturierte Therapiesitzungen sind notwendig, ebenso die Aktivierung häuslicher Tätigkeiten.

Es sollte darauf Wert gelegt werden, die Erweiterung der Wahrnehmungen zu unterstützen. Wichtig ist der Abbau des Katastrophengefühls sowie die Suche nach Alternativen. Es sollten Vorteile gegen Nachteile aufgewogen werden und die Entwicklung langfristiger aber auch zwischenzeitlicher Ziele angestrebt werden. Insbesondere muß Wert gelegt werden auf eine Reduktion negativer Gedanken. Die psychagogische Begleitung konzentriert sich auf die Entwicklung sozialverantwortlichen Verhaltens, was insbesondere auch das sexuelle Verhalten mit Anleitung zu Safer-Sex betrifft. Es umfaßt aber auch die Ernährung sowie die Frage der allgemeinen Lebensführung, was sich in einem gesundheitsbewußten Verhalten niederschlagen sollte. Die psychosoziale Beratung umfaßt die Hilfsangebote, die von Wohlfahrtsverbänden, Ämtern, Verwaltungen und ähnlichem bereitgestellt werden. Hier ist es für die Ärzte wichtig, einen Überblick zu haben.

Ein der eminentesten und menschlich am stärksten fordernde Bereich ist die Sterbebegleitung, die sich medizinisch gesehen vor allen Dingen auf die Schmerztherapie konzentriert, aber psychotherapeutisch-psychosozial die Begleitung des Patienten und die Stützung des sozialen Umfeldes beinhaltet.

Im weiteren soll die medizinische Betreuung nochmal ausführlich erläutert werden.

Es sind hierbei dermatologische, internistische, neurologische und gynäkologische Aspekte zu beachten.

Die Check-up-Profile, die im folgenden vorgestellt werden, erleichtern die tägliche Arbeit. Abgesehen von den normalen Laborkontrollen wie Blutbild, Differentialblutbild, Blutsenkung, Trombozyten, Serum-Elektrophorese, Leberenzyme, Nierenfunktionswerte und Urinstatus sind serologisch Wert auf folgende Parameter zu legen: Das Vorhandensein von Antikörpern gegen Candida, Chlamydien, Cytomegalie-, Epstein-Barr-, Hepatitis-B-, Herpes-, Herpes-6-Virus, Gonorrhoe, Toxoplasmose und die TPHA-Reaktion sowie insbesondere HIV-Antigen und HIV-Antikörper. Immuncellulär sollten Granulozyten, B-Lymphozyten und T-Lymphozyten, besonders T4-Helferzellen und T8-Suppressorzellen, kontrolliert werden. Die aktivierten T-Zellen und die natürlichen Killerzellen vervollständigen das Bild der Immunstaten.

Die von uns durchgeführte Durchflußzytometrie mit Hilfe des FAC-Scan-Analyser hat bereits Erfahrungen in über 5000 Bestimmungen in 2 Jahren und ist damit ein wichtiges und zuverlässiges Instrument in der Verfolgung der Immunität der HIV-infizierten Personen. Wichtige Informationen lassen sich immunologisch durch Immunglobuline, Beta-2-Mikroglobuline und Neopterin gewinnen. Die Bestimmung von Vitaminen und Spurenelementen sowie die Hormone, insbesondere Cortisol, gehören weiterhin zu den Untersuchungsverfahren. Bei HIV-infizierten Patienten darf es nicht zur Entwicklung einer CMV-bedingten Nebennierenrindeninsuffizienz mit allen fatalen Folgen kommen. Die eingesetzten bildgebenden Verfahren wie Oberbauch-Sonographie, Röntgen-Thorax, Untersuchung der Lunge zielen daraufhin ab, Erkrankungen im Frühstadium zu entdecken und ggf. auch die Entwicklungen von Tumoren zu erfassen, um damit eine frühzeitige einsetzende Behandlung zu gewährleisten.

Die neurologischen Kontrolluntersuchungen wie EMG, EEG und ENG sind wichtige ergänzende Verfahren, da insbesondere auch die kognitiven Funktionsteste eine Aussage über die HIV-Infektion des zentralen Nervensystems leisten können, bevor immunologische Veränderungen auftreten. Die psychatrische Untersuchung der HIV-IP umfaßt die Erstellung von Persönlichkeitsprofilen, die Lebensstilanalyse und insbesondere den Coping-Stil eines Patienten, um seine Reaktion auf mögliche Veränderungen im Krankheitsbild vorherzusagen. Die gynäkologischen Kontrolluntersuchungen haben sich als äußerst wichtig erwiesen, da aufgrund der häufigen Infektionen im Genitalbereich Entwicklungen von virusinduzierten Erkrankungen bis hin zu Karzinomen festgestellt werden konnten.

Bei entsprechenden Vernetzungsstrukturen der niedergelassenen funktionsfähigen Fachrichtungen, läßt sich die AIDS-Diagnostik verschiedener Infektionen zum Teil ambulant durchführen. Hier sei besonders erwähnt bei der PCP die Diagnostik aus Sputum oder Bronchoalveolärer Lavage (BAL) , die Diagnose der Hirntoxoplasmose im CT oder Kernspin, die Diagnose der CMV-Retinitis durch Fundusspiegelung des erfahrenen Augenarztes, die CMV-Colitis durch entsprechende endoskopische Verfahren und die entsprechend aufbereiteten Biopsien durch den erfahrenen Pathologen, weiterhin

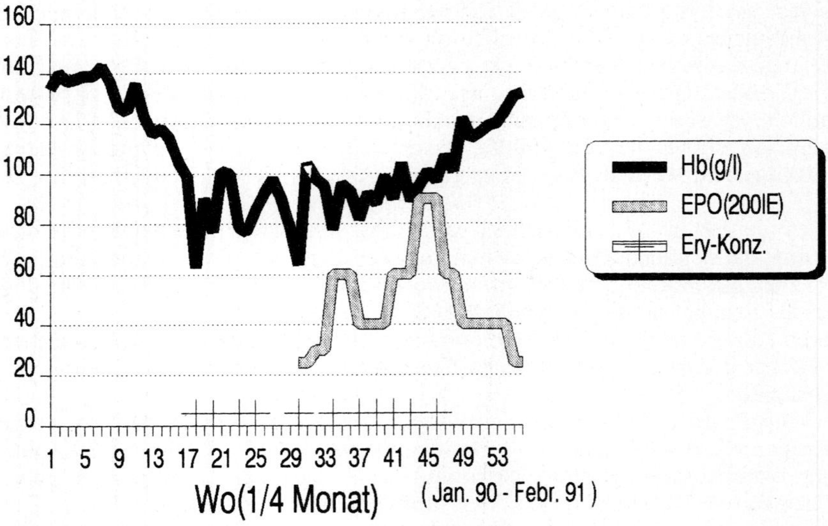

Abb. 2. HIV-IP (Pat.-Beispiel), EPO-Therapie mit Hb-Verlaufskurve

die Mycobacteriosen, insbesondere die atypischen, die durch Knochenmark und Leberpunktion sowie in Blutkulturen erfaßt werden können.

Im niedergelassenen Bereich sind eine Reihe von AIDS-Therapien möglich geworden. An aller erster Stelle steht jedoch die Verhinderung von Erkrankungen. Insbesondere zu erwähnen ist die PCP-Pneumonie, der durch Pentamidine-Inhalation praemanifest oder postmanifest begegnet werden kann. Von unseren insgesamt 52 Patienten sind 48 in der praemanifesten Therapie, 4 in der postmanifesten Therapie, wodurch es zu keinem Auftreten von PCP-Pneumonien in unserem Kollektiv gekommen ist. Die Durchführung der PCP-prae/postmanifesten Therapien erfolgen durch monatliche Inhalationen von 300 mg Pentacarinat mit einem Inhalationssystem (Respigard 11) mit entsprechendem Druckkompressor, der Aerosole durch 7 Liter Durchfluß pro Minute erzeugt. Die Durchführung derartiger Therapieverfahren ist insbesondere für die Kollegen vor Ort wichtig, die mehr und mehr in Folge der Überlastung der Zentren derartige Therapiemodalitäten beim relativ wenig kranken Patienten durchführen können. Aber auch die klassischen AIDS-Therapien bedürfen des Monitorings vor Ort, insbesondere die Uberwachung der AZT-Gabe auf Knochenmark und sonstige Funktionen sollte dezentral erfolgen. Bei unseren 64 AZT behandelten Patienten waren bisher 17 als klassische AIDS-Therapie unter AZT, während 47 als Früh- und Niedrigdosis-Therapien geführt wurden. Eine weitere Modalität, die auf jeden Fall dezentral und lokal fortgeführt werden muß, ist die Cytomegalievirus-Therapie mit Cymeven, die als tägliche einstündige Infusion unter Berücksichtigung der Granulocyten durchgeführt wird. Auch dies ist im Rahmen der Praxis durchführbar, wobei sonstige Infusionstherapien, Bluttransfusionen, Schmerztherapien und Antibiotika-Behandlung ebenfalls ambulant durchgeführt werden kann.

Sicherlich nicht in großem Umfang wird die Gabe von Erythropoetin bei den AIDS-Anaemien sein, die therapeutisch durch AZT oder im Rahmen der Grunderkrankung sich entwickeln.

In unserem eigenen Kollektiv haben wir bisher einen Patienten mit entsprechenden Voraussetzungen (deutliche Erniederung der Erythropoetins, ohne Hinweis auf Eisen- oder Vitaminmangels) behandelt, wobei sich jedoch trotz steigender Erythropoetin-Dosierung ein Erfolg im Sinne einer Reduktion der Bluttransfusionen erst nach Reduzieren der AZT-Dosis von 500 auf 375 mg erreichen ließ (Abb. 2).

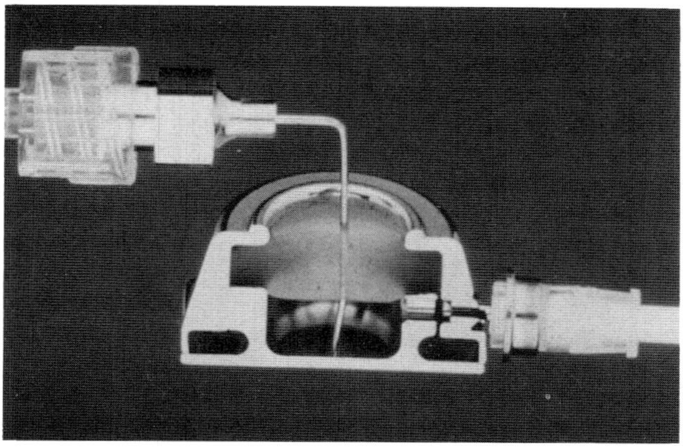

Abb. 3. Der subcutane Injektions-Port

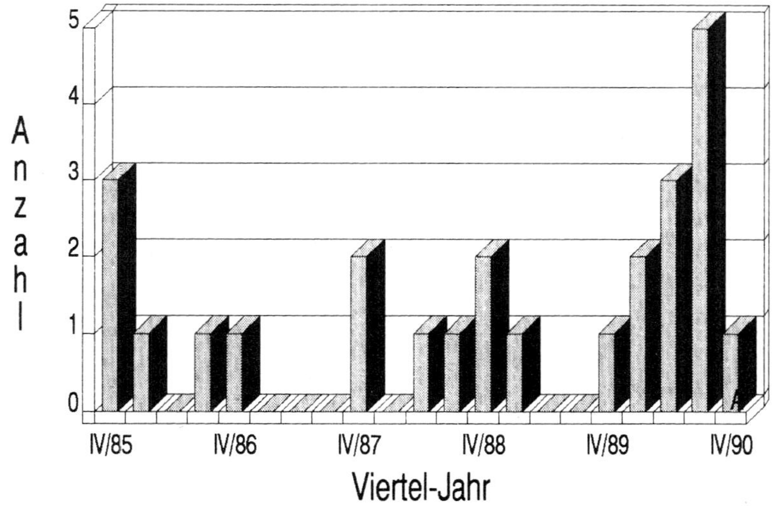

Abb. 4. Port-a-Cath-Studie, absolute Implantatzahlen

Die Gabe von Erythropoetin subcutan oder intravenös ist somit ebenfalls eine Behandlung, die dezentral und somit lokal am Wohnort des Patienten erfolgen sollte. Eine Erleichterung bei der ambulanten Betreuung ist der Einsatz von vollimplantierbaren Kathetersystemen sowie von Infusionspumpen (Abb. 3).

Die gesamten Therapien Virostatika, Antibiotika, Bluttransfusionen, parenterale Ernährung und Schmerztherapien können unter verringerter Infektionsrate gegenüber herkömmlichen Venenpunktionen und Verweilkathetern sowie bei psychischer Entlastung durchgeführt werden.

In der Aachener Gemeinschaftspraxis sind seit dem letzten Jahr die Neuimplantationen stark gestiegen. Während von 1986 bis 1989 jährlich 2–4 implantierbare Kathetersysteme eingesetzt wurden, ist allein 1990 bei 11 Patienten dies erfolgt (Abb. 4).

Sowohl bei Tumorpatienten als auch bei HIV-IP können Zyto- und Virostatika-Therapien einfacher, komplikationsloser und bei Einsatz der Infusionspumpe sogar mit geringer Störung des Tagesablaufes des Patienten apliziert werden, wie wir bei einem Patienten zeigen konnten.

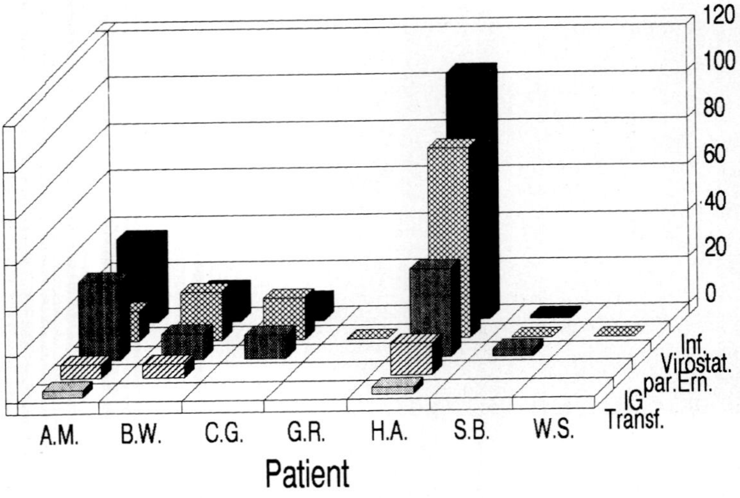

Abb. 5. Port-a-Cath-Studie, Therapieeinheiten

Bei 7 HIV-IP haben wir über implantierte Kathetersysteme Virustatik 134, Infusionen 166, Transfusionen 6, parenterale Ernährung 96 und Immunglobuline 26mal verabreicht (Abb. 5).

Schlußfolgerung

Die zunehmende Anzahl von HIV-IP und die AIDS-Virusinfektion als chronische Erkrankung mit zunehmender Dauer des Vollbildes zwingt zur Umgestaltung der jetzigen Versorgungsstrukturen, die auf das Krankenhaus abgestimmt sind. Die ambulante Betreuung in Schwerpunktpraxen sowie durch die vor Ort tätigen Ärzte stellt bei entsprechender Vernetzung und Förderung eine belastbare Struktur dar, die jedoch nicht weniger der Unterstützung bedarf als andere Institutionen. Der Zusammenschluß der an vielen Stellen in Deutschland tätigen Kollegen in der „Deutschen Arbeitsgemeinschaft niedergelassener Ärzte in der Versorgung HIV-Infizierter" sorgt für den nötigen Informationsaustausch sowie die Unterstützung der Kollegen vor Ort und dient damit der Stärkung dieser Struktur, die in Zukunft mehr und mehr die oben angeführten Aufgaben übernehmen wird.

Die Betreuung der HIV-IP ist eine Aufgabe, der sich in Zukunft immer mehr Ärzte widmen werden. Die entsprechende Fortbildung und Qualifizierung dieser Kollegen ist eine wichtige Aufgabe, die vor allen Dingen durch das beispielhafte Verhalten einiger von uns positiv beeinflußt werden kann. Die HIV-Infektion und die assoziierten Erkrankungen sind chronische und zum Teil behandelbare Erkrankungen, wobei Diagnostik und Therapie eine Herausforderung an jeden tätigen Arzt darstellen.

Prognoseindices für den Verlauf der HIV-Infektion

G. Hess (Medizinische Klinik der Universität Mainz)

Das Humane Immundefizienz-Virus (HIV) breitet sich durch parenterale und sexuelle Übertragung unverändert aus. Nach Infektion wird das HIV über den CD 4-Rezeptor in 2 Zellpopulationen aufgenommen: in Helfer-T-Zellen, die als Oberflächencharakteri-

Tabelle 1. Virologische prognostische Marker bei HIV

- HIV-AG (p24)
- anti-p24 (quantitativ)
- HIV-RNA (nach Amplifikation)

stikum den CD 4-Rezeptor aufweisen-, und in Makrophagen, die ebenfalls auf ihrer Oberfläche den CD 4-Rezeptor tragen und in unterschiedlichen Geweben ortsständig sind.

Der Verlauf der HIV-Infektion ist charakterisiert durch eine phasenweise Replikation des HIV, dies führt zu einer zunehmenden Depletion der CD 4-positiven Zellen und einer zunehmenden Funktionsstörung der Makrophagen. Es sind HIV-Virusisolate beschrieben worden, die bevorzugt die Helfer-T-Zell- oder die Makrophagenpopulation infizieren [1]. Eine erhebliche Funktionsstörung der Makrophagenpopulation und/oder eine weitgehende Depletion CD 4-positiver Zellen erzeugt komplexe Störungen im Immunsystem, die auch die Cytokine betreffen, die letztendlich das Auftreten von opportunistischen Infektionen und Tumoren begünstigen und damit das Vollbild der Erkrankung, das Acquired Immune Deficiency Syndrom (AIDS) entstehen lassen.

Umfangreiche immunologische Studien weisen darauf hin, daß vom Zeitpunkt der Infektion bis zur Entwicklung von AIDS etwas 10–11 Jahre im Mittel vergehen. Eine erhebliche Variabilität im Verlauf gibt jedoch im Einzelfall unterschiedliche Prognosen [2–5]. Die vorliegende Ubersicht beschäftigt sich mit Prognoseindices bei HIV-Infektion und diskutiert ihre Aussagekraft.

Virologische Verlaufsparameter

Als virologische Verlaufsparameter stehen die in Tabelle 1 zusammengestellten Faktoren zur Verfügung. Das HIV RNA kann ohne Amplifikation mit molekular-biologischen Techniken nicht gemessen werden. Das HIV-Ag (p24) ist ein lösliches Kernprotein, das semiquantitativ zur Virämie korreliert werden kann. HIV-Ag ist in der Frühphase der HIV-Erkrankung meßbar und tritt bei einem Teil der Patienten nach weitgehender T-Zell-Depletion im Serum erneut wieder auf. Der Nachweis von p24 ist ein prognostisch ungünstiger Parameter im Rahmen der HIV-Infektion. HIV-Ag (p24) kann mit anti-p24 Immunkomplexe bilden. Eine Reihe von Studien können belegen, daß anti-p24 im Verlauf der HIV-Erkrankung in der Konzentration abnimmt und negativ wird, wenn p24 im Serum auftritt [6].

Damit kann die quantitative Bestimmung von anti-p24 nützlich sein, um der Verlauf der HIV-Erkrankung zu verfolgen. Prognostische Faktoren lassen sich hieraus jedoch bisher nicht ableiten [6].

Mit der Polymerase-Kettenreaktion (PCR) steht erstmals ein System zur Verfügung, das es erlaubt, in vitro geringe Mengen von Nucleinsäure zu vermehren und anschließend mit molekular-biologischen Techniken zu messen. Dieses System ist bisher empfindlich gegenüber Kontamination, es ist nicht standardisiert, schwer quantifizierbar und sehr aufwendig. Deswegen hat diese Technologie bisher nicht Einzug in die Routinediagnostik der HIV-Infektion gefunden und ist noch nicht geeignet, prognostische Aussagen zuzulassen. In der Zukunft ist jedoch damit zu rechnen, daß dieses oder andere Amplifikationssysteme eine Genauigkeit erreicht, die es für den Routinegebrauch nützlich erscheinen lassen.

Inwieweit eine Typisierung des HIV mit Identifizierung der Pathogenität in Zukunft zur Prognosebestimmung entwickelt werden kann, ist derzeit nicht abschätzbar.

Immunologische Parameter

Tabelle 2 faßt die wesentlichen immunologischen Parameter zusammen, es wird differenziert Parameter für Helfer-T-Zellen oder Makrophagen. CD 4-positive Zellen können im peripheren Blut mit Hilfe monoklonarer Antikörper unter Berücksichtigung

Tabelle 2. Immunologische prognostische Marker bei HIV

Helfer-T-Zellen	Makrophagen
CD 4 + Zellen Interferon gamma	Neopterin Interferon alpha Tumornekrosefaktor
beta 2 Mikroglobulin	

des Blutbildes quantitativ erfaßt werden. Die Entwicklung eines Fluorescence Activated Cellsorter ermöglicht heute eine weitgehend automatisierte und vereinfachte Messung dieser Zellpopulation auch im Vollblut. Die Zahl CD 4-positiver Zellen stellt den wichtigsten immunologischen Verlaufsparameter im Rahmen der HIV-Infektion dar. Neben dieser Zellpopulation können weitere Zellpopulationen gemessen werden, so CD 8-positive Zellen, NK-Zellen sowie eine Reihe anderer Oberflächenparameter, u.a. Aktivierungsmarker.

Als einfache immunologische Marker lassen sich messen: beta 2-Mikroglobulin sowie Neopterin. Das Neopterin ist als Aktivitätsmarker für Makrophagen anzusehen, während das beta 2-Mikroglobulin als Teil das HLA-Komplexes einer bestimmten Zellpopulation nicht zuzuordnen ist [7]. Es ist etabliert, daß die beta 2-Mikroglobulin- und Neopterinspiegel im Rahmen der HIV-Infektion ansteigen. Darüber hinaus konnte gezeigt werden, daß Personen, die zum Zeitpunkt der akuten HIV-Infektion einen starken Abfall der CD 4-positiven Zellen sowie einen starken Anstieg von Neopterin und beta 2-Mikroglobulin aufweisen, eine besonders schlechte Prognose der HIV-Erkrankung zeigen.

Neben diesen relativ einfach zu bestimmenden Parameter können Cytokine im Rahmen der HIV-Infektion ebenfalls prognostische Aussagen zulassen [8]. Mit Lymphokine-Enzymimmunoassays können Interferon alpha, Interferon beta sowie Tumornekrosefaktor alpha gemessen werden. Es konnte gezeigt werden, daß diese Lymphokine sich im Serum in den späten Stadien der HIV-Erkrankung im Serum nachweisen lassen [8]. Das Auftreten von insbesondere säurelabilem Alpha-Interferon, Gamma-Interferon oder Tumornekrosefaktor alpha im Serum signalisiert demnach eine schlechte Prognose.

Darüber hinaus ist es möglich, die endogene Kapazität von Interferon alpha, Interferon gamma und TNF zu messen. Diese Methoden erfordern die Isolierung von peripheren Blutlymphocyten, die Stimulation dieser Population mit Virus-Antigene oder Lipopolysaccharide und die anschließende Messung der Kulturüberstände auf Lymphokine [9, 10]. Diese Untersuchungen ermöglichen eine frühzeitige Identifizierung von funktionellen Defekten von Helfer-T-Zellen oder Makrophagen. Die Untersuchungen sind jedoch so aufwendig, daß sie zur Prognosebeurteilung der HIV-Erkrankung nicht sinnvoll sind [8].

Diskussion

Als Prognoseindices bei HIV-Erkrankung kommen eine Reihe von Parametern in Frage. Hierzu zählen: Virologische Parameter (p24, anti-p-24), in Zukunft eventuell HIV-RNA. Zusätzlich können eine Reihe von immunologischen Parametern (beta 2-Mikroglobulin, Neopterin, Interferon alpha, Interferon gamma, Tumornekrosefaktor) gemessen werden. Mit Hilfe dieser Parameter kann statistisch eine gewisse Prognosebeurteilung erfolgen. Diese Art der Betrachtung ist jedoch nur von begrenztem Wert.

Bedeutsam für die Beurteilung der Prognose ist eine Interventionsstrategie, z. B. die Einleitung einer antiviralen Therapie mit Zidovudin oder einer Primärprophylaxe der Pneumocystis carinii Infektion oder die Einleitung eines routinemäßigen Screenings für bestimmte opportunistische Infektionen. Voraussetzung für solche Maßnahmen ist, daß sie in unterschiedlichen Stadien der Erkrankung gleichmäßig gut anwendbar sind. Dies trifft nur auf die Minorität der genannten Parameter zu. Trotz der geschilderten Kenntnisse über Verlaufsparameter und Prognoseindices bei HIV-Infektion hat sich deswegen als Interventionsparameter die Bestimmung der CD 4-positiven Zellen eingebürgert. Aus diesem Grund wird eine antivirale Therapie mit Zidovudin bei einer Zellzahl von 500 CD 4-positiven Zellen (mehrfach gemessen wegen der hohen Schwankungsbreite dieses Parameters) empfohlen.

Die Primärprophylaxe der Pneumocystis carinii ist bei unter 200 CD 4-positiven Zellen angezeigt. Über ein generelles Screening für bestimmte opportunistische Infektionen bestehen noch keine klaren Richtlinien, ist aber bei CD 4-positiven Zellen zwischen 100 und 200 nach heutiger Erkenntnis anzusiedeln.

Die genannten Interventionsstrategien sind für die Mehrzahl der Patienten mit Sicherheit adäquat, sie berücksichtigen allerdings nicht, daß bestimmte Patienten eine überwiegende CD 4 Helferzelldepletion und andere einen überwiegenden Makrophagendefekt aufweisen. Dies erklärt mit Wahrscheinlichkeit auch, daß einige Patienten mit 400 CD 4-positiven Zellen bereits das Vollbild der Erkrankung aufweisen (überwiegender Makrophagendefekt) und andere Patienten mit kaum meßbaren CD 4-positiven Zellen kein Vollbild des AIDS aufweisen (wahrscheinlich gute Makrophagenfunktion) Damit fehlt neben einer adäquaten virologischen Kontrolle insbesondere eine einfache Meßgröße für die Makrophagenfunktion, auch um ihre Bedeutung im Rahmen der Entwicklung opportunistischer Infektionen besser abschätzen zu können. Weitere Untersuchungen zu dieser Fragestellung sind notwendig.

Die Etablierung von prognostischen Faktoren zur Abschätzung von Interventionsmaßnahmen sollte nicht dazu veranlassen, diese Parameter zu individuellen Prognosebeurteilung des Patienten einzusetzen und ihm unter Zuhilfenahme dieser Parameter eine individuelle Prognose mitzuteilen. Die Aussagekraft der vorhandenen Parameter ist zu gering, um dies mit einer hinreichenden Sicherheit zu erlauben. Zusammenfassend ist die Prognose HIV-positiver Patienten trotz einer Vielzahl von Parametern derzeit nicht mit hoher Sicherheit abzuschätzen, als Interventionsparameter bleibt bisher ausschließlich die Zahl CD 4-positiver Zellen, gute Parameter insbesondere zur Messung der Virusreplikation und der Makrophagenfunktion sind noch zu entwickeln und können in Zukunft ein weiter verbessertes Verständnis für HIV-Infektionen, ihres Ablaufes und ihrer Prognose ermöglichen.

Zusammenfassung

Zur Prognosebeurteilung können eine Reihe von virologischer (p24, anti-p24, in Zukunft HIV-RNA nach Amplifikation) und immunologischer Parameter (CD 4-positive Zellen, beta 2-Mikroglobulin, Neopterin, Interferon alpha, Interferon beta, Tumornekrosefaktor) eingesetzt werden. Auch die Kombination dieser Parameter erlaubt nur unzureichend eine individuelle Prognose, obgleich in Einzelfällen durch die Bestimmung von CD 4-positiven Zellen, beta 2-Mikroglobulin und Neopterin in der Frühphase der HIV-Erkrankung eine prognostische Beurteilung möglich ist. Bei Interventionsstrategien zur antiviralen Therapie oder zum Einsatz einer Primärprophylaxe ist unverändert die Zahl CD 4-positiver Zellen als einziger sinnvoller Parameter möglich. Bessere prognostische Parameter sind insbesondere für die Virusreplikation (HIV-RNA) und die Makrophagenfunktion erforderlich, um die prognostische Sicherheit der HIV-Infektion weiter zu verbessern.

Literatur

1. von Briesen H, Andreesen R, Rübsamen Waigmann H (1990) Systematic classification of HIV biological subtypes on lymphocytes and monocytes/macrophages. Virology 178:597–602 – 2. Goedert JJ, Biggar RJ, Weiss SH, Eyster ME, Melbye M, Wilson S, Ginzburg HM, Grossmann

RJ, DiGioia RA, Sanchez WC, Giron JA, Ebbesen. P, Gallo RC, Blattner WA (1986) Three-year incidence of AIDS in five cohorts of HTLV-III-infected risk group members. Science 231:992–996 – 3. Melbye M, Biggar RJ, Ebbesen O, Neuland C, Goedert JJ, Faber V, Lorenzen I, Skinhoj P, Gallo RC, Blattner WA (1986) Long term seropositivity for human T-lymphotropic virus type III in homosexual men without the acquired immunodeficiency syndrome: development of immunological and clinical abnormalities. Ann Intern Med 104:496–500 – 4. Polk BF, Fox R, Brookmeyer R, Kanchanaraska S, Kaslow R, Visscher B, Rinaldo C, Phair JY (1987) Predictors of the acquired immunodeficiency syndrome developing in a cohort of seropositive homosexual men. N Engl J Med 316:61–66 – 5. Goedert JJ, Biggar BJ, Melbye M, Mann DL, Wilson S, Gail MH, Grossmann RJ, DiGioia RA, Sanchez WC, Weiss SH, Blattner WA (1987) Effect of T4 count and cofactors on AIDS incidence in homosexual men infected with human immunodeficiency virus. J Am Med Assoc 257:331–333 – 6. Kleinschmidt A, Matuschke A, Goebel F-D, Erfle V, Hehlmann R (1991) Serological markers as prognostic criteria for the course of HIV-infection. Infection 19, Suppl 2:89–92 – 7. Fuchs D, Krämer A, Reibnegger G, Werner ER, Dierich MP, Goedert JJ, Wachter H (1991) Neopterin and beta 2 microglobulin as prognostic indices in human immunodeficiency virus type I infection. Infection 19, Suppl 2:98–102 – 8. Hess G, Rossol S, Rossol R, Meyer zum Büschenfelde K-H (1991) Tumor necrosis factor and interferon as prognostic markers in human immunodeficiency virus (HIV) infection. Infection 19, Suppl 2:93–96 – 9. Rossol R, Voth S, Laubenstein P, Müller WEG,Schröder HC, Meyer zum Büschenfelde K-H, Hess G (1989) Interferon production in patients infected with HIV-1. J Infect Dis 159:815–821 – 10. Voth R, Rossol S, Klein K, Hess G, Schütt K-H, Schröder HC, Meyer zum Büschenfelde K-H, Müller WEG (1990) Differential gene expression of IFN-alpha and tumor necrosis factor alpha in peripheral blood mononuclear cells from patients with AIDS related complex and AIDS. J Immunol 144:907–975

Probleme der Diagnostik und Therapie opportunistischer Infektionen

H. D. Pohle (II. Medizinische Klinik, Klinikum Rudolf Virchow der Universität Berlin)

(Abstract)
Grundsätzliche diagnostische Schwierigkeiten bei den AIDS-Infektionssyndromen ergeben sich aus der Abgrenzung gegenüber:

1. HIV-unabhängigen Erkrankungen
2. HIV-unmittelbaren Manifestationen
3. HIV-mittelbaren Tumorsyndromen
4. Therapie-abhängigen Krankheitserscheinungen

Hinzu kommen besondere Eigentümlichkeiten der HIV-assoziierten Infektionssyndrome wie:

1. Parallelität verschiedener Infektionsabläufe
2. Weitgehende Symptomenkongruenz trotz unterschiedlicher Ätiologien
3. Gestaltwandel infolge der zugrundeliegenden Immundefekte und therapeutischen Interventionen
4. überwiegend unzureichende Aussagekraft serologischer Untersuchungsverfahren
5. Versagen der kulturellen Diagnostik bzw. Kausalitätsungewißheiten bei allgegenwärtigen Erregern

Die therapeutische Problematik wird u. a. beherrscht durch die diagnostische Latenz, die Begrenztheit des chemotherapeutischen Arsenals und dessen Nebenwirkungspanorama, durch Inkompatibilitäten bei oft erforderlichen Kombinations- oder Simultantherapien und durch den Mangel breitwirkender Chemotherapeutika für die Primär- und

Sekundärprophylaxe. Auch hier kommen weitere Faktoren hinzu wie: Angewiesenheit auf Höchstdosen, mangelnde Verfügbarkeit bestimmter Darreichungsformen, Kontraindikationen wegen vorbestehender Organschäden (z. B. Knochenmark).

Der von diesen Gegebenheiten abhängige diagnostische Aufwand und die Anforderungen an den allgemeinen und spezifischen infektiologisch-mikrobiologischen Kenntnisstand und Sachverstand begründen die Prognose-mitbestimmende Funktion der bei AIDS engagierten Ärztinnen und Ärzte.

Derzeitige Möglichkeiten der antiviralen Therapie der HIV-Infektion

R. Lüthy (Abteilung für Infektionskrankheiten, Departement für Innere Medizin, Universitätsspital Zürich)

(Manuskript nicht eingegangen)

Gefährdung des medizinischen Personals durch HIV

L. G. Gürtler (Max von Pettenkofer-Institut der Universität München)

Von HIV, dem humanen Immunschwäche-Virus, sind 2 Typen bekannt, HIV-1 und HIV-2. Nachdem Übertragungsmechanismus und Stabilität an der Umwelt und gegenüber Desinfektionsmitteln für beide Viren gleich sind, wird im folgenden nur noch von HIV gesprochen.

Die Übertragung von HIV ist möglich durch Sexualkontakt, Stillen und Blut. Für eine Übertragung über andere Wege, wie z. B. Tröpfcheninfektion (Influenza-Virus), Mücken (Gelbfieber-Virus) oder Zecken (Frühsommer-Meningoenzephalitis-Virus) gibt es keinen Anhalt. Die Ausscheidung von HIV über den Speichel ist sehr gering, so daß Reanimationen bisher nicht zu einer HIV-Übertragung geführt haben [4]. Das für die Beurteilung der berufsbedingten Gefährdung von medizinischem Personal relevante Material bleibt damit im wesentlichen Blut oder Teile davon.

Für eine Risikowertung müssen folgende Punkte berücksichtigt werden:

1. Häufigkeit von HIV-Infizierten im Patientenkollektiv, Wahrscheinlichkeit des Angehens einer HIV-Infektion.
2. Eintrittspforte und Eintrittsmenge.
3. Schnelligkeit, mit der auf die Inokulation reagiert wird.

Zu 1.

Nach den uns zur Verfügung stehenden Zahlen (Stand 31.1.91) [1] sind in Deutschland 5800 AIDS-Patienten bekannt geworden und 63500 nach Abzug der Doppelmeldungen 43200 HIV-Infizierte beim Bundesgesundheitsamt in Berlin gemeldet worden. Der überwiegende Teil der Patienten und der Infizierten stammt aus den Großstädten. Von den 43000 HIV-Infizierten wird ein Teil in den nächsten Jahren AIDS entwickeln und der ärztlichen Betreuung bedürfen.

In Bayern ist die Zahl der der Berufsgenossenschaft gemeldeten jährlichen Nadelstichverletzungen seit den letzten 5 Jahren konstant bei 15000 geblieben. Dies heißt, daß trotz aller Aufklärungsmaßnahmen und Hinweise auf die Hygiene-Richtlinien wegen AIDS sich an den Gepflogenheiten mit dem Umgang mit spitzen Gegenständen und gebrauchten Nadeln wenig geändert hat. Das heißt aber auch daß mit steigender Zahl behandlungsbedürftiger HIV-Patienten das Risiko für ein Verletzungsereignis mit HIV-haltigem Material zunimmt und ebenso das Risiko für den Erwerb einer HIV-Infektion über diesen Weg. Die Situation in Bayern unterscheidet sich in keiner Weise von der in der übrigen Bundesrepublik.

Wir haben 1988 angefangen, die Verletzungen mit HIV verdächtigem Material aufzunehmen und auszuwerten, in enger Zusammenarbeit mit den bei der Betreuung von HIV-Patienten involvierten Münchener Krankenhäusern. Die Analyse der Angehrate der HIV-Infektion in dieser Gruppe von Betroffenen nach Inokulation von Material von anti-HIV-positiven Patienten ergab einen Wert von etwa 1:200.

Der entsprechende Wert, den die CDC berechnet haben, liegt bei 1:330. Vom epidemiologisch-statistischen Standpunkt aus ist zwischen beiden Zahlen kein Unterschied.

Zahl der berufsbedingten HIV-Infektionen bei medizinischem Personal

Unter den 43000 HIV-Infizierten sind als berufsbedingte Infektionen (Medizin) gemeldet worden: vor 1988 – 11, 1988 – 11, 1989 – 16 und 1990 – 7. Es ist derzeit unklar, wie viele Doppelmeldungen darunter enthalten sind, und es ist weiter unklar, ob die vom einsendenden Labor angegebene Infektionsart der Wahrheit entspricht. Die Wahrscheinlichkeit ist hoch, daß diese Zahlen im Laufe der kommenden Jahre revidiert werden.

Von den CDC werden über den berufsbedingten Weg im Gesundheitssektor HIV-infiziert angegeben 24 Fälle als erwiesen und 16 als wahrscheinlich. Die erste Nadelstichverletzung die in Deutschland zur HIV-Infektion führte, ereignete sich 1982 [11].

Wir haben 1988 eine Schwester identifiziert, die sich 7 Wochen vorher nach der Blutabnahme an einem bekannt AIDS-leidenden Patienten gestochen und infiziert hatte. Wir haben 1989 eine weitere Schwester gefunden, die mit ausgeprägtem allergischem Handekzem und unbemerkt gerissenem Handschuh an der blutreichen Akutversorgung eines AIDS-Patienten beteiligt gewesen ist. 1991 mußten wir die Serokonversion bei einem Pfleger feststellen, der beim Verteilen des Blutes, welches er einem bekannten AIDS-Patienten entnommen hatte, sich verletzte.

Andere berichtete berufsbedingte HIV-Infektionen sind von Goebel [4] Marcus [8] und McGeer [9] zusammengestellt worden. Allen berichteten HIV-Übertragungen gemeinsam ist, daß das Ereignis, welches zur Infektion führte, vermeidbar gewesen wäre. Besondere Beachtung verdienen 2 Übertragungen, bei denen bei der Akutversorgung von Patienten der Kollege den mißlichen (harmvollen) Nadelstich setzte.

Zu 2.

Nachdem, wie unter Punkt 1 berichtet, berufsbedingte Infektionen vorkommen und wir auch zukünftig mit ihnen rechnen messen, soll nun versucht werden, eine Risikowertung vorzunehmen.

Wie oben erwähnt, ist das wesentliche Material, welches zur HIV-Übertragung führt, Blut. Übertragen werden mit einen Stich a) freies Virus und im Blut, verglichen mit anderen Körperflüssigkeiten, scheint die Viruskonzentration am höchsten zu sein, und b) HIV-produzierende Zellen, die nach Eindringen in einen immunologisch fremden Körper zur HIV-Produktion angeregt werden können.

Haut kann vom HIV nicht durchdrungen werden, es sei denn, es liegen Verletzungen vor, und dann ist die Anheftung an Makrophagen (Langerhans-Zellen) oder Lymphozyten der kapillären Blutbahn möglich. Verletzung der Haut wird für medizinisches Personal die wesentliche Eintrittspforte bleiben. Welche HIV-Dosis für das Angehen der Infektion notwendig ist, bleibt unbekannt, ebenso, ob die Schwellendosis für Blut oder Haut unterschiedlich ist. Verletzungen der Haut mit Hohlnadeln, kompakten Nadeln oder Skalpellen können zur Virusübertragung führen.

Durch Versuche an Schimpansen und durch die stattgefundenen Reanimationsversuche an HIV-Infizierten scheint belegt, daß die Gingiva eine schlechte Eintrittspforte für HIV ist. Die Konjunktiva ist als potentielle Eintrittspforte für HIV weiter zu erwägen; ob die italienische Krankenschwester über diesen Weg infiziert worden ist, bleibt unklar [3].

Zu 3.

Wo keine Verletzung stattfindet, muß auch nicht um eine Infektionsübertragung gefürchtet werden. Wo eine potentielle Infektion verhindert werden kann, sollte dies geschehen – und am einfachsten ist hier der mechanische Schutz:

Hände	–	Handschuhe, Kettenhandschuhe beim Pathologen, Fingermanschette beim Orthopäden oder Chirurgen.
Augen	–	Brille, ob mit oder ohne optische Korrektur.
Gesicht	–	Mundschutz, Maske oder auch Helm.

Wesentlich scheint bei Auswertung aller erfolgten HIV-Infektionen bei medizinischem Personal zu sein, daß die Versorgung des Patienten mit aller Umsicht und der notwendigen Ruhe durchgeführt wird. Der in der Praxis Erfahrene soll die Versorgung vornehmen, nicht der Anfänger.

Wenn trotz aller Vorkehrungen aber eine Verletzung stattgefunden hat, dann muß sofort gehandelt werden – HIV hat sich innerhalb von 30 min fest an die Zelle gebunden. Aus einem Stichkanal ausströmendes Blut entfernt eingebrachtes Fremdmaterial, deswegen muß die Blutung angeregt werden. Verbliebenes HIV oder auch andere Infektionserreger können und müssen durch Desinfizieren anschließend abgetötet werden.

Problematisch wird das weitere Vorgehen bei Verletzungen mit HIV-haltigem Material:

Optimal wären Substanzen, die das HIV wieder von der Zelle eliminieren können, z. B. monklonales anti-CD4 [10]. Einmal ist dieser Antikörper nicht allgemein verfügbar, zum anderen ist trotz der ausgezeichneten In-vitro-Wirkung der Nutzeffekt in vivo offen. Die gleichen Einwände gelten für lösliches CD4 und CD4-Immunglobulin-Hybride.

Erst sekundär wirksam, d. h. wenn sich das HIV schon in der Zelle befindet, sind Substanzen, die die HIV-Vermehrung hemmen. Der mögliche Nutzeffekt von AZT (Azidothymidin = Zidovudine) liegt auf 2 Ebenen: Einmal wird die reverse Transkription gehemmt, zum anderen kommt es zum Abbruch der neusynthetisierten Nukleinsäuren. Zur verhindernden Wirkung der HIV-Infektion kann bisher keine Aussage gemacht werden kann [5]. Es sollte trotzdem erwähnt werden, daß nach Gabe von Azidothymidin das Angehen der HIV-Infektion zweimal nicht verhindert werden konnte [6, 7]. Substanzen, die die virale Protease oder Integrase hemmen, sind bisher nur in vitro bzw. überhaupt nicht verfügbar.

Neben der HIV-Übertragung vom Patienten auf medizinisches Personal, welches hier besprochen wurde, soll auch bedacht werden, daß vom Arzt bei invasiven Eingriffen (hier Zahnarzt) 4 Patienten infiziert worden sind [2, 12]. Es gilt also zukünftig auch diesem HIV-Übertragungsweg Beachtung zu schenken und alles zu tun, um solche Infektionen zu vermeiden.

Bei aller Betroffenheit über oder wegen der HIV-Infektionen im medizinischen Bereich ist durch die oben erwähnten hygienischen Maßnahmen auch die Infektion mit anderen Erregern wie Hepatitis-B- und -C-Virus, Creutzfeld-Jakob-Virus und von den erwähnten Viren abgesehen Borrelien und Treponemen zu verhindern.

Aus ethischer Sicht verbietet sich, behandlungsbedürftige HIV-Infizierte ohne ärztliche Versorgung zu lassen – aus genau derselben ethischen Sicht muß jeder im medizinischen Bereich Tätige sich und andere vor einer akzidentellen HIV-Infektion nach bestem Vermögen schützen.

Literatur

1. AIDS Schnellinformation des Bundesgesundheitsamtes (1991) Bundesgesundhbl 34:81–85 – 2. Anonymous (1990) Possible transmission of human immunodeficiency virus to a patient during an invasive dental procedure. Morb Mort Weekly Rep 39:489–493 – 3. Gioannini P, Sinicco A,

Cariti G, Luchini A, Paggi G, Giachino O (1988) HIV infection acquired by a nurse. Eur J Epidemiol 4:119–120 – 4 Goebel FD (1989) Berufsbedingte HJV Infektionen bei medizinischem Personal. Münch Med Wschr 131:310–312 – 5. Gürtler L, Deinhardt F, Goebel FD, Braun-Falco O, Fröschl M, Rieber EP, Riethmüller G (1989) Vorschlag zum Verhalten und Handeln nach Kontamination mit HIV-haltiger Flüssigkeit. Dtsch Ärzteblatt 86:A1418–1419 – 6. Lange JMA, Boucher CAB, Hollak CEM, Wiltink EHH, Reiss P, van Royen EA, Roos M, Danner SA, Goudsmit J (1990) Failure of zidovudine prophylaxis after accidental exposure to HIV-1. New Engl J Med 322:1375–1377 – 7. Looke DFM, Grove DI (1990) Failed prophylactic zidovudine after needlestick injury. Lancet 335:1280 – 8. Marcus R, Kay K, Mann JM (1989) Transmission of human immunodeficiency virus (HIV) in health-care-settings worldwide. Bull WHO 67:577–582 – 9. McGeer A, Simoi AE, Low DE (1990) Epidemiology of needlestick injuries in house officers. J Inf Dis 162:961–964 – 10. Rieber EP, Reiter G, Gürtler L, Deinhardt F, Riethmüller G (1990) Monoclonal GD4 antibodies after accidental HIV infection. Lancet 336:1007–1008 – 11. Schmidt CA, Fiek T, Neubauer A, Huhn D (1988) HIV-Infektion durch Nadelstichverletzung. Dtsch Med Wschr 113:76

Aussichten einer Impfstoffentwicklung gegen die HIV-Infektion

R. Kurth, D. Binninger, J. Ennen, J. Denner, S. Hartung, S. Norley
(Paul-Ehrlich-Institut, Langen)

Zusammenfassung

Die Vakzineforschung gegen die HIV-Infektion besitzt herausragende Priorität in der internationalen AIDS-Forschung und wird mit modernsten gentechnologischen, biochemischen und immunologischen Methoden durchgeführt. Trotz des ständig zunehmenden Wissens um den molekularen und strukturellen Aufbau von HIV gibt es aber bisher keine praktischen Vakzine gegen AIDS. Durch die zunehmende Verwendung rekombinanter DNA-Techniken und durch den Einsatz synthetischer Peptide konnten die Epitope definiert werden, gegen die sich die Immunantwort der HIV-Infizierten richtet. Insbesondere konnten Epitope definiert werden, die bindende und neutralisierende Antikörper induzieren bzw. die von Antikörper-abhängigen zytotoxischen Zellen und von zytotoxischen T-Lymphozyten erkannt werden. Es wurde aber auch gefunden, daß bestimmte Epitope nach Bindung von Antikörpern zu einer vermehrten Aufnahme des Virus-Antikörperkomplexes führen.

Es ist bisher nicht erkennbar, welche der humoralen oder zellulären Immunantworten schützend sind und daher von einem Impfstoff induziert werden müssen. Die mittlerweile umfangreichen Kenntnisse bezüglich HIV und der anti-HIV-lmmunantwort führten zur Entwicklung einer Reihe von experimentellen Impfstoffen, die z.B. inaktiviertes Gesamtvirus, gereinigte Virusproteine oder synthetische Peptide beinhalten. Jeder dieser experimentellen Impfstoffe hat seine Vor- und Nachteile. Die hohe Variabilität von HIV und seine Fähigkeit, immunologische Fluchtmutanten zu entwickeln, machen jedoch insgesamt die Entwicklung einer Schutz-induzierenden Vakzine schwierig. Nach vielen Fehlversuchen mit HIV im Schimpansen gab es jedoch 1990 erste Erfolge, Rhesusaffen mit dem HIV-verwandten SIV_{mac} erfolgreich zu immunisieren. Diese erfolgreiche Immunisierungsversuche sind Ansporn für weiterführende Impfstoffentwicklungen.

Gegenwärtige Herausforderungen in der AIDS-Impfstoffentwicklung

Viele Fragen hinsichtlich des besten Wegs zu einer AIDS-Impfstoffentwicklung sind derzeit noch offen, können aber experimentell untersucht werden. Zu diesen Fragen gehört auch die Zahl und Verteilung immunogener Epitope des HIV und die Qualität der humoralen und/oder zellulären Immunantwort, die letztlich gegen die HIV-Infektion schützt. Im nachfolgenden soll deshalb zusammengefaßt werden, was gegenwärtig über die Epitope des HIV bekannt ist, was wir wissen über die Entwicklung und Spezifität der verschiedenen antiviralen Immunantworten und wo die größeren Hindernisse für eine erfolgreiche AIDS-Impfstoffentwicklung erkennbar sind [1, 5].

HIV Epitope

HIV-1 enthält die drei Strukturgene *gag* und *env* und die regulatorischen Gene *pol, vif, vpr, rev, tat* und *nef.* Alle diese Proteine können theoretisch Epitope tragen. Das reife Viruspartikel enthält jedoch – wie schon der Name sagt – überwiegend Strukturproteine, die immunogen sein sollten. Von Retroviren ist außerdem bekannt, daß auf der

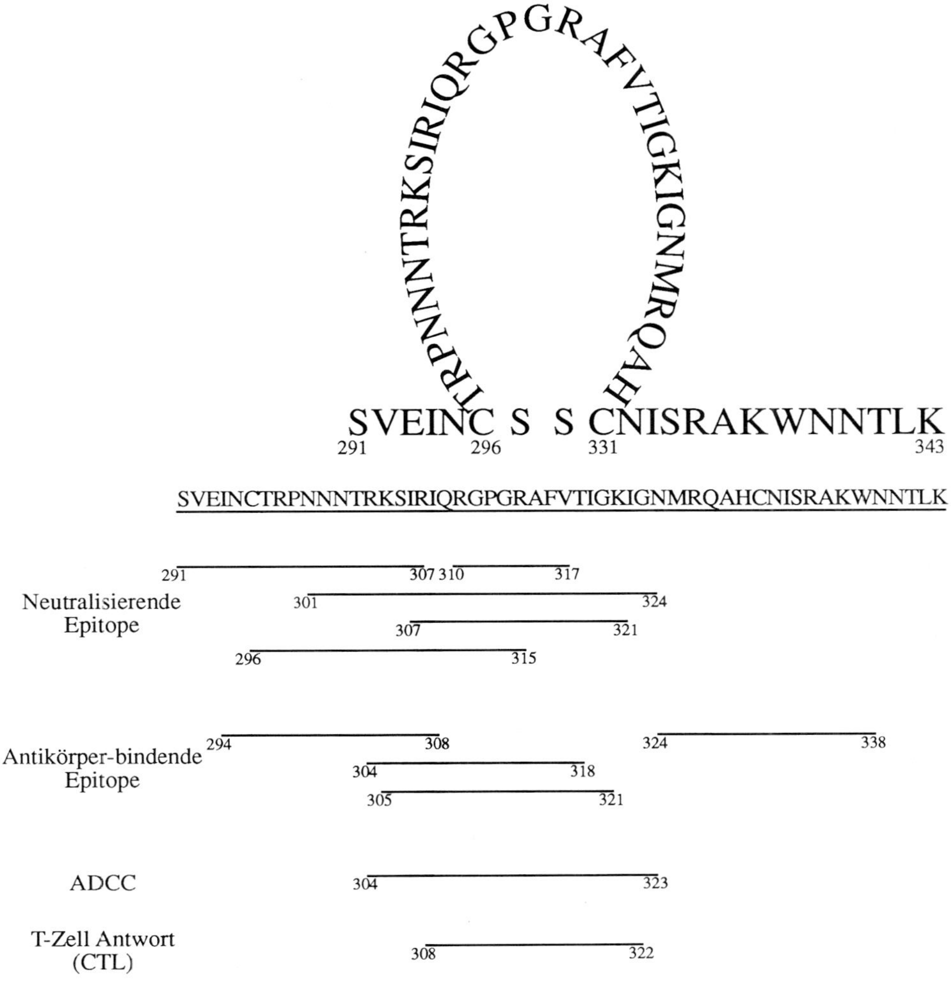

Abb. 1. Epitope in der immundominanten V-3 Schleife des äußeren gp120 HIV-1 Hüllproteins (nach Dr. James Bradac, Vaccine Research and Development Branch, Division of AIDS, NIH, Bethesda, USA)

Oberfläche der infizierten Zelle auch Nichtstrukturproteine, also regulatorische Proteine, exprimiert werden und immunogen sein können. Schon wenn man die Antikörperantwort gegen HIV analysiert, kann man feststellen, daß praktisch alle HIV-Proteine potentiell immunogen sind. Im Westernblot werden z.B. alle im Virus enthaltenen Proteine durch Antikörper der Infizierten erkannt. Die Frage bleibt jedoch, welche dieser Proteine eine schützende Immunantwort induzieren und ob es Epitope gibt, deren Erkennung für den Wirt sogar schädlich sein kann. Wie erwartet, enthalten besonders die beiden Virushüllproteine gp120 und gp41 Epitope, die neutralisierende Antikörper induzieren und die auch von Antikörper-abhängigen zytotoxischen Zellen und zytotoxischen T-Lymphozyten erkannt werden. Besonders immunogen ist eine allerdings hypervariable Schleife im gp120, die V3-Schleife, gegen die auch neutralisierende Antikörper gerichtet sind (Abb. 1). Immunisierungsstudien im Schimpansen haben gezeigt, daß die Antikörperantwort gegen das virale Inokulum zunächst vor allem gegen diese V3-Schleife in Typ-spezifischer Weise gerichtet ist. Mit anderen Worten, diese Antikörper erkennen kurz nach der Infektion zunächst nur den HIV-Stamm, gegen den immunisiert wurde. Erst nach wiederholten Immunisierungen und nach Ablauf von wenigstens sechs Monaten entwickelt sich eine mehr gruppenspezifische Antikörperantwort, die verschiedene HIV-Varianten zu neutralisieren vermag.

Die Viruskernproteine werden durch das sogenannte *gag*-Gen kodiert und enthalten ebenfalls eine Vielzahl von Epitopen, die sowohl von Antikörpern als auch von zytotoxischen T-Lymphozyten erkannt werden. Zusätzliche Epitope sind auch in der Reversen Transkriptase und im nef-Protein enthalten. Zusammenfassend kann man also sagen, daß offenbar alle Virusproteine potentiell immunogen sind und daß kein Mangel an Epitopen besteht. Wie oben erwähnt, bleibt jedoch ungeklärt, welche Epitope Schutz induzieren können.

Das immunsuppressive Peptid der Retroviren

HIV-1 enthält wie alle animalen Retroviren eine immunsuppressive Aminosäuresequenz im kleineren Hüllprotein, das gp41. Ein davon abgeleitetes Peptid ist interessanterweise evolutionär konserviert und entsprechende synthetische Peptide inhibieren die Stimulation peripherer Lymphozyten durch Mitogene und Antigene in vitro. Der Effekt dieser Peptide ist nicht speziesspezifisch, d.h. ein Peptid kann die Stimulation von Lymphozyten verschiedener Spezies inhibieren. Es gibt einige vorläufige Hinweise, daß ein hoher Antikörpertiter gegen dieses Peptid mit einer positiven Prognose korreliert werden kann. Unklar ist zum gegenwärtigen Zeitpunkt, ob eine solche immunsuppressive Aminosäuresequenz aus einem Impfstoff entfernt werden sollte, oder ob im Gegenteil versucht werden sollte, gegen diese Sequenz eine starke Immunantwort zu induzieren.

Gibt es eine schützende Immunantwort gegen HIV?

Klinische Hinweise suggerieren, daß es eine anti-HIV Immunität durchaus gibt (Tabelle 1). Andererseits ist es noch völlig unklar, wann und warum eine schützende Immunität abnimmt und schließlich verschwindet. Wir müssen noch lernen, welche Immunantwor-

Tabelle 1. Klinische Hinweise auf eine anti-HIV Immunität

1. Entwicklung humoraler und zellulärer Immunantworten
2. Lange Latenzperiode zwischen Infektion und Krankheitsentwicklung
3. Stabile klinische Zustände
4. Langzeit-Infizierte ohne Krankheitsentwicklung
5. Initial geringe Virusbelastung im peripheren Blut
6. Entwicklung von Virusvarianten in vivo (immunologische „Fluchtmutanten“)

ten freie HIV-Partikel eliminieren und welche HIV-infizierte Zellen zu zerstören vermag. Die folgenden anti-HIV Abwehrmechanismen könnten zum Schutz beitragen:

- neutralisierende Antikörper,
- Komplement-aktivierende zytotoxische Antikörper,
- Antikörper-abhängige zelluläre Zytotoxizität,
- natürliche Killerzellen,
- zytotoxische T-Lymphozyten.

Neutralisierende Antikörper in der HIV-Infektion

Antikörper verhindern normalerweise den Beginn einer Virusinfektion, jedoch ist im Fall von HIV nicht bekannt, ob Virus-Antikörperkomplexe noch infektiös sein können. Im Gegensatz zu Situationen mit nicht-umhüllten Viren wie Polioviren muß man bei HIV davon ausgehen, daß wahrscheinlich mehrere neutralisierende Antikörpermoleküle zur Neutralisation notwendig sind [5]. Bisher gibt es keine erkennbare Korrelation zwischen dem Titer neutralisierender und Virus-bindender (nicht neutralisierender) Antikörper und Krankheitsentwicklung (Tabelle 2). Es wurde jedoch postuliert, daß der serologische Nachweis von hoch-affinen Antikörpern gegen das gp120 bzw. gegen die V3-Schleife des gp120 im Serum HIV-infizierter Mütter korreliert werden konnte mit einem reduzierten Risiko der intra-uterinen oder perinatalen Übertragung auf das Baby [8].

Andererseits ist gegenwärtig nicht bekannt, ob bindende aber nicht-neutralisierende Antikörper schützend, schädigend oder irrelevant sind. Im Serum HIV-Infizierter konnten infektionsverstärkende Antikörper gegen die Virushülle nachgewiesen werden [3]. Entsprechende Seren verstärken die Infektion von Monozyten, Makrophagen und Lymphozyten in vitro. Die Verstärkung der HIV-Infektionsfähigkeit erfolgt offenbar über zumindest drei verschiedene Mechanismen: (a) durch HIV-gebundene Antikörper über deren Fc-Fragment, (b) durch HIV-Antikörperkomplexe, die Komplement aktivieren können, und (c) durch HIV-Partikel (ohne Antikörper), die Komplement aktivieren können. Solche Virus-Antikörper und/oder Komplementkomplexe sind offenbar in der Lage, Zellen über deren Fc- oder Komplement-Rezeptoren zu infizieren. Da es schwierig ist, die infektionsverstärkende Antikörper von anderen Antikörperaktivitäten zu trennen, wurde dieses „Enhancement" noch nicht in vivo nachgewiesen.

Komplement-aktivierende zytotoxische Antikörper

Im Gegensatz zur Situation in Retrovirus-infizierten Tieren entwickeln HIV-infizierte Menschen keine Komplement-aktivierenden zytotoxischen Antikörper. Es wäre außerordentlich interessant, die Schutzfunktion experimenteller Impfstoffe zu untersuchen, die

Tabelle 2. Eigenschaften HIV-spezifischer Antikörper

1. Spezifisch für nur wenige virale Epitope
2. Neutralisieren freier Viruspartikel
3. HIV Typ-spezifische Antikörper schützen allein offenbar nicht gegen Krankheitsentwicklung
4. Häufige Entwicklung von neutralisierenden Antikörpern mit breiterer Spezifität für HIV Varianten (vorübergehender Schutz?)
5. Keine erkennbare Korrelation zwischen neutralisierendem Antikörpertiter und klinischer Prognose
6. Hinweise auf Korrelation zwischen hohem Antikörpertiter gegen die HIV-Hülle und geringerer Häufigkeit der intra-uterinen und/oder perinatalen Virusübertragung
7. Immunselektion führt in vivo zur Anreicherung von immunologischen „Fluchtmutanten"
8. Antikörper können über Fc-Rezeptoren oder nach Bindung von Komplementfaktoren infektionsverstärkend wirken

in der Lage wären, zytotoxische Antikörper in hohen Titern zu induzieren. Solche Antikörper wären nämlich in der Lage, Virusantigene auf der Oberfläche infizierter Zellen zu erkennen, die Zellen zu zerstören und so den Organismus von persistent infizierten Zellen zu befreien.

Antikörperabhängige zelluläre Zytoxitität (ADCC)

Diese Antikörperaktivität entwickelt sich leicht meßbar in HIV-infizierten Menschen und in SIVinfizierten Affen (Tabelle 3). Die Spezifität dieser Antikörperantwort ist breiter als bei den neutralisierenden Antikörpern. Viele Patienten besitzen Antikörper, die Zellen zerstören können, die mit sehr unterschiedlichen HIV-Varianten infiziert sind. In etwa 5% der von uns untersuchten Seren noch gesunder HIV-Infizierter sind Antikörper nachweisbar, die sowohl HIV-1 wie auch HIV-2 infizierte Zellen eliminieren können [7]. Es ist jedoch noch zu früh, diese Antikörperaktivität mit einer positiven Prognose zu korrelieren. Die viralen Epitope, die diese Antikörper induzieren, sind noch nicht eindeutig bestimmt. Vorläufige Ergebnisse deuten darauf hin, daß möglicherweise nur ein einziges oder zwei Epitope für die Induktion dieser Antikörper verantwortlich zeichnen. ADCC-vermittelnde Antikörper besitzen jedoch möglicherweise auch die unerwünschte Nebenwirkung, nicht infizierte T-Lymphozyten zu eliminieren, die nur passiv das äußere Hüllprotein absorbiert haben, also gar nicht infiziert sind.

Natürliche Killerzellen

Die meisten der HIV-Infizierten besitzen eine ausgeprägte Aktivität der natürlichen Killerzellen gegen HIV-infizierte Zellen. Diese Aktivität vermindert sich mit fortschreitendem Krankheitsverlauf. Die von diesen Zellen erkannten Rezeptoren sind nicht bekannt und eventuell auch nicht Virus-kodiert.

Tabelle 3. Antikörper-abhängige zelluläre Zytotoxizität (ADCC)

1. Zerstört HIV-infizierte Zellen
2. Breite Spezifität für alle bekannten HIV-Varianten
3. Induzierbar mit gereinigtem gp120 HIV Hüllprotein
4. Vorwiegend IgG_1 mit IgG_3 vermittelt
5. $CD3^-$, $CD16^+$ Effektorzellen
6. Aktivität in allen Seren HIV-Infizierter nachweisbar
7. Keine Korrelation des Antikörpertiters mit ELISA oder neutralisierenden Antikörpertitern
8. Prognostische Bedeutung unklar

Tabelle 4. Zytotoxische T-Lymphozyten (CTL)

1. Schnelle Induktion, häufig noch vor der Antikörperentwicklung
2. Erkennen mehr Epitope als die neutralisierenden Antikörper auf den viralen Proteinen env, gag, pol, nef und vif
3. Gruppen-spezifische Reaktivität gegen HIV Varianten
4. $CD8^+/CD4^-$ und $CD8^-/CD4^+$ CTL Subpopulationen
5. Eliminieren Virus-infizierte Zellen
6. Inhibieren Virusübertragungen über Zell-Zell Kontakte
7. Im SIV_{mac}/Rhesusaffen Tiermodell ist die Aktivität korrelierbar mit Überlebenszeit und Überlebensrate

Die Funktion zytotoxischer T-Lymphozyten

Zytotoxische T-Lymphozyten (CTL) eliminieren Virus-infizierte Zellen und sind besonders wirksam gegen Hüllviren [9] (Tabelle 4). Es ist auch denkbar, daß CTLs die HIV-Übertragung über Zell-Zellkontakte unterbrechen können. Sowohl $CD4^+$ als auch $CD8^+$ MHC-restringierte CTL Populationen konnten im HIV-Infizierten nachgewiesen werden. Es gibt Hinweise, daß eine ausgeprägte CTL-Aktivität im Menschen – wie auch in SIV-infizierten Affen [6] – mit einer positiven Prognose korreliert werden kann. In natürlich infizierten Affen wurde ein Zusammenhang erkennbar zwischen einer ausgeprägten gag-spezifischen CTL-Aktivität und einer überdurchschnittlichen Überlebensrate, die auch gekennzeichnet war von einer niedrigeren Virusbelastung im peripheren Blut. Andererseits ist auch hier denkbar, daß CTLs nicht infizierte Lymphozyten angreifen, die Virushüllproteine absorbiert bzw. aufgenommen haben und auf ihrer Zelloberfläche exprimieren.

Möglichkeiten der Herstellung experimenteller AIDS-Impstoffe

Verschiedene AIDS-Impfstoffe sind zumindest theoretisch denkbar:

- lebendes, attenuiertes HIV,
- inaktiviertes Gesamtvirus,
- replikationsfähige rekombinante Viren oder andere rekombinante Mikroorganismen wie Mykobakterien oder Salmonellen,
- durch rekombinante DNA-Techniken produzierte Virusproteine,
- natürliche Virusproteine,
- synthetische Peptide,
- anti-Idiotypen,
- passive Immunisierung.

Replikationsfähige, attenuierte Viren werden klinisch außerordentlich erfolgreich als Impfstoffe beim Menschen angewandt. Die Impfstoffe gegen Kinderlähmung, Masern, Mumps, Röteln und andere Virusinfektionen können hier als klassische Beispiele angeführt werden. Replikationsfähige Impfviren garantieren die natürliche Präsentation immunogener Epitope sowohl im Viruspartikel als auch auf der Oberfläche infizierter Zellen. Im Fall von Retroviren wie HIV gibt es jedoch mehrere, letztlich prohibitive Nachteile, die die Verwendung einer Lebendvakzine ausschließen. Selbst ein attenuiertes Retrovirus wird sich chromosomal integrieren und damit lebenslang im Impfling persistieren. Damit kann eine spätere Übertragung auf andere nicht ausgeschlossen werden. Eine vermehrte Replikation der lmpfviren z. B. während auch nur vorübergehender Phasen der Immunsuppression könnte zu pathologischen Konsequenzen für den Impfling führen. Außerdem könnte eine Reversion zum Wildtypvirus oder die Rekombination mit überinfizierenden Viren oder zellulärer DNA ebenfalls nicht ausgeschlossen werden.

Inaktivierte Gesamtvirusvakzine werden bzw. wurden bei Menschen bisher erfolgreich gegen die Kinderlähmung und gegen die echte Influenza eingesetzt. Die natürliche Präsentation aller Virusepitope ist jedoch in diesen Fällen nicht garantiert und Restinfektiösität wegen unvollständiger Inaktivierung muß ebenfalls ausgeschlossen werden. Die Induktion der wünschbaren zellgebundenen Immunität ist mit einem Totimpfstoff schwierig, könnte jedoch mit Hilfe moderner Adjuvantien erreicht werden [5].

Die Vakzine gegen die Hepatitis B-Infektion wird aus einer Untereinheit des Virus hergestellt, nämlich der Virushülle (HBsAg). Untereinheiten können heute kostengünstig durch rekombinante DNA-Technologien massenhaft produziert werden. Allerdings bringen es diese Technologien mit sich, daß Modifikationen nach der Translation der viralen Proteine und Antigen-Präsentation nicht unbedingt wie bei der natürlichen Infektion ablaufen. Untereinheiten sind andererseits leicht standardisierbar, besitzen keine Infektiosität und enthalten keine Nukleinsäuren. Im Fall von HIV besteht ein deutlicher Nachteil jedoch darin, daß man möglicherweise eine ganze Reihe viraler Untereinheiten produzieren muß, um eine Immunität gegen diverse HIV-Varianten induzieren zu können und daß man eine zellgebundene Immunität wiederum nur – wenn überhaupt – durch Verwendung von bisher klinisch wenig erprobten modernen Adjuvantien erreichen kann.

Peptide wurden bisher nur einmal für die Immunisierung gegen Maul- und Klauenseuche erfolgreich eingesetzt. Peptide sind ebenfalls leicht standardisierbar und enthalten weder Infektiosität noch Nukleinsäuren. Als nicht-replikationsfähige Immunogene besitzen sie jedoch auch die gleichen Nachteile wie die Untereinheiten aus Viren. So enthält ein Peptid normalerweise ein einziges T- oder B-Zell Epitop und zur Impfung gegen die verschiedenen HIV-Varianten müßte sehr wahrscheinlich eine große Zahl von noch nicht ausreichend definierten Peptiden eingesetzt werden. Andererseits könnte man mit Peptiden die Verwendung immunsuppressiver oder infektionsverstärkender Epitope ausschließen. Peptide werden jedoch nicht unbedingt wie native Proteine oder wie diskontinuierliche Epitope erkannt und erfahrungsgemäß ist die Induktion eines immunologischen Gedächnisses mit Peptiden schwierig.

Anforderung an eine AIDS-Vakzine

Eine wirksame AIDS-Vakzine ist wahrscheinlich abhängig von der Aktivierung Antigen-präsentierender Zellen, d.h., sie ist abhängig von der adäquaten Aufnahme viraler Antigene, ihrer Prozessierung und der Synthese von Zytokinen durch die Antigen-präsentierenden Zellen und durch T- und B-Zellen. Die Aktivierung von sowohl T- als auch B-Lymphozyten hängt ab von der Fähigkeit, Gedächniszellen zu induzieren, die ihrerseits wiederum abhängig sind von der wenigstens vorübergehenden Persistenz von Antigen auf Antigen-präsentierenden Zellen. Außerdem muß eine solche Vakzine T-Helfer als auch T-zytotoxische Zellen induzieren, die mehrere, wenn nicht sogar viele Epitope erkennen können, um Restriktionen wegen des MHC-Polymorphismus zu überwinden.

Die erfolgreiche Entwicklung eines HIV-Impfstoffes erfordert die Lösung zusätzlicher HIV-spezifischer Probleme. HIV kann sowohl als freies Partikel als auch innerhalb infizierter Zellen übertragen werden. Die Infektion immunkompetenter Zellen wie Monozyten und Makrophagen oder von $CD4^+$ T-Lymphozyten kann unmittelbar die Abwehrfähigkeit des infizierten Wirts reduzieren. HIV kann Infektionen in sogenannten immun-geschützten Stellen des Organismus etablieren, so z.B. im Gehirn, in Teilen des Knochenmarks und im Nebenhodengewebe. Außerdem ist die HIV-Hülle bekanntlich hypervariabel, so daß sogenannte immunologische Fluchtmutanten entstehen können, und die Virushülle ist nachgewiesenermaßen in vitro immunsuppressiv.

Zukünftige Untersuchungen müssen darüber hinaus noch Aufschluß geben, in welchen Adjuvantien und in welchen Dosen und Zeitabständen ein solcher Impfstoff intramuskulär oder subkutan appliziert werden sollte und ob die experimentellen Impfstoffe geeignet sind, auch gegen intrazelluläres Virus und gegen möglichst alle HIV-Varianten zu schützen.

Neueste Fortschritte in der HIV-Impfstofforschung

Alle früheren Versuche in der zweiten Hälfte der 80er Jahre, Schimpansen mit der HIV-Hülle zu immunisieren, sind fehlgeschlagen. Die Ursachen für diese Fehlschläge sind sicherlich vielfältig. In verschiedenen Fällen wurden partiell denaturierte Antigene

Tabelle 5. Neueste Fortschritte in der HIV-Impfstoffentwicklung

1. Entwicklung standardisierter Nachweismethoden für die humoralen und zellulären Immunantworten
2. Entwicklung brauchbarer Tiermodelle (u.a. SIV_{mac} Infektion von Rhesusaffen)
3. Identifizierung vorherrschender HIV-1 Serotypen in der Bevölkerung
4. Schutz vor oder Verzögerung von Krankheitsentwicklung durch attenuierte SIV_{mac} in Rhesusaffen
5. **Schutz vor Infektion und/oder Krankheitsentwicklung durch Immunisierung mit inaktiviertem SIV_{mac} mit SIV_{mac}-infizierten inaktivierten Lymphozyten und mit inaktiviertem HIV-2 in Rhesusaffen**

Tabelle 6. Gegenwärtige Schwierigkeiten und offene Fragen bei der HIV-Impfstoffentwicklung

Schwierigkeiten:
1. Impfstoff sollte Infektion verhindern, nicht nur Krankheiten wie alle bisherigen Impfstoffe
2. Lebendvirusvakzine nicht akzeptabel (chromosomale HIV-Integration, dementsprechend Impflinge als potentiell lebenslange Virusträger; mögliche Reversion von Impfviren zu Wildtyp-Viren; schwierig zu unterscheiden von natürlicher Infektion; usw.)

Offene Fragen:
3. Mechanismen der Virusübertragung
   - freie Viruspartikel oder in infizierten Zellen?
   - minimale infektiöse Dosis bei i.v. oder Schleimhautübertragung?
   - IgA und/oder IgM Antworten?
4. Welche Mechanismen der Immunantwort sind schützend?
5. Gibt es in vivo schädliche Immunantworten (z.B. „enhancing antibodies")?
6. Sind Virus-Antikörperkomplexe noch infektiös?
7. Welche Funktion besitzt das immunsuppressive Peptid im gp41 HIV in vivo?
8. Welche Mechanismen der Zellinfektion müssen blockiert werden:
   - via CD4?
   - bei CD4 negativen Zellen?
   - über Komplement-Rezeptoren?
   - über den Fc-Rezeptor?
9. Ursachen und Konsequenzen der HIV Variabilität:
   - Wirtszell-abhängig?
   - Resultat immunologischer Selektion?
   - Einfluß von Punktmutationen auf entfernte Epitope?
   - Einfluß von Mutationen auf die Frequenz nachfolgender Mutationen?
   - Notwendigkeit der Impfung mit mehreren Virusvarianten um gruppenspezifischen Schutz zu induzieren?

eingesetzt, es kam zu keiner Induktion der zellgebundenen Immunität, die Virushülle enthielt sowohl immunsuppressive als auch infektionsverstärkte Epitope, einige Vakzinepräparationen enthielten nicht alle notwendigen Epitobe und in vielen Fällen wurden die Schimpansen letztlich mit einer zu hohen Virusdosis intravenös belastet. Nur über eine einzige erfolgreichen Immunisierung zweier Schimpansen mit dem äußeren Hüllprotein des HIV wurde bisher berichtet [2].

Jedoch haben die letzten zwei Jahre deutliche Fortschritte in der HIV-Impfstofforschung ergeben (Tabelle 5). Vor allem wurde ein aussagefähiges Tiermodell entwickelt [4]. Das dem HIV eng verwandte SIV_{mac} kann jetzt im Rhesusaffen für zukünftige Vakzinestudien eingesetzt werden. Mindestens drei Forschergruppen haben kürzlich über eine erfolgreiche Immunisierung von Rhesusaffen gegen die nachfolgende Belastung mit SIV_{mac} berichten können (Tabelle 5). Als experimentelle Vakzine diente in allen Fällen inaktiviertes Gesamtvirus oder virusinfizierte inaktivierte Zellen. Diese signifikanten Fortschritte sind auch eine große Ermutigung, die HIV- Vakzineforschung weiterzuführen und sich in naher Zukunft vor allem auf die Verwendung von inaktiviertem Gesamtvirus oder von Virusuntereinheiten für die Immunisierung im Tiermodell zu konzentrieren.

Andererseits darf, wie schon oben erwähnt, nicht verschwiegen werden, daß es noch große Lücken in unserem Verständnis der HIV-Pathogenese gibt, die die schnelle und zielgerichtete Entwicklung einer HIV-Vakzine stark behindern. Viele wichtige Fragen zur HIV-Vakzineforschung müssen in den nächsten Jahren noch beantwortet werden (Tabelle 6). Trotz des ermutigenden Forschritts während der letzten zwei Jahre ist es deshalb gegenwärtig unmöglich, vorherzusagen, wann – wenn überhaupt – ein Impfstoff gegen die HIV-Infektion und damit gegen AIDS zur Verfügung stehen wird.

Literatur

1. Ada G (1989) Prospects for a vaccine against HIV. Nature 339:331–332 – 2. Berman PW, Gregory TJ, Riddle L, Nakamura GR, Champe MA, Porter JP, Wurm FM, Hershberg RD, Cobb EK, Eichberg JW (1990) Protection of chimpanzees from infection by HIV-1 after vaccination with recombinant glycoprotein gp120 but not gp160. Nature 345:622–625 – 3. Bolognesi DP (1989) Do antibodies enhance the infection of cells by HIV? Nature 340:431–432 – 4. Kurth R, Kraus G, Werner A, Hartung S, Centner P, Baier M, Norley S, Löwer J (1988) AIDS: Animal Retrovirus Models and Vaccines. Acquired Immune Deficiency Syndroms 1:284–294 – 5. Kurth R, Binninger D, Ennen J, Denner J, Hartung S, Norley S (1991) The Quest for an AIDS- Vaccine. The state of the art and current challenges. AIDS Res and Human Retroviruses, in press – 6. Miller MD, Lord CI, Stallard V, Mazzara GP, Letvin NL (1990) The gag-specific Cytotoxic T Lymphocytes in Rhesus Monkeys Infected with the Simian Immunodeficiency Virus of Macaques. J Immunol 44:122–128 – 7. Norley SG, Mikschy U, Werner A, Staszewski S, Helm EB, Kurth R (1990) Demonstration of crossreactive antibodies able to elicit lysis of both HIV-1 and HIV-2 infected cells. J Immunol 145:1700–1705 – 8. Rossi P, Moschese V, Broliden PA, Fundaró C, Quinti I, Plebani A, Giaquinto C, Tovo PA, Ljunggren K, Rosen J, Wigzell H, Jondal M, Wahren B (1989) Presence of maternal antibodies to human immunodeficiency virus 1 envelope glycoprotein gp120 epitopes correlates with the uninfected status of children born to seropositive mothers. Proc Natl Acad Sci USA 86:8055–8058 – 9. Walker BD, Plata F, Cytotoxic T lymphocytes against HIV. AIDS 4:177–184

Workshop I: Tumormarker

Vorsitz: *G. Klöppel,* Brüssel; *W. Fischbach,* Würzburg

Zellbiologie menschlicher Karzinome als Basis für die Suche nach Tumormarkern

G. Klöppel (Department of Pathology, Academic Hospital Jette, Free University of Brussels, Belgium)

Tumorzellantigene, die zur Identifizierung, Charakterisierung und Diagnostik von Tumoren beitragen, werden generell als Tumormarker oder Tumor-assoziierte Antigene bezeichnet (TAA). Tumormarker sind trotz ihrer anspruchsvollen Namensgebung weder spezifisch für bestimmte Neoplasien noch treten sie exclusiv in malignen Tumoren auf; man findet sie auch in embryonalen, normalen und/oder regenerierenden Geweben. Ihre Markerfunktion für Tumoren erlangen sie meistens erst durch eine aberrante Expression in neoplastischen Zellen und/oder vermehrte Sekretion durch diese Zellen.

Tumormarker sind von Bedeutung für die Identifizierung von Tumoren auf zellulärer (Histodiagnose), serologischer (Serodiagnose), radiologischer (Radiodiagnose) und zytogenetischer (Gendiagnose) Ebene (Chu 1987). Die therapeutische Anwendung von TAA ist eine weitere Möglichkeit, die in Zukunft Bedeutung gewinnen könnte.

Unter zellbiologischen Aspekten interessieren die Tumormarker hinsichtlich ihrer histologischen Verteilung in den Organen, ihrer subzellulären Lokalisation in den verschiedenen Kompartimenten der Zelle, ihrer molekular-biologischen Charakterisierung und schließlich ihrer biologischen Funktion in der normalen oder transformierten Zelle.

Zur zellulären Lokalisation der Tumormarker werden die Techniken der Immunfluoreszens und Immunzytochemie eingesetzt (Denk 1987). Für den subzellulären Bereich stehen die Methoden der ultrastrukturellen Antigenerkennung (z.B. Protein-A-Gold Technik) zur Verfügung (De Potter et al. 1989).

Unter den zahlreichen Markern, die im Zytoplasma epithelialer Zellen lokalisiert werden können, sind vor allem Peptidhormone als spezifische Produkte von Zellen zu nennen (Klöppel u. Heitz 1988). Eine weitere Gruppe bilden die Zellenzyme (z.B. Neuron-spezifische Enolase, Pankreasenzyme) oder Zellprodukte mit noch unbekannter Bedeutung wie das Alphafetoprotein, die ebenfalls Zellsystemspezifität besitzen können (Klöppel 1987). Eine dritte große Gruppe umfaßt die Intermediärfilamente (Keratine, Vimentin u.a.), die einerseits zur Abgrenzung von epithelialen und mesenchymalen Neoplasien, andererseits zur Subklassifizierung von Geweben und den von ihnen abstammenden Tumoren beitragen können (Mol 1987). Schließlich sind in den letzten Jahren noch zahlreiche Proteine und Glykoproteine des Zytoplasmas identifiziert worden wie beispielsweise Muzinmoleküle (Gould et al. 1988; Ho et al. 1988) oder das Ha-ras Onkogen-kodierte Protein p21 (Lee et al. 1987). Diese Antigene sind jedoch weder spezifisch für bestimmte Zellsysteme, noch scheint ihnen eine Bedeutung zuzukommen als mögliche Marker der Differenzierung und prognostischen Charakterisierung von Tumoren (Candlish et al. 1986; Shimuzu et al. 1990).

Eine zweite große Gruppe von Antigenen mit Markereigenschaft für Tumoren kann im Bereich der Zellmembran lokalisiert werden. Diese Antigene sind nicht nur hinsichtlich ihrer Markerfunktion, sondern auch wegen ihrer biologischen Eigenschaften von Bedeutung, da sie als Bestandteile der Zellmembran wahrscheinlich Funktionen beim transmembranösen Molekülaustausch, bei der Signalerkennung und -übertragung, der Interaktion der Zellen untereinander und der Zelldifferenzierung innehaben. Ihre Erforschung ist daher von großer zellbiologischer Bedeutung, denn eine aberrante oder verstärkte Expression dieser Antigene könnte mit der besonderen Fähigkeit von Tumorzellen im Zusammenhang stehen, sich aus dem Zellverband loszulösen, normale Gewebe zu invadieren und schließlich in entfernte Organe zu metastasieren. Die meisten Antigene dieser Gruppe gehören zu den Glykoproteinen und den Glykolipiden (Sell 1990). Die Bekanntesten sind die aus den Lewis Blutgruppenantigenen hervorgehenden Glykolipide CA 19–9, CA 125 und CA 50. Für CA 19–9 wurde gezeigt, daß es mit natürlich vorkommenden Muzinen assoziiert ist (Kalthoff et al. 1986). Weiterhin ist das CEA zu nennen, das mit den Zelladhäsionsmolekülen (CAM), vor allem den N-CAMs, in Verbindung gebracht wird (Williams u. Barclay 1988). Auch Rezeptoren für Wachstumsfaktoren, wie der Rezeptor für den ‚epithelial growth factor' (EGF) gehört im weitesten Sinn in die Gruppe der zellmembranständigen Tumor-assoziierten Antigene (Tamkun et al. 1986).

Tumormarker, die vor allem extrazellulär lokalisiert werden, sind selten und beschränken sich in ihrer diagnostischen Anwendung auf den histologischen Bereich. Für die Karzinome kann hier lediglich das endokrine Amyloid angeführt werden, das als Polymerisationsprodukt von Amylin in Insulinomen vorkommt (Johnson et al. 1989). Gleiches gilt für das Amyloid des medullären Schilddrüsenkarzinoms.

In neuester Zeit bahnt sich über die Möglichkeiten der Genanalysen Markerfunktionen für Onkogenmutationen oder -amplifikationen bei bestimmten Tumoren an. So zeigen die meisten duktalen Pankreaskarzinome, dagegen nur einzelne Gallengangs- und Gallenblasenkarzinome, eine Mutation des Ki-ras Onkogens am Kodon 12 (Almoguera et al. 1988; Tada et al. 1990). Bei Neuroblastomen wiederum scheint die Amplifikation des N-myc Onkogens (Seeger et al. 1985) und bei Mammakarzinomen die Expression des neu (c-erb 2) Onkogens (Maguire u. Greene 1989) eine prognostische Bedeutung zu besitzen.

Die letztgenannten Befunde deuten an, daß die Suche nach neuen Tumormarkern sich mit der Identifizierung der genetischen Defekte in Neoplasien verbindet. Es ist zu vermuten, daß auf diesem Weg sich neue Möglichkeiten für die spezifische Tumordiagnostik eröffnen.

Literatur

Almoguera C, Shibata D, Forrester K, Martin J, Arnheim N, Perucho M (1988) Most human carcinomas of the exocrine pancreas contain mutant c-K-ras genes. Cell 53:549–554 – Candlish W, Kerr IB, Simpson W (1986) Immunocytochemical demonstration and significance of p21 ras family oncogene product in benign and malignant breast disease. J Pathol 150:163–167 – Chu TM (1987) Biochemical markers for human cancer. In: Seifert G (ed) Morphological tumor markers. General aspects and diagnostic relevance. Springer, Berlin Heidelberg New York London Paris Tokyo (Current topics in pathology 77), p 19 – Denk H (1987) Immunohistochemical methods for the demonstration of tumor markers. In: Seifert G (ed) Morphological tumor markers. General aspects and diagnostic relevance. Springer, Berlin Heidelberg New York London Paris Tokyo (Current topics in pathology 77), p 47 – De Potter CR, Quatacker J, Maertens G, Van Daele S, Pauwels C, Verhofstede C, Eechaute W, Roels H (1989) The subcellular localization of the neu protein in human normal and neoplastic tissue. Int J Cancer 44:969–974 – Gould VE, Shin SS, Manderino GL, Rittenhouse HG, Tomita JT, Gooch GT (1988) Selective expression of a novel mucin-type glycoprotein in human tumors: Immunohistochemical demonstration with Mab A-80. Hum Pathol 19:623–627 – Ho JJL, Chung Y, Fujimoto Y, Bi N, Ryan W, Yuan S, Byrd JC, Kim YS (1988) Mucin-like antigens in a human pancreatic cancer cell line identified by murine monoclonal antibodies SPan-1 and YPan-1. Cancer Research 48:3924–3931 – Johnson KH, O'Brien TD, Betsholtz C, Westermark P (1989) Islet amyloid, islet-amyloid polypeptide, and diabetes mellitus. N

Eng J Med 321:513–518 – Kalthoff H, Kreiker C, Schmiegel WH, Greten H, Thiele HG (1986) Characterization of CA 19–9 bearing mucins as physiological exocrine pancreatic secretion products. Cancer Research 46:3605–3607 – Klöppel G (1987) Immunocytochemical tumour markers in neoplasms of the gut, pancreas, and liver. In: Klapdor R (ed) New tumour markers and their monoclonal antibodies. Actual clinical relevance for diagnosis and therapy of solid tumours. Thieme, Stuttgart New York, p 303 – Klöppel G, Heitz Ph U (1988) Pancreatic endocrine tumors. Path Res Pract 183:155–168 – Lee I, Gould VE, Radosevich JA, Thor A, Ma Y, Schlom J, Rosen ST (1987) Immunohistochemical evaluation of ras oncogene expression in pulmonary and pleural neoplasms. Virchows Arch B 53:146–152 – Mol R (1987) Epithelial tumor markers: cytokeratins and tissue polypeptide antigen. In: Seifert G (ed) Morphological tumor markers. General aspects and diagnostic relevance. Springer, Berlin Heidelberg New York London Paris Tokyo (Current topics in pathology 77), p 71 – Seeger RC, Brodeur GM, Sather H, Dalton A, Sieger SE, Wong KY, Hammond D (1985) Association of multiple copies of the N-myc oncogene with rapid progression of neuroblastomas. N Eng J Med 313:1111–1116 – Sell S (1990) Cancer-associated carbohydrates identified by monoclonal antibodies. Hum Pathol 21:1003–1019 – Shimizu M, Saitoh Y, Itoh H (1990) Immunohistochemical staining of Ha-ras oncogene product in normal, benign, and malignant human pancreatic tissue. Hum Pathol 21:607–612 – Tada M, Yokosuka O, Omata M, Ohto M, Isono K (1990) Analysis of ras gene mutations in biliary and pancreatic tumors by polymerase chain reaction and direct sequencing. Cancer 66:930–935 – Tamkun JW, De Simone DW, Fonda D, et al. (1986) Structure of integrin, a glucoprotein involved in the transmembrane linkage between fibronectin and actin. Cell 46:271–282 – Williams AF, Barclay AN (1988) The immunoglobulin superfamily domains for cell surface recognition. Ann Rev Immunol 6:381–406

Morphologische Tumormarker *

Th. Kirchner (Pathologisches Institut der Universität Würzburg)

1. Allgemeine Bedeutung morphologischer Tumormarker

Das Richtscheit für die Tumordiagnostik ist nach wie vor der morphologische Befund. Insofern beinhaltet das Thema „morphologische Tumormarker" nicht eine ersatzweise Tumortypisierung mit immunhistochemischen oder molekulargenetischen Methoden. Es betrifft vielmehr den zusätzlichen Gebrauch von Markern – also Antikörpern und Genproben unter der Kontrolle und im unmittelbaren Vergleich zur morphologischen Tumorbeurteilung. Vereinfachend dargestellt, fußen dabei alle bislang tragfähigen Konzepte der Tumorklassifikation und -graduierung auf einem Merkmalsvergleich zwischen der Normalzelle und der Tumorzelle. Der Verlust normaler Merkmale und der Erwerb abnormer Eigenschaften bestimmen unsere Einschätzung der Dignität und des Malignitätsgrades eines Prozesses. Der Erhalt von Merkmalen liefert hingegen das Gerüst für die Typisierung und Artdiagnose eines Tumors. Marker gestatten in Ergänzung zum morphologischen Befund eine Fortsetzung dieses Merkmalsvergleichs auf der Ebene des zellulären Immunphänotyps und Genotyps. Erfaßt werden hier bereits molekulare Differenzierungsprodukte der Zellen auch dann, wenn sich diese nicht oder noch nicht morphologisch ausprägen.

* Herrn Professor Dr. H.-W. Altmann zum 75. Geburtstag gewidmet.

Tabelle 1. Spezifität und Sensitivität immunhistochemischer Marker bei Rhabdomyosarkomen

Immunhisto-chemische Marker	Charakterisierung	Skelettmuskel-spezifisch	Sensitivität bei Rhabdomyosarkomen
Vimentin	57 kD Intermediärfilament	Nein	90% [a]
Desmin	53 kD Intermediärfilament	Nein	95% [a]
Muskuläres Aktin	Kontraktiles Protein im Sarkomer	Nein	95% [a]
Titin	Strukturprotein im Sarkomer	Ja	80% [b]
Muskulärer Azetylcholinrezeptor	Transmembranöses Glykoprotein mit zentralem Ionenkanal	Ja	80% [b]
Myoglobin	Protein zur reversiblen O_2-Bindung	Ja	45% [a]

[a] Paraffinmaterial.
[b] Gefriermaterial.

2. Möglichkeiten morphologischer Tumormarker am Beispiel des Rhabdomyosarkoms

2.1 Immunhistochemische Marker

Ein Tumor, an dem sich zukünftige Möglichkeiten und Grenzen morphologischer Tumormarker klar aufzeigen lassen, ist das juvenile Rhabdomyosarkom. Histologisch ist hier von einem embryonalen Typ ein alveolärer Typ mit schlechterer Prognose abzugrenzen (Enzinger u. Weiss 1988). Das pathognomonische morphologische Substrat beider Typen ist die abortive Querstreifung von Rhabdomyoblasten, die aber nur in weniger als 50% der Tumoren nachweisbar ist. Immunhistochemische Marker dienen daher in vielen Fällen als wesentliche Diagnosehilfe (Harms u. Schmidt 1986; Altmannsberger u. Osborn 1987). Beispielhaft für immunhistochemische Tumoranalysen zeigt sich dabei ein umgekehrtes Verhältnis von Markerspezifität und -sensitivität (Tabelle 1). Hochspezifische Marker der Skelettmuskeldifferenzierung – wie Titin, Azetylcholinrezeptoren und Myoglobin – weisen nur eine unbefriedigende Sensitivität auf. Hochsensitive Rhabdomyosarkommarker – wie Vimentin, Desmin und Muskelaktin – sind dagegen unspezifisch, da sie auch in glattmuskulären Tumoren und anderen Sarkomen vorkommen (Osborn et al. 1986; Kirchner et al. 1990; Schmidt et al. 1990). Diese Sensitivitätsunterschiede begründen sich nicht durch die Qualitätsunterschiede der Antikörper, sondern durch unterschiedliche Grade der Tumorzelldifferenzierung. Vergleichbar zur embryonalen Muskelentwicklung exprimieren nämlich primitive Tumormyoblasten nur Vimentin und Desmin und erst bei differenzierteren Tumorzellen treten Titin, Azetylcholinrezeptoren und Myoglobin hinzu (Altmannsberger et al. 1986; Kirchner et al. 1990). Die hochspezifischen Marker sind damit auch ein Gradmesser der Tumorzellreife. Leider machen die reiferen Rhabdomyoblasten mit der spezifischen Markerexpression oft nur einen Bruchteil der gesamten Tumorzellpopulation aus und in einzelnen Fällen fehlen sie völlig. Strenggenommen ist dann eine Rhabdomyosarkomdiagnose auch immunhistochemisch nicht mehr zweifelsfrei abzusichern.

2.2 Molekulargenetische Marker

Die Molekulargenetik eröffnet hier neue Möglichkeiten einer Markeranalyse, die auch für andere Tumoren wegweisend sein könnte. Der Ausgangspunkt bei den Rhabdomyo-

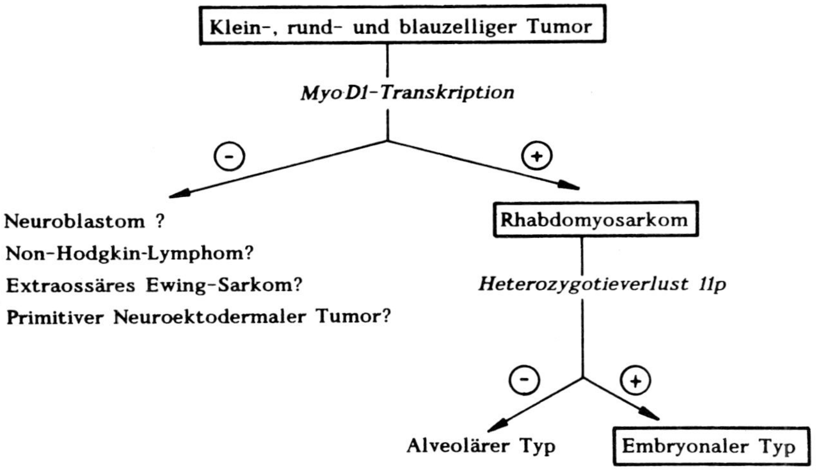

Abb 1. Schema zum Gebrauch molekulargenetischer Tumormarker für die Differentialdiagnostik von Rhabdomyosarkomen. (Nach Scrable et al. 1989)

sarkomen war die Entdeckung und Sequenzierung des MyoD1-Gens, dessen Transkription am Beginn der skelettmuskulären Zelldifferenzierung steht (Davis et al. 1987; Weintraub et al. 1989). Dieses Gen kodiert ein Regulatorprotein, das an bestimmte Verstärkersequenzen der nukleären DNS bindet und damit die Transkription und Expression der skelettmuskel-spezifischen Rezeptoren und Strukturproteine induziert (Hiti et al. 1989; Piette et al. 1990; Thayer u. Weintraub 1990). Eine Transkription von Myo-D1 ist daher einer der frühesten Marker einer skelettmuskulärer Merkmalsbildung. Scrable et al. (1989) konnten zeigen, daß sich die m-RNA von MyoD1 mittels Northern Blot in sämtlichen Rhabdomyosarkomen nachweisen läßt, aber in allen anderen bislang getesteten Tumoren fehlt. Nun befindet sich der Genlocus von MyoD1 auf dem kurzen Arm von Chromosom 11 (Tapscott et al. 1988). In einem zweiten Schritt suchten Scrable et al. (1989) daher nach genetischen Alterationen in diesem Chromosomenabschnitt mittels der Analyse von Restriktions-Fragment-Längen-Polymorphismen. Die Grundlage hierfür ist, daß in Normalzellen die beiden Allele eines Genlocus heterozygot sind und daher der Restriktionsenzymverdau vom mütterlichen und väterlichen Chromosom unterschiedlich lange Fragmente ergibt. Im Southern Blot zeigen sich daher nach Hybridisierung mit einer spezifischen Genprobe mindestens zwei Banden. Allelverluste eines Chromosoms bewirken einen Verlust dieser Heterozygotie – erkenntlich am Bandenverlust im Southern Blot. Für die Rhabdomyosarkome fand sich ein konstanter Heterozygotieverlust für den kurzen Arm von Chromosom 11 bei allen embryonalen Typen, aber nicht bei den prognostisch ungünstigeren alveolären Formen. Damit liefern hier erstmals die molekulargenetischen Analysen typenspezifische Marker für die ursprünglich morphologisch definierten Rhabdomyosarkomformen (Abb. 1).

3. Unterschiedliche Wertigkeit molekulargenetischer und immunhistochemischer Markerbefunde

Lymphome sind ein zweites Beispiel, an dem sich bereits heute ein enger Bezug zwischen Tumormorphologie und molekulargenetischem Markerbefund abzeichnet. Vor allem Translokationen konnten bislang als bahnende Ereignisse in der Genese bestimmter B-Zell-Lymphome identifiziert werden. Das typisches Merkmal ist hier jeweils die Verlagerung eines Protoonkogens an den Genlocus der Immunglobulinschwerketten auf

Tabelle 2. Unterschiedliche Wertigkeit genotypischer und immunphänotypischer Befunde am Beispiel von bcl-2 in Lymphomen

Lymphom-Typ	Genotyp Translokation des bcl-2-Gens Southern Blot	 Zytogenetik	Immunphänotyp Expression des bcl-2-Proteins
Niedrigmaligne follikuläre B-Zell-Lymphome (centroblastisch-centrocytisches ML)	70%	50–80%	>90%
Niedrigmaligne nicht-follikuläre B-Zell-Lymphome (B-CLL, centrocytisches ML, Immunozytom)	0%	0%	positive Fälle
T-Zell-Lymphome	0%	0%	positive Fälle

dem langen Arm von Chromosom 14. Dieses Ereignis bedingt eine Deregulation und verstärkte Transkription des Protoonkogens (Croce et al. 1984; Nowell u. Croce 1986). Bestimmte Translokationen korrelieren dabei zu morphologisch definierbaren Lymphomtypen. Die Translokation t(8;14) mit Beteiligung des c-myc-Protoonkogens betrifft das Burkitt-Lymphom (Zech et al. 1976; Dalla et al. 1982). Die Translokation t(11;14) mit Beteiligung von bcl-1 kommt bei nicht-follikulären Lymphomen speziell der chronischen lymphatischen Leukämie vor (Tsujimoto et al. 1985a; Van den Berghe et al. 1991) Und die Translokation t(14;18) unter Beteiligung des Protoonkogens bcl-2 ist charakteristisch für follikuläre B-Zell-Lymphome (Tsujimoto et al. 1985b; Weiss et al. 1987). Der Nachweis einer solchen bcl-2-Translokation kann entweder zytogenetisch durch Chromosomenanalyse oder molekulargenetisch im Southern Blot erfolgen. Dabei korreliert dieser Nachweis einer bcl-9-Translokation streng zu Keimzentrumslymphomen – insbesondere zu den niedrigmalignen centroblastisch-centrocytischen Lymphomen und zu einem Teil der hochmalignen centroblastischen Lymphome. während andere Lymphomtypen negativ sind (Pezella et al. 1990a; Griesser et al. 1990; Hey et al. 1990). Insgesamt findet sich die bcl-2-Translokation in etwa 70% der niedrigmalignen centroblastisch-centrocytischen Lymphome. Inzwischen ist auch das Produkt des bcl-2-Protoonkogens definiert und mittels monoklonaler Antikörper nachweisbar (Tsujimoto u. Croce 1986; Cleary et al. 1986, Tsujimoto et al. 1987; Pezella et al. 1990a). Dabei zeigt sich, daß molekulargenetische und immunhistochemische Tumormarker durchaus eine unterschiedliche Wertigkeit besitzen (Tabelle 2). Kennzeichend für die follikulären Lymphome ist lediglich die Translokation des bcl-2-Gens. Die Expression des bcl-2-Proteins kann auch unabhängig von der Translokation t(14;18) bei anderen Lymphomen erfolgen und findet sich sogar im normalen lymphatischen Gewebe (Pezella et al. 1990a,b).

4. Unerwartete Intermediärfilament-Koexpressionen in Tumoren

Diese kombinierten molekulargenetischen und immunhistochemischen Analysen zeigen zukünftige Möglichkeiten für morphologische Tumormarker. gehören aber noch nicht zur Routinediagnostik. Fester Bestandteil der täglichen Praxis sind dagegen immunphänotypische Tumormarker für die Zuordnung morphologisch undifferenzierter oder schwer klassifizierbarer Neoplasien. Neben den formalinresistenten Leukozytenantigenen – wie CD45RO und CD20 – bilden dabei die Intermediärfilamente wegen ihrer biochemischen und immunologischen Diversität das Rückgrat einer auch am Paraffinschnitt möglichen immunhistochemischen Tumoranalyse. Die dominierende Expression von Zytokeratinen im Epithel, von Vimentin im Mesenchym, von Desmin in Muskelzellen, von Gliafilament (GFAP) in Astrozyten und von Neurofilament in Nervenzellen wurde hier zunächst als verführerische Chance für eine gewebsspezifische, also „histogenetische“ Tumorunterscheidung mit Markern angesehen. Die erwartete Trennschärfe der Intermediärfilamentexpression hat sich allerdings bei näherer Betrachtung nicht bewahrheitet (Tabelle 3). Inzwischen weiß man, daß Zytokeratine in verschiedenen Sarkomen und selten auch in Lymphomen oder Melanomen vorkommen (Abenoza et al. 1986; Brooks et al. 1986; Brown et al. 1987; De Mascarel et al. 1989; Miettinen u. Rapola 1989, Gerharz et al. 1990; Gustmann et al. 1990; Zarbo et al. 1990), daß eine Reihe von Karzinomen Vimentin koexprimieren (Moll 1987, 1989; Schröder 1988; Domagala et al. 1990), daß Desmin in Speicheldrüsentumoren (Gustafsson et al. 1989), Neurofilament in Rhabdomyosarkomen (Miettinen u. Rapola 1989) und Gliafilament in Speicheldrüsentumoren, Mammatumoren und Chondrosarkomen vorkommen kann (Dolman 1989; Gustafsson et al. 1989; Gould et al. 1990). Diese unerwarteten Expressionsmuster sind auf den ersten Blick verwirrend und haben manche Kritiker in ihrer Skepsis gegenüber der Immunhistochemie bestärkt. Beim genaueren Hinsehen offenbaren diese Expressionen jedoch ein System, das sich sogar diagnostisch nutzen läßt. So spiegelt die Koexpression von Keratin und Gliafilament in pleomorphen Speicheldrüsenadenomen und Fibroadenomen der Mamma nur die besondere Intermediärfilamentausstattung einzelner normaler Myoepithelzellen wider (Gustafsson et al. 1989; Gould et al. 1990). Koexpressionen von Keratin, Vimentin und Desmin kommen sowohl in Leiomyomen und Leiomyosarkomen des Uterus als auch im normalen Myometrium vor (Brown et al. 1987). Und Koexpressionen von Keratin und Vimentin in epithelialen Neoplasien der Schilddrüse. des Endometriums und des Mesothels sind Ausdruck des besonderen Intermediärfilamentmusters in Thyreozyten. Endometriumdrüsen und Mesothelzellen (Schröder 1988,; Moll 1988). In anderen Fällen signalisiert das Auftreten unerwarteter Intermediärfilamente lediglich die Wiederkehr normaler fetaler Expressionsmuster im Tumorgewebe. So entspricht die Vimentinexpression in Nierenkarzinomen oder die Zytokeratinexpression in manchen Leiomyosarkomen des Gastrointestinaltrakts und in Rhabdomyosarkomen einem vorübergehenden Vorkommen dieser Intermediärfilamente in fetalen Nierenepithelzellen und Muskelgeweben (Van Muijen et al. 1987; Moll 1989; Kosmehl et al. 1990).

Tabelle 3. Unerwartete Intermediärfilamentexpressionen in Tumoren

Unerwartete Intermediärfilament-Expression	Karzinome/Adenome	Sarkome	Andere
Keratin		Synovialsarkome Epitheloide Sarkome Leiomyosarkome Rhabdomyosarkome Chondrosarkome Angiosarkome Ewing-Sarkome	Großzellig-anaplastische Lymphome Maligne Melanome
Vimentin	Schilddrüsenkarzinome Endometriumkarzinome Nierenzellkarzinome Plattenepithelkarzinome Mammakarzinorne		
Desmin	Karzinome in pleormorphen Adenomen	Maligne fibröse Histiozytome	
Neurofilament		Rhabdomyosarkome	
GFAP	Pleormorphe Adenome Mamma-Fibroadenome Mammakarzinome	Chondrosarkome	

Tabelle 4. Beispiele onkofetaler Tumormarker

Onkofetale Tumormarker	Fetale Expression	Tumorexpression
α-1-Fetoprotein	Dottersack	Dottersacktumoren Embryonales Hodenkarzinome
	Leber	Leberzellkarzinome Hepatoblastome
	GI-Trakt	Selten: Allenokarzinome von Magen, Pankreas, Colon
HMB 45	Melanozyten	Junktionale Nävi Maligne Melanome
Muskulärer ACHR vom fetalen Typ	Skelettmuskel	Rhabdomyosarkome Nephroblastome mit rhabdomyomatöser Komponente

5. Onkofetale Expressionsprinzipien als Basis für selektive Tumormarker

Solche onkofetalen Expressionsprinzipien sind recht verbreitet und eröffnen eine Fährte zu immunhistochemischen Markern mit hoher Tumorselektivität. Im Idealfall erkennen diese Marker Antigene, die nach der Fetalperiode im adulten Normalgewebe völlig verlorengehen und erst in Tumorzellen erneut vorkommen (Tabelle 4). Das α-1-Fetoprotein gilt als Prototyp onkofetaler Marker und hat sich auch als ein tumorselektiver immunhistochemischer Marker für die Diagnose von Dottersacktumoren oder von Leberzellkarzinomen bewährt (Klöppel u. Caselitz 1987). Ein weiteres Beispiel ist HMB45, der als Marker melanozytärer Tumoren dient (Gown et al. 1986). Wir selbst konnten kürzlich das onkofetale Prinzip für nikotinische Azetylcholinrezeptoren in der Skelettmuskulatur und in Rabdomyosarkomen belegen (Kirchner et al. 1990; Marx et al. 1990). Dieser transmembranöse Rezeptor besteht jeweils aus 4 Untereinheiten. die sich in pentamerer Form um einen zentralen Ionenkanal anordnen (Kistler et al. 1982). Der fetale Säugermuskel exprimiert zunächst einen fetalen Rezeptortyp (αβαγδ), der beim Menschen in der 33. bis 35. Schwangerschaftswoche vollständig durch einen adulten Rezeptortyp (αβαεδ) ersetzt wird (Mishina et al. 1906; Brehm u. Hendersson 1988; Hesselmans et al. 1989). Kennzeichnend hierfür ist ein Austausch der γ- gegen die ε-Untereinheit (Witzemann et al. 1987). Mit monoklonalen Antikörpern (Tzartos et al. 1983, 1986) und cDNA-Proben (Boulter et al. 1986; Schoepfer et al. 1988; Witzemann 1987) konnten wir erstmals das Expressionsmuster in humanen Rhabdomyosarkomen bestimmen. Tumorzellen sind demnach mit Antikörpern gegen die γ-Untereinheit des fetalen Rezeptortyps zu markieren. Zudem läßt sich im Northern dot blot belegen daß in den Rhabdomyosarkomen Transkripte sämtlicher Rezeptoruntereinheiten – αβγδε – vorkommen, während im normalen Skelettmuskel keine Transkription der γ-Untereinheit erfolgt (Kirchner et al. 1990). Die Expression fetaler und adulter Rezeptoreinheiten in rhabdomyomatösen Tumoren gleicht damit bestimmten Phasen der pränatalen Muskelentwicklung und unterscheidet sich vom reifen Muskel. Speziell ist die Expression der γ-Rezeptoreinheit ein selektives Merkmal von Rhabdomyosarkome und Tumoren mit rhabdomyomatöser Komponente, das sich vielleicht einmal diagnostisch und therapeutisch nutzen läßt.

6. Schlußbemerkung

Dies ist nur ein weiteres Beispiel, wie Marker vorher ungesehene Merkmale von Tumoren enthüllen und zusätzliche Informationen über die Art, Funktion und Herkunft der

Tumorzellen vermitteln. Gewiß ist die Grundlage unserer Diagnostik die genaue Erfassung einer Gestalt und ihrer Veränderungen, also der morphologische Blick. Marker können ihn jedoch zusätzlich schärfen, in Zweifelsfällen objektivieren und wohl auch über die Grenzen des bislang Unterscheidbaren erweitern.

Literatur

Abenoza P, Manivel JC, Swanson PE, Wick MR (1986) Synovial sarcoma: Ultrastructural study and immunohistochemical analysis by a combined peroxidaseantiperoxidase/avidin-biotin-peroxidase complex procedure. Hum Pathol 17:1107–1115 – Altmannsberger M, Alles JU, Fitz H, Jundt G, Osborn M (1986) Mesenchymale Tumormarker. Verh Dtsch Ges Path 70:51–63 – Altmannsberger W, Osborn M (1987) Mesenchymal tumor markers: Intermediate filaments. In: Seifert G (ed) Morphological tumor markers. Current Topics in Pathology 77. Springer, Berlin Heidelberg New York, pp 71–101 – Boulter JB, Goldman D, Evans K, Martin G, Stengelin S, Heinemann S, Patrick J (1986) Isolation, sequence and preparation of a cDNA clone coding for the gamma subunit of mouse muscle nicotinic acetylcholine receptor. J Neurosci Res 16:37–49 – Brehm P, Henderson L (1988) Regulation of acetylcholine receptor channel function during development of skeletal muscle. Dev Biol 129:1–11 – Brooks JJ (1986) The significance of double phenotypic patterns and markers in human sarcomas: a new model of mesenchymal differentiation. Am J Pathol 126:113–123 – Brown DC, Theaker JM, Banks PM, Gatter KC, Mason DY (1987) Cytokeratin expression in smooth muscle and smooth muscle tumors. Histopathology 11:477–486 – Cleary ML, Smith SD, Sklar J (1986) Cloning and structural analysis of cDNA for bcl-2/immunoglobulin transcript resulting from the t(14;18) translocation. Cell 47:19–28 – Croce CM, Tsujimoto Y, Erikson J, Nowell P (1984) Biology of disease: chromosome translocations and B cell neoplasia. Lab Invest 51:258–267 – Dalla Favera R, Bregni M, Erikson J, Patterson D. Gallo RC, Croce CM (1982) Human c-myc onc-gene is located on the region of chromosome 8 that is translocated in Burkitt lymphoma cells. Proc Natl Acad Sci USA 79:7824 – Davis RL, Weintraub H, Lassar AB (1987) Expression of a single transfected cDNA converts fibroblasts to myoblasts. Cell 51:987–1000 – De Mascarel A, Merlio J-P, Coindre J-M, Goussot J-F, Broustet A (1989) Gastric large cell lymphoma expressing cytokeratin but no leukocyte common antigen. A diagnostic dilemma. Am J Clin Pathol 91:478–481 – Dolman CL (1989) Glial fibrillary acidic protein and cartilage. Acta Neuropathol 79:101–103 – Enzinger FM, Weiss SW (1988) Soft Tissue tumors. 2nd ed. Mosby St. Louis Gerharz CD, Moll R, Meister P, Knuth A, Gabbert H (1990) Cytoskeletal heterogeneity of an epitheloid sarcoma with expression of vimentin. cytokeratins. and neurofilaments. Am J Surg Pathol 14:274–283 – Gould VE, Koukoulis GK, Jansson DS, Nagle RB, Franke WW, Moll R (1990) Coexpression patterns of vimentin and glial filament protein with cytokeratins in the normal, hyperplastic, and neoplastic breast. Am J Pathol 137:1143–1155 – Griesser H, Boje Ch, Parwaresch M-R, Lennert K (1990) Molekulargenetische Analyse der Translokation (14;18) bei malignen B-Zell-Lymphomen. Verh Dtsch Ges Path 74:559 – Gustafsson H, Virtanen I, Thornell L-E (1989) Glial fibrillary acidic protein and desmin in salivary neoplasms. Expression of four different types of intermediate filament proteins within the same cell type. Virchows Archiv B Cell Pathol 57:303–313 – Gustmann Ch, Feller AC, Altmannsberger M (1990) Koexpression von CD30 und Keratin in großzelligen anaplastischen Lymphomen und embryonalen Karzinomen des Hodens. Verh Dtsch Ges Path 74:492 – Harms D, Schmidt D (1986) Spezielle Tumoren des Kindesalters. Verh Dtsch Ges Pathol 70:190–204 – Hesselmans LF, Jennekens GI, Van den Oord CJM, Veldman H, Vincent A (1989) Immunoreactivity to fetal acetylcholine receptor disappears during the 33d week of human development and reappears with denervation. 2nd European Conference on Myasthenia Gravis. Tremezzo. Abstracts: 51 – Hey MM, Feller AC, Müller-Hermelink HK (1990) Nachweis der chromosomalen Translokation t(11;14) und t(14;18) in niedrig malignen Non-Hodgkin-Lymphomen der B-Zell-Reihe. Verh Dtsch Ges Path 74:560 – Hiti AL, Bogenmann E, Gonzales F, Jones PA (1989) Expression of the MyoD1 muscle determination gene defines differentiation capability but not tumorigenicity of human rhabdomyosarcomas. Mol Cell Biol 9:4722–4730 – Kirchner Th, Geuder KI, Marx A, Müller-Hermelink HK (1990) Nikotinische Azetylcholin-Rezeptoren in Tumoren mit rhabdomyomatöser Differenzierung. Immunhistochemischer und molekulargenetischer Nachweis. Verh Dtsch Ges Path 74:409–414 – Kistler J, Stroud RM, Klymkowsky MW, Lalancette RA, Fairclough RH (1982) Structure and function of an acetylcholine receptor. Biophys J 37:371–382 – Klöppel G, Caselitz J (1987) Epithelial tumor markers: Oncofetal antigens (carcinoembryonic antigen, alpha fetoprotein) and epithelial membrane antigen. In: Seifert G (ed)

Morphological tumor markers. Current Topics in Pathology 77. Springer, Berlin Heidelberg New York, pp 103–132 – Kosmehl H, Langbein L, Katenkamp D (1990) Transient cytokeratin expression in skeletal muscle during murin embryogenesis. Anat Anz 171:39–44 – Marx A, Geuder KI, Altmannsberger M, Schömig E, Kirchner Th, MüIler-Hermelink HK (1990). Die Bedeutung neuronaler Azetylcholinrezeptoren als Differenzierungsantigene in Neuroblastomen und Paragangliomen. Verh Dtsch Ges Path 74:354–358 – Miettinen M, Rapola J (1989) Immunohistochemical spectrum of rhabdomyosarcoma and rhabdomyosarcoma-like tumors. Expression of cytokeratin and the 68-kD neurofilament protein. Am J Surg Pathol 13:120–132 – Mishina M, Takai T, Imoto K, Noda T, Takahashi T, Numa S, Methfessel C, Sakmann B (1986) Molecular distinction between fetal and adult forms of muscle acetylcholine receptor. Nature 321:406–411 – Moll R (1987) Epithelial tumor markers Cytokeratins and tissue polypeptide antigen (TPA). In: Seifert G (ed) Morphological tumor markers. Current Topics in Pathology 77. Springer, Berlin Heidelberg New York, pp 71–101 – Moll R (1988) Differenzierungsprogramme des Epithels und ihre Änderungen. Verh Dtsch Ges Path 72:102–112 – Moll R (1989) Intermediärfilamentmuster des Nephrons und des Urothels. Verh Dtsch Ges Path 73:314–320 – Nowell PC, Croce CM (1986) Chromosomes, genes, and cancer. Am J Pathol 125:8–15 – Osborn M, Hill C, Altmannsberger M, Weber K (1986). Monoclonal antibodies to titin in conjunction with antibodies to desmin separate rhabdomyosarcomas from other tumor types. Lab Invest 55:101–108 – Pezzella F, Ralfkiaer E, Gatter K, Mason DY (1990a). The 14;18 translocation in European cases of follicular lymphoma: Comparison of Southern blotting and the polymerase chain reaction. Br J Haematol 76:58–64 – Pezzella F, Tse AGD, Cordell JL, Pulford KAF, Gatter KC, Mason DY (1990b) Expression of the bcl-2 oncogene protein is not specific for the 14;18 chromosomal translocation. Am J Pathol 137:225–232 – Piette J, Bessereau J-L, Huchet M, Changeux J-P (1990) Two adjacent MyoD1-binding sites regulate expression of the acetylcholine receptor α-subunit gene. Nature 345:353–355 – Schmidt D, Leuschner J, Moeller R, Harms D (1990) Immunhistochemische Befunde bei Rhabdomyosarkomen. Pathologe 11:283–289 – Schoepfer R, Luther M, Lindstrom J (1988) The human medulloblastoma cell line TE 671 expresses a muscle-like acetylcholine receptor: cloning of the alpha-subunit cDNA. FEBS Letters 226:235–240 – Schröder S (1988) Pathologie und Klinik maligner Schilddrüsentumoren. Klassifikation, Immunhistologie, Prognosekriterien. Veröffentlichungen aus der Pathologie. Band 130. Gustav Fischer, Stuttgart New York – Scrable H, Witte D, Shimada H, Seemayer T, Wang-Wuu S, Soukup S, Koufos A, Houghton P, Lampkin B, Cavanee W (1989) Molecular differential pathology of rhabdomyosarcoma. Genese Chromosomes Cancer 1:23–35 – Tapscott SJ, Davis RL, Thayer MJ, Cheng PF, Weintraub H, Lassar AB (1988) MyoD1: a nuclear phophoprotein requiring a myc homology region to convert fibroblasts to myoblasts. Science 242:405–411 – Thayer MJ, Weintraub H (1990) Activation and repression of myogenesis in somatic cell hybrids: Evidence for trans-negative regulation of MyoD in primary fibroblasts. Cell 63:23–32 – Tsujimoto Y, Jaffe E, Cossman J, Gorham J, Nowell PC, Croce CM (1985a) Clustering of breakpoints on chromosome 11 in human B cell neoplasms with the t(11;14) chromosome translocation. Nature 315:340–343 – Tsujimoto Y, Cossman J, Jaffe E, Croce CM (1985b) Involvement of the bcl-2 gene in human follicular lymphoma. Science 228:1440–1443 – Tsujimoto Y, Croce CM (1986) Analysis of the structure, transcripts and protein products of bcl-2, the gene involved in human follicular lymphoma. Proc Natl Acad Sci USA 83:5214–5218 – Tsujimoto Y, Ikegaki N, Croce CM (1987) Characterization of the protein product of bcl-2, the gene involved in human follicular lymphoma. Oncogene 2:3–7 – Tzartos S, Langeberg L, Hochschwender S, Lindstrom J (1983) Demonstration of a main immunogenic region on acetylcholine receptor from human muscle using monoclonal antibodies to human receptor. FEBS Letters 158:116–118 – Tzartos S, Langeberg L, Hochschwender S, Swanson LW, Lindstrom J (1986) Characteristics of monoclonal antibodies to denatured Torpedo and to calf acetylcholine receptor: Species, subunit and region specificity. J Neuroimmunol 10:235–253 – Van de Berghe E, De Wolf-Peeters C, Van den Oord J, Wlodarska I, Delabie J, Stul M, Thomas J, Michaux J-L, Mecucci C, Cassiman J-J, Van den Berghe H (1991) Trans- location (11;14): A cytogenetic anomaly associated with B-cell lymphomas of the nonfollicle centre cell lineage. J Pathol 163:13–18 – Van Muijen GNP, Ruiter DJ, Warnaar SO (1987) Coexpression of intermediate filament polypeptides in human fetal and adult tissues. Lab Invest 57:359–369 – Weintraub H, Tapscott SJ, Davis RL, Thayer MJ, Adern MA, Lassar AB, Miller D (1989) Activation of muscle-specific genes in pigment, nerve, fat, liver and fibroblast cell lines by forced expression of MyoD. Proc Natl Acad Sci USA 86:5434–5438 – Weiss LM, Warnke RA, Sklar J, CIeary ML (1987) Molecular analysis of the t(14;18) chromosomal translocation in malignant lymphomas, N Engl J Med 317:1185–1189 – Witzemann V, Barg B, Nishikawa Y, Sakmann B, Nurna S (1987) Differential regulation of muscle acetylcholine receptor gamma- and epsilon-subunit mRNASs. FEBS Letters 223:104–112 – Zarbo RJ, Gown AM, Nagle RB, Visscher DW, Crissman JD (1990) Anomalous cytokeratin expression in malignant melanoma one- and twodimensional western blot analysis and immunohistochemical survey of 100 melanomas. Mod Pathol 30: 494–501 – Zech L, Haglund V, Nilsson N, Klein G (1976) Characteristic chromosomal abnormalities in biopsis and lymphoid-cell lines from patients with Burkitt and non-Burkitt lymphomas. Int J Cancer 17:47

Immunologische Identifizierung von tumorassoziierten und normalen Antigenen der CEA-Familie

C. Wagener (Abteilung für Klinische Chemie, Medizinische Klinik, Universitätskrankenhaus Eppendorf, Hamburg)

(Abstract)
Das carcinoembryonale Antigen (CEA) ist ein membranständiges Glykoprotein der normalen Kolonschleimhaut und kolorektaler Karzinome. Relativ geringe Gewebskonzentrationen an CEA lassen sich auch in Tumoren anderer Lokalisation wie z. B. in Mamma- und Bronchialkarzinomen nachweisen. Die Bedeutung von CEA als Serummarker kolorektaler Karzinome ist etabliert. Da CEA in mehr als 90% kolorektaler Karzinome von der überwiegenden Zahl der Tumorzellen exprimiert wird, ist CEA ein geeignetes Zielantigen für immunszintigraphische und immuntherapeutische Anwendungen. Die biologische Bedeutung von CEA ist noch nicht eindeutig geklärt. Entsprechend neuerer Theorien könnte CEA an der Zell-Zell Erkennung oder an der Erkennung von Bakterien mit Typ-1 Fimbrien beteiligt sein. Die Aufklärung der Struktur von CEA und CEA-ähnlichen Glykoproteinen hat Konsequenzen sowohl für die klinischen Anwendungen (z. B. Immuntherapie) als auch für die Aufklärung möglicher biologischer Funktionen. Das CEA-Gen gehört zu einer Familie von Genen mit hoher struktureller Homologie. Die CEA-Genfamilie umfaßt neben dem CEA-Gen mindestens 3 Gene, die für kreuzreagierende Antigene kodieren. Es handelt sich um zwei Gene, die für sog., nonspecific crossreacting Antigens, NCAs' kodieren sowie um ein Gen, welches für, biliary glycoproteins, BGPs', kodiert. Aufgrund struktureller Kriterien wie z. B. der Immunglobulin-Faltung und konservierter Aminosäurereste an typischen Positionen werden die Gene der CEA-Familie der Immunglobulin-Supergenfamilie zugerechnet. Mitglieder der Immunglobulin-Superfamilie sind an der Immunabwehr sowie an der Zell-Zell-Erkennung (Zelladhäsionsmoleküle) beteiligt.

Mit Hilfe spezifischer monoklonaler Antikörper ließen sich in Membranextrakten von Granulocyten Produkte von zwei NCA-Genen sowie ein Produkt des BGP-Gens mit einem M_r von 160000 nachweisen. CEA wird von Granulocyten nicht gebildet. Aus Membranextrakten der Kolonkarzinom-Zellinie HT-29 ließen sich CEA sowie zwei Produkte des BGP-Gens mit Molekulargewichten von 85000 und 115000 extrahieren. Der Befund, daß verschiedene Formen von BGP mit unterschiedlichen Molekulargewichten vorkommen, ist wahrscheinlich auf alternatives Spleißen der mRNA zurückzuführen.

Es wurde spekuliert, daß es sich bei den Mitgliedern der CEA-Familie um Zellerkennungsmoleküle handelt. Diese Theorie ist jedoch schwer mit der Gewebsverteilung von Mitgliedern der CEA-Familie (normale Kolonschleimhaut, Granulocyten, Makrophagen) zu vereinbaren. Nach eigenen Untersuchungen binden CEA und strukturell verwandte Glykoproteine E. coli und Salmonellen über Typ-1 Fimbrien mit hoher Affinität und Spezifität. Inhibitionsversuche mit verschiedenen Derivaten von alpha-Methylmannosid zeigten, daß sich CEA und NCA wie der Rezeptor für Bakterien mit Typ-1 Fimbrien in der Darmschleimhaut verhalten. Möglicherweise handelt es sich bei Mitgliedern der CEA-Familie um Immunglobulin-ähnliche Glykoproteine, die die Homöostase zwischen Bakterien und Wirt regulieren.

Tumorassoziierte und epitheliale Marker bei gastrointestinalen Tumoren

A. Knuth[1], R. Klingel[1], R. Moll[2], W. Dippold[1], K.-H. Meyer zum Büschenfelde[1] ([1]Medizinische Klinik und Poliklinik und [2]Pathologisch-Anatomisches Institut der Universität Mainz)

Bösartige Tumoren des Gastrointestinaltraktes sind in der überwiegenden Mehrzahl epithelialen Ursprunges. Auf der Suche nach tumorspezifischen und tumorassoziierten Antigenen sind in den vergangenen 25 Jahren zahlreiche Antigene serologisch definiert worden, deren Nachweis im Serum oder im Gewebe sich als klinisch nutzbarer Marker für maligne Tumoren erwiesen hat. Einen besonderen Beitrag zu dieser Entwicklung hat die Einführung der Hybridom-Technologie zur Herstellung monoklonaler Antikörper durch Köhler u. Milstein 1975 geleistet. Ein tumorspezifisches Antigen ist allerdings bisher für keinen der gastrointestinalen Tumoren nachgewiesen worden. Bei der Mehrzahl der heute bekannten tumorassoziierten Antigene und epithelialen Marker, die als sogenannte Tumormarker Eingang in die Diagnostik, Therapie und Verlaufskontrolle der Tumoren des Gastrointestinaltraktes gefunden haben, handelt es sich um gewebsständige oder in die Umgebung des Tumors abgegebene Differenzierungs- oder Entwicklungsantigene. Die meist durch monoklonale Antikörper definierten Epitope vieler heute bekannter Tumormarker stellen Kohlenhydratdeterminanten komplexerer Antigene dar, die zellständig, im Serum oder in anderer Körperflüssigkeiten nachgewiesen werden können. Viele dieser Epitope haben strukturelle Verwandtschaft mit Antigenen der Blutgruppensysteme. Als Trägermoleküle sind sowohl glykosylierte polypeptidantigene als auch Glykolipide sowie hochmolekulare Antigenstrukturen wie zum Beispiel Muzine definiert worden. Neben diesen immunologisch definierten Tumormarkern können Akute-Phase-Proteine, Enzyme, Hormone und metallbindende Proteine in der Tumordiagnostik und Verlaufskontrolle wertvoll sein und so Tumormarkerfunktion einnehmen. Diese Gruppe der Marker soll hier jedoch nicht besprochen werden. Insbesondere in letzter Zeit haben die Zytoskelettpolypeptide eine besondere diagnostische Bedeutung erlangt, insbesondere bei undifferenzierten Tumoren, deren Zuordnung bezüglich ihrer Herkunft mit konventionellen histologischen Methoden nur schwerlich gelingt. Der qualitativ gewebstypische und quantitativ häufig dem Tumorstadium und Verlauf entsprechende Nachweis dieser Tumormarker hat zum tieferen Verständnis des Tumorgeschehens und klinisch zur besseren Versorgung tumorkranker Patienten beigetragen. Mit der Weiterentwicklung der Molekularbiologie sind in den vergangenen Jahren schließlich zahlreiche Zytokine und Wachstumsfaktoren und deren Rezeptoren identifiziert und kloniert worden, deren tumorbiologische Bedeutung noch nicht endgültig geklärt ist. Bei Tumoren des Gastrointestinaltraktes, ebenso wie bei vielen anderen Tumoren, werden in letzter Zeit zunehmend genotypische Alterationen auf chromosomaler und molekularer Ebene identifiziert, deren diagnostische und prognostische Wertigkeit noch weithin unklar ist und erarbeitet werden muß. Es zeichnet sich aber bereits jetzt ab, daß derartigen Veränderungen in Zukunft eine wachsende Bedeutung als „Tumormarker der zweiten Generation“ zukommen wird.

Das Carcinoembryonale Antigen (CEA) hat seit der Erstbeschreibung durch Gold u. Freedman im Jahre 1965 bis heute die Rolle des Tumormarkers „par excellence“ beibehalten und ist somit nach wie vor der wichtigste immunserologisch definierte Tumormarker in der gastroenterologischen Onkologie. Seit Einführung der Hybridomtechnologie ist das CEA, ein Glykoprotein von ca. 180 kD Molekulargewicht, serologisch, biochemisch und molekularbiologisch näher charakterisiert worden und als ein Vertreter einer komplexeren Genfamilie erkannt, zu der sowohl die Gruppe der „non-specific cross reacting antigens“ (NCA) gehört als auch das Biliary Glycoprotein I (BGP I) (Neumaier et al. 1988; Oikawa et al. 1987) gehören. Ein hohes Maß an Aminosäure-Sequenzhomologie läßt die CEA-Genfamilie als Teil der Immunglobulin- Supergenfamilie erkennen (Thompson et al. 1988). Neuere Erkenntnisse zur physiologischen Funktion der Moleküle der CEA-Familie werden an anderer Stelle in diesem Band von Wagener et al. ausgeführt.

In der gastroenterologischen Onkologie hat das CEA als Tumormarker besonders bei kolorektalen Tumoren Standards gesetzt. Als Prognoseparameter in der Primärdiagnostik kann mit Hilfe der CEA-Bestimmung Tumormasse, Differenzierungsgrad und Tumorausdehnung korreliert werden, ohne jedoch eine eigenständige diagnostische Wertigkeit zu besitzen. Als Tumorverlaufsparameter, insbesondere in der Rezidivdiagnostik konnte sich die CEA-Bestimmung in sinnvoller Weise durchsetzen, nicht nur bei kolorektalen Karzinomen, sondern auch bei anderen gastrointestinalen Karzinomen wie Magen- und Pankreaskarzinomen, die in der präoperativen Erstdiagnostik einen erhöhten CEA-Wert aufwiesen. Für die Frühdiagnostik im Sinne eines Screenings hat sich die CEA-Bestimmung jedoch als ungeeignet erwiesen. In einer umfangreichen Modellanalyse (Markov-Analyse) haben kürzlich Kievit u. van de Felde (1990), gestützt auf publizierte Daten, eine Kosten-Nutzenberechnug durchgeführt über die Wertigkeit von CEA-Verlaufsuntersuchungen bei chirurgisch kurativ operierten Patienten mit kolorektalen Karzinomen der Stadien I–III (Dukes A-C). Besondere Aufmerksamkeit wird darin nicht nur den unmittelbaren Kosten der CEA-Bestimmungen selbst geschenkt, sondern insbesondere auch den durch richtig- oder falschpositive CEA-Bestimmungen entstandenen Kosten für Diagnostik und Therapiemaßnahmen, inclusive Second-Look-Operationen unter besonderer Berücksichtigung der Lebensqualität und Verlängerung der Gesamtüberlebenszeit, geordnet nach Patienten-Altersgruppen. Das überraschende Ergebnis ist, daß Routine-CEA-Monitoring bei kurativ operierten Patienten mit Kolonkarzinomen die Lebenserwartung nicht entscheidend verbessert, daß ältere Patienten mit günstigeren Tumorstadien aus der Routine-CEA-Bestimmung keinen Vorteil erleben und sogar potentiell Schaden nehmen durch psychische Belastungen, sinnlose Folgediagnostik und eventuell auch Second-Look-Operationen aufgrund falschpositiver CEA-Werte. Kontrollierte Studien zum Wert des CEA-Monitoring könnten hier einen Beitrag zum gezielteren Einsatz der Tumormarkerdiagnostik leisten.

Durch die Entwicklung der Hybridomtechnologie sind in den vergangenen Jahren mit Hilfe monoklonaler Antikörper zahlreiche Kohlenhydrat-Epitope auf Glykoproteinen, Mucinen und Glykolipiden identifiziert worden, deren Nachweis im Serum oder in anderen Körperflüssigkeiten tumorassoziiert gelingt, die aber auch physiologisch im Normalgewebe oder in physiologischen Körpersekreten nachweisbar sein können. Bei gestörter Polarität sekretorisch aktiver Zellen und Organe durch Entzündungen oder maligne Entartung können so definierte Marker in erhöhter Quantität z. B. im Serum nachweisbar werden (Kalthoff et al. 1986) und dadurch Tumormarkerfunktion erhalten. Dieses gilt in besonderem Maße für das CA 19–9-Antigen, einen Marker, der ursprünglich auf Kolonkarzinomzellen nachgewiesen wurde (Koprowski et al. 1979) und sich später als besonders geeignet in der Diagnostik und Verlaufsbeurteilung der Karzinome des exokrinen Pankreas erwiesen hat (Schmiegel 1988; Knuth et al. 1987).

Die antigene Bindungsstruktur ist, wie bei vielen anderen Markern epithelialer Tumoren auch, eine den Blutgruppenantigenen verwandte Struktur, hier die Sialyl-Lewis-A-Determinante. Das CA 19–9 ist neben dem CEA ein weiterer Marker, der in der immunserologischen Diagnostik gastrointestinaler Karzinome und insbesondere des exokrinen Pankreaskarzinoms eine feste Position behauptet hat.

Als einziger weiterer etablierter Tumormarker bei gastrointestinalen Karzinomen kann das Alpha-1-Fetoprotein (AFP) in der Diagnostik und Verlaufsbeurteilung hepatozellulärer Karzinome gelten. In Lebensräumen, in denen hepatozelluläre Karzinome Hepatitis-assoziiert endemisch auftreten, hat sich dieser Marker als heute einziger bei gastrointestinalen Karzinomen auch zum Screening der Bevölkerung als geeignet erwiesen. Die vergleichsweise niedrige Inzidenz hepatozellulärer Karzinome in Mitteleuropa rechtfertigt hierzulande die AFP-Bestimmung als Screening-Verfahren jedoch nicht.

Andere immunserologisch definierte Marker bei gastrointestinalen Tumoren wie das CA 50, TAG72 und Pankreas-assoziierte Antigene wie das DU-PAN-2-Antigen sind ebenfalls im wesentlichen Verlaufsparameter und bedürfen der weiteren klinischen Prüfung. Der monoklonale Antikörper CA 50 reagiert mit einer Kohlenhydratdeterminante Sialyl-fucosyl-lacto-tetraose, wie sie beim Sialyl-Lewis-A-Antigen zu finden ist, aber auch auf Sialyllacto-tetraose. Außer der Tatsache, daß letztere Struktur auch bei Lewis-Antigen-negativen Individuen, die somit nicht mit CA 19–9-Antikörpern reagieren können, gefunden wird, läßt sich gegenüber dem CA 19–9 in der Tumormarkerdiagnostik kein überzeugender Vorteil erkennen. Das TAG-72-Antigen ist ein muzinähnliches tumorassoziiertes Glykoprotein, das bei epithelialen Tumoren, insbesondere bei kolorektalen Karzinomen aber auch beim Magenkarzionom gefunden wird. Erhöhte TAG-72 Expression ist offenbar assoziiert mit dem Prozeß der malignen Transformation in epithelialen Geweben (Xu et al. 1989). Der Marker DU-PAN-2 ist ebenfalls auf hochmolekularen muzinähnlichen Glykoproteinen exprimiert und findet sich insbesondere beim exokrinen Pankreaskarzinom häufig koexprimiert mit CA 19–9. Möglicherweise liegt in der Bestimmung dieses epithelialen Markers eine diagnostische Ergänzung zum CA 19–9-Marker. Zum gegenwärtigen Zeitpunkt kann eine Empfehlung zum Einsatz dieser Marker außerhalb von klinischen Studien nicht gegeben werden. Zahlreiche andere epitheliale Marker sind auf gastrointestinalen Tumoren und anderen epithelialen Tumoren nachgewiesen und definiert worden wie das Epitheliale Membran-Antigen (EMA; Pinkus et al. 1985), EPM-1 und Exo-1 (Dippold et al. 1987; Klingel et al. 1990). Die diagnostische und tumorbiologische Wertigkeit dieser epithelialen Marker ist jedoch noch nicht ausreichend etabliert.

Zytokeratine als epitheliale Gewebe- und Tumormarker

Die morphologische Zuordnung undifferenzierter Gewebeproben, besonders aus Metastasen bei unbekanntem Primärtumor ist in den letzten Jahren wesentlich erleichtert worden durch die Möglichkeit, die Expression gewebsständiger Marker zu untersuchen. Die Definition eines breiten Katalogs von Intermediärfilamenten (IF) hat hierzu wesentlich beigetragen. Für die Bestimmung und Zuordnung epithelialer Tumoren, wie der des Gastrointestinaltraktes, hat die Entdeckung und biochemische Charakterisierung der Intermediärfilamente vom Zytokeratin-Typ (CK) einen wesentlichen Fortschritt bedeutet (Moll 1987). IF-Proteine sind histologische Differenzierungsmarker und somit auch als Tumormarker einsetzbar. Die CK-Untereinheiten sind durch eine hohe molekulare Diversität ausgezeichnet und bilden eine komplexe Multigenfamilie verwandter Proteine, die differenzierungsspezifisch exprimiert wird. Erst kürzlich wurde das Protein IT des intestinalen Zytoskeletts als neues Typ-I-Zytokeratin (CK 20) identifiziert und beschrieben (Moll et al. 1990). Somit umfaßt der Katalog der heute bekannten Zytokeratine jetzt 20 Polypeptid-Subtypen, deren Gewebeexpression typische Muster aufweist. So zeichnen sich hepatozelluläre Karzinome durch starke Dominanz von CK 8 und 18 (parenchymatöses Muster), kolorektale Karzinome durch zusätzliche Expression von CK 19 und des neu identifizierten CK 20 (gastrointestinales Muster) sowie Gallenwegs- und Pankreaskarzinome durch konstante Expression von CK 7 neben CK 8, 18 und 19 (duktales Muster) aus. Wenn auch die Bestimmung der Intermediärfilamente allgemein und bei gastrointestinalen Tumoren speziell die CK-Bestimmung nur in besonders schwierigen diagnostischen Situationen sinnvoll ist, so hat doch die Tumordiagnostik mit diesem Markerspektrum eine wesentliche Erweiterung und Bereicherung erfahren.

Hormone, Wachstumsaktoren und -Rezeptoren

Die Erweiterung proteinchemischer und molekularbiologischer Methoden hat in den letzten Jahren zur Entdeckung zahlreicher Wachtumsfaktoren, Hormone und deren Rezeptoren geführt. Der rasche Wissenszuwachs auf diesem Gebiet hat bereits heute wesentlich zum Verständnis der Biologie und Wachstumsregulation normaler embryonaler und reifer Gewebe sowie verschiedener Tumoren beigetragen. Insbesondere die gastrointestinale Mukosa weist ein hohes Maß an normaler Zellregeneration auf, deren Regulation über autokrine, parakrine und exokrine, d.h. luminale Ausschüttung verschiedener Wachstumsfaktoren wie des Epidermal Growth Factors (EGF) oder des Transforming Growth Factor-alpha (TGF-alpha), die beide den gleichen Rezeptor besetzen, erfolgt. EGF-Sekretion in der Muttermilch unterstützt z. B. wahrscheinlich die beschleunigte Entwicklung der gastrointestinalen Mukosa des Neugeborenen. Während Gastrin physiologischerweise die Säuresekretion mitreguliert und Wachstumsfaktor für gastrointestinale Epithelien ist, konnte in verschiedenen Tumormodellen gezeigt werden, daß dieses Hormon auch das Wachstum verschiedener Magen- und Kolonkarzinome stimulieren kann. Die klinische Signifikanz der Expression von Gastrinrezeptoren hoher und niedriger Affinität auf Normalgewebe und auf gastrointestinalen Tumoren, insbesondere Magen- und Kolonkarzinomzellen ist noch nicht eindeutig geklärt. Auch die Interaktion verschiedener Wachstumsfaktoren miteinander wie z. B. des Cholezystokinins, das zur Gastrinfamilie gehört und im Gegensatz zu Gastrin in vitro das Wachstum von Magenkarzinom-Zellen zu inhibieren scheint, ist noch nicht eindeutig geklärt. So ist z. B. bekannt, daß EGF die Gen-Transkription für Gastrin durch Transkriptionsfaktoren stimuliert (Godley et al. 1989), aber die genaue Signalkette, die dem EGF-Effekt auf die GastrinTranskription zugrunde liegt, ist noch nicht aufgeklärt. Bereits heute zeichnet sich jedoch ab, daß die synchrone Expression von EGF und EGF-Rezeptoren mit TGF-alpha und ras p21 beim Magenkarzinom mit Tumor-Invasion, Metastasierung und Prognose korreliert. Bei Magenkarzinomen unterschiedlicher Histologie ist der Nachweis der Amplifikation von c-erbB-2- und EGF-Rezeptor-Genen erbracht worden, ohne daß bisher die tumorbiologische Signifikanz dieser Befunde eindeutig geklärt werden konnte. Wie TGF-alpha und EGF können auch TGF-beta und PDGF A chain von Tumorzellen produziert werden, was in der Regel mit einer vermehrten Synthese von Matrixproteinen wie Kollagen durch Fibroblasten und auch durch Tumorzellen selbst z. B. beim Magenkarzinom verbunden ist (Tahara 1990).

Onkogene und Tumorsuppressorgene

Von zahlreichen Onkogenen ist bekannt, daß sie für strukturell oder funktionell homologe Wachstumsfaktoren und deren Rezeptoren sowie für tyrosin-spezifische Proteinkinasen und Regulatorproteine kodieren können und so das Tumorwachtum direkt beeinflussen können (z. B. sis/PDGF B chain; erbB/EGF-Rezeptor; ras p21/ G-

Protein-Regulator der Adenyl-Cyclase-Aktivität etc.). In vitro-Studien haben gezeigt, daß die Interaktion zwischen zwei oder mehr Onkogenen wie z.B. Genen der ras- und myc-Familien Voraussetzung für die in mehreren Schritten ablaufende maligne Transformation ist (Weinberg 1989). Andererseits können auch Wachstumsfaktoren wie EGF, PDGF und andere über Aktivierung von Proteinkinasen Onkogen-mRNA-Expression erhöhen und so zum Ungleichgewicht der regulatorischen Vorgänge und Signalübertragungen beitragen, deren Folge Aberrationen in Wachstumskontrolle und Differenzierung sind (Weinstein 1989).

Für die Karzinogenese ist aber nicht nur die Aktivierung dominanter Onkogene von Bedeutung, sondern, wie kürzlich gezeigt werden konnte, ebenso und vielleicht noch viel mehr eine Sequenz und Akkumulation rezessiver genetischer Veränderungen. Die Inaktivierung von Kontrollfunktionen durch Allel-Verlust und Mutation des verbliebenen Allels scheinen auf verschiedenen Chromosomen bei zahlreichen Tumoren, nicht nur beim Retinoblastom (Friend et al. 1986), Kolonkarzinom und anderen gastrointestianlen Karzinomen, von herausragender Bedeutung für die Karzinogenese zu sein. Der mit der familiären Polyposis assoziierte Genlocus ist vor nunmehr 4 Jahren von zwei Gruppen unabhängig auf dem Segment q21 des Chromosoms 5 nachgewiesen worden (Bodmer et al. 1987; Leppert et al. 1987). Kurz darauf konnte gezeigt werden, daß allele Deletionen an diesem Locus auch bei einem großen Teil sporadischer kolorektaler Karzinome nachzuweisen sind (Solomon et al. 1987). Seitdem ist hauptsächlich aus der Arbeitsgruppe Vogelstein in Baltimore, USA, eine hypothetische Abfolge genetischer Ereignisse in der Entstehung kolorektaler Karzinome postuliert worden, die basierend auf Einzelbeobachtungen verschiedener Arbeitsgruppen und vorrangig auch der Arbeitsgruppe Vogelstein selbst zunehmend bestätigt wird (Vogelstein et al. 1988, 1989). In diesem Modell der Kolonkarzinomentwicklung aus der normalen Zelle der Kolonschleimhaut wird postuliert, daß die Kolonschleimhaut ein hyperproliferatives Potential entwickelt. Der Locus der familiären Polyposis auf Chromosom 5q und hier möglicherweise der Verlust eines Gens, das kürzlich von Vogelstein et al. (Kinzler et al. 1991) kloniert, aber noch nicht sequenziert worden ist mit dem vorläufigen Namen MCC (Mutated in colorectal cancer), steht der Kette von Ereignissen. Neben DNA-Hypomethylierung und ras-Onkogen-Mutationen, die bei gastrointestinalen Tumoren häufig in den Kodons 12, 13 und 61 nachzuweisen sind, wird schließlich in der Adenom-Karzinom-Sequenz ein Chromosom-18q-Allelverlust beschrieben mit somatischen Mutationen in dem entsprechenden Allel des deletierten Gens. Dieses Gen hat den vorläufigen Namen DCC (deleted in colorectal cancer) erhalten (Fearon et al. 1990). Ein weiterer Schritt der genetischen Alterationen wird über einen Allelverlust auf dem kurzen Arm des Chromosoms 17 postuliert, auf dem das nukleäre Onkoprotein p53 kodiert ist. Bisher galt p53 als dominant agierendes Onkogen. Es konnte aber gezeigt werden, daß Untersuchungen, aufgrund derer diese Funktion angenommen wurde, mit einem mutierten Klon durchgeführt worden waren. Der p53-Wildtyp scheint vielmehr Suppressor-Gen-Funktion zu haben. Zusammenfassend scheint nicht die Abfolge dieser genetischen Alterationen der wesentliche Hintergrund der malignen Transformation zu sein, sondern die Akkumulation der Ereignisse, d.h. dieses Modell beschreibt nicht biographisch die Entwicklung eines Kolonkarzinoms bei einem einzelnen Patienten. In der Zwischenzeit sind ähnliche Beobachtungen auch bei zahlreichen anderen Turmoren gemacht worden und es bleibt abzuwarten, welche diagnostischen, prognostischen und vielleicht auch therapeutischen Konsequenzen sich aus diesen Beobachtungen ergeben werden. Immerhin konnte bereits in vitro mit Antikörpern ebenso wie mit Antisense-Gen-Konstrukten gegen ras oder p53 gezeigt werden, daß Zell-Proliferation aufgehoben werden kann (Barbacid 1987; Lane et al. 1990). Untersuchungen mit möglicherweise therapeutischer Perspektive. Da im manifesten Karzinom mehrere Veränderungen nachweisbar sind, bleibt es weiteren Untersuchungen vorbehalten, zu ergründen, welche praktischen Konsequenzen sich für das Management von Patienten mit kolorektalen Karzinomen und vielleicht auch anderen gastrointestinalen Karzinomen ergeben.

Literatur

Barbacid M (1987) ras genes. Annu Rev Biochem 56:779–827 – Bodmer WF, Bailey CJ, Bodmer J, Bussey HJR, Ellis A, Gorman P, Lucibello FC, Murday VA, Rider SH, Scambler P, Sheer D, Solomon E, Spurr NK (1987) Localization of the gene for familial adenomatous polyposis on chromosome 5. Nature 328:614–617 – Dippold WG, Bernhard H, Klingel R, Dienes H-P, Kron G, Schneider B, Knuth A, Meyer zum Büschenfelde K-H (1987) A common epithelial cell surface antigen (EPM-1) on gastrointestinal tumors and in human sera. Cancer Res 47:3873–3879 – Fearon ER, Cho KR, Nigro JM, Kern SE, Simons JW, Ruppert JM, Hamilton SR, Preisinger AC, Thomas G, Kinzler KW, Vogelstein B (1990) Identification of a chromosome 18q gene that is altered in colorectal cancers. Science 247:49–56 – Friend S, Bernards R, Rogelj S, Weinberg R, Rapaport J, Albert D, Dryja T (1986) A human DNA segment with properties of the gene that predisposes to retinoblastoma and osteosarcoma. Nature 323:643–646 – Godley JM, Brand SJ (1989) Regulation of the gastrin promoter by epidermal growth factor and neuropeptides. Proc Natl Acad Sci USA 86:3036–3040 – Gold P, Freedman SO (1965) Specific carcinoembryonic antigens of the human digestive system. J Exp Med 122:467–481 – Kalthoff H, Kreiker C, Schmiegel W-H, Greten H, Thiele H-G (1986) Characterization of CA 19–9 bearing mucins as physiological exocrine pancreatic secretion products. Cancer Res 46:3605–3607 – Kievit J, van de Felde DJH (1990) Utility and cost of carcinoembryonic antigen monitoring in colon cancer follow-up evaluation, a Markov analysis. Cancer 65:2580–2587 – Kinzler KW, Nilbert MC, Vogelstein B, Bryan TM, Levy DB, Smith KJK, Preisinger AC, Hamilton SR, Hedge P, Markham A, Carlson M, Joslyn G, Groden J, White R, Miki Y, Miyoshi Y, Nishisho I, Nakamura Y (1991) Identification of a gene located at Chromosome 5q21 that is mutated in colorectal cancers. Science 251:1366–1370 – Klingel R, Boukamp P, Moll R, Tilgen W, Fusenig NE, Meyer zum Büschenfelde K-H, Dippold W (1990) Expression of epithelial anigens Exo-1 and EPM-1 in human epidermal keratinocyte maturation and benign and malignant neoplasia. Cancer Res 50:7668–7676 – Knuth A, Dippold W, Meyer zum Büschenfelde K-H (1987) Klinische Relevanz von Tumormarkern. Therapiewoche 37:1569–1573 – Köhler G, Milstein C (1975) Continuous culture of fused cells screting antibody of predefined specificity. Nature (London) 256:495–497 – Koprowski H, Steplewski Z, Mitchell K, Herlyn M, Herlyn D, Fuhrer P (1979) Colorectal carcinoma antigens detected by habridoma antibodies. Somat Cell Genet 5:857–972 – Lane DP, Benchimol S, (1990) p53: oncogene or antioncogene? Genes Dev 4:1–8 – Leppert M, Dobbs M, Scambler P, O'Connell P, Nakamura Y, Stauffer D, Woodward S, Burt R, Hughes J, Gardner E, Lathrop M, Wasmuth J, Lalouel J–M, White R (1987) The gene for familial polyposis coli maps to the long arm of chromosome 5. Science 238:1411–1413 – Moll R (1987) Epithelial tumor markers: cytokeratins and Tissue Polypeptide Antigen (TPA). In: Seifert G (ed) Current Topics in Pathology Vol 77: Morphological Tumor Markers, Springer, Berlin Heidelberg New York, pp 71–101 – Moll R, Schiller DL, Franke WW (1990) Identification of Protein IT of the intestinal cytoskeleton as a novel type I cytokeratin with unusual properties and expression patterns. J Cell Biol 111:567–580 – Neumaier M, Zimmermann W, Shively L, Hinoda Y, Riggs AD, Shively JE (1988) Characterization of a cDNA clone for the nonspecific cross-reacting antigen (NCA) and a comparison of NCA and carcinoembryonic antigen. J Biol Chem 263:3202–3207 – Oikawa S, Kosaki G, Nakazato H (1987) Molecular cloning of a gene for a member of carcinoembryonic antigen (CEA) gene family; signal peptide and N-terminal domain sequences of nonspecific crossreacting antigen (NCA). Biochem Biophys Res Commun 146:464–469 – Schmiegel W (1988) Immunologisch definierte tumorassoziierte Antigene: Möglichkeiten und Grenzen ihrer Anwendung in der Gastroenterologie. Immun Infekt 16:213–219 – Solomon E, Voss R, Hall V, Bodmer WF, Jass JR, Jeffreys AJ, Lucibello FC, Patel I, Rider SH (1987) Chromosome 5 allele loss in human colorectal carcinoma. Nature 328:616–619 – Tahara E (1990) Growth factors and oncogenes inhuman gastrointestinal carcinomas. J Cancer Res Clin Oncol 116:121–131 – Thompson J, Zimmermann W (1988) The carcinoembryonic antigten (CEA) gene family: structure, expression, and evolution. Tumor Biol 9:63–83 – Vogelstein B, Fearon ER, Hamilton SR, Kern SE, Preisinger AC, Leppert M, Nakamura Y, White R, Smitts AMM, Bos JL (1988) Genetic alterations during colorectal tumor development. N Engl J Med 319:525–532 – Vogelstein B, Fearon ER, Kern SE, Hamilton SR, Preisinger AC, Nakamura Y, White R (1989) Allelotype of colorectal carcinomas. Science 244:207–211 – Weinberg RA (1989) Oncogenes, antiocogenes and the molecular basis of multistep carcinogenesis. Canser Res 49:3713–3721 – Weinstein IB (1989) The orgins of human cancer: molecular mechanisms of carcinogenesis and their implications for cancer prevention and treatment – 27th G.H.A. Clowes memorial award lecture. Cancer Res 48:4135–4143 – Xu M, Real FX, Welt S, Schüssler MH, Oettgen HF, Old LJ (1989) Expression of TAG-72 in normal colon, transitional mucosa, and colon cancer. Int J Cancer 44:985–989

Biochemie und Histochemie neuer tumorassoziierter Antigene und ihre Beziehung zu Blutgruppensubstanzen

M. Vierbuchen [1], A. Larena [1], F-G. Hanisch [2], G. Uhlenbruck [2] ([1] Pathologisches Institut und [2] Institut für Immunbiologie der Universität Köln)

Blutgruppenantigene (BGA) wurden primär als Determinanten der Erythrozyten definiert, mit deren Hilfe sich einzelne Individuen unterscheiden lassen und die die rationale Grundlage für eine sichere Transfusionsmedizin darstellen. Inzwischen konnte nachgewiesen werden, daß diese hauptsächlichen humanen Antigene auch extraerythrozytär in zahlreichen epithelialen Geweben vorkommen. In diesem Zusammenhang haben phylogenetische Untersuchungen gezeigt, daß die BGA im Laufe der Evolution primär in epidermalen und endodermalen Geweben erscheinen und erst sehr spät als mesenchymale Antigene (Erythrozyten und Endothel) auftreten. Für die extraerythrozytären BGA werden auch die Begriffe Blutgruppenisoantigene oder Histoblutgruppenantigene verwendet. Die strukturelle Charakterisierung und die Analyse der biochemischen und genetischen Grundlagen des AB0- und des Lewisblutgruppensystems wurden vor allem von den Arbeitsgruppen um Watkins und Kabat durchgeführt (Watkins u. Morgan 1952, 1955; Watkins 1980; Kabat 1973) Daneben haben zahlreiche Ergebnisse anderer Untersucher zu der Etablierung des heute akzeptierten Konzepts dieser großen Blutgruppensysteme beigetragen (Kuhn et al. 1956; Iseki u. Masaki 1953; Cepellini 1959; Oriol et al. 1980, 1981; Le Pendu 1986).

Durch die breite Anwendung der Hybridomatechnik konnte in jüngster Zeit nachgewiesen werden, daß das Muster und die chemische Natur der BGA im Rahmen der Gewebsdifferenzierung, der Embryogenese und vor allem auch im Rahmen der neoplastischen Transformation dramatische Veränderungen erfährt. Im Zusammenhang mit der Tumorentstehung ist die Modifikation der BGA-Expression als ein Teilaspekt einer allgemeinen tumorassoziierten Alteration der Glycosylierungsreaktionen anzusehen.

Verschiedene Mechanismen führen zu biochemischen Entitäten, die häufig erst durch monoklonale Antikörper (MoABs) erkannt wurden. Die tumorassoziierte Expression dieser Strukturen und ihre spezifische Erkennung durch die entsprechenden MoABs ermoglichen neue Ansätze in der Diagnose, dem Monitoring, der Beurteilung der Prognose und auch neue Konzepte in der Tumortherapie.

Mit der stetigen Zunahme der MoABs, die tumorassoziierte Antigene erkennen, und Charakterisierung ihrer Epitope wurde ersichtlich, daß es sich hier vielfach um Oligosaccharidsequenzen handelt, die sich von den großen Blutgruppenantigenen (AB0 und Lewis) bzw. ihren Vorläuferstrukturen ableiten.

Biochemie und Genetik des AB0 und Lewis Blutgruppensystems, Beziehungen zu neuen tumorassoziierten Antigenen

Monosaccharid-Bausteine und Strukturkonzept der Blutgruppenantigene

Die einzelnen Bausteine der Determinanten der großen Blutgruppensysteme und der verwandten tumorassoziierten Antigene umfassen folgende sieben Monosaccharide: Galactose: Gal; N-Acetylgalactosamin: GalNAc; N-Acetylglucosamin: GlcNAc; N-Acetylneuraminsäure: NeuAc, αL-Fuc: αL-Fucose; αMan: αD-Mannose und Glc: D-Glucose. Obwohl sich von diesen Monosacchariden theoretisch zahlreiche Oligosaccharidsequenzen ableiten lassen, ist die Zahl der aktuell synthetisierten Strukturen begrenzt und folgt bestimmten Gesetzmäßigkeiten (Vierbuchen 1991). Diese Limitierung der möglichen Strukturen ist auf die relativ konservative Evolution der Glycosyltransferasen zurückzuführen. Durch die früheren Untersuchungen wurde ein grundlegendes Konzept der Blutgruppensysteme hinsichtlich ihrer Genetik und Biosynthese entwickelt. Primäre Produkte der Blutgruppen-Gene sind Glycosyltransferasen. Im Nahmen der Biosynthese blutgruppenaktiver Oligosaccharide kommt es zur sequentiellen Anlagerung jeweils eines Zuckers an das Akzeptorsubstrat, so daß die Expression eines BGA das Resultat einer konzertierten Aktion mehrerer Enzyme darstellt. Die verschiedenen Enzyme werden durch verschiedene Gene kodiert, die z.T. an unterschiedlichen Orten des Genoms lokalisiert sind. Im Vergleich zu den Proteinen und Nukleinsäuren liegt somit den BGA eine komplexe Genetik zugrunde. Das klassische Konzept „ein Gen–ein Produkt" läßt sich also nicht auf die komplexen Kohlenhydrate anwenden, da ihre Synthese mehrere Enzyme und damit auch mehrere Genorte umfaßt. Aus diesem Konzept resultiert auch, daß zwischen bestimmten Antigenen Vorläufer-Produkt Beziehungen bestehen (z.B. H und A/B, Le^d und Le^b). Es sind also an der Synthese der BGA mehrere Enzyme beteiligt, die durch unterschiedliche Gene kodiert werden. Allerdings besitzen diese Glycosyltransferasen hinsichtlich des Akzeptorsubstrates z.T. eine unterschiedliche Spezifität. Neben Enzymen, die den Transfer des Monosaccharides nur auf ein Akzeptorsubstrat katalysieren, kommen Glycosyltransferasen vor, die den Zucker auf verschiedene Vorläufersubstanzen übertragen können. Andererseits können mehrere Glycosyltransferasen um das gleiche Vorläufersubstrat konkurrieren.

Trägermoleküle der Blutgruppendeterminanten

Blutgruppendeterminanten kommen als Bestandteile von Glycolipiden, Glycoproteinen und auch als freie Oligosaccharide in menschlichen Geweben vor. In Tabelle 1 ist das Vorkommen von Blutgruppenaktivitäten den verschiedenen komplexen Glycokonjugaten, die im menschlichen Gewebe vorkommen, zugeordnet.

BGA-aktive Kohlenhydratsequenzen unterscheiden sich in der Art ihres Trägermoleküls und der glycosidischen Bindung zwischen dem Oligosaccharid und dem Trägermolekül. In der Gruppe der Glycoproteine lassen sich zwei Formen unterscheiden. Der

Tabelle 1. Klassifikation der komplexen Kohlenhydrate

Molekülspezies	innere Kernstruktur	Träger von Histoblutgruppen-Antigenen
Glycoproteine		
N-glycosidisch gebunden	GlcNAcβ1-Asn	+
O-glycosidisch gebunden		
Muzin-Typ	GalNAcα1-O-Ser/Thre	+
Nucleoproteine	GlcNAcα1-O-Ser/Thre	−
Proteoglycane	Xylβ1-Ser	−
Kollagen	Galβ1-OH-Lys	−
Glycosphingolipide		
(Neo)Lacto Serie	GlcNAcβ1−3Galβ1-Glcβ1-Cer	+
Lactosylceramid	Galβ1-Glcβ1-Cer	+
Globo Serie	Galα1−3Galβ1-Glcβ1-Cer	+
Ganglio Serie	GalNACβ1-Ga1β1−4Glcβ1-Cer	+
Lipide nicht-humanen Ursprunges		
Isoglobo Serie	Galα1−3Galβ1−4Glcβ1-Cer	+
Gal-Globotriasyl Serie	Galα1−3Galα1−4Galβ1-Glcβ1-Cer	+
Galaserie	$[Gal\alpha1-3]_n$ Galα1−4Galβ1-Cer	−

Glycananteil ist entweder durch Bindung von GlcNAc an die Aminogruppe des Asparagins (N-glycosidisch) oder aber durch Bindung von GalNAc an die OH Gruppe des Serins oder Threonins (O-glycosidisch) an das Proteingerüst gebunden (Tabellen 6–9). Die Glycosylierung des Asn setzt die spezifische Peptidsequenz Asn-X-Thr- als Erkennungssignal für die Reaktion voraus. Die Glycosylierung von Serin- oder Threoninresten ist nicht von einer besonderen Peptidsequenz innerhalb des Proteinmoleküls abhängig.

Die Lipid-gebundenen BGA sind durch eine Glcβ1-Ceramid Grundstruktur gekennzeichnet. Weiterhin lassen sich die Lipide, die BGA-Aktivitäten tragen, in eine Globo-, Ganglio- und eine Lactoserie untergliedern.

Die Extension und der Aufbau der Oligosaccharidketten variiert innerhalb der einzelnen Gruppen der komplexen Kohlenhydrate erheblich (Tabellen 6–9). N-glycosidische Glycoproteine mit verzweigter Mannose Kernstruktur entstehen durch die Addition einer variablen Anzahl von N-Acetyl-Lactosaminresten, die dann die periphere Kernstruktur der Blutgruppenantigene darstellen (s. u.). O-glycosidische komplexe Kohlenhydrate tragen mit dem Disaccharid Gal-GalNAc eine kurze Kernsequenz. Blutgruppenantigene können sowohl an diesen kurzen Ketten als auch an komplexen Strukturen, die durch Addition und Verzweigung von N-Acetyllactosamin Gruppen entstehen, synthetisiert werden (Tabellen 8, 9). Die periphere Kernstruktur der Lactosphingolipide entspricht der der Glycoproteine und beeruht ebenfalls auf repititiven N-Acetyllactosamin Einheiten (Tabelle 8). Im Gegensatz dazu besitzen die Antigene der Globo- und Garglio Serie jeweils eine individuelle Kernstruktur.

Das Konzept der inneren und äußeren Kernregion: Bedeutung der peripheren Kernstruktur für die Blutgruppenaktivität

Neben den unmittelbar an das Lipid- oder Proteinmolekül gebundenen basalen Kohlenhydratsequenzen erfahren die Blutgruppenantigene durch die Addition verschiedener peripherer Disaccharide an die jeweiligen Kernsequenzen einen äußerst komplexen und variablen Aufbau. Aus Gründen der Übersichtlichkeit werden die Zuckersequenzen, die unmittelbar an das Trägermolekül gekoppelt sind, als innere Kernregion (Tabellen 1, 6–9) und die sich hieran anschließenden Disaccharide als äußere Kernregion bezeichnet. Diese äußeren Kernstrukturen sind die aktuellen Vorläufersubstrate der Blutgruppen Gen kodierten Glycosyltransferasen. Der allgemeine Phänotyp der AB0 Epitope wird durch die periphere Kernstruktur nicht verändert. Allerdings führt die Variation der peripheren Kernstrukturen zu antigenetisch distinkten Varianten des AB0 Blutgruppensystems. Dabei lassen sich durch MoABs, die auch feinstrukturelle Unterschiede der einzelnen Sequenzen erfassen, zumindest vier verschiedene periphere Kernstrukturen der BGA unterscheiden:

Typ 1 βDGalβ1–3DGlcNAcβ1-R
Typ 2 βDGalβ1–4DGlcNAcβ1-R
Typ 3 βDGalβ1–3DGalNAcα1-R
Typ 4 βDGalβ1–3DGalNAcβ1-R

Wie aus Tabelle 2 zu entnehmen ist, sind diese peripheren Kernstrukturen den Lipid- und Protein-Trägermolekülen unterschiedlich zugeordnet. Typ 1 und Typ 2 Strukturen kommen in N-, O-glycosidischen Glycoproteinen und auch in blutgruppenaktiven Glycolipiden vor. Typ 3 Strukturen werden vor allem in O-glycosidischen Glycoproteinen gefunden, während die Typ 4 Strukturen ausschließlich in Glycolipiden nachweisbar sind (Tabelle 2).

Die Substitution der peripheren Kernstrukturen durch Anlagerung von einem oder zwei Monosacchariden führt zu den entscheidenden antigenetischen Determinanten der BGA. In Abb. 1 sind die verschiedenen Substitutionsmöglichkeiten der peripheren Kernstrukturen schematisch dargestellt.

Tabelle 2. Vorkommen der verschiedenen peripheren Kernstrukturen in AB0, aktiven komplexen humanen Kohlenhydraten

	Typ äußere Kernstruktur			
	1	2	3	4
Glycoproteine				
O-glycosidisch	+	+	+	–[a]
N-glycosidisch	+	+	+	–[a]
Glycospingolipide[b]				
Lacto-Serie	+	+	(+)[c]	–
Globo-Serie	–	–	–	+
Ganglio Serie	–	–	–	+

a) Ganglio- und Globoproteine wurden kürzlich aufgrund immunchemischer Untersuchungen vorgeschlagen; allerdings fehlen hierfür bisher die chemischen Grundlagen; b) ABH Determinanten, die direkt an Lactosyl-Ceramid gebunden sind (vorgeschlagen als Typ 5) sind bisher noch nicht mit letzter Sicherheit klassifiziert; c) diese periphere Kernregion des Typs 3 wurde bisher nur für die Blutgruppe A nachgewiesen.

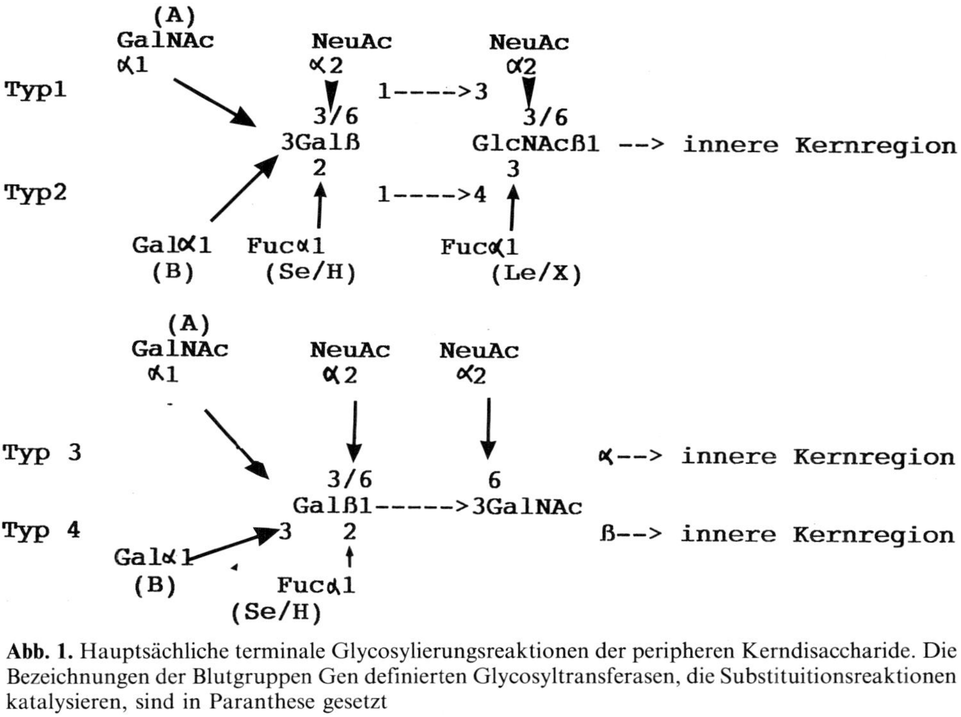

Abb. 1. Hauptsächliche terminale Glycosylierungsreaktionen der peripheren Kerndisaccharide. Die Bezeichnungen der Blutgruppen Gen definierten Glycosyltransferasen, die Substituitionsreaktionen katalysieren, sind in Paranthese gesetzt

Antigene der Lacto Typ 1 und Lacto Typ 2 Serie

Antigene des AB0 Blutgruppensystems

Die α1, 2 Fucosylierung der Vorläufersubstanz führt zum H Antigen, das den obligaten Vorläufer der A und B Determinanten des AB0 Blutgruppensystems darstellt. Durch die weitere Anlagerung von Gal bzw. GalNAc an das H Antigen entstehen die jeweiligen A und F Blutgruppenantigene. Die minimalen Strukturen der AB0 Antigene sind schematisch in Abb. 2 dargestellt. Alle vier peripheren Kernstrukturen können hier als

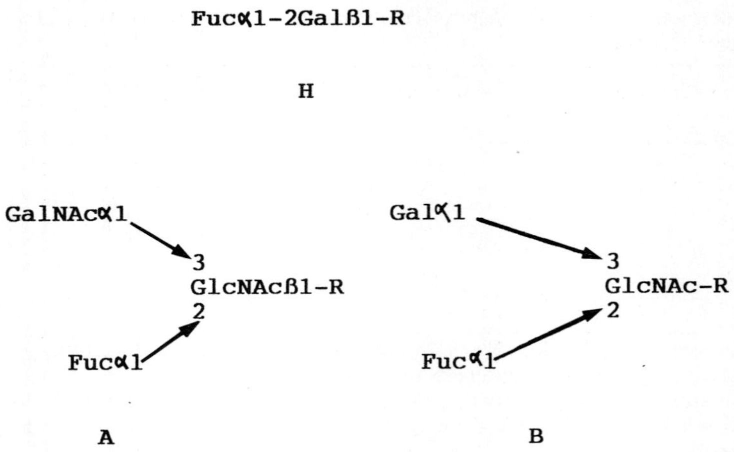

Abb. 2. Minimalstrukturen der Saccharid Determinanten des AB0 Blutgruppensystems

Akzeptoren für die BGA Synthese dienen. Allerdings weisen die entsprechenden Fucosyltransferasen eine unterschiedliche Substratspezifität und Gewebelokalisation auf. In endodermalen Geweben wird die initiale Fucosylierung von dem Sekretor Gen kodierten Enzym katalysiert, welches vor allein Typ 1 Strukturen umsetzt. Allerdings besitzt das Enzym ein breiteres Reaktionsspektrum und ist auch in der Lage, Typ 2 Strukturen zu fucosylieren. Das H Gen kodierte Enzym besitzt ein weniger breites Reaktionsspektrum und wirkt vor allem auf Typ 2 Vorläufersubstanzen. Während beide Enzyme in endodermalen Geweben exprimiert werden können, ist in mesenchymalen Geweben nur die H Gen kodierte Fucosyltransferase nachweisbar.

Antigene, die sich von der peripheren Kernstruktur Galβ1–3GlcNAc ableiten, sind in menschlichen Geweben sehr verbreitet. Sie finden sich hier in endodermalen Geweben, Sekreten und glandulären Strukturen. Mit Ausnahme der Mundhöhlenschleimhaut kommen sie weder in epidermalen noch in mesenchymalen Geweben (Erythrozyten, Gefäßenothel) vor. Allerdings können durch passive Adsorption geringe Mengen der Typ 1 Antigene an die erythrozytäre und lymphozytäre Oberfläche angelagert werden.

AB0 Antigene, deren immunogener peripherer Abschnitt sich von Typ 2 Strukturen ableitet, werden in ektodermalen und mesenchymalen Geweben exprimiert. In endodermalen Geweben werden Typ 2 Antigene nur in einem sehr begrenzten Umfang gebildet.

Antigene des Lewis Blutgruppensystems

Das Lewis Blutgruppensystem umfaßt vier allogene Varianten, die im Serum, auf den Erythrozyten den Endothelien und auch auf epithelialen Strukturen vorkommen. Die Antigene basieren auf Derivaten der peripheren Typ 1 Kernstruktur (Tabelle 3). Hiervon ausgehend wird ihre Biosynthese von Fucosyltransferasen katalysiert. Die Sekretor Gen (Se) kodierte αl, 2-Fucosyltransferase führt über die Addition von Fucose an den terminalen Galactoserest zu einer H Typ 1 Struktur, während das Lewis Gen (Le) kodierte Enzym über die Fucosylierung des subterminalen Zuckerrestes zur Bildung des Le^a Antigens führt. Die sequentielle Wirkung der Se- und Le-Gen kodierten Fucosyltransferasen resultiert in der Bildung des Le^b Antigens. Die Expression von Oligosacchariden, die sich von den Typ 1 Strukturen ableiten, wird also von dem aktuellen Se und Le Gen Status beeinflußt. Die Zusammenhänge zwischen den einzelnen biochemischen Entitäten des Lewis Blutgruppensystems sind insofern z. T. schwer verständlich, da die

Tabelle 3. Allogene serozelluläre Expression von Se und Le Gen kontrollierten Typ 1 Ketten Strukturen in menschlichen Geweben

Genotyp		Phänotyp Speichel		Phänotyp Erythrozyten	Strukturen/Antigen
Secretor	Lewis	Sekretor	Lewis	Lewis %	
se/se	Le/–	–	+	a + b – c – d – 20	Galβ1,3GlcNAc–R 4 | Fucα1 — Le^a
Se/–	Le/–	+	+	a – b + c – d – 69	Galβ1–3GlcNAc–R 2 4 | | Fucα1 Fucα1 — Le^b
se/se	le/le	–	–	a – b – c + d – 1	Galβ1–3GlcNAc–R — Le^c
Se/–	le/le	+	–	a – b – c – d + 9	Galβ1–3GlcNAc–R 2 | Fucα1 — Le^d

Die Le^a und Le^c Strukturen können durch übere eine weitere Sialinierung des terminalen Zuckers (Magnani et al. 1982; Nudelman et al. 1986) oder aber im Falle des Le^c über eine Kettenverlängerung (Hanfland et al. 1986) modifiziert werden

Tabelle 4. Varianten der Blutgruppen A- und B Antigene des Lewis Blutgruppensystems

A/B Varianten	Gal(NAc)α1 | 3 Galβ1 → 3GlcNAc-R 2 4 | Fucα1 Fucα1	A/B $Lewis^b$
	Gal(NAc)α1 | 3 Galβ1 → 3GlcNAc-R 2 | Fucα1	A/B $Lewis^d$

Die Lewis Antigene werden durch weitere Sustituition modifiziert. Bei Menschen mit den Blutgruppe A und B können über die entsprechenden A- und B-Genkodierten Glycosyltransferasen das Le^d zu einem A/BLe^d Typ 1 oder zu einem ALe^b Antigen umgewandelt werden (sehr wahrscheinlich verläuft diese Reaktion über die primäre Synthese des A/B Typ 1 Antigens, Samuelsson 1983; Schwyzer et al. 1977)

serologischen, biochemischen und genetischen Untersuchungen z.T. unterschiedliche aber nicht inkompatible Gesichtspunkte ein- und desselben Problems liefern. Nur eine sorgfältige Analyse aller Daten kann hier eine Fehlinterpretation der Ergebnisse vermeiden. Es existieren Antikörper gegen die Le^a, Le^b, Le^x und Le^y Antigene. Die Synthese des Le^a und Le^x Antigens kann von dem gleichen Enzym katalysiert werden (Lewis Enzym). Entsprechend kann die Se Gen kodierte Fucosyltransferase sowohl die Synthese des Le^b und die des Le^d Antigens katalysieren, d.h. die Le und Se Gen

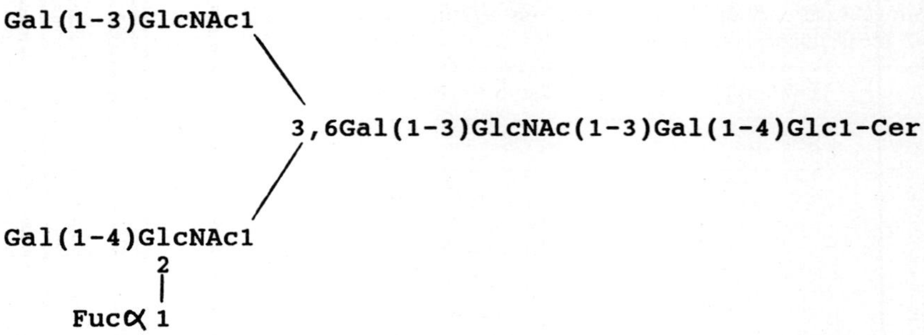

Abb. 3. Vorgeschlagene Typ 1 (2) Blutgruppenvorläuferstruktur

Tabelle 5. Allogene serozelluläre Expression von Se-, Le-, H- und X Gen kontrollierten Typ 2 Ketten Strukturen in menschlichen Geweben

Genotyp		Phänotyp Speichel		Phänotyp Erythrozyten	Strukturen/Antigen
Secretor	Lewis	Sekretor	Lewis	Lewis %	
se/se	Le/–	–	+	a + b – c – d – 20	Galβ1,4GlcNAc–R (3 – Fucα1) Le^x
Se/–	Le/–	+	+	a – b + c – d – 69	Galβ1–4GlcNAc–R (2 – Fucα1, 3 – Fucα1) Le^y
X/–		–	+		Galβ1–4GlcNAc–R (3 – Fucα1) Le^x
X/–	H/–	+	–		Galβ1–4GlcNAc–R (2 – Fucα1, 3 – Fucα1) Le^y

kodierten Fucosyltransferasen besitzen ein relativ breites Reaktionspektrum und akzeptieren sowohl Typ 1 als auch Typ 2 Strukturen. Das System wird weiter dadurch kompliziert, daß identische Typ 2 Strukturen (Le^x, Le^y) auch unabhängig vom Se und Le Gen Status synthetisiert werden können. Diese Strukturen stehen unter der Kontrolle des X und H Gens. Durch Addition von zusätzlichen Sacchariden können die Lewis-Antigene zu weiteren Strukturen metabolisiert werden (z. B. Blutgruppen A/B – > A/BLe^b, Tabelle 4).

Die Le^c und Le^d Antigene

Bei der Le^c Struktur handelt es sich um den nicht fucosylierten Vorläufer der Lewis Antigene a und b und des H Typ 1 Antigens (Tabelle 3). Diese Zusammenhänge konnten durch Antikörper, die über synthetische Oligosaccaride mit Le^c Aktivität gereinigt worden waren, nachgewiesen werden (LePendu et al. 1982). Entsprechend konnte mit einem Anti-Le^d Antikörper gezeigt werden, daß dieser mit Geweben von Individuen des

Tabelle 6. Komplexe Kohlenhydrate, die periphere Typ 1 Kernstrukturen tragen

---

Glycosphingolipid n = 0 – 5 oder mehr

Galβ1 – 3GlcNAc(Galβ1 – 4GlcNAcβ1 – 3)$_n$Galβ1 – 4Glcβ1 – Cer
6
↑
R

N-glycosidische Glycoproteine; n = 0–5 oder mehr

GlcNAc
Galβ1 – 3GlcNAcβ1 – 3(Galβ1 – 4GlcNAcβ)$_n$Man1 ↓ 6
Man – GlcNAc – GlcNAc – Asn
3
Galβ1 – 3GlcNAcβ1 – 3(Galβ1 – 4GlcNAcβ)$_n$Man 1αFuc

O-glycosidische Glycoproteine (Muzin Typ)

Galβ1 – 3GlcNAcβ1 – 3(Galβ1 – 4GlcNAc)$_n$GalNacα1 → Ser/Thre
6
↑
R

Galβ1 – 3GlcNAcβ1 – 3(Galβ1 – 4GlcNAcβ1 – 3)$_n$Galβ1 – 3GalNAcα1 → Ser
6 6 6
↑ ↑ ↑
R R R

R = Galβ1 → 3/4GlcNAcβ1-Sequenzen

Tabelle 7. Komplexe Kohlenhydrate, die periphere Typ 2 Kernstrukturen tragen

---

Glycosphingolipid n = 0 – 5 oder mehr

Galβ1 – 4GlcNAc(Galβ1 – 4GlcNAcβ1 – 3)$_n$Galβ1 ← 4Glcβ1 → Cer

N-glycosidische Proteine

R
↓
6
Galβ1 → 3GlcNAcβ1 → 3(Galβ1 → 4GlcNAcβ)$_n$Man GlcNAc
6
↑ Man – GlcNAc – GlcNAc – Asn
R 6
↑
Galβ1 → 3GlcNAcβ1 – 3(Galβ1 → 4GlcNAcβ)$_n$Man Fucα1
6 6
↑ ↑
R R

O-glycosidische Glycoproteine

Galβ1 – 4GlcNAcβ1 – 3(Galβ1 – GlcNAcβ1 – 3)$_n$GalNAcα1 – Ser/Thre
6 6
↑ ↑
R R

Galβ1 – 4GlcNAcβ1 – (Galβ1 – 4GlcNAcβ1 – 3)$_n$Galβ1 – 3GalNAc1 – Ser/Thre
6 6 6
↑ ↑ ↑
R R R

R = Galβ1 → 3/4GlcNAc Sequenzen

Genotyps (Se, le le) reagiert (Lemieux et al. 1981). Insgesamt belegen diese Untersuchungen, daß Typ 1 Strukturen an der serologischen Spezifität der Le^c und der Le^d beteiligt

Tabelle 8. Kurzkettige Oligosaccharide Kohlenhydrate mit einer Kernregion des Typs 3

Galβ1–3GalNAcα1-Ser/Thre 2 | Fucα1	T Struktur mit H Determinante
Fuc 1 GlcNAc | |1,6 2 | Galβ1–3GalNAcα1-Ser/Thre	T (Typ 3 Kette) mit 1/2 verzweigter Typ 2 Kette und H Determinante
Gal Fucα1 |β1,4 | GlcNAc 2 |β1,6 Galβ1–3GalNAcα1-Ser/Thre	T Struktur (Typ 3 Kette) mit einer Typ 2 Verzweigung und H Determinante
Gal 2–1 Fuc Fucα1 |β1,4 | GlcNAc 2 |β1,6 Galβ1–GalNAcα1-Ser/Thre 2 | Fucα1	T Struktur (Typ 3 Kette) mit einer Typ 2 Verzweigung und H aktive Zentren
GalNAcα1-Ser/Thre Tn	
Galβ1-GalNAα1-Ser/Thre T	

Tabelle 9. Langkettige Oligosaccharidsequenzen mit einer Typ 3 Kernregion

Le^b H Le^a Fuc Fuc |α1,2 |α1,2 Galβ1–3GlcNAcβ1–3Galβ1–3GalNAcα1 Ser/Thre	Kernstruktur mit einer H, Le^a und Le^b Determinante
Gal |β1,4 GlcNAc |β1,6 GalNAcα1–3Galβ1–3GlcNAcβ1–3GalNAcα1 Ser/Thre 2 | Fucα1	komplette Kernstruktur mit Typ 2 Verzweigung und A sowie H Determinanten
Galβ1–3GalNAcα1–3 | Galβ1–4GlcNAcβ1–3(Galβ1 → 4GlcNAc)$_n$Galβ1–4Glcβ1-Cer A-assoziiertes Lipid	

sind (Tabelle 3). Allerdings schließen diese Untersuchungen nicht die Möglichkeit aus, daß an dem Aufbau dieser Determinanten auch Typ 2 Strukturen beteiligt sind, zumal bekannt ist, daß sowohl die Se- als auch die Le Gen-kodierten Fucosyltransferasen sowohl Typ 1 als auch Typ 2 Strukturen umsetzen können. Von daher kann auch erwartet werden, daß sowohl Typ 1 als auch Typ 2 Strukturen am Aufbau der Le^c Struktur beteiligt sind. In der Tat existieren serologische Befunde dafür, daß diese Struktur als verzweigtes Oligosaccharid vorliegt, das eine Kombination einer nicht fucosylierten Typ 1 und monofucosylierten Typ 2 Kette (Le^x) darstellt (Abb. 3, Hanfland et al. 1986).

Die in Abb. 3 wiedergegebene Struktur enthält sowohl eine Le^c als auch eine Le^x Struktur und stellt einen besseren Inhibitor serologischer Reaktionen eines anti Le^c Antikörpers dar, als jeweils die einzelnen Kohlenhydratsequenzen (Hanfland et al. 1986). Diese Befunde lassen vermuten, daß die Antiseren, die die serologische anti Le^c Spezifität charakterisieren sowohl anti X als auch anti Typ 1 Antikörper umfassen. Weiterhin ist es denkbar, daß die Verzweigung für die serologische Reaktivität von entscheidender Bedeutung ist. Diese Beobachtungen legen die Vermutung nahe, daß das Konzept des Lewis Blutgruppensystems komplexer und möglicherweise noch nicht in allen Einzelheiten geklärte Gen Interaktionen umfaßt.

Die Le^x und Le^y Antigene

Dabei handelt es sich um die Typ 2 Isomere des Le^a und des Le^b Antigens (Tabelle 5). Das Le^x entsteht durch eine $\alpha 1-3$ Fucosylierung des subterminalen Zuckers der Typ 2 Vorläuferstruktur (i, I). Das Le^y Antigen resultiert aus der seguentiellen $\alpha 1-2$ und $\alpha 1-3$ Fucosylierung der Typ 2 Vorläuferstruktur. Beide Antigene können einmal von den Se und Le Gen kodierten Fucosyltransferasen synthetisiert werden, weiterhin können die entsprechenden Antigene auch unabhängig von den Le und Se Genen in Oligosacchariden auftreten. Konsequenterweise muß angenommen werden, daß die Biosynthese des Le^x Antigens auch noch von einem weiteren Enzym, der x-Fucosyltransferase, katalysiert werden kann. Entsprechend der Biosynthese des Le^b führt die sequentielle Interaktion der X Gen und H Gen kodierten Fucosyltransferasen zu der Bildung des Le^y Antigens.

Gerade die verschiedenen Strukturen und Vorläufersubstanzen des Lewis Blutgruppensystems stellen die biochemische Grundlage für die Synthese von neuen tumorassoziierten Determinanten dar.

Antigene mit peripheren Typ 3 Kernstrukturen

Antigene, die auf kurzen O-gebundenen Kohlenhydratsequenzen vorkommen, wurden kürzlich als Typ 3 Kettenderivate eingeordnet. Mit der Disaccharidkernstruktur Galα1–3GalNAc-O-Ser/Thr stellen sie einen Teil der MN Blutgruppenantigene dar. In der Regel liegt dieses Disaccharid in sialinierter Form vor. Immunodominante Gruppen der Blutgruppendeterminanten können sich direkt von den kurzen Sequenzen ableiten (Tabelle 8). Daneben kann die Typ 3 Struktur die Basis für ausgedehntere Typ 1 oder Typ 2 Ketten bilden, die durch die Anlagerung von N-Acetyllactosaminresten entstehen (Tabelle 9). Allerdings werden nur die zuerst genannten Strukturen als eigentliche Typ 3 Blutgruppenantigene bezeichnet. AB0 Antigene, die sich von der peripheren Typ 3 Determinante ableiten, sind aus dem Magen und dem Muzin ovarieller Zysten isoliert worden.

Antigene mit peripheren Typ 4 Kernstrukturen

Globo Serie. Das P Blutgruppensystem umfaßt vier Antigene mit definierten Kohlenhydratstrukturen. Dabei sind die Antigene p, p^k und P der Globo Serie zuzurechnen (Tabelle 10). Mit der Entdeckung von Glycolipiden der Globo Serie mit ausgedehntem Zuckeranteil wurden auch Globo-H- und Globo-A-Strukturen identifiziert. Da bisher

Tabelle 10. Strukturen komplexer Kohlenhydrate mit peripherer Typ 4 Kernregion

——— Globosid ——— (P) ———	
——— p^k ———	
——— p ———	
Galβ1–3GalNAcβ1–3Gal 1-Galβ1–4Glcβ1-Cer	Globo Serie
Galβ1–3GalNAcβ1–43Galβ1–4Glc-Cer	Gangliosid Serie

noch keine ABH spezifischen Antikörper gegen die betreffenden Antigene zur Verfügung stehen, ist naturgemäß wenig über ihre Gewebsverteilung bekannt.

Ganglio Serie. Die Verlängerung des Kohlenhydratanteils der Ganglio Serie stellt Vorläufer für BGA Analoga der Globo Serie zur Verfügung (Tabelle 10). So konnte das Fucosyl-GM1 (H-Variante der Ganglio Serie) in verschiedenen tierischen Geweben nachgewiesen werden. Weiterhin wurde kürzlich eine entsprechende H Variante aus einem kleinzelligen Lungenkarzinom isoliert. Entsprechende A- und B Blutgruppenantigene dieser Gruppe konnten bisher noch nicht in menschlichen Geweben nachgewiesen werden.

Tumorassoziierte Varianten der Lacto Typ 1 und Lacto Typ 2 Serie

Lacto Typ 1 Derivate

Durch eine aberrierende Fucosylierung und Sialinierung von Lacto Typ 1 Antigenen können im Tumorgewebe neue biochemische Entitäten auftreten. Die biochemischen Zusammenhänge zwischen den einzelnen Determinanten, die dem Lewis Blutgruppensystem nahestehen, sind in Abb. 4 dargestellt.

Durch Sialylierung der Typ 1 Lacto-Vorläuferstruktur entsteht die afucosy1–2,3-sialyl Typ 1 Struktur, die durch den MoAb C 50 erkannt wird. In einer weiteren Addition von Neuraminsäure an den subterminalen Zucker entsteht die disialyl 2,3 Typ 1 Struktur. Dieses Epitop ist durch den MoAb FK9 charakterisiert (Fukushi et al. 1986). Nach Fucosylierung der mono- und disialylierten Typ 1 Strukturen entstehen jeweils die analogen Sialylderivate des Lewis^a Antigens (Abb. 4), die von den MoABs N-19–9 (Magnani et al. 1982) sowie FH7 (Nudelman et al. 1986) erkannt werden. Auf der anderen Seite führt die primäre Fucosylierung der Typ 1 Lacto Vorläufersubstanz über ein H Typ 1 Antigen (= Lewis^d antigen) zu den mono- (Le^d Antigen) und difucosylierten (Le^b antigen) Lacto Typ 1 Derivaten. Das sialyl Le^a antigen wurde mit dem MoAB N-19–9, der primär gegen kolorektale Karzinome gerichtet war, in zahlreichen gastrointestinalen Karzinomen nachgewiesen (Magnani et al. 1982; Sears et al. 1988). Im Serum von Tumorpatienten erkennt der MoAB N-19–9 ein Muzin-gebundenes Epitop (Magnani et al. 1983). Der MoAb C 50 reagiert primär mit der afucosyl Determinante des sialyl Le^a Antigens. Das Profil des C 50 Antigens als serologischer Tumormarker entspricht grundsätzlich dem des CA19–9 und des CEA. Bei gastrointestinalen Karzinomen wurden für das CA 50 etwas vermehrt positive Ergebnisse erhoben (Persson et al. 1988; Rettig et al. 1985).

Der MoAB 43.9, der primär durch Immunisierung gegen humane Lungenkarzinomzellen gewonnen wurde, erkennt als Epitop eine difucosylierte Le^a Struktur (Martensson et al. 1988) Die Expression des Antigens korreliert mit der Wachstumsrate von Plattenepithelkarzinomen der Lunge und stellt einen potentiellen serologischen Marker für das Monitoring dieser Tumoren dar.

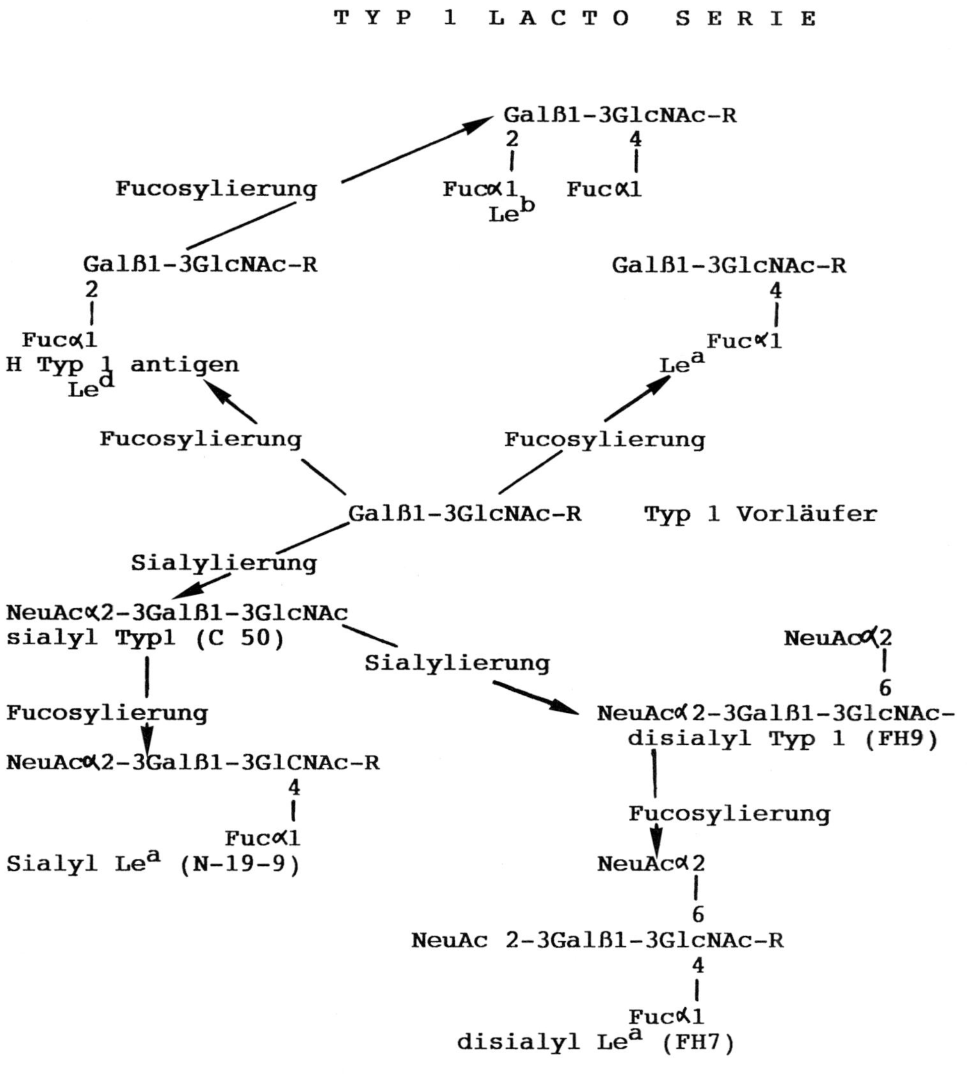

Abb. 4. Tumorassoziierte Antigene, die sich durch aberrierende Fucosylierung und Sialylisierung von der peripheren Lacto Typ 1 Kernstruktur ableiten. () MoABs, die die entsprechenden Epitope erkennen

Lacto Typ 2 Derivate

Im Vergleich zu den Antigenen der Typ 1 Lacto Serie ist die Akkumulation von tumorassoziierten Varianten, die sich von den Typ 2 Strukturen ableiten, bei den wichtigsten humanen Karzinomen (Lunge, Kolon, Mamma) häufiger nachweisbar. Entsprechend den Typ 1 Antigenen entstehen auch die tumorassoziierten Typ 2 Strukturen im Rahmen einer aberrierenden Fucosylierung und Sialylierung der entsprechenden linearen (i) und verzweigten (1) Vorläuferstrukturen (Abb. 5). Die i und 1 Blutgruppenantigene stellen die nicht-fucosylierten linearen (i) und verzweigten (1) Vorläuferketten der Lacto Typ 2 Serie dar. Auf den embryonalen Erythrozyten wird

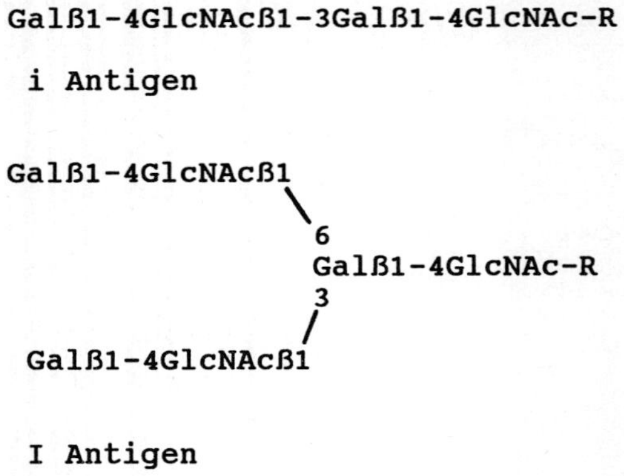

Abb. 5. Struktur des i und I Antigens – Vorläufersubstrate der Typ 2 Antigene

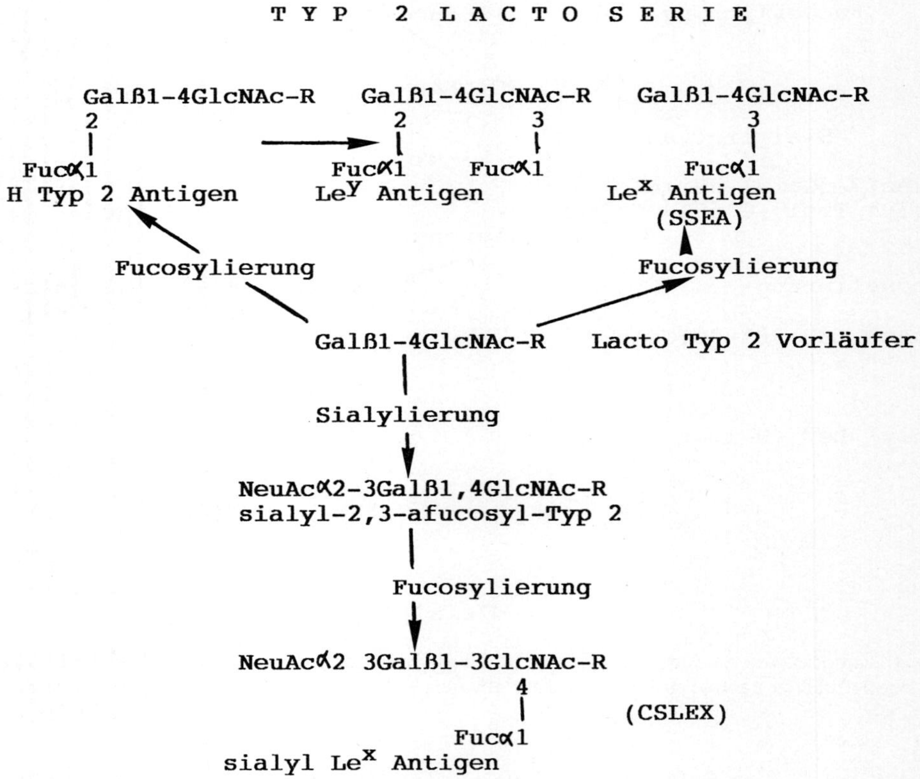

Abb. 6. Antigene, die sich durch aberrierende Fucosylierung und Sialylisierung von der peripheren Lacto Typ 2 Kernstruktur ableiten. () MoABs, die die entsprechenden Epitope erkennen

primär das i Antigen exprimiert, das mit zunehmender Reifung durch das 1 Antigen ersetzt wird (Yogeeswaran 1980). Beide Antigene stellen das Vorläufersubstrat für (das H Antigen (H Typ 2 Antigen) dar, das seinerseits der obligate Vorläufer der mesenchymalen Blutgruppendeterminanten A und B ist. Die verschiedenen Stoffwechselwege, die über eine Sialylierung oder Fucosylierung der Typ 2 Lacto Strukturen zu den analogen Verbindungen der Typ 1 Strukturen führen, sind in der Abb. 6 schematisch dargestellt.

Tabelle 11. Karzinom-assoziierte Antigene der Le^x und Le^y Familie

Antigen	Antikörper
Galβ1–4GlcNAc-R 2 | Fucα1 H Typ 2	
Galβ1–4GlcNAc-R 3 | Fucα1 Le^x Antigen	SSEA, FH1–FH3
Galβ1–4GlcNAcβ1–3Galβ1–3GlcNAcβ1–3Gal-R 3 3 | | Fucα1 Fucα1 Dimeres Le^x	FH4, SH2
Galβ1–4GlcNAcβ1–3Galβ1–4GlcNAcβ1–3Galβ14GlcNAcβ1-Gal-R 3 3 3 | | | Fucα1 Fucα2 Fucα1 Trimeres Le^x	FH4
NeuAcα2,3Galβ1,4GlcNAc-R 3 | Fucα1 Sialyl Le^x Antigen	CSLEX
NeuAcα2–3Galβ1–4GlcNAcβ1–3Galβ1–4GlcNAcβ1–3Gal-R 3 3 | | Fucα1 Fucα1 Sialyl-Dimeres Le^x Antigen	FH6
NANAα2–3Galβ1–4GlcNAcβ1–3Galβ1–4GlcNAc-R 3 3 | | Fucα1 Fucα1 Sialyl Le^x–Le^y Antigen	KH1
Galβ1–4GlcNAcβ1–3Galβ1–4GlcNAc-R 3 3 | | Fucα1 Fucα1 Dimeres Le^y Antigen	CC1, CC2

Die Fucosylierung des subterminalen Zuckers der Vorläufersubstanz führt zum LeX Antigen, während die Synthese der Le^b analogen Struktur, dem Led Antigen, über eine Fucosylierung des H Typ 2 Oligosaccharids erfolgt. Auf der anderen Seite führt die sequentielle Sialylierung und Fucosylierung der Vorläuferstruktur zu den entsprechenden positionalen Isomeren der Typ 1. Antigene. Normalerweise liegt das LeX Epitop auf kurzkettigen Oligosacchariden als einzige immunodominante Gruppe vor. Tumorzellen besitzen die ungewöhnliche Fähigkeit längere Oligosaccharidsequenzen aufzubauen, die

Tabelle 12. Vorkommen der Antigene der Lacto Typ 1 und Lacto Typ 2 Serie in verschiedenen Karzinomtypen

Monoklonaler Epitop		Tumorassoziierte Expression
	LACTO TYP I	
CO514	Le^a	humane Adenokarzinome
NS10, CO 43	Le^b	humane Adenokarzinome
CA 50	afucosylsialyl Typ 1 Struktur	humane Adenokarzinome gastrointestinale Karzinome Pankreaskarzinom Schilddrüsenkarzinom Teratokarzinom
N-19–9	Sialyl Le^a	humane Adenokarzinome gastrointestinale Karzinome Pankreaskarzinom Teratokarzinom
FH9	Disialyl Typ 1	Kolonkarzinom, Teratokarzinome
FH7	Disialyl Le^a	Magen-, Kolon-, Lungen und Teratokarzinome
	LACTO TYP II	
H	verzweigte H Typ 2 Kette	Adenokarzinome
SSEA	Le^x	gastrointestinale Karzinome
CSLEX	Sialyl Le^x	gastrointestinale Karzinome
FH1–3	Le^x	intestinale Karzinome
FH6	Sialyl dimeres Le^x	Kolonkarzinom
FH4		Adenokarzinome
FH5	difucosyl Le^x	Adenokarzinome
AH6, C14	Le^y	embryonales Karzinom gastrointestinale Karzinom
KH1	Le^x, Le^y	Kolonkarzinom

eine oder mehrere Le^x bzw Le^y Determinanten tragen (Tabelle 11). Entsprechend den kurzkettigen Antigenen können diese längeren Epitope auch in sialinierter Form vorliegen (Fukushi et al. 1986a; Kim et al. 1986) Die Le^y und die Le^x Determinanten verhalten sich in der distalen Kolonschleimhaut und im Rektum wie onkofetale bzw. tumorassoziierte Antigene wobei die Epitope mit längeren Kohlenhydratsequenzen eine höhere Karzinomspezifität aufweisen als die kurzkettigen Derivate. Die Akkumulation der polymeren Formen des X Haptens ist das Resultat einer unverzweigten Verlängerung der Lacto-Typ 2 Struktur, die mit einer vermehrten Fucosylierung assoziiert ist (Yogeswaran 1980). In Tabelle 12 ist eine Zusammenfassung über das Vorkommen der verschiedenen durch Moos definierten Epitope der Typ 1 und Typ 2 Strukturen in humanen Karzinomen dargestellt.

Tumorassoziierte Antigene der Globo Serie

Tumorassoziierte Glycolipide der Globo Serie sind schematisch in Tabelle 13 wiedergegeben. Ein MoAB, der primär gegen Zellen des Burkitts Lymphom gerichtet war, definiert ein Epitop, das spezifisch und unabhängig von einem EBV Genom von den Lymphomzellen exprimiert wurde (Wiels et al. 1981). Das Antigen wurde nicht auf Zellen anderer lymphoproliferativer Erkrankungen, EBV positiven lymphoblastoiden Zellinien und auch nicht auf Mitogen aktivierten Lymphozyten nachgewiesen (Wiels

Tabelle 13. Karzinomassoziierte Antigene der Globo Serie

Galβ1,4Glcβ1-Cer	Globosid p Antigen
Galβ1,3Galβ1,4Glc-Cer	Globosid p^k Antigen
Galβ1,3GalNAcβ1,3Galβ1,3Galyβ1,4Glcβ-Cer	Globosid (P)
GalNAcβ1,3GalNAcβ1,4Galβ1,4Galβ1,4Glc-Cer	Forssman-Antigen

Tabelle 14. Tumortypen mit Expression von Antigenen der Globo Serie

MoAB	Antigene	Tumortyp
38–13, BLA, PH CPK1	Globotriosyl ceramide	Burkitt Lymphom gastrointestinale Karzinome
Forssman	Globopentaosyl ceramide	gastrointestinale Karzinome Lungenkarzinome
MBrL	Globo H Antigen	Teratokarzinom Mammakarzinom

et al. 1981). Das Antigen konnte strukturell als Globosid p^k charakerisiert (Nudelman et al. 1983) und durch den MoAB 38–13 identifiziert werden (Tabelle 14). Neben verschiedenen Karzinomen des Gastrointestinaltraktes (Wiels et al. 1981; Kasai et al. 1986; Hakomori et al. 1977; Yoda et al. 1980) kommt das betreffende Epitop auch auf den Zellen der Basophilen-Leukämie vor. Während in normalen humanen Geweben das Forssman Antigen nicht oder nur in sehr geringer Konzentration nachweisbar ist, läßt sich in verschiedenen humanen Karzinomen eine vermehrte Synthese dieses Glycolipids nachweisen (Bremer et al. 1984; Kannagi et al. 1983).

Nach einer EBV Infektion (infektiöse Mononukleose) treten Antikörper gegen das Forssman Antigen auf (Carter u. Penman 1969 Kano u. Milgram 1976). Sehr wahrscheinlich wird durch die Infektion der B Lymphozyten mit dem Epstein Barr Virus sowohl die Grundlage für die Expression des Antigens als auch die Voraussetzung für die Bildung der spezifischen Antikörper geschaffen. In einigen Karzinomen findet sich ein terminal fucosyliertes Antigen der Globosid Serie, das Globo H Antigen. Das Epitop wird durch Gen MoAB MBrl, der primär gegen eine Teratokarzinomzellinie gerichtet war, erkannt (Kannagi et al. 1983). Mammakarzinomzellen zeigen eine starke Reaktion mit dem Antikörper, während normales duktales Epithel nur eine sehr schwache Bindung des Antikörpers aufweist (Kannagi et al. 1984).

Die Ganglio Serie

Im Rahmen der onkogenen Transformation lassen sich an den Glycolipiden Alterationen im Bereich der Fettsäuren, des Ceramids und auch des Glycananteils nachweisen. Da die Kernstruktur der Glycolipide die gesamte Tertiärstruktur des Moleküls beeinflußt, ist davon auszugehen, daß subtile Veränderungen der einzelnen Komponenten die antigene Expression der entsprechenden Determinanten beeinflussen. Tumor-assoziierte Ganglioside sind durch eine vermehrte Sialinierung gekennzeichnet. Inzwischen konnten verschiedene MoABs gegen tumorassoziierte Ganglioside entwickelt werden. Unter diesen findet sich ein Gangliosid assoziiertes Epitop, das mit einem MoAb, der gegen das Disaccharid NeuAc α2,3 -> Gal gerichtet ist, reagiert (Hakomori u. Kanagi 1983). Mit diesem Antikörper konnten einige Ganglioside mit dieser terminalen Saccharidsequenz als tumorassoziierte Antigene identifiziert werden. In Abb. 7 sind schematisch die Zusammenhänge zwischen den verschiedenen Gangliosiden, die bisher als tumorassoziierte Marker erkannt wurden, dargestellt. Die MoABs, die die betreffenden Epitope charakterisieren, sind durch eine dominierende Affinität zu der Neuraminsäure gekennzeichnet. Die Epitope von zwei MoABs, die spezifisch gegen Melanomzellen

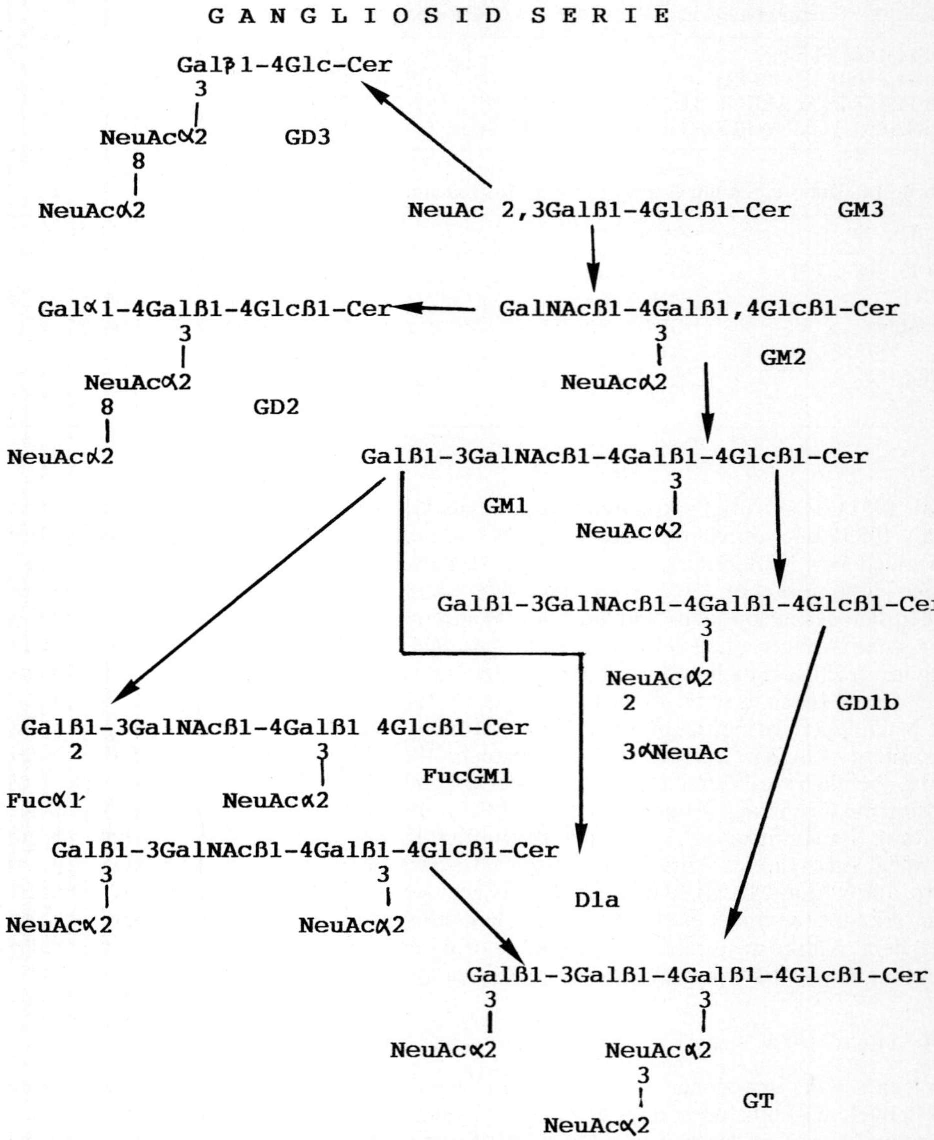

Abb. 7. Karzinomassoziierte Gangliosidstrukturen. Monoklonale Antikörper gegen die Zuckersequenzen der Ganglioside sind durch eine hohe Affinität zur Neuraminsäure gekennzeichnet

gerichtet sind, konnten dem GM3 und dem GD3 zugeordnet werden (Pukel et al. 1982; Yeh et al. 1982) Die Ganglioside GM2, GDZ und GD3 werden ebenfalls in malignen Melanomen und Neuroblastomen exprimiert (Taniguchi et al. 1984; Hirabayashi et al. 1985; Menard et al. 1983; Tai et al. l982; Cahan et al. 1982; Schulz et al. 1984; Fredman et al. 1986) (Tabelle 15). Die Antigene der Ganglio Serie finden sich z T. in hoher Konzentration in fetalen Geweben. Insofern sind die betreffenden Strukturen in die Gruppe der oncofetalen Antigene (OFA1, OFA2) einzuordnen (Irie et al. 1982; Nilsson et al. 1984).

Tabelle 15. Tumorassoziierte Antigene der Gangliosid Serie

Bezeichnung des MoAB	Reaktionspartner	Antigene
R24	GM3, CD3	malignes Melanom Neuroblastom
OFAI1	GM2	malignes Melanom
OFAI2	GD2	malignes Melanom
	FucGM1	kleinzelliges Lungenkarzinom

Tabelle 16. Blutgruppenassoziierte Kohlenhydratepitope des epidermalen Wachstumsfaktor-Rezeptors

MoAB	Kohlenhydrat Antigene
M39	Lacto Typ 2 Kernstruktur
3B1C12	verzweigtes Le^x Antigen SSEA
CF4	Le^a verwandtes Antigen
TL5	A Antigen verwandte Determinante
G49	Le^b, Le^y

Komplexe Kohlenhydrate

Die komplexen Kohlenhydrate des Muzintyps sind durch eine O-glycosidische Bindung zwischen dem Proteingerüst und dem Glycananteil gekennzeichnet. Im Gegensatz zu den H-glycosidischen Glycoproteinen sind in dieser Gruppe nur geringe strukturelle Gemeinsamheiten auszumachen. Dabei handelt es sich um das Disaccharid Galβ1-3GalNAc1-, welches O-glycosidisch an Serin- oder Threoninreste des Proteinträgers gebunden ist. In dieser Stoffgruppe finden sich einfache Kohlenhydratsequenzen (NeuAc α2, 6GalNAc Speicheldrüsenmuzin) und komplexe Kohlenhydratstrukturen, die bis zu 21 Monosaccharide enthalten (Kolonmuzine, Hill et al. 1977; Kornfeld u. Kornfeld 1983). Im Tumorgewebe werden durch eine unvollständige Synthese kurzkettige Kernstrukturen exponiert, die im Normalgewebe durch eine weitergehende Glycosylierung maskiert sind. Zu diesen tumorassoziierten Antigenen gehört das Sialyl Tn Antigen (NeuAc α2,6GalNAc). Dieses Epitop wird durch den MoAB 72.3 charakterisiert (Gold u. Mattes 1988) und auch als CA-72 oder TAG 72 bezeichnet.

Wachstumsfaktor-Rezeptoren und zelluläre Oncoproteine

Auch wenn bisher noch nicht alle Mechanismen geklärt sind, so ist doch davon auszugehen, daß die Wachstumsfaktor-Rezeptoren und die ihnen nahestehenden zellulären Oncoproteine bei der Etablierung des neoplastischen Phänotyps eine wichtige Rolle zukommt. Diese betrifft sehr wahrscheinlich weniger die initiale Phase der neoplastischen Transformation, als vielmehr die Phase der lokalen Tumorprogression und Tumorgeneralisation. Der epidermale Wachstumsfaktor-Rezeptor (EGF-R) ist ebenso wie das ihm nahestehende c-erbB-2 Oncoprotein ein Glycoprotein. Für den EGF-R konnte nachgewiesen werden, daß die Oligosaccharide BGA tragen (Feizi u. Childs 1987). Die hier identifizierten Epitope sind in Tabelle 16 zusammen mit den korrespondierenden MoABs aufgelistet. Die BGA und verwandte Sequenzen liegen hier als Bestandteil N-glycosidisch gebundener Oligosaccharide vor. Aufgrund des Glycananteils sind diese Wachstumsfaktor-Rezeptoren als bi- bzw. (multi)-funktionale Proteine anzusehen. Neben der Rezeptorseite für den Wachstumsfaktor stehen mit den

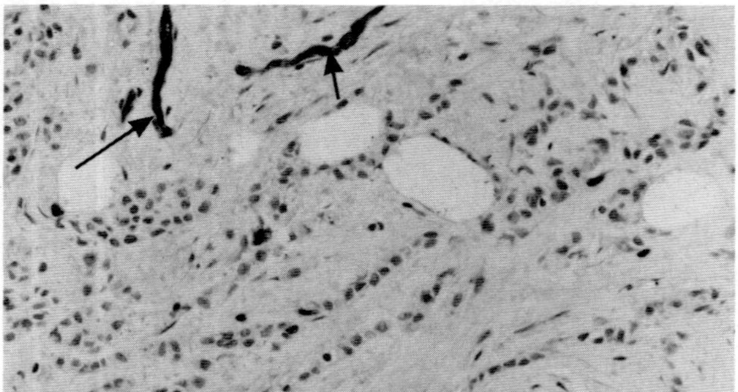

Abb. 8 a, b. Schmalsträngig invasiv wachsendes Mammakarzinom (Patientin Blutgruppe A positiv) mit inkompletter Deletion der BGA Reaktivität. **a** Die Karzinomzellen zeigen keine Expression der BGA A, → Expression des A Antigens auf dem Gefäßendothel. **b** Im parallelen Gewebsschnitt zeigen die Tumorzellen eine deutliche Synthese des H Antigens.

Oligosacchariden Liganden für zuckerbindende Proteine (Antikörper, endogene Lektine) zur Verfügung. Neben dem klassischen Weg (autokrine Stimulation über den adäquaten Wachstumsfaktor) kann über eine Interaktion der Kohlenhydrate mit Kohlenhydrat-bindenden Proteinen ebenfalls eine Aktivierung des Rezeptors erfolgen (Feizi 1989).

Histochemie tumorassoziierter Antigene und ihre Beziehung zu den Blutgruppensubstanzen

Im Rahmen der Embryogenese, Differenzierung, Reifung und auch bei der oncogenen Transformation kommt es zu ausgeprägten Veränderungen im Muster der komplexen Kohlenhydrate. Diese betreffen sowohl die peripherer als auch die inneren Kernregionen der Oligosaccharide. Offenbar handelt es sich um sehr wichtige biologische Reaktionen, denen wir bis heute noch keine funktionelle Bedeutung zuordnen konnten. Es lassen sich zwar einzelne hochspezifische entwicklungsabhängige Muster in der Expression bestimmter Kohlenhydrate nachweisen, ohne daß sie aber von einer Spezies zu anderen hin konserviert wurden. Insgesamt erscheint es also möglich, daß bestimmte Kohlenhydrate nur an einem oder wenigen Orten zu definierten Zeitpunkten funktionell bedeutsam sind. Obwohl die Struktur der komplexen Kohlenhydrate in vielen Fällen aufgeklärt werden konnte, ist also die Frage nach ihrer Funktionalität in vielen Punkten noch ungelöst.

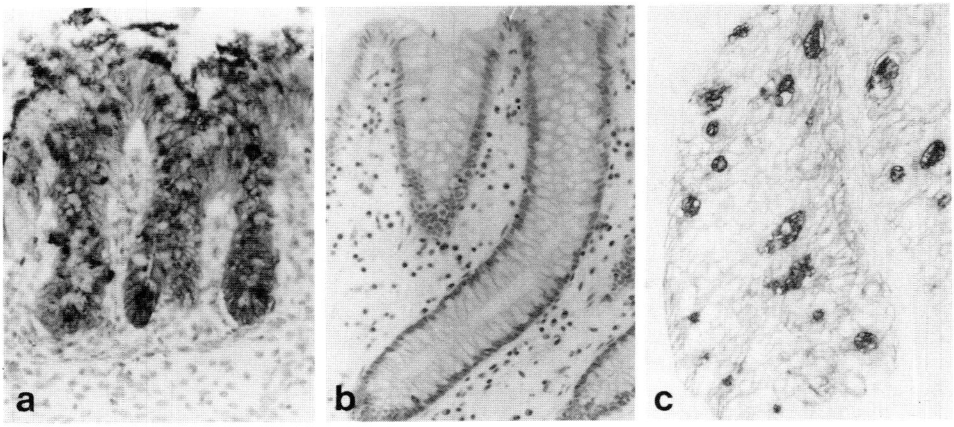

Abb. 9. Entwicklungsabhängige Expression des Le^y in der distalen Kolonschleimhaut. Die deutliche Synthese des Antigens in der embryonalen Schleimhaut **a** kontrastiert mit dem Fehlen des Antigens in der adulten Mukosa **b**. **c** Membran- und muzinassoziierte Expression des Le^y in einem Dickdarmkarzinom

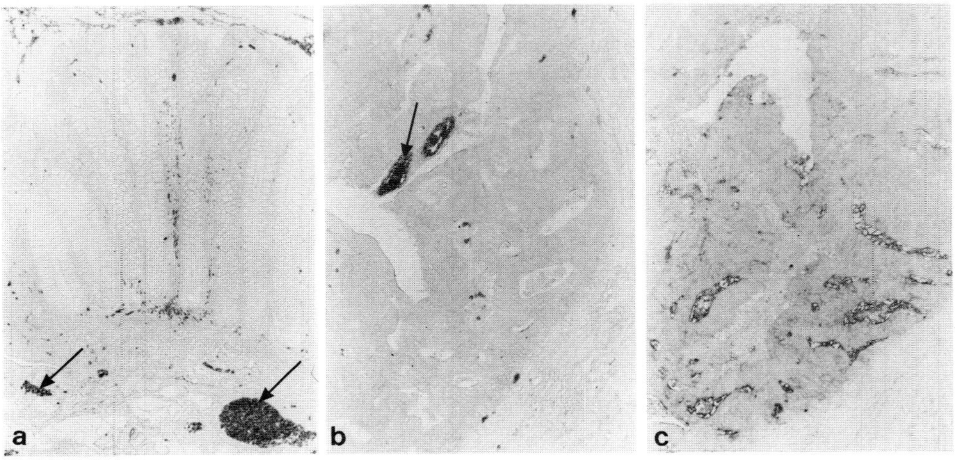

Abb. 10 a–c. Inkomplette Reepression der BGA in einem Kolonkarzinom (Patient Blutgruppe A positiv). **a** Dickdarmschleimhaut aus dem Resektionsrand. Keine Blutgruppenreaktivität im Bereich der Mucosazellen, → Anfärbung des A Antigens auf den Erythrozyten, **b** keine Blutgruppen A Antigen Reaktivität im Karzinomgewebe, – →A Antigen Expression auf den Erythrozyten →**c** paralleler Gewebsschnitte zu **b** mit deutlicher H Antigen Expression im Tumorgewebe

Untersuchung, in denen dem Glycananteil eines Glycoproteins eine entscheidende Rolle für seine Funktion zugewiesen werden kann, sind daher von besonderer Bedeutung. Die Mehrzahl der Informationen über die Struktur, die Biosynthese und die verschiedenen Alterationen des Glycanmusters im Rahmen der Differenzierung und der malignen Transformation wurden mit biochemischen Methoden erarbeitet. Die Entwicklung empfindlicher immunhistochemischer Methoden zusammen mit der Anwendung neuer Kohlenhydrat-Sequenz-spezifischer MoABs haben es ermöglicht, die verschiedenen Glycosylierungsmuster und ihre Veränderungen auch in situ am Gewebeschnitt zu analysieren. Gerade mit diesen Untersuchungsmethoden war es möglich, die tumorassoziierte Alteration der komplexen Kohlenhydrate in ein reguläres und vorhersagbares Konzept einzuordnen. Die Blutgruppenantigene stellen die hauptsächlichen humanen Alloantigene dar. Diese Strukturen werden in zahlreichen embryonalen Gewebe exprimiert. In einigen erwachsenen Geweben geht ihre Expression (ir)reversibel verloren (z. B. distales Kolon, Rektum). In anderen Organen bleibt die Kapazität zur Synthese der Blutgruppenantigene auch im adulten Gewebe erhalten (z. B. Brustdrüse, Speicheldrüsen, Schleimhäute). Häufig werden diese extraerythrozytären Blutgruppeneigenschaften adulter epithelialer Gewebe im Vergleich zu den Blutgruppenantigenen des Mesenchyms (Erythrozyten) als Blutgruppenisoantigene bezeichnet. Von der unterschiedlichen Kapazität adulter Gewebe, BGA zu exprimieren, läßt sich die tumorassoziierte Modulation der BGA Expression auf zwei einfache Reaktionsmuster zurückführen.

1. Tumorassoziierter Verlust (Deletion) der BGA Reaktivität: Eine Deletion von BGA wird in Neoplasien beobachtet, die sich von einem Muttergewebe ableiten, das auch im adulten Zustand noch die Fähigkeit zur Biosynthese und Sekretion von BGA besitzt. Wie oben beschrieben, impliziert die Biosynthese der Blutgruppenantigene eine schrittweise Glycosylierung der Vorläuferkette durch die entsprechenden Blutgruppen-Gen kodierten Glycosyltransferasen. Dabei kann einmal eine Blockade eines frühen Reaktionschrittes in der Kaskade der Blutgruppenantigen-Biosynthese im Tumorgewebe zu einem Verlust jeglicher BGA-Reaktivität führen (komplette Deletion des BGA). Daneben besteht auch die Möglichkeit, daß nur eine oder wenige terminale Glycosylierungsreaktion(en) in der Synthesesequenz blockiert sind. In diesen Fällen kommt es noch zur Synthese und Akkumulation von unmittelbaren Vorläuferantigenen, die sich dann auch histochemisch im Gewebe darstellen lassen (Abb. 8).

2. Tumorassoziierte Reexpression (Neosynthese) der BGA: Eine Reexpression von BGA wird in Neoplasien beobachtet, die sich von Geweben ableiten, die zwar während der Embryonalperiode BGA exprimierten, diese Fähigkeit aber mit der Ausreifung des Gewebes verloren haben. Ein gut untersuchtes Beispiel stellt hier die Schleimhaut des distalen Kolons und des Rektums dar. Blutgruppenantigene werden hier in der Embryonalperiode synthetisiert, während die adulte Dickdarmschleimhaut nicht mehr über die entsprechendenden biosynthetischen Kapazitäten verfügt (Abb. 9). Analog zur BGA-Deletion kann es auch hier wieder zu einer kompletten oder inkompletten Reexpression der Blutgruppendeterminanten kommen. Bei der kompletten Reexpression wird das BGA korrespondierend zum Phänotyp des Trägers im Tumor synthetisiert. Bei der inkompletten Neosynthese kommt es nicht zu einer Aktivierung der gesamten Kaskade der Glycosyltransferasen, die für eine komplette Synthese des BGA notwendig ist. Es resultiert eine Expression von Vorläufersubstanzen (Abb. 10). Bisher wurde die Neosynthese von Blutgruppenantigenen vor allem in Neoplasien des distalen Kolons und des Rektums nachgewiesen. Weiterhin konnte in jüngsten Untersuchungen eine entsprechende tumorassoziierte Neosynthese der Lewis Antigen abhängigen Epitope CA 19–9 und CA 50 auch in Schilddrüsenkarzinomen nachgewiesen werden (Vierbuchen et al. 1989). Eine Neosynthese des CA 50 war in allen Tumorgruppen nachweisbar (Tabelle 17), wobei die papillären und medullären Karzinome am häufigsten eine CA 50 Reaktivität aufwiesen. Weiterhin zeigte sich histochemisch eine bemerkenswerte Karzinomspezifität der α2, sialinierten Typ-1-Struktur (Tabelle 17). Im normalen Schilddrüsengewebe konnte das Antigen nicht nachgewiesen werden (Abb. 11) und auch in den Adenomen der Schilddrüse war relativ selten und eine nur schwache Expression dieses Epitops nachweisbar. Obwohl beiden Formen der tumorassoziierten Blutgruppenantigen-Modulation sicherlich unterschiedliche genetische Mechanismen zugrunde liegen, kommt es hier mit der Vorläuferakkumulation phänotypisch zu gleichartigen Veränderungen (Abb. 12).

Tabelle 17. Vorkommen des CA 50 im normalen, hyperplastischen und neoplastischen Schilddrüsengewebe

Gewebe	CA 50	
	positiv	negativ
normales Schilddrüsengewebe (n=20)	0	20
hyperplastisches Schilddrüsengewebe	0	25
Adenome	6*	19
papilläres Karzinom	66	12
follikuläres Karzinom	28	22
anaplastisches Karzinom	15	17
medulläres Karzinom	35	6

* Im Vergleich zu den Karzinomen zeigten die Adenome der Schilddrüse auch eine deutlich schwächere Expression des CA-50

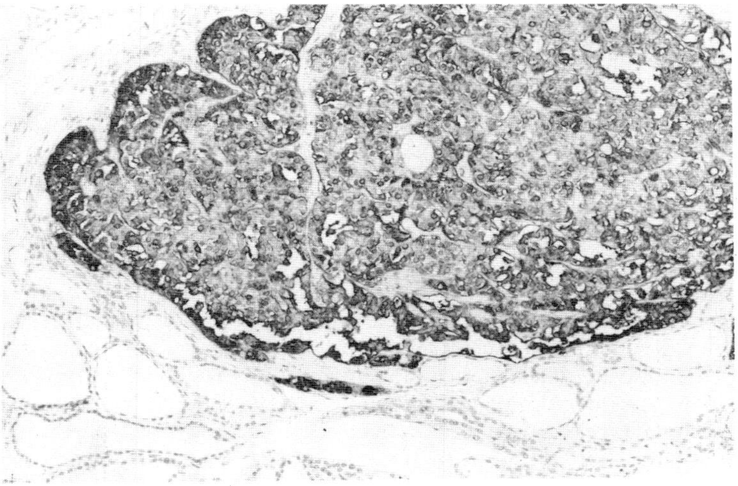

Abb. 11. Medulläres Karzinom der Schilddrüse. Sehr starke Reaktion des Tumorgewebes mit dem MoAB C 50. Das umgebende tumoröse Schilddrüsengewebe zeigt keine Expression des CA 50

Durch die Anhäufung von Vorläufersubstanzen zusammen mit einer tumorassoziierten inadäquaten Aktivierung von Fucosyl- und Sialyltransferasen ist weiterhin die Möglichkeit gegeben, daß Vorläuferstrukturen zu neuen biochemischen Entitäten metabolisiert werden (Abb. 12). Eine weitere, allerdings relativ seltene tumorassoziierte Alteration besteht in der inkompatiblen Expression von Blutgruppenantigenen, d.h. im Tumorgewebe werden Antigene exprimiert, die nicht mit dem Blutgruppenphänotyp des Patienten übereinstimmen. Da der Primärtumor heute in der Regel einer adäquaten lokalen chirurgischen Behandlung zugänglich ist, ist das Vorkommen oder das Fehlen von Metastasen zum Zeitpunkt der Operation der wichtigste Parameter, der die weitere Prognose des Tumorpatienten bestimmt. Untersuchungen an kolorektalen Karzinomen haben gezeigt, daß weder die lokale Ausdehnung des Primärtumors noch seine Differenzierung eine Korrelation zu seiner Metastasierungskapazität aufweist (Irimura et al. 1988). Diese Befunde deuten darauf hin, daß die Generalisation des kolorektalen Karzinoms von anderen biologischen/biochemischen Qualitäten bestimmt wird als das lokale Tumorwachstum. Aus tierexperimentellen Untersuchungen ist bekannt, daß eine

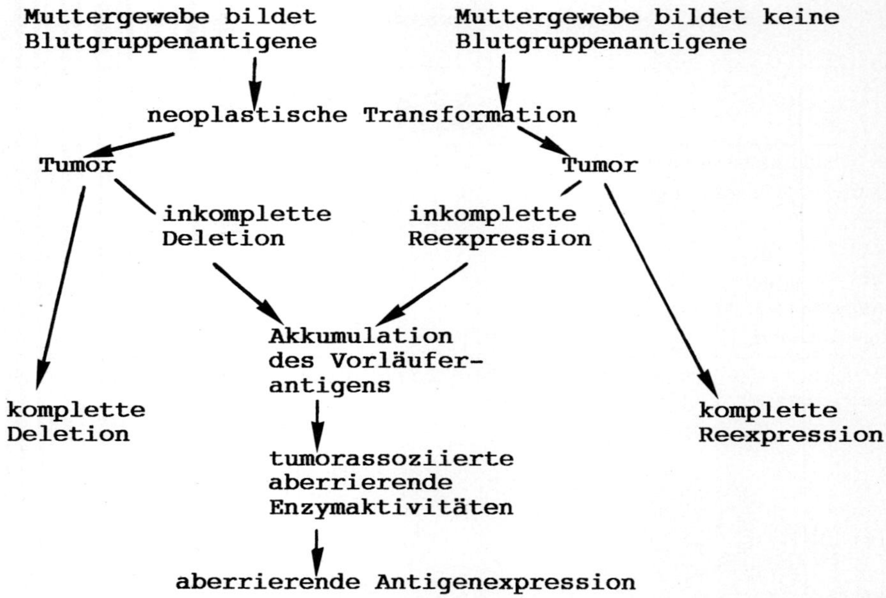

Abb 12. Schematische Darstellung der verschiedenen Modulationsformen der tumorassoziierten Blutgruppenantigen-Expression

unterschiedliche Metastasierungskapazität aus der Kombination bestimmter zellulärer Eigenschaften resultiert (Nicolson 1987; Killion u. Fidler 1989). Unter den verschiedenen biochemischen Entitäten kommt dem Muster der komplexen Kohlenhydrate für die Metastasierungskapazität eine entscheidende Bedeutung zu (Vierbuchen 1987, 1991). Über eine Alteration im Mosaik der komplexen Kohlenhydrate wird die Adhäsivität, die Immunogenität und auch die Organotropie der Metastasierung beeinflußt (Uhlenbruck et al. 1986). Von daher stellt sich die Frage, inwieweit die individuellen Alterationen der BGA das biologische Verhalten eines Tumors beeinflussen können.

In der Regel kommt sowohl hinsichtlich der quantitativen als auch der qualitativen Ausprägung der einzelnen Antigene eine ausgeprägte Heterogenität im Tumor zur Darstellung. Insofern lieferte die bisher in der Immunhistochemie übliche subjektive Beurteilung und Graduierung der exprimierten Antigene nur begrenzt Daten, die für eine adäquate Bearbeitung vergleichender klinisch-pathologischer (immunhistochemischer) Untersuchungen herangezogen werden konnten. Für die Untersuchung dieser Problematik haben wir daher eine Methode angewendet, in der das immunhistochemische Reaktionsprodukt mit einem computergestützten interaktiven Bildanalysesystem (Fa. A.I. Tektron) quantifiziert wurde. Dabei wurde einmal morphometrisch die Fraktion (Fläche) der angefärbten Tumorzellen bestimmt. Weiterhin wurde die durchschnittliche Intensität (=mittlerer Grauwert der Tumorzellen – mittlerer Grauwert der Kontrolle) der angefärbten Tumorareale erfaßt. Für die Quantifizierung der Antigenexpression im jeweiligen Tumorgewebe wurde als Parameter das Produkt aus % positiv reagierender Tumorfläche und durchschnittlicher Intensität herangezogen. In diesen Untersuchungen konnte für das kolorektale Karzinom eine Korrelation zwischen seiner Metastasierungskapazität – gemessen am Tumorstadium zum Zeitpunkt der Operation – und der Neosynthese des H 2 Antigens und vor allem der des Le^x sowie der des Sialyl-Le nachgewiesen werden (Abb. 13 und Abb. 14). Eine entsprechende Korrelation ergab sich auch zwischen dem Tumorstadium und der Expression des Sialyl-Tn Antigens (Abb. 15).

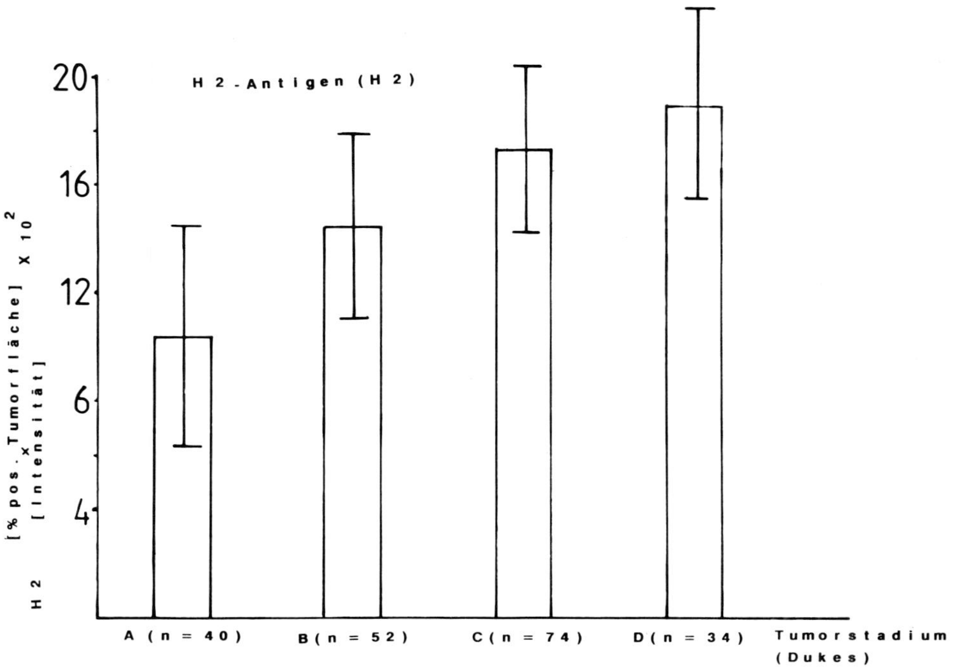

Abb. 13. Beziehung zwischen dem Ausbreitungsstadium kolorektaler Karzinome und der tumorassoziierten Reexpression des H 2 Antigens

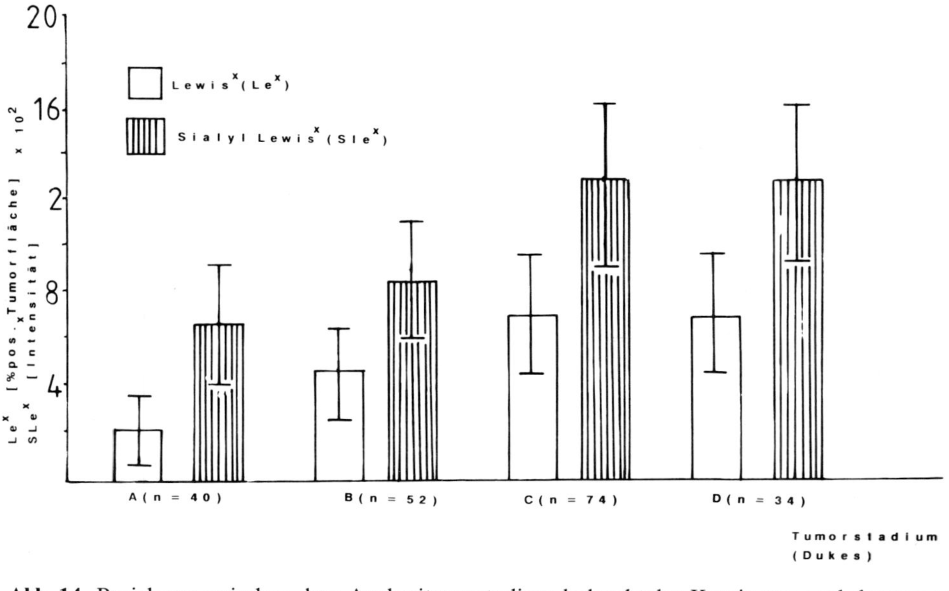

Abb. 14. Beziehung zwischen dem Ausbreitungsstadium kolorektaler Karzinome und der tumorassoziierten Expression des Le^x sowie des Sialyl Le^x Antigens

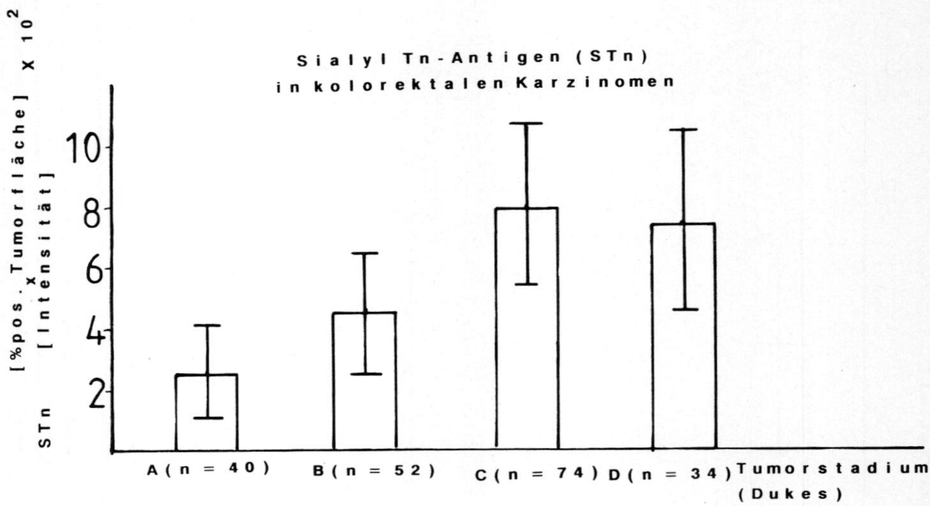

Abb. 15. Beziehung zwischen dem Ausbreitungsstadium kolorektaler Karzinome und dem Vorkommen des Sialyl Tn Antigens (Darstellung mit dem MoAB 73.2) im Tumorgewebe

Weiterhin konnte für das Sialyl-Tn Antigen in einer ersten retrospektiven Studie gezeigt werden, daß in allen Tumorstadien eine vermehrte Expression dieses Epitops mit einer signifikant gesteigerten Rezidivrate assoziiert war. Für das Verständnis des metastasierenden Phänotyps ist es unumgänglich, die zahlreichen neuen Untersuchungsergebnisse der molekularen Biologie in einem übergreifenden konzeptionellen Netzwerk der Tumorprogression und Metastasierung zu integrieren. In diesem Zusammenhang kommt offenbar der Wirkung von Oncogenen und oncogenen Proteinen eine entscheidende Bedeutung zu. Bisher ist der Mechanismus, über den Oncogene einen metastasierenden Phänotyp induzieren, noch nicht eindeutig geklärt. Nach den bisherigen Untersuchungen ist davon auszugehen, daß sie die Aktivierung einer multigenetischen Kaskade umfaßt, in der zahlreiche neue funktionelle Eigenschaften exprimiert werden. Untersuchungen am Mammakarzinom haben gezeigt, daß eine vermehrte Expression des EGF-R und des verwandten c-erbB-2 Oncoproteins mit einem biologisch aggressiven Tumortyp assoziiert ist (Slamon et al. 1987; Scharl et al. 1989). Immunhistochemische Untersuchungen mit monoklonalen Antikörpern gegen die externe und interne Komponente des c-erbB-2 Oncoproteins zeigten eine variable und membranassoziierte Expression dieser Antigene in kolorektalen Karzinomen (Abb. 16). Vergleichende Untersuchungen zwischen Tumorstadium und Expression des Oncoproteins ergaben ein ähnliches Profil, wie es auch für die tumorassoziierte Neosynthese von einigen Blutgruppenantigenen beobachtet wurde (Abb. 17). Die lineare Regressionsanalyse zeigte eine signifikante Korrelation zwischen der Expression des Oncoproteins und der Neosynthese von Blutgruppenantigenen, die eine Beziehung zur Progression der kolorektalen Karzinome aufwiesen (H Typ 2 Antigen, Lex, Sialyl-Le^x, Sialyl-Tn, Abb. 18). Insofern besteht zumindest formal eine Brücke zwischen der tumorassoziierten Expression von BGA und einem biologisch bedeutsamen Oncoprotein. Wie in Tabelle 16 dargestellt, ist der EGF-R ein Glycoprotein, das Blutgruppeneigenschaften trägt. Es stellt sich also die Frage, ob nicht ein Teil der tumorassoziierten BGA Repression letztlich durch die vermehrte Synthese des oncogenen Proteins bedingt ist. Weiterhin konnte gezeigt werden, daß eine Bindung von Antikörpern oder Lektinen an den Glycananteil die Aktivierung des Rezeptors induziert (Feizi 1989). Damit wäre neben dem klassischen Modell der autokrinen Stimulation ein alternativer „unspezifischer“ Mechanismus der Rezeptoraktivierung über endogene

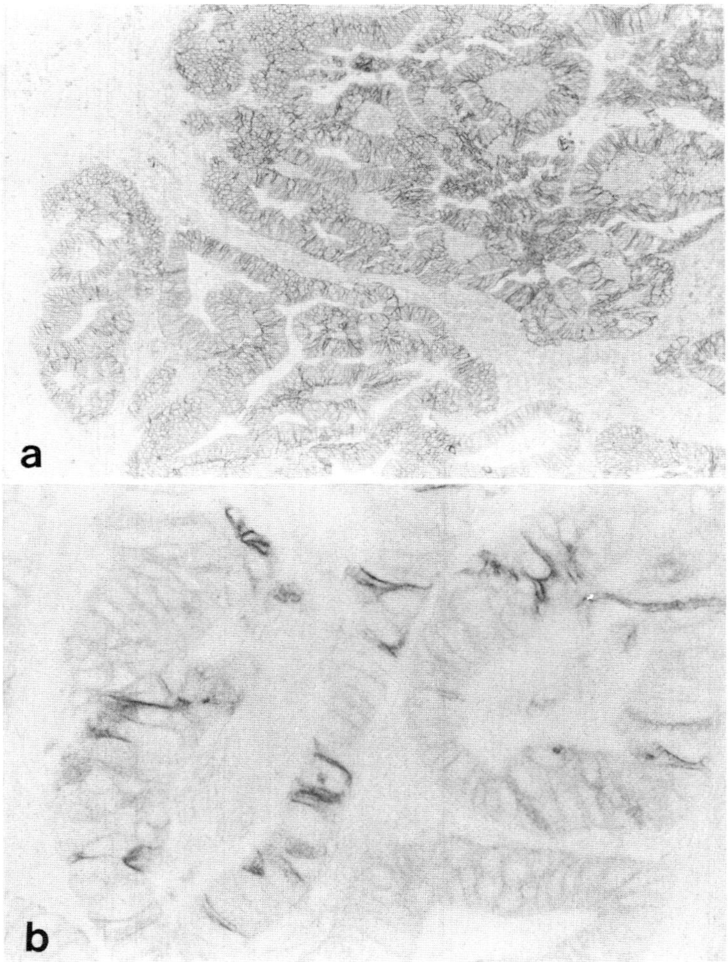

Abb. 16 a, b. Darstellung des c-erbB-2 Oncoproteins in einem Kolonkarzinom. **a** Übersicht. **b** Die stärkere Vergrößerung demonstriert eine Heterogenität der Antigen Expression, die auch im Membranbereich individueller Tumorzellen sichtbar wird

Tumorzellektine denkbar (Abb. 19). Dieser Mechanismus entspricht grundsätzlich der Wirkung von mitogenen Pflanzenlektinen. Dabei ist oftmals eine optimale Lektinwirkung erst nach einer Alteration der komplexen Kohlenhydrate möglich. Zusammenfassend spannt sich also ein weiter Bogen, der von den BGA als hauptsächliche humane Alloantigene, über ihre Modifikation zu tumorassoziierten Antigenen bis hin zu den Blutgruppenaktivitäten der oncogenen Proteine reicht. Auch wenn die Bedeutung der tumorassoziierten BGA Expression und verwandter Antigene noch nicht in allen Befunden geklärt ist, so weisen viele Befunde darauf hin, daß sie hier Strukturen der Erkennung und Liganden in einem Netzwerk des Tumorwachstums und der Tumorgeneralisation sind.

Mit Unterstützung der Deutschen Forschungsgemeinschaft (Vi 106/1–1) und der Fa. Medac Hamburg.

An dieser Stelle möchten die Autoren Fr. E. Vierkotten und Fr. B. Schöpper für die Hilfe bei der Durchführung der Untersuchungen danken.

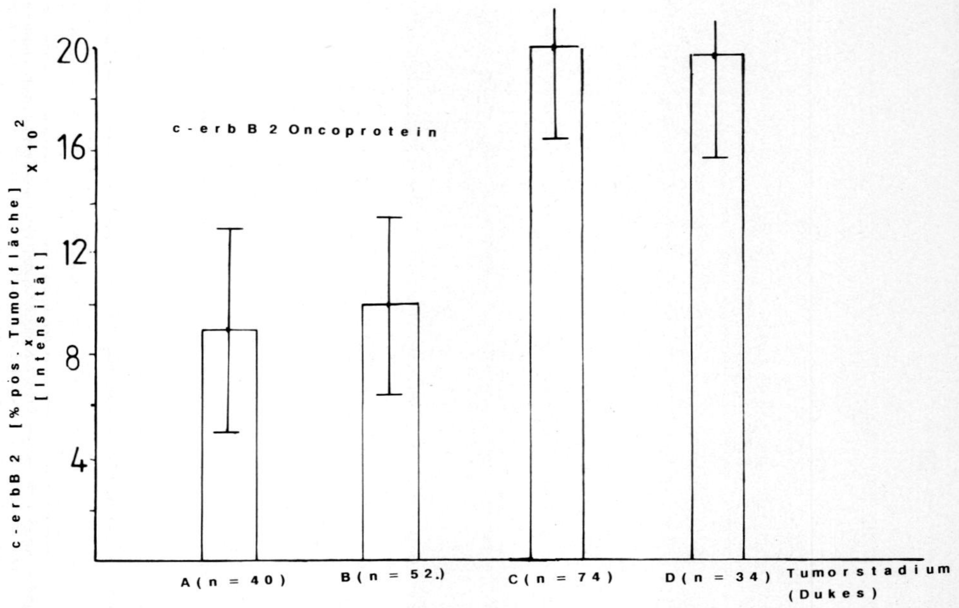

Abb. 17. Korrelation zwischen dem Ausbreitungsstadium kolorektaler Karzinome und der morphometrisch-densitometrisch nachgewiesenen Expression des c-erbB-2 Oncoproteins

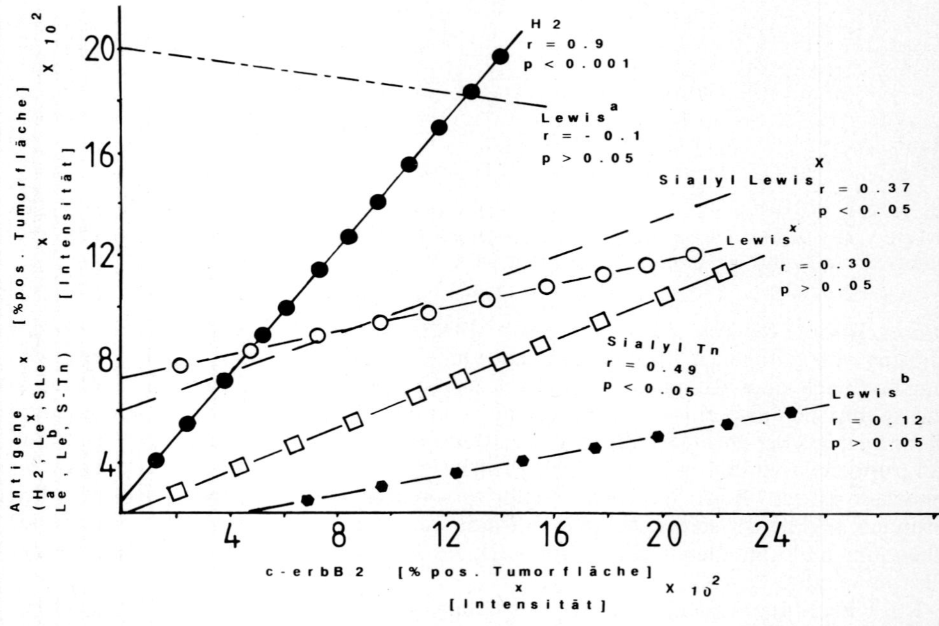

Abb. 18. Regressionsanalyse zwischen der tumorassoziierten Expression von Typ 1 und Typ 2 abgeleiteten Blutgruppenantigenen und der Expression des c-erbB-2 Oncoproteins in kolorektalen Karzinomen

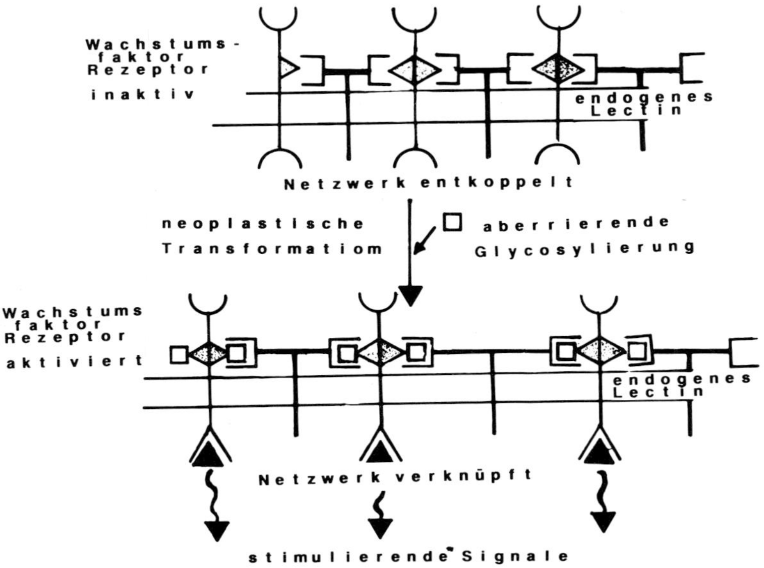

Abb. 19. Schematisches Darstellung eines alternativen Netzwerkes der autokrinen Stimulation von Wachstumsfaktor-Rezeptoren über eine Interaktion der Oligosacchariden mit endogenen Kohlenhydrat-bindenden Proteinen (Feizi 1989)

Literatur

Bremer Ec, SB Levery, SB Sonnino et al. (1986) Characterization of a glycosphingolipid antigen defined defined by the monoclonal antibody MBr1 expressed in normal and neoplastic cells of human mammary gland. J Biol Chem. 259:14773–14777 – Cahan LD, Irie RF, Singh R, Cassident A, Paulson JC (1982) Identification of a human adenoectodermal tumor antigen (OFA-I-2) as a ganglioside GD2. Proc Natl Acad Sci USA 79:7629–7633 – Carter RL, Penman HG (1969) Infectious mononucleosis. Oxford, England, Blackwell – Cepellini R (1959) Physiological genetics of human blood factors. In: Wolstenholme, O'Connor, Biochemistry of Human Genetics. Ciba Foundation Symp. Churchill, London, pp 242–263 – Feizi T (1989) Glycoprotein oligosaccharides as recognition structures. In: Ciba Found. Symp. vol 145, Wiley & Sons, pp 62–79. – Feizi T, Childs RA (1987) Carbohydrates as antigenic carbohydrates of glycoproteins. Biochem J 245:1–11 – Fredman P, Brezicka T, Holmgren J, Lindholm L, Nilsson O, Svennerholm L (1986) Binding specificity of monoclonal antibody to ganglioside, Fuc-Gm1. Biochem Biophys Acta 875:316–323 – Fukushi Y, Nudelman E, Levery StB, Higuchi T, Hakomori S (1986) A novel disialoganglioside ($IV^3NeuAcIII^6NeuAcLc_4$) of human adenocarcinoma and the monoclonal antibody (FH9) defining this disialosyl structure. Biochemistry 25:2859–2866 – Fukushi Y, Orikasa S, Shepard T, Hakomori S (1986a) Changes of Le^x and dimeric Lex haptens and their sialylated antigens during development of human kidney and kidney tumors. J Urol 135:1048–1056 – Gold DV, Mattes MJ (1988) Monoclonal antibody B 73.2 reacts with a core region structure of O-linked carbohydrates. Tumour Biol 9:137–144 – Hanfland P, Kardowicz M, Peter-Katalinic J, Pfannenschmidt G, Crawford RJ, Graham HA, Egge H (1986) Immunochemistry of the Lewis blood group system. Isolation and structures of the Lewis c active and related sphingolipids from the plasma of blood group OLe(a-b-) nonsecretors. Arch Biochem Biophys 246:655–672 – Hill DD, Reynolds JA, Hill RL (1977) Purification, composition, molecular weight and subsunit structure of amine submamillary mucin. J Biol Chem 252:3791–3798 – Hakomori S, Wang SE, Young WW, Jr (1977) Isoantigenic expression or Forssman glycolipid in human gastric and colonic mucosa: its posibble identity with "A like antigen" in human cancer. Proc Natl Acad Sci USA 74:3023–3027 – Hakomori S, Kanagi R (1983) Glycospingolipids as tumorassociated and differentiation markers. J Natl Cancer Inst 71:231–251 – Hirabayashi Y, Hanaoka A, Matsumoto M, Matsubra T, Tagawa M,

Wakabayashi S, Tanaguchi M (1985) Sungeneic monoclonal antibody against melanoma antigen with interspecies cross reactivity recognizes GM.3, a prominent ganglioside of B 16 melanoma. J Biol Chem 260:1332–13333 – Irie RF, Sze LL, Saxton RE (1982) Human antibody to OFA-I, a tumor antigen, produced in vitro by Epstein-Barr transformed human B lymphoid cell lines. Proc Natl Acad Sci USA 79:5666–5670 – Irimura T, Nakaima M, Ota DM, Cleary KF, Nicolson GL (1989) Glycoconjugates and tumor metastasis. In: Wu A (ed) The Molecular Immunology of Complex Carbohydrates, Plenum Press pp 678–704 – Iseki S, Masaki S (1953) Transformation of blood group substances by bacterial enzymes. Proc Jap Acad Sci 29:460 – Kabat EA (1973) Immunochemical studies on the carbohydrate moiety of water soluble blood group A, B, H, Le^a, and Le^b substances and their precursor I antigens. Carbohydrates in solution. Adv Chem Ser 117, pp 334–361 (American Chemical Society Washington 1973) – Kano K, Milgram F (1976) Heterophile antigens and antibodies in medicin Curr Top Microbiol Immunol 77:43–49 – Kannagi R, Levery SB, Ishigama F, Hakomori S, Shevinsky LH, Knowles BB, Solter (1983) New globoseries glycolipids in human teratocarcinoma reactive with the monoclonal antibody directed to a developmentally regulated antigen, stage specific embryonic antigen 3. J Biol Chem 258:8934–8942 – Kannagi R, Levers StG, Hakormori S (1984) Blood group H antigen with gobo-series structure. FEBS Lett 175:397–401 – Kasai H, Galton PT, Terasaki PI, Wakinaka, Kawahara M, Root T, Hakomori S (1986) Tissue distribution of the PH antigen as determinant by monoclonal antibody. Cancer Res 46:1989 – Killion JJ, Fidler (1989) The biology of tumor metastases. Sem Oncology 16:106–105 – Kim YS, Yuan M, Itzkowit StH, Sun Q, Palekar A, Trump BF, Hakomori S (1986) Expression of Le^d and extended Le^d blood group related antigens in human malignant, premalignant, and nonmalignant colonic tissues. Cancer Res 46:5985–5992 – Lemieux RU, Baker DA, Weinstein WM, Schweitzer CM (1981) Artificial antigens. Antibody preparation for the localization of the Lewis determinants in tissue. Biochemistry 20:199–205 – Kornfeld R, Kornfeld S (1983) The structure of glycoprotein oligosaccharides. In: Lennarz WJ (ed) The Biochemistry of Glycoproteins and Proteoglycans. New York, Plenum, pp 1–34 – Le Pendu J, Lambert F, Samuelsson BE, Breimer ME, Seitz RC, Urdanitz MP, Suesa N, Ratcliffe M, Franscoise A, Poschmann A, Vinas J, Oriol R (1986) Monoclonal antibodies specific for type 3 and type 4 chain-based blood group determinants. Relationship to the Al and A2 subgroups. Glycoconjugate J 3:255–271 – Magnani JL, Nilsson B, Brockhaus M, Zopf D, Steplewski Z, Koprowski H, Ginsburg V (1982) A monoclonal antibody-defined antigen associated with gastrointestinal cancer is a ganglioside containing sialylated lacto-N-fucopentaose II. J Biol Chem 257:14365–14369 – Magnani JL, Steplewski Z, Koprowski H, Ginsburg V (1983) V. Identification of the gastrointestinal and pancreatic cancer-associated antigen detected by monoclonal antibody 19–9 in the sera of patients as mucins. Cancer Res 43:5489–5492 – Martensson S, Duc C, Pahlsson P (1988) A carbohydrate epitope asociated with human squamous lung cancer. Cancer Res 48.2125–2131 – Menard S, Tagliabue E, Canevari S, Fossati G, Calnaghi MI (1983) generation of monoclonal antibodies reacting with normal and cancer cells of human breast. Cancer Res 43:1295–1300 – Nicolson GL (1987) Tumor cell instability, diversification, and progression to the metastatic phenotype: front oncogene to oncofetal gene expression. Cancer Re 47:1473–1487 – Nilsson O, Brezika FT, Holmgren J, Lindholm L, Sorenson S, Yngvason F, Svennerholm L (1984) Fucosyl GM1, a ganglioside associated with small cell lung carcinomas. Glycoconjugate 1:43–49 – Nudelman E, Fukushi Y, Levery STB, Higuchi T, Hakomori S (1986) Novel fucolipids of human adenocarcinoma: Disialosyl Le^a antigen ($III^4FucIII^6NeuAcIV^3NeuAcLc_4$) of human colonic adenocarcinoma and the monoclonal antibody (FH7) defining this structure. J Biol Chem 261:5487–5495 – Nudelman E, Kannagi R, Hakomori S, Parsons M, Lipinski M, Wiels J, Fellous M, Tursz T (1983) A glycolipid antigen associated with Burkitt Lymphoma defined by a monoclonal antibody. Science 220:509–511 – Oriol R, Danilous J, Lemieux RU, Terasaki PI, Bernoco D (1980) Lymphocytotoxic definition of combined ABH and Lewis antigens and their transfer from sera to lymphocytes. Human Immunol 1:195–205 – Oriol R, Le Pendu J, Sparkes RS, Sparkes MC, Crist M, Gale R, Terasaki PI (1981) Insights into the expression of ABH and Lewis antigens through human bone marrow transplantation. Am J Hum Genet 33:551–560 – Persson BE, Stahle E, Pahlman L et al. (1988) CA 50 as a tumor marker for monitoring colorectal cancer: Antigen rises in patients postoperatively with colorectal, gastric, and pancreatic carcinoma. J Clin Immunol 2:135 – Pukel CS, Lloyd KO, Trabassos LR, Dippold WG, Oettgen HF, Old LJ (1982) GD3 a prominent ganglioside of human melanoma. Detection and characterization by mouse monoclonal antibodies. J Exp Med 155:133–1147 – Rettig WJ, Cordin-Cardo G et al. (1985) Heigh molecular weight glycoproteins of human teratocarcinoma defined by monoclonal antibodies to carbohydrate determinants. Cancer Res 45:825–821 – Samuelsson BE (1983) Enzymatic synthesis of a blood group A related difucosyl heptaglycosylceramide with a type 2 carbohydrate chain. Febs Lett 152:305–310 – Scharl A,

Göhring UJ, Vierbuchen M, Küsters B, Würz H (1990) Der Epidermal-Growth-Factor-Rezeptor (EGF-R) im humanen Mammakarzinom-Marker einer morphologisch-funktionellen Entdifferenzierung. Geburtsh Frauenheik 50:877–882 – Schulz G, Cheresh DA, Varki NM, Staffileno LK (1984) Detection of ganglioside GD2 in tumor tissues and sera of neuroblastoma patients. Cancer Res 44:5914–5920 – Schwyzer M, Hill RL (1977) Porcine A blood group N-acetylgalactosaminyltransferase. II. Enzymatic properties. J Biol Chem 252:2346–2355 – Sears HF, Herlym IM, Delvillano B, Steplewski Z, Koprowski H (1988) Monoclonal antibody detection of a circulating tumor associated antigen. II. A longitudinal evaluation of patients with colorectal cancer. J Clin Immunol 2:141–149 – Slamon DJ, Clark GM, Wong SG, Levin WJ, Ullrich A, McGuire WL (1987) Relaps and survival with amplification of the Her-2/neu oncogen. Science 235:177–181 – Tai T, Paulson JC, Cahan LD, Irie RF (1983) Ganglioside GM2 as a human tumor antigen (OFA-I-1). Proc Natl Acad Sci USA 80:5392–5396 – Taniguchi M, Wakabayashi S (1984) Shared antigenic determinant expressed in various mammalian melanoma cells. GANN 75:418–426 – Uhlenbruck G, Beuth HJ, Oette K, Schotten T, Ko HL, Rozkowski K, Roskowski W, Lütticken R, Pulverer R (1986) Lektine und Organotropie der Metastasierung. Dtsch 111:991–995 – Vierbuchen M (1987) Lektinhistochemie – ein neues diagnostisches Prinzip in der Biologie und Pathologie, Verh Dtsch Ges Path 71:492–502 – Vierbuchen M, Schröder S, Uhlenbruck G, Ortmann M, Fischer R (1989) CA 50 and CA 19–9 antigen expression in normal, hyperplastic, and neoplastic thyroid tissue. Lab Invest 60:726–732 – Vierbuchen M (1991) Lectin Receptors. Current Topics in Pathology, Vol 83, Cell Receptor. Seifert G (ed) Springer 1991, pp 271–361 – Watkins MW, Morgan WTJ (1952) Neutralization of the anti H agglutinin in eel serum by simple sugars. Nature 169:825 – Watkins MW, Morgan WTJ (1955) Inhibition by simple sugars of enzymes which decompose the blood group substances. Nature 175:676–677 – Watkins WM (1980) Biochemistry and genetics of the AB0, Lewis, and P blood group system; in Harris, Hirschborn, Advances in Human Genetics, vol 10. Plenum Press, pp 1–136 – Wiels J, Fellous M, Tursz (1981) Monoclonal antibody against a Burkitt Lymphoma-associated antigen. Proc Natl Acad Sci 78:6485–6488 – Yeh MY, Hellström I, Abe H, Hakomori S, Hellström KE (1982) A cell surface antigen which is present in the ganglioside fraction and chared by human melanomas. Int J Cancer 29:269–275 – Yoda Y, Ishibashi, Makita A (1980) Iosalation, characterization and biosynthesis of Forssman antigen in human lung carcinoma. J Biochem 88:1881–1890 – Yogeeswaran G (1980) Surface glycolipid and glycoprotein antigens. In: Sell S (ed) Cancer Markers: Diagnostic and Developmental Significance. Clifton Nj Humana, pp 371–401.

Gewebekonzentrationen tumorassoziierter Antigene in der kolorektalen Adenom-Karzinom-Sequenz

W. Fischbach (Medizinische Poliklinik der Universität Würzburg)

Die klinische Bedeutung tumorassoziierter Antigene liegt überwiegend in der postoperativen Überwachung und Beurteilung des Therapieerfolges. Auf Grund mangelhafter Sensitivität und Spezifität sind sie für Screeninguntersuchungen und zur Frühdiagnose maligner Erkrankungen ebenso ungeeignet wie zur Identifizierung präkanzeröser Veränderungen [3–6]. Ein Grund hierfür ist sicherlich auch darin zu sehen, daß ihre Bestimmung üblicherweise in Serum oder Plasma erfolgt. Damit werden die Konzentrationen zirkulierender Tumormarker aber von verschiedenen Faktoren wie der Freisetzung aus dem Tumor oder ihrer Metabolisierung beeinflußt. Ihr Nachweis im Gewebe kann daher zu Recht als weitaus spezifischer angesehen werden.

Um das Auftreten von tumorassoziierten Antigenen in der Karzinogenese näher zu analysieren, ist es erforderlich, auch präkanzeröse, noch nicht maligne transformierte Veränderungen in solche Untersuchungen einzubeziehen. Im Falle der kolorektalen Karzinome bietet sich hierfür die Adenom-Karzinom-Sequenz an. Sie ermöglicht es, quantitative Veränderungen tumorassoziierter Antigene an einem System zu studieren, das sich durch den stufenweisen Übergang primär benigner neoplastischer Veränderungen in eine maligne Neoplasie auszeichnet.

Die beiden tumorassoziierten Antigene CEA und CA 19–9 haben sich, mit den oben genannten Einschränkungen, bei kolorektalen Karzinomen bewährt [2, 7, 9–11, 14]. Uns interessierte die Frage, ob sich Unterschiede in den Gewebekonzentrationen von CEA und CA 19–9 zwischen normaler Kolonschleimhaut, kolorektalen Adenomen und Karzinomen nachweisen lassen und inwieweit, innerhalb der Gruppe der Adenome, diese Gewebekonzentrationen mit Größe, histologischer Struktur und Dysplasiegrad der Neoplasien korrelieren. Darüber hinaus sind wir der prognostischen Aussagekraft des Tumor-CEA nachgegangen.

Tabelle 1. Mittlere Gewebekonzentrationen (x ± SEM) von CEA und CA 19–9 in normaler Dickdarmschleimhaut (NSH), kolorektalen Adenomen und Karzinomen

	NSH	Adenom	Karzinom
CEA (ng/mg FG)	36 ± 4,7	70 ± 6***	437 ± 108***
		└── ** ──	──┘
CA 19–9 (U/mg FG)	29 ± 5,3	59 ± 13*	360 ± 184*
		└── n.s. ──	──┘

* p < 0,01; ** p < 0,0001; *** p < 0,00001; n.s. nicht signifikant

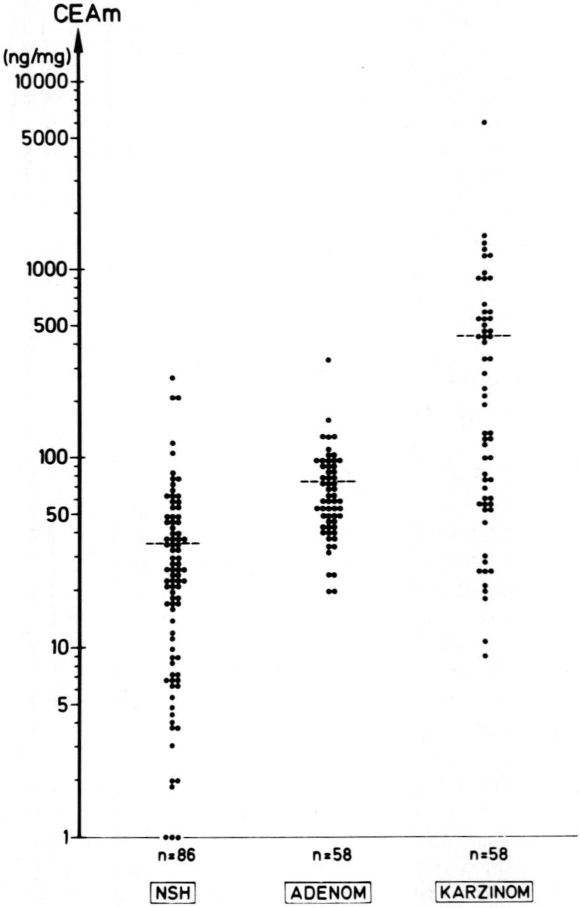

Abb. 1. CEA (ng/mg FG) und mittlere CEA-Konzentrationen (x) in normaler Dickdarmschleimhaut (NSH), kolorektalen Adenomen und Karzinomen

Material und Methode

Es wurden die Gewebekonzentrationen der beiden tumorassoziierten Antigene CEA und CA 19–9 in 87 bioptisch entnommenen Proben normaler Dickdarmschleimhaut, in 65 endoskopisch abgetragenen kolorektalen Adenomen und in Resektaten von 59 Karzinomen untersucht. Die Aufarbeitung aller Gewebsproben erfolgte in gleicher Weise. Aliquots von 10 mg Feuchtgewicht (FG) wurden mit physiologischer NaCl-Lösung vermischt und mechanisch homogenisiert. Nach Zugabe von 1,2 M Perchlorsäure und nachfolgender Zentrifugation schloß sich eine 20stündige Dialyse gegen dest. Wasser an. Das Dialysat wurde schließlich zur radioimmunologischen Bestimmung (CEA: Abbott CEA-RIA Monoclonal 1-step®; CA 19–9: CIS ELSA 19–9®) verwendet. Die Konzentrationsangaben erfolgten in ng/mg FG.

Ergebnisse

Für CEA und CA 19–9 ergab sich ein signifikanter Anstieg der Gewebekonzentrationen von normaler Kolonmukosa zu den kolorektalen Adenomen und Karzinomen (Tabelle

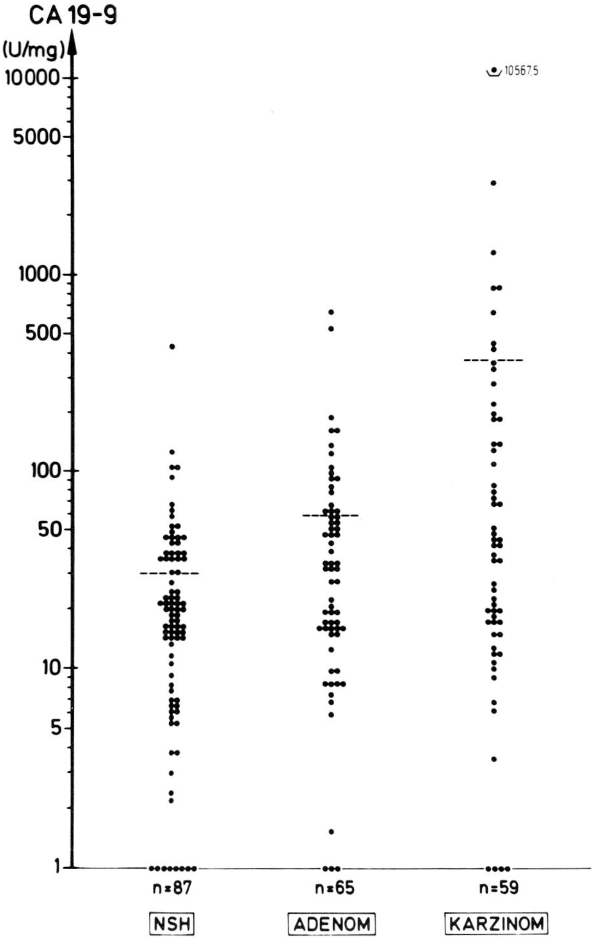

Abb. 2. CA 19–9 (U/mg FG) und mittlere CA 19–9-Konzentrationen (x) in normaler Dickdarmschleimhaut, kolorektalen Adenomen und Karzinomen

Tabelle 2 a–c. Mittlere Gewebekonzentrationen (x ± SEM) von CEA und CA 19–9 in kolorektalen Adenomen < 1,5 cm und > 1,5 cm **a**, in tubulären, tubulovillösen und villösen Adenomen **b** und in Adenomen mit leichten, mäßigen und schweren Zellatypien **c**

	Adenome < 1,5 cm	Adenome > 1,5 cm
CEA (ng/mg)	65 ± 11	82 ± 18
CA 19–9 (U/mg)	42 ± 6	94 ± 20

a

	tubuläre Adenome	tubulovillöse Adenome	villöse Adenome
CEA (ng/mg)	62 ± 5	65 ± 5	142 ± 47*
CA 19–9 (U/mg)	48 ± 11	67 ± 20	47 ± 18

b

Zellatypien	Adenome mit leichten	Adenome mit mäßigen	Adenome mit schweren
CEA (ng/mg)	63 ± 4	62 ± 5	176 ± 50**
CA 19–9 (U/mg)	68 ± 21	54 ± 17	30 ± 15

* p < 0,01; ** p < 0,001

c

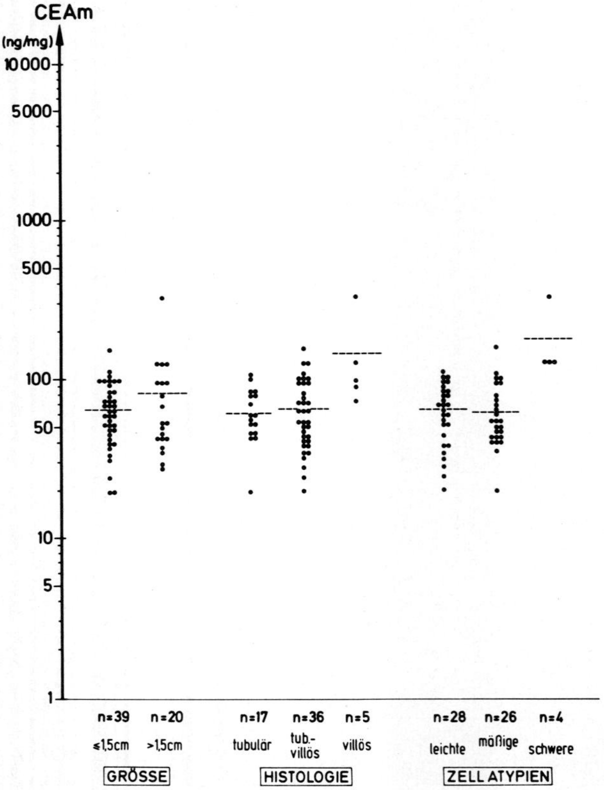

Abb. 3. CEA (ng/mg FG) und mittlere CEA-Konzentrationen (x) in kolorektalen Adenomen < 1,5 cm und > 1,5 cm, in tubulären, tubulovillösen und villösen Adenomen und in Adenomen mit leichten, mäßigen und schweren Zellatypien

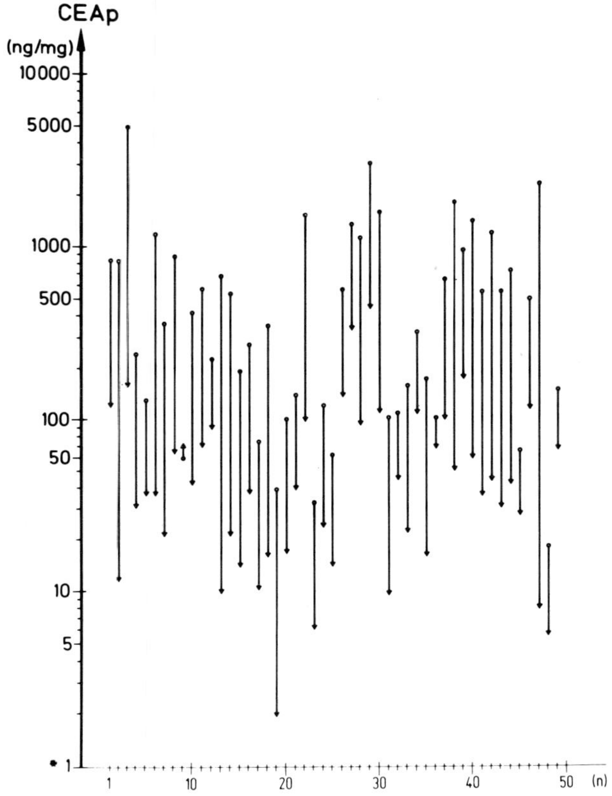

Abb. 4. Vergleich der CEA-Gewebekonzentrationen (ng/mg FG) in normaler Dickdarmschleimhaut (↓) und kolorektalen Karzinomen (o) des jeweils gleichen Patienten

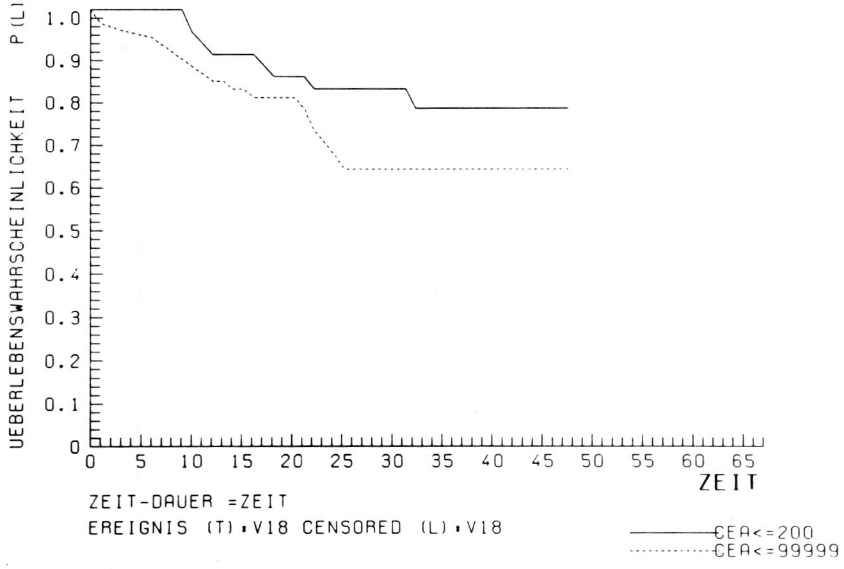

Abb. 5. Gesamtüberlebenszeit von 108 Patienten mit kolorektalen Karzinomen in Abhängigkeit vom Tumor-CEA. --- = CEA <200 ng/mg FG; --- = CEA >200 ng/mg FG

1). Bei genauer Betrachtung zeigte sich allerdings ein weiter Bereich sich überlappender Werte (Abb. 1 und 2). Bei den Adenomen lag ein einziger Wert über dem höchsten, in normaler Kolonschleimhaut gemessenen CEA, bei den Karzinomen waren es immerhin 45% (Abb. 1). Für CA 19–9 war dies ähnlich (Abb. 2).

Innerhalb der Gruppe der Adenome zeichneten sich die villösen und die Adenome mit schweren Dysplasien durch jeweils signifikant höhere CEA-Konzentrationen aus (Tabelle 2; Abb. 3). Für das CA 19–9 konnte dies nicht in gleicher Weise gezeigt werden. Unterschiede bezogen auf die Größe der Adenome ergaben sich weder für CEA noch für CA 19–9 (Tabelle 2).

Bei den Karzinomen wurden die CEA-Konzentrationen auch dem Ploidiestatus gegenübergestellt. Die CEA-Konzentrationen lagen bei den aneuploiden Karzinomen (747 ± 354 ng/mg) signifikant ($p=0{,}02$) höher als bei den entsprechenden diploiden Tumoren (139 ± 43 ng/mg).

Um nicht nur Gewebekonzentrationen verschiedener Kollektive (Personen mit Normalbefund, Adenomträger, Karzinompatienten) zu vergleichen, wurden bei 49 Patienten mit kolorektalem Karzinom zusätzlich an vom Tumor entfernten Stellen Gewebsproben normaler Mukosa entnommen und deren CEA-Gehalt der Konzentration im jeweiligen Karzinom gegenübergestellt. Hierbei fanden sich mit einer einzigen Ausnahme deutlich höhere CEA-Konzentrationen im Karzinom im Vergleich zu den Proben normaler Schleimhaut desselben Patienten (Abb. 4). In vergleichbarer Weise lag auch bei 3 diesbezüglich untersuchten Adenomträgern das CEA im Adenom um den Faktor 1,5–3 höher als im Normalgewebe desselben Patienten.

Bei 108 Patienten konnte die prognostische Aussagekraft des Tumor-CEA anhand einer Umfrage zum Überlebensstatus der Patienten ermittelt werden. Basierend auf einer Beobachtungszeit von 25,1 (6–54 Monaten) zeigte die life-table-Analyse einen signifikanten Unterschied zugunsten der Patienten mit einem niedrigen (<200 ng/mg) Tumor-CEA (Abb. 5). Dies traf in gleicher Weise für die Gesamt- und die tumorfreie Überlebenszeit zu. Das Tumor-CEA war dabei unabhangig von Tumorstadium, Histologie, Differenzierung, Lokalisation und von Alter und Geschlecht der Patienten.

Diskussion und Zusammenfassung

Mit Hilfe immunhistochemischer Methoden ließen sich CEA und CA 19–9 mit unterschiedlicher Intensität sowohl in normaler Dickdarmschleimhaut als auch in kolorektalen Adenomen und Karzinomen nachweisen [1, 8, 12, 13]. Demzufolge ist die Unterscheidung „benigne" und „maligne" auf der Basis dieser tumorassoziierten Antigene auch im Gewebe nicht qualitativ, sondern höchstens quantitativ möglich. Die immunhistochemischen Studien erlauben aber allenfalls semiquantitative Aussagen. Ziel dieser Untersuchungen war es daher, die Gewebekonzentrationen von CEA und CA 19–9 quantitativ zu erfassen. Die Adenom-Karzinom-Sequenz bot dabei die Möglichkeit, die Expression dieser beiden tumorassoziierten Antigene parallel zu dem stufenweisen Übergang von primär benignem Gewebe in eine maligne Neoplasie in einem System zu analysieren.

Unsere Ergebnisse zeigen einen Anstieg der Gewebekonzentrationen von CEA und CA 19–9 entsprechend der Adenom-Karzinom-Sequenz. Diese Unterschiede werden indirekt auch durch die intraindividuelle Gegenüberstellung der CEA-Konzentrationen in normaler Schleimhaut und Karzinomen derselben Patienten bestätigt. Dennoch ist im Einzelfall angesichts sich überlappender Werte eine Differenzierung zwischen benignen und malignen Veränderungen kaum möglich. Bei kolorektalen Karzinomen stellt das Tumor-CEA einen unabhängigen prognostischen Faktor dar.

Literatur

1. Atkinson BF, Ernst CS, Herlyn M, Steplewski Z, Sears HF, Koprowski H (1982) Gastrointestinal cancer-associated antigen in immunoperoxidase assay. Cancer Res 42:4820–4823 – 2. Brümmen-

dorf T, Anderer FA, Staab HJ, Hornung A, Kieninger G (1985) Carcinoembryonales Antigen: Diagnose der Tumorprogression bei gastrointestinalen Tumoren. Dtsch med Wschr 110:1963–1068 – 3. Fischbach W, Kiel HJ (1987) Follow-up of moderately elevated serum CEA in "healthy patients". Cancer Detect Prev 10:109–112 – 4. Fischbach W, Mössner J (1987) Do size, histology or cytology of colorectal adenoma and their removal influence serum CEA? Dis Colon Rectum 30:595–599 – 5. Fletcher RII (1986) Carcinoembryonic antigen. Ann Int Med 104:66–73 – 6. Gupta MK, Arciaga R, Bocci L, Tubbs R, Bukowski R, Deodhar SD (1985) Measurement of a monoclonal antibody defined antigen (CA 19–9) in the sera of patients with malignant and nonmalignant diseases. Comparison with carcinoembryonic antigen. Cancer 56:277–283 – 7. Herrera MA, Chu TM, Holyoke ED (1976) CEA as a prognostic and monitoring in clinically complete resection of colorectal carcinoma. Ann Surg 183:5–9 – 8. Isaacson P, Le Vann HP (1976) The demonstration of carcinoembryonic antigen in colorectal carcinoma and colonic polyps using an immunoperoxidase technique. Cancer 38:1348–1356 – 9. Klapdor R, Klapdor U, Bahlo M, Greten H (1984) CA 19–9 in der Diagnostik und Differentialdiagnose des exkretorischen Pankreaskarzinoms. Tumor Diag Therapie 5:161–165 – 10. Martin EW, Minton JP, Carez LC (1985) CEA-directed secondlook resection of colorectal carcinoma. Ann Surg 202:310–317 – 11. Minton JP, Hoehn JL, Gerber DM et al. (1985) Results of a 400-patient carcinoembryonic second-look colorectal cancer study. Cancer 55:1284–1290 – 12. O'Brien MJ, Zamchek N, Burke B, Kirkham SE, Saravis CA, Gottlieb LS (1981) Immunocytochemical localization of carcinoembryonic antigen in benign and malignant colorectal tissues. Am J Clin Pathol 75:283–290 – 13. Skinner JM, Whitehead R (1981) Tumor-associated antigens in polyps and carcinoma of the human large bowel. Cancer 47:1241–1245 – 14. Staab HJ, Brümmendorf T, Hornung A, Anderer FA, Hieninger G (1985) The clinical validity of circulating tumor-associated antigens CEA and CA 19–9 in primary diagnosis and follow-up of patiens with gastrointestinal malignancies. Klin Wochenschr 63:106–115.

Aspekte der Radioimmunszintigraphie in der Diagnostik maligner Tumoren

W. Becker, F. Wolf (Nuklearmedizinische Klinik mit Poliklinik der Universität Erlangen-Nürnberg)

Die Voraussetzung für den möglichen Einsatz radioaktiv markierter monoklonaler Antikörper in Diagnostik und Therapie liegt in der Verschiedenartigkeit insbesondere von Oberflächenstrukturen maligner Zellen im Vergleich zu benignem Gewebe. Die hierzu eingesetzten konventionellen bildgebenden Verfahren wie Ultraschall, Röntgendiagnostik, Computertomographie und Kernspintomographie erlauben es, einen Tumor oder seine Metastasen auf Grund differenter physikalischer Eigenschaften zu lokalisieren, hier insbesondere von Größe, Form, Lage und Verdrängung gesunden umgebenden Gewebes. Nuklearmedizinische Techniken diagnostizieren einen Tumor auf Grund eines vom Normalgewebe abweichenden Stoffwechsels oder anderer funktioneller Abnormalitäten.

Diese nuklearmedizinischen Techniken sind teilweise hochsensitiv aber oft unspezifisch. Der Einsatz monoklonaler Antikörper verspricht hier eine Steigerung der Spezifität, wie dies bei der pathologisch-anatomischen Diagnostik im Rahmen der immunhistochemischen Gewebecharakterisierung seit Jahren zur Routine geworden ist.

Der Einsatz monoklonaler Antikörper zur nuklearmedizinischen Diagnostik macht tierexperimentelle Untersuchungen erforderlich. Auf diese soll jedoch im Folgenden nicht eingegangen werden, da deren Ergebnisse bezüglich Sensitivität und Spezifität verschiedener Antikörper nicht auf den Menschen übertragbar sind. Ursächlich hierfür ist insbesondere die unterschiedliche Biodistribution. So hat eine 20g schwere Maus ein Blutvolumen von etwa 1,4 ml, ein Mensch etwa 5000 ml. Innerhalb von 24 h kann ein intravasales Radiopharmakon an einem Tumor in der Maus bis zu 600mal, beim Menschen aber nur 6% des Blutvolumens in diesem Zeitraum den Tumor passieren. Die Möglichkeit zur Antikörperbindung in der Nacktmaus ist somit um ein Vielfaches größer als beim Menschen [29]. So bindet ein Transplantat der Nacktmaus 20% des injizierten Antikörpers pro Gramm Tumorgewebe, während beim Menschen mit dem gleichen System nur 0,007% des applizierten Antikörpers pro Gramm Tumorgewebe gebunden werden [17].

Antigene

Da bislang für die meisten Tumoren keine tumorspezifischen Epitope bekannt sind, spricht man von den ‚Tumor-assoziierten Antigenen'. In Zukunft wird es jedoch der Molekularbiologie gelingen spezifische Onkogene für einzelnen Tumorformen zu definieren, die dann über spezifische Antikörper darstellbar sein sollten. Tumor-assoziierte Antigene können normale Zellstrukturen sein, die physiologischerweise keinen Kontakt zum Blut haben. Bei maligner Entartung werden diese jedoch für das Immunsystem zugänglich, wie z. B. beim *human milk fat globule* [32], einem Antigen auf Ovarialkarzinomen oder dem Melanom-assozierten Antigen HMW-MAA [34]. Andere Antigene sind die sogenannten, Entdifferenzierungs-' oder ‚onkofetalen' Antigene, wie das CEA bei kolorektalen Tumoren, das hCG beim Chorionkarzinom oder das AFP beim Leberzellkarzinom. Diese Antigene ‚shedden' leicht, d. h. sie werden reichlich in die Zirkulation abgegeben, wo sie als Tumormarker in der Nachsorge eingesetzt werden. Üblicherweise haben zirkulierende onkofetale Antigene eine weit niedrigere Affinität für diagnostisch eingesetzte Antikörper [15], so daß selbst hohe Titer über eine Immunkomplexbildung das Ergebnis der Immunszintigraphie nicht beeinträchtigen. Da diese Antigene aber auch frei ohne ihrer Tumorzelle z. B. in Lymphknoten drainiert werden, können hieraus falsch-positive Befunde resultieren. Wünschenswert für die immunszintigraphische Diagnostik wären somit zellständige, nicht ‚sheddende' Epitope.

Antikörper

Für die Radioimmunszintigraphie (RIS) können komplette Antikörper (IgG1 oder IgG2) sowie deren Fragmente $F(ab')_2$ oder Fab zum Einsatz kommen. Der komplette Antikörper besitzt seine spezifischen, das Epitop erkennende Anteile im $F(ab')_2$ Fragment, während das Fc-Fragment am anderen Ende für unspezifische Reaktionen wie der Bindung ans reticuloendotheliale System verantwortlich ist (hoher Leber-Milz-Uptake). Auf Grund eines Molekulargewichtes von ca. 150000 kD hat er eine lange phamakologische Halbwertszeit. Demgegenüber ist diese bei den beiden Fragmenten ($F(ab')_2$ und Fab) mit Molekulargewichten von 100000 kD und 50000 kD deutlich kürzer. Dies führt zu einer schnelleren Abnahme des radioaktiven Backgrounds im Szintigramm, verkürzt jedoch auch die Kontaktzeiten mit den Tumorzellen. Der fehlende Fc-Anteil dieser Antikörper senkt den Leberuptake erheblich, die niedrigen Molekulargewichte dieser Proteine bedingen demgegenüber eine erhöhte renal-tubuläre Speicherung.

Trotz dieser unterschiedlichen biokinetischen Daten sind ca. 75% des Gesamt-Antikörper-Tumor-Uptakes bereits nach 12 h erreicht [6]. Die Hauptdeterminante einer Antigen-Antikörper-Bindung und damit einer möglichen immunszintigraphischen Darstellung eines Tumors bleibt seine Gefäßversorgung sowie Kapillarpermeabilität. Im Vordergrund stehen hierbei unterschiedlich verzweigte Gefäßsprosse, die Schwellung und Destruktion endothelialer Zellen, Thrombozyten-, Leukozyten- oder Tumorzelladhäsionen am Gefäßendothel, Gefäßkollapse durch erhöhten interstitiellen oder erniedrigten intravasalen Druck in den Tumorkapillaren. Auf Grund dieser ausgeprägten mikro- und makroskopischen Heterogenität von Tumorgefäßen ist ein Rückschluß der Tumorgefäßsituation von einem Tumor auf den anderen höchst problematisch [19, 20].

Radionuklide

Die Auswahl des geeigneten Radionuklides hängt neben der unterschiedlichen Verfügbarkeit der Nuklide und deren unterschiedlichen Gammaenergien für die Kameraszintigraphie im wesentlichen von ihrer pysikalischen Halbwertszeit ab, die die Zeitdauer bestimmt, mit der Migration und Bindung des monoklonalen Antikörpers szintigraphisch verfolgt werden können. Ist ein schnelle Bindung anzunehmen sollten Tc-99m ($HWZ_{phys.}$: 6 h) oder J-123 ($HWZ_{phys.}$:13.2 h) bevorzugt werden, im Falle eines langsamen Tumoruptakes muß In-111 zum Einsatz kommen. Auf Grund seines Betastrahlenanteils kommt J-131 ($HWZ_{phys.}$: 8 d) heute zu diagnostischen Zwecken nicht mehr zum Einsatz. Darüber hinaus ist es für die optimale Tumordiagnostik von Bedeutung, eine höchst mögliche Impulsrate zu registrieren, was nur über eine höhere zu applizierende Aktivität erzielt werden kann, die aber bei niedrigerer physikalischer Halbwertszeit des Nuklides trotzdem die Strahlenexposition akzeptabel hält. Optimal geeignet wäre unter diesen Bedingungen Tc-99m als Radionuklid, insbesondere auch unter dem Aspekt der Radiochemie und der Logistik. Tc-99m kann heute über die Mercaptoethanolmethode stabil an Immunglobuline gebunden werden, ohne deren spezifischen Eigenschaften zu beeinträchtigen [30]. J-123 wird über endogene Deiodasen des menschlichen Körpers in nicht unerheblichem Maße abgespalten und führt zu einer deutlich gesteigerten Backgroundaktivität im Szintigramm. In-111 als Radionuklid ist teuer und nur schwer verfügbar.

Patientenuntersuchung

Die Injektion monoklonaler Antikörper sollte auch heute noch über einen intravenösen Verweilkatheter erfolgen, der bis 1 h p.i. liegen bleibt, obwohl bisher allergische oder anaphylaktoide Reaktionen ausgesprochen selten berichtet wurden. Allergien gegen Fremdeiweiße sollten als Kontraindikation für die Untersuchung angesehen werden. Die niedrige Nebenwirkungsrate und HAMA (human antimouse antibody)-Rate hat dazu geführt, daß monoklonale Antikörper bei verschiedenen Untersuchern mehrmals demselben Patienten ohne Nebenwirkungen und ohne Beeinträchtigung der Qualität des Szintigrammes appliziert werden konnten. Hohe HAMA-Titer können den applizierten Antikörper abfangen, und es kommt zu einer Ablagerung der so entstandenen Immunkomplexe im RES. Die Untersuchung kann unbrauchbar werden. Die Einnahme von Cyclosporin, wie bei Patienten nach Organtransplantationen, scheint hierbei protektiv auf die HAMA-Entwicklung zu wirken.

Ebenso führen hohe HAMA-Titer zu Interferenzen bei Immunassays, die ebenfalls mit murinen Antikörpern arbeiten [18]. Üblicherweise resultieren fälschlich zu hohe Testwerte. Diese Interferenzen jedoch bleiben nach eigenen Ergebnissen nicht länger als 6 Monate bestehen und sind durch Vorinkubation der Testseren zu vermeiden. Die bisher publizierten HAMA-Frequenzen bei einmaliger diagnostischer Antikörperapplikation sind außerordentlich unterschiedlich und schwanken etwa zwischen 5% und 30%. Eine Abhängigkeit von der applizierten Antikörperdosis deutet sich an. Es gibt Hinweise für eine steigende Treffsicherheit der RIS mit steigender Antikörperdosis [10], aber im allgemeinen reichen für die szintigraphische Diagnostik 0,5–2 mg des Antikörpers aus.

Klinische Ergebnisse der Radioimmunszintigraphie

Einleitend soll betont werden, daß die Immunszintigraphie von Tumoren im Rahmen der Primärdiagnostik nur in Ausnahmefällen indiziert ist. Ihre Hauptbedeutung kommt ihr im Rahmen der Tumornachsorge zu. Dies ist damit zu begründen, daß morphologisch orientierte Untersuchungsverfahren wie Ultraschall und Computertomographie bei noch nicht voroperierten, bestrahlten oder chemotherapierten Patienten Tumore auf Grund

Tabelle 1 a. Beispiele bisher eingesetzter monoklonaler Antikörper in klinischen Studien (nach [13]) – Teil I

Tumor	Antikörper	Radionuklid
Kolorektal	CEA	J-131, J-123, Tc-99m
	17–1A	J-131
	PR1A3	In-111, Tc-99m
	lCR2	In-111
	19–9	J-131, In-111
	791T/36	J-131, In-111
B-Zell-Lymphom	Lym-1	J-131
	IMMU-LL-2	J-131
Kutanes T-Zell-Lymphom	T101	In-111
Melanom	p97	J-131, In-111
	96.5	J-131, In-111
	48.7	J-131
	9.2.27	J-131, In-111
	225.28S	J-131, In-111, Tc-99m
	ZME-018	In-111
Neuroblastom	3F8	J-131
	BW575/9	J-131, Tc-99m
Ovarialkarzinom	CEA	J-131, In-111
	CA 19–9	J-131
	B72.3	J-131, In-111
	HMFG1 und 2	J-131, In-111
	$NDOG_2$	J-123
	791T/36	J-131, In-111
	SM3	J-123, In-111
	OC-125	J-131, In-111
	OV-TL3	In-111
	H317	J-123

Tabelle 1 b. Beispiele bisher eingesetzter monoklonaler Antikörper in klinischen Studien (nach [13]) – Teil II

Tumor	Antikörper	Radionuklid
Prostatakarzinom	PAP	J-131, In-111, Tc-99m
	PSA	J-131, In-111
Lungenkarzinom	NR-LU-10	Tc-99m
Mammakarzinom	B72.3	In-111
	HMFG1 und 2	J-131, J-123, In-111
	MA-5	J-131
	CEA	J-131, In-111
	3E1.2	J-131
	M8	J-131, J-123
	F023C5	J-131, In-111
	B6.2	J-131
	3C6F9	J-123
Leberkarzinom	AFP	J-131, Tc-99m
Trophoblasten- und Keimzelltumore	AFP/HCG	J-131

ihres unterschiedlichen physikalischen Verhaltens im Vergleich zum umgebenden gesunden Gewebe oft leicht diagnostizieren lassen. Darüber hinaus ist für die Primärdiagnostik die Gewinnung einer Histologie essentiell. Darum stehen hier endoskopische und morphologisch orientierte Untersuchungsverfahren an erster Stelle.

Die funktionell orientierten nuklearmedizinischen Verfahren hingegen können im Rahmen der Tumornachsorge bei oft iatrogen verändertem Situs spezifischere Befunde in Kombination mit den konventionellen Verfahren erbringen.

Bisher wurde eine Vielzahl von Antikörpern in klinischen Studien getestet (Tabelle 1). Die Zahl der jeweils untersuchten Patienten pro Studie ist jedoch gering, da die Zulassung monoklonaler Antikörper als diagnostischen Pharmazeutikum ausgesprochen restriktiv gehandhabt wird [16]. Die Verbreitung der Radiopharmazeutika ist daher begrenzt. Aus diesem Grunde soll im Folgenden nur über die RIS mit Antikörpern berichtet werden, über die die meisten Erfahrungen publiziert sind.

Immunszintigraphie beim Ovarialkarzinom

Das dritthäufigste Malignom der Frau ist das Ovarialkarzinom. Nach erfolgter Primärtherapie mit Operation und Chemotherapie besteht die Nachsorge der Erkrankung bevorzugt in der Bestimmung des Tumormarkers CA-125. Problematisch bleibt jedoch, daß der Tumormarkeranstieg nicht obligat pathologisch ist und daß durch ihn nicht zwischen diffuser Peritonealmetastasierung und umschriebener Metastasierung differenziert werden kann, die beide ein differentes Therapiekonzept mit Chemotherapie oder Rezidivoperation bedingen. Die bildliche Darstellung eines Rezidives ist mit konventionell morphologischen Methoden wie Ultraschall und Computertomographie am voroperierten Abdomen oft schwierig, so daß hier eine Notwendigkeit für die Immunszintigraphie besteht.

Für die RIS stehen unter anderen Antikörper gegen OC 125 [25, 28], HMFG2 [14] und OV-TL 3 zur Verfügung, die im wesentlich J-123 oder In-111 markiert zum Einsatz kamen. Die Sensitivität wird für das Becken mit bis zu 85% für Herdbefunde einer Größe von 2 cm angegeben [11, 25]. Im Abdominalbereich liegt die Sensitivität jedoch niedriger. Vergleichbar hoch sind die Angaben zur Spezifität. Vergleicht man hiermit die Sensitivitäten von Sonographie und Computertomographie, so liegen sie mit 60% niedriger als die der RIS.

Problematisch ist derzeit die Verfügbarkeit der Antikörper. J-131 markiert können sie vielerorts zum Einsatz kommen, haben jedoch den hohen Untergrund mit oft problematischer Befundinterpretation und die langen Untersuchungszeiten von bis zu 7 Tagen zur Folge, was deren verbreitetem klinischen Einsatz entgegensteht.

Immunszintigraphie beim kolorektalen Karzinom

Die Ergebnisse klinischer Studien zur diagnostischen Treffsicherheit sind untereinander aus oben näher ausgeführten Gründen nur schwer vergleichbar, da die unterschiedlichen Radionuklide, verschiedene Antikörper und unterschiedliche Untersuchungstechniken zum Einsatz kamen. Darüber hinaus war die Prävalenz von Metastasen oder Rezidiven in den einzelnen Kollektiven sehr unterschiedlich.

Die wesentlichen Fragen bei der Nachsorge kolorektaler Karzinome bestehen aus der Diagnostik lokoregionärer Rezidive, dem Nachweis von Leber- und anderer Metastasen beim Anstieg des Tumormarkers CEA.

Die Angaben zur Sensitivität des derzeit bei uns am weitest verbreiteten Antikörpers (Tc-99m-antiCEA-BW431/26) schwankt unter optimalen Untersuchungsbedingungen (SPECT-Technik) zwischen 55% [2] und 70% [5], eine andere Arbeitsgruppe errechnet eine diagnostische Treffsicherheit von 77% [3].

Betrachtet man die Treffsicherheit beim Nachweis lokoregionärer Rezidive, so ist die klinische Fragestellung nach einer Raumforderung oft bereits durch CT und/oder MR zu beantworten. Die Unterscheidung zwischen Narbengewebe und Rezidiv jedoch ist oft schwer. Hier erlaubt die Immunszintigraphie bei einer Spezifität von über 90% eine richtige Diagnose in 77% [3] bis 80% der Fälle (Abb. 1). Bei diesen Angaben muß auch berücksichtigt werden, daß die ansonsten oft in die Berechnungen mit eingehende Tumorgröße eine eher untergeordnete Rolle spielt [3].

Beim Nachweis von Lebermetastasen gibt es unterschiedlich szintigraphische Muster, die vom Speicherdefekt ohne Akkumulation des Antikörpers über zentrale Speicherdefekte mit randständiger Antikörperakkumulation zum szintigraphisch ‚heißen Knoten' (Abb. 2) reichen. Selbstverständlich können für diese Bewertungen nur positive Antikörperanreicherungen herangezogen werden. Die hierbei erreichten Sensitivitäten sind mit etwa 40% [3, 4] sehr niedrig bei allerdings hohen Spezifitäten von bis zu 100% [5]. In einer eigenen Studie können solitäre Lebermetastasen in 78%, multiple jedoch nur in 22% der Fälle diagnostiziert werden. Gründe für diese niedrigen Sensitivitaten dürften

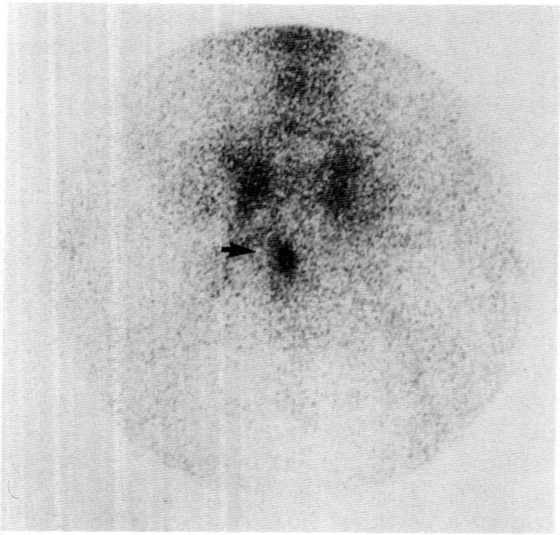

Abb. 1. Tc-99m-Anti-CEA-Immunszintigramm eines lokoregionären Rezidives beim kolorektalen Karzinom. (Gammakameraaufnahme 20h p.i. des Beckens in dorsaler Projektion)

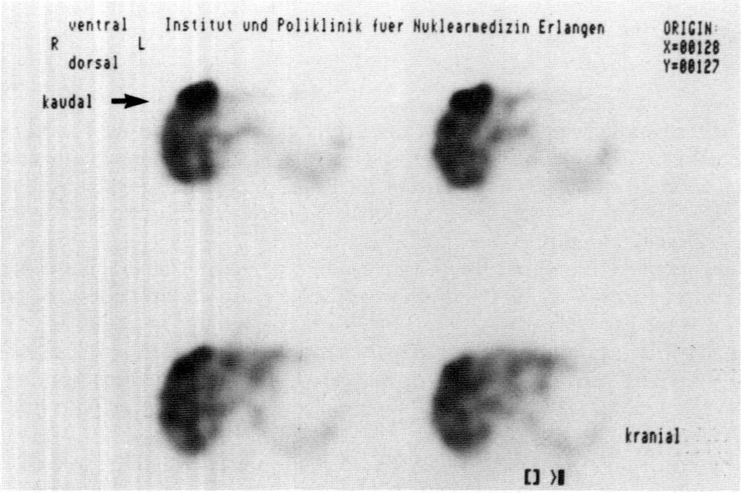

Abb. 2. Tc-99m-Anti-CEA-Immunszintigramm einer Lebermetastase beim kolorektalen Karzinom. (SPECT-Untersuchung des Oberbauches 20h p.i.)

am ehesten in der Tumorvaskularisation zu suchen sein, da beim Einsatz längerlebiger Nuklide mit der Möglichkeit späterer Untersuchungszeitpunkt (J-131; In-111) die Sensitivitäten deutlich höher liegen [3]. Die Metastasengröße spielt auch hierbei nicht die entscheidende Rolle [4]. Betrachtet man nun noch die Ergebnisse für den Nachweis extrahepatischer Metastasen, so liegen die Sensitivitäten für Lymphknotenbefunden bei 37% [3], für sonstige Fernmetastasen bei nur 20% [3] bzw. 46% [2].

Bisher wurden nur Angaben zur Sensitivität gemacht. Dies erscheint deswegen sinnvoll, da die Spezifitäten in den meisten Studien wegen der bedingten hohen Prävalenz von Metastasen sehr hoch lagen. Möglich falsch-positive Anreicherungen sind insbesondere bei entzündlichen Reaktionen, degenerativen Gelenkveränderungen, abdominellen Aneurymen und abdominellen Briden zu erwarten [1].

Faßt man die zitierten Ergebnisse kritisch zusammen, so steht fest, daß zum gegenwärtigen Zeitpunkt die konventionellen radiologischen Methoden nicht von der Immunszintigraphie verdrängt werden können. Diese stellt heute eine Ergänzung dar, die unseres Erachtens vor allem dann indiziert ist, wenn bei ansteigenden Tumormarkerkonzentrationen Metastasen nicht nachgewiesen werden können. Dies ist im Falle solitärer Metastasen der Leber nach eigenen Ergebnissen in etwa 70% möglich. Bei diesen Patienten gelang es im eigenen Kollektiv in 6% wichtige Frühdiagnosen zu stellen [5].

Immunszintigraphie beim malignen kutanen Melanom

Im europäischen Raum ist zur immunszintigraphischen Melanomdiagnostik im wesentlichen ein Tc-99m-markiertes $F(ab')_2$ Fragment eines murinen monoklonalen Antikörpers (MoAb) 225.28S zum Einsatz gekommen. Es handelt sich um einen Antikörper gegen ein hochmolekulares Melanom-assoziertes Antigen (HMW-HAA), welches bei auf mehr als 90% der malignen Melanome exprimiert wird [24]. Die meisten Erfahrungen werden systematisch in einer multizentrischen Studie mit diesem Antikörper berichtet [31]. In dieser Studie wurden die Ergebnisse von 493 Melanompatienten publiziert.

Bei den 493 Patienten konnten 79% positive Szintigramme geschrieben werden. 11,5% dieser Läsionen waren bis zum Untersuchungszeitpunkt unbekannt. Von allen anderweitig bekannten Melanommanifestationen konnten 70,1% lokalisiert werden. Dies entsprach insgesamt 728 Läsionen. 123 dieser Läsionen konnten erst szintigraphisch lokalisiert werden und bedingten dementsprechend eine andere Beurteilung von Prognose und therapeutischer Strategie. Aber auch 218 Läsionen (30%) konnten szintigraphisch nicht entdeckt werden. Von diesen waren 70% kleiner als 2 cm im Durchmesser. Ebenfalls zeigte diese Gruppe einen höheren Anteil von Patienten im Stadium IV, so daß hierbei eine geringere Tumorvaskularisation und ein höherer Nekrosegrad diskutiert werden muß. Einige falsch-positive Szintigramme resultierten bei 5 Patienten. Aus diesen Daten konnten eine Sensitivität von 79%, eine Spezifität von 96% und eine diagnostische Treffsicherheit von 83,5% errechnet werden. Es muß hierbei jedoch betont werden, daß der physiologische Antikörperuptake in den parenchymatösen Organen wie Leber, Milz und Knochenmark die Haupteinschränkung dieser Methode darstellt. So werden für oberflächliche (Abb. 3) und tiefe Lymphknotenmetastasen Sensitivitäten zwischen 75% und 82% berichtet, für Leber und Lunge nur von 54% und 63%.

Ähnlich wie beim kolorektalen Karzinom berechtigen derart niedrige Sensitivitäten nicht den alleinigen Einsatz der Immunszintigraphie in der Tumornachsorge. Betrachtet man jedoch die große Zahl von ohne Szintigramm unentdeckt gebliebenen Lokalisationen, so sollte im Rahmen des Stagings doch wesentlich häufiger auf diese wichtige Zusatzinformation zurückgegriffen werden, insbesondere wenn eine Lymphknotenbeteilung erfaßt werden soll.

Für den Einsatz dieses Antikörpers werden derzeit folgende Indikationsgebiete vorgeschlagen [8]: Differenzierung zwischen malignen und benignen Manifestationen,

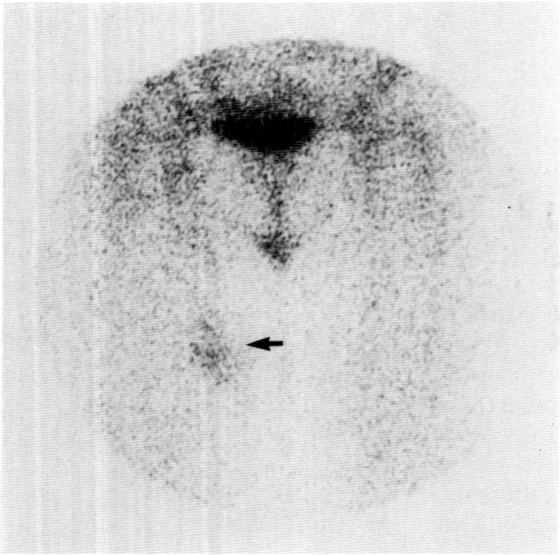

Abb 3. Tc-99m-Antimelanom Antikörper Szintigramm eines subkutanen Lokalrezidives beim kutanen malignen Melanom (Gammakameraaufnahme der Oberschenkel in anteriorer Projektion 4h p.i.)

Differenzierung unterschiedlicher Malignome, Evaluierung einer möglichen lokoregionären Infiltration oder metastatischen Aussaat, Diagnose bislang unentdeckter Manifestationen und Überprüfung von Therapieergebnissen.

Immunszintigraphie maligner Lymphome

Zur Diagnostik des T-Zell-Lymphoms wurden bisher T101-IgG2a-Antikörper gegen ein PAN-T-Zell-Antigen (CD5) eingesetzt [7, 10]. T101 wird auch auf chronischen B- und T-Zell-Leukämien exprimiert. Das Antigen wird auch auf normalen Lymphozyten, allerdings wesentlich geringer exprimiert [10]. Die Markierung erfolgte sowohl mit In-111 als auch mit J-131, wobei die In-111-Markierung hierbei überlegen war [10].

In einer ersten klinischen Studie gelang es bei 11 Patienten 38 von 39 befallenen Lymphknoten richtig zu diagnostizieren. Darüber hinaus waren von klinisch negativen Lymphknoten eine Reihe szintigraphisch positiv. Von diesen konnten einige biopsiert werden und zeigten eine klinisch occulte Manifestation [10].

B-Zell-Lymphome wurden mit einem murinen lgG1 Antikörper gegen CD37 (MB-1) untersucht und ließen 90 % (10 Patienten) aller Lymphommanifestationen erkennen [23].

Auch Hodgkin-Lymphome wurden immunszintigraphiert. Hier kamen neben J-131-Antiferritin Antikörper [33] auch CD30-Antikörper zum Einsatz [9, 22, 26]. Bei insgesamt nur 6 Patienten konnten ebenfalls hohe Treffsicherheiten belegt werden.

Unterschiede der diagnostischen Treffsicherheit bei soliden Tumoren und Lymphomen

Betrachtet man die oben nur auszugsweise wiedergegebenen Ergebnisse immunszintigraphischer Untersuchungen, so kann man tendenziell eine höhere diagnostische Treffsicherheit bei Lymphomen als bei soliden Tumoren erkennen. Dies läßt sich theoretisch gut untermauern, wenn man die möglichen Einflußfaktoren für den Antikörperuptake im Tumor berücksichtigt (Tabelle 2). Insbesondere gilt dies für die retikuloendothelialen Organe, für die, insbesondere für die Milz, sogenannte ‚offene' Theorien der Zirkulation diskutiert werden [19], die einen Zutritt des Antikörpers direkt zum dort exprimierten Antigen erlauben würden, ohne die Kapillarwand durchqueren zu müssen. Diese Überlegungen konnten im lebenden System bereits bestätigt werden.

Tabelle 2. Einflußfaktoren auf die Antikörperaufnahmerate in Tumoren bei der Immunszintigraphie [21]

Faktor	Aufnahme
Tumorbedingte Faktoren	
– Antigenexpression	erhöht bei erhöhter Antigenkonzentration
– Tumordurchmesser	erniedrigt mit zunehmendem Durchmesser
– Tumorkapillarpermeabilität	erhöht bei frei permeablen Tumorkapillaren
Patientenbedingte Faktoren	
– Lymphokine	Alphainterferon steigert Antikörperuptake
– Tumorlokalisation	Aufnahme bei guter Vaskularisation höher
– Kreuzreaktivitäten	Aufnahme geringer bei Kreuzreaktivität
– Menschliche Antimausantikörper (HAMAS)	Aufnahme bei HAMAS verringert
Radioaktiver Antikörper markierte Faktoren	
– Antikörperaffinität	Aufnahme erhöht bei höherer Affinität
– Markierungsisotop	Aufnahme bei Radiometallen(In-111) größer
– Antikörper/Fragmentgröße	Größere Fragmente haben höheren absoluten Uptake, kleinere Fragmente bessere Permeabilität
– Immunreaktivität	Hohe Immunreaktivität – hoher Tumoruptake
– Antikörperdosis	Mögliche Zunahme des Tumoruptakes bei höherer Antikörperdosis

Aspekte zur Radioimmuntherapie

Bislang haben alle Versuche der Radioimmuntherapie enttäuscht, da die an solide Tumoren gelangende Aktivität nicht mehr als 0,01% der intravenös applizierten Aktivität beträgt und damit als Tumordosis nicht ausreichend ist. Trotzdem bleibt diese Art der Therapie vielversprechend, sobald es gelingt, höhere Tumordosen zu erreichen.

Anders verhält es sich diesbezüglich bei den Lymphomen. Hier sind neben der höheren Radiosensitivität von Lymphomen in erster Linie die bessere Antigenzugänglichkeit für den Antikörper ausschlaggebend. Entsprechend können mit J-131 [23, 27] MB-1 oder Lym-1 [12] markierten Antikörpern bei ausgereizter Radio- und Chemotherapie anhaltende Remissionen erzielt werden, insbesondere beim Einsatz von MB-1-Antikörpern. Diese Resultate dürfte in Zukunft durch den Einsatz geeigneterer Radionuklide (z. B. Y-90) noch steigerbar sein. In naher Zukunft wird sich insbesondere die Möglichkeit der Radioimmuntherapie von Lymphomen als erster relevanter Therapieansatz dieser faszinierenden Therapie bewähren müssen.

Schlußfolgerungen

Die Immunszintigraphie kann heute komplementär zu den morphologisch orientierten Untersuchungsverfahren eingesetzt werden, wobei durch diese funktionell orientierte Methode in einem geringen Prozentsatz (6% [5]–17% [31]) diagnostisch wichtige Zusatzinformationen gewonnen werden können. Die scheinbar niedrigen Sensitivitäten im Vergleich zu den anderen bildgebenden Verfahren relativieren sich, wenn man die möglichen Einflußfaktoren, die für die spezifische Tumorcharakterisierung von Bedeutung sind, in Rechnung stellt (Tabelle 2).

Die teilweise die Untersuchungsmöglichkeiten beeinflussenden HAMAS können in Zukunft durch die Entwicklung humanisierter Antikörper vermieden werden.

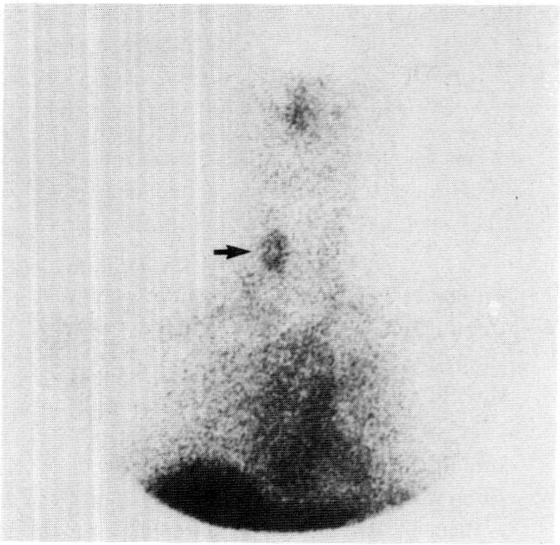

Abb 4. Tc-99m-Anti-CEA-Immunszintigramm eines C-Zell-Karzinoms im rechten Schilddrüsenlappen (Gammakameraaufnahme des Halsbereiches in anteriorer Projektion 20 h p.i.)

Mit zunehmender Erfahrung kristallisieren sich Indikationen heraus, bei denen die Immunszintigraphie im Vergleich zu anderen abbildenden Verfahren eindeutig überlegen zu sein scheint, wie z. B. bei der Metastasensuche beim C-Zell-Karzinom der Schilddrüse (Abb. 4).

Mögliche Indikationen bei den verschiedenen Tumoren sind das präoperative Staging, die Tumornachsorge bei ansteigenden Tumormarkern ohne lokalisierbares Rezidiv und spezifischer Tumornachweis bei Lokalisation von Raumforderungen [13], insbesondere dann, wenn vorausgegangene operative Eingriffe die anatomischen Gegebenheiten verändert haben.

In naher Zukunft sind neben methodischen Verbesserungen diagnostische und therapeutische Indikationen insbesondere bei Lymphomen zu erwarten.

Literatur

1. Abdel-Nabi HH, Chan HW, Doerr R (1990) Indium labeled anti-colorectal carcinoma monoclonal antibody accumulation in non-tumored tissue in patients with colorectal carcinoma. J Nucl Med 31:1975–1979 – 2. Baum RP, Lorenz M, Baew-Christow T, Hertel A, Hottenrott C, Encke A, Hör G (1990) Immunoscintigraphy of colorectal cancer. In: Munz DL, Emrich D (eds) Immunoscintigraphy – facts and fictions. Elsevier – 3. Bares R (1990) Immunszintigraphie kolorektaler Tumoren: Probleme und Grenzen der Methode, Nuklearmediziner 13:173–181 – 4. Becker W, Bock E, Scheele J, Wittekind Ch, Bair J, Wolf F (1991) Diagnostic value of Tc-99m-Anti-CEA immunoscintigraphy in patients with liver metastases of colorectal carcinoma. IRIST Meeting Lausanne 1991 – 5. Becker W, Scheele J, Feistel H, Wolf F (1990) Sensitivity of anti CEA-Moab scans in recurrences and metastases of colorectal cancer depending on imaging technique and CEA-serum levels. In: Schmidt H, Chambron AE (eds) Nuclearmedicine. Schattauer, Stuttgart New York, pp 535–537 – 6. Britton KE, Granowska M (1987) Radioimmunoscintigraphy in tumour identification. Cancer Surveys 6:247–267 – 7. Bunn PA, Carrasquillo JA, Keenan AM et al. (1984) Successful imaging of malignant non-Hodgkin's lymphoma using radiolabeled monoclonal antibody. Lancet II: 1219–1221 – 8. Buraggi GL (1990) Immunoscintigraphy of cutaneous malignant melanoma. In: Munz DL, Emrich D (eds) Immunoscintigraphy – facts and fictions. Elsevier, pp 107–120 – 9. Carde P, Manil L, daCosta L et al. (1988) Hodgkin's disease immunoscintigraphy: use of the anti-Reed-Sternberg cells H-RS-1 monoclonal antibody in 9 patients. Proc Am Soc Clin Oncol 7:227 – 10. Carrassquillo JA, Bunn PA, Keenan AM et al. (1986) Radioimmunodetection of cutaneous T-cell lymphoma with In-111 T101 monoclonal antibody. N Engl J med 315:673–680 – 11. Chatal JF, Peltier P, Fumoleau P (1990) Immunoscintigraphy of

ovarian cancer. In: Munz DL, Emrich D (eds) Immunoscintigraphy: Facts and Fictions. Elsevier, pp 89–94 – 12. DeNardo S, DeNardo G, O'Grady L et al. (1990) Treatment of B-cell malignancies with J-131 Lym-1 monoclonal antibodies. Int J Cancer 3:96–101 – 13. Goldenberg DA (1990) Cancer imaging with radiolabeled antibodies. Kluwer Academic Publishers, Boston Dordrecht London – 14. Granowska M, Britton K: In: Chatal JF (ed) Monoclonal antibodies in immunoscintigraphy. CRC Press – 15. Granowska M, Jass JR, Britton KE, Northover JMA (1989) A prospective study of the use of In-111-labelled monoclonal antibody against carcino-embryonic antigen in colocrectal cancer and of some biological factors affecting its uptake. Int J Colorect Dis 4:97–108 – 16. Haase M (1990) Approval of monoclonal antibodies as radiopharmaceuticals in Europe. In: Munz DL, Emrich D (eds) Immunoscintigraphy: Facts and fictions. Elsevier, pp 77–85 – 17. Halpern SE, Abdel-Nabi H, Murray JL (1990) Radioimmunoimaging. Quo vadis? Toward the imaging of tumor. J Nucl med 31:1436–1438 – 18. Horneff G, Becker W, Wolf F, Kalden JR, Burmester GR (1991) Humane Anti-Mausglobulin-Antikörper als Störfaktoren der TSH-Bestimmung. Klin Wochenschr (in press) – 19 Jackson GDF, Walker PG, Schiff JM, Barrington PJ, Fisher NM, Underdown BJ (1985) A role for the spleen for the appearance of IgM in the bile of rats injected intavenously with horse erythrocytes. J Immunol 135:152 – 20. Jain RK (1988) Determinants of tumor blood flow: A review. Cancer Res 48:2641–2658 – 21. Larson SM (1991) Biological characterization of melanoma tumors by antigen-specific targeting of radiolabeled anti-tumor antibodies. J Nucl med 32:287–291 – 22. Lenhard R, Order S, Spunberg J et al. (1985) Isotopic immunoglobulin: A new systematic therapy for advanced Hodgkin's disease. J Clin Oncol 3:1296–1300 – 23. Link M, Bindl J, Meeker T et al. (1986) A unique antigen on mature B cells defined by a monoclonal antibody. J Immunology 137:3013–3018 – 24. Natali PG, Giacomini P, Burragi GL, Cavaliere L, Bigotti A, Callegaro L, Ferrone S (1984) Serological and binding characteristics of a monoclonal antibody (MoAb) to a human high molecular weight-melanoma associated antigen (HMW-MAA) for tumor imaging. In: Giraldo G, Beth E, Castello G, Giordano GG, Zarilli D (eds) From oncogenes to tumor antigens. Elsevier, Amsterdam, pp 127–134 – 25. Perkins AC, Powell MC, Wastie ME, Scott IV, Hitchcock A, Worthington BS, Symonds EM (1990) A prospective evaluation of OC125 and magnetic resonance imaging in patients with ovarian carcinoma. Eur J Nucl Med 16:311–316 – 26. Pfreudshuh M, Mommertz E, Meissner M et al. (1988) Hodgkin and Reed-Sternberg cell associated monoclonal antibodies HRS-1 and HRS-2 react with activated cells of lymphoid and monocytoid origin. Cancer Res 8:217–224 – 27. Press OW, Eary JF, Badger CC (1989) Treatment of refractory non-Hodgkin's lymphoma with radiolabeled MB-1 (andi-CD 37) antibody. J Clin Oncol 7:1027–1038 – 28. Ronay G, Jäger W, Weiss K, Feistel H, Wolf F, Tulusan AH, Lang N (1990) Immunohistochemical identification of CA125 and the F(ab')2 fragments of the murine monoclonl antibody OC125 in ovarian cancer tissue. Br J Cancer 62, suppl:67–69 – 29. Sands H, Jones PL (1990) Physiology of monoclonal antibody accretion by tumors. In: Goldenberg DM (ed) Cancer imaging with radiolabeled antibodies. Kluwer Academic Publishers, Boston Dordrecht London, pp 97–122 – 30. Schwarz A, Steinsträsser A (1987) A novel approach to Tc-99m labelled monoclonal antibodies. J Nucl med 28:721 – 31. Siccardi AG, Buraggi GL, Natali PG, Scassellati GA, Viale G, Ferrone S and the European multicentre study group (1990) European multicenter study on melanoma immunoscintigraphy by means of Tc-99m-labelled monoclonal antibody fragments. Eur J Nucl med 16:317–323 – 32. Taylor-Papadimitriou J, Petersen JA, Arklie J, Burchell J, Ceriani RC, Bodmer WR (1981) Monoclonal antibodies to epithelium specific components of the human milk fat globule membrane production and reaction with cells in culture. Int J Cancer 28:17–21 – 33. Vriesendorp HM, Herpst JM, Leichner PK, Klein JL, Order S (1989) Polyclonal 90-Yttrium labeled antiferritin for refractory Hodgkin's disease. Int J Rad Oncol 17:815–821 – 34. Wilson BS et al. (1982) Human melanoma associated antigens identified with monoclonal antibodies: structural profile and potential usefulness in immunodiagnosis and immunotherapy. Ric Clin Lab XII (4):517

Workshop II: Wachstumsfaktoren und Zytokine in der inneren Medizin

Vorsitz: *A. Habenicht,* Heidelberg; *R. Stahl,* Frankfurt/Main

Wachstumsfaktoren und Zytokine in der Pathogenese kardiovaskulärer Erkrankungen

A. J. R. Habenicht, U. Janßen-Timmen, P. B. Salbach, Ch. Blattner, R. Ziegler
(Abteilung Innere Medizin I, Medizinische Klinik und Poliklinik der Universität Heidelberg)

Die anerkannteste und am besten untersuchte Hypothese der Pathogenese kardiovaskulärer Erkrankungen ist die „Response to injury hypothesis" von Ross et al. [5, 11, 15]. Die Hypothese geht davon aus, daß am Beginn der Erkrankung, unter der Einwirkung der „Risikofaktoren" Hypertonie, Hypercholesterinämie, Diabetes Mellitus und Nikotinabusus, eine Läsion der thromboresistenten Endothelzellen steht. Morphologische Untersuchungen am Tiermodell und am Menschen zeigen, daß die früheste Veränderung der Arterienwand die Adhäsion zirkulierender Lymphozyten und Monozyten an das Endothel ist. Die Zellen überwinden die Endothelzellbarriere und infiltrieren die Intima. Während des Infiltrationsprozesses unterliegen die Monozyten der Differenzierung zu stoffwechselaktiven Gewebsmakrophagen, während die Lymphozyten zu immunkompetenten T-Lymphozyten aktiviert werden (beide Zelltypen werden in enger morphologischer Nachbarschaft gefunden [8, 9]). Erst jetzt kommt es zur Migration glatter Muskelzellen aus der Media, und es setzt anschließend eine ausgeprägte Proliferation der glatten Muskelzellen ein. Die arteriosklerotische „proliferative Läsion" ist in diesem Stadium durch vier Zelltypen, funktionell geschädigte Endothelzellen, differenzierende Makrophagen, aktivierte T-Lymphozyten und proliferierende glatte Muskelzellen, gekennzeichnet.

Kultivierte Zellen aus arteriosklerotischen Plaques synthetisieren zahlreiche biologisch aktive Mediatoren

Die morphologischen Daten, die aus Operationspräparaten oder aus experimentell herbeigeführten arteriosklerotischen Plaques in Tiermodellen gewonnen wurden, haben die Forschung auf dem Gebiet der Biochemie und Molekularbiologie der am Prozeß der Arteriosklerose beteiligten Zellen nachhaltig stimuliert. Das wesentliche Resultat dieser jetzt seit ca. 20 Jahren andauernden Forschung war die Identifikation zahlreicher biologisch hochaktiver Moleküle [5, 11]. Hierzu gehören Wachstumsfaktoren wie Platelet-derived Growth Factor, PDGF, hämatopoetische Wachstums- und Differenzierungsfaktoren aus der Familie der Colony-stimulating Factors, CSF, Angiogenesefaktoren wie die Peptide der Fibroblast Growth Factor Familie, FGF, und Zytokine einschließlich Interleukin I, IL-1 [4–7, 11–13, 15,17]. Darüber hinaus konnte nachgewiesen werden, daß in arteriosklerotischen Läsionen große Mengen extrazelluläre Matrixproteine akkumulieren und daß auch Wachstumsinhibitoren synthetisiert werden [11,

12]. Für einige der Mediatoren konnte gezeigt werden, daß sie in vitro die Proliferation der glatten Muskelzellen stimulieren. Umgekehrt werden Wachstumsfaktoren und Zytokine von glatten Muskelzellen unter bestimmten Stimulationsbedingungen produziert. Es ist daher möglich, daß es zur Ausbildung eines Circulus Vitiosus im Sinne autokriner und/oder parakriner „Wachstumsfaktorloops" kommt: Unter der Einwirkung von Risikofaktoren bildet sich ein Prozeß der Wachstumsstimulation glatter Muskelzellen heraus, der von glatten Muskelzellen selbst, in Wechselwirkung mit Lymphozyten, Makrophagen und Endothelzellen, unterhalten wird und der letztlich das Wachstum der arteriosklerotischen Plaques solange unterhält, wie der Risikofaktor besteht. Unabhängig davon, welche Mechanismen initial wirken, die „proliferative Frühläsion" ähnelt zwei grundlegenden biologischen Phänomenen: einer chronischen Entzündungsreaktion [10], in deren Mittelpunkt die Interaktion zwischen weißen Blutzellen und Bindegewebszellen (hier glatte Muskelzellen) steht, und der Immunreaktion, in deren Mittelpunkt die Interaktion zwischen Lymphozyten und Makrophagen steht [11].

Endothelzell-Adhäsionsproteine könnten an den initialen Stadien der Arterioskleroseentstehung beteiligt sein

Wie bereits oben erwähnt, ist die Adhäsion weißer Blutzellen das erste detektierbare Phänomen der Herausbildung der arteriosklerotischen Läsion. Diese Adhäsion ist wahrscheinlich auf die Expression von ELAMs (für: „*e*ndothelial cel*l* *a*dhesion *m*olecules") an der Oberfläche der Endothelzellen zurückzuführen, eine Gruppe von Adhäsionsproteinen, die als „homing receptors" zur größeren Familie der CAMs (für: „*c*ell *a*dhesion *m*olecules") gehören. Bis vor kurzem bestand das Problem der ELAM Forschung hinsichtlich der Atherogenese darin, daß es zunächst nicht gelang, diese Proteine an der Oberfläche von *arteriellen* Endothelzellen nachzuweisen, sondern lediglich im venösen Schenkel des Herzkreislaufsystems. Hier konnte die Expression der ELAMs unter Bedingungen der Stimulation mit Lipopolysaccharid oder IL-1, also von Entzündungsmediatoren, induziert werden. Jetzt ist erstmals ein ELAM, das von den Entdeckern als ATHERO-ELAM-1 bezeichnet wurde, in Cholesterin gefütterten Kaninchen nachgewiesen worden [2]. Die Entdeckung von ATHERO-ELAM-1, das spezifisch an der Oberfläche von atherosklerotischen Frühläsionen nachgewiesen werden kann, könnte durchaus einen Durchbruch darstellen, da es nun möglich sein wird, in vivo der Frage nachzugehen, ob Adhäsionsproteine initial am Prozeß der Arteriosklerose beteiligt sind.

Wachstumsfaktoren und Zytokine werden in arteriosklerotischen Plaques des Menschen exprimiert

Die zellbiologische Forschung und die Ergebnisse der Tiermodelle werfen die Frage auf, ob in arteriosklerotischen Plaques des Menschen Wachstumsfaktoren und Zytokine nachgewiesen werden können. In einigen Fällen ist dies gelungen. So ist gezeigt worden, daß PDGF und sein Rezeptor, der Rezeptor für M-CSF und IL-1 in allen Stadien der Arteriosklerose in der Arterienwand synthetisiert werden können [12].

Die Arterioskleroseforschung wächst mit der Krebsforschung zusammen

Seit der Entdeckung 1983, unabhängig von Doolittle et al. [3] und Waterfield et al. [16], daß die B-Kette von PDGF von einem Protoonkogen, dem c-sis Protoonkogen, kodiert wird, findet ein Prozeß des Zusammenwachsens von Krebsforschung und Arterioskleroseforschung statt [1]. Die grundlegend bedeutende Entdeckung von Doolittle et al. und Waterfield et al. einer direkten Assoziation zwischen Onkogenen und einem physiologischen Wachstumsfaktor (PDGF) hat in der Folge zu einer intensiven Suche nach anderen

Onkogenen in der Arterienwand geführt [13, 17]. Es ist kürzlich gelungen, ein weiteres Onkogen (das c-fms Protoonkogen, das den Rezeptor für M-CSF kodiert, [12, 14]) in arteriosklerotischen Plaques des Menschen nachzuweisen.

Die grundlagenorientierte Arterioskleroseforschung ist gefordert

Angesichts der weitreichenden Ergebnisse der Zell- und Molekularbiologie auf dem Gebiet der Arterioskleroseforschung sind zukünftig neue Therapiestrategien zu erwarten, die sich von den gegenwärtigen dadurch unterscheiden könnten, daß sie im Frühstadium und deshalb möglicherweise effektiver als herkömmliche, eingreifen. Bisher konnten wir lediglich versuchen, die Risikofaktorexposition des Patienten zu reduzieren oder die Spätschäden der Erkrankung, oft ohne großen Erfolg, zu therapieren. Ähnlich wie in der Krebs- und AIDS-Forschung ist die grundlagenorientierte Forschung gefordert [1, 4, 7, 12], damit nicht nur die Mechanismen der Pathogenese der Arteriosklerose identifiziert werden, sondern auch neue therapeutische Strategien entwickelt werden.

Literatur

1. Bishop JM (1987) Science 235:305–311 – 2. Cybulsky MI, Gimbrone MA (1991) Science 251:788–791 – 3. Doolittle RF, Hunkapiller MW, Hood LE, Devare SG, Robbins KC, Aaronson SA, Antoniades HN (1983) Science 221:275–277 – 4. Folkman J, Klagsbrun M (1987) Science 235:442–447 – 5. Gronwald RGK, Majewski MW, Ran WL, Ross R (1990) In: Habenicht A (ed) Growth Factors, Differentiation Factors, and Cytokines. Springer, Heidelberg New York Hongkong Tokyo, pp 279–291 – 6. Habenicht AJR, Salbach P, Blattner C, Janßen-Timmen U (1990) In: Habenicht A (ed) Growth Factors, Differentiation Factors, and Cytokines. Springer, Heidelberg New York Hongkong Tokyo, pp 31–42 – 7. Habenicht AJR, Salbach P, Goerig M, Zeh W, Janßen-Timmen U, Blattner C, King WC, Glomset JA (1990) Nature 345:634–636 – 8. Hansson GK, Jonasson L, Seifert PS, Stemme S (1989) Arteriosclerosis 9:567–571 – 9. Jonasson C, Holm J, Skalli O, Bonders G, Hansson GK (1986) Arteriosclerosis 6:131–138 – 10. Munro JM, Cotran RS (1988) Lab Invest 58:249–259 – 11. Ross R (1986) N Engl J Med 314:488–500 – 12. Ross R, Masuda J, Raines EW, Gown AM, Katsuda S, Sasahara M, Malden LT, Masuko H, Sato H (1990) Science 248:1009–1012 – 13. Rubin K, Tingstrom A, Hansson GK, Larsson E, Ronnstrand L, Klareskog L, Claesson-Welsh L, Heldin C-H, Fellstrom B, Terracio L (1988) Lancet 1:1353–1356 – 14. Sherr CJ, Rettenmier CW, Sacca R, Roussel MF, Look AT, Stanley ER (1985) Cell 41:665–676 – 15. Steinberg D, Parthasarathy S, Carew TE, Khoo JC, Witztum JL (1989) N Engl J Med 320:915–923 – 16. Waterfield MD, Scrace GT, Whittle N, Stroobant P, Johnsson A, Wasteson A, Westermark B, Heldin C-H, Huang JS, Deuel TF (1983) Nature 304:35–39 – 17. Wilcox JN, Smith KM, Williams LT, Schwartz SM, Gordon D (1988) J Clin Invest 82:1134–1143

Wachstumsfaktoren und Zytokine in der Pathogenese systemischer Vaskulitiden*

W. L. Gross. E. Csernok, J. Kekow (Abteilung für Klinische Rheumatologie der Medizinischen Universität zu Lübeck und Medizinische Krankenhausabteilung an der Rheumaklinik Bad Bramstedt)

Bei den systemischen Vaskulitiden (SV) handelt es sich um eine klinisch und ätiopathogenetisch heterogene Gruppe von Erkrankungen, deren Krankheitsbild sowohl durch die Folgen des Entzündungsprozesses in den Gefäßwänden als auch durch die

* Mit Unterstützung des BMFT („Rheumaforschung") und Verein zur Förderung rheumatischer Erkrankungen Bad Bramstedt e. V.

„vaskulitischen Allgemeinsymptome“ charakterisiert ist. Die Symptomatologie der seit vielen Jahrzehnten bekannten klassischen Entitäten weist deshalb trotz des unterschiedlichen Gefäßbefalls stets eine gewisse Ähnlichkeit auf. Deshalb erfordert die Diagnose die Beschreibung des klassischen klinischen und, soweit möglich, des histologischen Bildes [15]. Neben den primären Vaskulitiden kommt es bei den systemischen Autoimmunerkrankungen (Kollagenosen im engeren Sinne), Neoplasien, Infektionskrankheiten, aber auch nach Medikamenten zu Gefäßentzündungen, die als sekundäre Vaskulitiden bezeichnet werden. Immunhistologisch trennt man heute die pauci-immunen Vaskulitiden von den Immunkomplexvaskulitiden. Während sich bei den letzteren Immunkomplexe (Antigen-Antikörper-Komplement-Komponenten) in der Gefäßwand nachweisen lassen, finden sich bei den pauci-immunen Formen nur geringe Mengen an Immundepots oder noch häufiger keine erkennbaren Immunkomponenten in situ. Neben diesen beiden Hauptformen von Immunvaskulitiden gibt es wahrscheinlich noch eine dritte, durch zelluläre Immunreaktion verursachte, Vaskulitisform [5, 10, 15].

Die Ätiopathogenese primär systemischer Vaskulitiden ist zumeist völlig unklar und der Entstehungsmechanismus sekundärer Vaskulitiden häufig unbekannt. Neuere immunhistologische Untersuchungen bei SV haben auch die zellulären Immunreaktionen in das Zentrum des pathogenetischen Interesses gerückt. Erhebliche Fortschritte in immundiagnostischer und auch pathogenetischer Hinsicht wurden jedoch in der Gruppe der pauci-immunen, ANCA-assozierten Vaskulitiden erzielt.

In der vorliegenden Übersicht werden die neuen immunopathogenetischen Aspekte bei den ANCA-assoziierten Vaskulitiden vorgestellt. Dabei wird im pathogenetischen Ablauf die Rolle der Anti-Neutrophilen Autoantikörper, die Bedeutung der Zielantigene und die Interaktion mit Zytokinen beschrieben.

ANCA: Anti-Neurophil Cytoplasmic Antibodies

Pauci-immune Vaskulitiden sind mit Autoantikörpern gegen lysosomale Proteine von Granulozyten und Monozyten (ANCAs) assoziiert. ANCAs werden in Screeningverfahren mittels der indirekten Immunfluoreszenztechnik im Serum der Patienten gesucht. Nach dem Immunfluoreszenzbefund unterscheidet man heute im wesentlichen zwei Färbemuster. Die zentral-akzentuiert auftretende Fluoreszenz wird als cANCA (früher: ACPA = Anti-Cytoplasmatische Antikörper) bezeichnet und das perinukleäre Muster als pANCA bewertet [16]. Der cANCA-Fluoreszenz entsprechen in etwa 90% der Fälle Anti-Proteinase 3 Antikörper [16, 26]; Anti-Myeloperoxidase Antikörper sind in etwa 80–90% der Fälle verantwortlich für die pANCA-Fluoreszenz [19]. Autoantikörper gegen andere lysosomale Proteine (Elastase, Kathepsin G, Lactoferrin, etc.) können auch zur pANCA-Fluoreszenz führen [20]. Der cANCA, speziell die Anti-Proteinase 3 Autoantikörper, werden als Seromarker der Wegenerschen Granulomatose angesehen. Der Autoantikörpertiter korreliert mit der klinischen Aktivität. cANCAs finden sich auch in etwa einem Drittel der Fälle bei der klassischen Panarteriitis nodosa und in einer deutlich höheren Frequenz bei der mikroskopischen Form (mikroskopische Polyarteriitis) [28]. Allerdings ist dann nur ein Teil dieser cANCA-positiven Seren auch PR3-ANCA induziert. Der pANCA-Befund und die Anti-Myeloperoxidase Autoantikörper finden sich häufiger bei renalen Vaskulitiden und bei dem Churg-Strauss-Syndrom (allergische Angiitis und Granulomatose) [17, 18, 20, 28].

Proteinase 3: Multifunktionalität

Die Proteinase 3 (PR3, „Wegener's Autoantigen“) ist das Zielantigen des klassischen Antizytoplasmatischen Antikörpers (ACPAs, Synonym: cANCAs). Die PR3 ist die dritte neutrale Serinprotease aus neutrophilen Granulozyten und ist in deren azurophilen

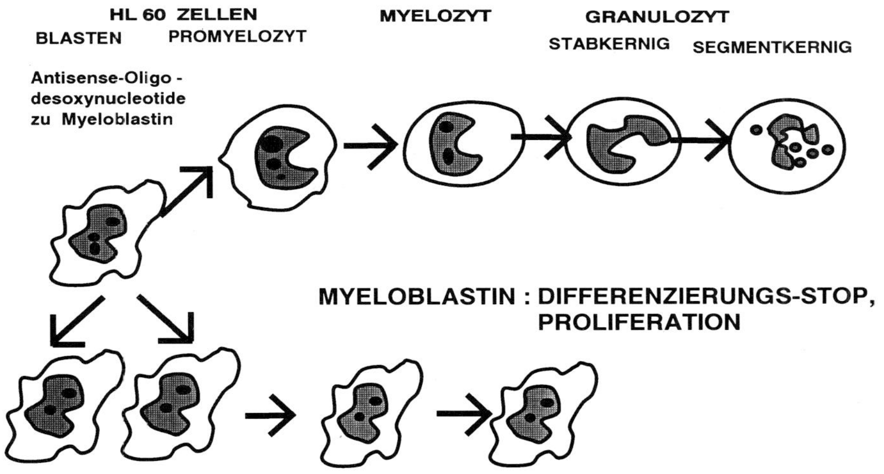

Abb. 1. Myeloblastin/Proteinase 3 vermitteltes Zellwachstum. Bei dem Myeloblastin handelt es sich un einen Granulozytenwachstumsfaktor. Die Inhibition des MBs führt zu einem Proliferationsstop von HL-60-Zellen mit einem konsekutiven Ausreifen der Zellen (Differenzierung)

(primären) Granula lokalisiert. In enzymatischer Hinsicht gleicht sie im Wirkprofil der Elastase oder Kathepsin G. Sie ist allerdings hinsichtlich ihrer Emphysem-induzierenden Kapazität im Tierexperiment effektiver als die Elastase [22]. Durch die im vergangenen Jahr erlangte Kenntnis um die Aminosäuren und Nukleotidsequenz zeigte sich, daß die PR3 doch wenigstens mit zwei weiteren funktionell charakterisierten Granulozytenproteinen identisch ist: dem Myeloblastin (MB) und dem AGP7 [18]. Bei dem Myeloblastin handelt es sich um einen Granulozytenwachstumsfaktor. Die Inhibition des MB's durch Antisense-Oligonukleotide führt zu einem Proliferationsstop von HL60-Zellen (Promyelozytenlinie) mit einem konsekutiven Ausreifen der Zellen (Differenzierung) (Abb. 1) [18]. AGP7 wurde als Protein mit antimikrobieller Wirksamkeit beschrieben [12].

ANCA-assozierte Vaskulitiden

Die Ätiopathogenese der Vaskulitiden bleibt weitgehend ungeklärt. Die Erkenntnisse um den ANCA und die entsprechenden Zielantigene ergeben jedoch neue Aspekte zur Vaskulitisgenese.

Zum Nachweis der funktionellen Bedeutung von ANCA's wurden zunächst drei murine monoklonale Antikörper (WGM1, -2 und -3) und ein humaner Antikörper (WGH1) hergestellt. Mit dem WGM1-Antikörper konnte gezeigt werden, daß PR3 nicht nur in den azurophilen Granula und Myeloperoxidase positiven Granula von Monozyten, sondern auch auf der Zellmembran von beiden Zelltypen, allerdings in geringer Menge (deutlicher weniger als bei Patienten mit akuter WG) exprimiert ist (Abb. 2) [6]. Damit ist die PR3, als cANCA-Zielantigen, prinzipiell auch in vivo für den Autoantikörper akzessibel. Zellphysiologische Untersuchungen haben gezeigt, daß Fab-Fragmenten von Anti-PR3 Antikörpern die Neutrophilenaktivierung durch Translokation von Proteinkinase C modulieren können [11]. Die Aktivierung von Granulozyten führt zum „respiratory burst", (z.B. Sauerstoff-Radikalbildung) und zur Degranulation (z.B. Freisetzung von lysosomalen Enzymen wie Elastase, Kathepsin G usw.). Weiter konnte gezeigt werden, daß Fab-Fragmente von einem Teil der PR3 Autoantikörpern die Elastin-spaltende Kapazität der PR3 inhibieren können. Diese inhibitorische Kapazität

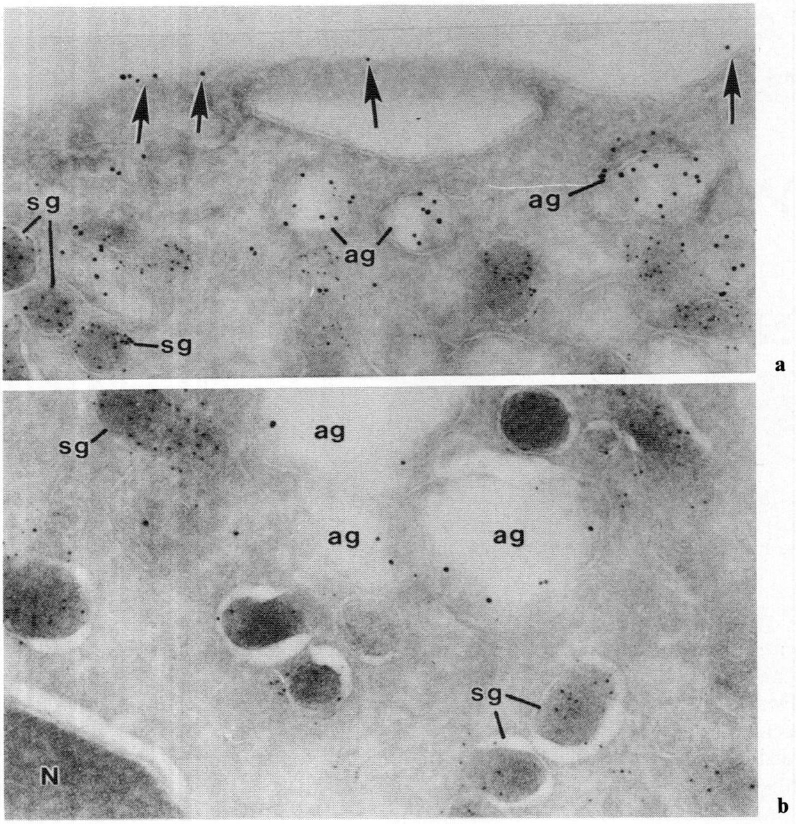

Abb. 2a, b. Lokalisierung von Proteinase 3 in normalen humanen neutrophilen Granulozyten mittels Doppeltmarkierung. Polyklonales anti-Laktoferrin Serum mit kleinen Goldpartikel (GAR-5) und anti-PR 3 monoklonaler Antikörper (WGM1) mit großen Goldpartikeln (GAM-10) konjugiert. PR 3 ist mit großen Goldpartikeln in azurophilen Granula nachgewiesen, während Laktoferrin mit kleinen Partikeln in dem spezifischen Granula gefunden worden ist. Es ist zu beachten, daß PR 3 in geringe Menge auf der Plasmamembran experimentiert ist. Vergr. **a** 60.000 x, **b** 84.000 x; *N* Nukleus

ist nicht mit dem Titer bzw. der Serummenge des cANCAs korreliert. Interferenzen mit dem Hauptinhibitor der enzymatischen Aktivität der PR3, dem Alpha-1-Antitrypsin (Alpha-1-Proteinase Inhibitor) konnten nicht beobachtet werden [27].

Klare Untersuchungsergebnisse bezüglich der Interferenz von Anti-Proteinase 3 Antikörpern und der antimikrobiellen Kapazität von PR3 (bzw. AGP7) stehen aus. Gleichfalls gibt es noch keine abschließenden Untersuchungsergebnisse zur Rolle der Anti-PR3 Autoantikörper hinsichtlich ihres Einflusses auf die myeloischen Zellen.

ANCA und Zytokine

Eingangs wurde schon betont, daß der cANCA-Titer mit der klinischen Aktivität der Wegenerschen Granulomatose assoziiert ist. Das stereotype Auftreten „vaskulitischer Allgemeinsymptome", unabhängig von der Ätiologie und Krankheitsentität der systemischen Vaskulitiden, legt den Verdacht nahe, daß auch Mediatoren bzw. Modulatoren der zellulären Immunität, die Zytokine, an der Pathogenese beteiligt sind. Zytokine können ebenfalls verschiedene Eigenschaften von Endothelzellen verändern (Übersicht: [14]). Die „vaskulitische Allgemeinsymptomatik" ist aus der Onkologie lange bekannt, wo B-Symptome wie Fieber, Gewichtsverlust und Nachtschweiß als Folge einer Hyperzytokinämie (u.a. TNF-alpha, IL-1) zu verstehen sind. Eine ausgeprägte B-Symptomatik ist auch ein Charakteristikum besonders der parasitären Infektionserkrankungen, bei denen sich ebenfalls hohe Zytokinspiegel nachweisen lassen (TNF-alpha, IL6; [24]). Die Beobachtung der klinischen Ähnlichkeit spiegelt sich auch in der ersten Arbeit Friedrich Wegeners *„Über eine septische generalisierte Gefäßerkrankung"* wider. Verschiedene Zytokine konnten inzwischen auch bei systemischen Vaskulitiden näher untersucht werden und lassen eine zentrale Rolle für die klinische Symptomatik, eine Gefäßwandentzündung und auch die Granulombildung erkennen.

Zytokinvermittelte B-Symptomatik

IL-1 und TNF-alpha sind bekannte Pyrogene und „Appetitzügler". Sowohl tierexperimentell als auch in der Behandlung von Patienten mit IL-1 und TNF-alpha treten die oben genannten Symptome mit steigender Dosis aus. Im Hinblick auf die hier interessierenden Zytokineffekte bei systemischen Vaskulitiden konnte in verschiedenen Arbeiten [7, 14] eine Hyperzytokinämie für TNF-alpha auf m-RNA- und Produktebene nachgewiesen werden. Die Untersuchungen fanden bei Patienten mit WG bzw. PAN statt. Die Befunde zur IL-1 Expression waren inkonstant. Eigene Untersuchungen an zwei größeren Kollektiven mit generalisierter WG konnten klar zeigen, daß die Hyperzytokinämie mit der klinischen Krankheitsaktivität korrelierte. In der Remission normalisierten sich TNF-alpha und IL-6 Spiegel im Blut (Abb. 3). Somit dürfte ein Teil der hochpathologisch erhöhten akut Phase Proteine bei einer floriden WG durch IL-6 vermittelt sein.

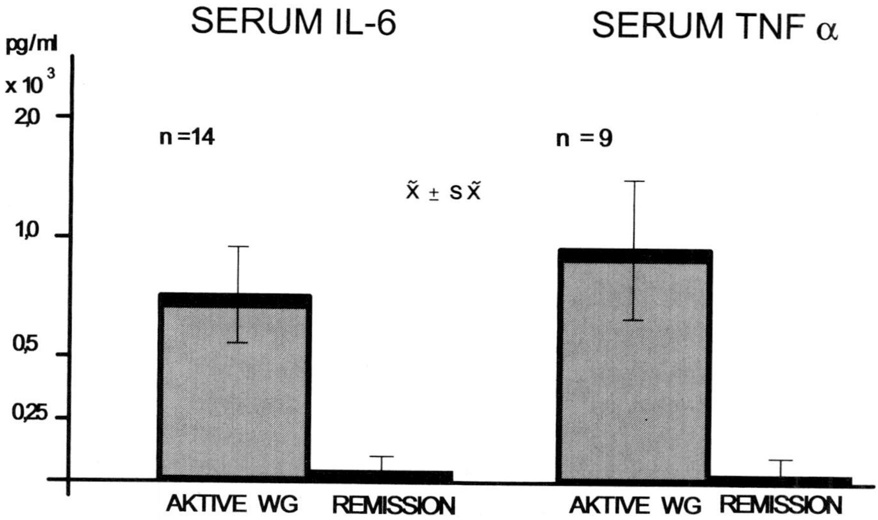

Abb. 3. Zytokinspiegel im Serum bei Patienten mit Wegenerscher Granulomatose. Untersucht wurden Patienten im akuten Stadium und in Remission nach erfolgreicher Therapie. Darstellung der Daten als Median mit Standardfehler des Medians. Die Zytokinmessung erfolgte mittels ELISA: IL-6 von R&D Systems, TNF-alpha von T-cell Science, Fa. Biermann. Es finden sich deutlich erhöhte IL-6 und TNF-alpha Spiegel in der akuten Krankheitsphase

Bei einer Vaskulitis kann regelmäßig ein massiver Einstrom neutrophiler Granulozyten im Bereich der Gefäßläsion beobachtet werden [1]. Für die Zytokine TNF-alpha und IL-1 konnte hierzu gezeigt werden, daß sie zur Adhäsion von Granulozyten an die vaskulären Endothelzellen führen und zusätzlich die Bildung Endothelzellen schädigender Sauerstoffradikale induzieren. Giardin [13] und Waage [30] haben schon 1985 bzw. 1987 am Beispiel der infektiösen Purpura erhöhte TNF-alpha und IL-l Spiegel gezeigt. Ein weiterer TNF-alpha vermittelter Mechanismus einer Gefäßschädigung kann in der Wachstumshemmung von Endothelzellen durch diesen Faktor vermutet werden [21].

Abbildung 4 zeigt den Ablauf einer zytokinvermittelten Leukozytenadhäsion an die Gefäßwand mit nachfolgender Endothelzellschädigung. Die Zelladhäsion wird dabei durch spezielle Adhäsionsmoleküle erst möglich. Durch Zytokine wie IL-1 und TNF-alpha können mindestens drei verschiedene Adhäsionsmoleküle auf Endothelzellen induziert werden: ELAM-1 (*endothelial leukocyte adhesion molecule-1*), VCAM-1 (*vascular cell adhesion molecule-1*) und ICAM-1 (*intercellular adhesion molecule-1*). IL-1 und TNF-alpha können gleichzeitig die Sekretion von IL-8 stimulieren, wobei IL-8 dann zu einem „priming", der eingewanderten neutrophilen Granulozyten mit Induktion von LeuCAM (z. B. LFA-1, ELAM-1) führen kann. ELAM-1 würde dann als Ligand für LFA-1 dienen. Für die WG, mit dem für sie typischen cANCA ergeben sich darüber hinaus weitere interessante pathogenetische Aspekte. Unter bestimmten Umständen (z. B. Hyperzytokinämie durch IL-1 oder TNF-alpha) wird das für den cANCA dienende Antigen, die Proteinase 3 – welches im Ruhezustand der neutrophilen Granulozyten vorwiegend in den azurophilen (primären) Granula und somit intrazytoplasmatisch liegt –, auf der Zellmembran deutlich exprimiert und für den Autoantikörper gut zugänglich [2]. Durch Bindung des cANCA an die PR3 kann nachfolgend die Effektorzelle, hier ein neutrophiler Granulozyt, aktiviert werden und ein „respiratory burst" (Sauerstoff-Radikalbildung) mit Degranulation (z. B. Entladung von Elastase) ausgelöst werden [9]. Damit kommt es bei den cANCA assoziierten Vaskulitiden zu einer Gefäßwandschädigung, die durch Autoantikörper und Zytokineffekte ausgelöst bzw. unterhalten werden [8]. Die Menge der Superoxid-Bildung ist dabei experimentell sogar direkt von der TNF-alpha Konzentration abhängig [3]. Weiter kann angenommen werden, daß durch eine Hyperzytokinämie von IL-2 zahlreiche T-Zell-vermittelte Immunreaktionen ablaufen.

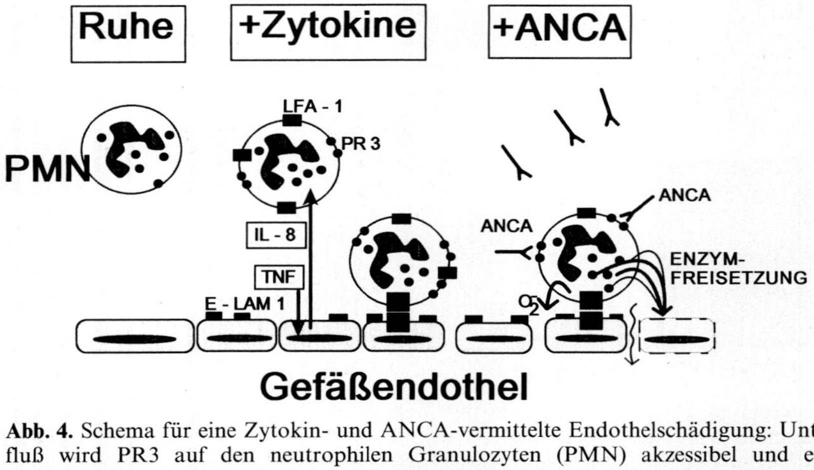

Abb. 4. Schema für eine Zytokin- und ANCA-vermittelte Endothelschädigung: Unter Zytokineinfluß wird PR3 auf den neutrophilen Granulozyten (PMN) akzessibel und ermöglicht den Andockvorgang von PMNs and Gefäßendothelzellen via Adhäsionsmoleküle LFA-1 und E-LAM-1. Die durch ANCA aktivierten PMNs schädigen mit ihren Produkten die Endothelzelle

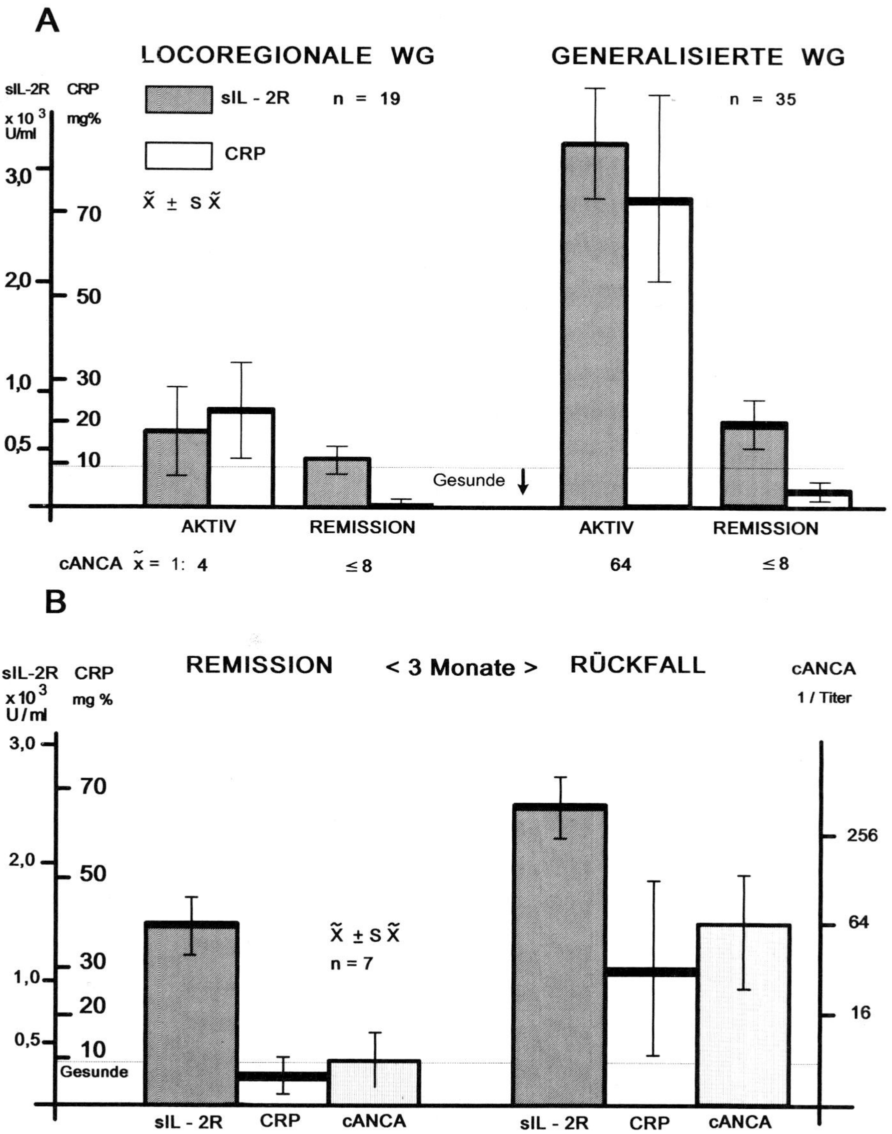

Abb. 5A, B. Vergleich der sIL-2R Spiegel im Serum bei Patienten mit locoregionaler bzw. generalisierter WG, jeweils in der akuten Phase und der Remission. Die höchsten sIL-2R Spiegel finden sich bei der aktiven, generalisierten WG (**A**). Patienten in der Remission einer WG mit bevorstehendem erneuten Schub zeigten ebenfalls hohe sIL-2R Spiegel als Hinweis auf das kommende Rezidiv (**B**). Die Messung der sIL-2Rs erfolgte mit einem ELISA der Fa. T-cell Science

Bei der WG finden sich sowohl erhöhte IL-2 Spiegel im Serum [14] als auch ein massiv erhöhter Spiegel an löslichen IL-2 Rezeptoren (sIL-2R) [23]. Eine Korrelation mit der Krankheitsaktivität der WG ist auch hier vorhanden. Es finden sich sogar erhöhte sIL-2R-Spiegel bei noch klinisch in Remission befindlichen Patienten, bei denen es in den darauf folgenden Monaten zu einem Rezidiv der WG kam (Abb. 5A, B).

Zytokinvermittelte Granulombildung

Die dargestellten zytokinvermittelten Effekte führen zu der Frage, ob auch ein weiteres Charakteristikum einiger systemischer Vaskulitiden, die Bildung von Granulomen („granulomatöse" Vaskulitis; granulomatöse Entzündungen mit sekundärer Vaskulitis), mit in das derzeitige pathogenetische Konzept einbezogen werden können. Granulome bestehen charakteristischerweise aus monozytären Zellen und Riesenzellen sowie in wechselndem Ausmaß aus Lymphozyten und Granulozyten. Die Granulombildung wird allgemein als Reaktion auf Antigene oder Immunkomplexe angesehen (z. B. Tuberkulose). Bei der WG allerdings konnten weder Antigene spezifisch noch Immunkomplexe als Stimulus für die Granulombildung nachgewiesen werden. Der spezifische Nachweis von IL-1, IL-2, Interferon und „migration inhibition factor" in Granulomen lassen jetzt auch bei den systemischen Vaskulitiden vermuten, daß Zytokine an der Ausbildung und Unterhaltung von Granulomen beteiligt sind [25, 29]. Experimentell ist von großer Bedeutung, daß eine Granulombildung durch TNF-alpha Antikörper unterdrückt werden kann [24]. Es wird derzeit vermutet, daß IL-1 ein wichtiger Faktor für die Granulomentstehung, TNF-alpha eher ein Faktor für die Unterhaltung eines granulomatösen Prozesses ist [4]. Klinisch wird dies durch die Erfahrung belegt, daß Granulome auf Steroide gut ansprechen können und tierexperimentell die TNF-alpha Expression durch Dexamethason unterdrückbar ist.

Zusammenfassend belegen die dargestellten Befunde eine Beteiligung verschiedener Zytokine an der klinischen Symptomatik, der Vaskulitis-Entstehung und auch der Granulombildung. Unklar ist derzeit, inwieweit die angesprochenen Zytokine sich gegenseitig in ihrer Wirkung beeinflussen. Systematische Untersuchungen mit Kinetiken zur Zytokinproduktion mit Charakterisierung der Zytokin produzierenden Zellen sind noch durchzuführen, um die Dynamik der systemischen Vakulitiden verstehen zu können: Möglich Effekte von Zytokinen-Inhibitioren wie z. B. für IL-1 und TNF-alpha sind nicht bekannt. Natürlich bleibt weiterhin eine zentrale Frage, wodurch eine Hyperzytokinämie induziert werden kann (Antigene?). Besonders interessant ist die Frage, warum bestimmte systemische Vaskulitiden zu einer ausgeprägten Granulombildung neigen, bzw. warum es häufig bei granulomatösen Prozessen sekundär zu Vaskulitis kommt. Hier ist anzunehmen, daß noch weitere als hier angesprochene Zytokineren (z. B. IL-8, Transforming growth factor β) eine zusätzliche Rolle spielen.

Literatur

1. Braun M, Csernok E et al. (1991) Verteilungsmuster der Proteinase 3 bei der Wegenerschen Granulomatose und anderen Vaskulitiden. Imm Infekt 19:23–24 – 2. Caldas ML, Charles LA et al. (1990) Immunelectron microscopic documentation of the translocation of proteins reactive with ANCA to neurophil cell surface during neutrophil activation. Abs. 3rd Inter. Workshop on ANCA, Washington, Nov. 29–30 1990 – 3. Charles LA, Falk RJ et al. (1990) Antibodies against granule proteins, activate neutrophils and monocytes in vitro. Abs. 3rd Int. Workshop on ANCA, Washington, Nov. 29–30, 1990 – 4. Chensue SW, Otterness IG et al. (1989) Monokine production by hypersensitivity (Schisostoma mansoni egg.) and foreign body (Sephadex bead)-type granuloma makrophage. 2:144–159 – 5. Churg J, Churg A (1989) Idiopathic and secondary vasculitis: A review. Modern Pathol 2:144–159 – 6. Csernok E, Lüdemann J et al. (1990) Ultrastructural localization of Proteinase 3, the target antigen of anti-cytoplasmatic antibodies circulating in Wegener's granulomatosis. Americ J Pathol 137:1113–1120 – 7. Deguchi Y, Shibata N et al. (1990) Enhanced expression of the tumor necrosis factor/cachectin gene in peripheral blood mononuclear cells from patients with systematic vasculitis. Clin exp Immunlol 81:311–314 – 8. Ewert B, Falk RJ et al. (1990) Anti-neutrophil cytoplastic antibodies stimulate neurophils to injure endothelial monolayers in vitro. Abs. 3rd Int. Workshop on ANCA, Washington, Nov. 29–30, 1990 – 9. Falk RJ, Terell R et al. (1990) Anti-neutrophil cytoplasmic autoantibodies induce neutrophils to degranulate and produce oxygen radicals in vitro. Proc Natl Acad Sci USA 37:4115–4119 – 10. Fauci AS (1983)

Vasculitis. J Allergy Clin Immunol 72,3:211–226 – 11. Fujimoto T, Lockwood (1990) Antineutrophil cytoplasm antibodies (ANCA) activate protein kinase C in human neutrophils and HL-60 cells. Abs. 3rd Int. Workshop on ANCA, Washington, Nov. 29–30, 1990 – 12. Gabay JE, Scott RW et al. (1989) Antibiotic proteins of human polymorphonuclear leukocytes. Proc Natl Acad Sci USA 86:5610–5614 – 13. Girardin E, Grau GE et al. (1988) Tumor necrosis factor and interleukin-1 in the serum of children with severe infectious purpura. N Engl J Med 319:397–400 – 14. Grau GE, Roux-Lombard P et al. (1989) Serum cytokines changes in systemic vasculitis. Immun 68:196–198 – 15. Gross WL, Sterry W (1989) Systemische Vaskulitiden. Medwelt – 16. Gross WL, Lüdemann J, Csernok E (1990) Autoantibodies ANCA/ACPA in vasculitis: History, Nomenclature, Target Antigens, Clinical Impact, and Pathogenesis. Clin Immunol Newsletter 10:159–163 – 17. Gross WL (1991) Neue Aspekte bei der Wegener'schen Granulomatose. Dtsch Ärzteblatt (1991) 88:38–46 – 18. Jenne DE, Tschopp J et al. (1990) Wegener's autoantigen decodet. Nature 346:520 – 19. Jennette JCH, Falk RJ (1990) Antineutrophil Cytoplasmic Autoantibodies and Associated Diseases: A Review. Am J Kidney 6:517–529 – 20. Kallenberg CGM, Cohen Tervaert JW et al. (1991) Autoimmunity to lysosomal enzymes: new clues to vasculitis and glomerulonephritis? Immunology Today 12:61–64 – 21. Kahaleh MB, Smith EA et al. (1988) TNF inhibits endothelial cell growth. Clin Immunol Immunopathol 49:261 – 22. Kao RC, Wehner AC et al. (1988) Proteinase 3, a distinct human polymorphonuclear leukocyte proteinase that produce emphysema in hamsters. J Clin Invest 82:1963–1973 – 23. Kekow J, Heesen C et al. (1990) Correlation of soluble interkeukin-2 receptor (sIL-2R) levels with disease activity in Wegener's granulomatosis. Abs. 3rd Inter. Workshop on ANCA, Washington, Nov. 29–30, 1990 – 24. Kindler V, Sappino A et al. (1990) The inducing role of tumor necrosis factor in the development of bactericidal granulomas during BCG infection. Cell 56:731–740 – 25. Kobayashi K, Allred C et al. (1985) Role of interleukin-1 in experimental pulmonary granuloma in mice. J Immunol 134:358–364 – 26. Lüdemann J, Utecht B et al. (1990) Anti-neurophil cytoplasm antibodies in Wegener's granulomatosis recognize an elastinolitic enzyme. J Exp Med 171:357 – 27. Lüdemann J, Utecht B et al. (1991) Anti-cytoplamic antibodies in Wegener's granulomatosis are directed against proteinase 3. In: Hörl WH, Heiland A (eds) Proteasis III. Plenum Press, New York – 28. Nölle B, Specks U et al. (1989) Anticytoplasmatic autoantibodies: their immunodiagnostic value in Wegener's granulomatosis. Ann Int Med 111:28–40 – 29. Murray HW, Stern JJ et al. (1987) Experimental visceral leishmaniasis: production of interleukin 2 and interferon-γ. J Immunol 138:2290–2297 – Waage A, Halsten A et al. (1987) Association between tumor necrosis factor in serum and fatal outcome in patients with meningococcal disease. Lancet I:355–357 – 31. Wegener F (1935) Über generalisierte septische Gefäßerkrankungen. Verh Deutsch Path Ges XXIX:202–210

Zytokine bei chronischen intestinalen Entzündungen

C. Reinecker, M. Steffen, Th. Witthöft, S. Schreiber, A. Raedler (Medizinische Kern- und Poliklinik, Universitätskrankenhaus Eppendorf, Hamburg)

Zytokine sind an Differenzierungs- und Entzündungsprozessen ebenso beteiligt wie an Narbenbildung und Wundheilung. Sie sind pleiotrop, d.h. haben vielfältige biologische Effekte und redundant, d.h. verschiedene Zytokine überschneiden sich erheblich hinsichtlich ihrer Wirkungsprinzipien (Dinarello 1989). Die Klassifikation der Zytokine ist noch immer unzureichend. Interleukin-1 (Il-1), Tumor necrosis factor (TNF) und Interleukin-6 (Il-6), überwiegend von monozytären Zellen sezerniert, werden als pro-inflammatorische Zytokine zusammengefaßt (Kelso 1989). Sie sind verantwortlich für die Aktivierung von monozytären Zellen, Lymphozyten, Fibroblasten und Endothelzellen, für die Induktion von Akutphasenproteinen und die Induktion von Fieber (Dinarello 1989; Moshage et al. 1988). Darüber hinaus sind pro-inflammatorische Zytokine an der

Regulation metabolischer Prozesse, der Expression epithelialer Determinanten wie der (IgA-)Sekretions-Komponente, aber auch epithelialer HLA-Klasse-II-Molekülen beteiligt (Kvale et al. 1988; Dustin et al. 1986; Mantovani u. Dejana 1989). Die Regulation der Immunglobulin-Klassen mit der IgA-Präferenz in der Mukosa ist eine weitere Funktion, die der Wirkung dieser Zytokine zugeordnet wird.

Die Regulation pro-inflammatorischer Zytokine ist komplex und wird noch nicht vollständig verstanden. Sowohl prä- wie auch posttranskriptionelle Regulationsprinzipien kommen zum Tragen und betreffen sowohl die Regulation der Zytokine wie auch der korrespondierenden Rezeptoren (Aggarwal et al. 1985).

TNF-α verstärkt seine eigene Synthese und Sekretion sowie die des Il-1 und Il-6 (Bachwich et al. 1986; Wong u. Goedell 1986). TNF-α wird von monozytären Zellen sezerniert, aktiviert andererseits auch Monozyten und Makrophagen und verstärkt die Bildung monozytärer Sauerstoff-Radikale (Patton et al. 1989). Prostaglandin E2 verringert die TNF-Synthese und Sekretion. Umgekehrt wird die PGE2-Freisetzung durch TNF induziert, so daß ein gegenregulatorisches Prinzip angenommen werden kann (Bachwich et al. 1986). Die TNF-α-Freisetzung wird durch LPS (bakterielles Lipopolysaccharid), INF-γ , Il-1, Il-2 und Cyclooxygenase-Inhibitoren wie dem Indometacin (Wong u. Goedell 1986; Endres et al. 1989) hochreguliert, während Glukokortikoide, Prostaglandin E2, Substanzen, die den cAMP-Spiegel erhöhen, Inhibitoren der Protein-Kinase C und der Transforming-Growth-Factor-beta gegenteilige Effekte auf die TNF-Sekretion zeigen (Knudsen et al. 1986; Kelso 1989).

Il-1β stimuliert ebenfalls prä- und posttranskriptionell die Il-1-Sekretion (Dinarello et al. 1984). Steroid-Hormone verhindern sowohl die Transkription als auch die Translation, wenn sie bereits vor Induktion der Il-1-Synthese präsent waren (Knudsen et al. 1987). Cyklooxygenase-Inhibitoren bewirken einen Anstieg der Il-1-Konzentration (Endres et al. 1989). Hingegen verstärken Leukotriene die Freisetzung von Il-1 (Rola-Pleszczynski u. Lemaire 1985). Inhibitoren der Lipooxygenase verringern die Il-1 Konzentration (Dinarello et al. 1984). Lysosomale Enzyme monozytärer Herkunft sind offensichtlich in der Lage, präformiertes Il-1 in biologisch aktive Fragmente zu spalten. Stimulatoren der lysosomalen Exozytose erwiesen sich ebenfalls als effektive Stimulatoren der Il-1-Bildung und Freisetzung. Einige Beobachtungen sprechen dafür, daß Il-1 seinen eigenen Rezeptor „down"-reguliert.

Il-6 hat ganz ähnliche biologische Effekte wie TNF und Il-1. Allerdings scheinen Fibroblasten und Endothelzellen nicht durch Il-6 aktiviert zu werden. Il-6 induziert nicht seine eigene Bildung und Freisetzung durch monozytäre Zellen (Dinarello 1989). Hingegen werden Phagozytose und Fcγ-Rezeptor-Expression auf Monozyten und Makrophagen durch Il-6 signifikant gesteigert. Il-6 wird durch monozytäre Zellen sezerniert, ohne daß ein exogener Stimulus wirksam sein muß. Die Il-6-Freisetzung wird aber durch LPS, TNF, Il-1 und INF-β gesteigert. Steroide, möglicherweise aber auch TNF-α bewirken eine Reduktion der Il-6-Sekretion (Schindler et al. 1990). Die Il-6-Genexpression scheint Proteinkinase-C- und cAMP-abhängig zu sein. Il-6 wird nicht nur von Monozyten und Makrophagen, sondern auch von T-Zellen, Mastzellen, Fibroblasten und Endothelzellen freigesetzt (Hirano et al. 1990; Gordon et al. 1990).

Mit Hilfe der „Polymerase Chain Reaction" sind Transkripte einer Vielzahl von Zytokinen in der intestinalen Mukosa nachgewiesen worden (Fiocchi 1989; Isaacs et al. 1990; James et al. 1990) und zwar sowohl in entzündeten als auch in nicht-entzündeten Schleimhautarealen. Allerdings sind Rückschlüsse auf quantitative Verteilungsmuster nicht immer möglich. Auf Protein-Ebene ist ebenfalls über eine Reihe von experimentellen Beobachtungen hinsichtlich TNF-α, Il-1β und Il-6 berichtet worden. So wurde eine verstärkte Freisetzung von Il-1 in der entzündeten Schleimhaut von Morbus-Crohn-Patienten unter Verwendung in Kultur gehaltener Biopsien beobachtet (Ligumsky et al. 1990). Ähnliche Ergebnisse wurden mit aus der Mukosa liberierten und dann kultivierten mononukleären Zellen erzielt (Mahida et al. 1989). Eine verstärkte Il-1-Antwort in der entzündeten Mukosa ist insofern von großem pathophysiologischen Interesse, als tierexperimentell die Bedeutung des Il-1 für die Auslösung und Unterhaltung einer intestinalen Entzündungsreaktion belegt werden konnte (Cominelli et al. 1989). Dabei zeigte sich, daß mRNA von Il-1 bereits nach Induktion einer experimentellen Enteritis nachweisbar war. Il-1-Konzentration und Schwere der Entzündung waren miteinander korreliert. Il-1-Antagonisten konnten die entzündlichen Reaktionen verhindern oder zumindest begrenzen (Cominelli et al. 1990).

Die Präsenz des TNF in der intestinalen Schleimhaut wurde unter anderem mit Hilfe des „Spot-Elisas" untersucht. Dabei zeigte sich, daß Patienten mit einem Morbus Crohn und eine Untergruppe von Patienten mit einer Colitis ulcerosa erhöhte Werte des TNF aufweisen (MacDonald et al. 1990). Diese Befunde wurden in Untersuchungen mit liberierten Einzelzell-Suspensionen intestinaler mononukleärer Zellen bestätigt (Nogushi et al. 1991). Eine erhöhte TNF-Sekretion wurde dabei sowohl für Zellen aus der entzündeten, wie auch für Zellen der nicht-entzündeten Schleimhaut beschrieben.

Eigene Untersuchungen haben zeigen können, daß die spontane TNF-α-Freisetzung normaler mononukleärer Zellen nur gering ist, durch Mitogene aber erheblich gesteigert werden kann. Im Gegensatz zum peripheren Blut und den Bronchien ist die TNF-Antwort intestinaler mononukleärer Zellen auf LPS gering, während sich Pokeweed Mitogen (PWM) als besonders effektives Stimulans erwies. INF-γ, das im wesentlichen von aktivierten T-Zellen freigesetzt wird, verhielt sich dem TNF-α analog. Il-1 und Il-6 wurden auch spontan sezerniert, wenn auch in nur geringem Maße. Auch ihre Freisetzung ist durch PWM stimulierbar (Reinecker et al. 1991; Steffen et al. 1991).

Patienten mit einem AIDS-Syndrom im Stadium WR6 haben trotz signifikant verringerter T4-Zellzahl im peripheren Blut nur gering oder nicht reduzierte T4-Zellpopulationen in der Mukosa. Trotzdem ist die intestinale Mukosa von opportunistischen Infektionen bedroht, die auf eine funktionelle Immundefizienz in diesem Kompartement hinweisen. Tatsächlich fand sich eine signifikant verringerte Kapazität mononukleärer Zellen der Darmschleimhaut, nach Stimulation ausreichende Mengen TNF-α zu sezernieren. Andere pro-inflammatorische Zytokine wurden nicht verringert oder, im Gegenteil, vermehrt freigesetzt. INF-γ verhielt sich dem TNF-α analog (Steffen et al. 1991). Die Ursache der verminderten TNF-α-Freisetzung ist ebenso unklar wie die mögliche pathophysiologische Bedeutung für eine effektive Immunantwort.

Patienten mit chronisch entzündlichen Darmerkrankungen zeigen hingegen eine Erhöhung der stimulierten TNF-α- und INF-γ-Freisetzung. Signifikant erhöht zeigten sich ebenfalls die Konzentration für Il-1 in den Überständen. Von besonderer Bedeutung ist die Tatsache, daß auch solche mononukleären Zellen diese charakteristischen Sekretionsmuster aufwiesen, die aus mikroskopisch nichtbefallenen Schleimhaut-Arealen liberiert waren. Diese Beobachtungen weisen darauf hin, daß die Sekretion pro-inflammatorischer Zytokine durch monozytäre Zellen der intestinalen Mukosa einen möglicherweise pathogenetisch bedeutsamen, weil initialen, Prozeß in der Entzündungs-Sequenz darstellt (Raedler et al. 1991). Einen weiteren interessanten Befund stellte die signifikant erhöhte spontane Sekretion von Il-6 durch intestinale mononukleäre Zellen von Patienten mit einer Colitis ulcerosa dar, die die Il-6-Konzentrationen von Zellen aus Morbus-Crohn-Biopsien erheblich übertrafen (Raedler et al. 1991). Eine Steigerung der Il-6-Freisetzung durch mononukleäre intestinale Zellen wurde auch von der Arbeitsgruppe von Kusagami beobachtet (Kusagami et al. 1991). In diesen Experimenten konnte die Il-6-Sekretion sowohl durch Il-1β als auch durch TNF-α weiter gesteigert werden. Diese Daten weisen auf eine unterschiedliche Ätiopathogenese beider Erkrankungen hin. Eine mögliche Beteiligung des Il-6 in der Pathogenese der Colitis ulcerosa würde darüber hinaus die Hypothese eines autoimmunen Geschehens bei dieser Erkrankung unterstützen, da hohe Il-6-Titer vorzugsweise in Zusammenhang mit Autoimmunerkrankungen beobachtet wurden.

Es ist zu erwarten, daß die weitere Analyse der Funktion intestinaler Zytokine unser Verständnis der Physiologie und Pathophysiolgie des Mukosa-assoziierten Immunsystems vertiefen wird.

Literatur

Aggarwal BB, Eessalu TE, Hass PE (1985) Characterization of receptors for human tumor necrosis factor and their regulation by γ-interferon. Nature 318:665–667 – Bachwich PR, Chensue SW, Lorrick JW, Kunkel SL (1986) Tumor necrosis factor stimulates interleukin-1 and prostaglandin E2 production in resting macrophages. Biochem Biophys Res Commun 136:94–101 – Cominelli F, Dinarello CA (1989) Interleukin-1 in the pathogenesis of and protection from inflammatory bowel disease. Biotherapy 1:369–375 – Cominelli F, Nast CC, Clark BD, Schindler R, Lierena R, Eysselein VE, Thompson RC, Dinarello CA (1990) Interleukin 1 (Il-1) gene expression, synthesis and effect of specific Il-1 receptor blockade in rabbit immune complex colitis. J Clin Invest 86:972–980 – Dinarello CA, Bishai I, Rosenwasser LJ, Coceani F (1984) The influence of lipooxygenase inhibitors in the in vitro production of human leukocytic pyrogen and lymphocyte activating factor (interleukin-1). Int J Immunopharmacol 6:43–50 – Dinarello CA (1989) Interleukin-1 and its related cytokines. In: Sorg C (ed) Macrophage-derived cell regulatory factors. Karger, Basel, p 105–154 – Dustin ML, Rothelin R, Bhan AK, Dinarello CA, Springer TA (1986) Induction by interleukin-1 and interferon-gamma, tissue distribution, biochemistry and function of a natural adherence molecule (ICAM-1). J Immunol 137:245–254 – Endres 5, Cannon JG, Ghorbani R, Dempsey RA, Sisson SD, Lonnemann G, van der Meer JW, Wolff SM (1989) In vitro production of Il-1b, Il-1a, tumor necrosis factor and Il-2 in a large cohort of human subjects: distribution, effect of cyclooxygenase-inhibiton and evidence of independent gene regulation. Eur J Immunol 19:2327–2333 – Fiocchi C (1989) Lymphokines and the intestinal immune response: role in inflammatory bowel disease. Immunol Invest 18:91–102 – Gordon JR, Burd PR, Galli S (1990) Mast cells as a source of multifunctional cytokines. Immunol Today 11:458–464 – Hirano T, Akira S, Taga T, Kishimoto T (1990) Biological and clinical aspects of interleukin-6. Immunol Today 11:443–449 – Isaacs KL, Sartor RB, Haskill JS (1990) Monokine profiles in inflammatory bowel disease: Detection of mRNA by polymerase chain reaction amplification. Gastroenterology 98:A455 – James SP, Kwan WC, Sneller MC (1990) T cell lymphokine mRNA expression, lymphokine utilisation and regulatory function in the intestinal mucosal immune system. In: MacDonald TT (ed) Advances in Mucosal Immunology. Kluwer, London – Kelso A (1989) Cytokines: structure, function and synthesis. Current opinion in Immunology 2:215–225 – Knudsen PJ, Dinarello CA, Strom TB (1986) Prostaglandins post-transcriptionally inhibit monocyte expression of intracellular cyclic adenosine monophosphate. J Immunol 137:3189–3194 – Knudsen PJ, Dinarello CA, Strom TB (1987) Glucocorticoids inhibit transcriptional and post-transcriptional expression of interleukin 1 in U937 cells. J Immunol 139: 4129–4134 – Kusugami K, Kuroiwa A, Haruta J, Ina K, Shinoda M, Morise K, Saito H (1991) Interleukin-6 activities of lamina propria mononuclear cells (LPMNCs) from patients with ulcerative colitis (UC). Gastroenterology: AGA – Kvale D, Lovhaug D, Sollid LM, Brandzaeg P (1988) TNF-alpha up-regulates expression of secretory component, the epithelial receptor of polymeric Ig. J Immunol 140:3086–3089 – Ligumsky M, Simon PL, Karmeli F, Rachmilewitz D (1990) Role of interleukin-1 in inflammatory bowel disease – enhanced production during active disease. Gut 31:686–689 – Lohmann-Matthes ML (1989) Interaction of macrophages and cytokines. Current opinion in Immunology 2:33–38 – MacDonald TT, Hutchings P, Choy MY, Murch S, Cooke A (1990) Tumor necrosis factor-alpha and interferon-gamma production measured at the single cell level in normal and inflamed human intestine. Clin Exp Immunol 81:301–305 – Mahida YR, Wu K, Jewell DP (1989) Enhanced production of interleukin-1-beta by mononuclear cells isolated from mucosa with active ulcerative colitis or Crohns disease. Gut 30:835–838 – Mantovani A, Dejana E (1989) Cytokines as communication signals between leukocytes and endothelial cells. Immunol Today 10:370–374 – Moshage HJ, Roelofs MM, van Pelt JF, Hazenberg BPC, van Leeuwen MA, Aarden LA, Limburg PC, Yap SH (1988) The effect of interleukin-1, interleukin-6 and its interrelationship on the synthesis of serum amyloid A and C-reactive protein in primary cultures of adult human hepatocytes. Biochem Biophys Res Commun 155:112–117 – Noguchi M, Sasaki T, Hiwatashi N, Toyota T (1991) Production of tumor necrosis factor-α from colonic mucosa in inflammatory bowel disease. Gastroenterology AGA – Patton JS, Rice GC, Ranges GE, Palladino A (1989) Biology of the Tumor necrosis factor. In: Sorg C (ed) Macrophage-derived cell regulatory factors. Karger, Basel, pp 89-104 – Raedler A, Steffen M, Reinecker C, Witthöft Th, Schreiber S, MacDermott RP (1991) Secretion of pro-inflammatory cytokines of the lamina propria in patients with inflammatory bowel disease. Eingereicht. – Reinecker C, Steffen M, Doehn C, Petersen J, Pflüger I, Voss A, Raedler A (1991) Pro-inflammatory cytokines in intestinal mucosa. Immunol Res (Im Druck) – Rola-Pleszczynski M, Lemaire L (1986) Leukotrienes augment interleukin-1 production by human monocytes. J Immunol 135:3958–3961 – Schindler R, Mancilla J, Endres S, Ghorbani R, Clark SC, Dinarello CA (1990) Correlations and interactions in the production of interleukin-6 (Il-6), Il-1, and tumor necrosis factor (TNF) in human blood mononuclear cells: Il-6 suppress Il-1 and TNF. Blood 75:40–47 – Steffen M, Reinecker C, Voss A, Doehn C, Petersen J, Pflüger I, Raedler A (1991) Secretion of tumor necrosis factor alpha (TNF-alpha) is reduced in intestinal monocytes/macrophages in HIV-infected patients (Eingereicht) – Stevens C, Walz G, Zanker B, Singaram C, Lipman M, Strom TB (1990) Interleukin-6, Interleukin-1-Beta (Il-1β) and Tumor necrosis factor (TNFα). Expression in inflammatory bowel disease (IBD). Gastroenterology 98:A475 – Wong GHW, Goeddel DV (1989) Tumor necrosis factor. In: Zembala M, Asherson GL (eds) Human monocytes. Academic Press, London, pp 195–215

Peptide der Fibroblasten-Wachstumsfaktor-Familie und deren Beitrag zur Tumorangiogenese

L. Schweigerer (Sektion Onkologie/Immunologie, Kinderklinik der Universität Heidelberg)

(Abstract)
Angiogenese, die Neubildung von Blutgefäßen, ist selten, im gesunden Erwachsenen. Mangelnde Angiogenese führt zu Wundheilungsstörungen oder zu insuffizienter Kollateralenbildung nach einem Herzinfarkt. Überschießende Angiogenese kann jedoch ebenso unerwünscht sein, wenn sie zu Krankheitsbildern wie zur diabetischen Retinopathie und zur Neovaskularisation solider Tumoren führt. Offenbar werden solche Zustände durch inadäquate Aktivität sogenannter Angiogenese-Faktoren ausgelöst oder unterhalten. Die wohl bekanntesten und am besten charakterisierten Angiogenese-Faktoren gehören zur Familie der Fibroblasten-Wachstumsfaktoren. Davon wiederum wurde der basische Fibroblasten-Wachstumsfaktor (basic fibroblast growth factor, bFGF) am intensivsten untersucht.

bFGF stimuliert die Proliferation von Kapillarendothelzellen in vitro und ist angiogen in vivo. Der Faktor ist in nahezu allen bisher untersuchten Organen vorhanden, verläßt aber unter normalen Umständen offenbar nicht die Zellen. Dies könnte aber während bestimmter Krankheitsprozesse, wie beispielsweise während der Tumor-Angiogenese geschehen. Tatsächlich ist bFGF in vielen Tumorzellen enthalten und der darin vorhandene Faktor ist angiogen in vivo. Obwohl bFGF offenbar ein wichtiger Faktor im Rahmen der Tumor-Angiogenese ist, so könnten andere Peptide aus der Fibroblasten-Wachstumsfaktor-Familie ebenso an der Pathogenese der Tumor-Angiogenese beteiligt sein. In den letzten Jahren wurden mehrere bFGF-verwandte Angiogenese-Faktoren entdeckt und sequenziert. Interessanterweise sind einige davon Produkte zellulärer Onkogene, darunter INT2, HST1/KFGF, FGF5 und FGF6. Letztere besitzen eine 30–50-prozentige Sequenzhomologie mit bFGF und sie sind offenbar auch funktionell eng verwandt mit bFGF: Soweit bisher untersucht, stimulieren diese Onkogen-Produkte die Proliferation von Gefäßendothelzellen, so daß sie vermutlich auch angiogen in vivo sind und an der Tumor-Angiogenese beteiligt sein könnten. Dies wird auch durch die Tatsache unterstützt, daß sie – im Gegensatz zu bFGF – sezerniert werden und so in der Lage sind, die Neubildung von Kapillaren aus weiter entfernten Gefäßen zu induzieren.

Wachstumsfaktoren und Cytokine in der Pathogenese von Knochenerkrankungen

J. Pfeilschifter (Abteilung Innere Medizin I, Medizinische Klinik und Poliklinik der Universität Heidelberg)

Knochen ist ein sehr aktives Gewebe. An einem Teil der Knochenoberfläche findet ständig ein Abbau oder Aufbau der verkalkten Knochenmatrix statt. Die Bildung und Aktivität der ausführenden Zellen wird sowohl systemisch über hormonelle Regelkreise

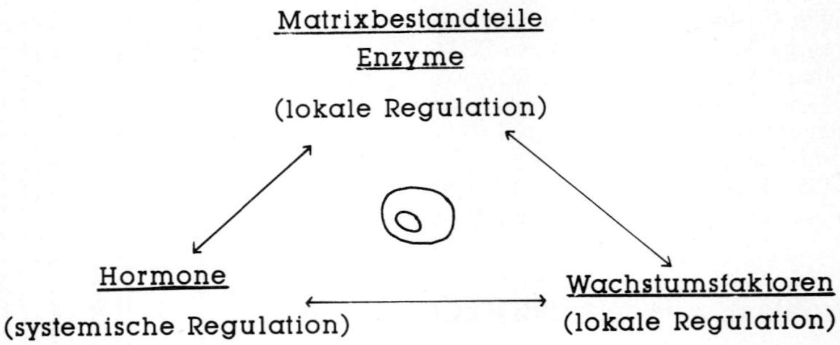

Abb. 1. Regulation der Knochenzellaktivität durch sytemische Hormone, lokale Faktoren und Matrixbestandteile. Die Übergänge zwischen diesen Substanzklassen sind fließend

wie lokal über die Vermittlung zahlreicher im Knochengewebe und dem angrenzenden Knochenmark gebildeten Wachstumsfaktoren und Cytokinen gesteuert (Abb. 1). Jede Vermehrung oder Verminderung von Faktoren, die die Bildung und Aktivität von Knochenzellen direkt oder indirekt beeinflussen können, führt zu Veränderungen der Knochenmasse und daraus resultierenden Osteopathien [1].

Osteopathien durch die verminderte oder vermehrte Freisetzung von Hormonen sind seit langem bekannt. Beispiele hierfür sind die Osteoporose bei Morbus Cushing oder primärem Hyperparathyreoidismus oder die an den Ausfall der Sexualhormone geknüpfte postmenopausale Osteoporose [2]. Bei vielen Osteopathien ist es dagegen nicht gelungen, einen direkten oder indirekten Zusammenhang mit der veränderten Freisetzung von Hormonen nachzuweisen. Dies gilt vor allem für den Sammeltopf der senilen und juvenilen Formen der Osteoporose, die wahrscheinlich eine sehr heterogene Gruppe bezüglich ihrer Genese darstellen. Es wird seit langem vermutet, daß zumindest ein Teil dieser Osteopathien durch eine Störung der Freisetzung oder Wirkung lokaler Faktoren zustande kommen könnte.

Lokale Faktoren des Knochenstoffwechsels

Erst in den letzten Jahren ist es gelungen, einen Teil der Faktoren zu identifizieren, die für die lokale Regulation des Knochenstoffwechsels verantwortlich sind. Zu verdanken ist dies den verbesserten Methoden der Biochemie und Molekularbiologie, durch die die in sehr geringen Konzentrationen im Gewebe vorkommenden Faktoren erstmals in ausreichender Menge isoliert und in gereinigter oder rekombinanter Form zur Verfügung gestellt werden konnten, und den Fortschritten der Zellbiologie auf dem Knochensektor mit der Entwicklung zahlreicher Modelle, mit denen es möglich wurde, einzelne Faktoren gezielt auf ihren Einfluß auf die Bildung und Aktivität der verschiedenen Zellsysteme im Knochen auszutesten. Momentan ergibt sich vereinfacht folgendes Schema der Wirkung dieser Faktoren (Abb. 2 und 3):

Die Bildung und Reifung der für den Knochenabbau verantwortlichen Osteoklasten findet im Knochenmark aus hämatopoietischen Stammzellen statt und wird auf lokaler Ebene durch mehrere Faktoren gefördert, die von den Knochenmarksstromazellen und anderen hämatopoietischen Zellen freigesetzt werden. Dazu gehören der „Macrophage-Colony Stimulating Factor" (M-CSF), der „Granulocyte-Macrophage-Colony Stimulating Factor" (GM-CSF) und die Interleukine 1, 3 und 6 [3].

Mehrere andere Faktoren fördern unspezifisch sowohl die Vermehrung osteoklastärer Vorstufen wie die Vermehrung von Knochenmarksstromazellen, die sich in knochenaufbauende Osteoblasten differenzieren können. Dazu gehören die verschiede-

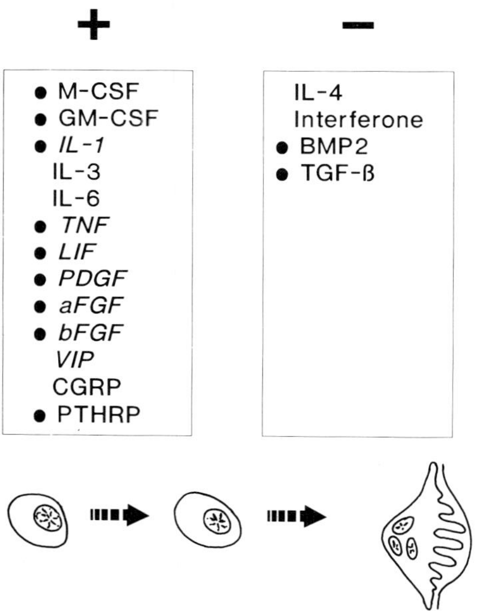

Abb. 2. Wirkung von Wachstumsfaktoren auf die Knochenresorption. Mit einem *Punkt* versehene Faktoren können von Osteoblasten gebildet werden. *Kursiv geschriebene* Faktoren wirken zumindest teilweise über die Freisetzung von Prostaglandin E_2

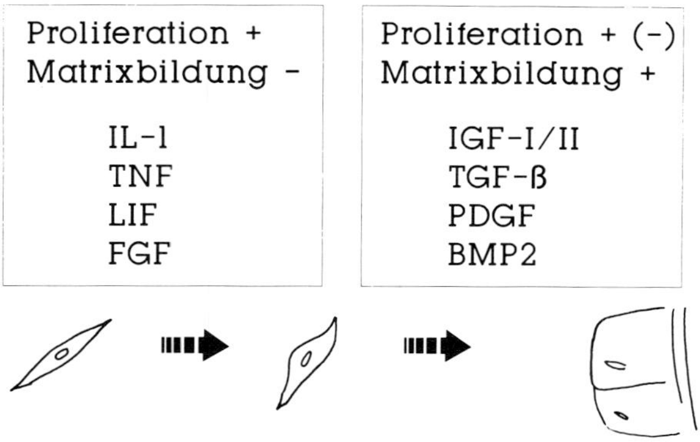

Abb. 3. Wirkung von Wachstumsfaktoren auf die Knochenneubildung

nen Unterformen des „Platelet Derived Growth Factor" (PDGF), Acidic und Basic „Fibroblast Growth Factor" (FGF), „Leukemia Inhibitory Factor" (LIF), „Tumor Necrosis Factor" Alpha und Beta (TNF) und Interleukin-1 (IL-1). Über indirekte Mechanismen können diese Faktoren auch die Aktivität der reifen Osteoklasten fördern, während sie mit Ausnahme von PDGF den Aufbau neuer Knochenmatrix direkt hemmen [4, 5]. Alle diese Faktoren werden fortlaufend oder auf definierte Reize hin von Knochen- und Knochenmarkszellen gebildet. Da diese Faktoren die Bildung aller Knochenzellen fördern, ist eine eindeutige Zuordnung als katabole oder anabole Faktoren nicht möglich. Wie weiter unten ausgeführt, scheint IL-1 aber eine Schlüsselrolle bei der Vermittlung resorptiver Vorgänge bei vielen Osteopathien zu spielen.

Zu den überwiegend anabolen lokalen Faktoren des Knochenstoffwechsels sind „Insulin-like Growth Factor" I und II und viele Polypeptide der „Transforming Growth

Factor-β" (TGF-β)-Familie zu rechnen, deren prominenteste Vertreter TGF-β1 und „Bone Morphogenetic Protein 2" (BMP-2) sind. Diese Faktoren fördern die Differenzierung und die Matrixbildung von Osteoblasten und hemmen teilweise direkt die Knochenresorption [4–6].

Die Regulation lokaler Faktoren im Knochen ist noch größtenteils unbekannt. Ein Teil der Faktoren scheint spezifisch an Matrixproteine zu binden und kann so eine räumlich umschriebene Wirkung hervorrufen (FGF) [7], während andere Faktoren inaktiv freigesetzt werden und erst über z. T. noch unbekannte Aktivierungsmechanismen ihre Wirkung entfalten (TGF-β) [8]. Ein großer Teil der Faktoren scheint nicht konstitutiv freigesetzt zu werden, sondern wird nur auf bestimmte Stimuli gebildet (PDGF, TNF, IL-1) [9].

Osteopathien durch Wachstumsfaktoren

1. Genetisch bedingte Osteopathien

Die meisten der oben genannten Faktoren sind ubiquitär wirksam. Es ist nur zu vermuten, daß ein Defekt in der Bildung vieler dieser Faktoren letal ist. Als Ausnahme ist ein Defekt in der Bildung von M-CSF bei dem op/op Mäusestamm beschrieben [10–12]. Mangelmutanten gehen entsprechend der verminderten Stimulation der Osteoklastenbildung mit überschießender Knochenbildung bis zur Marksverdrängung einher, ein Krankheitsbild, das als Osteopetrose bezeichnet wird. Die Genese der humanen Osteopetrosen ist sicherlich vielfältig, ein entsprechendes Korrelat zu dem beschriebenen Tiermodell beim Menschen ist noch nicht gesichert.

2. Tumor-Osteopathien

Zahlreiche Tumoren werden von Osteopathien begleitet. Dabei wird der Knochenstoffwechsel entweder über eine Fernwirkung durch Faktoren, die von einem knochenfernen Tumor gebildet werden, beeinflußt, oder es liegt eine direkte Wirkung von Faktoren vor, die von Knochenmetastasen in der Umgebung von Knochenzellen freigesetzt werden [13]. Verantwortlich für die Osteopathie ist in der Regel ein einzelner oder die Kombination mehrerer Tumor-Wachstumsfaktoren. Zu den Tumoren, die den Knochen über eine Fernwirkung beeinflussen können, gehören viele epitheliale Tumoren. Als Mediatoren kommen sowohl IL-1, wie das an den Parathormonrezeptor bindende „Parathyroid Hormone Related Peptide" (PTH-RP) in Frage [14, 15]. Beim Plasmozytom scheint auch TNF eine Rolle zu spielen [16]. Alle diese Faktoren können über den systemischen Knochenabbau eine Hypercalcämie verursachen, die oft das Hauptsymptom des Tumors ist. Diese Beispiele zeigen, daß die Grenze zwischen Wachstumsfaktoren und systemischen Faktoren fließend ist, da auch Wachstumsfaktoren eine hormonartige systemische Wirkung auslösen können.

Verantwortlich für die osteolytische Wirkung vieler Metastasen scheinen ebenfalls die oben genannten Faktoren zu sein, während die Tumor-Faktoren, die lokal zur Bildung osteoblastischer Knochenveränderungen bei Metastasen von Mamma- oder Prostatakarzinomen führen, noch nicht eindeutig identifiziert sind.

3. Osteopathien als Folge entzündlicher Erkrankungen

Zahreiche dem Knochen benachbarte Entzündungsprozesse wie die rheumatoide Arthritis, die Paradontose oder das Cholesteatom gehen mit einer Verminderung der Knochensubstanz in den angrenzenden Arealen einher, die für den Krankheitsverlauf mit beeinflussend werden kann [17]. Ursächlich hierfür sind Faktoren, die von den Entzündungszellen freigesetzt werden und die Knochenresorption fördern können. An erster Stelle ist auch hier IL-1 zu nennen, dessen Aktivität in der Synovia von Patienten mit rheumatoider Arthritis deutlich erhöht ist. Auch TNF und die Prostaglandine dürften hier eine große Rolle spielen [18].

4. Die postmenopausale Osteoporose

Diese Form der Osteoporose gilt als Paradebeispiel einer Hormonmangel-bedingten Osteopathie. Das schließt jedoch nicht aus, daß der Wirkungsmechanismus Wachstumsfaktor-vermittelt ist. In den letzten Jahren wurden erstmals direkte Wirkungen von Sexualhormonen auf den Knochenstoffwechsel beschrieben [19]. Der direkte Einfluß der Sexualhormone auf den Knochenstoffwechsel ist aber sehr gering. Dagegen eröffnet die Beobachtung, daß die Freisetzung von IL-1 und TNF in Monozyten östrogenabhängig ist, einen möglichen Zugang zum Pathomechanismus. Den Osteoklasten eng verwandte Monozyten postmenopausaler Frauen sezernieren weitaus mehr IL-1 als Monozyten prämenopausaler oder östrogensubstituierter Frauen [20]. Auch gibt es erste Hinweise dafür, daß die IL-1 Freisetzung in Monozyten und die Knochendichte negativ miteinander korrelieren [21]. Ob und welche Unterschiede es hier zwischen Frauen gibt, die postmenopausal eine Osteoporose entwickeln und der Mehrzahl der Frauen, die trotz der Menopause nicht osteoporotisch werden, ist momentan Gegenstand von weiteren Untersuchungen. Möglicherweise spielt die Sensitivität der IL-1 Freisetzung aus osteoklastären Zellen hier eine Rolle.

5. Andere Formen der Osteoporose

Über zahlreiche Formen der Osteoporose gibt es noch wenig pathogenetisch gesicherte Erkenntnisse. Dazu gehören die sicherlich sehr heterogene Gruppe der sogenannten juvenilen Osteoporose und die große Gruppe der senilen Osteoporosen. Hauptkennzeichen dieser Osteopathien ist ein verminderter Knochenanbau, was eine osteoblastäre Bildungs- oder Aktivitätsstörung nahelegt [22]. Osteoblastäre Zellen von Patienten mit seniler Osteoporose haben in Kultur eine deutlich erniedrigte Wachstumsrate, der zugrundeliegende Defekt ist aber noch nicht bekannt [23]. Unsere Arbeitsgruppe führt gegenwärtig Untersuchungen durch, bei denen die Freisetzung und die Wirkung lokaler anaboler und kataboler Faktoren in osteoblastären Zellen von altersentsprechenden Patienten mit und ohne Osteoporose miteinander verglichen werden. Gleichzeitig wird auch der Wachstumsfaktorgehalt in der Knochenmatrix dieser Patienten miteinander verglichen. Zum jetzigen Zeitpunkt lassen sich aber noch keine eindeutigen Aussagen machen. Es ist denkbar, daß diese Bestimmungen in Zukunft für diagnostische Zwecke eingesetzt werden könnten.

Ausblick: Therapeutische Ansätze

Die fundamentale Rolle der Wachstumsfaktoren in der Physiologie und – wie oben dargestellt – der Pathophysiologie des Knochens lassen auch an einen therapeutischen Einsatz dieser Faktoren denken. Für die lokale Anwendung dieser Faktoren scheint dies bereits heute realistisch. So wurde BMP bereits erfolgreich zur Behandlung von Pseudarthrosen eingesetzt [24], und auch andere lokale Prozesse wie Knochendefektheilung, Gelenkversteifungen und Umstellungen im Kieferbereich könnten wesentlich von einem gezielten Einsatz dieser Faktoren profitieren. Schwieriger zu realisieren ist die systemische Beeinflussung metabolischer Osteopathien. Sowohl ihre chemische Komposition als Polypeptide wie die ubiquitäre Wirkung der Wachstumsfaktoren verhindert eine einfach zu realisierende Anwendung. In Erprobung sind aber der systemische

Einsatz von langwirkenden Rezeptorantagonisten und die Kopplung der Faktoren oder aktiver Komponenten an knochenselektive Karrierstrukturen.

Fazit

Wachstumsfaktoren und Cytokine spielen neben den systemischen Hormonen die Hauptrolle in der Physiologie des Knochenstoffwechsels. Auch die Pathogenese vieler Osteopathien wird in zunehmendem Ausmaß als Störungen der Freisetzung oder Wirkung dieser Faktoren erkannt. Es ist zu erwarten, daß diese Faktoren in den nächsten Jahren eine wachsende Bedeutung für die Diagnostik und Therapie von Osteopathien haben werden.

Literatur

1. Pfeilschifter J (1990) Der Knochenstoffwechsel und seine Aktivitätsparameter. Internist 31:727–736 – 2. Dambacher MA (1982) Praktische Osteologie. Thieme, Stuttgart-New York, pp 58–64 – 3. Mundy GR, Roodman GD (1987) Osteoclast ontogeny and function. In: Peck WA (ed) Bone and Mineral Research. Elsevier, Amsterdam, Vol 5:209–279. – 4. Canalis E et al. (1988) Growth Factors and the regulation of bone remodeling. J Clin Invest 81:277–281 – 5. Pfeilschifter J et al. (1990) Role of Growth Factors in Cartilage and Bone Metabolism. In: Sporn MB, Roberts AB (eds) Handbook of Experimental Pharmacology Vol 95/II. Springer, Berlin Heidelberg, pp 371–400 – 6. Wozney JM et al. (1988) Novel regulators of bone formation: molecular clones and activities. Science 242:1528–1533 – 7. Rifkin DB, Moscatelli D (1989) Recent developments in the cell biology of basic fibroblast growth factor. J Cell Biol 109:1–6 – 8. Pfeilschifter J et al. (1990) Characterization of the latent transforming growth factor β complex in bone. J Bone Mineral Res 5:49–58 – 9. Gowen M et al. (1989) Production of tumor necrosis factor by human osteoblasts is modulated by other cytokines, but not by osteotropic hormones. Endocrinology 126:1250–1255 – 10. Yoshida H et al. (1990) The murine mutation osteopetrosis is in the coding region of the macrophage colony stimulating factor gene. Nature 345:442–444 – 11. Wiktor-Jedrzejczak W et al. (1990) Total absence of colony-stimulating factor 1 in the macrophage-deficient osteopetrotic (op/op) mouse. Proc Natl Acad Sci USA 87:4828–4832 – 12. Felix R et al. (1990) Impairment of macrophage colony-stimulating factor production and lack of resident bone marrow macrophages in the osteopetrotic op/op mouse. J Bone Mineral Res 5:781–789 – 13. Mundy GR (1990) Hypercalcemia of malignancy. In: Avioli LV, Krane SM (eds) Metabolic Bone Disease and Clinically Related Disorders. WB Saunders, Philadelphia, pp 793–804 – 14. Suva LJ et al. (1987) A parathyroid hormone-related protein implicated in malignant hypercalcemia: cloning and expression. Science 237:893–896 – 15. Nowak RA et al. (1990) Squamous cell carcinomas often produce more than a single bone resorption-stimulating factor: role of interleukin-1. Endocrinology 127:3061–3069 – 16. Garrett IR et al. (1987) Production of lymphotoxin, a bone-resorbing cytokine, by cultured human myeloma cells. New Engl J Med 317:526–532 – 17. Als OS et al. (1984) Prevalence of decreased bone mass in rheumatoid arthritis: relation to anti-inflammatory treatment. Clin Rheumatol 3:201–208 – 18. Stashenko P et al. (1989) Effect of immune cytokines on bone. Immunol Invest 18:239–249 – 19. Ernst et al. (1989) Evidence for a direct effect of estrogen on bone cells in vitro. Steroid Biochem 34:279–284 – 20. Pacifici R et al. (1987) Spontaneous release of interleukin-1-like activity from human blood monocytes reflects bone formation of idiopathic osteoporosis. Proc Natl Acad Sci USA 84:4616–4620 – 21. Pacifici R et al. (1989) Increased monocyte interleukin-1 activity and decreased vertebral bone density in patients with fasting idiopathic hypercalciuria. J Clin Endocrinol Metab 71:138–145 – 22. Arlot et al. (1984) Impaired osteoblast function in osteoporosis: comparison between calcium balance and dynamic histomorphometry. Br Med J 289:517–520 – 23. Lomri A, Marie PJ (1990) Bone cell responsiveness to transforming growth factor β, parathyroid hormone, and prostaglandin E_2 in normal and postmenopausal osteoporotic women. J Bone Mineral Res 5:1149–1155 – 24. Urist MR (1989) Bone morphogenetic protein, bone regeneration, heterotopic ossification and the bone–bone marrow consortium. In: Peck WA (ed) Bone and Mineral Research 6, Elsevier, Amsterdam, pp 57–113

Regulation des Endothels durch TNF

P. P. Nawroth, A. Bierhaus, J. Lin, Y. Zhang, R. Ziegler (Abteilung Innere Medizin I, Medizinische Klinik und Poliklinik der Universität Heidelberg)

Pathologische Veränderungen der Gefäße auch durch sekundäre Mitreaktion bei anderen Grundkrankheiten sind die häufigsten Ursachen der Morbidität und Mortalität der Industriegesellschaften. Dazu zählen die Arteriosklerose, das Wachstum und die Metastasierung von Tumoren, Vaskulitiden und Transplantatabstoßung (Tabelle 1).

Das Grundmodell der Pathophysiologie der Gefäßwand stammt aus der Hämostaseologie. Aus der Beobachtung der Entstehung eines Gerinnsels ist bekannt, daß Endotheldenudation zur Adhäsion von Thrombozyten, Ausbildung eines okklusiven Thrombus und Wachstumsförderung der subendothelialen Schichten führt. Doch gilt heute, daß außer einigen experimentellen Modellen es keinen Beweis gibt, daß ausschließlich durch mechanische Endothelverletzung die Gefäßbeteiligung bei den in Tabelle 1 aufgeführten Erkrankungen erklärbar ist.

Neuere Entwicklungen, möglich durch die Kultur der Gefäßendothelzellen aus verschiedenen Organen, ermöglichten in vitro die Erforschung der Endothelzellfunktionen [1]. Deren Kenntnis und das Wissen um die Regulierbarkeit dieser Entothelzellfunktionen erlauben nun den Versuch, die in Tabelle 1 aufgeführten Erkrankungen auch unter dem Aspekt der Endothelzelldysfunktion zu sehen.

Endothelzellfunktionen (Tabelle 2)

Endothelzellen sind als die Innenschicht der Gefäße mit allen Blutbestandteilen in Kontakt. In dieser strategisch besonderen Position spielen sie eine große Rolle bei der Regulation der Permeabilität, deren Störung nicht nur bei entzündlichen Erkrankungen

Tabelle 1

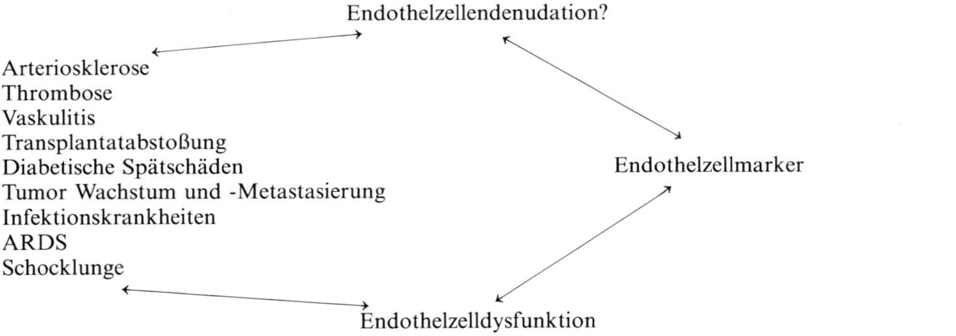

Tabelle 2

Regulation:
des Gefäßtonus
der Gerinnung und Fibriolyse
der Expression zellulärer Adhäsionsmoleküle
der Permeabilität

und Tumormetastasierung, sondern auch bei der Entwicklung der diabetischen Spätschäden eine Rolle spielt.

Die Permeabilität des Endothels betrifft nicht nur Makromoleküle, sondern auch andere Zellen, wie Makrophagen, Neutrophile und Lymphozyten. Expression zellulärer Adhäsionsmoleküle ermöglicht eine geregelte Interaktion des Endothels mit anderen zellulären Bestandteilen des Blutes [1].

In die Regulation des Blutflusses greift das Endothel auf 2 Wegen ein: einmal durch Beeinflussung des Gefäßtonus durch Freisetzung von EDRF und Endothelin [2], zum anderen durch die Regulation der Gerinnung [1]. Endothelzellen spielen eine aktive Rolle bei antikoagulanten Reaktionen durch die Synthese von Glykosaminoglykanen, die Antithrombin III binden, die Expression von Thrombomodulin und die Synthese von Protein S und Plasminogenaktivator. Sie können aber auch durch Expression von Tissue Factor (den Faktor VII Rezeptor), HMWK (hoch molekulares Kininogen), Faktor V, Faktor-IX-Bindungsstellen, von Willebrand-Faktor und Plasminogenaktivatorinhibitor prokoagulante Reaktionen an ihrer Oberfläche triggern.

Endothelzelldysfunktion

Die oben beschriebenen Endothelzellfunktionen sind nicht statisch, sie sind unter strenger Kontrolle von Mediatoren, z. B. der körpereigenen Abwehr (Zytokine) [3], oder Mediatoren nicht endothelialer Grunderkrankungen (z. B. AGE-Proteine, Mediatoren diabetischer Spätschäden) (Tabelle 3). Da das Endothel innerhalb eines Effektorsystemes sich antagonisierende Aktivitäten synthetisieren kann (s. Tabelle 3), kommt der Regulation dieser Aktivitäten eine entscheidende Rolle zu. Damit können gefäßbettspezifische Unterschiede der Funktionszustände des Endothels erklärt werden (z. B. im Tumoren oder in der Nachbarschaft eines Infektes).

Tabelle 3. Antagonisierende Endothelzelleigenschaften

Gerinnung und Fibriolyse:	
Plasminogenaktivator	Plasminogenaktivatorinhibitor
Thrombomodulin	Tissue Factor
Protein S	HMWK
Glykosaminoglykane	Faktor V
Faktor Xa Internalisation	Faktor IX Rezeptoren
Gefäßtonus:	
EDRF	Endothelin
Adhäsion:	
Prostazyklin?	ELAM, INCAM

Spezifische Bindung von Mediatoren wie Zytokinen oder AGE-Proteinen an das Endothel führt in vitro zu dramatischen Änderungen der Endothelzelleigenschaften, d. h. sie können von einer Zelle, die Gerinnselbildung verhindert, zu einer gerinnselbildenden Zelle werden, oder z. B. die Adhäsion und Diapedese von Tumorzellen oder Leukozyten ermöglichen. Die Induktion von Endothelin kann Vasokonstriktion bewirken.

Schlußfolgerung

In-vitro-Untersuchungen von Endothelzellfunktionen haben ein breites Spektrum regulierbarer Endothelzelleigenschaften erkennen lassen. Einige der vom Endothel exprimierten Moleküle können inzwischen im Plasma von Patienten und in Biopsiematerial histologisch untersucht werden. Die Kenntnis der diese Endothelzellmarker regulierenden Mediatoren erlaubt die Untersuchung dieser Marker bei Erkrankungen mit einer Beteiligung des Endothels.

Literatur

1. Stern DM, Nawroth PP (1987) Vessel Wall. Seminars in Thrombosis and Hemostasis. Thieme, Stuttgart – 2. Brenner BM, Troy IJ, Ballermann BJ (1989) Endothelium dependent vascular responses. J Clin Invest 84:1373–1378 – 3. Nawroth PP, Stern DM (1989) Das Endothel als die zentrale Schaltstelle der Gerinnungskaskade. Kardiol 78:16–24

Wachstumsfaktoren und chronisch entzündliche Nierenerkrankungen

R. Stahl (Abteilung Nephrologie, Zentrum der Inneren Medizin der Universität Frankfurt/Main)

(Manuskript nicht eingegangen)

Workshop III: Problematik von Therapiestudien

Vorsitz: *V. Diehl,* Köln; *M. Schumacher,* Freiburg

Einführung in die Konzepte der Phasen I–IV Therapiestudien

M. Schumacher (Institut für Medizinische Biometrie und Statistik der Universität Freiburg)

(Manuskript nicht eingegangen)

Therapiestudien und Recht

H.-L. Schreiber (Juristisches Seminar der Universität Göttingen)

I.

Therapiestudien werfen nicht nur medizinische und statistische, sondern auch rechtliche sowie ethische Probleme und Fragen auf. Nicht als ob es heute hier grundsätzlich erneut um die Frage gehen sollte, ob Therapiestudien überhaupt ethisch und rechtlich zulässig sind. Ich meine, daß diese Grundsatzfrage, die seit langem diskutiert wurde, prinzipiell geklärt ist. Aber es geht um die Bedingungen und Grenzen ihrer Zulässigkeit, Fragen, die schwierig und bis heute nicht unbestritten sind.

Das Grundproblem für Ethik und Recht liegt darin, daß die Erprobung neuer Heilverfahren und Medikamente in Therapiestudien zwar die Chance einer besseren, wirksameren Behandlung zur Wiederherstellung der Gesundheit, zur Rettung des Lebens oder doch zur Linderung der Leiden bieten, aber auch mögliche Risiken, Gefahren und Nachteile mit sich bringen kann.

Die Nichtanwendung einer neueren, möglicherweise erfolgreicheren Methode bei Patienten, etwa einer Kontrollgruppe, kann in ihrer Zulässigkeit zweifelhaft sein, wenn man bereits von der Überlegenheit der neuen Methode „eigentlich“ schon überzeugt ist oder überzeugt sein sollte, weil diese Überlegenheit greifbar nahe liegt und die Studie „nur“ noch um des sicheren, förmlichen statistischen Nachweises willen durchgeführt werden soll. Plastisch spricht Hans Jonas davon, daß in Therapiestudien ein „subjektäußerer Zweck“ und die dem Subjekt schuldige Pflicht miteinander in Konflikt geraten können.

Der Forschung, die Aussagen über bessere, wirksamere und von Nebenwirkungen freiere Behandlungsverfahren sucht, kann es förderlich sein, die Ungeeignetheit einer zu prüfenden Therapie an einer statistisch aussagekräftigen Serie von Mißerfolgen zu beweisen. Der einzelne, von solchen nicht geeigneten Methoden Betroffene kann dabei sein Leben bzw. seine Heilungschancen verlieren, die er möglicherweise gehabt hätte, wenn eine andere, möglicherweise die bisher praktizierte Methode bzw. das Standardpräparat angewandt worden wäre. Die Therapiestudien stehen immer wieder auch in der allgemeinen öffentlichen Diskussion unter dem Vorwurf der leichtfertigen „Menschenversuche“, um des Fortschritts oder auch nur der Statistik willen. So hat z. B. Hackethal bei der Anhörung von Sachverständigen zum Thema Sterbehilfe vor dem Rechtsausschuß des Deutschen Bundestages ausgeführt: am schlimmsten in der Medizin sei der Götze Wissenschaft, dem Menschenopfer in klinischen Versuchen dargebracht würden, in denen Menschen im Wege der Auslosung bestimmten Behandlungsmethoden zugewiesen wurden. Die anderen, an der Anhörung sonst beteiligten Mediziner, Ethiker und Juristen, hatten Schwierigkeiten, den Abgeordneten zu erläutern, um was es bei den Therapiestudien wirklich gehe, und daß hier nicht mit Hilfe beliebiger Methoden im Wege der Lotterie über Patientenschicksale entschieden würde.

II.

Eine ausdrückliche, besondere gesetzliche Regelung von Zulässigkeit und Grenzen der Therapiestudien, wie sie etwa der Juristentag 1978 in Wiesbaden gefordert hatte, ist bisher – wohl mit Recht – nicht zustande gekommen. Denn über allgemeine Formeln könnte eine solche Regelung kaum hinausgehen. Arzneimittelgesetz, Strahlenschutzverordnung sowie die Deklaration von Helsinki/Tokyo, zuletzt ergänzt 1989 in Hongkong, geben Anhaltspunkte, ohne eine scharfkantige gesetzliche Regelung zu enthalten.

Die biomedizinische Forschung ist einerseits unentbehrlich für die Entwicklung neuer Heilmethoden. Der Schritt in die Anwendung am Menschen kommt einmal unausweichlich.

Andererseits gilt aber nach unserer Rechtsordnung ein eindeutiger Vorrang der Individualinteressen des jeweils betroffenen Patienten. Es kann keine Aufopferungspflicht nach Art eines Generationenvertrages geben, wonach die heutige Generation, die den Vorteil der Forschungen an der Generation früherer Patienten hat, nun sich selbst im Ausgleich dafür für die künftigen Generationen für Versuchszwecke zur Verfügung stellen müßte. Eindeutig formuliert die Deklaration von Helsinki/Tokyo (I 5): „Die Sorge um die Belange der Versuchsperson muß stets ausschlaggebend sein im Vergleich zu den Interessen der Wissenschaft und der Gesellschaft.“

Die Lösung dieses nicht restlos auflösbaren Konfliktes bzw. Gegensatzes wird in der möglichen Hinnahme eines gewissen Risikos für den Patienten, einer gewissen Gefahr gesehen. Die soeben schon zitierte Deklaration von Helsinki/Tokyo führt es wie folgt aus: (I 4) „Biomedizinische Forschung ist nur zulässig, wenn die Bedeutung des Versuchszieles in einem angemessenen Verhältnis zum Risiko für die Versuchsperson steht“. Das Arzneimittelgesetz (§ 40 Abs. 1 Satz 2) verlangt, daß Risiken, die mit der Prüfung eines Arzneimittels für eine Person verbunden sind, gemessen an der voraussichtlichen Bedeutung des Heilmittels „ärztlich vertretbar“ sind. Gefahren und Risiken sollen also beim Therapieversuch, also der therapeutischen Forschung – um das reine Experiment ohne therapeutischen Charakter soll es hier heute ja nicht gehen –, vorrangig im Interesse des Patienten selbst eingegangen werden, der von der Anwendung der neuen Methode Vorteile haben kann. Die Abwägung zwischen den verschiedenen Möglichkeiten der Therapie hat vorrangig auch hier im Interesse des Patienten zu erfolgen.

III.

Für die Zulässigkeit von Therapiestudien gilt danach folgendes:

1. Voraussetzung ist zunächst, daß hinsichtlich der zu prüfenden neuen Verfahren in der Prüfsituation eine Ungewißheit über die Überlegenheit der einen oder anderen

Methode besteht. Wenn man noch gar nichts weiß, oder wenn man schon sehr viel weiß, dann sind Therapiestudien nicht angebracht, auch wenn noch keine statistisch aussagekräftigen Ergebnisse vorliegen. Ergebnisse von Therapiestudien, auch und gerade statistisch aussagekräftige Ergebnisse sind wichtig, aber sie sind sicher nicht die alleinige Basis von Therapieentscheidungen, etwa in der Wahl zwischen zwei Operationsverfahren oder zwei Arzneimitteln.

2. Die Studie selbst muß valide, ihr Design muß methodisch einwandfrei sein. Der Überprüfungsgegenstand muß genau bezeichnet, der Weg des Verfahrens muß angegeben, eine hinreichende Zahl von Fällen vorgesehen sein. Die Randomisierungsregeln sind festzulegen, auch die Kriterien für einen etwaigen vorzeitigen Abbruch der Studie. Wissenschaftlich nicht valide angelegte Studien sind auch rechtlich nicht zulässig und ethisch nicht vertretbar, weil sie ein Risiko zumuten, das außer Verhältnis zum möglichen Erfolg, der nämlich mit der methodisch nicht validen Studie gar nicht erreicht werden kann, steht. Die Zulässigkeit fehlt auch bei bloß wiederholenden Studien, wenn entsprechende Vorstudien schon durchgeführt worden sind. So sind Studien nicht zulässig, um etwa die Akzeptanz der Ergebnisse einer früheren Studie in bestimmten Bereichen zu erhöhen. Ein solches Ziel ist keine Rechtfertigung dafür, jemanden in einer Kontrollgruppe etwa noch weiter einer unterlegen erscheinenden Therapie auszusetzen.
3. Nach der Frage der ärztlichen Vertretbarkeit bzw. des angemessenen Verhältnisses zwischen Risiko und Ertrag folgt dann die Frage der Aufklärung. Diese ist in der Sache nicht die erste, man kann mit einer geschickt formulierten Aufklärung und einer darauf bezogenen Einwilligungserklärung über viele Probleme in der Anlage und im Design einer Studie und auch hinsichtlich der Vertretbarkeit des Risikos hinweggehen. Das ist freilich nicht die Funktion der Aufklärung.

Sie soll die wirksame Einwilligung des einzelnen Patienten in die Einbeziehung in die Studie vorbereiten. Es ist schon richtig: In der Aufklärung zeigt sich die grundlegende Problematik der Studien, nämlich die Antinomie zwischen Einzelinteresse und Gemeininteresse mit besonderer Deutlichkeit. Nicht von ungefähr hat man daher die Aufklärung die Klippe insbesondere der prospektiven randomisierten Studie genannt.

Die Aufklärung hat bei Therapiestudien die gleiche Funktion wie bei dem „normalen" ärztlichen Heileingriff, weil es bei ihr gerade um die Interessen des Patienten selbst geht. Der Patient soll ja beim therapeutischen Versuch nicht wie etwa beim reinen Humanexperiment, seine Interessen hintansetzen, sondern er soll entscheiden, ob er die Risiken in Kauf nehmen will, die sich aus der mangelnden Erprobung der neuen Therapie etwa im Vergleich zu einer anderen ergeben.

Das Risiko kann darin liegen, daß sich der erhoffte Heilerfolg nicht einstellt, daß also etwa bei einer weniger radikalen Therapie die Überlebenschance sinkt oder darin, daß – etwa bei der Anwendung eines neuen Medikamentes – unvorhersehbare oder unvorhergesehene schädliche Nebenwirkungen eintreten.

Folgende besondere Probleme stellen sich bei der Aufklärung in Therapiestudien:

1. Muß der Patient über Behandlungsalternativen unterrichtet werden oder reicht es aus, ihn – da ja alle Therapien als gleichwertig gelten müssen – einem Arm zuzuordnen und nur über diesen Arm der Studie aufzuklären?
2. Muß über die Randomisierung aufgeklärt werden?
3. Kann die Aufklärung auch aus therapeutischen Gründen unterbleiben?

Problematisch ist weiter die Frage der sog. Trendaufklärung, darauf werde ich noch später zurückkommen. Zunächst zu den hier genannten Fragen.

Zu 1.: Meines Erachtens nach darf nicht erst die Randomisierung erfolgen und dann eine Aufklärung, die auf den Therapiearm begrenzt ist, dem der Patient durch Randomisierung zugewiesen worden ist. Wenn der Erfolg unsicher ist, dann darf das dem Patienten nicht vorenthalten werden. Meiner Ansicht nach ist es auch unrichtig zu meinen, diejenigen Patienten, die die Standardbehandlung erhielten, bedürften keiner Aufklärung über die Möglichkeit einer neuen Therapie oder eines neuen, noch nicht zugelassenen Medikamentes. Auch über die neue Alternative muß aufgeklärt werden, wenn sie in der Klinik zur Erprobung ansteht.

Die Nachteile, die mit einer solchen Aufklärung und der Wahlmöglichkeit, sich der Randomisierung zu unterziehen oder nicht, verbunden sind, sollen dabei durchaus nicht verkannt werden. Die durchgängige Randomisierung und damit die Aussagekraft der Studie werden möglicherweise durchaus beeinträchtigt. Die Aufklärung über mehrere mögliche Therapiearme kann auch zu einer Verunsicherung des Patienten in einer für ihn sehr belasteten Situation schwerer Krankheit führen, wenn er erfährt, daß es keine verläßlichen Kriterien für die Überlegenheit der einen oder anderen Behandlungsart gibt. Ein Verzicht des Patienten auf die Aufklärung ist auch in Therapiestudien möglich, erforderlich ist aber, daß dem Patienten bewußt ist, worauf er verzichtet.

Zu 2.: Auch die Aufklärung über die Tatsache der Randomisation, d.h. der Zufallszuweisung zum einen oder anderen Arm der Studie, ist natürlich sehr belastend und kann zu erheblicher Verunsicherung des Patienten führen. In der Regel kann auf diese Aufklärung aber nicht verzichtet werden. Wenn eine wirkliche Ungewißheit über die Überlegenheit der einen oder anderen Methode besteht, dann kann ja eine Aufklärung auch erfolgen. Sie bildet also quasi einen Prüfstein dafür, ob wirklich die Voraussetzungen über die Zulässigkeit der Studie gegeben sind, d.h. ob eine vergleichbare Ungewißheit hinsichtlich der Methoden besteht.

Der Arzt darf bei der Aufklärung angesichts der Unsicherheit in der Frage der richtigen Methode nicht sagen, man solle ihm ruhig die Wahl der Therapie überlassen. Dann entsteht nämlich die Gefahr, daß der Patient meint, die Entscheidung falle unter ärztlich-therapeutischen Gesichtspunkten, während sie in Wirklichkeit nach forschungsmethodischen Kriterien fällt.

Die Ausnahmefälle, in denen es erlaubt ist, von der Aufklärung über die Randomisierung abzusehen, sind gering. Über Randomisierung muß m.E. dann nichts gesagt werden, wenn die körperlichen, psychischen und sozialen Auswirkungen der Behandlung nach unterschiedlichen Methoden in allen wesentlichen Punkten gleich sind.

Zu 3.: Ein Absehen von der Aufklärung ist aus Gründen therapeutischer Rücksicht in bestimmten Situationen möglich. Auch das Arzneimittelgesetz (§4, Nr. 7), spricht davon, daß Aufklärung und Einwilligung in besonders schweren Fällen entfallen können, wenn durch die Aufklärung der Behandlungserfolg gefährdet würde und ein entgegenstehender Wille des Patienten nicht erkennbar ist.

Die Anwendung des sog. „therapeutischen Privilegs" ist bei den Therapiestudien nur in ganz engen Grenzen möglich. Wird auf die Aufklärung aus therapeutischen Gründen verzichtet, so ist das jeweils zu dokumentieren.

Schließlich zur Frage der sog. Trendaufklärung, die eng mit den Problemen eines etwaigen vorzeitigen Abbruchs von Studien verbunden ist. Hier ist – wenn ich es recht sehe – bisher keine Einigkeit erreicht worden. Umstritten ist, wie verfahren werden soll, wenn sich vorzeitig die Überlegenheit des einen Arms der Studie deutlich herausstellt. Sicher ist ein Abbruch angezeigt, wenn vorzeitig ein auch statistisch signifikantes Ergebnis erreicht wird. Auch um das festzustellen, freilich nicht allein deshalb, sind Zwischenauswertungen methodisch nötig. Es kann sich aber auch ein deutlicher Überlegenheitstrend eines Therapiearms unterhalb der Signifikanzgrenze zeigen. Welcher Wahrscheinlichkeitsgrad für die Überlegenheit der einen oder anderen Therapieart muß hier erreicht sein, um einen Abbruch zu verlangen? Das ist nicht einfach zu sagen. Sicher ist ein Abbruch nicht geboten bei bloßen Vermutungen, auch nicht nach zwei oder drei Fällen, wenn im ersten Arm sich Erfolge einstellen. Das macht noch keine Aufklärung über den Trend nötig. Sonst würden Studien überhaupt unmöglich werden. Bei einem starken Trend ist aber meiner Ansicht nach eine Aufklärung unausweichlich, noch nicht bei Augenblicksergebnissen. Die Aufklärung müßte sich auch auf die geringe statistische Aussagekraft erstrecken. Damit könnte ein Ausscheiden der Patienten aus der Studie vermieden werden. Freilich wird mit einer solchen Aufklärung der Patient häufig überfordert sein.

IV.

Lassen Sie mich noch einige Bemerkungen zum Verfahren der Ethikkommissionen anfügen, die bei Studien nach der Deklaration von Helsinki/Tokyo zu beteiligen sind. In der Deklaration heißt es (I 2): „Die Planung und Durchführung sollte eindeutig in einem Versuchprotokoll niedergelegt werden, welches" – so hieß es bisher – „einem besonders berufenen unabhängigen Ausschuß zur Beratung, Stellungnahme und Orientierung zugeleitet werden soll". Nun heißt es in der Fassung der Revision der Deklaration in Hongkong im Jahre 1989, es müsse ein besonders berufener, „vom Forschungsteam und vom Sponsor" unabhängiger Ausschuß sein. Ergänzend wird hinzugefügt, daß dabei davon ausgegangen wird, daß dieser Ausschuß gemäß den Gesetzen oder Bestimmungen des Landes, in welchem der Versuch durchgeführt werden soll, anerkannt ist.

Damit wird meiner Ansicht nach zu Recht den teilweise festzustellenden Versuchen entgegengetreten, sog. „hauseigene" Ethikkommissionen zu bilden, die etwa für die Versuche einer Firmengruppe zuständig sind. Nicht ohne Bedenken sind auch sog. „unabhängige" Kommissionen, die sich nicht bei Hochschulen oder Ärztekammer, sondern „freischwebend" bilden und gegen Gebühren tätig werden. Insoweit erscheint wohl eine gesetzliche Regelung der Einrichtung von Ethik-Kommissionen und der Grundzüge ihres Verfahrens nötig.

Literatur

Bauer G (1987) Klinisch-wissenschaftliche Untersuchungen aus ethischer und rechtlicher Sicht. Wien klin Wochenschr S. 449. – Deutsch E (1985) Comparison of German and American Law concerning Clinical and Drug Trials. Dev Pharmacol Ther 8:356ff – Deutsch E (1989) Die rechtlichen Grundlagen und die Funktionen der Ethik-Kommissionen. Versicherungsrecht 1989:429ff. – Fischer G (1979) Medizinische Versuche am Menschen. Göttingen – Levine RJ (1986) Ethics and Regulation of Clinical Research, Second Edition. Baltimore/Munich – Schaffner KF (1986) Ethical Problems in Clinical Trials. J Med Philos 11:297 – Schreiber H-L (1983) Rechtsprobleme bei Therapiestudien. Verhandlungen Deutsche Krebsgesellschaft Bd. 4, S. 13ff, Stuttgart New York (mit weiteren Literaturnachweisen)

Therapiestudien als Voraussetzung für die Zulassung von Arzneimitteln – Anforderungen des Bundesgesundheitsamtes

J. Schuster (Bundesgesundheitsamt, Berlin)

1. Was fordert der Gesetzgeber mit dem Arzneimittelgesetz?

Jeder Entscheidung des Bundesgesundheitsamtes (BGA) über die Zulassung eines Arzneimittels geht die Prüfung auf dessen Wirksamkeit und Unbedenklichkeit voraus. Alle Angaben zur Wirksamkeit und Unbedenklichkeit des Arzneimittels finden sich in den vom Gesetzgeber im Arzneimittelgesetz (AMG) geforderten Informationen:

- Gebrauchsinformation (§ 11 AMG) und
- Fachinformation (§ 11 a AMG).

Zu ermitteln sind diese Angaben über die erwünschten und unerwünschten Wirkungen des Arzneimittels, über dessen den therapeutischen Erfolg versprechende Dosierung, die seiner Pharmakokinetik, seiner biologischen Verfügbarkeit Rechnung trägt vor allem in klinischen Studien. Vorklinische Studien dienen der Information über das Wirkungsspektrum eines potentiellen Wirkstoffes und schaffen so eine der Voraussetzungen für dessen erste klinische Anwendung, und sie dienen der Ermittlung von unerwünschten Wirkungen, die am Menschen nicht möglich wäre: z.B. teratogener, mutagener oder kanzerogener Wirkungen.

Das AMG fordert ferner, daß, das Arzneimittel nach dem jeweils gesicherten Stand der wissenschaftlichen Erkenntnis ausreichend geprüft wird (§ 25 Abs. 2, Nr. 2 AMG). Dieser „gesicherte Stand der wissenschaftlichen Erkenntnisse“ ist jedoch international unteilbar. Diese Feststellung gehört an den Anfang jeder Betrachtung über Forderungen des BGA. Es gibt keine “BGA-spezifischen„ Forderungen an Therapiestudien.

Das AMG selbst liefert keine Beschreibung des Standes der wissenschaftlichen Erkenntnisse. Dies wäre angesichts möglicher schneller Änderungen des Erkenntnisstandes auch nicht zweckmäßig. Es gibt aber die Forderung nach „Arzneimittelprüfrichtlinien“ (§ 26 AMG), die der zuständige Bundesminister zu erlassen hat. Es heißt:

„Der Bundesminister erläßt nach Anhörung von Sachverständigen aus der medizinischen und pharmazeutischen Wissenschaft und Praxis allgemeine Verwaltungsvorschriften über die von der zuständigen Bundesoberbehörde an die analytische, pharmakologisch-toxikologische und klinische Prüfung zu stellenden Anforderungen und macht diese als Arzneimittelprüfrichtlinien bekannt. Die Vorschriften müssen dem jeweils gesicherten Stand der wissenschaftlichen Erkenntnisse entsprechen und sind laufend an diesen anzupassen“.

Diese Richtlinien richten sich zwar an die Zulassungsbehörde und binden deren Entscheidungen an den dort beschriebenen Stand des Wissens. Die mittelbare Folge ist jedoch, daß sie von allen an der Zulassung Interessierten und mit der Prüfung des Arzneimittels Befaßten beachtet werden müssen, soll deren Bemühen nicht erfolglos bleiben.

So bindet der Gesetzgeber den klinischen Prüfer, dessen Sponsor und schließlich die Zulassungsbehörde an den gleichen Maßstab und beschränkt sich darauf, dessen Einhaltung erst zum Zeitpunkt der Entscheidung der zuständigen Bundesbehörde über die Verkehrsfähigkeit (die Zulassung) des Arzneimittels zu kontrollieren.

Daneben werden zum „Schutz des Menschen bei der klinischen Prüfung“ Voraussetzungen postuliert, die für die (erste) Anwendung eines Wirkstoffes am Menschen erfüllt sein müssen (§§ 40–42 AMG). Diese Postulate enthalten die ethischen Normen der Deklaration von Helsinki genauso, wie konkrete Verbote, etwa, daß eine klinische Prüfung nicht bei Personen durchgeführt werden darf, die auf gerichtliche oder behördliche Anordnung in einer Anstalt verwahrt, sind oder Gebote wie z.B. daß „ für den Fall, daß bei der Durchführung der klinischen Prüfung ein Mensch getötet oder der Körper oder die Gesundheit des Menschen verletzt wird, eine Versicherung besteht“, die „zugunsten der betroffenen Person“ abgeschlossen werden muß. Sogar der Umfang dieser Versicherung wird im AMG detailliert vorgeschrieben.

Von besonderem und praktischem Interesse für den klinischen Prüfer dürfte auch die Vorschrift sein, daß„ der Leiter der klinischen Prüfung durch einen für die pharmakologisch-toxikologische Prüfung verantwortlichen Wissenschaftler über die Ergebnisse der pharmakologisch-toxikologischen Prüfung und die voraussichtlich mit der klinischen Prüfung verbundenen Risiken informiert“ werden muß. Diese Untersuchungen, deren Art und Umfang ebenfalls von den genannten Arzneimittelprüfrichtlinien beschrieben werden, nannten wir mit gewissem Recht bisher „prä-klinische“ Studien. Inzwischen scheint sich der Terminus „nicht-klinisch“ durchzusetzen. Der Zeitbezug wird damit zwar nicht völlig aufgehoben, aber er wird – wie man so etwas heute nennt – dynamisiert oder flexibler. Tatsächlich hat es zu keiner Zeit eine vollständige Toxikologie – und um diese geht es hier in erster Linie – schon vor der ersten Anwendung des Arzneimittels am

Menschen gegeben. Statt dessen gebietet die Beachtung ökonomischer Gesichtspunkte die Planung klinischer und nicht-klinischer Untersuchungen so aufeinander abzustimmen, daß die für jeden Abschnitt der klinischen Prüfung, ja für jede besondere klinische Fragestellung erforderlichen, mit nichtklinischen Untersuchungen und Bewertungen erreichbaren Informationen rechtzeitig vor Beginn der entsprechenden klinischen Einzeluntersuchung oder des Prüfungsabschnittes dem klinischen Prüfer mitgeteilt werden können. Die entsprechende Forderung des AMG bedeutet also, daß diese Unterrichtung vor jeder neu anzugehenden klinischen Fragestellung erfolgen muß. Entsprechendes gilt auch für die gesetzliche Verpflichtung des pharmazeutischen Unternehmers, der „die Unterlagen über die pharmakologisch-toxikologische Prüfung bei der zuständigen Bundesoberbehörde“ (dem BGA) hinterlegen muß. Diese Hinterlegung hat keine behördliche Prüfung dieser Unterlagen zur Folge. Sie dient lediglich der Beweissicherung, d.h., sollten Zwischenfälle bei der klinischen Prüfung staatsanwaltschaftliche Ermittlungen erforderlich machen, so wird auch anhand der hinterlegten Unterlagen ermittelt, welche Vorinformation dem klinischen Prüfer z.Z. des Zwischenfalls zur Verfügung stand. Dies sollte jeder klinische Prüfer wissen, denn er ist für die von ihm durchgeführte Prüfung verantwortlich. Er muß auf ausreichende Information durch den Sponsor bzw. den verantwortlichen Pharmakologen/Toxikologen bestehen und darf mit der Prüfung erst beginnen, bzw. den entsprechenden Auftrag erst akzeptieren, wenn

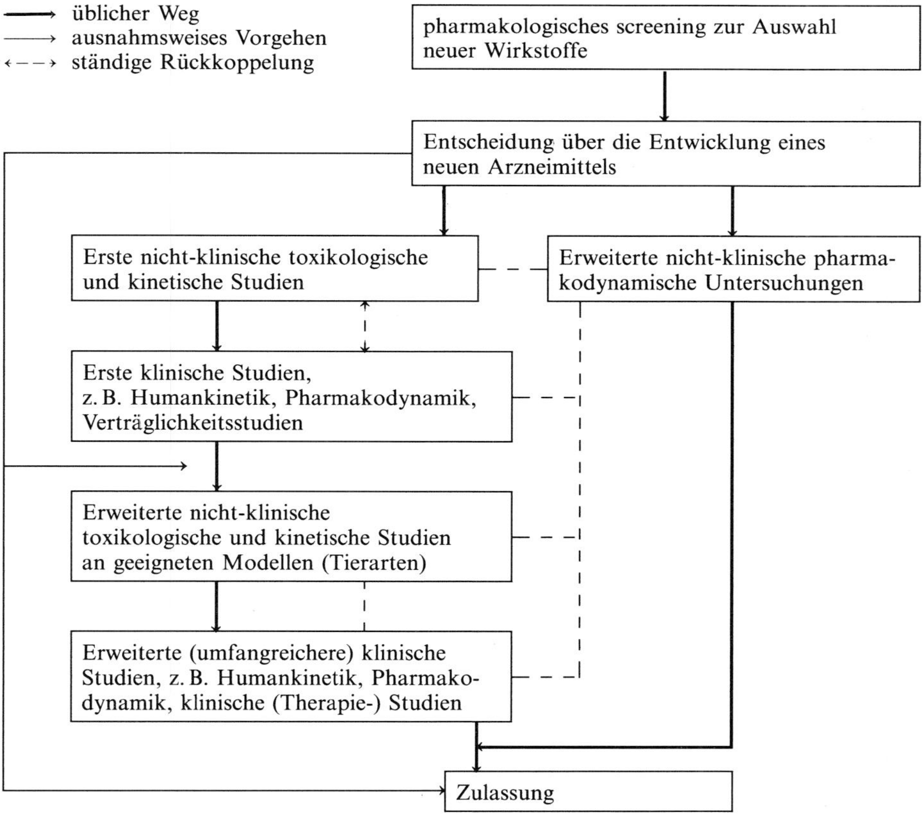

Abb. 1. Allgemeine Koordination nicht-klinischer und klinischer Studien

er sich ausreichend informiert fühlt. Doch nun zur angesprochenen Synchronisation von nicht-klinischen und klinischen Prüfungen zunächst einen kurzen Überblick und dann einige Beispiele:

Vor jeder Anwendung eines neuen Wirkstoffs am Menschen müssen Informationen über das Wirkungsspektrum des Stoffes sowie Hinweise darauf, mit welchen Dosierungen solche Wirkungen erreicht werden können, gegeben werden. Das bedeutet, daß die Pharmakologie, d.h. die Pharmakodynamik und -kinetik weitgehend bekannt sein, zumindest aber Aussagen zu Konzentrations-Wirkungs-Beziehungen und Konzentrations-Zeit-Beziehungen vorliegen müssen.

Hilfreich – wenngleich vom AMG nicht gefordert – ist eine mögliche Aussage zum Wirkungsmechanismus, die doch recht gut den Erwartungshorizont für das im Tierversuch zumeist nur unvollständig ermittelbare Wirkungsspektrum erweitert und ggf. die Einordnung in bekannte pharmakotherapeutische Möglichkeiten erlaubt.

2. Prüfrichtlinien

Toxikologisch ist auf jeden Fall die akute Toxizität (Toxizität bei einmaliger Anwendung) zu ermitteln, wobei die Anwendungsart nach Möglichkeit die gleiche sein soll, die für den Menschen vorgesehen ist.

Daneben muß die Toxizität bei wiederholter Anwendung (Verabreichung) ermittelt worden sein. Dabei ist die Anwendungsdauer im Tierversuch an die für den Menschen vorgesehene Anwendungsdauer [1] gebunden (Tabelle 1):

Entschieden werden muß ferner, ob und ggf. zu welchem Zeitpunkt nicht-klinische Studien zu speziellen toxikologischen Aspekten wie z. B.

- Mutagenität
- Fertilität
- Embryotoxizität
- Kanzerogenität u. a. m.

vorliegen müssen.

Ob eine bestimmte Studie erforderlich ist, sagt die Arzneimittelprüfrichtlinie. Dazu einige Beispiele:

1. Krebserzeugende Wirkung

„Untersuchungen über krebserregende Wirkungen sind normalerweise in folgenden Fällen erforderlich:

Tabelle 1

Anwendungsdauer	
für den Menschen vorgesehene	für die Toxizität bei wiederholter Verabreichung empfohlene
1 oder mehrere Dosen an einem Tag	etwa 2 Wochen
bis zu 7 Tagen	etwa 4 Wochen
bis zu 30 Tagen	etwa 3 Wochen
mehr als 30 Tage	etwa 6 Monate

[1] Konkret heißt dies: in der jeweils anstehenden klinischen Studie.

a) wenn es wahrscheinlich ist, daß das Medikament während einer geraumen Lebensspanne genommen wird (kontinuierlich während einer Zeitspanne von mindestens 6 Monaten, oder mit Unterbrechungen so häufig, daß die Gesamtbelastung die gleiche ist);
b) wenn die chemische Struktur der Substanz auf ein Karzinogenpotential schließen läßt;
c) wenn ein Stoff bedenklich erscheint aufgrund
   i) eines spezifischen Aspekts seiner biologischen Wirkung wenn z. B. bei mehreren Gliedern einer therapeutischen Gruppe das Ergebnis ka.-positiv ist),
   ii) der in früheren Studien nachgewiesenen Anlage zur Toxizität oder Langzeitretention (des Arzneimittels oder der Metaboliten),
   iii) der Ergebnisse von Prüfungen auf Mutagenwirkungen und oder kurzfristige Karzinogenwirkung.

2. Mutagene Wirkung

„Durch die Untersuchung der mutagenen Wirkung sollen die durch einen Stoff am Genbestand von Individuen oder Zellen ausgelösten Veränderungen aufgezeigt werden, die dazu führen, daß sich die Nachkommen dauerhaft in ihrer Erbmasse von ihren Vorgängern unterscheiden. Diese Untersuchung wird für *jeden* neuen Stoff verlangt.“

Die Richtlinien nennen aber auch die Voraussetzungen, unter denen solche Studien erforderlich sind. So heißt es z. B. für Studien zur krebserzeugenden Wirkung (s. oben):

„Die Prüfung auf krebserregende Wirkung ist nicht notwendig, wenn die betreffende Substanz nur Patienten verabreicht wird, deren Lebenserwartung kürzer ist, als der Zeitraum, in dem sich ein chemisches Produkt für den Menschen als Krebsgefahr erweisen kann.“

Zu der Frage, *wann* eine Studie erforderlich ist, läßt sich folgende Regel aufstellen:

Aus Tabelle 1 war bereits zu ersehen, welche Korrelationen zwischen der Anwendungsdauer bei Mensch und Tier bestehen. Es ist selbstverständlich, daß die Ergebnisse des entsprechenden Tierversuchs der Anwendung am Menschen in der klinischen Prüfung vorliegen müssen. Dies gilt hier für Versuche akuter, subakuter oder chronischer Toxizität, also Versuche, die im Hinblick auf die Korrelation von Dosis, Dauer der Anwendung und toxischer Wirkung gemacht werden. Die Regel Tier vor Mensch gilt aber natürlich generell: d. h. keine Anwendung an Schwangeren, bevor die Ergebnisse über die Reproduktionstoxikologie und Mutagenität vorliegen, keine Anwendung über 6 Monate, solange die Versuche zur krebserregenden Wirkung nicht abschließend ausgewertet sind. Werden solche Versuche aus Gründen, die nicht allein in der vorgesehenen langen Anwendungsdauer liegen, erforderlich, so sind sie zu einem möglichst frühen Zeitpunkt, möglichst noch vor der ersten – auch kurzfristigen – Anwendung am Menschen durchzuführen.

Alle genannten Voraussetzungen für eine klinische Prüfung eines Arzneimittels werden – dies hatte ich bereits erwähnt – in Deutschland bislang von keiner Behörde überprüft. Eine Genehmigung der klinischen Prüfung gibt es bei uns nicht. Anders ist das aber in einer Reihe europäischer Länder, wie Tabelle 2 ausweist. Es besteht die Möglichkeit, daß ein gegenwärtig in Brüssel diskutierter Vorschlag Frankreichs angenommen wird, der ab 1993 zur Genehmigungspflicht für klinische Prüfungen führen würde. Der Vorschlag ist noch nicht genügend spezifiziert, so daß derzeit nicht klar ist, ob künftig für jeden einzelnen klinischen Versuch oder die einzelnen Abschnitte der klinischen Prüfung oder gar pauschal für die gesamte klinische Prüfung ein Antrag zu stellen ist und was diesem im einzelnen zugrunde zu legen sein würde. Abzuwarten ist auch, ob sich durch eine Genehmigungspraxis an den Verantwortlichkeiten des klinischen Prüfers etwas ändern würde. Erwarten darf man wohl, daß sich die Verantwortlichkeiten im Sinne der zweiten der beiden Empfehlungen ändern wird, die hier nun näher betrachtet werden sollen:

Tabelle 2. Nationale Anforderungen an die Regelung der klinischen Prüfung von Arzneimitteln in der EWG

	Mitgliedstaat										
	BE	DE	DK	ESP	FR	GR	IRL	IT	LUX	NL	POR*	UK
Behördliches Ersuchen												
Antrag*	(+)			+		+	+	+**	(+)			
Mitteilung		+	+		(+)	+		+***	+	+		
obligatorische Spezialformulare			+	(+)		+						+
Antrag/Mitteilung erforderlich, wenn die Prüfung umfaßt:												
Patienten			+	+	+	+	+	+	+	+		+
Gesunde Probanden			+	+		+	+	+	+	+		
Neue wirksame Arzneistoffe			+	+	+	+	+	+	+	+		+
Produkte im Handel: zugel. Indikationen			+					+	+			
neue Indikationen			+	+		+	+	+	+	+		+
Beizufügende Dokumentation												
Untersuchungsprotokoll	+		+	+		+	+	+	+	+		+
chem. u. pharmazeut. Daten	+		(+)	+		+	+	+	+	(+)		+
toxikologische Daten	+	+	+	+		+	+	+	+			+
pharmakol. Daten beim Tier	+	+	+	+		+	+	+	+			+
pharmakol. Daten beim Menschen (spätere Phasen)	+		+	+		+	+	+	+	+		+
Ethische Anforderungen												
Einreichen beim Ethikausschuß	+			+		+	+	+	+			+
informiertes Einverständnis (wenn möglich)	+		+	+		+	+	+	+			+
Pflicht der Patienteninformation		+	+	+		+	+	+				+
schriftl. Patienteninformation			+	+		+			+			
Verordnungen/Anforderungen												
Qualifikation der Untersuchungsleiter		+		+	+	+	+	+		(+)		+
Genehmigung vor Prüfbeginn	+		(+)	+		+	+	+	+			(+)
mögl. behördliches Einschreiten			+	+		+	+	+				+
Bericht zu Nebenwirkungen			+	+		+	+	+				+
Prüfbericht			+	+	(+)	+	+	+		+		
Pflicht der Patientenversicherung		+				+			+			
behördlicher Bewertungszeitraum (Wochen)	3		8	8		8	4	8	3			4

* Auszufüllen
** Für die Phasen I, II und III

1. „Grundsätze für die ordnungsgemäße Durchführung klinischer Prüfungen", ein deutsches Papier, das vom 9. 12. 1987 stammt und im BAnz. S. 16 617 veröffentlicht wurde, und
2. die „Gute Klinische Praxis (GCP) für die klinische Prüfung von Arzneimitteln in der Europäischen Gemeinschaft", ein EG-Papier aus dem August 1990, das man über den Verlag des Bundes-Anzeigers in Köln erwerben kann.

Bezugspunkt für beide Papiere ist die Arzneimittelprüfrichtlinie, die inhaltlich der EG-„Richtlinie über die analytischen, toxikologisch-pharmakologischen und ärztlichen oder klinischen Vorschriften und Nachweise über Versuche mit Arzneispezialitäten" (75/318/EWG) entspricht. Alle genannten Vorschriften sind nicht unabhängig voneinander. Sie sind vielmehr unter Berücksichtigung der jeweils schon bestehenden entstanden und ergänzen sich. Sie berücksichtigen ferner auch Empfehlungen und Vorschriften, die außerhalb der Europäischen Gemeinschaft existieren, so z. B. die Nordic guidelines und die entsprechenden Einzelvorschriften der FDA. Natürlich gibt es auch Unterschiede, die z. B. durch unterschiedliche Zuteilung von Verantwortlichkeiten bedingt sind. Darauf soll gleich noch eingegangen werden.

Zunächst jedoch einige Worte zur Arzneimittelprüfrichtlinie. Diese ist eine Rahmenrichtlinie, in der die Anforderungen an die (z. B. klinischen) Unterlagen, als Bestandteil des Zulassungsdossiers lediglich umrissen werden. Sie sagt aus, welcher Art Unterlagen bzw. Untersuchungen zu sein haben, die in den einzelnen Abschnitten der klinischen Prüfung erarbeitet werden müssen. Das Beispiel soll einen Eindruck von der Systematik vermitteln, die ein ganzes System hierarchisch unterschiedlicher Richtlinien und Empfehlungen umfaßt und deshalb Querverweise auf die weiterführenden Informationen in spezielleren Papieren enthält. Diese speziellen Leitlinien, die mit deutscher Beteiligung in den zuständigen Gremien der EG erarbeitet werden, sind konkret auf die Prüfung von bestimmten Arzneimitteln zugeschnitten: z. B.

auf Antiarrhythmika,
Antibiotika,
Antikonvulsiva etc.

Sie sind zwar rechtlich nicht bindend, bilden aber als Stand des Wissens die Grundlage für behördliche Entscheidungen. Verbindliche Einzelvorschrift ist dagegen ein Papier zur Prüfung von fixen Arzneimittelkombinationen. Während sich das AMG zur Prüfung von Arzneimitteln sonst nicht konkret äußert, enthält es für fixen Arzneimittelkombinationen eine eigene Vorschrift. Es heißt dort:

„Enthält das Arzneimittel mehr als einen arzneilich wirksamen Bestandteil, so ist zu begründen, daß jeder arzneilich wirksame Bestandteil einen Beitrag zur positiven Beurteilung des Arzneimittels leistet". (§ 22 Abs. 3a AMG)

und dies bedeutet in praxi, daß für eine fixe Kombination aus zwei Wirkstoffen eine mindestens dreiarmige Prüfung erforderlich ist.

Die Grundsätze für die ordnungsgemäße Durchfühung klinischer Prüfungen, auf die die Arzneimittelprüfrichtlinien gleich eingangs verweist, enthalten detaillierte Anforderungen an Planung, Durchführung, Auswertung und Dokumentation klinischer Prüfungen, beschreiben Aufbau und Inhalte des Prüfplans und Anforderungen an diesen, geben ausführliche Hinweise zum Inhalt der Patientenaufklärung und benennen die Aufgaben und Verantwortlichkeiten des Leiters der klinischen Prüfung.

An dieser Stelle möchte ich darauf hinweisen, daß nach gegenwärtiger deutscher Rechtslage der Leiter der klinischen Prüfung die zentrale Rolle für die gesamte Prüfung spielt. Er ist der für die Prüfung Verantwortliche. Er entscheidet über Annahme und ggfs. Änderungen des Prüfplans. Ihm obliegt die Verlaufskontrolle. Er hat sich und seine Prüfer laufend über alle bekanntwerdenden Risiken des zu prüfenden Arzneimittels zu informieren und unverzüglich Konsequenzen zu ziehen bzw. diese anzuordnen, wenn schwerwiegende Risiken (eine Definition findet sich in den „Grundsätzen") bekannt werden.

Etwas anders stellt sich das in der Vorschrift GCP der EG dar: hier rückt der Sponsor in die zentrale Verantwortung ein,

- er hat sich um die Erfüllung von Voraussetzungen zum „Schutz des Menschen in der klinischen Prüfung" zu bemühen,
- er holt die Meinung der zuständigen Ethik-Kommission ein,
- er hat die SOP (Standard Operating Procedures) zu erarbeiten, sich um die Durchführung von Audits zu kümmern,
- er sorgt für die Aufteilung der Verantwortlichkeiten zwischen Sponsor und Prüfer.
- Sponsor und Prüfer müssen dem Prüfplan sowie allen daran vorgenommenen Änderungen zustimmen.
- Der Sponsor übernimmt die Verantwortung für die Auswahl qualifizierter und geeigneter Prüfer und Prüfeinrichtungen.
- Der Sponsor hat mit dem Prüfer die unerwünschten Wirkungen zu bewerten und unverzüglich Konsequenzen zu ziehen.
- Schließlich ist der Sponsor für die Kommunikation zwischen Prüfer und Sponsor verantwortlich, indem er diese durch geeignete Monitore, die er wiederum einzustellen, auf ihre Qualifikation zu prüfen und weiterzubilden hat, sicherstellt.

Dies alles sind für die klinische Prüfung wichtige Voraussetzungen, von denen erwartet werden darf, daß sie nach 1992 in allen Staaten der Europäischen Gemeinschaft durch Rechtsangleichung – wo dies erforderlich ist – gelten werden.

Um Forderungen des BGA handelt es sich dabei bisher jedoch nicht. Dagegen werden solche Vorschriften Grundlage für die Überwachung der Durchführung klinischer Prüfungen sein, wie sie von den Überwachungsbehörden der Bundesländer bei Inspektionen erfolgt. Ändern könnte sich – wie schon erwähnt – für die Zulassungsbehörde BGA, etwa durch Einführung einer Genehmigungspraxis, doch wird wohl auch in Zukunft die Inspektion bei den Länderbehörden verbleiben.

Quellenverzeichnis

Gesetz über den Verkehr mit Arzneimitteln (Arzneimittelgesetz) in der Fassung des Gesetzes zur Neuordnung des Arzneimittelrechts vom 24. 8. 1976 (BGBl. 1 S. 2445, 2448), zuletzt geändert durch das Vierte Gesetz zur Änderung des Arzneimittelgesetzes vom 11. 4. 1990 (BGBl. I S. 717 – Allgemeine Verwaltungsvorschrift zur Anwendung der Arzneimittelprüfrichtlinien – BAnz Nr. 243a vom 14. 12. 1989 – Grundsätze für die ordnungsgemäße Durchführung der klinischen Prüfung von Arzneimitteln BAnz S. 16617 vom 9. 12. 1987 – Gute klinische Praxis für die klinische Prüfung von Arzneimitteln (endgültige Fassung vom 11. 7. 1990). In: Die Regelung der Arzneimittel in der Europäischen Gemeinschaft, Vol. 3, Addendum 111/9104/90 EN. Verlag des BAnz, Köln

Erfahrungen von Studien der Phase III im Bereich der Hämatoonkologie

D. Hoelzer (Abteilung für Hämatologie, Zentrum der Innere Medizin, Klinikum der Universität Frankfurt/Main)

(Manuskript nicht eingegangen)

Erfahrungen von Studien der Phase III im Bereich der Gastroenterologie

W. Kruis (Innere Abteilung, Evangelisches Krankenhauses Kalk, Akademisches Lehrkrankenhaus der Universität Köln)

Gemäß § 40 des Arzneimittelgesetzes werden in Studien der Phase II und III in kontrollierter Weise die Wirkungen von Arzneimittel auf definierte Krankheitssymptome, die pharmakodynamischen Wirkungen, die therapeutische Wirksamkeit bei bestimmten Anwendungsgebieten sowie Nebenwirkungen, Wechselwirkungen und sonstige Begleiterscheinungen untersucht. Im Unterschied zur Phase II, die an einer „noch eng begrenzten Anzahl von Patienten (bis 200)" durchgeführt wird, finden Studien der Phase III an einer „großen Patientenzahl (bis zu mehreren Tausend) in der Klinik oder der Praxis des niedergelassenen Arztes unter normalen Alltagsbedingungen" statt. „Diese Phase wird häufig multizentrisch durchgeführt". Da bei Studien in der Gastroenterologie nur in Ausnahmefällen Patientenzahlen über 200 (Phase III) erreicht werden, andererseits das Vorgehen bei Patientenzahlen, wie sie die Phase II beschreibt, dem der Phase III entspricht (multizentrisch, unter Einbeziehung des niedergelassenen Arztes), kann hier im strengen Sinn nichts wesentliches über die Problematik der Phase III-Studien in der Gastroenterologie berichtet werden, sondern nur über die Problematik kontrollierter Therapiestudien (Phase II und III).

Um diese Thematik zu erörtern, gibt es die Möglichkeit, die Situation im Gesamtgebiet der Gastroenterologie zu beschreiben oder nur bei einer Indikation oder auch nur bei einer Medikamentenspezialität. Vornehmlich aus Gründen der Übersichtlichkeit wird in diesem Beitrag auf die letzten Möglichkeiten zurückgegriffen. Es wir die Problematik von Therapiestudien an Hand von Sulfasalazin (SASP) bzw. dessen Metabolit 5-Aminosalizylsäure (5-ASA) bei chronisch entzündlichen Darmerkrankungen beschrieben. SASP/5-ASA wird seit etwa 50 Jahren klinisch eingesetzt und wissenschaftlich untersucht, so daß hierbei die historische Entwicklung von Therapiestudien bis zum aktuellen Stand diskutiert werden kann.

Sulfasalazin (SASP)/5-Aminosalizylsäure (5-ASA)

SASP ist ein Doppelmolekül, in dem in Form einer Diazoverbindung ein Sulfonamid (Sulfapyridin) zusammen mit einem Salizylat (5 Aminosalizylsäure, 5-ASA) vorliegt. Grundlage dieser Schöpfung war die Vorstellung, daß sich ein Salizylat und ein Antibiotikum in der therapeutischen Wirkung bei entzündlichen Erkrankungen ergänzen und verstärken könnten. 1942 erfolgte durch N. Svartz [33] der erste Bericht über eine Behandlung mit SASP bei rheumatischer Polyarthritis und Colitis ulcerosa. In der Folgezeit wurde der Sulfonamidanteil als therapeutisch wirksam betrachtet und entsprechend untersucht. 1977 wurde jedoch erstmals nachgewiesen [3a] und später bestätigt [13a, 16], daß die 5-ASA der therapeutisch wirksame Metabolit von SASP ist. Deshalb folgten in den darauffolgenden Jahren intensive wissenschaftliche Arbeiten zur Wirkung und zum Metabolismus der 5-ASA. Die intestinale Verstoffwechslung von 5-ASA konnte aufgeklärt werden [1]. Zum therapeutischen Wirkprinzip gibt es nur unvollständige Vorstellungen, wie z. B. einen Effekt auf Entzündungsmediatoren oder immunologische Wirkungen. Gleichzeitig mit diesen mehr grundlagenorientieren Untersuchungen kam es zur Entwicklung neuer Präparate für den klinischen Gebrauch, die nur noch 5-ASA, aber kein Sulfonamid enthalten. Dies führte, wie im nächsten Abschnitt zu erkennen ist, zu einem erheblichen Anstieg der Aktivität bezüglich von Therapiestudien.

Studien mit Sulfasalazin bzw. 5-Aminosalizylsäure (-analoga) bei der Indikation chronisch entzündliche Darmerkrankungen zwischen 1942 und 1990

Zur Analyse kommen hier insgesamt 35 Studien [1, 2, 3b–12, 13b–15, 17–32, 34, 35], die die therapeutische Wirkung von SASP bzw. 5-ASA belegen sollen. Kriterien, die in dieser Diskussion zur Berücksichtigung führten, sind ein Studiendesign entsprechend der Definition von Phase II/III-Studien (nur Doppelblind- bzw. Blindversuche) und vollständige Publikation in einer gelisteten wissenschaftlichen Zeitschrift. Vier [12, 18, 28, 34] der 35 Studien hatten Patientenzahlen über 200.

Gemäß diesen Einschlußkriterien wurden von 1942 bis 1980 (38 Jahre) 11 Studien publiziert [2, 3b, 4, 5, 7, 8, 17, 21, 26a, 26b, 32] und von 1981 bis 1990 (10 Jahre) 24 Studien [6, 9–12, 13b–15, 18–20, 22–25, 27a–31, 34, 35]. Während in der ersten Berichtsperiode keine Studie aus Deutschland kam, waren 5 [9a–11, 18] der 24 Studien (21%) der zweiten Berichtsperiode in Deutschland oder unter deutscher Leitung durchgeführt worden. Alle 5 deutschen Studien sind in englischsprachigen Journalen publiziert. Von den 5 deutschen Studien waren 4 [9a, 9b, 11, 18] unter der Leitung von Universitätskliniken, eine (10) unter der Verantwortung eines kommunalen Krankenhauses durchgeführt worden. An allen Studien nahmen niedergelassene Ärzte teil.

Die mittlere Patientenzahl, die zwischen 1942 bis 1980 pro Studie untersucht wurde, war 70 (31–170) (Mittelwert/Bereich), während diese Zahlen in der Berichtsperiode zwischen 1981 bis 1990 105 (26–374) waren. Bei einer weiteren Analyse ergibt sich, daß von den Studien zwischen 1981–1990 12 [9b, 10, 12, 13b, 14, 18, 20, 25, 29, 30, 31, 34] einen Placebovergleich beinhalten, und 12 Studien [6, 9a, 11, 15, 19, 22, 23, 24, 27a, 27b, 28, 35] neue 5-ASA-Präparate gegen Standardmedikamente vergleichen. Die mittlere Patientenzahl in den placebokontrollierten Studien war 120 (26–374) (Mittelwert/Bereich), während die entsprechenden Zahlen in den Verum/Verum-Vergleichstudien 91 (37–273) waren. Kontrollierte Dosisfindungsstudien, d.h. heißt Studien in denen mehr als eine Dosis untersucht wurde, liegen insgesamt nur in geringem Umfang vor (6/35), wobei jedoch auch hier ein Trend zu verzeichnen ist, da von 1942 bis 1980 nur eine derartige Untersuchung publiziert wurde [3b], während es von 1981 bis 1990 5 Studien [12, 20, 27a, 27b, 30] waren. Soweit bekannt ist, waren alle Studien von der pharmazeutischen Industrie finanziell unterstützt.

Diskussion

Ohne Zweifel ist es angreifbar, von der Problematik der Therapiestudien bei einer Medikamentengruppe bzw. einer Indikation auf die Gesamtproblematik der Therapiestudien in der Gastroenterologie zu schließen. Andererseits bietet diese Vorgehen den Vorteil der Übersichtlichkeit, mit der Möglichkeit der Detailanalyse.

Die vorliegende Betrachtung zeigt eine eindeutige Zunahme der Studienaktivität über die Jahre, wobei dies nicht nur für die Zahl der Studien, sondern auch für den Umfang (Patientenzahlen) gilt. Im vorliegenden Beispiel folgt die vermehrte Studienaktivität zeitlich versetzt neuen Grundlagenerkenntnissen auf dem Gebiet der hier besprochenen Substanzen. Dies weist auf den Nutzen und die Notwendigkeit grundlagenorientierter klinischer Forschung hin.

Erfreulich ist, daß die Studienaktivität besonders auch in Deutschland zugenommen hat. Wie zu erwarten, werden die Studien ganz überwiegend durch Universitätskliniken geleitet. Es gibt jedoch auch anerkannte Untersuchungen unter der Leitung nicht universitärer Institutionen. Bemerkenswert ist, daß alle deutschen Studien Teilnehmer aus dem niedergelassenen Bereich hatten. Die internationale Akzeptanz der Studien aus Deutschland kann durch die in allen Fällen stattgefundene Publikation in englischsprachigen Zeitschriften belegt werden.

Bemerkenswert ist die Tatsache, daß sich das Studiendesign der neueren Studien in den Patientenzahlen unterscheidet, je nachdem ob es sich um Plazebo- oder Verumvergleiche handelt. Es ergibt sich der Verdacht, daß hier mit der Statistik, d.h. mit dem sogenannten beta-Fehler manipuliert wird. Es könnte nämlich sein, daß die Patientenzahlen je nach Studienziel (Plazebovergleich = gewünschter Unterschied = große Patientengruppe) (Verumvergleich = gewünschte Gleichheit = kleine Patientengruppe) gewählt sind. Im Zusammenhang mit diesen statistischen Problemen muß kritisch angemerkt werden, daß Therapiestudien zumindest in der Gastroenterologie nahezu immer mit der finanziellen und logistischen (einschließlich Biometrie) Unterstützung der pharmazeutischen Industrie durchgeführt werden. Hier zeichnet sich ein Problem ab, das dringend einer eingehenden Diskussion der betroffenen Untersucher und nicht zuletzt der Ethikkommissionen bedarf.

Literatur

1. Allgayer H, Ahnfelt NO, Kruis W et al. (1989) Colonic N-acetylation of 5-aminosalicylic acid in inflammatory bowel disease. Gastroenterology 97:38–41 – 2. Anthonisen P, Barany F, Folkenborg O et al. (1974) The clincal effect of salazosulphapyridine in Crohn's disease. Scand J Gastroenterol 9:549–554 – 3a. Azad Khan AK, Piris J, Truelove SC (1977) An experiment to determine the active therapeutic moiety of sulphasalazine. Lancet 1:892–895 – 3b. Azad Khan AH, Howes DT, Piris J, Truelove SC (1980) Optimum dose of sulphasalazine for maintenance treatment in ulcerative colitis. GUT 21:232–240 – 4. Baron JH, Connell AM, Lennard-Jones JE et al. (1962) Sulphasalazine and salicylazosulphadimidine in ulcerative colitis. Lancet 1:1094–1096 – 5. Davies PS, Rhodes J (1978) Maintenance of remission in ulcerative colitis with sulphasalazine or high fibre diet: a controlled clinical trial. Br Med J 1:1524–1526 – 6. Dew MJ, Harries AD, Evans N et al. (1983) Maintenance of remission in ulcerative colitis with 5-aminosalicylic acid in high doses by mouth. Br Med J 287:23–24 – 7. Dick AP, Grayson MJ, Carpenter RG et al. (1964) Controlled trial of sulphasalazine in the treatment of ulcerative colitis. GUT 5:437–442 – 8. Dissanayake AS, Truelove SC (1973) A controlled trial of long-term maintenance treatment of ulcerative colitis with sulphasalazine (Salazopyrin). GUT 14:923–926 – 9a. Ewe K, Eckardt V, Kanzler G (1988) Treatment of ulcerative colitis with olsalazine and sulphasalazine: efficacy and side-effects. Scand J Gastroenterol (Suppl) 148:70–75 – 9b. Ewe K, Herfarth C, Malchow H, Jesdinsky HJ (1989) Postoperative recurrence of Crohn's disease in relation to radicality of operation and sulfasalazine prophylaxis: A multicenter trial. Digestion 42:224–232 – 10. Feuerle GE, Theuer D, Velasco S et al. (1989) Olsalazine versus placebo in the treatment of mild to moderate ulcerative colitits: a randomised double blind trial. GUT 30:1354–1361 – 11. Fleig WE, Laudage G, Sommer H, Wellmann W, Stange EF, Riemann J (1988) Prospective, randomized, double-blind comparison of benzalazine and sulfasalazine in the treatment of active ulcerative colitis. Digestion 40:173–180 – 12. Hanauer S, Beshears L, Wilkinson C et al. (1990) Induction of remission in a dose-ranging study of oral mesalamine capsules (Pentasa). Gastroenterology 98:174 – 13a. Van Hees PAM, Bakker JH, van Tongeren JHM (1980) Effect of sulphapyridine, 5-aminosalicylic acid and placebo in patients with idiopathic proctitis: a study to determine the active therapeutic moiety of sulphasalazine. GUT 21:632–635 – 13b. Van Hees PAM, Van Lier HJJ, Van Elteren PH et al. (1981) Effect of sulphasalazine in patients with active Crohn's disease: a controlled double-blind study. GUT 22:404–409 – 14c. Hetzel DJ, Shearman DJC, Bochner F et al. (1986) Azodisalicylate (olsalazine) in the treatment of active ulcerative colitis: a placebo controlled clinical trial and assessment of drug disposition. J Gastroenterol Hepatol 1:257–266 – 15. Ireland A, Mason CH, Jewell DP (1988) Controlled trial comparing olsalazine and sulphasalazine for the maintenance treatment of ulcerative colitis. GUT 29:835–837 – 16. Klotz U, Maier K, Fischer C et al. (1980) Therapeutic efficacy of sulfasalazine and its metabolites in patients with ulcerative colitis and Crohn's disease. New Engl J Med 303:1499–1502 – 17. Lennard-Jones JE, Longmore AJ, Newell AC et al. (1960) An assessment of prednisone, salazopyrine, and topical hydrocortisone hemisuccinate used as out-patient treatment for ulcerative colitis. GUT 1:217–222 – 18. Malchow H, Ewe K, Brandes JW et al. (1984) European cooperative Crohn's disease study (ECCDS): results of drug treatment. Gastroenterology 86:249–266 – 19. McIntyre PB, Rodrigues CA, Lennard-Jones J et al. (1986) Double blind controlled comparison of balsalazide and sulphasalazine in maintenance therapy of patients with ulcerative colitis. GUT 27:1271–1272 – 20. Meyers S, Sachar DB, Present DH, Janowitz HD (1987) Olsalazine sodium in the treatment of

ulcerative colitis among patients intolerant of sulfasalazine. Gastroenterology 93:1255–1262 – 21. Misiewicz JJ, Lennard-Jones JE, Connell AM et al. (1965) Controlled trial of sulfasalazine in maintenance therapy for ulcerative colitis. Lancet 1:185–188 – 22. Mulder LJJ, Tytgat GNJ, Weterman IT et al. (1988) Doubleblind comparison of slow-release 5-aminosalicylate and sulfasalazine in remission maintenance in ulcerative colitis. Gastroenterology 95:1449–1453 – 23. Rachmilewitz D (1989) Coated mesalazine (5-aminosalicylic acid) versus sulphasalazine in the treatment of active ulcerative colitis: a randomised trial. Br Med J 298:82–86 – 24. Rao SSC, Dundas SAC, Holdsworth CD, Cann PA, Palmer KR, Corbett CL (1989) Olsalazine or sulphasalazine in first attacks of ulcerative colitis? A double blind study. GUT 30:675–679 – 25. Rasmussen SN, Lauritsen H, Tage-Jensen U et al. (1987) A controlled trial of 5-aminosylicylic acid in Crohn's disease. Scand J Gastroent 22:877–883 – 26a. Riis P, Anthonisen P, Wulff HR et al. (1973) The prophylactic effect of salazosulphapyridine in ulcerative colitis during long-term treatment. Scand J Gastroenterol 8:71–74 – 26b. Riis P, Binder J, Kristensen M et al. (1979) The relapse preventing effect of methyl-salazosulphapyridine compared to sulphapyridine during long-term treatment of ulcerative colitis. Scand J Gastroenterol 14:257–260 – 27a. Riley SA, Mani V, Goodman MJ et al. (1988) Comparison of delayed release 5-aminosalicylic acid (mesalazine) and sulphasalazine in the treatment of mild to moderate ulcerative colitis relapse. GUT 29:669–674 – 27b. Riley SA, Mani V, Goodman MJ, Herd ME, Dutt S, Turnberg LA (1988) Comparison of delayed-release 5-aminosalicylic (mesalazine) and sulfasalazine as maintenance treatment for patients with ulcerative colitis. Gastroenterology 94:1383–1389 – 28. Rutgeerts P (1989) Comparative efficacy of coated, oral 5-aminosalicylic acid (Claversal) and sulphasalazine for maintaining remission of ulcerative colitis. Aliment Pharmacol Therap 3:183–191 – 29. Sandberg-Gertzen H, Järnerot G, Kraaz W (1986) Azodisal sodium in the treatment of ulcerative colitis. Gastroenterology 90:1024–1030 – 30. Schroeder KW, Tremaine WJ, Ilstrup DM (1987) Coated oral 5-aminosalicylic acid therapy for mildly moderately active ulcerative colitis. New Engl J Med 317:1625–1629 – 31. Selby WS, Barr GD, Ireland A, Mason CH, Jewell DP (1985) Olsalazine in acitve ulcerative colitis. Br Med J 29:1373–1375 – 32. Summers RW, Switz DM, Sessions JT et al. (1979) National cooperative Crohn's Disease study: Results of drug treatment. Gastroenterology 77:847–869 – 33. Svartz N (1942) Salazopyrin, a new sulfanilamide preparation. Acta Medica Scandinavica 110:577–589 – 34. Thomson ABR et al. (1990) Coated oral 5-aminosalicylic acid versus placebo in maintaining remission of inactive Crohn's disease. Aliment Pharmacol Therap 4:55–64 – 35. Willoughby CP, Cowan RE, Gould SR, Machell RJ, Stewart JB (1988) Doubleblind comparison of olsalazine and sulphasalazine in active ulcerative colitis. Scand J Gastroenterol (Suppl) 148:40–44.

Probleme von Therapiestudien in der Kardiologie

W. Rafflenbeul (Abteilung Kardiologie der Medizinischen Hochschule Hannover)

Die therapeutischen Strategien in der Kardiologie – hier beispielhaft an der Behandlung der koronaren Herzkrankheit dargestellt – richten sich heute nicht mehr ausschließlich auf die Linderung oder Beseitigung von Symptomen, sondern sollen möglichst auch einen prognostischen Vorteil für den Patienten bieten. Unter diesem Aspekt steht bei der koronaren Herzkrankheit die Verhinderung von klinischen Ereignissen wie das Auftreten von instabiler Angina pectoris, eines akuten Myokardinfarktes oder des plötzlichen Herztodes im Vordergrund.

Dieses prognostische Therapieziel wird heute über unterschiedliche Behandlungsformen verfolgt. Dazu gehören insbesondere:

1. Die Änderung des Lebensstils einschließlich der
2. Reduzierung von koronaren „Risikofaktoren", wie Hyperlipidämie, Rauchen und Hypertonus.

3. Medikamente.
4. Ballondilatation (PTCA) und
5. Bypasschirurgie.

Vor allem in der letzten Dekade wurde in zahlreichen klinischen Studien die Wirksamkeit dieser Behandlungsmaßnahmen auf die ereignisfreie Überlebenszeit des Patienten mit koronarer Herzkrankheit untersucht (Studien zur *Sekundärprävention* der koronaren Herzkrankheit) Der Nachdruck, mit dem wir heute auf die Wirksamkeit verschiedener Behandlungsmaßnahmen verweisen können, beruht zum wesentlichen Teil auf Studien mit eindeutigem Nachweis eines nützlichen Effektes einer bestimmten Intervention.

So besteht heute kein Zweifel mehr, daß durch aggressive Kontrolle von Risikofaktoren das Auftreten von Koronarerkrankungen und die Mortalität daran reduziert werden können. Auch mit einer Bypassoperation ist in einem bestimmten Patientengut, das wir durch die großen Studien abzugrenzen gelernt haben, nicht nur eine symptomatische Verbesserung, sondern auch eine Verlängerung des Lebens zu erzielen.

Solche klinischen Therapiestudien werden immer mit großem personellen und materiellen Aufwand durchgeführt und betreffen mit ihren Ergebnissen wegen der hohen Pravalenz der koronaren Herzkrankheit viele Patienten. Allerdings sind solche Studien per se mit Nachteilen behaftet, die nicht nur die Durchführung erschweren, sondern auch die Übertragbarkeit der Resultate auf den individuellen Patienten fragwürdig machen. Zu diesen Problemen von Therapiestudien unter prognostischen Aspekten gehören:

1. die lange Studiendauer infolge niedriger Inzidenz klinischer Ereignisse („low attack rate“);
2. Patientenauswahl;
3. Therapiewechsel während der Studienzeit („cross over“);
4. statistische Auswertung und Darstellung.

1. Inzidenz klinischer Ereignisse

Trotz häufigen Vorkommens der koronaren Herzkrankheit in der allgemeinen Bevölkerung treten jedoch beim einzelnen Patienten relativ selten klinische kardiale Ereignisse auf. Das gilt insbesondere dann, wenn sog. „harte“ Endpunkte als Studienziel gewählt werden, wie instabile Angina pectoris, akuter Myokardinfarkt oder plötzlicher Herztod. So traten in der INTACT-Studie [1], die einen hemmenden Einfluß von Nifedipin auf die Koronarsklerose nachwies, bei 425 Patienten innerhalb von 3 Jahren nur 20 neue Herzinfarkte auf. Besonders deutlich hervorgehoben ist dieses Problem bei Studien, die den Einfluß einer Intervention in einer *asymptomatischen* Bevölkerung (primäre Präventionsstudien) untersuchen wollen. So kam es in der LRC-Studie [2], die den Einfluß von Cholestyramin auf die Entwicklung einer koronaren Herzkrankheit an 3806 asymptomatischen Männern untersuchte, über einen Zeitraum von 7,4 Beobachtungsjahren insgesamt nur zu 288 Herzinfarkten (<8%). Bei einer derart niedrigen Inzidenz „harter“ klinischer Ereignisse müssen solche Studien über lange Zeiträume (7–10 Jahre) geführt werden mit einem anfänglichen unsicheren Ausgang. Aus diesem Grunde und auch, um möglichst eine statistische Signifikanz des Ergebnisses zu erzielen, müssen viele Patienten, meistens mehrere tausend, in solche Studien eingeschlossen werden. Das heißt in aller Regel, diese Studien können nicht von einem einzelnen Zentrum, sondern nur multizentrisch durchgeführt werden.

2. Patientenauswahl

Der lange Zeitverlauf von Studien mit klinischen Endpunkten beeinflußt die Auswahl der einzuschließenden Patienten erheblich. Vorrangig werden Patienten eingeschlossen, von denen ein stabiler Verlauf über viele Jahre erwartet werden kann, d.h. in aller Regel Patienten mit nach angiographischen oder klinischen Kriterien wenig ausgeprägter Erkrankung. Patienten z.B. mit fortgeschrittener Symptomatik (ethische Gründe) oder stark eingeschränkter linksventrikulärer Funktion (schlechte Prognose) werden in aller Regel ausgeschlossen. Die Tragweite solcher Vorauslese wird an 2 Beispielen deutlich. In der BHAT-Studie [3], die den Einfluß des Betablockers Propranolol auf den klinischen Verlauf bei Patienten mit durchgemachtem Herzinfarkt untersuchte, wurden von den 16400 Patienten, welche die Einschlußkriterien erfüllten, insgesamt 67% aus verschiedenen Gründen (Kontraindikation für Betablocker, Schrittmacher, Entfernung zur Klinik, Ablehnung der Behandlung etc.) nicht in die Studie aufgenommen. Die Indikation zur generellen Behandlung von Postinfarktpatienten mit Propranolol kann bei dieser Vorselektion nicht verallgemeinert werden. Eine sehr ähnlich ausgeprägte Auswahl von Patienten erfolgte auch in der DAVIT II-Studie [4], die bei Postinfarkt-Patienten unter dem Calcium-Antagonisten Verapamil eine reduzierte Reinfarkt- und Sterberate fand: 60% aller möglichen Patienten wurden von der Studie primär ausgeschlossen.

Aber selbst bei dieser rigiden Vorauslese wird kein homogenes Krankengut in die Studie schließlich aufgenommen. In der CASS-Studie [5], welche die Wirkung von Bypassoperation gegenüber medikamentöser Therapie verglich, war nur bei weniger als 60% der eingeschlossenen Patienten eine Myokardischämie nachweisbar, 26% hatten eine eingeschränkte linksventrikuläre Austreibungsfraktion und 31% eine hochsitzende Stenose am Ramus interventricularis anterior; d.h. diese prognostisch bedeutsamen Faktoren waren z.T. sehr unterschiedlich verteilt.

3. „Cross over"

Dieselbe Studie gibt ein Beispiel für den Einfluß von Patienten, die während des Studienverlaufes nicht in ihrer ursprünglichen Therapiegruppe verbleiben können. So wurden in der CAAS-Studie 30% der zunächst medikamentös behandelten Patienten wegen zunehmender Symptomatik operiert, aber aus statistischen Gründen weiterhin in der Gruppe mit medikamentöser Behandlung geführt. Das Verbleiben des Patienten im ursprünglichen Therapieplan („intention to treat"-Prinzip) führt zur Überschätzung der Ergebnisse einer Behandlungsgruppe, hier der medikamentös behandelten Gruppe und reduziert damit deutlich die klinische Relevanz der Ergebnisse. Auch wenn Biostatistiker diese Art Analyse für die einzig richtige halten, wird der Arzt in der klinischen Praxis nur wenig Nutzen von dieser Auswertung haben.

4. Statistik und Darstellung

Verständlicherweise werden die Autoren großer Langzeitstudien ihre Resultate so darstellen, daß ihre Schlußfolgerungen und evtl. auch ihre anfänglichen Hoffnungen unterstützt werden.

„Teilnehmer und Leiter von klinischen Langzeitstudien wollen ihren enormen Arbeitsaufwand anerkannt wissen. Es ist deshalb für sie schwer, das Resultat einer 10- und mehrjährigen ‚Tragezeit' objektiv zu betrachten" (Rahimtoola, Circulation 1985).

So reduziert sich die signifikante Abnahme kardialer Ereignisse von 34% unter Gemfibrozil in der Helsinki Heart Studie [6] auf nur 25 Herzinfarkte weniger in der behandelten Gruppe bei insgesamt 4081 hyperlipidämischen Männern, die über 5 Jahre beobachtet wurden. Auch in der BHAI-Studie und der LRC-Studie sind die Vorteile von Propranolol bzw. Cholestyramin nur gering, nämlich nur etwa 1,6–2% weniger Todesfälle aus kardialen Gründen, d.h. man muß 200 Patienten mit Cholestyramin behandeln, um 3 Todesfälle zu verhindern.

Zusammengefaßt ist wichtig festzuhalten, daß eine Behandlung der koronaren Herzkrankheit, die prognostisch günstig sein will, am besten durch große multizentrische Studien abgeklärt wird. Solche langsamen, schwerfälligen und teuren Studien beinhalten jedoch die oben dargestellten Probleme, die eine Lösung der initial gestellten Frage verhindern können. Auch die heute zu beobachtende generelle Abnahme der Mortalität an koronarer Herzkrankheit, die mit anderen modernen Strategien wie z. B. der akuten Lysetherapie des Herzinfarktes zusammenhängt, kann eine klinische relevante Aussage verhindern. So war in der SPRINT-Studie [7] die Mortalität von Postinfarktpatienten mit 5,8% so gering, daß ein positiver Effekt des Calcium-Antagonisten Nifedipin auf diese schon extrem niedrige Todesrate nicht erwartet werden konnte.

Der klinische Verlauf der koronaren Herzkrankheit, die vor allem durch lange Studiendauer bedingte Auswahl von Patienten und deren Inhomogenität stellen unvermeidbare Probleme dar, die durch eine sehr exakte Fragestellung – auch mit Pilotstudien „eingekreist“ – und ein kritisches und sorgfältiges Studiendesign reduziert werden können. Die frühzeitige Publikation des Studiendesigns in renommierten Zeitschriften kommt diese Prämisse entgegen.

Literatur

1. Lichtlen P, Hugenholtz PG, Rafflenbeul W et al. (1991) Retardation of angiographic progression of coronary artery disease by nifedipine. Lancet 335:1109–1113 – 2. The Lipid Research Clinics Coronary Primary Prevention Trials Results (1984) JAMA 251:351–362 – 3. Betablocker Heart Attack Trial Research Group (1982) A randomized trial of propranolol in patients with acute myocardial infarction. JAMA 247:707–1714 – 4. The Danish Study Group on Verapamil in Myocardial Infarction (1990) Effect of verapamil on mortality and major events after acute myocardial infarction (DAVIT II). Am J Cardiol 66:779–785 – 5. CAAS Principal Investigators and Their Associates (1983) Coronary artery surgery study (CASS): a randomized trial of coronary artery bypass surgery. Circulation 68:933–950 – 6. Frick MH, Elo O, Haapa K et al. (1987) Helsinki Heart Study. New Engl J Med 317:1237–1245 – 7. Israeli Sprint Study Group (1988) Secondary prevention reinfarction Israeli nifedipine trial (SPRINT). Eur Heart J 9:354–364

Necessity and Conduct of Large and Simple Trials

M. Buyse (EORTC-Data-Center, Brussels, Belgium)

(Manuskript nicht eingegangen)

Workshop IV: Mikrozirkulation

Vorsitz: *B. E. Strauer*, Düsseldorf; *P. von Wichert*, Marburg

Interaktionen zwischen Gefäßendothel und Blutrheologie

M. Leschke, B. E. Strauer (Abteilung für Kardiologie, Pneumologie und Angiologie, Medizinische Klinik und Poliklinik B der Universität Düsseldorf)

Der koronaren Herzkrankheit liegt als pathogenetischer Prozeß die Arteriosklerose mit einer meist langen, über Jahre asymtomatischen und klinisch latenten Phase der atherogenen Progression zugrunde. Erst die Entwicklung von progredienten, hämodynamisch wirksamen Koronarstenosen führt zu der akuten klinischen Komplikationskette aus manifester Angina pectoris, Myokardinfarkt und plötzlichem Herztod. Aufgrund der in den letzten Jahren gewonnenen Erkenntnisse über die Bedeutung des Endothels für die Koronarperfusion und aufgrund der Entdeckung bereits im Frühstadium der Arteriosklerose vorhandener Störungen dieser Endothelfunktion [14] muß heute die simple pathophysiologische Vorstellung revidiert werden, daß die koronare Arteriosklerose in ihrem Verlauf durch segmental auftretende Koronarstenosen mit den Komplikationen der Ischämie und schließlich der Koronarthrombose als Terminalereignis einer Plaqueruptur gekennzeichnet ist. So führten pathorheologische Befunde zum Konzept der Perfusionsstörung im Bereich der terminalen Endstrombahn unabhängig vom Ausmaß makroskopischer Stenosen mit Entwicklung einer Myokardischämie [12, 13]. Diese rheologisch induzierten Mikrozirkulationsstörungen manifestieren sich bei reduzierten Schubspannungen und erschöpfter lokaler vasomotorischer Dilatationsreserve der vorgeschalteten Arteriolen, inbesondere in Fällen von ausgeprägter Hyperfibrinogenämie [7, 12]. Unter Berücksichtigung der bei der Arteriosklerose und ihren Risikofaktoren „Hyperlipidämie", „Hochdruck" und „Diabetes mellitus" beobachteten Störungen der Endothelfunktion [2, 5, 11, 14] und der bei diesen Patienten nahezu ausnahmslos pathologisch veränderten Blutrheologie [7–9] umfaßt ein modernes Konzept der Koronarsklerose das dynamische Nebeneinander von gestörter Vasomotion, abnormer Blutrheologie mit terminaler Mikrozirkulationsstörung sowie dem Auftreten von Koronarspasmen und transienter Myokardischämie oft schon vor Ausbildung manifester, hämodynamisch wirksamer Koronarstenosen. Diese kurze Übersicht soll die pathogenetischen Wechselwirkungen von Störungen der Endothelfunktion und abnormer Blutrheologie am Beispiel der koronaren Herzkrankheit, der Hypertonie und der Hyperlipidämie aufzeigen.

Endothelfunktion

Zur Aufrechterhaltung einer intakten vasomotorischen Gefäßregulation mit Unterdrükkung lokaler endothelständiger Thrombosebildung und Inhibition der Thrombozytenaktivierung besitzt das Endothel zahlreiche Funktionen wie die Produktion bestimmer vasoaktiver Substanzen, u.a. Fibronektin, Heparansulfat, Interleukine, Prostazyklin und den „Endothelium-Derived Relaxing Factor" (EDRF), das mittlerweile als

Stickstoffmonoxid (NO) identifiziert werden konnte [4, 5, 14]. Furchgott & Zawadzki [4] konnten erstmals zeigen, daß das Endothel für den vasodilatierenden Effekt von Azetylcholin verantwortlich ist. So führt die Stimulation von muskarinartigen Rezeptoren zur Freisetzung von EDRF, das die Relaxation der glatten Gefäßmuskulatur und damit im physiologischen Fall eine Vasodilatation vermittelt. Demnach ist eine kontinuierliche basale Freisetzung von EDRF für einen ausreichenden, physiologisch notwendigen Vasomotorentonus mit einer aktiven Dilatation der Arteriolen notwendig. EDRF übt darüber hinaus noch andere Effekte wie die Inhibition der Thrombozytenaggregation und -adhäsion sowie einen antiproliferativen Effekt auf die glatte Gefäßmuskulatur aus [14]. Bei arteriosklerotisch veränderten Gefäßen, aber auch bei dem Hochdruck und Hyperlipidämien [2, 3, 11, 14, 15] wurde eine Funktionsstörung aktiver Endothelleistungen festgestellt, die u.a. auf eine unzureichende EDRF-Bildung und -Freisetzung zurückgeführt wird. So werden bei der Arteriosklerose als Mechanismen der eingeschränkten Vasodilatation im einzelnen eine erhöhte Diffusionsstrecke für EDRF infolge früharteriosklerotischer Intimaverdickungen, ein Verlust von Endothelzellen infolge des Arterioskleroseprozesses sowie eine verminderte Vasodilatationskapazität der glatten Muskelzellen und ein erhöhter Vasokonstriktorentonus diskutiert. Infolge der verminderten Endothel-vermittelten Vasodilatation kann es klinisch zur Manifestation von Koronarspasmen und einer gestörten Vasomotion mit vermehrter Prädisposition zur Myokardischämie kommen [2, 3, 14]. Neben Acetylcholin, das als diagnostischer Indikator einer ausreichenden Endothelfunktion in der Klinik eingesetzt wird, führen verschiedene andere Mediatoren wie ADP, aber auch lokal am Endothel wirksame Scherkräfte zu einer EDRF-Freisetzung [4, 14, 15]. So induziert ein Anstieg des koronaren Blutflusses physiologischerweise eine EDRF-vermittelte, endothelabhängige Dilatation der koronaren Widerstandsgefäße.

Dieser endothelabhängige Mechanismus der Vasodilatation ist bei der Arteriosklerose bereits im Frühstadium eingeschränkt [2, 3, 14, 15] und kann im Extremfall nach Acetylcholingabe nicht nur zum Ausbleiben der Vasodilatation, sondern zur Vasokonstriktion der Koronarien führen [15].

Blutrheologie

Neben einer intakten Endothelfunktion und ausreichend hohen Schubspannungen ist eine hohe Blutfluidität Voraussetzung für eine ungestörte Koronarperfusion. Bei allen Formen degenerativer Gefäßerkrankungen wie auch der koronaren Herzerkrankung kommt es infolge eines vermehrten Fibrinogenumsatzes zu einer chronischen Hyperfibrinogenämie mit den Konsequenzen eines pathologischen Anstiegs der für die Perfusion der Mikrozirkulation wesentlichen rheologischen Faktoren „Plasmaviskosität" und „Erythrozytenaggregation" [7, 9]. Eine hohe Plasmaviskosität kann infolge eines Anstiegs der Erythrozytenaggregation bei den niedrigen Strömungskräften der Mikrozirkulation zu einem reversiblen, rheologisch bedingten Strömungsstillstand führen und damit maßgeblich zur Manifestation bzw. Intensivierung einer bereits vorhandenen Myokardischämie infolge verminderter Sauerstoffabgabe, gestörter Perfusion der Endstrombahn beitragen [7]. Diese auf rheologischen Mechanismen beruhenden Mikrozirkulationsstörungen werden durch Störungen der lokalen Endothelfunktion mit Verlust der aktiven Gefäßdilatation und gleichzeitig vermehrter Spasmusneigung infolge eines konsekutiven Anstiegs des Gefäßwiderstandes begünstigt.

Wechselwirkungen zwischen Endothel und Blutrheologie

Die pathogenetischen Konsequenzen einer gestörten koronaren Endothelfunktion und einer abnormen Blutrheologie sind aus der Sicht der Mikrozirkulation eine Intensivie-

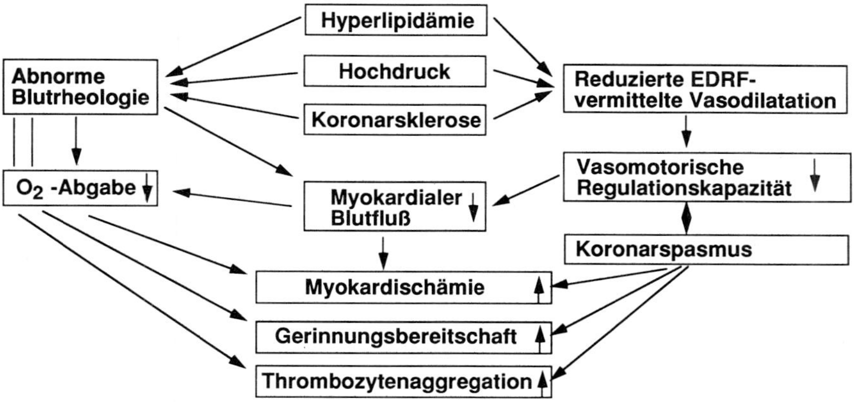

Abb. 1. Abnorme Blutrheologie und Endotheldysfunktion als Prädispositionsfaktoren der Myokardischämie

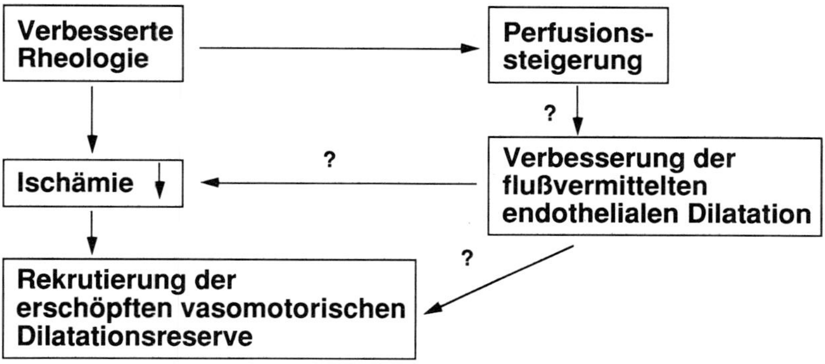

Abb. 2. Mögliche Interaktionen zwischen therapeutischer Verbesserung der Blutrheologie und der Endothelfunktion

rung bzw. Potenzierung der Myokardischämie (Abb. 1). Die unter Ischämiebedingungen u. U. erschöpfte lokale Vasomotion und eine ungenügende Dilatationskapazität der epikardialen Koronargefäße führen zu einem überproportionalen Anstieg des Koronarwiderstands im Bereich der makroskopischen Stenose, da sich der Widerstand nach dem Hagen-Poiseuilleschen Gesetz umgekehrt reziprok zur 4. Potenz des Gefäßradius verhält [7]. Distal der Koronarstenose bzw. des Segmentes mit gestörter Vasomotorik und Koronarspasmus kann es aufgrund dieses elementaren Gesetzes der Strömungsmechanik zum Erliegen der Schubspannungen und einer u. U. rheologisch limitierten Perfusion der Mikrozirkulation kommen. Solche Interaktionen zwischen Gefäßendothel und Blutrheologie können darüber hinaus bei der hypertensiven Herzerkrankung und den Fettstoffwechselstörungen trotz makroskopisch unauffälliger Koronargefäße pathogenetisch wirksam werden. Bei der Hypertonie besteht ein rheologisches Risikoprofil mit erhöhter Plasmaviskosität und Erythrozytenaggregation sowie gleichfalls erhöhter Vollblutviskosität [8]. Es ist denkbar, daß strukturelle Veränderungen der hypertensiven Mikroangiopathie, funktionelle Störungen der Endothelfunktion und abnorme Blutrheologie zur Intensivierung der Myokardischämie i. S. eines Circulus vitiosus trotz makroskopisch unauffälliger Koronarien prädisponieren [8]. Für die Fettstoffwechselstörungen sind ebenfalls Endotheldysfunktionen [2, 5, 15] und eine pathologisch erhöhte Blutviskosität

[9] beschrieben. Schließlich konnte bei Patienten mit Hyperlipidämien eine direkte Beziehung der Azetylcholin-induzierten koronaren Vasokonstriktion als Ausdruck der gestörten endothelialen Funktion zur Höhe der Cholesterinwerte festgestellt werden [15]. Möglicherweise stellt die eingeschränkte Vasodilatationsfähigkeit der Arteriolen bei Hyperlipidämien ein Frühstadium der Atherogenese dar, das infolge einer direkten Blockade der EDRF-vermittelten vaskulären Vasodilatation durch das LDL-Cholesterin die weitere atherogene Progression begünstigt [2, 5].

Bei Patienten mit Hypercholesterinämien und Hypertriglyzeridämien wurden darüber hinaus pathorheologische Befunde beschrieben, die im Zusammenhang mit einer vermehrten Ischämieneigung diskutiert wurden [9, 10]. Demnach könnte das therapeutische Ziel einer frühzeitigen und effizienten Lipidsenkung eine Regression der Endothelstörungen mit Reduktion der Ischämieneigung beinhalten [5].

Neben diesen pathogenetisch orientieren Interaktionen zwischen Rheologie und Endothelfunktion sind aber auch therapeutische Implikationen denkbar (Abb. 2). So könnte eine therapeutische Verbesserung der Blutrheologie – z. B. infolge einer Urokinase-induzierten Fibrinogensenkung – [6] mit konsekutiv verbesserter Mikroperfusion zu einer Steigerung der flußvermittelten endothelialen Dilatation führen. Diese erhöhte Dilatationsfähigkeit unter primar rheologischen Therapiemaßnahmen wie – z. B. einer chronisch-intermittierenden Urokinase-Therapie – könnte zur vermehrten Rekrutierung der vormals unter Ischämiebedingungen erschöpften vasomotorischen Dilatationsreserve beitragen.

Schlußfolgerungen

Die pathogenetischen Konsequenzen einer gestörten Endothelfunktion und abnormen Blutrheologie sind aus der Sicht der Mikrozirkulation evident. So intensivieren bzw. potenzieren die Wechselwirkungen zwischen gestörter vasomotorischer Regulationsbreite bzw. Verlust der endothelialen Dilatationsfähigkeit und einer abnormen Blutrheologie bei allen manifesten Formen der Arteriosklerose, aber auch schon in Frühstadien der Arteriosklerose trotz makroskopisch unauffälliger Koronargefäße die Myokardischämie. Demnach können Angina-Pectoris-Symptome bei Patienten mit Fettstoffwechselstörungen und hypertensiver Herzerkrankung auf koronaren Mikrozirkulationsstörungen beruhen, die ganz wesentlich aus den Wechselwirkungen zwischen funktionellen Störungen des Endothels, strukturellen Veränderungen der Gefäßwand und rheologisch ungünstigen Bedingungen resultieren können.

Literatur

1. Andrews HE, Bruckdorfer KR, Dunn RC, Jacobs M (1987) Low-density lipoproteins inhibit endothelium-dependent relaxation in rabbit aorta. Nature 327:237–239 – 2. Creager MA, Cooke JP, Mendelsohn ME, et al. (1990) Impaired vasodilation of forearm resistance vessels in hypercholesterolemic humans. J Clin Invest 86:228–234 – 3. Förstermann U, Mügge A, Alheid U, Haverich A, Frölich JC (1988) Selective attenuation of endothelium-mediated vasodilation in atherosclerotic human coronary arteries. Circulation Res 62:185–190 – 4. Furchgott RF, Zawadzki JV (1980) The obligatory role of endothelial cells in the relaxation of arterial smooth muscle by acetylcholine. Nature 288:373–376 – 5. Henry PD (1990) Hyperlipidemic arterial dysfunction. Circulation 81:697–699 – 6. Leschke M, Höffken H, Vogt M, Motz W, Strauer RE (1989) Intermittent urokinase therapy as a new strategy concept in untractable angina pectoris. J Am Coll Cardiol 13:16 [abstract] – 7. Leschke M, Strauer RE (1989) Die Blutrheologie als prädisponierender Faktor der Myokardischämie bei der koronaren Herzkrankheit. In: v Arnim Th (Hrsg): Prädisponierende Bedingungen für akute Ischämiesyndrome. Steinkopff, Darmstadt, pp 92–105 – 8. Leschke M, Vogt M, Motz W, Strauer BE (1990) Blood rheology as a contributing factor in reduced coronary reserve in systemic hypertension. Am J Cardiol 65:56-G–59-G – 9. Leschke M,

Saddig C, Kleophas W, Toeller M, Reinauer M, Strauer BE (1990) Rheologische Veränderungen in der Postprandialphase. Klin Wochenschr 68 [suppl XXII]:89–94 – 10. O'Connor NTJ, Ballantyne D, Pollock JG, Cairney B, Lawrie TVD (1977) Limb blood flow in treated hyperlipoproteinaemic patients with peripheral vascular disease. Atherosclerosis 27:325–331 – 11. Panza JA, Quyyumi AA, Brush JE, Epstein S (1990) Abnormal endothelium-dependent vascular relaxation in patients with essential hypertension. N Engl J Med 323:22–27 – 12. Schmid-Schönbein H (1981) Myokardiale Mikrozirkulation: Wechselwirkung zwischen Vasomotorik und Fließeigenschaften des Blutes. Dtsch Med Wschr 106:1483–1487 – 13. Schmid-Schönbein H (1982) Physiologie und Pathophysiologie der Mikrozirkulation aus rheologischer Sicht. Internist 23:359–374 – 14. Vane JR, Änggard EE, Botting RM (1990) Regulatory functions of the vascular endothelium. N Engl J Med 323:27–36 – 15. Vita JA, Treasure CB, Nabel EG et al. (1990) Coronary vasomotor response to acetylcholine relates to risk factors for coronary artery disease. Circulation 81:491–497

Zerebrale Ischämie als Folge von Mikrozirkulationsstörungen

M. G. Hennerici (Neurologische Klinik, Klinikum Mannheim der Universität Heidelberg)

Die Bedeutung der verschiedenen Einzelfaktoren, die zu einer Mikrozirkulationsstörung im Rahmen eines ischämischen Hirninfarktes beitragen können, wird seit Jahren kontrovers diskutiert. Dabei ist zu beachten, daß nach unserem aktuellen Verständnis auf Grund epidemiologischer Studien die Ursache der zerebralen Ischämien überwiegend arteriosklerotische Veränderungen der großen hirnversorgenden Arterien (sog. *Makroangiopathie*) und des Herzens sind, die über embolische Mechanismen und hämodynamische Obstruktionen wirksam werden. Daneben sind sog. *Mikroangiopathien* der penetrierenden Hirnarterien häufige Quellen fokaler Infarkte, die als „lakunäre Ereignisse" wegen ihrer besonderen klinischphänomenologischen und strukturellen Eigenheiten fälschlich pathogenetisch als einheitliches Krankheitsbild angesehen werden. Beide vorgenannten Formen implizieren Mikrozirkulationsstörungen im Bereich der Kapillaren der vor- und nachgeschalteten Gefäßabschnitte, die durch Thromboembolien verschlossen sind, wobei die dynamischen Aspekte dieser hochkomplexen Vorgänge weitgehend unbekannt sind. Insbesondere pathogenetische Mechanismen der *Reperfusionsphase* nach Lyse des Verschlusses sind gegenüber der bislang gut untersuchten *Ischämiephase* unterbewertet worden. Dies liegt z. T. an der experimentell außerordentlich schwierigen Trennung von Vorgängen, die von der Ischämiephase in die Reperfusionsphase überleiten bzw. die Reperfusionsphase allein bestimmen. Beispielsweise ist zu beachten, daß die Strömungsverhältnisse bei intakter Autoregulation – etwa im infarktumgebenden Areal – dem Hagen-Poiseuilleschen Gesetz folgen

$$\text{Fluß} = k \cdot (\Delta P \cdot d^4) \quad (7 \cdot 1)$$

während bei gestörter Autoregulation nur noch Druckveränderungen ΔP und Viskositätsvariable (mit absolutem bzw. relativem Hämatokritwert als wesentlichem Parameter) funktionell wirksam sind.

Zerebrale Durchblutungsstörungen, die sich allein in der Mikrozirkulation abspielen, sind klinisch weitgehend unbekannt, weil sie auch mit den modernen bildgebenden Verfahren – mit Ausnahme neuerer Methoden wie MR-Perfusionsstudien und Positronenemissionstomographie – nicht sicher identifiziert werden können und dürften daher zu einem nicht unbedeutenden Teil zu der Gruppe der ätiologisch unklar bleibenden akuten Hirninfarkte beitragen. Besonders wichtig ist ihr Anteil für die Pathogenese der chronischen Hirndurchblutungsstörungen und insbesondere der Leukenzephalopathien vom subkortikalen Typ.

Untersuchungen zu Einzelfaktoren der Mikrozirkulation sind wegen des Problems der Übertragbarkeit auf die in vivo-Situation extrem schwierig, wie die Diskussion über die pathophysiologische Bedeutung von in vitro veränderten Thrombozytenparametern bei der Pathogenese zerebraler Ischämien zeigt. Gleichwohl galt unter den Determinanten der Perfusion dem Hämatokritwert lange Zeit ein besonderes therapeutisches Interesse.

Direkten Messungen des zerebralen Hämatokrits, die bislang nicht möglich waren, kommt in dieser Diskussion eine besondere Bedeutung zu, da innerhalb des Körpers kein einheitlicher Hämatokrit herrscht. Das Therapiekonzept der Hämodilution basiert aber auf Messungen des peripheren venösen Hämatokrits, die offensichtlich nur von eingeschränkter Aussagekraft für die Entwicklung eines Therapiekonzeptes beim ischämischen Hirninfarkt sein können. Der regionale Hämatokrit ist abhängig vom Durchmesser der Gefäße, nicht aber von der Kapillarendichte. Je kleiner die Gefäße also sind, um so geringer der regionale Hämatokritwert. Eine praktische Methode, um den zerebralen Hämatokrit beim Menschen zu messen, bietet sich mit der transkraniellen Dopplersonographie, wo die korpuskulare Dichte proportional der Signalamplitude der Dopplersignale in den untersuchten Gefäßabschnitten ist. Hier haben neuere Untersuchungen, die noch nicht im einzelnen publiziert sind, deutliche Schwankungen innerhalb von Gefäßterritorien mit vorgeschalteten Gefäßobstruktionen gegenüber der kontralateralen korrespondierenden Hirnregion nachgewiesen. Eine andere Methode ist die Bestimmung des zerebralen Blutvolumens mit Radionukliden, die besonders über die topographische Verteilung solcher Hämatokritwerte Aussagen erlaubt, während die Dopplersonographie besonders geeignet ist, rasche zeitliche Veränderungen zu erfassen. üblicherveise beträgt das Verhältnis zerebraler Hämatokrit: peripherer Hämatokrit $r = 0{,}85$. Lammertsma et al. (1984) haben eine Methode zur in vivo-Bestimmung des regionalen zerebralen Hämatokrits vorgeschlagen, wobei ^{11}CO als Marker der Erythrozyten und ^{11}C-Methylalbumin als Plasmamarker inhaliert bzw. injiziert wird. Während Ergebnisse bei Patienten mit dieser neuen Methode noch nicht vorliegen, haben Loutfi et al. (1987) mit SPECT einige Patienten bereits nach einer transienten ischämischen Attacke untersucht, ohne daß sich signifikante Unterschiede zwischen der betroffenen und der nicht betroffenen Hirnhälfte gezeigt haben ($r = 0{,}69-0{,}82$). Nach ischämischen Infarkten lag der höhere Hämatokrit jeweils auf der Läsionsseite ($r = 0{,}95-0{,}74$), was bedeutet, daß während der Akutphase eine Erweiterung des Gefäßkalibers ähnlich wie in der Peripherie vorliegt. Daraus lassen sich allerdings noch keine therapeutischen Aussagen ableiten, solange solche Studien unter Therapiebedingungen noch fehlen. Dies gilt insbesondere auch für Erkrankungen, die mit chronischen Mikrozirkulationsstörungen einhergehen.

Klinische Studien zur Hämodilution bei Patienten mit akutem Schlaganfall, die mit Dextran, Hydroxyäthylstärke oder Albumin und gelegentlich in Kombination mit einem Aderlaß durchgeführt wurden, haben keine wissenschaftliche Basis für die Wirksamkeit einer solche Therapie beim akuten Schlaganfall erbracht. Ein Überblick über 10 randomisierte Untersuchungen beim akuten Schlaganfall mit insgesamt 2509 Patienten zeigt weder hinsichtlich der Mortalität noch der Morbidität einen Vorteil dieses Therapieverfahrens. Asplund (1991) hat eine vergleichende Analyse, wie in der Abbildung zusammengefaßt, kürzlich vorgelegt, woraus sich auch in einer recht umfangreichen Subgruppenanalyse keine weiteren Gruppen haben identifizieren lassen, für die sich ein Therapieeffekt abzeichnet. Einzig eine unlängst in Amsterdam durchgeführte Studie zeigt, daß bei Patienten, deren Hämatokrit infolge einer Exsikkose angestiegen ist, möglicherweise von einer einfachen Rehydrierung mit Kochsalzlösung einen Nutzen haben – ob eine aggressive hypervolämische Hämodilution trotz ihrer Risiken für die kardiopulmonale Situation erfolgreich ist, läßt sich z. Zt. nicht absehen. Die vorgelegten Studien, die zu dem negativen Gesamtergebnis beigetragen haben, sind

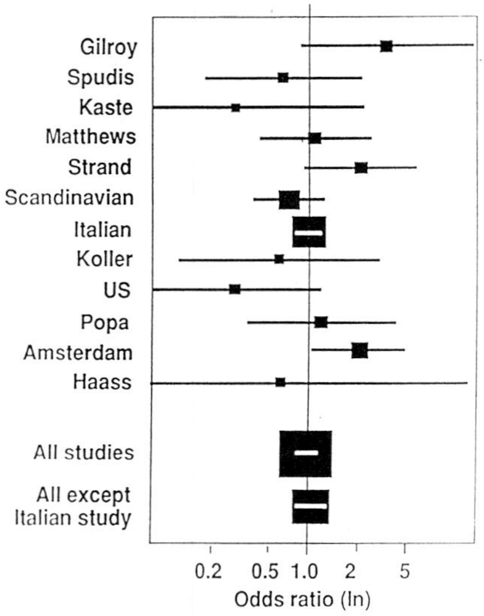

Abb. 1. Chancenvariable (Odds ratio) bei 12 Studien zur Hämodilution-Werte < 1 belegen einen ungünstigen Therapieeffekt, Werte > 1 einen günstigen Behandlungseffekt. (Aus Asplund 1991)

im wesentlichen dominiert von zwei Untersuchungsreihen aus Skandinavien und Italien, deren Design und Durchführung z. T. heftig kritisiert worden ist. Wenn diese Vorbehalte akzeptiert werden, laßt sich eine Hämodilutionstherapie z. Zt. allenfalls noch für Patienten mit akuten und progredienten Infarkten bei frühzeitigem Behandlungsbeginn innerhalb der ersten 6–12 Stunden und für maximal 3 Tage rechtfertigen.

Patienten mit erhöhten Hämatokritwerten zeigen eine deutliche Erhöhung ihrer Blutviskosität und eine erhebliche Reduktion der zerebralen Durchblutung (CBF). Niedrige CBF-Werte können angehoben werden, wenn der Hämatokritwert sinkt, was in der Regel durch hämodilutive Maßnahmen versucht wurde. Ob die Reduktion der Viskosität allein oder überwiegend dafür verantwortlich ist, ist allerdings unklar, denn gleichzeitig kommt es im ischämischen Hirngewebe je nach Ausprägung der metabolischen Störung zu einer erhöhten Sauerstoffextraktion, der durch die Hämodilution entgegengewirkt wird. Als Kompensationsmechanismus wäre hier eine Erhöhung des zerebralen Blutflusses anzusehen – alle diese Mechanismen spielen ohnehin nur im nicht infarzierten Hirngewebe eine Rolle, wie man durch PET-Studien sehr genau weiß. Untersuchungen über den Einfluß von CO auf die zerebrale Autoregulation zeigen, daß ohne Veränderung der Viskosität allein durch die Reduktion der Sauerstoffträgerkapazität des Blutes eine Erhöhung der Hirndurchblutung erreicht wird. Dabei sind kurzfristige Veränderungen von langfristig wirksamen Einflüssen zu unterscheiden, was insbesondere für die Therapie in der Akutsituation von Bedeutung ist. Zusätzlich spielen offensichtlich auch erhebliche interindividuelle Unterschiede eine Rolle wie Untersuchungen zur Hirndurchblutung bei Normalpersonen mit unterschiedlichen Hämatokritwerten gezeigt haben. Festzuhalten bleibt weiterhin, daß eine der Autoregulation quantitativ vergleichbare Regulation der Hirnzirkulation weder gegenüber Veränderungen des Hämatokrits noch der Sauerstoffträgerkapazität existiert.

Im ischämischen Hirngewebe kommt es zu einer Entkopplung von Hirndurchblutung und neuronalem Stoffwechsel. Untersuchungen mit der Positronenemissiontomographie beim Menschen haben gezeigt, daß Regionen mit extrem niedriger Hirndurchblutung (unter 15 ml/100 ml/min.) eine maximale Sauerstoffextraktion (bis 100%) aufweisen können, wobei bislang noch unklar ist, welche Veränderungen des Glukosestoffwechsels dabei ablaufen. Die zur Verfügung stehenden Methoden sind nämlich noch nicht in der Lage, eindeutig zu unterscheiden, ob die applizierten Radionuklide in der Glykolyse abgebaut oder zu Laktat metabolisiert werden. Beachtet man aber neben der Sauerstoffextraktionsrate auch den Sauerstoffmetabolismus im Gewebe, so zeigt sich, daß Hirngewebe mit reduziertem Metabolismus bei nicht ausgeschöpfter Sauerstoffextrationsrate keine normale Aktivität mehr aufweist, d.h. wahrscheinlich infarziert ist. Die Hirnperfusion kann dabei im Rahmen der Ischämie noch reduziert oder als Folge der Luxusperfusion bereits wieder erhöht sein. Kortikale, subkortikale und große nukleäre Hirnregionen reagieren offensichtlich unterschiedlich und haben einen dynamisch variablen Verlauf zwischen Ischämie und Infarkt.

Literatur

Asplund K (1991) Hemodilution in acute stroke. Cerebrovasc Dis (im Druck) – Lammertsma AA, Brooks DJ, Beaney RP, Turton DR, Kensett MJ, Heather JD, Marshall J, Jones T (1984) In vivo measurement of regional cerebral hematocrit using positron emission tomography. J Cereb Blood Flow and Metabol 4:317–322 – Loutfi I, Frackowiack RSJ, Myers MJ, Lavender JP (1987) Regional cerebral hematocrit in normal subjects and stroke patients. J Physiol Imaging 2:10–16

Die Rolle der renalen Mikrozirkulation bei Nierenerkrankungen

W. Samtleben (Nephrologische Abteilung, Medizinische Klinik I, Klinikum Großhadern der Universität München)

Die intrarenale Zirkulation unterliegt einer feinen, durch verschiedene Mechanismen vermittelten Steuerung. Dabei wird die glomeruläre Perfusion durch ANF, Noradrenalin, Endothelin, Angiotensin II, Prostaglandine, Bradykinin sowie die distal-tubuläre Natrium-Konzentration, den aktuellen systemischen Blutdruck und einen myogenen Reflex am Vas afferens determiniert (Tabelle 1). Die medulläre Durchblutung wird unabhängig von der Nierengesamtdurchblutung geregelt, wobei Angiotensin II, Prostaglandine, Vasopressin, ANF, aber vermutlich auch das Kallikrein-Kinin-System, Azetylcholin, Adenosin und die renale Innervation beteiligt sind [5].

Diejenige renale Mikrozirkulationsstörung, die derzeit die größte klinische Bedeutung erlangt hat, ist die glomeruläre Hyperperfusion. Sie stellt einen von der renalen Grundkrankheit unabhängigen Progressionsfaktor für die Entwicklung einer Niereninsuffizienz dar. Weitere funktionelle renale Mikrozirkulationsstörungen betreffen die intrarenale Blutverteilung (zwischen Kortex und Medulla) sowie die klassischen

Tabelle 1. Determinanten der glomerulären Perfusion

	Vas afferens	Vas efferens
Konstriktion	myogener Reflex	Angiotensin II
	hohes distaltubuläres Natrium	ANF
	Noradrenalin	Noradrenalin
	Endothelin	Endothelin
Dilatation	niedriger RR	Prostaglandine E2/I2
	Prostaglandine E2/I2	
	Bradykinin	

Ursachen der gestörten Mikrozirkulation, die durch Erhöhung von Vollblut- und Plasmaviskosität hervorgerufen werden.

Im folgenden soll nur auf solche renale Mikrozirkulationsstörungen näher eingegangen werden, die primär nicht durch morphologische Veränderungen an der Endstrombahn bedingt sind (wie z. B. bei Glomerulonephritiden oder beim hämolytisch-urämischen Syndrom), sondern bei denen primär eine funktionelle Störung vorliegt.

1. Glomeruläre Hyperfiltration

Eine Verminderung der funktionstüchtigen Nierenmasse durch Teilnephrektomie (z. B. tierexperimentell durch unilaterale Nephrektomie und zusätzliche obere und untere Polresektion der kontralateralen Niere, sog. 5/6-Nephrektomie) [11] oder durch einen Krankheitsprozeß (z. B. Glomerulonephritis, Diabetes mellitus) führt in den verbleibenden, initial nicht krankheitsgeschädigten Nephronen zu deren verstärkter Perfusion. Die gestörte glomeruläre Hämodynamik geht einher mit einem erhöhten glomerulärkapillären Druck, der von einer erhöhten glomerulären Filtrationsrate im Einzelnephron gefolgt ist [11]. In dem genannten Tiermodell stellt sich eine erhöhte Nierenperfusion durch einen verminderten Gefäßwiderstand ein, wobei der Widerstand der afferenten Arteriole stärker vermindert ist als der der efferenten Arteriole [1]. Folge dieser glomerulären Hypertonie mit Hyperperfusion und Hyperfiltration sind verschiedene pathologische Prozesse im Bereich des Mesangiums, die über Ablagerung von Lipiden und anderen Makromolekülen, durch Matrixdegradation und Zellproliferation sowie durch lokal ablaufende Gerinnungsprozesse letztendlich zu einer schweren Schädigung primär intakter Glomeruli führen, deren morphologisches Substrat die Glomerulosklerose darstellt [22]. Der Prozeß, der zur Glomerulosklerose führt, ist dabei von der Grunderkrankung unabhängig. Selbst bei defektgeheilter renaler Grunderkrankung, wie dies z. B. beim Goodpasture-Syndrom möglich ist, kann bei einer nur mittelgradigen glomerulären Schädigung während der aktiven Krankheitsphase ein Zustand eintreten, der dann trotz beherrschter Grunderkrankung zu einer langsam progredienten Niereninsuffizienz und schließlich zur Dialysepflichtigkeit führt. Ein solches Beispiel sei hier dargestellt:

Der 1965 geborene männliche Patient erkrankte im Oktober 1984 an einer „Pneumonie" mit Hämoptysen. Weiterhin fielen eine Mikrohämaturie sowie eine Proteinurie von ca. 7 g/die auf. Das Serumkreatinin betrug zu diesem Zeitpunkt 1,2 mg/dl. Zwei Monate später wurde der Patient wegen der persistierenden renalen Symptomatik in unsere Ambulanz überwiesen. Die Lunge zeigte klinisch und röntgenologisch keinen pathologischen Befund mehr, während Proteinurie und Mikrohämaturie persistierten. Antikörper gegen glomeruläre Basalmembranen waren im Serum noch schwach nachweisbar, das Kreatinin lag um 1,5 mg/dl. In der im Januar 1985 durchgeführten Nierenbiopsie fanden sich lineare IgG-Ablagerungen im Bereich der glomerulären Basalmembranen sowie in der Histologie eine Zerstörung von mehr als 50 der Glomeruli. Nach einer kurzzeitigen Behandlung mit Cyclophosphamid, Steroiden und Plasmapherese waren die Basalmembran-Antikörper bereits einen Monat später nicht mehr nachweisbar. Bei einem mit Antihypertensiva (ohne ACE-Hemmer) leidlich eingestellten arteriellen Hypertonus (Werte um 150/100 mm Hg) entwickelte der Patient eine langsam progrediente Niereninsuffizienz und war ab April 1988 schließlich dialysepflichtig (Abb. 1).

Bei reduzierter funktionstüchtiger Nierenmasse findet sich in den nicht geschädigten Glomeruli ein verminderter Gefäßwiderstand im Bereich des Vas afferens, so daß sich der systemische Blutdruck weiter in die Gefäßperipherie fortsetzt als unter Normalbedingungen. Die Druckerhöhung betrifft in erster Linie das glomeruläre Kapillarnetz. Es liegt somit ein gegenüber dem Normalzustand erhöhter glomerulärer Druck („glomeruläre Hypertonie") vor, der dann zur glomerulären Hyperfiltration mit den zuvor dargestellten Konsequenzen führt. Die glomeruläre Hypertonie kann in den Frühstadien des Diabetes mellitus offenbar ohne gleichzeitige systemische Hypertonie vorhanden sein. Die glomeruläre Hyperfiltration zieht aber aufgrund der Schädigung der Filtrationsbarriere

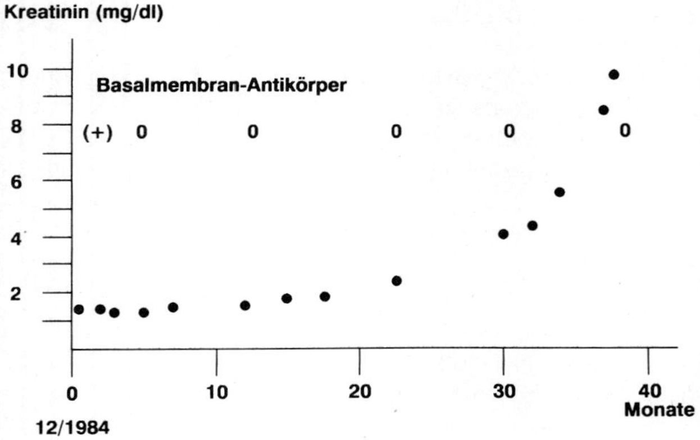

Abb. 1. Verlauf des Serumkreatinins bei einem Patienten mit Goodpasture-Syndrom

eine zunehmende Proteinurie nach sich. Besonders im Fall der diabetischen Nephropathie ist die Mikroalbuminurie erstes Zeichen der beginnenden glomerulären Schädigung.

Therapeutische Interventionen zielen auf eine Normalisierung der glomerulären Hypertonie und Hyperfiltration ab, um auf diese Weise den weiteren Nierenschaden zu begrenzen. Dies kann erreicht werden durch

- Senkung des systemischen Blutdruckes, wobei konsekutiv auch der glomeruläre Perfusionsdruck abnimmt;
- Dilatation am Vas efferens, wodurch der glomerulär-kapilläre Druck ebenfalls abnimmt;
- eine streng eiweißarme Ernährung.

Sofern die genannten Mechanismen tatsächlich pathogenetische Bedeutung haben, sollte es mit diesen Therapieansätzen möglich sein, sowohl die Progression der Niereninsuffizienz als auch die Proteinurie günstig zu beeinflussen.

Für alle drei Therapieansätze liegen inzwischen Ergebnisse aus vielen klinischen Studien vor, die einen Einfluß auf die Progredienz der Niereninsuffizienz aber auch auf das Ausmaß der Proteinurie nachweisen konnten.

So beschrieb Mogensen [19], daß die Progression der Niereninsuffizienz bei Typ I-Diabetikern deutlich verlangsamt werden konnte, sobald der Blutdruck optimal eingestellt war. Während die glomeruläre Filtrationsrate in der Kontrollperiode monatlich im Durchschnitt um 1,23 ml/min abnahm, reduzierte sich der Funktionsverlust unter optimaler Blutdruckeinstellung auf 0,49 ml/min. Parallel dazu sank auch bei allen Patienten die Albuminausscheidung. In dieser nur an 6 Patienten durchgeführten Studie wurden keine ACE-Hemmer eingesetzt. Ähnliche Befunde wurden von Björk et al. [2] beschrieben: Der jährliche Abfall der Kreatininclearance betrug in der von ihm untersuchten Diabetiker-Population vor Captopril 10,3 ml/min und nach Gabe dieses ACE-Hemmers im Gruppendurchschnitt nur noch 5,5 ml/min.

Ähnliche Befunde wurden auch von nicht-diabetischen niereninsuffizienten Patienten berichtet, wonach das Serumkreatinin im Gruppendurchschnitt bei den mit ACE-Hemmern behandelten Patienten deutlich langsamer anstieg als in der mit alternativen Medikamenten therapierten Gruppe [17].

In einer anderen Untersuchung wurde der Kurzzeiteffekt einer Therapie mit Captopril auf die Proteinurie bei Diabetikern untersucht [24]. Unter einer Dosis von $3 \times 12{,}5$ mg/die war zwar kein relevanter Blutdruckeffekt nachzuweisen, jedoch verminderte sich die Proteinurie bei den 10 Patienten signifikant von $10{,}6 \pm 2{,}2$ auf $6{,}1 \pm 1{,}4$ g/die. Auch bei nicht-diabetischen Niereninsuffizienten wurde unter der Therapie mit einem ACE-Hemmer (Lisinopril) eine Reduzierung der Proteinurie um

61% beobachtet, während sich in der vorausgegangenen Kontrollphase mit anderen Antihypertensiva keine Änderung gezeigt hatte [9].

Da eine proteinreiche Ernährung zur glomerulären Hyperperfusion beiträgt, kann umgekehrt durch eine diätetische Eiweißrestriktion die Progression der Niereninsuffizienz günstig beeinflußt werden. Maschio et al. [18] beobachteten sowohl bei Patienten mit gering eingeschränkter (Kreatinin initial 1,55–2,7 mg/dl) als auch bei mittelgradig eingeschränkter Niereninsuffizienz (Kreatinin initial 2,9–5,4 mg/dl) unter einer mehrmonatigen eiweiß- und phosphatreduzierten Diät eine Verminderung der Progressionsrate der Niereninsuffizienz verglichen mit einer Kontrollgruppe, wobei dieser Unterschied statistisch signifikant war.

Nach den dargestellten Befunden ist eine günstige Beeinflussung der glomerulären Hyperfiltration durch Proteinrestriktion und durch antihypertensive Behandlung möglich, wobei der Auswahl der Antihypertensiva eine große Bedeutung zukommt.

2. Störung der kortikal-medullären Zirkulation

2.1 Hepatorenales Syndrom

Das Nierenversagen im Rahmen des hepatorenalen Syndroms ist durch eine Umverteilung der intrarenalen Zirkulation mit einer kortikalen Minderperfusion und gut erhaltener Markdurchblutung charakterisiert. Die kortikale Minderperfusion wird durch eine Vasokonstriktion der Gefäße der äußeren Nierenrinde verursacht, während die Perfusion der inneren Rindenschicht und des Nierenmarks erhalten ist. Diese Veränderungen können angiographisch dargestellt werden [6]. Die Pathogenese dieser Blutumverteilung ist unklar, jedoch handelt es sich eindeutig um einen funktionellen Schaden, da diese Nieren nach einer erfolgreichen Lebertransplantation ihre Funktion wieder aufnehmen [13]. Umgekehrt funktionierten Nieren von Patienten, die im hepatorenalen Syndrom verstorben sind, nach Verpflanzung in einen dialysepflichtigen Empfänger [14], eine Tatsache, die den funktionellen Charakter des Nierenversagens beim hepatorenalen Syndrom unterstreicht.

Das Nierenversagen beim hepatorenalen Syndrom kann durch Beseitigung der hepatischen Grunderkrankung (z. B. Lebertransplantation) kausal behandelt werden, jedoch steht diese Möglichkeit nur in speziellen Situationen und nur in wenigen Zentren zur Verfügung. Einen erfolgversprechenden medikamentösen Ansatz für die Überwindung des Nierenversagens beim hepatorenalen Syndrom gibt es nicht, auch wenn die Gabe von Dopamin (Dosis ca. 3 µ/kg/min) zumindest versucht werden sollte. – Die Prognose des hepatorenalen Syndroms ohne Lebertransplantation ist mit einer Überlebensrate von weniger als 5% extrem schlecht.

2.2 Nichtsteroidale Antiphlogistika bei nephrotischem Syndrom

In bestimmten klinischen Situationen, wie beim intravasalen Volumenmangel (z. B. bei schwerem nephrotischem Syndrom), bei niedrigem Herz-Zeit-Volumen oder bei Hypotonie, sind die Angiotensin II-Spiegel erhöht [4]. Unter dem Angiotensin II-Einfluß steigt die glomeruläre Filtrationsfraktion an, wodurch die glomeruläre Filtrationsrate trotz des verminderten renalen Blutflusses leidlich kompensiert wird. Weiterhin wird durch Angiotensin II die Prostaglandin E2-Synthese stimuliert, wodurch es an den peritubulären Gefäßen zu einer Vasodilatation kommt, die protektiv auf die tubuläre Funktion wirkt. Werden in einer solchen Situation nichtsteroidale Antiphlogistika gegeben (Tabelle 2), so kann sich durch den Wegfall der Prostaglandin E2-induzierten glomerulären und

Tabelle 2. Einfluß verschiedener Medikamente auf die renale Mikrozirkulation

Medikamentengruppe	Effekt
ACE-Hemmer	Dilatation des Vas efferens
Diuretika	Ausschaltung der tubuloglomerulären Rückkopplung
Kalzium-Antagonisten	Dilatation des Vas afferens
Nichtsteroidale Antiphlogistika	Konstriktion von Vas afferens und Vas efferens (durch verminderte Prostaglandinsynthese)

peritubulären Vasodilatation eine globale Minderperfusion mit einem akuten Nierenversagen einstellen, wie in der nachfolgenden Kasuistik dargestellt.

Bei der 1956 geborenen Patientin war im Alter von 27 Jahren eine Proteinurie (2 g/die) aufgefallen, wobei die Nierenbiopsie eine Amyloidose ergab. Während die exkretorische Nierenfunktion stabil blieb (Kreatinin um 0,7 mg/dl), nahm die Proteinurie in den folgenden Jahren deutlich zu und es entwickelte sich ein schweres nephrotisches Syndrom (Proteinurie von >10 g/die). Durch Nachuntersuchung des Nierenbiopsiepräparates konnte das Amyloid als AA klassifiziert werden. Eine Ursache für die AA-Amyloidose konnte AA jedoch nicht gefunden werden. Bei einer Kontrolle im April 1986 fanden sich weiterhin deutliche Ödeme sowie eine unveränderte Proteinurie; das Kreatinin war mit 0,7 mg/dl stabil und die Serumalbuminkonzentration betrug 2,2 g/dl bei einem Gesamteiweiß von 5,0 g/dl. Ab dem 10. 6. 1988 nahm die Patientin wegen ausgeprägter Gelenkschmerzen täglich 2 × 50 mg Diclofenac ein. Neun Tage später stellte sie sich mit Dyspnoe, seit 3 Tagen bestehender Anurie und einem Serumkreatinin von 11,9 mg/dl vor. Die daraufhin eingeleitete Hämodialysebehandlung wegen des akuten Nierenversagens konnte erst nach über drei Monaten eingestellt werden, nachdem sich die Nierenfunktion wieder leidlich erholt hatte (Kreatinin um 4 mg/dl).

In Situationen mit intravasalem Volumenmangel, niedrigem Herz-Zeit-Volumen oder Hypotonie kann durch den zuvor beschriebenen Mechanismus die glomeruläre Filtration gerade noch kompensiert werden, jedoch kann durch die Gabe von Prostaglandinsynthesehemmern die durch Prostaglandin E2 vermittelte Vasodilatation aufgehoben werden mit der Folge eines Zusammenbruchs der glomerulären Filtration und einer tubulären Ischämie.

3. Hyperviskositätssyndrome

3.1 Erhöhte Serum-/Plasmaviskosität

Okuläre und zerebrale Symptome stellen die Hauptmanifestationen von Hyperviskositätssyndromen, insbesondere bei Makroglobulinämie, dar. Bei IgM-Paraproteinämien wurden neben den insgesamt seltenen glomerulären Veränderungen [16, 20] bei wenigen Patienten Defekte des Harnsäuerungs- und Konzentrierungsmechanismus als Ausdruck eines renalen Hyperviskositätssyndroms mit medullärer Minderperfusion beschrieben [7, 23]. Insgesamt scheinen aber Nierenversagen infolge eines Hyperviskositätssyndroms mit tubulären Symptomen eher selten zu sein. Ein mögliches renales Hyperviskositätssyndrom könnte die Ursache bei folgendem Patienten gewesen sein:

Bei dem 1929 geborenen Patienten war 1951 eine rechtsseitige Nephrektomie wegen einer Hydronephrose durchgeführt worden. Seit 1974 war ein Morbus Waldenström bekannt und chemotherapeutisch behandelt worden. Im Frühjahr 1982 lag das Serumkreatinin um 3,5 mg/dl, die Serum-IgM-Spiegel stiegen innerhalb eines Jahres langsam von ca. 22 g/l auf ca. 30 g/l an. Die Proteinurie lag um 1 g/die. Anfang Mai 1983 entwickelte der Patient ein rasch progredientes Nierenversagen; er mußte ab dem 10. 5. 1983 bei einem Kreatinin von 13,2 mg/dl insgesamt 5 × hämodialysiert werden. Weitere Befunde zu diesem Zeitpunkt: Kalzium 1,96 mmol/l, Harnsäure 4,2 mg/dl, IgM inzwischen auf 42 g/l angestiegen, im Sonogramm kein Hinweis für Stauung des Nierenbeckens. Da ein Zusammenhang zwischen dem Nierenversagen und der jetzt stark erhöhten

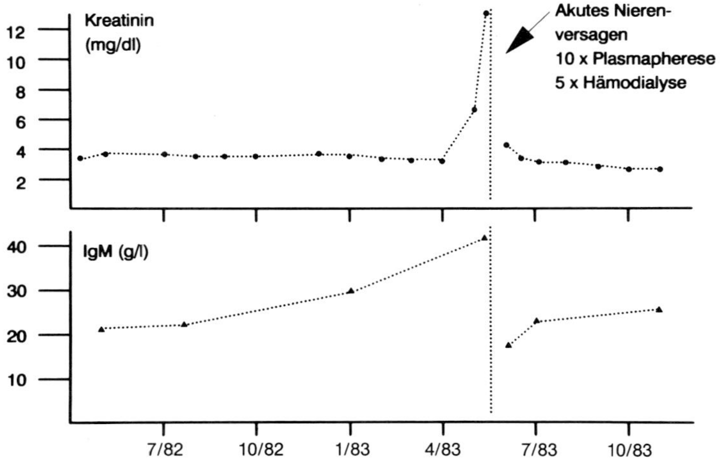

Abb. 2. Verlauf von Kreatinin und IgM-Serumspiegeln bei einem Patienten mit Makroglobulinämie während einer Phase mit deutlich erhöhter Serumviskosität

Serumviskosität vermutet wurde, wurden insgesamt 10 Plasmapheresebehandlungen (Kaskadenfiltrationen) [15] durchgeführt, wodurch die IgM-Spiegel auf ca. 10 g/l gesenkt werden konnten (Abb. 2). Parallel dazu erholte sich die Nierenfunktion rasch wieder und der Patient hatte bis zu seinem Tode im April 1984 Kreatininwerte von 2–2,5 mg/dl und IgM-Spiegel von 20–30 g/l unter regelmäßig durchgeführter Chemotherapie. Die Serumviskosität war bei diesen IgM-Werten nur gering erhöht. – Die persistierende Paraproteinämie mit nur geringer Viskositätserhöhung bei stabiler Nierenfunktion spricht dafür, daß es sich bei der zuvor beschriebenen Episode des akuten Nierenversagens am ehesten um ein renales Hyperviskositätssyndrom bei vorgeschädigter Einzelniere gehandelt hat, das offenbar erst oberhalb eines bestimmten IgM-Wertes klinisch manifest wurde.

3.2 Polycythaemia vera/Polyglobulie

Obwohl bei ausgeprägten Polyzythämien und Polyglobulien eine erhöhte Vollblutviskosität vorliegt, sind renale Funktionsstörungen bei dieser Konstellation äußerst selten. So wurde ein akutes Nierenversagen bei einem Neugeborenen mit einer Polyzythämie beschrieben, wobei sich die Nierenfunktion nach einem partiellen Blutaustausch mit Reduzierung des Hämatokritwertes von 75 auf 58% rasch erholte [10]. Offenbar reagieren nichtrenale Organprovinzen (Augen, ZNS) wesentlich empfindlicher auf schwere Hyperviskositätssyndrome als die Nierenstrombahn.

3.3 Sichelzellanämie

Erythrozyten von Patienten mit Sichelzellanämie verformen sich bei saurem pH, bei Verminderung der Sauerstoffspannung und im hypertonischen Milieu zu sog. Sichelzellen. Bei der Passage des Blutes durch die Vasa recta im Nierenmark tritt aufgrund des umgebenden hypertonen Milieus die Sichelbildung [21] mit verminderter Erythrozytenflexibilität ein, gefolgt von einer mechanischen Verstopfung dieser Kapillaren. Durch die lokale Stase tritt als aggravierender Faktor ein lokaler Sauerstoffmangel hinzu, der die Sichelzellbildung nochmals verstärkt [8]. Solche Verschlüsse kleiner Gefäße (Mikroinfarkte) können in anderen Organen ebenfalls auftreten, z. B. in Hirn, Darm, Milz, Haut, Knochen und Herz [8]. Die Sichelzellanämie kommt vorwiegend bei Schwarzen vor und kann in einer homozygoten und einer heterozygoten Form auftreten. Biochemische

Grundlage der Erkrankung ist ein pathologisches Hämoglobin, das HbS. Homozygote Merkmalsträger, bei denen mehr als 75% des Gesamt-Hämoglobins als HbS vorliegen, entwickeln die schwersten renalen Symptome [12].

Zusammenfassung

Während die klassischen Ursachen der gestörten Mikrozirkulation an der Niere klinisch in den Hintergrund treten, haben die glomeruläre Hyperperfusion und die Störungen der kortikal-medullären Durchblutung zunehmende klinische Bedeutung erlangt. Die glomeruläre Hyperperfusion stellt einen vom renalen Grundleiden unabhängigen Progressionsfaktor für die Entwicklung einer Niereninsuffizienz dar. Die Behandlung der systemischen wie der glomerulären Hypertonie als auch eine diätetische Proteinrestriktion stellen therapeutische Ansätze dar, um die glomeruläre Hyperfiltration zu vermindern. Störungen der kortikal-medullären Durchblutung sind pathogenetisch bedeutungsvoll beim hepatorenalen Syndrom und in Situationen, die mit erhöhten Angiotensin II-Spiegeln einhergehen, wie z. B. beim schweren nephrotischen Syndrom. Hier gilt es, solche Medikamente zu vermeiden, die zu einer Verschlechterung der Nierenperfusion führen könnten.

Literatur

1. Anderson S, Brenner BM (1988) Glomerulär-kapilläre Hypertonie. Experimentelle Befunde und ihre klinische Bedeutung. DMW 113:1543–1545 – 2. Björk S, Nyberg G, Mulec H, Granerus G, Herlitz H, Aurell M (1986) Beneficial effects of angiotensin converting enzyme inhibition on renal function in patients with diabetic nephropathy. Brit med J 293:471–474 – 3. Brezis M, Rosen S, Epstein FH (1991) Acute renal Failure. In: Brenner BM, Rector FC (eds) The Kidney. Saunders, Philadelphia London Toronto Montreal Sydney Tokyo, p 993–1061 – 4. Brezis M, Greenfeld Z, Shina A, Rosen S (1990) Angiotensin II augments medullary hypoxia and predisposes to acute renal failure. Eur J clin Invest 20:199–207 – 5. Chou S-Y, Porush JG, Faubert PF (1990) Renal medullary circulation: hormonal control (Editorial review). Kidney Internat 37:1–13 – 6. Epstein M, Berk DP, Hollenberg NK et al. (1970) Renal failure in the patient with cirrhosis. The role of active vasoconstriction. Am J Med 49:175–185 – 7. Fadem SZ, Lifschitz MD (1980) Macroglobulinemia. In: Stein JH (ed) Nephrology. Grune & Stratton, New York London Toronto Sydney San Franzisko, pp 343–345 – 8. Frick P (1987) Blut. In: Siegenthaler W (Hrsg) Klinische Pathophysiologie. Thieme, Stuttgart New York, 5 478–513 – 9. Heeg JE, de Jong PE, van der Hem GK, de Zeeuw D (1987) Reduction of proteinuria by angiotensin converting enzyme inhibition. Kidney Internat 32:78–83 – 10. Herson VC, Raye JR, Rowe JC, Phillipps AF (1982) Acute renal failure with polycythemia in a neonate. J Pediatr 100:137–139 – 11. Hostetter TH, Olson JL, Rennke HG, Venkatalacham MA, Brenner BM (1981) Hyperfiltration in remnant nephrons: a potentially adverse response to renal ablation. Amer J Physiol 241:F 85–F 93 – 12. Ives HE, Daniel TO (1991) Vascular diseases of the kidney. In: Brenner BM, Rector FC (eds) The Kidney. Saunders, Philadelphia London Toronto Montreal Sydney Tokyo, pp 1497–1550 – 13. Iwatsuki S, Popovtzer MM, Corman JL, Ishikawa M, Putnam CW, Katz FH, Starzl T (1973) Recovery from "hepatorenal syndrome" after orthoptic liver transplantation. NEJM 289:1155–1159 – 14. Koppel MH, Coburn JM, Mims MM, Goldstein H, Boyle JD, Rubini ME (1969) Transplantation of cadaveric kidneys from patients with hepatorenal syndrome: Evidence for the functional nature of renal failure in advanced liver disease. NEJM 280:1367–1371 – 15. Lysaght MJ, Samtleben W, Schmidt B, Gurland HJ (1985) Technical assessment of membrane plasmapheresis in the treatment of a patient with IgM paraproteinemia. Clin Hemorheology 5:27–33 – 16. MacKenzie MR, Fudenberg HH (1972) Macroglobulinemia: An analysis for forty patients. Blood 39:874–889 – 17. Mann J, Ritz E (1987) Preservation of kidney function by use of converting-enzyme inhibition for control of hypertension. Lancet II:622 – 18. Maschio G, Oldrizzi L, Tessitore N, D'Angelo A, Valvo E, Lupo A, Loschiavo C, Fabris A, Gammaro L, Rugiu C, Panzetta G (1982) Effects of dietary protein and phosphorus restriction on the progression of early renal failure. Kidney Internat 22:371–376 – 19. Mogensen CE (1982) Long-term antihypertensive treatment inhibiting progression of diabetic nephropathy. Brit

med J 285:685–688 – 20. Morel-Maroger L, Basch A, Danon F, Verroust P, Richet G (1970) Pathology of the kidney in Waldenström's macroglobulinemia. NEJM 283:123–129 – 21. Schoeppe W (1982) Pathogenese und Bewertung der Leitsymptome bei Nierenerkrankheiten. Oligurie, Anurie, Polyurie. In: Losse H, Renner E (Hrsg) Klinische Nephrologie. Thieme, Stuttgart New York, Bd 1, 5 309–314 – 22. Schreiner GF (1990) Pathways leading from glomerular injury to glomerulosclerosis. In: Gurland HJ, Moran J, Wetzels E (eds) Immunologic perspectives in chronic renal failure. Contrib Nephrol 86:1–18 – 23. Somer T (1975) Hyperviscosity in plasma cell dyscrasias. Adv Microcirc 6:1–55 – 24. Taguma Y, Kitamoto Y, Futaki G, Ueda H, Monma H, Ishizaki H, Takahashi H, Sekino H, Sasaki Y (1985) Effect of captopril on heavy proteinuria in azotemic diabetics. NEJM 313:1617–1620

Hepatische und intestinale Auswirkungen entzündlicher Gefäßprozesse

T. Poralla (1. Medizinische Klinik und Poliklinik der Universität Mainz)

Verschiedene primäre Vaskulitiden können ebenso wie sekundäre Vaskulitiden, inbesondere solche, die im Rahmen chronisch-entzündlicher Systemerkrankungen auftreten, in unterschiedlicher Häufigkeit zu durchaus gravierenden Manifestationen am Gastrointestinaltrakt führen. Beispielhaft sei hier auf die ischämische Colitis verwiesen, die unter anderem im Rahmen einer Panarteritis nodosa, einer Wegenerschen Granulomatose,

Tabelle 1. Panarteritis nodosa – ACR-Kriterien 1990

1.	Gewichtsverlust von mindestens 4 kg
2.	Livedo reticularis
3.	Hodenschmerz oder -schwellung
4.	Myalgien, Schwäche oder Spannungsgefühl der Beine
5.	Mono- oder Polyneuropathie
6.	RR diastolisch über 90 mmHg
7.	Harnstoff- oder Kreatininerhöhung
8.	Hepatitis B Infektion (Antigen- oder Antikörpernachweis)
9.	Aneurysmen oder Gefäßverschlüsse in der Angiographie
10.	Granulo- oder monozytäres Infiltrat der Wand mittlerer oder kleiner Arterien

Klassifikation erfordert mindestens 3 der 10 Kriterien.

Tabelle 2. Abdominelle Symptome bei Purpura Schönlein-Henoch

1. Angina abdominalis	37%
2. Darmischämie mit blutiger Diarrhoe	17%
3. Intestinale Ischämie (1 oder 2)	52%
4. Melaena	15%
5. Hämatochezie	24%
6. positiver Hämoccult	54%
7. Intestinale Blutung (4, 5 oder 6)	67%

Tabelle 3. Purpura Schönlein-Henoch – ACR-Kriterien 1990

1.	Palpable Purpura
2.	Alter unter 21 Jahren
3.	Angina abdominalis, durch Essen verschlechtert, oder blutige Diarrhoe
4.	Granulozyten in der Wand von Arteriolen oder Venolen

Klassifikation erfordert mindestens 2 der 4 Kriterien

Tabelle 4. Therapieprinzipien bei Vaskulitiden

1. Sicherung der Diagnose mit richtiger Klassifikation
2. Feststellung der entzündlichen Aktivität und des Organbefalls (vitale Gefährdung?)
3. Therapie der Grundkrankheit bei sekundären Vaskulitiden bzw. Elimination der auslösenden Noxe
4. Immunsuppressive Therapie (Steroide, kombinierte Immunsuppression, ggf. Plasmaphorese) in Abhängigkeit von 1 und 2
5. Zusätzliche symptomatische Therapie soweit nötig (z. B. antihypertensive Therapie)
6. Sorgfältige Überwachung und Anpassung der Dosis an den jeweiligen Bedarf, rechtzeitige Erkennung und Therapie von Komplikationen und unerwünschten Nebenwirkungen der Therapie, Aufklärung und Beratung z. B. über notwendige Kontrazeption unter Cyclophosphamidtherapie

einer Purpura Schönlein-Henoch, eines Morbus Behçet, eines Lupus erythematodes disseminatus, einer Dermatomyositis, einer progressiven systemischen Sklerose, eines Sjörgen-Syndroms, einer chronischen Polyarthritis sowie eines Morbus Reiter beobachtet wurde [1, 2]. Da eine ausführliche Darstellung sämtlicher Auswirkungen aller entzündlichen Gefäßerkrankungen auf den Gastrointestinaltrakt an dieser Stelle nicht möglich ist, sollen nachfolgend Krankheitsbilder erwähnt werden, bei denen Manifestationen am Gastrointestinaltrakt besonders häufig sind. Dem Thema des Workshops entsprechend sollen unter diesen wiederum nur diejenigen Erkrankungen erörtert werden, bei denen die entzündlichen Gefäßveränderungen überwiegend oder wenigstens teilweise zu Mikrozirkulationsstörungen führen. Unter diesen Voraussetzungen bedürfen insbesondere die Panarteritis nodosa und die Purpura Schönlein-Henoch besonderer Aufmerksamkeit [3]. Bei der Panarteritis nodosa finden sich Symptome von seiten des Gastrointestinaltraktes bei etwa 45% der betroffenen Patienten [3] mit etwa 16 stellen diese nach Infektionen und kardiovaskulären Manifestationen darüber hinaus die dritthäufigste Todesursache bei der Panarteritis dar.

Die vielschichtige Symptomatik kann die Sicherung der Diagnose einer Panarteritis nodosa schwierig werden lassen. Nützlich könnte daher die unlängst vom American College of Rheumatology (ACR) definierten Kriterien zur Klassifikation dieses Krankheitsbildes sein, die Tabelle 1 zu entnehmen sind [5]. Unter den primären Vaskulitiden am häufigsten führt die Purpura Schönlein-Henoch zu abdominellen Symptomen, wie Tabelle 2 zeigt [6]. Auch für dieses Krankheitsbild sind vom ACR neue Klassifikationskriterien definiert worden, die Tabelle 3 zeigt [6]. Über die hier genannten Parameter hinaus besitzt der immunhistologische Nachweis von IgA-Ablagerungen in den betroffenen Gefäßen für die Diagnostik besondere Bedeutung. Besonders hervorzuheben ist ferner, daß Hypersensitivitätsangiitiden, zu denen auch die Purpura Schönlein-Henoch gehört, häufig durch Medikamente induziert werden können. Eine genaue Medikamentenanamnese sollte daher bei Patienten mit einer entsprechenden Symptomatik keineswegs versäumt werden. Die Therapie muß insbesondere bei der Panarteritis nodosa, deren Prognose ohne Behandlung ausgesprochen schlecht ist, möglichst früh eingreifen und konsequent durchgeführt werden. Unverändert stellt hier die Kombination von Prednison und Cyclophosphamid [7] die Standardtherapie dar. Einzelheiten der Therapie können an dieser Stelle nicht diskutiert werden, aus der praktischen Erfahrung erscheint es jedoch besonders wichtig, einige grundsätzliche Regeln bei der Therapie von Vaskulitiden zu beachten, die in Tabelle 4 zusammengefaßt sind. Neben den entzündlichen Gefäßläsionen können Mikrozirkulationsstörungen im Rahmen entzündlicher Systemerkrankungen auch durch eine Amyloidose zustandekommen. Klinisch relevante Symptome durch Amyloidablagerungen im Bereich von Intestinaltrakt Leber binden sich dabei ganz überwiegend bei entzündlich hochaktiven und weit fortgeschrittenen Erkrankungen aus dem rheumatologischen Formenkreis. Die Diagnose ist histologisch zu stellen. Die therapeutischen Möglichkeiten sind leider sehr beschränkt.

Nach den Untersuchungen der Arbeitsgruppe am Royal Free Hospital in London [8] spielen entzündliche Gefäßveränderungen im Bereich der Muscularis propria der Darmwand, die zu multiplen Infarkten führen, eine wesentliche Rolle in der Pathogenese des Morbus Crohn. Aufgrund umfangreicher morphologischer Studien wurde postuliert, daß nach einer initialen Gefäßläsion eine fokale Arteriitis mit nachfolgender Fibrinabscheidung zustandekommt, die schließlich über einen Arterienverschluß zum Infarkt führt. Da derartige Veränderungen auch in makroskopisch unauffälligen Darmabschnitten beobachtet werden konnten, halten die Autoren die von ihnen beobachteten Veränderungen nicht für Folgen einer extravaskulären Entzündung, sondern für entscheidende Schritte hin zur makroskopisch erkennbaren Darmläsion. Ungeklärt ist allerdings der primäre Auslöser für diese Veränderungen. Besonderes Interesse verdienen in diesem Zusammenhang möglicherweise Autoantikörper gegen lysosomale Enyzme von Granulozyten. Unter diesen haben die C-ANCA, deren Zielantigen als Proteinase 3 identifiziert werden konnte, sich bereits als wertvolles Hilfsmittel für die Diagnostik und Verlaufsbeobachtung bei der Wegenerschen Granulomatose erwiesen [9]. Eine andere Antikörperspezifität stellen Myeloperoxidase-Antikörper dar, die sich in der Immunfluoreszenz von den genannten C-ANCA durch ihr perinukleäres Floureszenzmuster unterscheiden (P-ANCA). Ein sehr ähnliches Floureszenzmuster zeigten auch Antikörper, die unlängst bei chronisch-entzündlichen Darmerkrankungen beschrieben wurden [10], deren Zielantigen bislang jedoch nicht eindeutig identifiziert werden konnte. Unsere eigene Arbeitsgruppe konnte Antikörper gegen ein weites Leukozytenenzym, Catepsin G bei knapp 40% der untersuchten Patienten mit Morbus Crohn nachweisen [11]. Es ist zu vermuten, daß autoimmune Reaktionen gegen Leukozytenenzyme durchaus geeignet sein dürften, Gewebsläsionen zu induzieren. Neben einer Aktivierung von Leukozyten durch diese Antikörper können hierzu eine Immunkomplexbildung zwischen freigesetzten Enzymen und Antikörpern, die Fixation der Enzyme im Gewebe durch Antikörper, ein „Schutz" der Enzyme vor Inaktivierung durch die Antikörper mit nachfolgender Gewebsschädigung durch nicht inaktivierte Enyzme, die Induktion einer T-Zellreaktion gegen derartige Enzyme und das Entstehen von Autoimmunreaktionen gegen weitere Antigene, die durch die Leukozytenenzyme im Gewebe freigesetzt wurden, beitragen [12]. Augenblicklich läßt sich allerdings noch nicht endgültig beurteilen, welche Bedeutung den beschriebenen Reaktionsabläufen bei der Pathogenese des Morbus Crohn tatsächlich zukommt, zumal die Ursache dieser Erkrankung nach wie vor als nicht geklärt betrachtet werden muß. Unmittelbare therapeutische Schlüsse lassen sich aus den beschriebenen Veränderungen bislang nicht ableiten.

Abschließend sei noch eine besondere Form einer Mikrozirkulationsstörung im Bereich der Leber erwähnt, nämlich die Veno-occlusive disease (VOD). Es handelt sich hierbei um eine Erkrankung der Zentralvenen, die sich klinisch unter den in Tabelle 5 zusammengefaßten Symptomen zu erkennen gibt. Als Ursachen einer VOD sind neben intensiver zytostatischer Therapie und Ganzkörperbestrahlung, die insbesondere im Rahmen von Knochenmarktransplantationen angewandt werden, toxische Einwirkungen durch verschiedenen pflanzliche Alkaloide (Pyrrolizidine) hervorzuheben (vergl. [13]) (Tabelle 6). Diese werden insbesondere in entsprechenden Kräuerteezubereitungen angetroffen, wie sie auch im Rahmen sog. alternativer Heilmethoden Verwendung finden können. In vielen Fällen ist das Krankheitsbild nach Absetzen der Noxe reversibel, es kann sich jedoch auch eine portale Hypertension mit ihren typischen Komplikationen entwickeln. Prophlyaktischen Maßnahmen kommt daher entscheidende Bedeutung zu.

Im Rahmen von Knochenmarktransplantationen können mehr als 20% der Patienten von einer VOD betroffen werden [14], die Letalität erreicht bei dieser Patientengruppe etwa 15% [14,15]. Als Risikofaktoren für das Auftreten einer VOD nach Knochenmarktransplantation konnten weibliches Geschlecht, Vorerkrankungen der Leber, zum Therapiezeitpunkt bestehende Transaminasenerhöhung sowie die Intensität der Chemotherapie identifiziert werden [15]. Die Therapie muß sich im wesentlichen auf symptomatische Maßnahmen stützen, zeichnet sich ein ungünstiger

Tabelle 5. Symptomatik der Veno-occlusive Disease

– rechtsseitige Oberbauchschmerzen
– Hepatomegalie
– Ikterus
– Leberfermentanstieg (GOT, GLDH)
– evtl. Ascites
– evtl. Leberversagen
Sicherung der Diagnose
Histologie
evt. Doppler-Sonographie

Tabelle 6. Ursachen der Veno-occlusive Disease

Zytostatika
Cyclophosphamid (hohe Dosis)
5-Fluorouracil (intraarteriell)
Busulfan
Ganzkörper-Bestrahlung
Graft versus Host-Reaktion
Pyrrolizidinalkaloide
Crotalaria fulva
Senecio
Heliotropium
Morbus Hodgkin

Verlauf ab, sollte rechtzeitig eine Lebertransplantation in Betracht gezogen werden. Bei Knochenmarktransplantationen scheint eine wirksame Prävention durch Gabe von Prostaglandin E1 möglich [16], weitere Studien bleiben hier allerdings abzuwarten.

Literatur

1. Kumar PJ, Dawson AM (1976) Vaskulitis of the alimentary tract. Clinics in Gastroenterology 1:705–709 – 2. Von Lempp F, Bützow GH et al. (1985) Ischämische Kolitis bei Reiter-Syndrom. Z Gastroenterol 23:52–59 – 3. Cupps TR, Fauci AS (1981) The Vasculitides. Saunders WB, Philadelphia London Toronto – 4. Cacoub P, Huong LT et al. (1988) Les causes de mortalité au cours de vascularités systémiques du groupe de la périartérite noueuse. Analyse d'une série de 165 malades. Ann Med Interne 139:381–390 – 5. Lightfoot RW, Michel BA et al. (1990) The american college of rheumatology 1990 criteria for the classification of polyarteritis nodosa. Arthr Rheum 33:1088–1093 – 6. Mills JA, Michel BA et al. (1990) The American college of rheumatology 1990 criteria for the classification of Henoch-Schönlein Purpura. Arthr Rheum 33:1114–1121 – 7. Fauci AS, Katz P et al. (1979) Cyclophosphamide therapy of severe systemic necrotizing vasculitis. N Engl J Med 301:235 – 8. Wakefield AJ, Dhillon AP et al. (1989) Pathogenesis of Crohn's disease: Multifocal gastrointestinal infarction. Lancet II:1057–1062 – 9. Tervaert JWC, Goldschmeding R et al. (1990) Association of autoantibodies to myeloperoxidase with different forms of vasculitis. Arthr Rheum 33:1264–1272 – 10. Saxon A, Shanahan F et al. (1990) A distinct subset of antineutrophil cytoplasmic antibodies is associated with inflammatory bowel disease. J Allergy Clin Immunol 86:202–210 – 11. Mayet WJ, Hermann E et al. (1991) Antikörper gegen Cathepsin als Marker der Krankheitsaktivität bei Morbus Crohn. Neue pathogenetische Aspekte. Klin Wochenschr 69 (Suppl. 23) 242–243 (Abstr.) – 12. Kallenberg CGM, Tervaert JWC et al. (1991) Autoimmunity to lysosomal enzymes: New clues to vasculitis and glomerulonephritis? Immunology Today 12:61–64 – 13. Poralla T (1989) Leberschäden bei Stoffwechselstörungen und durch Bestandteile von Nahrungsmitteln. In: Meyer zum Büschenfelde K.-H., Arnold W, Hütteroth Th (eds) Hepatologie in Klinik und Praxis. Grundlagen, Diagnostik und Therapie. Georg Thieme,

Stuttgart New York – 14. Jones RJ, Lee KS et al. (1987) Venoocclusive disease of the liver following bone marrow transplantation. Transplantation 44:778–783 – 15. Ganem G, Giradin SM et al. (1988) Venoocclusive disease of the liver after allogeneic bone marrow transplantation in man. Int J Radiat Oncol Biol Phys 14:879–884 – 16. Gluckman E, Jolivet I et al. (1990) Use of prostaglandin E1 for prevention of liver veno-occlusive disease in leukaemic patients treated by allogeneic bone marrow transplantation. Br J Haematol 74:277–281

Myokardischämie bei koronaren Mikrozirkulationsstörungen

W. Motz, M. Vogt, S. Scheler, B. Schwartzkopff, B. E. Strauer (Medizinische Klinik und Poliklinik B der Universität Düsseldorf)

Bald nach Einführung der Koronarangiographie in die klinisch-kardiologische Diagnostik zeigte sich, daß nicht alle Patienten mit der klinischen Diagnose einer koronaren Herzkrankheit auch eine stenosierende Koronarsklerose haben. Von insgesamt 3907 Herzkatheteruntersuchgungen, die 1990 in der Universität Düsseldorf durchgeführt wurden, erfolgten 2480 Untersuchungen unter der klinischen Diagnose einer koronaren Herzkrankheit. Bei 89% ließ sich die klinische Diagnose angiographisch bestätigen, 11% hatten ein völlig normales Koronarangiogramm. Koronarangiographisch lassen sich lediglich die großen epikardialen Leitungsarterien und ihre Seitenäste erster und zweiter Ordnung darstellen. Die gesamten Koronararteriolen und insbesondere die kleinen koronaren Widerstandsgefäße mit einem Gefäßaußendurchmesser kleiner 100 μ entgehen dem Auflösungsvermögen der Koronarangiographie. Aus diesem Grunde schließt ein normales Koronarangiogramm eine koronare Herzkrankheit im eigentlichen Sinne nicht aus, sondern lediglich Stenosen der großen epikardialen Leitungsarterien.

Der Begriff der Koronarreserve beschreibt die koronare Regulationsbreite, d.h. das Verhältnis zwischen der instantanen Koronardurchblutung in Ruhe und der maximalen Koronardurchblutung nach maximaler Koronardilatation bzw. das entsprechende Verhältnis der Koronarwiderstände. Infolge funktioneller und struktureller Gefäßveränderungen im Bereich der koronaren Mikrozirkulation kann die maximale Koronardurchblutung eingeschränkt sein. Auch eine Veränderung der Blutfluidität infolge Zunahme der Blutviskosität kann die maximale Koronardurchblutung und somit die Koronarreserve einschränken. Nachdem die arteriokoronarvenöse Sauerstoffdifferenz des Herzens bereits unter Ruhebedingungen maximal ist, kann ein erhöhter myokardialer Energiebedarf nur durch eine Steigerung der Koronardurchblutung realisiert werden. Eine Zunahme des myokardialen Energiebedarf des Herzens impliziert somit metabolisch immer auch eine Einschränkung der Koronarreserve. Eine Einschränkung der koronaren Regulationsbreite bedingt also nicht notwendigerweise eine Obstruktion der epikardialen Herzkranzgefäße und wird bei einem normalen Koronarangiogramm entweder durch

a) funktionelle oder strukturelle Gefäßveränderungen im Bereich der koronaren Mikrostrombahn,
b) eine Zunahme der Blutfluidität oder
c) einen erhöhten myokardialen Energiebedarf verursacht.

Klinisch-diagnostisch läßt sich die Koronarreserve mittels der Argon-Fremdgas-Methode erfassen. Koronardurchblutung und -widerstand werden unter Ruhebedingungen und nach maximaler pharmakologischer Koronardilatation nach Dipyridamol gemessen [3, 4].

Von den 367 Patienten, bei denen die koronare Mikrozirkulation untersucht wurde, hatten 170 Patienten, d.h. ca. 50%, als Grundkrankheit eine arterielle Hypertonie. 68 Patienten hatten eine dilatative Kardiomyopathie, 24 Patienten eine hypertrophobstruktive (HOCM) oder nicht-obstruktive Kardiomyopathie (HNCM), 24 Patienten eine Hypercholesterinämie, 23 Patienten einen Diabetes mellitus, 20 Patienten hatten Hinweise für das Vorliegen einer vasospastischen Angina pectoris, 15 Patienten hatten eine Kollagenose, 13 Patienten hatten einen Mitralklappenprolaps, 2 Patienten hatten eine Polyzythämie, 2 eine restriktive Kardiomyopathie bzw. eine Endomyokardfibrose. Bei 7 Patienten fanden sich bei der intensiven Durchuntersuchung pathologische Befunde im Bereich der Wirbelsäule, des Ösophagus und des Magens, so daß das Beschwerdebild extrakardial erklärt werden konnte.

I. Arterielle Hypertonie

Untersucht wurden Patienten mit einer arteriellen Hypertonie, bei denen folgende klinische Trias bestand:

a) eine Angina-Pectoris-Symptomatik,
b) ein pathologischer Belastungstest in der Ergometrie oder in der Myokardszintigraphie und
c) ein normales Koronarangiogramm.

Die maximale Koronardurchblutung war bei diesen Patienten von 373 ± 114 auf 228 ± 108 ml/min · 100 g vermindert, die Koronarreserve war entsprechend um 28% eingeschränkt.

Als Ursache für die Einschränkung der Koronarreserve werden seit vielen Jahren strukturelle Gefäßveränderungen i. S. einer Mediahypertrophie der koronaren Widerstandsgefäße diskutiert [1].

Sowohl die sehr kleinen Widerstandsgefäße (kleiner 20 μ) als auch die größeren Widerstandsgefäße über 20 μ von Hypertonikern mit einer eingeschränkten Koronarreserve hatten einen signifikant größeren prozentualen Wandanteil bei einem gegebenen Außendurchmesser als Hypertoniker mit einer nahezu normalen koronaren Regulationsbreite ($70{,}0 \pm 9{,}0$ versus $61{,}2 \pm 9{,}2$%). Es besteht also ein klarer Zusammenhang zwischen dem Schweregrad der koronaren Mikrozirkulationstörung und den zugrunde liegenden strukturellen Gefäßveränderungen.

Bei Hypertonikern mit normalem Koronarangiogramm fanden wir transiente Episoden stiller Ischämien im Langzeit-EKG in einem hohen Prozentsatz von 55%. 85% aller Episoden gingen ohne klinische Angina-Pectoris-Symptomatik einher, d. h. sie repräsentierten eine stumme Ischämie [2].

Hypertoniker mit Nachweis von ST-Strecken-Senkungen im Holter-EKG haben eine geringere maximale Koronardurchblutung als Hypertoniker ohne ST-Strecken-Senkungen. Entsprechend ist auch die Koronarreserve bei Hypertonikern mit ST-Strecken-Senkungen deutlich geringer als bei Hypertonikern ohne ST-Strecken-Senkungen.

Zusammenfassend zeigen diese Befunde, daß die eingeschränkte koronare Regulationsbreite bei der arteriellen Hypertonie auf strukturellen vaskulären Veränderungen im Bereich der koronaren Mikrozirkulation beruht und zum Auftreten von Episoden stiller lschämie führt wie sie von der koronaren Herzkrankheit bekannt ist.

II. Diabetes mellitus

Untersucht wurden insulinpflichtige Diabetiker mit einer mikrovaskulären Angina pectoris, d. h.

a) einer Angina-Pectoris-Symptomatik,
b) einem pathologischen Belastungstest und
c) einem normalem Koronarangiogramm.

Des weiteren mußten alle Patienten normoton sein, damit eine hypertensive Mikroangiopathie von vornherein ausgeschlossen war.

Ähnlich wie bei der hypertensiven Mikroangiopathie war auch bei den insulinpflichtigen Diabetikern die maximale Koronardurchblutung erheblich eingeschränkt (171 ± 150 versus 373 ± 114 ml/min · 100 g) und entsprechend die Koronarreserve um 56 % eingeschränkt.

Diese Befunde zeigen, daß der Diabetes mellitus am Herzen zu einer Mikrozirkulationsstörung mit Krankheitswert führen kann. Die Ursache der Mikrozirkulationsstörung könnten vaskuläre Veränderungen im Sinne einer Gefäßrarefizierung sein.

III. Hypertroph-obstruktive und nicht-obstruktive Kardiomyopathle (HOCM/HNCM)

Patienten mit einer hypertroph-obstruktiven Kardiomyopathie beklagen häufig eine Angina-Pectoris-Symptomatik bzw. uncharakteristische Thorax schmerzen. Die Haupttodesursache bei diesen Patienten ist der plötzliche Herztod infolge von Herzrhythmusstörungen. Bei den von uns untersuchten Patienten bestand eine ausgeprägte Septumhypertrophie mit einer mittleren Septumdicke von 23,5 mm, einem mittleren subvalvulären Gradienten von 20 mmHg in Ruhe und von 100 mmHg unter Valisalva-Provokation. Das Alter der Patienten betrug 44 Jahre im Mittel. Bei allen Patienten wurde zum Ischämienachweis ein Belastungsthalliumszintigramm durchgeführt.

Diejenigen Patienten mit einem pathologischen Thalliumszintigramm, d.h. dem Nachweis einer Myokardischämie, hatten eine deutlich niedrigere maximale Koronardurchblutung nach Dipyridamol als die Patienten ohne Ischämienachweis im Thalliumszintigramm (164 ± 36 versus 237 ± 89 ml/min · 100 g).

Entsprechend war die Koronarreserve bei den Patienten mit einem pathologischen Thalliumszintigramm deutlich niedriger als bei denjenigen Patienten, bei denen sich keine Ischämie nachweisen ließ ($2{,}0 \pm 0{,}4$ versus $3{,}5 \pm 1{,}6$). Wichtig ist, daß sich zwischen beiden Gruppen kein Unterschied hinsichtlich der linksventrikulären enddiastolischen Füllungsdrücke und hinsichtlich der Myokardhypertrophie fand. Die Befunde zeigen, daß bei der hypertroph-obstruktiven Kardiomyopathie (HOCM) und nicht-obstruktive Kardiomyopathie (HNCM) die Myokardhypertrophie selbst für die Einschränkung der Koronarreserve nicht primär verantwortlich sein muß. Erste morphologische Myokarduntersuchungen deuten darauf hin, daß bei denjenigen Patienten mit einem pathologischen Thalliumszintigramm und eingeschränkter Koronarreserve ausgeprägte Veränderungen im Bereich der kleinen intramuralen Gefäße sowie eine ausgeprägte Myokardfibrosierung vorliegt.

IV. Dilative Kardiomyopathie

Auch Patienten mit einer dilatativen Kardiomyopathie beklagen häufig eine mehr oder weniger typische Angina pectoris. Bei diesem Patientenkollektiv fanden wir eine erhebliche Einschränkung der maximalen Koronardurchblutung (170 ± 61 versus 373 ± 114 ml/min · 100 g), eine erhebliche Erhöhung des minimalen Koronarwiderstandes auf das nahezu Dreifache ($0{,}63 \pm 024$ versus 025 ± 006 mmHg min · 100 g · ml^{-4}) und eine Abnahme der Koronarreserve um 46 %. Als Ursache für die Einschränkung der koronaren Regulationsbreite bei Patienten mit dilatativer Kardiomyopathie kommt der hohe Füllungsdruck bzw. die hohe diastolische Wandspannung in Betracht, die über eine Kompression der koronaren Mikrostrombahn extravaskulär zu einer Einschränkung der koronaren Regulationsbreite führt. Weiterhin könnte die erhebliche Myokardfibrosierung extravaskulär über den Myokardfaktor die Koronarreserve einschränken. Aber auch primär strukturelle und funktionelle Veränderungen im Bereich der koronaren Widerstandsgefäße sind denkbar.

Zusammenfassend zeigen diese Untersuchungen, daß die koronare Regulationsbreite bei Patienten mit einer arteriellen Hypertonie, insulinpflichtigem Diabetes mellitus, hypertroph-obstruktiven und nicht-obstruktiven sowie dilativen Kardiomyopathien

a) vaskulär durch strukturelle Veränderungen im Bereich der kleinen intramuralen Widerstandsgefäße,
b) metabolisch durch einen erhöhten myokardialen Energiebedarf und
c) myokardial durch Erhöhung der extravaskulären myokardialen Komponente des Koronarwiderstandes z. B. durch eine interstitielle Fibrosierung gestört sein kann.

Diese Störung der Mikrozirkulation äußert sich klinisch in einer Angina-Pectoris-Symptomatik trotz normalem Koronarangiogramm.

Literatur

1. Folkow B (1975) The Fourth Volhard Lecture. Cardiovascular structural adaptation: its role in the initiation and maintenance of primary hypertension. Clin Sci Mol Med 48:205 – 2. Scheler S, Motz W, Strauer BE (1989) Transiente Myokardischämien bei Hypertonikern. Z Kardiol 8:197–203 – 3. Strauer BE (1979) Ventricular function and coronary hemodynamics in hypertensive heart disease. Am J Cardiol 44:999–1006 – 4. Strauer BE (1990) The significance of coronary reserve in clinical heart disease. J Am Coll Cardiol 15:775–783

Pulmonale Mikrozirkulation

P. von Wichert, K. Lanser (Medizinische Poliklinik der Universität Marburg)

Die innige Verbindung zwischen luft- und blutführenden Systemen im Alveolarbereich der Lunge ist Voraussetzung für den Gasaustausch. Sowohl Störungen der Ventilation wie solche der Perfusion beeinträchtigen die Oxygenation. Störungen des Ventilations/Perfusionsverhältnisses sind die häufigste Ursache einer respiratorischen Partial- oder Globalinsuffizienz. Das klinische Interesse für die Lungendurchblutung hat sich bisher hauptsächlich an den hämodynamischen Untersuchungen orientiert und Beziehungen zwischen Druck und Fluß im Lungenkreislauf und der Leistung des rechten Herzens herausgearbeitet. Auch für die Lunge gilt allerdings, wie für alle anderen Organe auch, daß der entscheidende Abschnitt der Gefäßstrecke der Kapillarbereich ist und Arterien und Venen unter diesem Aspekt lediglich als zu- oder abführende Strukturen zu sehen sind. Der Bereich des Zirkulationssystems, der auch von seiner quantitativen Bedeutung dominiert, ist das Kapillarsystem.

In den peripheren Körperorganen hat dieser Bereich vor allem nutritive Aufgaben, wobei hierunter sowohl Zufuhr von Substrat und Energie, wie auch Entsorgung der Stoffwechselprodukte verstanden wird. Lediglich bei den endokrinen Drüsen ist die Mikrozirkulation auch Ort der Sekretion der entsprechenden Hormone.

Demgegenüber weist die pulmonale Mikrozirkulation eine Reihe von Besonderheiten auf, die sie grundlegend von derjenigen in peripheren Organen unterscheidet.

1. Die pulmonale Zirkulation steht in direktem, auch mechanischen Kontakt zur Alveole.
2. Die pulmonale Mikrozirkulation ist nicht in erster Linie nutritiv in bezug auf die Ernährung des Organs Lunge. Sie ist allenfalls nutritiv in bezug auf die Sauerstoffversorgung des Gesamtorganismus. Zwar wird die Organstruktur der Lunge im Alveolarbereich ebenfalls von der pulmonalen Mikrozirkulation unterhalten, die Bronchien haben über die Bronchialarterien ihre eigene Gefäßversorgung, jedoch ist diese Funktion der pulmonalen Mikrozirkulation gegenüber den anderen Funktionen eher als Nebeneffekt zu sehen.
3. Die pulmonale Mikrozirkulation hat bedeutende Funktionen für den Gesamtorganismus. Hierzu gehört in erster Linie der Gasaustausch, aber auch eine Filterfunktion für

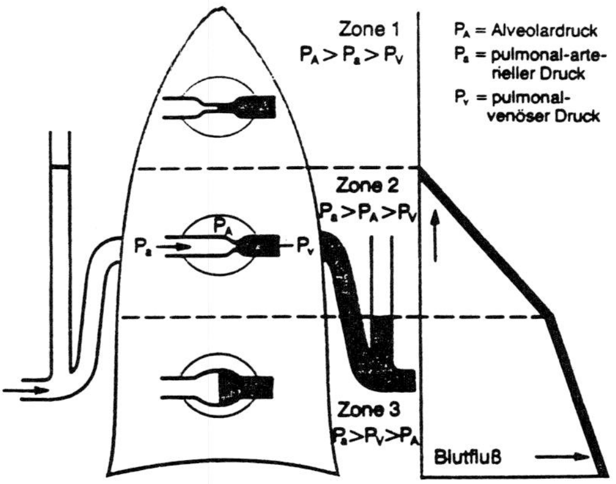

Abb. 1. Schematisierte Darstellung des 3-Zonenmodells nach WEST. Im linken Bildteil sind in den drei Lungenzonen je eine Alveole mit einer Kapillare sowie die Beziehung zwischen Alveolardruck (P_A), Pulmonalarteriendruck (P_a) und Pulmonalvenendruck (P_v) eingezeichnet. Die rechte Bildseite beschreibt die Größe des kapillären Blutflusses in Abhängigkeit von der Distanz zwischen Lungenspitze und Lungenbasis

korpuskuläre Bestandteile und eine biochemische Filterfunktion für biogene Wirksubstanzen und Mediatoren.

Im folgenden sollen diese Aspekte im einzelnen besprochen werden. Hierbei sei darauf hingewiesen, daß der vorgegebene Rahmen eine vollständige Abhandlung dieser Thematik nicht gestattet und auf entsprechende Übersichtsartikel verwiesen wird [6, 8, 9, 15, 18, 41].

Ad 1) Der Stoffaustausch, insbesondere der Flüssigkeitsaustausch in der kapillaren Endstrecke folgt dem Starlingschen Gesetz. Hierbei spielen die interstitiellen perimikrovasculären Drücke, die im wesentlichen durch den negativen Gewebsdruck gestaltet werden, neben den intravasculären Drücken eine entscheidende Rolle. In der Lunge, insbesondere in der alveolarkapillären Endstrecke werden die perimikrovasculären Verhältnisse im Gegensatz zu den Bedingungen an anderen Organen im wesentlichen durch den Alveolardruck geprägt. Durch die außerordentlich dünnwandige Struktur der Kapillare, die zum Gasaustausch notwendig ist, können Einflüsse von außerhalb des Gewebes auf die mikrovasculären Verhältnisse einwirken. Ein Blutfluß kann nur erfolgen, wenn die Gefäßdrucke den Alveolardruck übersteigen. In den Lungenspitzen ist das bei aufrechter Körperhaltung nicht der Fall. Durch die geringen pulmonalarteriellen Drücke sind die Gefäßinnendrücke in der Lungenspitze negativ und schwerkraftabhängige Phänomene wirken an der Lungenbasis. Hierbei wird vorausgesetzt, daß sich Alveolar- und Kapillardruck stets ins Gleichgewicht setzen können. Das ist jedoch unter pathologischen Bedingungen, z. B. beim Lungenödem nicht der Fall. Diese Beziehungen sind in dem Perfusionsmodell von West beschrieben, das auf der Grundlage des Verhältnisses zwischen Perfusionsdruck im Pulmonal-Kapillarbett und Alveolardruck unterschiedliche Zonen beschreibt (Abb. 1) und die Grundlage des Verständnisses der pulmonalen Mikrozirkulation ist [39]. Folge dieser Beziehung ist, daß an unterschiedlichen Orten unterschiedliche Perfusionszeiten des Lungengewebes beobachtet werden können [21] dergestalt, daß die Perfusion der basalen Lungenabschnitte sowohl beim aufrechten wie beim liegenden Patienten 3–7mal so intensiv erfolgt wie diejenige der nicht abhängigen Partien des Organs [45]. Die pulmonale Mikrozirkulation, sowohl was das ganze Organ, wie auch einzelne Areale angeht, ist also stets unter Berücksichtigung der jeweiligen Alveolardrucke zu beurteilen. Noch weniger als in anderen Organen gilt für die Lunge, besonders unter pathologischen Bedingungen (s. unten) die Möglichkeit aus den hämodynamischen Daten des arteriellen Zuflusses ein reales Bild der Gewebsperfusion des gesamten zu gewinnen. Auf Fragen der Struktur des Kapillarbettes, d.h., ob dieses in Röhrenform oder mehr flächenhaft angeordnet ist, kann im Rahmen dieses Beitrages nicht eingegangen werden. Auf entsprechende Literatur wird verwiesen [14, 19].

Ad 2) Während die periphere Mikrozirkulation fast vollständig unter dem Gesichtspunkt der nutritiven Aufgabe gesehen werden kann, gilt das für die Mikrozirkulation im Lungengewebe teleologisch betrachtet nur eingeschränkt. Zwar erfolgt die Substratversorgung der Alveolarzellen über die Lungenkapillaren, die Sauerstoffversorgung aber von der lufthaltigen Alveole aus. Die Aufgabe der pulmonalen Mikrozirkulation kann unter nutritivem Aspekt nur für den gesamten Organismus gesehen werden, als Sauerstoffaufnahme- und CO_2-Abgabeort. Über die fundamentale Bedeutung dieses Vorgangs für die Lebensvorgänge im vielzelligen Organismus braucht im Rahmen dieses Beitrags nicht weiter gesprochen zu werden.

Ad 3) Ein anderer Aspekt ist aber ebenfalls von herausragender Konsequenz. Das Lungenkapillarbett ist das einzige Kapillarsystem des Organismus, das im Hauptstrom des Gefäßsystems liegt. Nur deswegen kann es dem Gasaustausches dienen, kann aber auf der anderen Seite auch Aufgaben übernehmen, die den Charakter einer Schutzwirkung für den Gesamtorganismus haben. Im peripheren venösen System bilden sich ständig Mikrothromben, die das arterielle Stromgebiet ungehindert erreichen würden, wenn sie nicht in der Lungenstrombahn ausgefiltert würden. Damit ist der Gesamtorganismus von einer Emboliegefahr im arteriellen System geschützt. Die hohe fibrinolytische Aktivität des Lungenendothels kennzeichnet diese physiologisch bedeutsame Funktion der pulmonalen Mikrozirkulation. Die pulmonale Mikrozirkulation hat zusätzlich eine

Tabelle 1. Inaktivierung biogener Mediatoren im Lungenkreislauf

Substanzgruppe	Aktivierung	Inaktivierung	Keine Veränderung
Biogene Amine		5-HT Noradrenalin Serotonin	Adrenalin Histamin Dopamin Tyramin
Peptide	Angiotensin I	Bradykinin VIP	Angiotensin II Substanz P Vasopressin
AA-Metaboliten		Prostagl. E&F	Prostagl. A&I
Nukleotide		ATP, ADP, AMP	

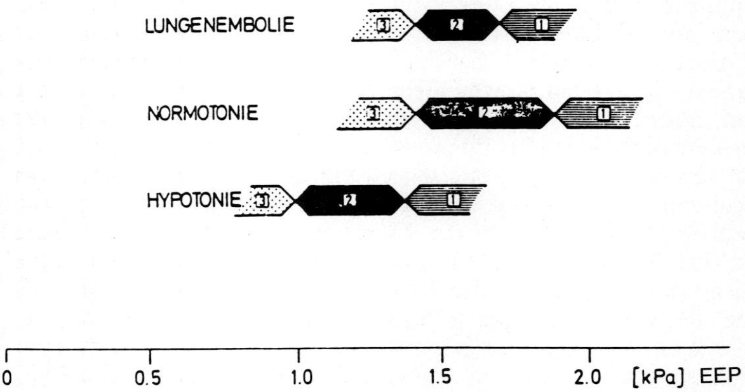

Abb. 2. Schematische Darstellung der Ergebnisse der Tierversuche in Normotonie, Hypotonie und nach Lungenembolie. Der Bereich 1 beschreibt entsprechend den Zonen nach WEST die Beziehung Palv > PAP > PWP, Bereich 2 PAP > Palv > PWP und Bereich 3 PAP > PWP > Palv. Im Gegensatz zur Normotoniegruppe sind bei den Tieren in Hypotonie die Bereiche in kleinere endexspiratorische Druckstufen verschoben, während bei den Lungenembolietieren der Bereich 2 eingeengt ist. (Aus Lanser [25])

biochemische Filterfunktion, in dem sie die Rezirkulation biogener Mediatoren weitgehend verhindert und damit die Regulation des arteriellen Gefäßsystems erleichtert sowie das arterielle Gefäßsystem vor Überladung mit biogen wirksamen Substanzen schützt (Tabelle 1). Diese Funktionen sind experimentell gut belegt. Die klinischen Daten hierzu sind aber aufgrund erheblicher methodischer Probleme bisher marginal [13, 16, 17, 29]. Es verwundert schließlich nicht, daß Medikamente vom Gefäßendothel der Lunge aufgenommen und in der Konzentration verändert werden können, ein Aspekt der ebenfalls experimentell relativ gut herausgearbeitet worden ist, obwohl in der Klinik eine breitere Beachtung bisher nicht stattgefunden hat.

Im zweiten Teil dieses Beitrages soll den Fragen nachgegangen werden, wie sich die pulmonale Mikrozirkulation bei Krankheiten verhält und welche Rolle sie selbst in der Pathogenese von Krankheiten spielt. Wenn schon unter physiologischen Bedingungen die Untersuchung der pulmonalen Mikrozirkulation schwierig ist, so gilt diese Aussage naturgemäß noch mehr für pathologische Verhältnisse. Zur Untersuchung der pulmonalen Mikrozirkulation stehen unter klinischen Bedingungen allenfalls indirekte nuklearmedizinische Verfahren zur Verfügung. Tierexperimentell kann man durch direkte kapillarmikroskopische Betrachtung die Mikrozirkulation untersuchen, wobei infolge der Notwendigkeit, am offenen Thorax zu arbeiten, lediglich Akutversuche möglich sind und auch durchgeführt wurden [25]. Im folgenden sollen die eingangs erwähnten Besonderheiten der pulmonalen Mikrozirkulation, d. h. der Eigenschaften die sie von der peripheren Mikrozirkulation unterscheiden in bezug auf ihre mögliche pathogenetische Bedeutung untersucht werden. Die Exposition des Lungenkapillarbettes gegenüber dem Alveolardruck hat insbesondere unter Beatmungsbedingungen eine fundamentale Bedeutung. Eine Erhöhung des Atemwegsdrucks bei jeder Überdruckbeatmung, verschiebt die Beziehungen wie sie im West-Modell beschrieben sind, sowohl während eines Atemzyklus wie auch generell, insbesondere dann, wenn positiver endexspiratorischer Druck zur Anwendung kommt. Lanser hat als einer der ersten tierexperimentell die Beziehungen zwischen Alveolar- und Perfusionsdruck untersucht und gezeigt, daß sich erhebliche Verschiebungen einerseits des durchströmten Kapillarbettes, andererseits der Wirkung eines erhöhten endexspiratorischen Drucks ergeben, wenn Situationen mit normalem oder vermindertem pulmonalen Druck verglichen werden (Abb. 2) [25]. Bei einer Hypovolämie können schon geringe endexspiratorisch erhöhte Beatmungsdrücke die Perfusion praktisch zum Stillstand bringen. In gleicher Weise ist ein Absinken des Pulmonaldrucks, z. B. bei Rechtsherzinsuffizienz zu verstehen [30, 31]. Neuere Untersuchungen bestätigen diese Ergebnisse [3, 35, 36].

Bei der Beeinflussung der Kapillaren durch den Alveolardruck wird vorausgesetzt, daß die Druckübertragung aus dem Alveolarbereich auf die Kapillaren unbehindert ist. Man kann annehmen, daß das nur in einer gesunden Lunge der Fall ist, und daß pathologische pulmonale Prozesse, insbesondere solche in der Alveolarwand wie beim ARDS mit Surfactantverlust die Beziehungen zwischen Alveolardruck und kapillarem Gefäßsystem ändern. Zumeist dürfte die Druckübertragung erschwert werden wegen der steiferen, erkrankten Alveolarwände und wegen intraalveolären Exsudat bzw. Surfactantverlust. Zu diesem Sachverhalt existieren aber nur wenige Untersuchungen [26]. Die Bedingungen eines verminderten Volumenangebotes oder eines verminderten Drucks in der pulmonalen Zirkulation treffen auf alle Schocksituationen zu. In der Intensivmedizin bei dann notwendigen Beatmungsmaßnahmen müssen diese Beziehungen bedacht werden.

Über die Substratversorgung des peripheren Lungengewebes bei Krankheitszuständen, d.h. also bezüglich des nutritiven Aspektes der pulmonalen Zirkulation gibt es bisher keine klinisch relevanten Untersuchungen. Am Modell der mikroembolisierten Kaninchenlunge konnte allerdings gezeigt werden, daß eine Blockade der terminalen pulmonalen Strombahn zu einer Verminderung der Surfactantproduktion führt [40].

Die Filterfunktion für korpuskuläre Bestandteile ist einer der wesentlichen physiologischen Aufgaben der pulmonalen Mikrozirkulation. Das gilt sowohl für Leukozyten

[11, 12] wie für Lymphozyten [27]. Auf die Bedeutung für die Abfilterung von thromboembolischen Material oder anderen Zellen bzw. Parasiten soll in diesem Zusammenhang nicht eingegangen werden. Man kann davon ausgehen, daß physiologischerweise immer ein gewisser Teil der zirkulierenden Leukozyten im Lungenkapillarbett verbleibt, so daß die Transitzeit der Leukozyten wesentlich höher ist als die der Erythrozyten. Die Rückhaltefähigkeit des pulmonalen Kapillarbettes wird geprägt durch Eigenschaften des Endothels der Lungenkapillaren einerseits und durch Eigenschaften der Leukozyten andererseits. Diese sind abhängig von der Zellgröße [11] aber auch von ihrer biologischen Qualität oder Aktivierung [12].

Unter pathologischen, insbesondere septischen Bedingungen werden erheblich mehr Leukozyten im Lungenkapillarbett festgehalten und führen dort durch die Freisetzung von Mediatoren und Sauerstoffradikalen zu den pathologisch anatomischen Veränderungen die schließlich im ARDS ihren Höhepunkt erreichen [34]. Auch hierbei ist zu beachten, daß eine Verminderung der Strömung im Kapillarbett, z. B. durch ein vermindertes Herzzeitvolumen die Margination der Leukozyten befördert [34]. Auf die Rolle der Beeinträchtigung der Lungenstruktur durch Störungen der Mikrozirkulation haben schon vor Jahren die Arbeiten von Wilson aufmerksam gemacht [43, 44]. Jede Aktivierung der Leukozyten, z. B. durch Eigenschaften von Dialysemembranen kann die Sequestration der weißen Blutzellen in der Lunge fördern, Befunde die erstmals von Craddock [7] publiziert wurden und inzwischen von anderen Gruppen bestätigt wurden [22, 23].

Folge der Sequestration von aktivierten Leukozyten in der pulmonalen Strombahn ist eine Veränderung der Permeabilität, die den Startpunkt der Entwicklung des ARDS darstellt und auch klinisch nachgewiesen werden kann [28].

Eine Veränderung der Permeabilität der pulmonalen Mikrozirkulation ist auch aus mechanischen Gründen, z. B. bei Erhöhung des intraalveolaren Drucks [4, 20] oder bei den sog. Reexpansionsödemen [42] beobachtet worden. Die klinischen Daten zu diesen Sachverhalten sind aber unzureichend, wie überhaupt die spezifische Beschäftigung mit der pulmonalen Mikrozirkulation unter klinischen Aspekten sehr deutliche Defizite aufweist. Dieses ist um so bedauerlicher, als die pulmonale Mikrozirkulation der entscheidende Ort für die Entstehung, aber auch Abwendung ernster Schäden des Lungengewebes ist.

Keine klinische Anwendung hat bisher die Untersuchung der metabolischen Funktionen des Kapillarendothels gefunden, obwohl man weiß, daß unter bestimmten experimentellen Bedingungen, wie Thioharnstofödem [2] oder Hypoxie- bzw. Hyperoxie [32, 33] Veränderungen der metabolischen Kapazität des Endothels vorkommen. Ein Grund hierfür ist in der Tatsache zu suchen, daß durch das hohe Strömungsvolumen im Kapillarbett arteriovenöse Differenzen von biogenen Substanzen, die indikativ für eine Schädigung des Kapillarendothels sein könnten zu gering sind, um bestimmt zu werden. Obwohl auf diesem Gebiet Fortschritte erzielt worden sind [17], ist die klinische Anwendbarkeit bisher nicht gegeben.

Einer besonderen Erwähnung bedarf die Bronchialzirkulation, da diese auf Kapillarebene mit der pulmonalen Zirkulation kommuniziert (Übersicht bei [24]). Diese Anastomosen werden durch sog. präkapilläre Sperrarterien verschlossen, jedoch bildet auch die Bronchialzirkulation ein Kapillarbett, zumindestens im größeren Bronchialsystem aus. Bronchialarterien verhalten sich wie Systemarterien, dementsprechend erweitern sie sich im Gegensatz zu den Lungenarterien unter Hypoxie [1, 37]. Die Perfusion über die Bronchialzirkulation kann nur experimentell gemessen werden, wobei inerte Gase [38] oder radioaktive Mikrosphären [46] zur Anwendung gekommen sind. Ob es gelingen wird, mit Laserflowsonden die Bronchialperfusion beim Menschen zu messen, ist noch nicht zu beantworten.

Dabei wäre eine Information über die Bronchialzirkulation wertvoll, einmal wegen ihrer Beziehung zur pulmonalen Zirkulation [1, 5, 24], zum anderen weil die bronchiale Zirkulation nicht nur bei Erkrankungen im Bronchialsystem beeinträchtigt ist, sondern auch unter Beatmungsbedingungen das Zeitvolumen ändert [5]. Gerade bei diffusen Lungenerkrankungen kann sich die Bronchialzirkulation erheblich ändern und erheblich zunehmen [10]. Insgesamt ist aber die Problematik der klinischen Bedeutung einer veränderten oder sogar gestörten Bronchialzirkulation noch keineswegs ausreichend verstanden. Weitere Untersuchungen auf diesem Gebiet werden sicherlich neue Aspekte zutage fördern.

Literatur

1. Baier H (1986) Functional Adaptations of the Bronchial Circulation. Lung 164:247 – 2. Bakhle YS (1982) Decreased Inactivation of Prostaglandine E2 in Isolated Lungs from Rats with alpha-Naphthyl Thiourea-Induced Pulmonary Oedema. Biochem Phamacol 31:3395 – 3. Brower RG, Sylvester JT, Permutt S (1990) Flow-volume characteristics in the pulmonary circulation. J Appl Physiol 69:1746 – 4. Carlton DP, Cummings JJ, Scheerer RG, Poulain FR, Bland RD (1990) Lung overexpansion increases pulmonary microvascular protein permeability in young lambs. J Appl Physiol 69:577 – 5. Cassidy SS, Haynes MS (1986) The Effects of Ventilation with positive End-Expiratory pressure on the Bronchial Circulation. Respiration Physiol 66:269 – 6. Chinard FP, DeFouw DO (1984) Microcirculation of the Lungs. In: Mortillaro NA (ed) Physiology and Pharmacology of the Microcirculation, Vol. 2. Acad. Press, Orlando, Florida – 7. Craddock PR, Feh J, Brigham KL (1977) Complement and leucozyte mediated pulmonary dysfunction in hemodialysis. New Engl J Med 296:769 – 8. Culver BH, Butler J (1980) Mechanical Influences on the Pulmonary Microcirculation. Ann Rev Physiol 42:187 – 9. Dawson CA (1984) Role of Pulmonary Vasomotion in Physiology of the Lung. Physiol Rev 64:544 – 10. Deffebach ME, Lakshinarayan S, Kirk W, Butler J (1987) Bronchial circulation and cyclooxygenase products in acute lung injury. J Appl Physiol 63:1083 – 11. Doeschuk CM, Downey GP, Doherty DE, English D, Gie RP, Ohgami M, Worthen GS, Henson PM, Hogg JC (1990) Leucozyte and platelet margination within microvasculature of rabbit lungs. J Appl Physiol 68:1956 – 12. Downey GP, Doherty DE, Schwab III B, Elson EL, Henson PM, Worthen GS (1990) Retention of leukocytes in capillaries: role of cell size and deformability. J Appl Physiol 69:1767 – 13. Flink JR, Pitt BR, Hammond GL, Gillis CN (1982) Selective effect of microembolization on pulmonary removal of biogenic amines. J Appl Physiol Respirat Environ Exercise Physiol 52:421 – 14. Fung YC, Sobin SS (1972) Pulmonary Alveolar Blood Flow. Circulation Res XXX:470 – 15. Gil J (1980) Organization of Microcirculation in the Lung. Ann Rev Physiol 42:177 – 16. Gillis CN, Pitt BR (1982) The Fate of Circulating Amines within the Pulmonary Circulation. Ann Rev Physiol 44:269 – 17. Gillis CN (1987) Measurement of Endothial Metabolic Functions in Vivo. Ann Biomed Engineering 15:183 – 18. Glazier JB, Hughes JMB, Maloney JE, West JB (1969) Measurements of capillary dimensions and blood volume in rapidly frozen lungs. J Appl Physiol 26:65 – 19. Guntheroth WG, Luchtel DL, Kawabori I (1982) Pulmonary microcirculation: tubules rather than sheet and post. J Appl Physiol Respirat Environ Exercise Physiol 53:510 – 20. Hernandenz LA, Coker PJ, May S, Thompson AL, Parker JC (1990) Mechanical ventilation increases microvascular permeability in oleic acid-injured lungs. J Appl Physiol 69:2057 – 21. Hogg JC, Martin BA, Lee S, McLean T (1985) Regional differences in erythrocyte tansit in normal lungs. J Appl Physiol 59:1266 – 22. Kolb G, Höffken H, Müller T, Havemann K, Joseph K, Lange H (1990) Kinetics of pulmonary leukocyte sequestration in man during hemodialysis with different membrane-types. Intern. J Artificial Organs 13:729 – 23. Kolb G, Nolting C, Eckle I, Müller T, Lange H, Havemann K (1991) The Role of Membrane Contact in Hemodialysis-Induced Granulocyte Activation. Nephron 57:64 – 24. Kuhlmann U, Lanser K (1988) Die Bedeutung der Bronchialzirkulation bei pulmonaler Hypertonie. Internist 29:664 – 25. Lanser K (1981) Alveolardruck und pulmonale Mikrozirkulation. Habil. Schrift, Hamburg – 26. Leeman M, Lejeune P, Clossert J, Vachiery JL, Melot C, Naeije R (1990) Effects of PEEP on pulmonary hemodynamics in intact dogs with oleic acid pulmonary edema. J Appl Physiol 69:2190 – 27. Pabst R, Binns RM, Licence ST, Peter M (1987) Evidence of a Selective Major Vascular Marginal Pool of Lymphocytes in the Lung. Am Rev Respir Dis 136:1213 – 28. Putensen C, Mutz N, Himmer G, Neumann M, Waibel U, Putz G, Braunsberger B, Oberladstätter M (1990) Gamma scintigraphic imaging of lung mirovascular permeability in adult respiratory distress syndrome. Crit Care Med 18:807 – 29. Said SI (1982) Metabolic Functions of the Pulmonary Circulation. Circulation Res 50:325 – 30. Sill V, Lanser K (1971) Der Einfluß assistierter Überdruckbeatmung auf die Rechtsherzinsuffizienz. Wiederbel Organers Intensivmed 8:8 – 31. Sill

V, Siemssen S (1972) Hämodynamische Nebenwirkungen bei Beatmung mit positiven endexpiratorischen Drücken. Anaesthesiol 21:305 – 32. Szidon P, Biarey N, Oparil S (1980) Effect of Acute Hypoxia on the Pulmonary Conversion of Angiotensin I to Angiotensin II in Dogs. Circ Res 46:221 – 33. Toivonen H, Hartiala J, Bakhle YS (1981) Effects of high oxygen tension on the metabolism of vasoactive hormones in isolated perfused rat lungs. Acta Physiuol Scand 111:185 – 34. Traber DL, Schlag G, Redl H, Strohmair W, Traber LD (1987) Pulmonary Microvascular Changes During Hyperdynamic Sepsis in an Ovine Model. Circulatory Shock 22:185 – 35. Versprille A (1990) The pulmonary circulation during mechanical ventilation. Acta Anaesthesiol Scand 94:51 – 36. Wang PM, Yang QH, Lai-Fook SJ (1990) Effect of positive airway pressure on capillary transit time in rabbit lung. J Appl Physiol 69:2262 – 37. Wagner EM, Mitzner WA (1988) Effect of hypoxia on bronchial circulation. J Appl Physiol 65:1627 – 38. Wanner A, Barker JA, Long WM, Mariassy AT, Chediak AD (1988) Measurement of airway mucosal perfusion and water volume with an inert soluble gas. J Appl Physiol 65:264 – 39. West JB (1977) Regional Differences in the Lung. Acad. Press, New York London – 40. von Wichert P, Wilke A, Gärtner U (1975) Einbau von Palmitat-1-^{14}C in Lecithin und Phospolipidgehalt in normalen und mikroembolisierten Kaninchenlungen – Modellstudie zur sogenanten Schocklunge. Anaesthesist 24:78 – 41. von Wichert P (1983) Funktionen der pulmonalen Zirkulation. Inn Med. 10:142 – 42. Wilkinson JK, Davies SW, Bailey J, Rudd RM (1990) Changes in pulmonary microvascular permeability accompanying reexpansion oedema: evidence from dual isotope scintigraphy. Repr Thorax 45:456 – 43. Wilson JW, Ratliff NB, Hackel DB (1970) The Lung in Hemorrhagic Shock. Amer J Pathol 58:337 – 44. Wilson JW (1974) Pulmonary microzirculation, Cellular pathophysiology in acute respiratory failure. Crit Care Med 2:186 – 45. Wiltz W, Wagner JR, Latham LP, Hanson WL, Hofmeister SE, Capen RL (1986) Vertical gradient of pulmonary capillary transit times. J Appl Physiol 61:1270 – 46. Wu CH, Lindsey DC, Traber DL, Cross CE, Herndon DN, Kramer GC (1988) Measurement of bronchial blood flow with radioactive microspheres in awake sheep. J Appl Physiol 65:1131

Workshop V: ACE-Hemmung als therapeutisches Prinzip

Vorsitz: *H. R. Brunner,* Lausanne; *A. J. G. Riegger,* Würzburg

Die Bedeutung extrarenaler Reninsysteme in der Pathogenese der arteriellen Hypertonie

M. Paul, D. Ganten (Deutsches Institut für Bluthochdruckforschung und Pharmakologisches Institut der Universität Heidelberg)

Das Renin-Angiotensin-System (RAS) ist eines der wichtigsten Regulationssysteme der kardiovaskulären Homöostase. Die ursprüngliche Definition des RAS als endokrines System, das vor allem in der Niere und im Plasma aktiv ist, wurde jedoch zunehmend erweitert. Heute kennt man eine Anzahl gewebsständiger, extrarenaler Renin-Angiotensin-Systeme, die eine Rolle für die Blutdruckregulierung spielen. So konnten die Komponenten des RAS in zahlreichen extrarenalen Organen wie Nebenniere, Blutgefäßen, Herz, Gehirn und anderen lokalisiert werden. Diese Gewebs-RAS spielen wahrscheinlich eine funktionelle Rolle als autokrine oder parakrine Regulatoren, die auf zellulärer Ebene wirken.

Ein Hinweis, daß diese Gewebssysteme eine bedeutende Funktion für die Blutdruckregulation ausüben, sind die blutdrucksenkenden Wirkungen der Konversionsenzym-Inhibitoren, die vor allem durch Hemmung des Angiotensin-Konversionsenzyms (CE) im Gewebe wirken.

Es wurde daher postuliert, daß das Plasma RAS vornehmlich eine Rolle für die akute Blutdruckregulation spielt, die Gewebssysteme jedoch für chronische Regulationsmechanismen von Bedeutung sind.

Die Komponenten des Renin-Angiotensin-Systems

Renin ist eine Aspartylprotease, deren Molekulargewicht, je nach Spezies, zwischen 37000 und 40000 Dalton liegt (Cohen et al. 1972; Dzau et al. 1979). Die cDNAs (eine aus messenger RNA klonierte DNASpezies) und Gene von Mensch (Imai et al. 1983), Ratte (Burnham et al. 1987) und Maus (Mullins et al. 1982) sind kloniert und sequenziert und zeigen große Homologie zwischen den verschiedenen Spezies. Das Renin-Gen wird zunächst in eine spezifische mRNA transkribiert, die dann zu Preprorenin translatiert wird, welches in das enzymatisch inaktive Prorenin überführt wird. Prorenin wird unter Abspaltung des Profragments zu enzymatisch aktivem Renin prozessiert.

Das Alpha$_2$-Globulin-Angiotensinogen (AOGEN) ist das einzige bekannte Substrat von Renin in vivo und wurde als Glykoprotein mit einem Molekulargewicht zwischen 54000 und 60000 beschrieben. Die AOGEN-cDNAs und -Gene verschiedener Spezies wurden ebenfalls kloniert und sequenziert (Ohkubo et al. 1983).

Das Angiotensin-Konversionsenzym (CE) ist eine Dipeptidylpeptidase, die den Carboxyterminus von ANG I spaltet, was zur Bildung von ANG II führt. Das Enzym hat im Gegensatz zu Renin keine große Substratspezifität und ist auch bei der

Prozessierung anderer Peptide, wie z. B. dem Bradykinin, beteiligt. Als membranständiges Protein ist das CE im Gefäßendothel verankert, wird aber auch als freies Molekül nach einem möglichen Prozessierungsschritt im Plasma gefunden. Die cDNA der CE von der Maus (Bernstein et al. 1988) und vom Menschen (Soubrier et al. 1988) wurden kloniert. Eine kürzere Form des Gens wurde im Menschenhoden beschrieben (Ehlers et al. 1989).

Somit ist die Struktur und Sequenz aller Gene des RAS charakterisiert; diese Informationen trugen wesentlich dazu bei, weitergehende Details ihrer Genexpression und Regulation im Gewebe zu untersuchen. cDNAs und Genfragmente der einzelnen Komponenten können als Proben zur Detektion von Transkriptionsprodukten (mRNAs) verwendet werden. Damit besteht die Möglichkeit, sowohl die Regulation als auch die zelluläre Lokalisation von Renin, AOGEN und CE in verschiedenen Geweben zu untersuchen.

Extrarenale Renin-Angiotensin-Systeme

1. Das Gehirn RAS

ANG II wirkt zentral auf Sypathicusaktivität, Barorezeptorenreflex, sowie auf die Sekretion von Vasopressin, Oxytocin und ACTH (Übersicht bei Ganten et al. 1984). Die mögliche Rolle eines gewebespezifischen RAS im Gehirn war lange eine der am meisten diskutierten und kontroversesten Fragen im Kontext der Gewebssysteme. Heute gibt es jedoch zahlreiche Hinweise auf ein eigenständiges RAS im Gehirn. Renin und reninähnliche Enzyme wurden im Gehirn identifiziert (Ganten et al. 1971; Paul et al. 1985) und immunhistochemische Studien zeigten ein ausgedehntes Netzwerk ANG II-positiver Neurone in Gehirnzentren, die in die Kreislaufregulation involviert sind (Lind et al. 1985). Dennoch wurde immer wieder diskutiert, ob die Komponenten des RAS im Gehirn neu synthetisiert, oder durch den Blutstrom in Gehirnareale mit durchlässiger Blut-Hirn-Schranke transportiert werden.

Mit molekularbiologischen Methoden konnte jedoch schlüssig bewiesen werden, daß alle Komponenten des RAS im Gehirn lokal synthetisiert werden (Paul et al. 1988; Suzuki ei al. 1987; Dzau et al. 1985). Mittels in-situ-Hybridisierung (D. Ganten, unveröffentlicht) wurde nachgewiesen, daß Renin-mRNA in zentralen Blutdruckregulationszentren, wie dem Nucleus paraventricularis und Nucleus supraopticus sowie in anderen Bereichen des Hypothalamus zu finden ist.

Auch AOGEN-mRNA wurde im Gehirn mit verschiedenen Methoden nachgewiesen (Ganten et al. 1971; Dzau et al. 1986a; Hellmann et al. 1988) und ist mit Renin in hypothalamischen Kreislaufzentren kolokalisiert.

Zur Zeit liegen noch keine Befunde zur genauen Lokalisation von CE-mRNA im Gehirn vor, aber es kann angenommen werden, daß auch dieses Enzym in ähnlichen Gehirnarealen wie Renin und AOGEN gefunden werden kann. So konnten Paul et al. (1985) nachweisen, daß Renin und CE-Aktivität in den identischen subzellulären Fraktionen im Gehirn lokalisiert waren. Weiterhin wurden auch CE sowie spezifische ANG II-Rezeptoren mittels Radiorezeptorassay im Gehirn gefunden (Mendelsohn et al. 1983).

Eine mögliche Rolle des Gehirn-RAS für die Pathophysiologie der essentiellen Hypertonie fand sich durch Studien, die zeigten, daß in Gehirnextrakten von spontan hypertensiven Ratten eine erhöhte Konversionsrate von ANG I zu ANG II vorliegt (Ganten et al. 1983). Auch konnte nachgewiesen werden, daß zentrale Blockade des RAS durch intrazerebroventrikuläre Injektion von CE-Inhibitoren den Blutdruck in spontan hypertensiven Ratten senken kann (Unger et al. 1981).

Die Regulation der zentralen Genexpression von Renin wurde von Tada et al. (1989) an Ratten untersucht. Diese Autoren fanden, daß Salzentzug und Behandlung mit

Captopril die Reninexpression im Gehirn senkte, während die Expression in der Niere anstieg, und somit die Gehirn- und Nierensysteme reziprok reguliert werden.

Renin-mRNA wird im Gehirn wie auch in anderen Organen der Maus durch Androgene stimuliert (Wagner et al. 1990); der Anstieg nach Testosteronbehandlung ist jedoch viel langsamer als in den übrigen steroidregulierten Geweben wie der Glandula submaxillaris. Interessanterweise ist der Anstieg der Renin-mRNA im Gehirn mit einem langsamen Blutdruckanstieg, wie er auch nach Steroidgabe auftritt, korreliert. Die Regulation von AOGEN- und CE-mRNAs im Gehirn ist noch nicht ausreichend untersucht worden. Es ist jedoch zu erwarten, daß mit der heute verfügbaren molekularbiologischen Technik diese Fragen bald geklärt werden.

2. Das kardiale RAS

Das Herz zählt zu den empfindlichsten Zielorganen der ANG II-Wirkungen. Somit kommt der Frage, ob gewebeständige RAS lokal ANG II synthetisieren können, besondere Bedeutung zu. Der Nachweis von Renin (Paul et al. 1988), AOGEN (Hellmann et al. 1988) und CE-mRNA (Schunkert et al. 1990; Paul et al. 1990) erlaubte die Folgerung, daß alle Komponenten des RAS im Herzen gebildet werden. Inwieweit dieses kardiale System durch lokale ANG II-Produktion eine physiologische Rolle spielt, ist gegenwärtig Gegenstand zahlreicher Untersuchungen. Die Expression des kardialen RAS kann unter bestimmten pathophysiologischen Bedingungen erheblich gesteigert sein. So zeigten Dzau et al. (1985), daß salzarme Diät nicht nur die Expression renaler, sondern auch kardialer Renin-mRNA induziert. Des weiteren wiesen Drexler et al. (1989) nach, daß AOGEN-mRNA im Herzen nach Myokardinfarkt vermehrt exprimiert wird. Li et al. (1989) untersuchten Herzen spontan hypertensiver Ratten und demonstrierten erhöhte Konzentrationen von AOGEN-mRNA in hypertrophierten linken Ventrikeln. Die funktionelle Bedeutung dieser Geninduktion ist noch nicht im Detail aufgeklärt. Neben Studien der Genregulation wiesen auch pharmakologische Untersuchungen auf die Relevanz des kardialen RAS hin. Linz et al. (1986) demonstrierten an isolierten Herzen, daß Blockade des kardialen CE mit Ramipril ischämisch bedingte Rhythmusstörungen verhindern kann. Darüber hinaus verbesserten sich nach Gabe von CE Inhibitoren Koronarfluß und Ventrikelfunktion. Da bei diesem Versuchsaufbau weder AOGEN noch Renin oder ANG über die Zirkulation zum Herzen gelangen kann, weisen die genannten Effekte auf eine intrakardiale Synthese von ANG hin, die durch CE Inhibitoren gehemmt werden kann. Allerdings ist zu berücksichtigen, daß das CE auch den Metabolismus des Bradykinin beschleunigt, so daß eine Interaktion zwischen dem RAS und der Prostaglandinbiosynthese von funktioneller Bedeutung sein kann. Besondere Aufmerksamkeit wurde der Rolle des kardialen CE und ANG bei der Pathogenese der *„pressure overload hypertrophy"* gewidmet. So konnten Kromer u. Riegger (1988) zeigen, daß bei Ratten mit Aortenstenose Hemmer des CE die Myokardhypertrophie verhindern können. Zudem konvertieren hypertrophierte Herzen, die in einer sogenannten Langendorff-Präparation mit ANG I perfundiert werden, mehr ANG I in ANG II (Schunkert et al. 1990a, b). Gleichzeitig zeigten die hypertrophierten Herzen einen deutlichen Anstieg des enddiastolischen Drucks im linken Ventrikel, während die Ventrikelfunktion bei Kontrolltieren ohne Hypertrophie unverändert bleibt. Weiterhin konnte nachgewiesen werden, daß die verstärkte intrakardiale ANG I-Konversion auf eine höhere CE-Aktivität in den hypertrophierten linken Ventrikeln zurückging. Die erhöhte ACE Aktivität konnte schließlich auf eine Induktion der mRNA Spiegel zurückgeführt werden, die in hypertrophierten Ventrikeln vierfach erhöht war (Schunkert et al. 1990a, b).

3. Das vaskuläre RAS

Die pathophysiologische Bedeutung des RAS in den Blutgefäßen wurde von Mulvany et al. (1978) erkannt. Diese Autoren fanden, daß die durch chronische Hypertonie veränderte Gefäßwand eine verstärkte konstriktorische Antwort auf vasoaktive Substanzen wie ANG zeigt. Auch spielt ANG eine wichtige Rolle bei den adaptativen Veränderungen, die sich bei Hypertrophie der Gefäßwand abspielen.

So konnten Geisterfer et al. (1988) nachweisen, daß glatte Muskelzellen in Kultur nach ANG II-Gabe hypertrophieren. Ein Mechanismus, der bei dem so induzierten Zellwachstum eine Rolle zu spielen scheint, ist die Aktivierung der Protoonkogenexpression durch ANG II. Wie von Naftilan et al. (1989a, b) gezeigt, stimuliert ANGII in glatten Muskelzellen die mRNA der Onkogene c-fos und c-myc sowie die des Wachstumsfaktors PDGF, somit also Gene, die eine Rolle bei Zellhypertrophie und Hyperplasie (z. B. in der embryonalen Organentwicklung) spielen.

Da die Blutgefäßwand eine Reihe autokrin-parakrin-wirksamer Substanzen wie Endothelin oder EDRF (endothelium derived relaxing factor) bildet, wurde die Hypothese erstellt, daß auch lokal gebildetes ANGII parakrin wirken kann. Erste Hinweise auf lokales Arterienrenin kamen von verschiedenen Gruppen (Gould et al. 1964; Ganten et al. 1971; Rosenthal et al. 1984; Dzau 1986b).

In den letzten Jahren wurden alle Komponenten des RAS in der Gefäßwand gefunden. Der biochemische und immunhistochemische Nachweis von Renin, AOGEN und CE gelang im arteriellen wie auch im venösen System. Weitergehende Untersuchungen wiesen AOGEN in Media und Adventitia der Rattenaorta (Naftilan et al. 1988a) und CE-mRNA in der menschlichen Aorta, Vena saphena und Vena umbilicalis nach (Paul et al. 1990). Auch für Renin-mRNA liegen Informationen vor, daß das Enzym lokal in der Media der Widerstandsgefäße gebildet wird.

Es liegen also auch hier die Voraussetzungen für ein autokrin-parakrin-reguliertes System vor, das Gefäßtonus sowie adaptative Veränderungen bei arterieller Hypertonie verändern könnte. Ein wichtiger Hinweis auf eine spezifische Rolle des RAS bei den genannten Veränderungen findet sich in der Studie von Powell et al. (1989) die die Gefäßwandhypertrophie bei experimenteller Läsion der A. carotis in Ratten untersuchten. Während andere blutdrucksenkende Substanzen wie Beta-Blocker keinen Einfluß auf die induzierten hypertrophischen Veränderungen der Gefäßwand hatten, ließ sich die Hypertrophie durch Behandlung mit CE-Hemmern verhindern.

Die Untersuchung der Genregulation des Gefäß-RAS befindet sich erst im Anfangsstadium. Doch wird sicher das Studium parakriner Systeme in der Gefäßwand zu einem wichtigen Thema zukünftiger Forschung werden, da hierbei wesentliche Einblicke in die Verbindung zwischen arterieller Hypertonie und Gefäßhypertrophie auf molekularer und zellulärer Ebene gewonnen werden können. Erste Untersuchungen zeigten signifikante Unterschiede bei der AOGEN-Expression zwischen spontan hypertensiven und normotensiven Ratten (Naftilan et al. 1989). Durch den Einsatz moderner Techniken der Genamplifikation, wie z. B. der sogenannten Polymerasekettenreaktion (PCR), ist heute auch die notwendige methodische Sensitivität und Spezifität zur Untersuchung kleinster Gewebeproben, wie sie im Falle von Blutgefäßen vorliegen, gegeben (Paul et al. 1990).

Ausblick

Der Nachweis der Genexpression und -regulation der Komponenten des RAS in verschiedenen Organsystemen stellt den definitiven Beweis für die lokale Synthese von Angiotensin in einzelnen Organen dar.

Detaillierte Studien ordneten in einigen Fällen die Neubildung von Renin, AOGEN und CE genauen zellulären und subzellulären Strukturen zu. Die klassischen Methoden der Messung der mRNA-Expression erlaubten es, die Regulation des RAS auf molekularer Ebene zu untersuchen. Wie am Beispiel der extrarenalen Systeme in Gehirn, Herz und Gefäßen hier verdeutlicht, liegt heute eine Fülle von Informationen über die gewebsständigen RAS vor. Interessanterweise zeigte sich immer wieder, daß die lokalen

Systeme in den genannten Organen unabhängig von den im Plasma gemessenen Konzentrationen von Renin, CE und ANG II reguliert werden. Weiterhin wurde demonstriert, daß die Genregulation des RAS in Tiermodellen von essentieller Hypertonie, Herzinsuffizienz oder Linksherzhypertrophie gestört sein kann. Dies ist ein Argument gegen die Hypothese, daß das in Organen gebildete Angiotensin II lediglich eine Rolle als „Reserve"-peptid spielt. Doch wie kann aus Veränderungen in mRNA und Proteinkonzentrationen der RAS-Komponenten ein kausaler Zusammenhang mit pathophysiologischen Veränderungen bei arterieller Hypertonie, Herzinsuffizienz und Arteriosklerose hergestellt werden?

Eine Möglichkeit, diese Frage sinnvoll zu beantworten, liegt in der Fortentwicklung molekularbiologischer Methoden. So wird die genauere Charakterisierung der Genstruktur und der die Gene regulierenden Faktoren tiefere Einblicke in die Rolle der gewebeständigen RAS geben. Zur Überprüfung der gewonnenen Informationen können transgene Tiermodelle entwickelt werden, bei denen Gene oder Genframente, denen eine mögliche Rolle bei den genannten Krankheitsbildern zugeschrieben wird, in das Genom von Versuchstieren integriert werden. Diese Methode wurde von Mullins et al. (1990) erfolgreich angewendet. Transgene Ratten, die das Mäuserenin-Gen Ren-2 trugen, entwickelten eine fulminante Hypertonie, die mit CEI behandelt werden konnte. Interessanterweise waren die Plasmawerte für Renin und ANG vollkommen normal oder sogar erniedrigt, während in einigen Geweben hohe Konzentrationen von Ren-2-mRNA und Prorenin gemessen wurden. Dies erlaubte die Schlußfolgerung, daß bei diesen Tieren die Entstehung der Hypertonie hauptsächlich von der Expression des gewebeständigen Renins abhängt.

Literatur

Bernstein KE, Martin BM, Bernstein EA, Linton J, Striker L, Striker G (1988) The isolation of angiotensin converting enzyme cDNA. J Bio Chem 263:11021–11024 – Burnham CE, Havelu-Johnson CL, Frank BM, Lynch KL (1987) Molecular cloning of rat renin mRNA and its gen. Proc Natl Acad Sci 84:5605–5609. – Cohen ES, Taylor JM, Murakami K, Michelakis AM, Inagami T (1972) Isolation and characterization of renin-like enzymes from mouse submaxillary glands. Biochemistry 11:4286–4293 – Drexler H, Lindpaintner K, Lu W, Schieffer B, Ganten D (1989) Transient increase in the expression of cardiac angiotensinogen in a rat model of myocardial infarction and failure. Circulation (suppl II):II-459 – Dzau VJ, Ellison KE, Oullette AJ (1985) Expression and regulation of renin in the mouse heart. Clin Res 33:181A (abstract) – Dzau VJ, Ingelfinger JR, Pratt RE, Ellison KE (1986a) Identification of renin and angiotensinogen mRNA sequences in mouse and rat brains. Hypertension 8:544–548 – Dzau VJ, Slater E, Haber EM (1979) Complete purification of dog renal renin. Biochemistry 18:5224–5228 – Dzau VJ (1986b) Significance of the vascular renin angiotensin pathway. Hypertension 8:553 – Ehlers MRW, Fox EA, Strydom DJ, Riordan JF (1989) Molecular cloning of human testicular angiotensinconverting enzyme: The testis isoenzyme is identical to the C-terminal half of endothelial angiotensin converting enzyme. Proc Natl Acad Sci USA 86:7741–7745 – Ganten D, Hayduk K, Brecht HM, Boucher R, Genest J (1971) Evidence of renin release or production in splanchic territory. Nature 226:551 – Ganten D, Hermann K, Bayer C, Unger T, Lang RE (1983) Angiotensin synthesis in the brain and increased turnover in hypertensive rats. Science 221:69–71 – Ganten D, Lang RE, Lehmann E, Unger TH (1984) Brain angiotensin: On the way to becoming a well studied neuropeptide system. Biochem Pharmacol 33:3523–3528 – Geisterfer AAT, Peach MJ, Owens GO (1988) Angiotensin II induces hypertrophy, not hyperplasia of cultured rat aortic smooth muscle cells. Circ Res 62:749–56 – Gould AB, Skeggs LT, Kahn JR (1964) The presence of renin activity in blood vessel walls. J Exp Med 119:389 – Hellmann W, Suzuki F, Lang RE, Ohkubo H, Nakanishi S, Ganten D, Ludwig G (1988) Angiotensinogen gene expression in extrahepatic rat tissue: Application of a solution hybridization assay. Naunyn-Schmiedebergs Arch Pharmacol 338:327–331 – Imai T, Myazaki H, Hirose S, Hori H, Hyashi T, Kageyama R, Ohkubo H, Nakanishi S, Murakami IC (1983) Cloning and sequence analysis of cDNA for human renin precursor. Proc Natl Acad Sci USA 80:7405–7409 – Kromer EP, Riegger GAJ (1988) Effects of long-term angiotensin converting enzyme inhibition on myocardial hypertrophy in experimental aortic stenosis in the rat. Am J

Cardiol 62:161–163 – Li C, Prakash O, Re RN (1989) Altered expression of angiotensinogen gene expression in the left ventricles of the hypertensive rats. Circulation (suppl II) II-450 (abstract) – Lind RW, Swanson LW, Ganten D (1985) Organization of angiotensin II immunoreactive cells and fibers in the rat central nervous system. Neuroendocrinology 40:2–24 – Linz W, Schölkens BA, Han YF (1986) Benefical effects of the converting enzyme inhibitor ramipril in ischemic rat hearts. J Cardiovasc Pharmacol 8 suppl 10:91–99 – Mendelssohn FAO, Aguilera G, Saavedra JM, Quirion R, Catt KJ (1983) Characteristics and regulation of angiotensin II receptors in pituitary circumventricular organs and kidney. Gin Exp Hypert 5:1081–1097 – Mullins JJ, Burt DW, Windass JO, Mc Turk P, George H, Brammar WJ. (1982) Molecular cloning of two distinct renin genes from the DBA/2 mouse. EMBO J 1:1461–1466 – Mullins JJ, Peters J, Ganten D (1990) Fulminant hypertension in transgenic rats harbouring the mouse Ren-2 gene. Nature 344:541–544 – Mulvany MJ, Hansen PK, Aalkjär C (1978) Direct evidence that the greater contractility of resistance vessels in spontaneously hypertensive rats is associated with a narrowed lumen, a thickened media and an increased number of smooth muscle cell layers. Circ Rest 43:854–864 – Naftilan AJ, Pratt RE, Dzau VJ (1988a) Localization and differential regulation of angiotensinogen mRNA expression in the vessel wall. Clin Res 35:553A (abstract) – Naftilan AJ, Pratt RE, Dzau VJ (1989b) Angiotensin II induces c-fos expression via transcriptional control. Hypertension 13:706–711 – Naftilan AJ, Pratt RE, Dzau VJ (1989) Induction of platelet derived growth factor A-chain and C-myc gene expressions by angiotensin II in cultured rat vascular smooth muscle cells. J Clin Invest 83(4):1419–1424 – Ohkubo H, Kageyama R, Ujihara M, Hirose T, Inayama S, Nakanishi S (1983) Cloning and sequence analysis of cDNA for rat angiotensinogen. Proc Natl Acad Sci USA 80:2198–2200 – Paul M, Printz MP, Harms E, Unger Th, Lang RE, Ganten D (1985) Localization of renin and converting enzyme in nerve endings of rat brain. Brain Res 334:315–324 – Paul M, Schunkert H, Allen P, Dzau VJ (1990) Widespread distribution of angiotensin-converting enzyme mRNA in human tissues. J Hypertens, im Druck (abstract) – Paul M, Wagner D, Metzger R, Ganten D, Lang RE, Suzuki F, Murakami K, Burbach JHP, Ludwig G (1988) Quantification of renin mRNA in various mouse tissues by a novel solution hybridization assay. J Hypertens 5:247–252 – Powell JS, Clozel JP, Muller RKM, Kuhn H, Hefti F, Hosang M, Baumgarter HR (1989) Inhibitors of angiotensin-converting enzyme prevent myointimal injury after vascular injury. Science 245:186–188 – Rosenthal JH, Pfäffle B, Michailor ML, Pschorr J, Jacob ICM, Dahlheim H (1984) Investigations of components of the renin-angiotensin system in rat vascular tissue. Hypertension 1984 6:383 – Schunkert H, Dzau VJ, Tang SS, Hirsch AT, Apstein CS, Lorell BH (1990a) Increased rat cardiac converting enzyme activity and mRNA expression in pressure overload left ventricular hypertrophy. J Clin Invest 86:1913–1920 – Schunkert H, Paul M, Lorell BH, Apstein C, Dzau VJ (1990b) Cardiac converting enzyme gene expression is induced in pressure-overload left ventricular hypertrophy. J Hypertension im Druck (abstract) – Soubrier F, Alhenc-Gilas F, Hubert C, Allegrini J, John M, Tregeas G, Corvol P (1988) Two putative active centers in human angiotensin converting enzyme revealed by molecular cloning. Proc Natl Acad Sci USA 87:9386–9390 – Suzuki F, Hellmann W, Murakami K, Ludwig G (1987) Expression of the genes for renin and angiotensin in tissues of rats. Naunyn Schmiedebergs Arch Pharmacol 335:R66 – Tada M, Fukamizu A, Seo MS, Takahashi S, Murakami K (1989) Renin expression in the kidney and brain is reciprocally controlled by captopril. Biochem Biophys Res Commun 159:1065–1071 – Unger Th, Kaufmann-Bühler I, Schölkens B, Ganten D (1981) Brain converting enzyme inhibition: A possible mechanism for the antihypertensive action of captopril in spontaneously hypertensive rats. Eur J Pharmacol 70:467–478 – Wagner D, Metzger R, Paul M, Ludwig G, Suzuki F, Takahashi S, Murakami K, Ganten D (1990) Androgen dependence and tissue specificity of renin mRNA expression in mice. J Hypertens 8:45–52.

Angiotensin Converting Enzyme Blockade versus Renin-Inhibitoren und Angiotensin II-Antagonisten. Neue therapeutische Möglichkeiten

H. R. Brunner (Centre Hospitalier Universitaire Vaudois, Division d'Hypertension, Departement de Medecine Interne, Lausanne)

(Manuskript nicht eingegangen)

Veränderungen der Nierenfunktion bei Behandlung herzinsuffizienter Patienten mit ACE-Hemmern

R. Dietz, F. Nagel, K. J. Osterziel (Abteilung Innere Medizin III, Medizinische Klinik der Universität Heidelberg)

Bei Patienten mit Herzinsuffizienz ist das Renin-Angiotensin-System in Abhängigkeit vom Schweregrad der Erkrankung aktiviert. Die Aktivitätszunahme dieses Systems bewirkt in der systemischen Zirkulation eine Vasokonstriktion mit Anstieg des peripheren Widerstandes sowie über eine erhöhte Aldosteronsekretion eine Zunahme der Salz-Wasser-Retention. An der Niere selbst sind es im wesentlichen drei Wirkorte, an denen der Transmitter des Systems, das Angiotensin seine Wirkungen erzielt:

1. das vas afferens,
2. das vas efferens und
3. der proximale Tubulus.

Antiotensin II führt sowohl zur Vasokonstriktion von vas afferens als auch des vas efferens und bewirkt am proximalen Tubulus eine Natriumrückresorption. Bei Patienten mit Herzinsuffizienz und erniedrigtem renalen Perfusionsdruck wird der hydraulische Druck im Glomerulum durch eine stärker ausgeprägte Vasokonstriktion des vas efferens gegenüber dem vas afferens hochgehalten und somit die Filtrationsleistung der Niere unter diesen Bedingungen gewährleistet.

Bei der Gabe von ACE-Hemmern bei Patienten mit Herzinsuffizienz muß demnach mit einer Kombination von Effekten gerechnet werden, die z. T. auf der Blockade des systemischen und z. T. auf der Blockade des renalen Systems beruhen. Mit Abschwächung der Angiotensin II vermittelten Vasokonstriktion in der systemischem Zirkulation sinkt der Auswurfwiderstand für den in seiner Pumpfunktion eingeschränkten linken Ventrikel, und damit kann das Herzzeitvolumen zunehmen. Das bedeutet, daß mit Zunahme der Förderleistung des Pumporganes Herz auch der Anteil des Herzzeitvolumens, der die Nieren durchströmt, zunehmen kann. Gleichzeitig muß jedoch mit einer, wenn auch geringen, Abnahme des renalen Perfusionsdruckes gerechnet werden. Diese wird kritisch, wenn sie unter die Schwelle des Autoregulationsbereiches sinkt. An direkten renalen Effekten ist aufgrund der zuvor geschilderten Wirkungen von Angiotensin nach Gabe eines ACE-Hemmers damit zu rechnen, daß es zu einer Vasodilatation von vas afferens und insbesondere am vas efferens bei Patienten mit Herzinsuffizienz kommt.

Von diesen theoretischen Überlegungen ausgehend war geschlossen worden, daß eine starke Aktivitätszunahme des Renin-Angiotensin-System bei Patienten mit Herzinsuffizienz zwar deletäre Folgen verursacht über seine systemischen Wirkungen; für die Niere selbst sei es jedoch ein renoprotektives System, das die Filtrationsleistung der Niere unter diesen Bedingungen noch aufrecht erhalten könne. Eine direkte Konsequenz aus diesen Überlegungen war die Forderung, daß die Blockade des Systems bei Patienten mit Herzinsuffizienz nicht kontinuierlich sein sollte. Eine kontinuierliche Blockade des Renin-Angiotensin-Systems bei Patienten mit Herzinsuffizienz hätte gegenüber einer intermittierenden Blockade den theoretischen Nachteil, daß die Niere ständig mit einem erniedrigten Perfusionsdruck arbeiten müßte und es demnach häufiger zu einer funktionellen Nereninsuffizienz kommen könnte. Auch für das cerebrale Stromgebiet ist eine entsprechende Analogie gezogen worden: auch hier sollte es unter einer lang anhaltenden Hemmung des Systems zu mehr symptomatischen Hypotensionen und Synkopen als bei der intermittierenden Blockade des Systems kommen.

Die heute auf dem Markt befindlichen ACE-Hemmer unterscheiden sich in ihrer Wirkungsweise bezüglich der Hemmung des Renin-Angiotensin-Systems nicht. Ihre Unterschiede liegen hauptsächlich in der Pharmakokinetik: hier lassen sich die

Substanzen einer Gruppe mit relativ kurzer Halbwertszeit (wie Captopril) bzw. mit einer längeren Halbwertszeit (wie z. B. Enalapril, Lisinopril und Ramipril) zuordnen. Als Risikofaktoren für die Entstehung einer funktionellen Niereninsuffizienz unter der Behandlung der Herzinsuffizienz mit ACE-Hemmern waren bislang bekannt:

1. Patienten, die gleichzeitig einen Diabetes mellitus aufwiesen, und
2. Patienten, die eine sehr starke Stimulation des Renin-Angiotensin-Systems aufwiesen, erkenntlich an einer Hyponatriämie.

Als dritter und neuer Risikofaktor wurde die Behandlung mit langwirksamen ACE-Hemmern hinzugefügt. Allerdings muß kritisch angemerkt werden, daß diese Schlußfolgerung aus einer Studie kommt, in der Patienten mit schwerster Herzinsuffizienz, hochgradig verminderten Herzzeitvolumen, stark erniedrigtem renalen Perfusionsdruck mit für unsere heutigen Verhältnisse extrem hohen Dosen eines langwirksamen ACE-Hemmers (40 mg Enalapril) behandelt wurden, und daß es in der Studie nicht erlaubt war, die Dosis der Diuretika anzupassen. Im klinischen Alltag sieht der Einsatz von ACE-Hemmern bei Patienten mit Herzinsuffizienz allerdings anders aus. Die heute verwendeten Dosen liegen in der Regel sehr viel niedriger, es wird eine Titrationsphase zu Beginn empfohlen, und bei Auftreten einer Verschlechterung der Nierenfunktion wird eher an der Dosis der Diuretika eine Änderung vorgenommen, als an der Dosis der ACE-Hemmer.

Unsere Studie beschäftigte sich mit dem Vergleich von ACE-Hemmern unterschiedlicher Halbwertszeit auf die Nierenfunktion herzinsuffizienter Patienten unter Bedingungen, wie sie dem klinischen Alltag entsprechen. Untersucht wurden randomisiert in jeder Gruppe je 10 Patienten mit mittelschwerer Herzinsuffizienz (NYHA II-III), und alle Meßwerte wurden vor Beginn der Einleitung der Therapie mit einem ACE-Hemmer und 5 Tage nach der Einstellungsphase auf einen ACE-Hemmer erneut erhoben. Untersucht wurden Parameter der Nierenfunktion unter Captopril, Enalapril und Lisinopril.

Folgende Befunde wurden erhoben:

1. Serum-Harnstoff. Es kommt in allen drei Gruppen zu einem geringen, nicht signifikanten Anstieg des Serum-Harnstoffes.
2. Serum-Kreatinin. Auch hier zeigt sich in allen drei Gruppen während der 5tägigen Behandlungsphase ein geringer, nicht signifikanter Anstieg.
3. Im Serum-Natrium und Serum-Kalium ergaben sich in der Behandlungszeit keine signifikanten Unterschiede, ebensowenig wie im Hämatokrit.
4. Der mittlere arterielle Blutdruck fiel in allen drei Gruppen (gemessen mit Spacelabs-Monitoren) um ca. 10 mmHg vom Ausgangsblutdruck ab.
5. Auch in der Herzfrequenz zeigt sich in allen drei Gruppen eine gleichsinnige Tendenz zur Reduktion der Herzfrequenz um im Mittel knapp 10%.
6. Die glomeruläre Filtrationsrate wurde mit Hilfe der Inulinclearance (Kombination einer bolus- und steady-state-Infusion) ermittelt. Dabei zeigte sich wiederum ein gleichsinniges Bild in allen drei Gruppen. Es kam zum Abfall der Inulinclearance um ca. 10% in allen drei Gruppen.
7. Der renale Plasmafluß wurde anhand der PAH-Clearance (Methode analog der Inulinclearance) ermittelt. Auch hier zeigte sich ein gleichsinniges Verhalten in allen drei Gruppen. Es kommt zu einer im Mittel ca. 10%igen Zunahme des renalen Plasmaflusses. Dieser ist dann besonders ausgeprägt, wenn die Ausgangswerte niedrig lagen.
8. Die aus den Größen glomeruläre Filtrationsrate und renalem Plasmafluß ermittelte Filtrationsfraktion zeigt dementsprechend auch in allen drei Gruppen eine gleichsinnige Abnahme im Mittel von etwa 20%.

Wenn die Vermutung stimmt, daß ACE-Hemmer mit einer langen Halbwertszeit zu einer stärkeren Beeinträchtigung der Nierenfunktion führen, weil der renale Perfusionsdruck über längere Zeiträume gesenkt wird, so sollte sich eine Beziehung ergeben zwischen dem Ausmaß der renalen Funktionseinschränkung und dem Ausmaß der Blutdrucksenkung. Die Änderung der glomerulären Filtrationsrate zeigte jedoch keinerlei Beziehung zu der Änderung des Blutdrucks unter dem ACE-Hemmer. Dagegen kann eingewandt werden, daß weniger entscheidend für die renale Funktionsänderung das Ausmaß der Blutdrucksenkung als vielmehr der absolut erreichte Blutdruck ist. Werden dementsprechend die am Ende der Therapie nach 5 Tagen erreichten Druckwerte korreliert mit dem Ausmaß der Nierenfunktionsänderung, so ergibt sich auch für diese Parameter kein Zusammenhang. Das bedeutet, daß in diesem Patientenkollektiv mit mittelschwerer Herzinsuffizienz unter dem vorgegebenen Dosierungsschema offensichtlich mit keinem der verwandten ACE-Hemmer der Perfusionsdruck in so kritische Bereiche gesenkt wurde, daß das Ausmaß der Nierenfunktionseinschränkung direkt abhängig wurde von der Blutdrucksenkung.

Bei der retrospektiven Analyse der Daten ließ sich aber ein zweiter Gesichtspunkt herausarbeiten, der für die Behandlung von Patienten mit Herzinsuffizienz und ACE-Hemmern möglicherweise von klinischer Bedeutung ist. Von den 31 mit ACE-Hemmern behandelten Patienten erhielten 10 gleichzeitig neben dem ACE-Hemmer nicht steroidale Antiphlogistika wie Acetylsalicylsäure. Wurde diese Gruppe verglichen mit den restlichen 21 Patienten, die keine zusätzlichen Antiphlogistika erhielten, ergaben sich bezüglich der Nierenfunktionsänderung wesentliche Unterschiede:

1. Nur in der Gruppe, die zusätzlich nicht steroidale Antiphlogistika erhielt, steigt Serum-Harnstoff und Serum-Kreatinin signifikant an.
2. Bei der Absenkung des mittleren arteriellen Druckes gibt es zwischen beiden Gruppen keinen Unterschied, die Herzfrequenz fällt aber nur in der Gruppe ab, die keine zusätzlichen Antiphlogistika erhielt, während sie in der Tendenz ansteigt bei Patienten mit zusätzlichen Antiphlogistika,
3. Betrachtet man die Änderungen der glomerulären Filtrationsrate des renalen Plasmaflusses, so ergeben sich folgende Unterschiede:

   Bei Patienten mit Herzinsuffizienz, die keine zusätzlichen Antiphlogistika erhalten, sinkt die glomeruläre Filtrationsrate um 5%, der renale Plasmafluß steigt aber um 7% an. Bei Patienten, die zusätzlich zu dem ACE-Hemmer noch Antiphlogistika erhalten, ist die Abnahme der glomerulären Filtrationsrate nahezu doppelt so groß (−9%), während die Zunahme des renalen Plasmaflusses (+2,5%) praktisch völlig ausbleibt.

Diese Befunde lassen sich so interpretieren, daß bei Patienten mit Herzinsuffizienz unter ACE-Hemmer-Behandlung zwar der Tonus der efferenten Arteriole sinkt und damit auch der hydraulische Druck und die Filtrationsfraktion. Gleichzeitig kommt es aber über die Dilatation des vas afferens zu einer kompensatorischen Zunahme des renalen Plasma- und Blutflusses. Diese Zunahme scheint zumindest zum Teil prostaglandinabhängig zu sein. Eine Hemmung der Prostaglandinsynthese bei Patienten mit Herzinsuffizienz und ACE-Hemmertherapie verhindert diese Zunahme des renalen Plasmaflusses während gleichzeitig die Abnahme der glomerulären Filtrationsrate verstärkt wird.

Schlußfolgerung

Die vorgestellten Befunde lassen den Schluß zu, daß ACE-Hemmer bei Patienten mit Herzinsuffizienz mittleren Schweregrades eine sichere Form der Behandlung darstellen. Unter den heute üblichen, in der Klinik verwandten Dosen wird es bei Einhalten eines Titrationsschemas bei diesen Patienten nicht zu schwerwiegenden Störungen der Nierenfunktion kommen. Zu erwarten sind in der Regel geringe Abnahmen der glomerulären Filtration und eine Reduktion der Filtrationsfraktion. Dem stehen gegenüber auf der anderen Seite eine Zunahme des renalen Plasma- und Blutflusses.

Dabei unterscheiden sich die verwandten ACE-Hemmer zwar in ihrer Halbwertszeit und Wirkdauer, Unterschiede bezüglich der Beeinflussung der Nierenfunktion konnten dabei aber nicht erhoben werden. Es zeigte sich auch keine Beziehung zwischen dem Ausmaß der Blutdrucksenkung unter den verschiedenen ACE-Hemmern und dem Ausmaß der Veränderungen der Nierenfunktion. Wichtiger als die Pharmakokinetik des verwandten ACE-Hemmers ist die Dosis des eingesetzten ACE-Hemmers und die Komedikation mit anderen Substanzen. Hierbei sind insbesondere Medikamente zu erwähnen, die in die Prostaglandinsynthese eingreifen. Erhalten Patienten mit Herzinsuffizienz, die auf ACE-Hemmer eingestellt werden, solche Medikamente, ist mit einer Verschlechterung der Nierenfunktion zu rechnen.

Nephroprotektion durch ACE-Hemmer

E. Ritz, D. Fliser (Medizinische Klinik der Universität Heidelberg)

Bereits wenige Jahre nach Entdeckung des juxtaglomerulären Apparates durch Goormaghtigh wurde eine mögliche Rolle des Renin-Angiotensinsystems für die Progression der chronischen Niereninsuffizienz diskutiert. Diese frühen Vorstellungen haben in neuerer Zeit eine starke Stütze erhalten (Ritz u. Nowack 1990; Ritz et al. 1991), nachdem Konversionsenzymhemmer (i), in glomerulären Schädigungsmodellen das Auftreten der Glomerulosklerose verzögern (ii) antiproteinurische Wirkung haben und (iii) beim Menschen möglicherweise die Progression der Niereninsuffizienz spezifisch verzögern. Diese Wirkungen scheinen zum Teil unabhängig von der Wirkung der Konversionsenzymhemmer auf den systemischen und intraglomerulären Blutdruck zu sein (Ritz 1990).

1. Tierexperimentelle Befunde

Das Konzept der renoprotektiven Wirkung der Konversionsenzymhemmer, d.h. die Vorstellung, daß bei gleich effektiver Blutdrucksenkung Konversionsenzymhemmer anderen Antihypertensiva hinsichtlich der Verzögerung der Progression der Niereninsuffizienz überlegen seien, geht auf Untersuchungen von S. Anderson (1986) zurück. Sie fand an einem hyperreninämischen Rattenmodell, daß Senkung des systemischen Blutdrucks mit Enalapril im Vergleich zu ebenso wirkungsvoller Blutdrucksenkung mit einer antihypertensiven Dreifachtherapie (Rauwolfia-Alkaloide, Hydralazin und Hydrochlorothiazid) die Proteinurie effektiver verminderte und das Auftreten einer Glomerulosklerose verhinderte. Dies wurde auf die Senkung des intraglomerulären Drucks durch Enalapril zurückgeführt. Diese Befunde konnten nicht von allen Nachuntersuchern reproduziert werden. Ein möglicher Störfaktor ist die Höhe der Kochsalzzufuhr. Terzi et al. (1990) konnten zeigen, daß nach subtotaler Nephrektomie Enalapril unter hoher diätetischer Kochsalzzufuhr Proteinurie und Glomerulosklerose nicht beeinflußte, während bei kochsalzbeschränkter Diät beide Indikatoren der Nierenfunktion günstig beeinflußt wurden.

Eine mögliche Begründung für die Wirkung der Konversionsenzymhemmer in renalen Schädigungsmodellen wurde von Hostetter et al. (1990) geliefert. Wie in Tabelle 1 gezeigt, ist nach subtotaler Nephrektomie die Plasma-Renin-Aktivität supprimiert; im Glomerulus ist jedoch die Reninaktivität immunhistologisch und bei kinetischer Messung erhöht. Dem geht eine Steigerung der mRNS für Renin parallel. Eine Dissoziation zwischen Renin-Aktivität in der Zirkulation und lokaler Renin-Aktivität wurde bei Niereninsuffizienz bereits von Ubeda et al. (1988) gezeigt.

Tabelle 1. Zirkulierendes Renin und Gewebsrenin bei renaler Schädigung (subtotale Nephrektomie). (Nach Hostetter et al. 1990 [8])

	Glomeruli anfärbbar mit Renin AK (%)	glomeruläre Renin-Aktivität (ng/h/Glomer.)	Plasma Renin-Aktivität (ng/h/ml)	Renin mRNS (Rel. E.)
Schein-Op.	9 ± 8	39 ± 25	$4{,}6 \pm 1{,}6$	1
Subtotale Nephrektomie	83 ± 15	81 ± 26	$3{,}8 \pm 0{,}6$	4,6

Tabelle 2. Hemmeffekt von Enalapril auf mesangiale Zellvermehrung im renalen Schädigungsmodell (*NX* subtotale Nephrektomie). (Nach Irzyniec et al. 1991 [9])

	Placebo Schein-Op.	*NX**	Enalapril Schein-Op.	*NX*
Glomeruluszahl ($\times 10^3$)	$44{,}9 \pm 5{,}8$	$10{,}0 \pm 2{,}0$	$42{,}5 \pm 5{,}0$	$9{,}0 \pm 1{,}8$
Glomerulo-skleroseindex	0,8 (0–12)	50,7 (30–112)	4,1 (0,8–15)	12,3 (3–42)
Mesangialzellen pro Glomerulus	784 ± 157	1911 ± 549	792 ± 90	1128 ± 178 **

* 8 Tiere pro Gruppe
** $p < 0{,}01$

Die Vorstellung, nicht-hämodynamische, d. h. von der Wirkung auf den glomerulären Kapillardruck unabhängige Effekte (Ritz 1990), der Konversionsenzymhemmer seien für die Hemmung der Glomerulosklerose mitverantwortlich, geht auf Untersuchungen von Fogo et al. (1988) zurück. Sie fand keinerlei Beziehung zwischen Glomeruloskleroseentwicklung einerseits und der Höhe des seriell nach subtotaler Nephrektomie gemessenen glomerulären Kapillardrucks. Die Entwicklung einer Glomerulosklerose wurde durch Konversionsenzymhemmer selbst in renalen Schädigungsmodellen gehemmt, bei denen der glomeruläre Kapillardruck überhaupt nicht erhöht ist (Ritz 1990).

Unter den möglichen nicht-hämodynamischen Effekten sind wachstumsstimulierende Effekte von Angiotensin II (und spiegelbildlich wachstumshemmende Effekte von Konversionsenzymhemmern) von besonderem Interesse. Ray et al. (1990) konnten in humanen fötalen Mesangialzellen zeigen, daß Angiotensin II mittels spezifischer Rezeptoren die Zellproliferation dosisabhängig steigert. Dies wird bei adulten humanen Mesangialzellen allerdings nicht gefunden (Weinreich, in Vorbereitung). Neuere Untersuchungen von Irzyniec et al. (1991) zeigen jedoch, daß nach subtotaler Nephrektomie Enalapril nicht nur die Entwicklung einer Clomerulosklerose vermindert, sondern auch die Vermehrung der Zahl von Mesangialzellen hemmt (Tabelle 2). Der Bestand glomerulärer Podozyten und Endothelzellen wird hingegen nicht beeinflußt. Offensichtlich wirken Konversionsenzymhemmer also selektiv auf die Mesangialzelle, die Schlüsselzelle für die Glomeruloskleroseentwicklung.

2. Konversionsenzymhemmer und Albuminurie

Die Albuminurie ist in erster Näherung ein Marker für die glomeruläre Schädigung. Ihre Untersuchung fand deshalb großes Interesse, da Verlaufsbeobachtungen zur Niereninsuffizienz beim Menschen nur mit großem Aufwand durchführbar sind und Studien von jahrelanger Dauer notwendig machen.

Sowohl beim Diabetiker als auch bei nicht-diabetischen proteinurischen Patienten mit primären glomerulären Erkrankungen (Bedogna et al. 1990) reduzieren Konversionsenzymhemmer die Proteinurie. Der antiproteinurische Effekt war in der Untersuchung von Bedogna um so größer, je ausgeprägter das Reninsystem endogen stimuliert war. Desgleichen fand Heeg et al. (1989), daß hohe Kochsalzzufuhr parallel sowohl die Aktivität des Reninsystems supprimiert als auch die antiproteinurische Wirkung der Konversionsenzymhemmer vermindert.

Zumindest ein Teil der antialbuminurischen Wirkung scheint eine spezifische blutdruckabhängige Wirkung Konversionsenzymhemmung darzustellen. Nach Björck et al. (1990) verminderte Enalapril in einer kontrollierten prospektiven Studie die Albuminurie von Diabetikern mit Nephropathie trotz gleich effektiver Blutdrucksenkung wirkungsvoller als der cardioselektive Betablocker Metoprolol. Auch bei mikroalbuminurischen Diabetikern scheint Enalapril Blutdruck-unabhängig die Proteinurie zu vermindern (Rudberg et al. 1990). Zwar fand die Melbourne Diabetic Nephropathy Study Group (1991) kürzlich in einer randomisierten Studie an mikroalbuminurischen Diabetikern keinen Unterschied zwischen der antialbuminurischen Wirkung von Perindopril und Nifedipin. Unter beiden Antihypertensiva kam es jedoch zum Rückgang der mittleren Albuminausscheidung in den Normbereich. Unter diesen Bedingungen ist möglicherweise ein spezifischer Vorteil der Konversionsenzymhemmer nicht mehr nachweisbar.

Gegen eine einfache hämodynamische Erklärung für die antialbuminurische Wirkung der Konversionsenzymhemmer sprechen folgende Beobachtungen.

Bei proteinurischen Patienten wurde der Blutdruck mit Lisinopril gesenkt und dann akut wieder durch Infusion von Angiotensin II auf das Ausgangsniveau angehoben. Im Gegensatz zum Blutdruck stieg die Urin-Protein-Ausscheidungsrate nach Infusion von Angiotensin II nicht wieder an. Sowohl in tierexperimentellen Untersuchungen (Remuzzi et al. 1990) als auch in Untersuchungen an proteinurischen Diabetikern (Morelli et al. 1990) wurde gefunden, daß die Änderung der glomerulären Permselektivität (gemessen als fraktionelle Clearance neutraler Dextrane) so groß, daß sie bei Zugrundelegung des „heteroporous model" durch Änderungen des glomerulären Kapillardrucks allein nicht erklärt werden konnte.

3. Konversionsenzymhemmer und Funktionsverlauf bei Patienten mit Nephropathie

Die Frage, ob Blutdrucksenkung durch Konversionsenzymhemmer den renalen Funktionsverlust stärker vermindert als Blutdrucksenkung mit anderen Antihypertensiva, ist gegenwärtig noch nicht eindeutig geklärt. Immerhin liegen gegenwärtig hierzu einige interessante neue Befunde vor. Ruilope et al. (1989) verglichen den Filtratverlust (abgeschätzt anhand von 1/S-Kreatinin vs. Zeit) bei niereninsuffizienten Patienten, die unter alternativen Antihypertensiva normotensiv waren und anschließend nach 24 Monaten auf Captopril umgesetzt wurden. Es kam zu einer Abschwächung des Filtratverlustes, wenngleich gegen diese Art der intraindividuellen cross-over-Untersuchung biostatistisch gewichtige Einwände vorgebracht werden können. Eine eigene retrospektive Untersuchung an 39 niereninsuffizienten hypertensiven Patienten, die mit Konversionsenzymhemmern und 41 Patienten, die mit alternativen Antihypertensiva behandelt worden waren, hatte gezeigt, daß nach 12 Monaten die medianen Serum-Kreatinin-Spiegel bei vergleichbarer Blutdrucksenkung unter Konversionsenzymhemmern statistisch signifikant weniger angestiegen waren (Reisch et al. 1987). Wir hatten vor kurzem Gelegenheit, die Patienten nach 36 Monaten katamnestisch nachzuuntersuchen (Schweizer et al. 1991). Die Medianwerte der S-Kreatinins der verbleibenden nichtdialysepflichtigen Patienten zeigten wieder einen signifikanten Unterschied. Ferner waren unter Konversionsenzymhemmern bei vergleichbarer Blutdrucksenkung weniger Patienten verstorben oder dialysepflichtig geworden, wenngleich bei der geringen Fallzahl und fehlender Randomisierung eine weitergehende biostatistische Analyse wenig sinnvoll ist (Tabelle 3). Die Befunde sind vereinbar mit einer besseren

Tabelle 3. Verlaufsbeobachtung bei niereninsuffizienten hypertensiven Patienten unter Konversionsenzymhemmern oder alternativen Antihypertensiva. (Nach Schweizer et al. 1991 [23])

	ACE-Hemmer (n=39)	alternative Antihypertensiva (n=41)
Initial		
– Blutdruck (mmHg)		
systolisch	184 (120–250)	170 (130–230)
diastolisch	116 (80–175)	103 (65–140)
– S-Kreatinin (mg/dl)	2,33 (1,5–5,5)	2,39 (1,5–6,0)
nach 12 Monaten		
– Blutdruck (mmHg)		
systolisch	155 (110–135)	150 (120–200)
diastolisch	98 (70–150)	89 (70–120)
nach 36 Monaten		
– S-Kreatinin der Pat. mit kompensierter Retention (mg/dl)	2,0	3,7
– kein follow-up	8	8
– verstorben	5	7
– an Dialyse	7	10
– kompensierte Retention	19	16

Nephroprotektion unter Konversionsenzymhemmern, wenngleich das Ausmaß des Nutzens im Vergleich zu alternativen Antihypertensiva nicht besonders dramatisch ist. Es sollte auch nicht unerwähnt bleiben, daß Parving et al. (1988) unter Captopril zwar eine Verzögerung des renalen Funktionsverlusts fanden, der Effekt war jedoch absolut vergleichbar war mit der Filtratverzögerung, die in einer historischen Kontrolle bei Metoprolol-behandelten Patienten gefunden worden war (Parving et al. 1983).

Es steht außer Frage, daß die endgültige Antwort von randomisierten prospektiven Studien kommen muß. Vorläufige Ergebnisse von zwei derartigen Studien liegen vor (Kamper et al. 1990; Grünfeld et al. 1990). In der Untersuchung von Kamper wurden 70 Patienten mit einem medianen Filtrat von 15 ml/min randomisiert, Enalapril oder konventionellen Antihypertensiva zugewiesen. Die Patienten wurden über 2 Jahre beobachtet. Das Filtrat wurde mit ^{51}Cr-EDTA gemessen (was methodisch nicht ganz einwandfrei ist). Nach 2 Jahren fand sich ein zwar nur mäßiger, aber statistisch signifikanter Unterschied des Filtratverlustes zwischen Patienten die mit Enalapril und Patienten, die mit alternativen Antihypertensiva behandelt worden waren. In der laufenden französischen Studie wurden Enalapril und Betablocker bei niereninsuffizienten Patienten verglichen. In der Zwischenanalyse waren unter Enalapril weniger Patienten (n = 7) dialysepflichtig geworden als unter Betablockern (n = 13).

Zweifelsohne haben Konversionsenzymhemmer das Instrumentarium des forschenden und des praktizierenden Nephrologen bereichert. Die Aufklärung ihrer Wirkungen auf die vorgeschädigte Niere stellt jedoch nach wie vor eine Herausforderung dar.

Literatur

1. Anderson S, Renke HG, Brenner BM (1986) Therapeutic advantage of converting enzyme inhibitors in arresting progressive renal disease association with systemic hypertension in the rat. J Clin Invest 77:1993–2000 – 2. Bedogna V, Valvo E, Casagrande P (1990) Effects of ACE inhibition in normotensive patients with chronic glomerular disease and normal renal function. Kidney Int 38:101–107 – 3. Björck ST, Mulec H, Johnsen SA, Nyberg G, Aurell M (1990) Contrasting effects of enalapril and metoprolol on proteinuria in diabetic nephropathy. Br Med J 300:904–907 – 4. Fogo A, Yoshida Y, Glick AD, Homma T, Ichikawa L (1988) Serial micropuncture analysis of glomerular function in two rat models of glomerular sclerosis. J Clin Invest 82:322 – 5. Grünfeld JP (1990) Prospective multicenter study on antihypertensive therapy in chronic renal failure (CRF). XXVIIth

Congress of the European Dialysis and Transplant Association, September 5–8th, Vienna (a 31) – 6. Heeg JE, de Jong PE, de Zeeuw D (1990) Angiotensin II does not reverse the antiproteinuric effect of ACE inhibition in man. JASN 1:631 – 7. Heeg JE, de Jong PE, van der Hem GK, de Zeew D (1989) Efficacy and variability of the antiproteinuric effect of ACE inhibition by lisinopril. Kidney Int 36:272–279 – 8. Hostetter TH, Rosenberg ME, Correa-Rotter R, Inagami T, Kren SM (1990) Glomerular renin in the remant kidney. JASN 1:525 – 9. Irzyniec T, Mall G, Ritz E (1991) Effect of enalapril on compensatory glomerular growth after subtotal nephrectomy (NX). XXVIII Congress of the European Renal Association – European Dialysis and Transplant Association, September 1–4 (im Druck) – 10. Kamper A, Strandgaard S, Leyssac PP (1990) Randomised controlled trial of enalapril in progressive renal disease. XXVIIth Congress of the European Dialysis and Transplant Association – European Renal Association, September 5–8th, Vienna (a 82) – 11. Melbourne Diabetic Nephropathy Study Group (1991) Comparison between perindopril and nifedipine in hypertensive and normotensive diabetic patients with microalbuminuria. Brit Med J 302:210–216 – 12. Morelli E. Loon N, Meyer T, Peters W, Meyers B (1990) Effects of converting enzyme inhibition on barrier function in diabetic glomerulopathy. Diabetes 39:76–82 – 13. Parving HH, Andersen AR, Smidt UM, Svendsen PA (1983) Early aggressive antihypertensive treatment reduces rate of decline in kidney function in diabetic nephropathy. Lancet 1:1175–1179 – 14. Parving HH, Hommel E, Smidt UM (1988) Protection of kidney function and decrease in albuminuria by captopril in insulin dependent diabetics with nephropathy. Br Med J 297:1086–1091 – 15. Ray PE, Aguilera G, Kopp JB, Horikoshi S, Klotman PE (1990) Angiotensin II stimulates proliferation of human fetal mesangial cells by a receptor-mediated mechanism. JASN 1:424 – 16. Reisch CH, Mann J, Ritz E (1987) Konversionsenzymhemmer in der antihypertensiven Therapie niereninsuffizienter Patienten. Dtsch Med Wschr 112:1249 – 17. Remuzzi A, Puntorieri S, Battaglia C (1990) Angiotensin converting enzyme inhibition ameliorates glomerular filtration of macromolecules and water and lessens glomerular injury in the rat. J Clin Invest 85:541–549 – 18. Ritz E, Nowack R (1990) Detrimental and benefical effects of converting enzyme inhibitors on the kidney. J Cardiovasc Pharmacol 16 (Suppl. 4):S70-S75 – 19. Ritz E, Fliser D, Keller H, Reisch CH (1991) Are newer antihypertensive agents really more effective than traditional drugs in progressive renal disease? Am J Kidn Dis (in Druck) – 20. Ritz E (1990) ACE-Hemmer und Niere. WMW 1/2:18 – 21. Rudberg S, Aperia A, Freyschuss U, Persson B (1990) Enalapril reduces microalbuminuria in young normotensive type 1 (insulindependent) diabetic patients irrespective of its hypotensive effect. Diabetology 33:470–476 – 22. Ruilope LM, Miranda M, Morales JM (1989) Converting enzyme inhibition in chronic renal failure. Am J Kidney Dis 13:120–126 – 23. Schweizer CH, Fliser D, Mann J, Ritz E (1991) 36 months followup in patients with renal failure on converting enzyme inhibitors or alternative antihypertensives. Proceedings Int Symp ACE Inhibitors, London, 17–21 (im Druck) – 24. Terzi F, Beaufils H, Kleinknecht C, Burtin M, Laouari D (1990) Effects of various antihypertensive drugs and of sodium diet on renal lesions of remnant kidneys. JASN 1:643 – 25. Ubeda M, Hernandez I, Fenoy F, Ouesada T (1988) Vascular and adrenal reninlike activity in chronically diabetic rats. Hypertension 11:339–343

Periphere und kardiale Adaptationsmechanismen bei Herzinsuffizienz: Bedeutung des Renin-Angiotensin-Systems und dessen Inhibition *

H. Drexler (Medizinische Klinik III der Universität Freiburg)

Zusammenfassung

Bei der Entwicklung zur manifesten Herzinsuffizienz treten sowohl periphere als auch kardiale Adaptationsmechanismen in Kraft. Peripher kommt es zur Vasokonstriktion, u. a. bedingt durch einen verstärkten Sympathikotonus (neural und humoral) bzw. ein

* Mit Unterstützung durch die Deutsche Forschungsgemeinschaft (DFG) Dr 148/3–3 und DrJRi 148/4–1.

aktiviertes Renin-Angiotensin-System RAS (Plasma Angiotensin II erhöht) Da durch alpha-Rezeptoren-Blockade bzw. ACE-Inhibition die periphere Perfusion nicht akut gesteigert wird, dürften andere z. T. wohl lokale Faktoren eine wesentliche Rolle spielen. Neben strukturellem Umbau des peripheren Gefäßes liegt auch eine Endothelfunktionsstörung vor; d. h. die endothelabhängige Dilatation ist bei chronischer Herzinsuffizienz reduziert. Daneben entwickeln sich bei chronischer Herzinsuffizienz auch intrinsische Veränderungen in der Skelettmuskulatur; elektronenmikroskopische und biochemische Untersuchungen haben gezeigt, daß die oxidative Kapazität des Skelettmuskels vermindert ist. Langzeittherapie, nicht Akuttherapie, z. B. mit ACE-Inhibitoren verbessert sowohl die vaskuläre Funktion (Perfusion) und O_2 Utilisation des Skelettmuskels, d. h. der günstige Effekt der ACE-Inhibitoren ist nicht zuletzt auf die peripheren Wirkungen zurückzuführen. Kardial kommt es bei Patienten mit Herzinsuffizienz insbesondere zur Myokardhypertrophie (bzw. zur Zunahme derselben). Diese „pathologische Hypertrophie" ist nicht als rein quantitative Zunahme von Myokardmasse aufzufassen. Vielmehr entwickeln sich substantielle qualitative Veränderungen d. h. Re-Programmierung der myokardialen Gen-Expression einschließlich einer vermehrten lokalen Synthese von Angiotensinogen im linken Ventrikel. Diese myokardiale Adaptation mit geänderter Zusammensetzung der kontraktilen Proteine, gestörtem Ca-Metabolismus oder Zunahme der Kollagensynthese (zunehmende interstitielle Fibrose) dürfte zur progredienten LV-Dysfunktion beitragen. Viel spricht dafür, daß sowohl das sympathische System (über alpha 1 Rezeptoren) als auch RAS (über Angiotensin II) die Entwicklung dieser Myokardhypertrophie stimuliert oder begünstigt. ACE-Hemmer führen zur Regression der Myokardhypertrophie und Fibrose und verändern die Gen-Expression im Myokard. Dies dürfte langfristig die LV-Funktion verbessern, nicht zuletzt durch Reduktion der diastolischen Dysfunktion. Die körperliche Leistungsfähigkeit von Patienten mit Herzinsuffizienz korreliert nicht mit dem Grad der LV-Dysfunktion [7, 8, 10]. Bei Patienten mit ähnlich verminderter LV-Funktion kann die klinische Symptomatik sehr unterschiedlich ausgeprägt sein, u. U. liegt eine normale körperliche Belastbarkeit vor, trotz erheblich reduzierter Kammerfunktion.

Während die LV-Dysfunktion (insbesondere die Ejektionsfraktion) eine wesentliche Determinante für die Prognose darstellt, wird der klinische Status der Patienten mehr durch den Grad der Aktivierung der kompensatorischen Systeme determiniert. Auch die kurzfristige Verbesserung der zentralen Hämodynamik mit Vasodilatantien oder positiv-inotropen Substanzen bewirkt nicht unmittelbar eine Steigerung der körperlichen Belastbarkeit oder der maximalen Sauerstoffaufnahme (unter Belastung). Obgleich die medikamentöse Therapie mit Vasodilatantien nicht die primäre Ursache (myokardiale Funktionseinschränkung) beseitigt bzw. die normale myokardiale Kontraktionskraft wiederherstellt, können durch Vor- und Nachlastsenkung die überschießenden kompensatorischen Mechanismen wirksam durchbrochen werden. Da die Aktivierung von sympathischem und Renin-Angiotensin-System sich über den gesteigerten peripheren Widerstand ungünstig auf den Ventrikel und somit die Progression der Herzinsuffizienz auswirkt, ist zu erwarten, daß eine Inhibition dieser Systeme die Progression der kardialen Dysfunktion retardiert.

Periphere Adaptation

Bei Patienten mit chronischer Herzinsuffizienz ist – im Vergleich zu normalen Probanden – unter Belastung der Blutfluß zur Arbeitsmuskulatur vermindert und der Sauerstoffverbrauch auf jeder Belastungsstufe niedriger bei gleichzeitigem frühem Laktatanstieg [22]. Experimentell läßt sich nachweisen, daß der verminderte maximale Blutfluß zur Arbeitsmuskulatur während Belastung auf die Muskelgruppen mit oxidativen Fasern beschränkt ist, während die Perfusion glykolytischer Muskelfasern unter Belastung prozentual gesehen eher erhöht ist [2]. Dies deutet auf eine Umverteilung des Blutflusses innerhalb der Arbeitsmuskulatur während Belastung zu den Muskelfasern hin, die weniger von einer kontinuierlichen Sauerstoffzufuhr abhängen, um arbeitsfähig zu bleiben. Für diese Redistribution werden mehrere Mechanismen verantwortlich gemacht. Zum einen tritt bei diesen Patienten eine übermäßig starke sympathisch vermittelte Vasokonstriktion auf. Dies scheint sowohl auf neuralen als auch humoralen Mechanismen zu beruhen [23]. Es ist anzunehmen, daß diese Mechanismen in erster Linie bei der ‚Kurzzeit-Kontrolle' des Gefäßtonus eine Rolle spielen. Eine Aktivierung des Plasma Renin-Angiotensin-Systems (RAS) führt zu erhöhten Angiotensin II-Werten bei starker peripherer und renaler Vasokonstriktion. Hinzu kommt, daß bei Patienten mit schwerer Herzinsuffizienz erhöhte Werte von Vasopressin und möglicherweise Endothelin zu einer gesteigerten systemischen Vasokonstriktion beitragen.

Obwohl diese Mechanismen eine starke systemische und periphere Vasokonstriktion bewirken können, liefern sie dennoch keine vollständige Erklärung dafür, daß bei herzinsuffizienten Patienten die Vasodilatationsfähigkeit innerhalb der Skelettmuskulatur eingeschränkt ist. Denn diese eingeschränkte metabolische Vasodilatation unter Belastung wird durch Alpha-Blockade mit Phentolaminen oder ACE-Inhibitoren (nach akuter Gabe!) nicht wiederhergestellt [4, 20]. Somit müssen neben den direktvasokonstriktiven Einflüssen von Norepinephrin und Angiotensin II noch andere Mechanismen zur peripheren Vasokonstriktion beitragen. Als Erklärung wurde ein auf erhöhtem Natriumgehalt beruhender „Vascular stiffness"-Faktor angeführt, der z. T. die abgeschwächte vaskuläre Reaktion auf metabolische Stimuli zu erklären vermag [21]. Eine kürzlich veröffentlichte Studie zeigte, daß bei herzinsuffizienten Patienten unter Belastung etwa ein Drittel der reduzierten maximalen vaskulären Vasodilatation auf einen erhöhten Natrium- und Wassergehalt der Zellen zurückzuführen ist und die konsequente Gabe von Diuretika zu einer verbesserten metabolischen Vasodilatation führt [19]. Interessant ist in diesem Zusammenhang die Beobachtung von Langille et al., die in experimentellen Studien zeigten, daß eine chronisch reduzierte Perfusion eine Verringerung des Arteriendurchmessers hervorruft [13]. Dies wurde jedoch nur dann beobachtet, wenn das Endothel der Arterie intakt war. Ist das Endothel des Gefäßes beschädigt, so tritt die Verringerung des Arteriendurchmessers auch bei chronischer Reduktion des Blutflusses nicht auf, was vermuten läßt, daß dieser Effekt endothelabhängig ist. In der Tat konnten wir kürzlich zeigen, daß bei Patienten mit chronischer Herzinsuffizienz eine eingeschränkte endothelabhängige Relaxation der Leitungs- und Widerstandsgefäße vorliegt [7, 18]. Es ist denkbar, daß die Endotheldysfunktion eine adäquate Steigerung der Muskelperfusion unter Belastung nicht zuläßt. Hinzu kommt, daß Endothelin, ein kürzlich nachgewiesener Vasokonstriktor, der im Endothelium synthetisiert wird, bei Herzinsuffizienz im Plasma erhöht ist [15]. Es ist somit wahrscheinlich, daß die Schädigung endothelabhängiger Mechanismen der Vasodilatation zur peripheren Vasokonstriktion bei chronischer Herzinsuffizienz beitragen.

Experimentelle Studien stützen die Hypothese, daß neurohumorale Vasokonstriktoren wie Angiotensin II, Norepinephrine oder Endothelin neben ihren direkten vasokonstriktiven Eigenschaften auch als Wachstumsfaktoren agieren, die zur Strukturveränderung der Gefäßwand beitragen. Im Tierexperiment führt Angiotensin II zur Hypertrophie von glatten Muskelzellen in der Aorta der Ratte [9]. Es wurde mehrfach nachgewiesen, daß Angiotensin II, wahrscheinlich auch Endothelin und Norepinephrin, bei der Aktivierung der Proto-Onkogene beteiligt sind. Neuere Studien zeigen, daß bei hypertensiven Ratten unter dem Einsatz von ACE-Inhibitoren die Proliferation in verletzten Gefäßwänden rückläufig ist [14] Diesbezüglich sind ACE-Inhibitoren im Vergleich zu anderen Antihypertensiva von Vorteil [17]. Wir berichteten kürzlich, daß bei herzinsuffizienten Patienten die Akuttherapie mit ACE-Inhibitoren den femoralen Blutfluß während Belastung nicht beeinflußt. Unter ACE-Langzeittherapie über die Dauer von 3 Monaten war jedoch eine signifikante Steigerung des femoralen Blutflusses zu verzeichnen [4]. Somit wird durch ACE-Langzeittherapie die Fähigkeit peripherer Gefäße zu dilatieren wiederhergestellt. Spekulativ ausgedrückt: Es ist denkbar, daß dieser Effekt durch die Beeinflussung des vaskulären Renin-Angiotensin-Systems vermittelt wird, und erst mit Langzeittherapie funktionelle und chronisch-strukturelle Veränderungen der Gefäße rückgängig gemacht werden. In der Tat würde dieser Mechanismus mit der Beobachtung übereinstimmen, daß ein positiver Effekt bei ACE-Therapie *akut* nicht nachweisbar ist [1].

Die Sauerstoffaufnahme des Skelettmuskels während Belastung kann bei Patienten mit chronischer Herzinsuffizienz durch eine akute Intervention nicht verbessert werden, selbst wenn der Sauerstofftransport zur Muskelzelle gesteigert ist. In einem experimentellen Ansatz konnten wir zeigen, daß trotz Blutflußsteigerung zur Arbeitsmuskulatur unter Belastung keine Änderung im Sauerstoffverbrauch eintritt [2], d. h., ungeachtet der verbesserten Sauerstoffverfügbarkeit blieb die Sauerstoffaufnahme unverändert. Daraus läßt sich folgern, daß es bei chronischer Herzinsuffizienz neben einer Redistribution der Muskelperfusion weg von aktiven Muskelpartien zu intrinsischen Veränderungen des Skelettmuskels kommt. Dementsprechend fanden wir bei ultrastruktureller Analyse von Skelettmuskelbiopsien (Patienten mit schwerer Herzinsuffizienz) eine eingeschränkte oxidative Kapazität des Skelettmuskels. Es besteht bei diesen Patienten in der Tat ein enger Zusammenhang zwischen oxidativer Kapazität der Arbeitsmuskulatur und maximalem Sauerstoffverbrauch während Belastung [3]. Daher dürfte das Maß der Leistungsfähigkeit zumindest teilweise vom Zustand der Arbeitsmuskulatur bestimmt sein. Dies konnte auch durch Studien gezeigt werden, in denen die oxidative Kapazität der Skelettmuskulatur von trainierten und untrainierten Probanden untersucht wurde [11, 12]. Diese peripheren Veränderungen der Skelettmuskulatur sind reversibel. Sowohl intensives körperliches Training als auch die Verabreichung von ACE-Inhibitoren als Langzeittherapie steigern die Sauerstoffaufnahme im Skelettmuskel unter Belastung. Es drängt sich der Schluß auf, daß diese Interventionen die oxidative Kapazität der Arbeitsmuskulatur verbessern. Wiederholte Muskelbiopsien vor und nach Behandlung ergaben eine enge Korrelation zwischen Anstieg von VO_2 und Mitochondrienvolumen, d. h., bei Zunahme der oxidativen Kapazität der Skelettmuskulatur trat eine Steigerung der körperlichen Leistungsfähigkeit ein. ACE-Hemmer wirken sich somit positiv auf die periphere Perfusion als auch auf die intrinsischen Veränderungen der Skelettmuskulatur aus. Dies dürften wesentliche Wirkungsmechanismen dieser Substanzklasse sein, die zur Verbesserung der klinischen Symptomatik beitragen.

Kardiale Adaptation

Am Herzen liegt bei chronischer Herzinsuffizienz in der Regel eine Myokardhypertrophie (oder eine Zunahme derselben) vor. Diese „pathologische Hypertrophie“ ist nicht als rein quantitative Zunahme von Myokardmasse aufzufassen. Vielmehr entwickeln sich substantielle qualitative Veränderungen d. h. Reprogrammierung der myokardialen Gen-Expression einschließlich einer vermehrten lokalen Synthese des Konversionsenzyms (Abb. 1) und des Angiotensinogens im linken Ventrikel [6]. Diese myokardiale Adaptation mit geänderter Zusammensetzung der kontraktilen Proteine, gestörtem Ca-Metabolismus oder Zunahme der Kollagensynthese (zunehmende interstitielle Fibrose) [18] dürfte zur progredienten LV-Dysfunktion beitragen (vgl. Tabelle 1). Letzteres vermindert die Ventrikel-Compliance und bedingt dadurch eine diastolische Dysfunktion. Hinzu kommt, daß die Relaxation des hypertrophierten Myokards reduziert ist, so daß beim hypertrophierten Herzen unter zusätzlicher Last, insbesondere Herzfrequenzsteigerung, relativ schnell eine erhebliche Drucksteigerung im Herzen und dann im Pulmonalkreislauf auftritt (Lungenstauung). Viel spricht dafür, daß sowohl das sympathische System (über alpha 1 Rezeptoren) als auch RAS (über Angiotensin II) die Entwicklung dieser Myokardhypertrophie stimuliert oder begünstigt. ACE-Hemmer führen zur Regression der Myokardhypertrophie und Fibrose und verändern die Gen-Expression im Myokard [16]. Dies dürfte langfristig die LV-Funktion verbessern, nicht

Tabelle 1. Zusammenfassung der histologischen Charakteristika im Restmyokard nach Myokardinfarkt ($LVDD_{max/min}$ maximale bzw minimale Durchmesser des linken Ventrikels)

	2 Tage Post-OP		*5 Tage Post-OP*	
	Sham	Infarkt	Sham	Infarkt
Anzahl	7	9	7	10
Gewicht [g]	282 ± 5	294 ± 14	384 ± 8	368 ± 20
RV-Gewicht [mm/kg KG]	0,6 ± 0,08	0,6 ± 0,07	0,5 ± 0,03	0,7 ± 0,15
LV-Gewicht [g]	0,4 ± 0,05	0,28 ± 0,05	0,43 ± 0,03	0,3 ± 0,06
$LVDD_{max}$ [mm]	2,8 ± 0,55	4 ± 0,4	3,77 ± 1,1	4,6 ± 0,9 *
$LVDD_{min}$ [mm]	1,7 ± 0,48	2,6 ± 0,5	2 ± 0,5	2,9 ± 0,9 *
Wanddicke [mm]	1,4 ± 0,25	1,6 ± 0,3	1,9 ± 0,3	2,56 ± 0,7 *
Fibrosegrad [mm/mm^3 Myokard]	1284 ± 224	1301 ± 106	1016 ± 145	2041 ± 361 *
Infarktgröße [%]	–	29 ± 17	–	38 ± 11

Die Daten sind als Mittelwerte ± Standardabweichung angegeben.
* $p < 0,05$ versus Shamgruppe.

Tabelle 2. Potentielle Wirkmechanismen von ACE-Inhibitoren bei Herzinsuffizienz. + zeigt Steigerung, – zeigt Reduktion durch ACE-Inhibitoren an

Periphere Perfusion	+
Oxidative Kapazität des Skelettmuskels	+ +
Körperliche Belastbarkeit	+ + +
LV-Hypertrophie	–
Dilatation, Remodelling nach Infarkt	–
Interstitielle Fibrose, Myosin-Isoenzym	–
Koronare Endotheldysfunktion	?
Koronare Reserve ↓↓↓	?

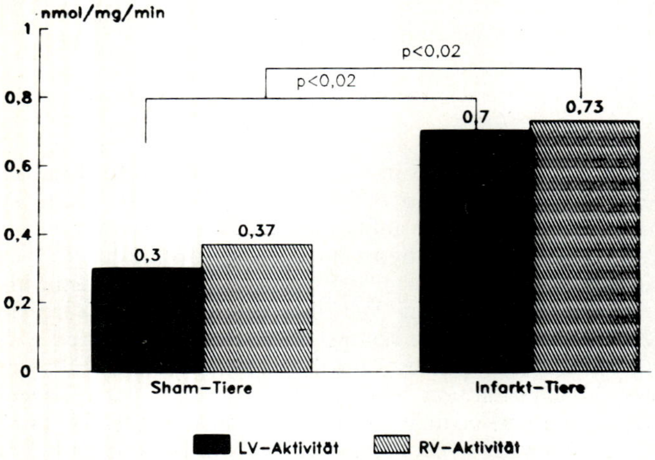

Abb. 1. ACE-Aktivität im linken Ventrikel im hypertrophierten Restmyokard nach Infarkt und Herzinsuffizienz im Vergleich zu Herzen normaler Kontrolltiere

zuletzt durch Reduktion der diastolischen Dysfunktion. Durch Vor- und Nachlastsenkung sowie die spezifischen Angriffspunkte am quantitativ und qualitativ verändertem Ventrikelmyokard scheinen ACE-Inhibitoren das ventrikuläre Remodelling nach Infarkt günstig zu beeinflussen. Inwieweit dies am Patienten wirklich relevant ist, müssen große klinische Studien zeigen. Derartige Multicenterstudien sind z. Z. im Gange.

Potentielle Wirkungmechanismen der ACE-Hemmer bei chronischer Herzinsuffizienz sind in Tabelle 2 dargestellt.

Literatur

1. Captopril Multicenter Research Group (1983) A placebo-controlled trial of captopril in refractory chronic congestive heart failure. J Am Coll Cardiol 2:755–763 – 2. Drexler H, Faude F, Höing S, Just H (1987) Blood flow distribution within skeletal muscle during exercise in chronic heart failure: effect of milrinone. Circulation 76:1344–1352 – 3. Drexler H, Riede U, Hiroi M, Münzel T, Holubarsch C, Meinertz T (1988) Ultrastructural analysis of skeletal muscle in chronic heart failure: relation to exercise capacity and indices of LV-dysfunction (abstr). Circulation 78:II-107 – 4. Drexler H, Banhardt U, Meinertz T, Wollschläger H, Lehmann M, Just H (1989) Contrasting peripheral short-term and long-term effects of converting enzyme inhibition in patients with congestive heart failure. A double-blind, placebo-controlled trial. Circulation 79:491–502 – 5. Drexler H, Lindpaintner K, Lu W, Schieffer B, Ganten D (1989) Transient increase in the expression of cardiac angiotensinogen in a rat model of myocardial infarction and failure (abstr). Circulation 80:II-459 – 6. Drexler H, Hayoz D, Münzel T, Zeiher AM, Hornig B, Just H, Brunner H, Zelis R (1991) Characterization of endothelial function in patients with chronic heart failure (abstr). J Am Coll Cardiol 17:282A – 7. Franciosa JA, Ziesche S, Wilen M (1979) Functional capacity of patients with chronic left ventricular failure. Relationship of bicycle exercise performance to clinical and hemodynamic characterization. Am J Med 67:460–466 – 8. Franciosa JA, Park M, Levine B (1981) Lack of relation between exercise capacity and indices of resting left ventricular performance in heart failure. Am J Cardiol 47:33–39 – 9. Geisterfer AAT, Peach MJ, Owens GK (1988) Angiotensin II induces hypertrophy not hyperplasia of cultured rat aortic smooth muscle cells. Circ Res 62:749–756 – 10. Higginbotham MB, Morris KG, Conn EH, Coleman RE, Cobb FR (1983) Determinants of variable exercise performance among patients with severe left ventricular dysfunction. Am J Cardiol 51:52–60 – 11. Hoppeler H, Lüthi P, Claassen H, Weibel ER, Howald H (1973) The ultrastructure of the normal human skeletal muscle. Pfluegers Arch 344:217–232 – 12. Hoppeler H, Howald H, Conley K, Lindstedt SL, Claassen H, Vock E, Weibel ER (1985) Endurance training in humans: aerobic capacity and structure of skeletal muscle. J Appl Physiol 59:320–327 – 13. Langille BL, O'Donell F (1986) Reductions in arterial diameter produced by chronic decreases in blood flow are endothelium-dependent. Science 231:405–407 – 14. Levy BI, Michel JB, Salzmann T-L, Azizi M, Poitevin P, Safar M, Camilleri JP (1988) Effects of chronic inhibition of converting enzyme in mechanical and structural properties of arteries in rat renovascular hypertension. Circ Res 63:227–239 – 15. Margulies KB, Hildebrand Jr. FL, Lerman A, Perrella MA, Burnett JC (1990) Increased endothelin in experimental heart failure. Circulation 82:2226–2230 – 16. Michel JB, Lattion AL, Salzmann JL, Cerol ML, Philippe M, Camilleri JP, Corvol P (1988) Hormonal and cardiac effects of converting enzyme inhibition in rat myocardial infarction. Circ Res 62:641–650 – 17. Sano T, Tarazi RC (1987) Differential structural responses of small resistance vessels to antihypertensive therapy. Circulation 75:618–626 – 18. Schieffer B, Christes A, Hablawetz E, Just H, Drexler H (1991) Ventrikel-Remodelling nach Infarkt: Vaskuläre, myokardiale und interstitielle Adaptation im Restmyokard (abstr). Z Kardiol 80 (Suppl.3):71 – 19. Sinoway LI, Minotti J, Musch TI, Goldner D, Davis D, Leaman D, Zelis R (1987) Enhanced metabolic vasodilatation secondary to diuretic therapy in decompensated congestive heart failure secondary to coronary artery disease. Am J Cardiol 60:107–111 – 20. Wilson JR, Ferraro N (1985) Effect of the renin-angiotensin system on limb circulation and metabolism during exercise in patients with heart failure. J Am Coll Cardiol 6:556–563 – 21. Zelis R, Mason DT (1970) Diminished forearm arterioloar dilator capacity produced by mineralocorticoid-induced salt retention in man. Implications concerning congestive heart failure and vascular stiffness. Circulation 41:589–592 – 22. Zelis R, Longhurst J, Capone RJ, Mason DT (1974) A comparison of regional blood flow and oxygen utilization during dynamic forearm exercise in normal subjects and patients with congestive heart failure. Circulation 50:137–143 – 23. Zelis R, Sinoway LI, Musch TI, Davis D, Just H (1988) Regional blood flow in congestive heart failure: concept of compensatory mechanisms with short and long time constants. Am J Cardiol 62:2E–8E.

Bedeutung des Renin-Angiotensin Systems bei der Entwicklung einer linksventrikulären Hypertrophie – Effekte einer ACE-Blockade

E. P. Kromer (Medizinische Klinik der Universität Würzburg)

Myokardhypertrophie ist ein morphologischer Adaptationsmechanismus zur Reduktion der Wandspannung bei chronisch erhöhter Druck- und/oder Volumenbelastung. Eine auch heute noch gültige Definition veröffentlichte Ludolf Krehl bereits 1891 [8]:

„Eine Hypertrophie bestimmter Herzabschnitte entsteht bekanntlich immer dann, wenn dieselben längere Zeit hindurch mehr Arbeit leisten, als früher, d. h. größere Blutmengen auswerfen oder sich gegen erhöhte Widerstände zusammenziehen, ohne daß dabei die Zahl der Systolen kleiner oder ihre Dauer verlängert wird. Diese Hypertrophien gehen ohne Erweiterung der Höhle einher, wenn nur die Widerstände erhöht sind, verbinden sich aber stets mit Dilatation sobald es sich um vergrößerte diastolische Füllungen handelt.“

Im klinischen Alltag wird die linksventrikuläre Myokardhypertrophie am besten mit der Echokardiographie erfaßt. Dabei gelten folgende Normwerte für die linksventrikuläre Muskelmasse: Frauen bis 120 g/m^2 und Männer bis 150 g/m^2 Körperoberfläche [2]. Unter Berücksichtigung dieser Kriterien liegt die Prävalenz bei 19% bzw. 16%, sie ist damit gegenüber 3% gemäß elektrokardiographischen Kriterien wesentlich höher [5, 12]. Dabei kann jedoch die Zunahme der Muskelmasse, die der Normalisierung der systolischen Funktion dient, im Verlauf mit einer eingeschränkten diastolischen Funktion einhergehen, i. e. mit reduzierter Relaxationsfähigkeit und erhöhten Füllungsdrücken. Für die klinische Beurteilung der adaptiven Myokardhypertrophie ist von zentraler Bedeutung, daß sie *unabhängig* von der zugrunde liegenden Herzkreislauferkrankung ein eigenständiges Risiko für kardiovaskuläre Folgeerkrankungen darstellt. So findet sich ein erhöhtes Risiko für 1) koronare Herzkrankheit [11], 2) ventrikuläre Rhythmusstörungen und plötzlichen Herztod [6, 15], 3) kongestive Herzinsuffizienz und 4) Schlaganfall [11]. Bei der Entstehung einer Myokardhypertrophie unterscheidet man genetische, hämodynamische und nicht-hämodynamische Faktoren (Tabelle 1). Im klinischen Alltag findet sich eine Myokardhypertrophie am häufigsten bei arterieller Hypertonie, bei Übergewicht sowie bei Herzklappenfehlern [11, 14], eine regionale Myokardhypertrophie findet sich bei Patienten mit koronarer Herzkrankheit und abgelaufenem Myokardinfarkt im Bereich nichtinfarzierter Areale [3]. Für die Beurtei-

Tabelle 1. Pathogenese der Myokardhypertrophie

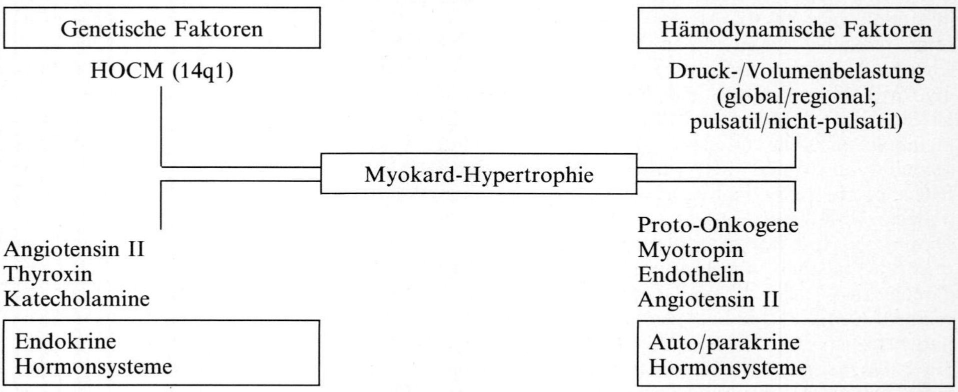

lung hämodynamischer Stimuli ist es wichtig, daß nicht nur *mittlere* sondern auch *pulsatile* Lastelemente des linken Ventrikels bedeutsam sind [16].

Aus zahlreichen experimentellen und klinischen Studien konnte mittlerweile eindeutig abgeleitet werden, daß bei der hämodynamisch induzierten Myokardhypertrophie außer hämodynamischen Faktoren auch nicht-hämodynamische eine wesentliche Rolle spielen. Dies konnte durch Regressionsuntersuchungen gezeigt werden. So fand man bei spontan hypertensiven Ratten, daß Captopril und α-Methyldopa zu einer Regression der linksventrikulären Hypertrophie führen. Hydralazin kann den Blutdruck normalisieren ohne die Hypertrophie zu beeinflussen. Im Gegensatz dazu führt die Gabe von Minoxidil selbst bei suffizienter Blutdruckkontrolle zu einer weiteren Erhöhung der linksventrikulären Muskelmasse [17]. Ähnliche Erfahrungen liegen auch bei Patienten mit verschiedenen Antihypertensiva vor.

Diese Untersuchungen legen nahe, daß von den nicht-hämodynamischen Faktoren das Renin-Angiotensin System und das sympathische Nervensystem für die druckadaptive Myokardhypertrophie eine wesentliche Rolle spielen könnten. Diese Hypothese wird durch in vitro Befunde gestützt, die für Katecholamine und Angiotensin II direkte trophische Effekte auf isolierte Kardiomyozyten demonstrierten [4, 7, 18].

Ein weiteres, wichtiges Problem der durchgeführten Regressionsuntersuchungen bei arterieller Hypertonie liegt darin, daß außer einer möglichen nicht-hämodynamischen Intervention immer zusätzlich eine signifikante hämodynamische Intervention erfolgte und somit eine eindeutige Zuordnung eines beobachteten Effektes nicht möglich ist.

Fragestellung

Zur weiteren Abklärung der oben dargelegten Problematik haben wir die Rolle des Renin-Angiotensin Systems für die druckadaptive Myokardhypertrophie mit einem neuen experimentellen Ansatz untersucht. Als Modell wählten wir die experimentelle supravalvuläre Aortenstenose der Ratte. Sie unterscheidet sich von anderen Hypertrophiemodellen dadurch, daß eine Blutdrucksenkung im Rahmen einer pharmakologischen Intervention zu keiner effektiven Senkung der Gesamtnachlast führen sollte und somit eine mögliche Regression als eindeutiger nichthämodynamischer Effekt aufgefaßt werden müßte.

Methoden

Es wurden 89 Wistar-Ratten untersucht. Bei einem Körpergewicht von 90–100 g wurde nach Thorakotomie ein Silberclip mit einem inneren Diameter von 0,6 mm auf die Aorta ascendens appliziert. Damit imitiert dieses Tiermodell mit Ausnahme der Koronardurchblutung die hämodynamischen Verhältnisse einer Aortenklappenstenose. Im Gegensatz zur häufig als ähnlich betrachteten infradiafragmalen Aortenstenose liegt hier in der oberen Körperhälfte keine arterielle Hypertonie vor.

Wir untersuchten 6 Gruppen:

Gruppe 1: Kontrolle: 11 Tiere wurden nach Scheinoperation über 12 Wochen beobachtet.

Gruppe 2: Aortenstenose: Bei 13 Tieren wurde eine Aortenstenose induziert, danach wurden sie über 12 Wochen verfolgt.

Gruppe 3: Aortenstenose mit Entfernung des Clips: Bei 15 Tieren wurde eine Aortenstenose induziert, nach 6 Wochen wurde der Clip wieder entfernt und die Tiere hatten weitere 6 Wochen Zeit, um eine spontane Regression zu entwickeln.

Gruppe 4: Aortenstenose und ACE-Blockade: Bei 16 Tieren wurde eine Aortenstenose induziert. Nach 6 Wochen wurde für weitere 6 Wochen eine ACE-Blockade mit dem ACE-Hemmer Quinapril (6 mg/kg/Tag) durchgeführt.

Gruppe 5: Aortenstenose und Sympathektomie: Bei 19 Tieren wurde eine Aortenstenose induziert. Nach 6 Wochen wurde mit einer wöchentlichen intraperitonealen Applikation von 2 × 34 mg 6-OH-Dopamin/kg KG zur chemischen Sympathektomie begonnen. Die Gruppe wurde insgesamt über 12 Wochen verfolgt.

Gruppe 6: Aortenstenose und α_1-Rezeptor-Blockade. Bei 15 Tieren wurde eine Aortenstenose induziert. Nach 6 Wochen wurde für weitere 6 Wochen eine α_1-Rezeptor-Blockade mit Doxazosin (10 mg/kg/Tag) durchgeführt.

Nach Ablauf der 12 Wochen wurden bei allen Tieren die relativen Herzgewichte bestimmt. Zur Quantifizierung der Druckbelastung haben wir bei 5 Tieren mit Aortenstenose ohne Intervention den systolischen linksventrikulären Druck sowie den transstenotischen Gradienten in Narkose bestimmt. Zur Uberprüfung der Effektivität der ACE-Blockade haben wir die Serum Angiotensin Converting Enzym Aktivität gemessen, zur Beurteilung der Sympathektomie den linksventrikulären Noradrenalingehalt.

Ergebnisse

Das Körperwachstum wurde in den 12 Beobachtungswochen weder durch die experimentelle Aortenstenose noch durch die medikamentösen Interventionen wesentlich beeinträchtigt. Die experimentelle supravalvuläre Aortenstenose führte zu einer ausgeprägten Druckbelastung mit systolischen linksventrikulären Drücken von 212 ± 10 mmHg. Sie führte im Beobachtungszeitraum von 12 Wochen zur Ausbildung einer signifikanten Myokardhypertrophie mit Verdoppelung der linksventrikulären Muskelmasse (175 vs. 350 mg/100 g/KG). Wurde 6 Wochen nach Induktion der Aortenstenose der Clip wieder entfernt (Gruppe 3), so fand sich nach weiteren 6 Wochen eine fast vollständige Normalisierung des linksventrikulären Gewichts, es lag nach 12 Wochen bei 207 mg/100 g/KG.

Die Blockade des Renin-Angiotensin Systems war hoch effektiv, was sich durch Suppression der Serum Angiotensin Converting Enzym Aktivität von 170 ± 7 auf 2 ± 1 U belegen ließ. Sie war mit einer Senkung des – *poststenotischen* – mittleren arteriellen Blutdrucks um 15 ± 3 mmHg verbunden. Die chemische Sympathektomie bewirkte – bei Tieren mit Aortenstenose – eine signifikante Reduktion des linksventrikulären Noradrenalingehaltes von 857 ± 254 auf 178 ± 27 pg/mg (2p = 0,001). Die Effektivität der α_1-Rezeptor-Blockade konnte durch eine Reduktion des poststenotischen mittleren arteriellen Blutdrucks um 25 ± 6 mmHg belegt werden.

Wurde bei fortbestehender Druckbelastung nach 6 Wochen mit einer hochsignifikanten Sympathektomie begonnen (Gruppe 5), so war am Ende des Beobachtungszeitraums

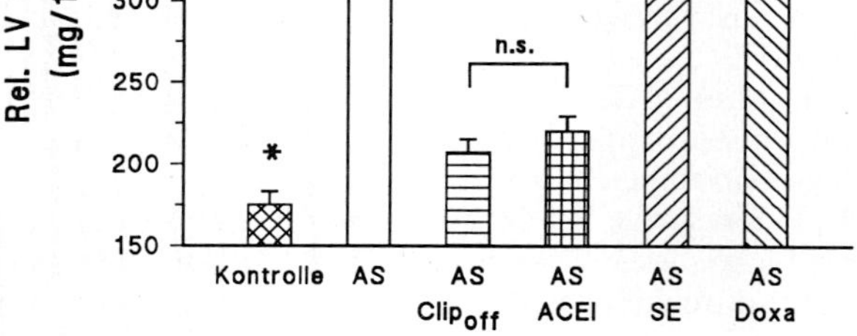

Abb. 1. Relatives Gewicht des linken Ventrikels bei Tieren mit experimenteller supravalvulärer Aortenstenose nach verschiedenen Regressionsinterventionen. **AS** Aortenstenose (Gruppe 2); **Clipoff** Entfernung des Clips nach 6 Wochen (Gruppe 3); **ACEI** ACE-Blockade von Woche 7 bis Woche 12 (Gruppe 4); **SE** Chemische Sympathektomie (Gruppe 5); **Doxa** α_1-Rezeptor-Blockade mit Doxazosin von Woche 7 bis Woche 12 (Gruppe 6). * $p < 0,05$ vs. alle anderen Gruppen

eine maximal 10%ige Hypertrophieregression zu beobachten. Bei Tieren mit fortbestehender Druckbelastung und α_1-Rezeptor-Blockade (Gruppe 6) fand sich keine Abnahme des linksventrikulären Gewichtes. Im Gegensatz dazu fand sich bei der Gruppe, in der *bei persistierender Druckbelastung* nach 6 Wochen mit einer ACE-Blockade begonnen wurde (Gruppe 4), am Ende des Beobachtungszeitraums eine hochsignifikante Regression der Myokardhypertrophie. In dieser Gruppe lag das relative linksventrikuläre Gewicht bei 220 mg/100 g/KG und unterschied sich nicht signifikant von der Gruppe, in der es nach Entfernung des Clips zu einer hämodynamisch induzierten Regression gekommen war. Eine Zusammenfassung der Ergebnisse ist in Abb. 1 dargestellt. Die relativen Gewichte der freien rechtsventrikulären Wand waren in Gruppe 1–5 nicht signifikant verändert. Lediglich in der mit Doxazosin behandelten Gruppe war eine geringe Zunahme zu verzeichnen.

Die zusätzlich untersuchten Parameter des sympathischen Nervensystems, i.e. Plasma- und Myokardkatecholamine sowie links- und rechtsventrikuläre β-Rezeptordichte änderten sich nicht signifikant [9, 10].

Diskussion

Das hier verwandte Modell der experimentellen supravalvulären Aortenstenose ist durch eine ausgeprägte Druckbelastung gekennzeichnet, die weitgehend von der Höhe des poststenotischen arteriellen Blutdrucks unabhängig ist. Das stellt einen grundsätzlichen Unterschied dar zu den sonst verwandten Hypertrophiemodellen, denen unterschiedliche experimentelle Hypertonieformen zugrunde lagen. Unsere Daten lassen 2 wesentliche Schlußfolgerungen zu:

1) Das sympathische Nervensystem scheint bei der druckadaptiven Myokardhypertrophie keine zentrale Rolle zu spielen. So fanden sich keine Hinweise fur eine generelle Änderung des Sympathikotonus bei experimenteller supravalvulärer Aortenstenose. Weder durch Sympathektomie noch durch α_1-Rezeptor-Blockade ließ sich eine druckunabhängige Regression erzielen.

2) Demgegenüber bestätigten sich die Hinweise für eine Rolle des Renin-Angiotensin Systems als nicht-hämodynamischer Faktor bei der druckadaptiven Myokardhypertrophie. Unsere Daten belegten erstmals eine nachlastunabhängige Regression durch ACE-Blockade. Inzwischen konnten 2 weitere Arbeitsgruppen experimentell unsere Befunde bestätigen [1, 13]. Die Tatsache, daß sich im nicht druckbelasteten rechten Ventrikel keine Hypertrophie ausbildete, spricht für eine *permissive* Rolle des Renin-Angiotensin Systems für die hämodynamisch induzierte Myokardhypertrophie.

Die Bedeutung dieser nachlastunabhängigen Regression der Myokardhypertrophie durch ACE-Blockade könnte für die medikamentöse Behandlung der arteriellen Hypertonie eine wesentliche Bedeutung erlangen – besonders wenn bereits eine linksventrikuläre Hypertrophie vorliegt.

Literatur

1. Baker KM, Chernin MI, Wixson SK, Aceto JF, Renin angiotensin system involvement in pressure overload cardiac hypertrophy in rats. Am J Physiol 259:H324-H332 – 2. Devereux RB, Lutas EM, Casale PN, Klugfield P, Eisenberg RR, Hammond IW, Miller DH, Reis G, Alderman MH, Laragh JH (1984) Standardization of M-mode echocardiografic left ventricular anatomic measurements. J Am Coll Cardiol 4:1222–1230 – 3. Grossmann W (1980) Cardiac hypertrophy: Useful adaption or pathologic process? Am J Med 69:567–584 – 4. Hori H, Iwai K, Iwakura K, Sato H, Kitabatake A (1989) Angiotensin II stimulates protein synthesis in neonatal rat cardiomyocytes through Na^+/K^+ exchange. Circulation 80 (Suppl II):450 – 5. Kannel WB, Gordon T, Offutt D (1969) Left ventricular hypertrophy by electrocardiogram. Prevalence, incidence, and mortality in the Framingham Study. Ann Intern Med 71:89–105 – 6. Kannel WB, Schatzkin A

(1985) Sudden death: lessons from subsets in population studies. J Am Coll Cardiol 5 (Suppl):141B-149B – 7. Katoh Y, Komuro I, Shibasaki Y, Yamaguchi H, Yazaka Y (1989) Angiotensin II induces hypertrophy and oncogene expression in cultured rat heart myocytes. Circulation 80 (Suppl II):451 – 8. Krehl L (1891) Beitrag zur Kenntnis der idiopathischen Herzmuskelerkrankungen. Deutsches Archiv f klin Medicin 48:414–431 – 9. Kromer EP, Elsner D, Riegger AJG (1991) Role of neurohumoral systems for pressure induced left ventricular hypertrophy in experimental supravalvular stenosis in rats. Am J Hypertens 4:(in press) – 10. Kromer EP, Riegger AJG (1988) Effects of long-term angiotensin converting enzyme inhibition of myocardial hypertrophy in experimental aortic stenosis in the rat. Am J Cardiol 62:161–163 – 11. Levy D, Garrison RJ, Savage DD, Kannel WB, Castelli WP (1990) Prognostic implications of echocardiographically determined left ventricular mass in the Framingham Heart Study. H Eng J Med 322:1561–1566 – 12. Levy D, Savage DD, Garrison RJ, Anderson KM, Kannel WB, Castelli WP (1987) Echocardiografic criteria for left ventricular hypertrophy: The Framingham Heart Study. Am J Cardiol 59:956–960 – 13. Linz W, Schölkens BA, Ganten D (1989) Converting enzyme inhibition specifically prevents the development and induces regression of cardiac hypertrophy in rats. Clin Exp Hyper Theor Practice A11:1325–1350 – 14. McMahon SW, Wilcken DEL, MacDonald GJ (1986) The effect of weight reduction on left ventricular mass: a randomized trial in young, overweight hypertensive patients. H Eng J Med 314:334–339. – 15. Messerli FH, Ventura HO, Elizardi DJ, Dunn FG, Frohlich ED (1984) Hypertension and sudden death: increased ventricular ectopic activity in left ventricular hypertrophy. Am J Med 77:18–22 – 16. Morita S, Asou T, Kuboyama I, Tokunaga K, Harasawa Y, Sunagawa K (1989) Increased characteristic impedance causes Ieft ventricuIar hypertrophy in dogs. Circulation 80 (Suppl 4):II-299 – 17. Ruskoaho H (1984) Prevention of cardiac hypertrophy by long-term treatment with isosorbide-dinitrate and prazosin but not by minoxidil in spontaneously hypertensive rats. Acta Pharamacol Toxicol 54:154–157 – 18. Simpson PC, McGrath A, Savion S (1982) Myocyte hypertrophy in neonatal rat heart cultures and its regulation by serum and by catecholamines. Circ Res 51:787–801

ACE-Inhibition: Indikation bei leichter Herzinsuffizienz und asyptomatischer linksventrikulärer Dysfunktion?

A. J. G. Riegger (Medizinische Klinik der Universität Würzburg)

ACE-Inhibition: Leichte Herzinsuffizienz

Die Therapie der schweren Herzinsuffizienz mit ACE-Hemmern gilt heute als gesichert und führt, wie die CONSENSUS-Studie [1] gezeigt hat, sowohl zu einer Verbesserung der Symptomatologie als auch der Prognose der Patienten. Eine Reduktion der Häufigkeit des plötzlichen Herztodes von Patienten mit schwerer Herzinsuffizienz konnte durch ACE-Hemmer In der CONSENSUS-Studie jedoch nicht gezeigt werden.

1984 zeigten wir zum ersten Mal experimentell an einem Modell einer kongestiven Herzinsuffizienz [2] daß der frühzeitige Einsatz von ACE-Hemmern zu einer Retardierung der Entwicklung der Erkrankung führt, und daß somit dem Renin-Angiotensin-Aldosteron System eine zentrale Bedeutung bei der Pathogenese der Herzinsuffizienz zukommt. Es konnte dann experimentell gezeigt werden, daß bei Versuchstieren mit Herzinsuffizienz auf dem Boden eines Vorderwandinfarktes der chronische frühzeitige Einsatz eines ACE-Hemmers zu einer signifikanten Verlängerung der Oberlebenszeit führt und damit eine Prognoseverbesserung zu erreichen ist [3].

Wir zeigten 1986 zum ersten Mal an einer relativ kleinen Anzahl von Patienten mit leichter Herzinsuffizienz im Schweregrad NYHA II, daß die chronische Applikation eines ACE-Hemmers im Vergleich zu Placebo zu einer signifikanten Verbesserung der

Belastungstoleranz führt, und daß es unter dieser Therapie gleichzeitig zu einer Verringerung der Ventrikelgröße kommt [4].

Die erste groß angelegte kontrollierte Studie, die den Effekt eines ACE-Hemmers bei Patienten mit leichter- bis mittelschwerer Herzinsufflzienz im Vergleich zu Digoxin oder Placebo untersuchte, war die 1988 publizierte Captopril-Digoxin-Multicenter-Studie [5]. Hierbei wurden 300 Patienten über 6 Monate mit einer Basistherapie mit Diuretika, entweder mit Captopril, Digoxin oder Placebo behandelt. In der Captopril behandelten Gruppe kam es zu einer signifikanten Verbesserung der Belastbarkeit und zu einer signifikanten Reduktion der ventrikulären Extrasystolie. In der mit Digoxin behandelten Gruppe fand sich eine signifikante Steigerung der Ejektionsfraktion sowie eine relativ geringgradige Zunahme der ventrikulären Extrasystolie. Eine signifikante symptomatische Verbesserung fand sich nur in der mit dem ACE-Hemmer behandelten Patientengruppe. Wichtig an dieser Studie war jedoch außerdem, daß gezeigt werden konnte, daß sowohl eine Therapie mit Captopril als auch mit Digoxin im Vergleich zu den Patienten die mit Placebo behandelt wurden, zu einer signifikanten Reduktion der Notwendigkeit von Krankenhausaufenthalten und von Notfallbehandlungen führte.

Wir untersuchten in einer Placebo kontrollierten Multicenterstudie 225 Patienten mit leichter bis mittelschwerer Herzinsuffizienz über 3 Monate [6], wobei zum ersten Mal unterschiedliche Dosen eines ACE-Hemmers in bezug auf die Belastungstoleranz von Patienten getestet wurden. Die Patienten wurden randomisiert in 4 unterschiedliche Gruppen. Gruppe 1: 10 mg/die, Gruppe 2: 20 mg/die und Gruppe 3: 40 mg/die des ACE-Hemmers sowie Gruppe 4, die Placebo erhielt. Nach 3 Monaten zeigte sich eine signifikante dosisabhängige Steigerung der Belastungstoleranz mit einer eindeutigen Dosiswirkungsbeziehung. Interessant an dieser Studie war außerdem, daß eine Untergruppe von 26 Patienten lediglich eine Monotherapie mit dem ACE-Hemmer erhielten und hierunter eine hochsignifikante Steigerung der Belastbarkeit aufwiesen.

Wir untersuchten außerdem in einer weiteren Studie [7] Patienten mit leichter Herzinsuffizienz (NYHA II) mit konstantem Sinusrhythmus auf die Wirkung von Digoxin oder ACE-Inhibition und die Kombination beider Therapieprinzipien. Hierbei zeigte sich eine signifikante Verbesserung der Belastungstoleranz unter ACE-Blockade, wobei die Kombination Digoxin und ACE-Hemmer keine Vorteile bot. Sowohl unter ACE-Inhibition als auch unter der Kombinationstherapie kam es zu einer signifikanten Reduktion des linksventrikulären enddiastollschen Diameters, wobei kein Effekt unter der Digoxintherapie nachweisbar war. Die ACE-Inhibition führte zu einer signifikanten Reduktion des systolischen Blutdrucks, wohingegen unter Digoxin ein signifikanter Anstieg des systolischen Blutdrucks nachweisbar war. Sowohl die Monotherapie mit dem ACE-Hemmer als auch die Monotherapie mit Digoxin zeigte keine Effekte auf die Verkürzungsfraktion, die Kombinationstherapie jedoch resultierte in einer signifikanten Verbesserung des linksventrikulären Funktionsparameters.

Seit Jahren war von großem Interesse, ob die chronische ACE-Inhibition einen Vorteil gegenüber der Therapie mit direkten Vasodilatatoren, wie z. B. mit einer Kombinationstherapie aus Hydralazin und Isosorbiddinitrat auf die Mortalität von Patienten mit Herzinsuffizienz hat. Kürzlich wurden die ersten Daten der V-HeFT II-Studie publiziert, in der 804 Patienten mit Herzinsuffizienz im Stadium NYHA II und III über im Mittel 2,5 Jahre untersucht wurden, wobei die eine Gruppe Hydraiazin und Isosorbiddinitrat, die andere Gruppe einen ACE-Hemmer erhielt. Bei dieser Studie fand sich in Bezug auf die Mortalität eine günstigere Uberlebensrate unter der ACE-Hemmung über den gesamten Verlauf der Studie im Vergleich zu der Gruppe mit Hydralazin und Isosorbiddinitrat. Unter der ACE-Hemmung war ein verzögerter Anstieg der Plasmanoradrenalinkonzentration zu verzeichnen. Die Kombination aus Hydralazin und Isosorbiddinitrat führte jedoch zu einem größeren Anstieg der Belastungstoleranz und der Ejektionsfraktion. Eine weitere kürzlich publizierte Studie [8] geht auf die Frage ein, ob eine Reduktion des plötzlichen Herztodes bei Patienten mit fortgeschrittener Herzinsuffizienz durch einen ACE-Hemmer günstiger beeinflußt wird, als durch die direkten Vasodilatatoren

Hydralazin und Isosorbiddinitrat in Kombination. Die Untersuchung wurde über einen Zeitraum von 12 Monaten durchgeführt bei 106 Patienten mit Herzinsuffizienz mit einer mittleren Ejektionsfraktion von 20%. Die Dosis beider Medikamentenregime wurde so titriert, daß ein Pulmonalkapillarverschlußdruck von 15 mm Hg und ein systemischer peripherer Widerstand von 1200 dyn × s × cm^{-5} erreicht wurde. Trotz gleicher effektiver hämodynamischer Wirkung fand sich nach 12 Monaten eine hochsignifikante Verminderung der Häufigkeit des plötzlichen Herztodes unter der ACE-Blockade im Vergleich zur Kombinationstherapie aus Hydralazin und Isosorbiddinitrat (3 von 44 Patienten vs. 18 von 62 Patienten).

ACE-Inhibition: Asymptomatische linksventrikuläre Dysfunktion

Neuere Daten weisen darauf hin, daß ACE-Hemmer auch bei asymptomatischen Patienten mit linsventrikulärer Dysfunktion nach Myokardinfarkt nützlich sein könnten. Nach einem relativ ausgedehnten Vorderwandinfarkt entwickelt sich innerhalb weniger Tage eine fortschreitende Dilatation des linken Herzens durch zunehmende Vergrößerung des infarzierten und des nichtinfarzierten Myokards. Durch Untersuchungen, die sich über viele Jahre bei Patienten nach Myokardinfarkt erstreckten, besteht heute kein Zweifel mehr daran, daß die Prognose von Patienten nach Myokardinfarkt eng mit dem enddiastolischen und endsystolischen Volumen sowie der Ejektionsfraktion des linken Ventrikels korreliert.

1988 wurde zum ersten Mal in zwei unterschiedlichen Studien gezeigt, daß der relativ frühzeitige Einsatz von ACE-Hemmern bei Patienten nach Myokardinfarkt zu einer günstigen Beeinflussung der Ventrikelfunktion führt. So konnte bei Patienten mit linksventrikulärer Dysfunktion [9] ohne klinische Zeichen der Herzinsuffizienz, bei denen 1 Woche nach Infarkt eine Therapie mit einem ACE-Hemmer begonnen wurde, nachgewiesen werden, daß es im Laufe der Therapie zu einer Verringerung des linksventrikulären endsystolischen Volumens mit einem signifikanten Anstieg des Schlagvolumens und der Ejektionsfraktion kam. Bei zwei paralellen Patientengruppen, die zum einen mit Furosemid, zum andern mit Placebo behandelt wurden, zeigte sich eine signifikante Zunahme der Ventrikelvolumina mit unverändertem Schlagvolumen und leichter Reduktion der Ejektionsfraktion.

In einer weiteren placebokontrollierten Studie [10], in der im Mittel 20 Tage nach Infarkt entweder Placebo oder ein ACE-Hemmer verabreicht wurde, erwies sich nach 2 Jahren eine signifikante Abnahme des linksventrikulären enddiastolischen Drucks, des Pulmonalkapillarverschlußdrucks und des mittleren Pulmonalarteriendrucks bei den Patienten unter ACE-Inhibition. In der Placebogruppe kam es zu einer Zunahme des diastolischen Ventrikelvolumens. Bei einer Subgruppe von Patienten mit hohem Risiko und persistierender Okklusion der linken Kranzarterie und großer Akinesie bzw. Dyskinesie (über 30%) fand sich eine signifikant verminderte Zunahme des Ventrikelvolumens unter ACE-Blockade im Vergleich zu Placebo. Außerdem wiesen die Patienten unter ACE-Inhibition eine Verbesserung ihrer Belastbarkeit im Vergleich zu den mit Placebo behandelten Patienten auf.

Da die Umbauvorgänge des infarzierten und nichtinfarzierten Myokards sehr frühzeitig nach einem Herzinfarkt einsetzen (Remodeling), und insbesondere bei Patienten mit linksventrikulärer Dysfunktion eine frühzeitige Stlmulation des Reninsystems erfolgt, war die logische Konsequenz, den Nutzen von ACE-Hemmern unter Vorverlegung des Therapiebeginns wenige Stunden nach Eintreten des Infarktes zu untersuchen. Hierzu liegen 3 vorläufige Publikationen vor. Die erste Studie [11] umfaßte eine Kontrollperiode von 2 Monaten, wobei den Patienten innerhalb von 24 h nach akutem Myokardinfarkt ein ACE-Hemmer verabreicht wurde. Im Vergleich zu Placebo fand sich nach 2 Monaten eine signifikante Verringerung des linksventrikulären endsystolischen Volumens sowie eine signifikante Verbesserung der Ejektionsfraktion. In einer weiteren Studie [12] wurde Patienten ein ACE-Hemmer innerhalb von 24–48 h nach Beginn der Symptomatik verabreicht und die Patienten über 3 Monate verfolgt. Hierbei zeigte sich, daß es unter Placebo, im Gegensatz zur ACE-Inhibition, zu einer Vergrößerung des enddiastolischen Volumens kam. Unter ACE-Hemmung konnte jedoch schon frühzeitig (nach 1 Woche) eine Reduktion des endsystolischen Volumens nachgewiesen werden, wohingegen eine Zunahme des endsystolischen Volumens in der Placebogruppe zu verzeichnen war. Die Ejektionsfraktion, die vor Beginn der Therapie in der ACE-Hemmergruppe 39,9 % betrug, stieg um 4,9 % nach 3 Monaten an und war in der Placebogruppe unverändert. Die 3. Studie [13] untersuchte Patienten nach akutem Myokardinfarkt über 6 Wochen, wobei der ACE-Hemmer nach einer mittleren Zeit von 12,7 h nach Beginn der Schmerzsymptomatik verabreicht wurde. Verglichen damit wurde eine 2. Gruppe von Patienten, die stattdessen Isosorbidmononitrat sowie eine 3. Gruppe von Patienten, die Placebo erhielt. Die Ergebnisse zeigten daß, obwohl der ACE-Hemmer und Isosorbidmononitrat zu einer frühzeitigen Reduktion des systolischen Blutdrucks (1 h) nach Therapiebeginn führten, es nur die Gruppe mit dem ACE-Hemmer war, bei der eine signifikante und persistierende Verbesserung des Herzminutenvolumens in Verbindung mit einer persistierenden Senkung des peripheren arteriellen Widerstandes zu verzeichnen war.

Zusammenfassung

Die endgültige Klärung, ob ACE-Hemmer schon früh nach Eintreten eines Myokardinfarktes gegeben werden sollten, wird sich erst durch zur Zeit laufende großangelegte, kontrollierte Studien beantworten lassen. Es besteht jedoch aufgrund der vorliegenden Daten kein Zweifel mehr, daß ACE-Hemmer bei Patienten mit schwerer Herzinsuffizienz sowohl die Prognose als auch die Symptome verbessern, und daß Patienten mit mittelschwerer Herzinsuffizienz einen wesentlichen Vorteil in bezug auf ihre Symptomatologie durch eine chronische Therapie mit ACE-Hemmern erfahren. Aus den bisher publizierten Daten zeichnet sich außerdem ein Vorteil der ACE-Hemmer gegenüber einer Kombinationstherapie mit Hydralazin und Isosorbiddinitrat ab.

Literatur

1. The CONSENSUS Study Trial Group (1987) Effects of enalapril in severe congestive heart failure: results of the North Scandinavian Enalapril Survival Study (CONSENSUS). N Engl J Med 316:1429–1435 – 2. Riegger AJG, Liebau G, Holzschuh M, Witkowski D, Steilner H, Kochsiek K (1984) Role of the renin-angiotensin system in the development of congestive heart failure in the dog as assessed by chronic converting-enzyme blockade. Am J Cardiol 53:614–618 – 3. Pfeffer JM, Pfeffer MA, Braunwald E (1985) Influence of chronic captopril therapy on the infarcted left ventricle of the rat. Circ Res 57:84–95 – 4. Kromer EP, Riegger AJG, Kochsiek K (1986) Effectiveness of converting enzyme inhibition (Enalapril) for mild congestive heart failure. Am J Cardiol 57:459–462 – 5. The Captopril-Digoxin Multicenter Research Group (1988) Comparative effects of therapy with captopril and digoxin in patients with mild to moderate heart failure. JAMA 259:539–544 – 6. Riegger AJG (1991) Effects of quinapril on exercise tolerance in patients with mild to moderate heart failure. Eur Heart J (in press) – 7. Kromer EP, Elsner D, Riegger AJG (1990) Digoxin, converting enzyme inhibition (quinapril) and the combination in patients with congestive heart failure functional class II and sinus rhythm. J Cardiovasc Pharmacol 16:9–14 – 8. Fonarow G, Chelimsky-Fallick C, Stevenson LW, Luu M, Hamilton M, Moriguchi J, Walden J, Albanese E, Tillisch J (1991) Survival with angiotensin-converting-enzyme inhibition vs direct vasodilatation for the same hemodynamic goals in advanced heart failure: 106 randomized patients. JACC 17:274A – 9. Sharpe N, Smith H, Murthy J, Hannan S (1988) Treatment of patients with symptomless left ventricular dysfunction after myocardial infarction. Lancet I:255–259 – 10. Pfeffer MC, Lamas GA, Vaughan DE, Parisi AF, Braunwald E (1988) Effect of captopril on progressive ventricular dilatation after anterior myocardial infarction. N Engl J Med 319:80–86 – 11. Ray SG, Oldroyd

KG, Pye M, Ford CI, Dargie HJ, Cobbe SM (1991) Sustained effect of captopril on the attenuation of infarct expansion following acute myocardial infarction. JACC 17:114A – 12. Sharpe N, Smith H, Whalley G, Murthy J, Greaves S, Gamble G (1991) Early prevention treatment of left ventricular dysfunction following myocardial infarction. JACC 17:115A – 13. Pipilis A, Flather M, Collins R, Conway M, Sleigth P (1991) ISIS-4 pilot study: serial hemodynamic changes with oral captopril and oral isosorbide mononitrate in a randomized double-blind trial in acute myocardial infarction. JACC 17:115A.

Workshop VI: Pathophysiologie der Gefäßwand – Bedeutung für internistische Erkrankungen

Vorsitz: *J. Meyer*, Mainz; *U. Walter*, Würzburg

Endothelabhängige Mechanismen der Gefäßregulation

E. Bassenge, Ch. Huckstorf (Institut für Angewandte Physiologie der Universität, Freiburg)

Das gesamte Gefäßsystem wird vom Endothel in einer einzelligen Schicht ausgekleidet. Dabei stellt das Endothel nicht nur eine Diffusionsbarriere dar, sondern leistet einen wesentlichen Beitrag bei der Regulation des Gefäßtonus. Diese den Gefäßtonus modulierende Funktion des Endothels wurde 1981 von Furchgott et al. aufgedeckt, als sie zeigen konnten, daß Azetylcholin (ACh) in Gefäßen mit intaktem Endothel eine Dilatation hervorruft, in In-vitro-Gefäßpräparaten, deren Endothel infolge der Präparation meistens weitgehend geschädigt ist, aber eine Konstriktion auslöst. So hängt die Wirkung einer Vielzahl von im Blut zirkulierenden, vasoaktiven Substanzen (sog. Agonisten) auf die Vasomotorik vom funktionellen Zustand des Endothels ab:

a) Ist die Endothelfunktion intakt, so kommen diese Agonisten nicht unmittelbar mit der glatten Gefäßmuskulatur in Kontakt, sondern stimulieren zunächst einmal, meist über einen rezeptorgekoppelten Mechanismus, das Endothel, wodurch es zur nachfolgenden Freisetzung von verschiedenen Lokalhormonen (sog. Autakoiden) kommt. Diese Autakoide, wie der „endothelium-derived relaxant factor" (EDRF; wahrscheinlich mit dem Stickoxid-(NO-)Radikal identisch) und verschiedene Prostaglandine (z. B. Prostazyklin, PGI_2) bewirken bei abluminal gerichteter Freisetzung Vasodilatation und bei luminal gerichteter Freisetzung in erster Linie eine Hemmung der Thrombozytenadhäsion und -aggregation.
b) Ist die Endothelfunktion dagegen mangelhaft (z. B. bei Atheromatose, bei der Hypertonie und bei immunologischen Reaktionen an der Endotheloberfläche) oder bei mechanischer Zerstörung des Endothels (z. B. durch Ballonkathetermanipulationen oder scherkraftbedingt bei stark turbulentem Fluß im Gebiet der Stenosen), dann fällt zum einen die Autakoidfreisetzung durch das Endothel weitgehend aus, zum anderen treffen die im Blut zirkulierenden Agonisten teilweise direkt auf die Gefäßmuskulatur, da die Schutzfunktion des Endothels nicht mehr gegeben ist. Über die Stimulation spezifischer Rezeptoren an der Gefäßmuskulatur (H_1-, HT_2-, P_{2x}-, $M_{1,2}$-, $\alpha_{1,2}$-, AVP-, VP-, u. a.) lösen die meisten dieser Agonisten dann eine Konstriktion aus. In den letzten Jahren sind eine Reihe von Erkrankungen, die möglicherweise auf eine gestörte Endothelfunktion zurückzuführen sind, daraufhin genauer untersucht worden. Bei verschiedenen Krankheitsbildern mit gestörter Vasomotorik, wie z. B. beim Morbus Raynaud und bei verschiedenen Formen der Angina pectoris (Übersicht bei Bassenge u. Heusch 1990), konnte die ursächliche Beteiligung einer mangelhaften endothelialen Autakoidfreisetzung mit weitgehender Sicherheit festgestellt werden. Da es sich bei diesen Erkrankungen jedoch meistens um ein multifaktorielles Geschehen handelt, dessen Teilkomponenten sehr variabel sind, und in dem nervöse, präsynaptische, humorale, hormonale, metabolische und

endothelvermittelte Faktoren und Mechanismen interagieren, läßt sich die Stärke der einzelnen Teilkomponenten noch nicht genau abschätzen.

Aufgrund einer Reihe experimenteller und klinischer Untersuchungen in letzter Zeit lassen sich verschiedene Krankheitsbilder aufzeigen, die mit einer gestörten Barriere- bzw. Schutzfunktion des Endothels und mangelhafter Autakoidfreisetzung zusammenhängen. Diese Krankheitsbilder mit Tendenz zu überhöhtem Gefäßtonus durch mangelhafte Endothelzellfunktion umfassen Hypercholesterinämie, Atheromatose und Arteriosklerose, chronische und akute Hypertonie (hypertensive Krisen), den myokardialen Reperfusionsschaden und schließlich eine erhöhte Aktivierungsneigung von Thrombozyten (Hyperaggregabilität) bei Oberflächenläsionen und bei inkompetenter Autakoidfreisetzung.

Hypercholesterinämie und Arteriosklerose schränken die endothelvermittelte Dilatation ein

Besonders relevant ist die Funktionsstörung des Endothels bei atheromatöser Infiltration der Intima und Subintima. Sowohl bei spontan auftretender als auch bei fütterungsbedingter Atherosklerose kommt es zu einer Abschwächung oder zum Verlust der Endothel-vermittelten Dilatation (Verbeuren et al. 1986; Freiman et al. 1986; Galle u. Bassenge 1991). Verursacht wird diese Einschränkung hauptsächlich durch eine verminderte EDRF/NO-Freisetzung des erkrankten Endothels, deren genaue Ursache noch nicht bekannt ist. Die atheromatösen Gefäße haben in manchen Versuchsserien auch eine reduzierte Empfindlichkeit gegenüber EDRF/NO (Verbeuren et al. 1986), was aber von anderen Untersuchern nicht beobachtet wurde (Freiman et al. 1986; Harrison et al. 1987). Schon starke Erhöhungen des LDL-Cholesterinspiegels scheinen die endothelial-vermittelte Dilatation einzuschränken. Wahrscheinlich inaktiviert LDL den lipophilen EDRF/NO durch unmittelbare Bindung (Galle u. Bassenge 1991).

Eingeschränkte, Endothel-vermittelte Dilatation bei diätetisch-induzierter oder genetisch bedingter Atheromatose therapierbar bei Regression

Durch Endothelschädigung mittels diätetisch induzierter oder genetisch bedingter Atherosklerose kommt es zu einer fortschreitenden Abnahme der Endothel-vermittelten

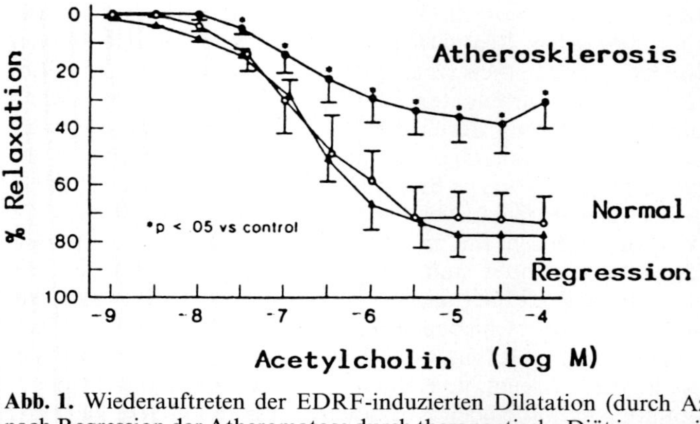

Abb. 1. Wiederauftreten der EDRF-induzierten Dilatation (durch Azetylcholin, *ACh*, stimuliert) nach Regression der Atheromatose durch therapeutische Diät in experimentell atherosklerotisch gemachten Affen. *Offene Kreise* repräsentieren normale, nicht erkrankte Kontrolltiere vor Atheromatose-Induktion. Dosis-Wirkungsbeziehungen von Gefäßsegmenten ±SD. (Nach Daten von Harrison et al. 1987)

Dilatation, wobei die Dilatation auf exogen zugeführte, NO-freisetzende Substanzen (Nitrovasodilatatoren) erhalten bleibt. Unter dieser Bedingung war bei Patienten z. B. mit Koronarsklerose eine flußabhängige (endothelvermittelte) Dilatation praktisch verschwunden (Selwyn et al. 1989). Bei konsequenter Therapie mit Lipidsenkern und forcierter diätetischer Behandlung konnte eine Verbesserung der flußabhängigen Dilatation an den Koronararterien schon nach 2 Monaten Therapie nachgewiesen werden (Vekshtein et al. 1989).

Ein Wiederauftreten einer rezeptorgekoppelten, Endothel-vermittelten Dilatation nach Diät-induzierter Regression der Atheromatose konnte auch in einer Reihe von Tierexperimenten bei Hunden und Affen und in In-vitro Experimenten an Koronargefäßsegmenten (Harrison et al. 1987) gut belegt werden. Wie in Abb. 1 dargestellt, kommt es durch die experimentelle Atheromatose zu einer mehr als 50%igen Einschränkung der endothelvermittelten Dilatation. Nach einer 6wöchigen Regressionsdiät kehrt die endotheliale Dilatation wieder auf den normalen Ausgangswert zurück, obwohl die anatomischen Veränderungen (besonders die Intimaverdickungen als Diffusionsbarriere) teilweise bestehen bleiben.

Bei chronischer Hypertonie ist die endothelvermittelte Dilatation deutlich reduziert

Schon bei experimentell erzeugten akuten Hochdruckphasen – vergleichbar mit den Hochdruckkrisen bei Patienten – kommt es zu deutlichen Einschränkungen der endothelvermittelten Vasodilatation bzw. zu Konstriktionen, besonders deutlich sichtbar bei Stimulation mit intraarteriellem Serotonin (Lamping et al. 1986). Wie auch nach Erzeugung von Atheromatose bei Affen zu beobachten ist, kommt es bei intraarterieller Injektion von Serotonin zu ausgeprägten Gefäßkonstriktionen anstatt zu Dilatationen wie bei normalen, nicht-atheromatösen Kontrollen (Heistad et al. 1987). Schon nach kurzen Phasen von experimenteller Hypertonie im Koronarsystem (Perfusionsdruck >200 mmHg) sind die endothelvermittelten Dilatationen weitgehend eingeschränkt, teilweise überwiegen auch die direkten HT_2-Rezeptor-vermittelten Konstriktionen. Das Ausmaß dieser Dilatationseinschränkung bzw. der daraus resultierenden Konstriktionen hängt deutlich sowohl von der Höhe des Blutdruckes als auch von der Dauer der Hypertonie ab (Lamping et al. 1986).

Auch chronische Hochdruckzustände führen zu einer starken Einschränkung der Endothel-vermittelten Vasodilation im Tierexperiment, wie in Abb. 2 gezeigt (Lüscher

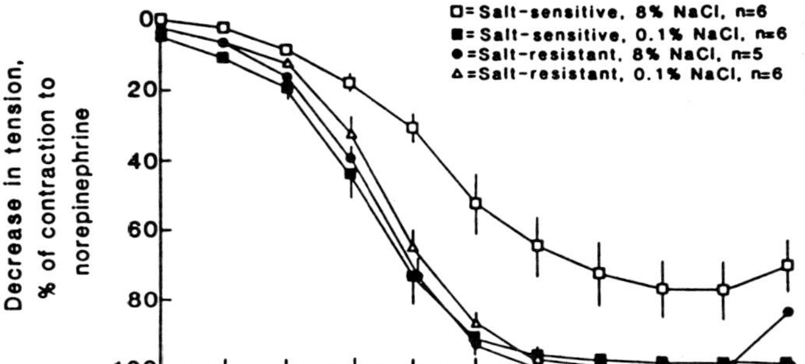

Abb. 2. Mangelhafte EDRF-induzierte (durch Azetylcholin, *ACh*, stimulierte) Dilatation (±SD) bei chronischer Hypertonie in salz-empfindlichen salzreich ernährten (8% NaCl *offene Quadrate*) Dahl-Ratten. Bei salz-unempfindlichen oder salzarm (0.1% NaCl) ernährte Ratten ist die endothelvermittelte Dilatation voll erhalten. (Vereinfachte Darstellung nach Daten von Lüscher et al. 1987)

et al. 1987a). Auch bei Hochdruckpatienten ist die endothelvermittelte Vasodilatation (z. B. in den Extremitäten) eingeschränkt (Linder et al. 1990). Nach einer konsequenten antihypertensiven Therapie kehrt die endothelvermittelte Dilatation wieder zurück (Lüscher et al. 1987b). Ob es sich bei einer mangelhaften EDRF/NO-Freisetzung um eine hochdruckerzeugende Teilkomponente oder nur um eine Folge von Hypertonie handelt, ist noch nicht geklärt. Pharmakologische Hemmung der NO-Freisetzung durch stereospezifische Antagonisten führt nämlich zu hypertensiven Zuständen mit Zunahme des totalen, peripheren Gefäßwiderstandes (Übersicht bei Bassenge u. Heusch 1990).

Die endohelvermittelte Dilatation ist nach Einwirken von Sauerstoff-Radikalen deutlich reduziert

Nach Ischämiephasen kommt es durch verschiedene Mechanismen in der Reperfusionsphase (Reaktionen über Xanthinoxydase, Myeloperoxidase oder NADPH-Oxydase) u. a. durch die Aktivierung von Granulozyten zur Freisetzung von Sauerstoffradikalen im Gewebe wie z. B. Myokard und Koronarsystem. Dann reichen die entsprechenden Abbau-Enzymaktivitäten (z. B. der Katalase und Superoxyd-Dismutase für die Umwandlung von O_2) nicht mehr aus, um die plötzlich verstärkt anfallenden Radikale rechtzeitig zu inaktivieren. Diese bewirken dann eine fast vollständige Einschränkung der endothelvermittelten Dilatation im Koronarsystem (vgl. Abb. 3) (Stewart et al. 1988). Neben Schädigungen am kontraktilen Apparat bzw. am sarkoplasmatischen Retikulum scheint es beim Reperfusionsschaden nach Ischäme also auch zu Perfusionsstörungen zu kommen, die sich auf diesen Verlust der endothelialen Dilatationskapazität zurückführen lassen und zu dem „no-reflow-Phänomen" nach erfolgreicher Gefäßeröffnung beitragen.

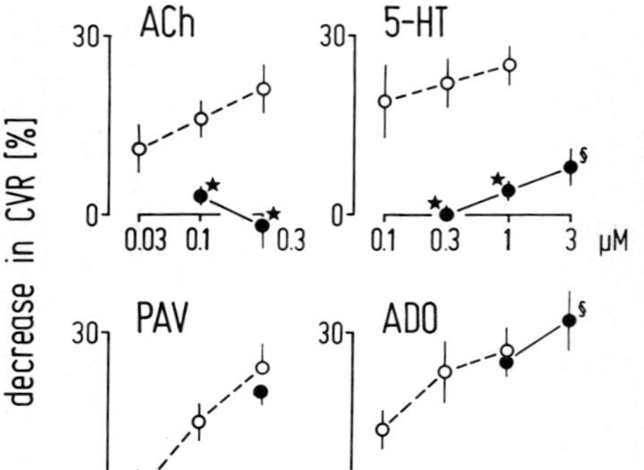

Abb. 3. Suppression der EDRF/NO-stimulierten Dilatation (nach Azetylcholin- (*ACh*), und Serotoninstimulierung) durch Applikation von experimentell erzeugten (Platin- u. Eisenelektrode) Sauerstoffradikalen. Kontrollwerte: *Offene Kreise*. Während Administration von Radikalen: *Ausgefüllte Punkte mit durchgezogenen Linien*. Dilatation bei Experimenten an flußkonstant salin-perfundierten Kaninchenherzen (±SD) dargestellt als entsprechende Perfusionsdruckabfälle. Die endothel-unabhängigen Dilatatoren Papaverin (*PAV*) und Adenosin (*ADO*) werden von der radikal-induzierten Schädigung nicht betroffen (*unten*). (Vereinfachte Darstellung nach Daten von Stewart et al. 1988)

Diagnostische, pathophysiologische und therapeutische Aspekte einer gestörten Vasomotorik infolge Endothelzelldysfunktion

Die Intaktheit der endothelvermittelten Vasomotorik bzw. Dilatation kann auch am Patienten getestet werden. Durch intraarterielle Injektion oder Infusion kleinster Dosen von Azetylcholin (ACh), Bradykinin oder Substanz P (endothelabhängige Agonisten) kann das Endothel in einer rezeptorgekoppelten Reaktion stimuliert werden, EDRF

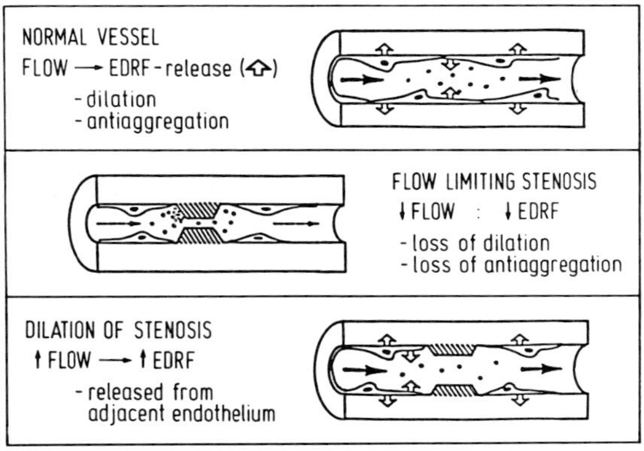

Abb. 4. Schematische Darstellung erhöhter Konstriktions- und Thrombozyten-Aggregationsbereitschaft in stenotisch erkrankten Gefäßsegmenten bei reduzierter Strömungsgeschwindigkeit und reduzierter mechanisch stimulierter (über die visköse Abscherung) EDRF/NO-Freisetzung. Bei Dilatation der Stenose kann dieser circulus vitiosus durchbrochen werden (Einzelheiten s. Text). (Nach Bassenge u. Stewart 1988)

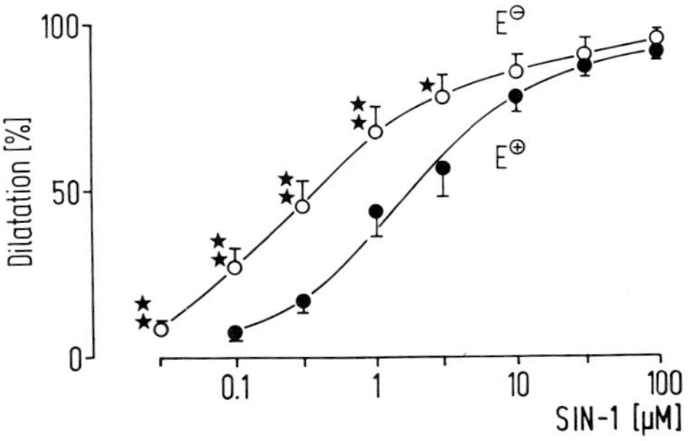

Abb. 5. Erhöhte Empfindlichkeit von Gefäßsegmenten mit geschädigtem oder fehlendem Endothel (*E*−) auf Nitrovasodilatatoren im Vergleich zu endothelintakten Gefäßsegmenten (*E*+). Dilatationsfähigkeit von Kaninchengefäßsegmenten bei steigenden Dosierungen von SIN-1 (±SD). bei Gefäßen ohne Endothel (*E*−; *o*) sind die Dosis-Wirkungsbeziehungen signifikant nach links zu niedrigeren Dosen verschoben. (Nach Busse et al. 1989)

bzw. NO freizusetzen. Die dadurch induzierte Gefäß-Dilatation kann dosisabhängig angiographisch gemessen werden (Übersicht bei Bassenge u. Heusch 1990). Je nach endothelialer Funktionseinschränkung ist der Dilatationseffekt eingeschränkt; bei Stimulation mit steigenden Azetylcholindosen kommt es schließlich zu Koronarkonstriktionen, weil die direkte, muskarinerg-vermittelte Wirkung (Konstriktion) von ACh auf die glatte Muskulatur (bei Menschen und Primaten besonders ausgeprägt) gegenüber der endothelvermittelten NO-induzierten Dilatation überwiegt.

Die endotheliale EDRF/NO-Freisetzung im arteriellen System erfolgt aber nicht nur rezeptorgekoppelt durch verschiedene Agonisten, sondern auch mechanisch stimuliert über die wechselnde Scherkraft der an der Endotheloberfläche jeweils einwirkenden Blutströmung (Bassenge 1989). Diese strömungs- oder flußabhängige Dilatation bewirkt eine adäquate funktionelle Dilatation der zuführenden Gefäßabschnitte bei steigendem Sauerstoffbedarf der nachgeschalteten Gewebsabschnitte (Übersicht bei Bassenge u. Münzel 1988). Bei fehlender oder mangelhafter Endothelfunktion während Koronargefäßerkrankung z. B. bleibt diese Regulation aus, vielmehr können die im Blut zirkulierenden Agonisten nun direkt (ohne die modulierende bzw. „abpuffernde" Endothelfunktion) an der Gefäßmuskulatur angreifen und dort inadäquate Konstriktionen auslösen. Verstärkt wird diese Tendenz noch durch eine bei EDRF/NO-Mangel gleichzeitig auftretende, verstärkte Plättchenadhäsion und -aggregation, wobei konstriktive Agonisten (Serotonin, ATP, TXA_2 PAF, PDGF), die bei intakter Endothelfunktion erst gar nicht entstehen oder zumindest nicht wirksam werden können, dann direkt auf die angrenzende Gefäßwand einwirken.

Unter pathophysiologischen Verhältnissen kann sich hieraus ein circulus vitiosus ausbilden (s. Abb. 4) (Bassenge u. Stewart 1988). Durch das Auftreten einer Gefäßstenose wird die Durchströmung abgedrosselt. Die scherkraftinduzierte ERDF- bzw. NO-Freisetzung sinkt ab, der damit verbundene Dilatationsstimulus entfällt. Gleichzeitig entfällt die NO-vermittelte Wirkung der Gefäßwand auf die Thrombozyten. Dabei vermindert sich ihr cGMP-Gehalt (Busse et al. 1987), sie werden adhäsiv, aggregieren und sezernieren konstriktive Agonisten (Bassenge et al. 1989), die die Leitfähigkeit des Gefäßsystems weiter herabsetzen, bis es zu einem Sistieren der Strömung kommen kann.

Therapeutisch sind die Nitrovasodilatatoren (besonders die direkt NO-freisetzenden Dilatatoren Nitroprussidnatrium und SIN-1, der aktive Meitabolit des Molsidomins) in der Lage, diesen circulus vitiosus zu durchbrechen. Sie können die fehlende NO-Freisetzung im Gefäß- und besonders im Koronarsystem teilweise ersetzen und bewirken eine Dilatation. Diese ist interessanterweise besonders ausgeprägt in den Abschnitten, die eine Einschränkung der Endothelfunktion aufweisen (also besonders in den atheromatösen Abschnitten). In diese Richtung weisende Befunde wurden auch von Rafflenbeul et al. (1989) erhoben. Werden die stenotischen Abschnitte dilatiert (entweder pharmakologisch oder mechanisch mit dem Ballonkatheter), so kommt es durch die verstärkte Strömung zu einer vermehrten NO-Freisetzung im Gefäß- bzw. Koronarsystem, zu einer Verstärkung der Dilatation und der Antiaggregation. Wie in Abb. 5 (Busse et al. 1989) gezeigt, haben die Nitrovasodilatatoren wie SIN-1 die Eigenschaft, endotheldenudierte oder -geschädigte Gefäßsegmente (solange sie noch dehnbar sind) besonders stark zu relaxieren. lnteressanterweise datieren also gerade diejenigen atheromatösen Abschnitte, bei denen eine Dilatation besonders notwendig und erwünscht ist!

Literatur

1. Bassenge E (1989) Flow-dependent regulation of coronary vasomotor tone. Eur Heart J 10 (Suppl. F):22–27 – 2. Bassenge E, Heusch G (1990) Endothelial and neuro-humoral control of coronary blood flow in health and disease. Rev Physiol Biochem Pharmacol 116:77–165 – 3. Bassenge E, Münzel T (1988) Consideration of conduit and resistance vessels in regulation of blood flow. Am J Cardiol 62:40E–44E – 4. Bassenge E, Stewart DJ (1988) Interdependence of pharmacologically-induced and endothelium-mediated coronary vasodilation in antianginal therapy. Cardiovasc Drugs 2:27–34 – 5. Bassenge E, Busse R, Pohl U (1989) Hemmung der Thrombozytenaggregation und -adhäsion durch EDRF und deren pathophysiologische Bedeutung (Inhibition of platelet-aggregation and -adhesion by EDRF: pathophysiological significance). Z Kardiol 78 (Suppl 6):54–58 – 6. Busse R, Lückhoff A, Bassenge E (1987) Endothelium-derived relaxent factor inhibits platelet activation. Naunyn-Schmiedebergs Arch Pharmacol 336:566–571 – 7. Busse R, Pohl U, Mülsch A, Bassenge E (1989) Modulation of the vascodilator action of SIN-1 by the endothelium. J Cardiovasc Pharmacol 14:81–85 – 8. Freimann PC, Mithcell GG, Heistad DD, Amstron ML, Harrison DG (1986) Atherosclerosis impairs endothelium-dependent vascular relaxation to acetylcholine and thrombin in primates. Cir Res 58:783–789 – 9. Furchgott RF, Zawadzki JV, Cherry PD (1981) Role of endothelium in the vasodilator response to acetylcholine. In: Vanhoutte PM, Leusen I (eds) Vasodilation. Raven Press, New York, pp 49–66 – 10. Galle J, Bassenge E. Einfluß der low density Lipoproteine auf die Vasomotorik. Z Kardiol 1991 (in press) – 11. Harrison DG, Armstrong ML, Freiman PC, Heistad DD (1987) Restoration of endothelium-dependent relaxation by treatment of atherosclerosis. J Clin Invest 80:1808–1811 – 12. Heistad DD, Mark AL, Marcus ML, Piegors DJ, Armstong ML (1987) Dietary treatment of atherosclerosis abolishes hyperresponsiveness to serotonin: implications for vasospasm. Circ Res 61:346–351 – 13. Lamping KG, Dole WP (1987) Acute hypertension selectively potentiates constrictor responses of large coronary arteries to serotonin by altering endothelial function in vivo. Circ Res 61:904–913 – 14. Linder L, Kiowski W, Buhler FR, Luscher TF (1990) Indirect evidence for release of endothelium-derived relaxing factor in human forearm circulation in vivo – blunted response in essential hypertension. Circulation 81:1762–1767 – 15. Lüscher T, Raij L, Vanhoutte PM (1987a) Endothelium-dependent vascular responses in normotensive and hypertensive Dahl rats. Hypertension 9:157–163 – 16. Lüscher T, Vanhoutte PM, Raij L (1987b) Antihypertensive treatment normalizes decreased endothelium-dependent relaxations in rats with salt-induced hypertension. Hypertension 9 (Suppl. III):III193–III197 – 17. Rafflenbeul W, Bassenge E, Lichtlen P (1989)

Konkurrenz zwischen endothelabhängiger und Nitroglycerin-induzierter koronarer Vasodilatation. Z Kardiol 78 (Suppl 2):45–47 – 18. Stewart DJ, Pohl U, Bassenge E (1988) Free radicals inhibit endothelium-dependent dilation in the coronary resistence bed. Am J Physiol 255:H765–H769 – 19. Vekshtein VI, Yeung AC, Vita JA, Nabel EG, Fish RD, Bittl JA, Selwyn AP, Ganz P (1989) Fish oil improves endothelium-dependent relaxation in patients with coronary artery disease. Circulation (abstract); 80 (Suppl. II):II-434 – 20. Verbeuern TJ, Jordeans FH, Zonnekeyn LL, Van Hove CE, Herman AG (1986) Effect of hypercholesterolemia on vascular reactivity in the rabbit. I. Endothelium-dependent and endothelium-independent contractions and relaxations in isolated arteries of control and hypercholesterolemic rabbits. Circ Res 58:552–564

Zellbiologie der Gefäßwand und Arteriosklerose

P. C. Dartsch (Physiologisches Institut I der Universität Tübingen)

1. Die Pathobiologie der Atherosklerose

Die Arterienwand von Säugetieren besteht grundsätzlich aus drei Schichten, der Intima, Media und Adventitia. Sie unterscheiden sich in Struktur und Funktion voneinander (zur Übersicht, siehe [30, 36]. Intima und Media resp. Endothelzellen und glatte Muskelzellen besitzen für die Entstehung und Entwicklung der Arteriosklerose eine Schlüsselfunktion, da es nach einer Änderung der Endotheleigenschaften oder einem direkten Mediatrauma zu einer Migration und Proliferation von Mediamyozyten in den subendothelialen Raum kommen kann. Glatte Muskelzellen bilden somit neben Makrophagen die zelluläre Hauptkomponente einer atherosklerotischen Plaque. Es bestehen aber auch Anhaltspunkte dafür, daß nicht nur die Mediamyozyten an der Verengung des Gefäßlumens beteiligt sind, sondern auch myointimale Zellen, die von Orekhov et al. [28] in Plaques der Gefäße des Menschen gefunden und als „stellate cells" bezeichnet wurden.

Unter dem Begriff der „Atherosklerose" versteht man nach der Definition der Weltgesundheitsorganisation (WHO) eine variable Kombination von Intimaveränderungen, bestehend aus Fettsubstanzen, komplexen Kohlenhydraten, Blut, Blutbestandteilen, Bindegewebe und Calciumablagerungen, die verbunden sind mit Veränderungen der Arterienmedia. Abbildung 1 stellt zur Verdeutlichung in einer schematischen Darstellung die Hauptkomponenten einer fortgeschrittenen und klinisch bedeutsamen atheromatösen Plaque dar.

Epidemiologische, biochemische und zellbiologische Studien haben gezeigt, daß die Atherosklerose des Menschen ein multifaktorielles Ursachengefüge hat [24, 25, 32, 42]. Im Vordergrund stehen dabei atherogene Risikofaktoren wie zum Beispiel die Hyperlipidämie und Hypercholesterinämie, Nikotinabusus, Diabetes mellitus, arterielle Hypertension und lokale hämodynamische Faktoren (mechanische Kräfte, Störungen des Wandbaues, Entzündung). Sie begünstigen die Entwicklung der Atherosklerose und haben für die verschiedenen Organe eine unterschiedlich große Bedeutung.

Die strukturellen und funktionellen Veränderungen der Gefäßwand bei der Atherosklerose sind mannigfaltig. Die Vielzahl der Einzelbeobachtungen hat zu zahlreichen Theorien über die Entstehung der Atherosklerose geführt. Es besteht jedoch Übereinstimmung darüber, daß auf zellulärer Ebene die Migration und Proliferation der Mediamyozyten in den Subendothelialraum unter Bildung einer kissenförmigen Verengung des Arterienlumens eine der entscheidenden Komponenten in der Frühphase der Atherosklerose darstellt [32, 33]. Aus diesen Gründen ist die Untersuchung des Wachstums und der Differenzierung von Gefäßwandzellen, insbesondere der glatten Muskelzellen, nicht nur für das Verständnis der Vorgänge bei der Atherogenese bedeutsam, sondern auch für die Primär- und Sekundärprävention und für die Therapie von Patienten mit Atherosklerose.

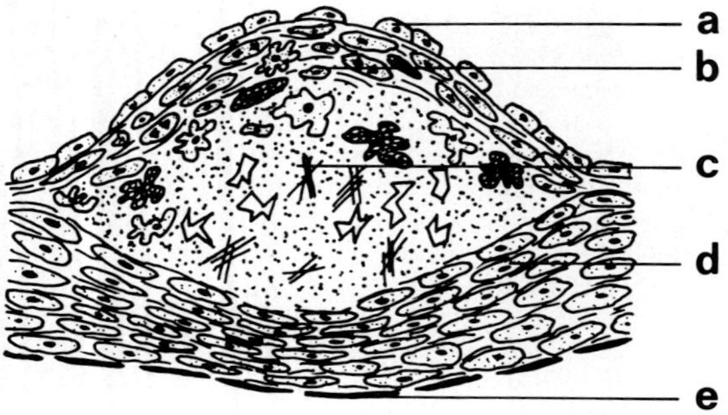

Abb. 1. Schematische Darstellung der Hauptkomponenten einer fortgeschrittenen und klinisch bedeutsamen fibro-atheromatösen Plaque. **a** lückenhaft erhaltenes Endothel; **b** fibromuskuläre Kappe mit eingewanderten glatten Muskelzellen und Makrophagen, Kollagenbündeln, extrazellulären und intrazellulären Lipideinlagerungen; **c** nekrotisches Zentrum mit Zelldebris, Cholesterin- und Calciumablagerungen; **d** Muskelzellschichten der Media unter der Plaque sind die Muskelzellen und elastischen Lamellen stark zusammengedrängt; **e** Lamina elastika externa

2. Kulturen von Gefäßwandzellen und ihr Stellenwert in der heutigen Arterioskleroseforschung

Seit etwa 1970 ist man in der Lage, Endothelzellen und glatte Muskelzellen von einigen Spezies zu kultivieren und zur Zellteilung anzuregen [23, 31, 41]. Trotz des expansiven Forschungsgebietes mit einer Flut von Veröffentlichungen, sind die Berichte über Untersuchungen an kultivierten Gefäßwandzellen des Menschen relativ selten. Gerade zellbiologische Studien an glatten Muskelzellen aus atherosklerotischen Plaques des Menschen sind wegen der Schwierigkeit des experimentellen Ansatzes mit bisher nur einigen wenigen Publikationen repräsentiert.

Durch die Möglichkeit der Kultivierung von Zellen – vornehmlich aus der Gefäßwand von Tieren – ergaben sich in den letzten Jahren zahlreiche neue Erkenntnisse über die Funktion, Differenzierung und das Wachstum von Endothelzellen und glatten Muskelzellen. In neuerer Zeit werden Kulturen von Gefäßwandzellen immer stärker zur Lösung von Problemstellungen der Pathobiologie und Therapie der Atherosklerose eingesetzt. Neben Tiermodellen [2, 37, 38] stellt die Zellkultur einen wertvollen Ansatzpunkt für experimentelle Studien zur Arterioskleroseforschung und als Prescreening-Verfahren zur Austestung von Hemmstoffen der Atherogenese dar. Dabei nimmt die Kultivierung von Zellen der Gefäßwände des Menschen einen immer größer werdenden Raum ein, da im Vergleich zur Tier-Zellkultur die Übertragbarkeit der experimentellen Daten auf die in vivo-Situation von Patienten erheblich verbessert wird. Trotzdem sollten Reinkulturen von Gefäßwandzellen nur als eine erste Stufe eines langwierigen Auswahlverfahrens für den therapeutischen Einsatz eines Wirkstoffes angesehen werden, da in vivo ein komplexer Gewebeverband vorliegt und den Wechselwirkungen zwischen den verschiedenen Zelltypen eine zentrale Bedeutung zukommt. Ein Teil dieser intrazellulären Wechselwirkungen kann in komplexeren in vitro-Systemen wie zum Beispiel Ko-Kulturen [22, 40] oder der Kultur ganzer Gefäßsegmente berücksichtigt werden, so daß eine Kaskade verschiedener Prescreening-Verfahren zur Verfügung steht.

Im Vordergrund der zellbiologischen Ansätze zum Prescreening von Hemmstoffen der Atherosklerose steht dabei in der Regel die Absicht, die Migration und Proliferation der glatten Muskelzellen zu hemmen, gleichzeitig aber die Endothelzellen weitgehend unbeeinflußt zu lassen.

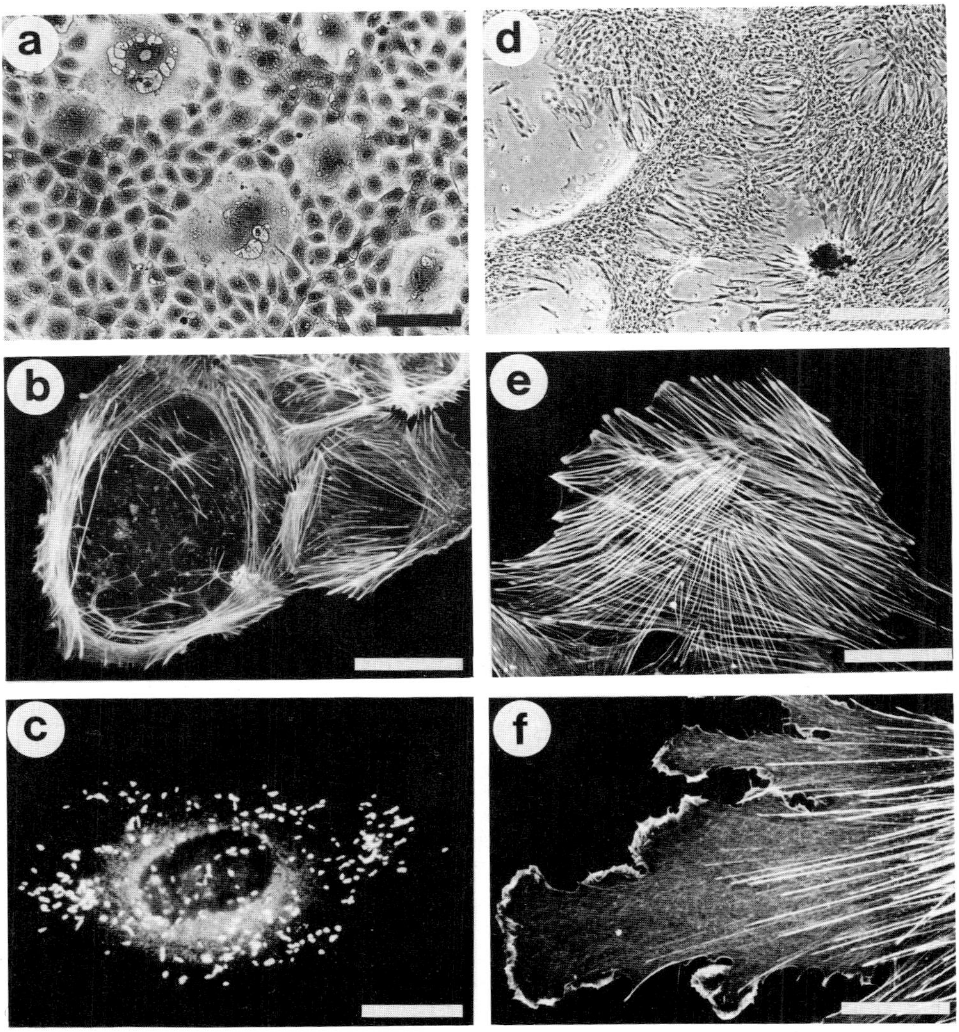

Abb. 2 a–f. Identifizierung von Endothelzellen **(a–c)** und glatten Muskelzellen (**d–f**) in Kultur. **a** Postkonfluentes „cobblestone"-Wachstumsmuster mit einigen seneszenten und vakuolisierten Zellen. **b** Marginales Aktinnetzwerk. **c** Positive Reaktion mit Antikörpern gegen das Faktor VIII-assoziierte Antigen. **d** Postkonfluentes „hill and valley"-Wachstumsmuster. **e** Positive Reaktion mit Antikörpern gegen glattmuskuläres α-Aktin. **f** Glattmuskuläres α-Aktin im Bereich der „ruffling membrane" eines Zellausläufers. Balken – 100 µm (**a**), 50 µm (**b**) 30 µm (**c**), 300 µm (**d**),50 µm (**e**) und 20 µm (**f**)

3. Die Routinekultivierung von Gefäßwandzellen des Menschen und ein Überblick über zellbiologische Testverfahren zum Prescreening von Hemmstoffen der Atherogenese

3.1 Isolierung, Identifizierung und Routinekultivierung

Die Isolierung und Kultivierung von Endothelzellen und glatten Muskelzellen aus normalen Gefäßsegmenten und aus atherosklerotischen Plaques (Primär- und Sekundärstenosen peripherer und koronarer Arterien) des Menschen wurde bereits detailliert von Dartsch et al. beschrieben [4, 10, 17–21], und soll daher nicht mehr besprochen werden. Die beiden in der Regel zur Zellisolierung verwendeten Techniken, Explantat-Methode und enzymatische Disaggregation, führen in der Mehrzahl der Fälle zu Reinkulturen von Endothelzellen und glatten Muskelzellen. Für aussagefähige experimentelle Daten müssen jedoch die Zellen eindeutig anhand morphologischer und immunologischer Kriterien identifiziert werden So können Endothelzellen des Menschen anhand folgender Kriterien identifiziert werden: Polygonale Zellgestalt, postkonfluentes „cobblestone" (Kopfsteinpflaster)-Wachstumsmuster, positive Silbernitratfärbung der Zellgrenzen nach Erreichen der Konfluenz, marginales Aktinnetzwerk, positive Reaktion mit Antikörpern gegen das Faktor VIII-assoziierte Antigen (von Willebrand-Faktor) und gegen Angiotensin-konvertierendes Enzym. Die glatten Muskelzellen des Menschen werden identifiziert durch ihre anfangs spindelförmige (Primärkulturen) und später segelförmige Zellgestalt (Subkulturen), postkonfluentes Übereinanderschichten der Zellen unter Bildung eines „hill and valley"-Wachstumsmusters, Bildung von „nodules" (=Knötchen) und ihre positive Reaktion mit Antikörpern gegen glattmuskuläres α-Aktin, glattmuskuläres Myosin und glattmuskuläres Tropomyosin (Abb. 2).

Routinemäßig werden die Gefäßwandzellen als sog. „Massenkulturen" (Aussaat etwa 10000 Zellen/cm^2) kultiviert. In der Regel sind die Zellen nach etwa zwei Populationsverdopplungen konfluent, d. h. jeder verfügbare Platz der Kulturschale ist mit Zellen besetzt. Anschließend werden die Zellen durch Trypsin/EDTA-Behandlung von der Unterlage abgelöst und in der entsprechenden Zelldichte in neue Kulturgefäße ausgesät. Sog. „dünne Massenkulturen" (Aussaat etwa 1000 Zellen/cm^2) werden zur Überprüfung der Zellgestalt angelegt. Bei der Kultivierung der Endothelzellen werden die Kulturgefäße stets mit Kollagen Typ I (Sigma Chemie, Deisenhofen) zur Verbesserung der Zelladhäsion und zur Unterdrückung von elongierten „sprouting cells" beschichtet. Zudem wird dem Kulturmedium von Endothelzellen zur Förderung des Wachstums Heparin Grad 1 (Sigma Chemie, Deisenhofen) sowie ein aus dem Rinderhirn isoliertes Mitogengemisch mit einem hohen Anteil an basischem Fibroblasten-Wachstumsfaktor (bFGF) zugesetzt.

Um für spätere Experimente gleiches Zellausgangsmaterial zu haben, werden die nicht direkt in Experimente eingesetzten Zellen in flüssigen Stickstoff bei −196 °C eingefroren und bis zu ihrer Verwendung gelagert. Durch einen eigens optimierten Einfrier- und Auftauprozeß liegt die Überlebensrate der so gelagerten Zellen – unabhängig von dem in vitro-Alter, dem Zelltyp oder der Herkunft – zwischen 80% und 90%.

3.2 Bestimmung von Populationsdynamik und Zellstatus

Das Wachstumsverhalten einer diploiden Zellkultur wird in drei Hauptphasen unterteilt: (1) Anlauf- oder lag-Phase mit einer geringen Zunahme der Zellzahl. In dieser Periode der Adaptation setzen sich die Zellen nach der Neuaussaat auf dem Substrat fest, breiten sich aus und beginnen zu metabolisieren. (2) Exponentielle Wachstumsphase oder log-Phase, die gekennzeichnet ist durch die exponentielle Zunahme der Zellzahl aufgrund der hohen mitotischen Aktivität. (3) Stationäre Phase oder Plateau-Phase. Die exponentielle Wachstumsphase adhärenter Zellen ist in der Regel dann beendet, wenn durch Zellvermehrung ein einschichtiger Zellrasen (Monolayer) entstanden ist. Die Zellkultur ist konfluent und die Zellen teilen sich – je nach dem Ausmaß ihrer Kontaktinhibition – nur noch geringfügig (glatte Muskelzellen) oder überhaupt nicht mehr (Endothelzellen).

Um die Zellproliferation oder die Populationsdynamik einer Kultur unter dem Einfluß von zum Beispiel Wirkstoffen zu untersuchen, werden 2000 bis 3000 Zellen/cm^2 in entsprechende Kulturschalen (Multiplatten) ausgesät. Nach dem vollständigen Absetzen und Ausbreiten der Zellen innerhalb von 24 Stunden wird ein Mediumwechsel vorgenommen und die zu testende Substanz in den entsprechenden Konzentrationen zugegeben. Abhängig von der Testsubstanz erfolgt ein Mediumwechsel und neue

Substanzzugabe in 1–3tägigem Abstand. In dreitägigem Abstand wird die erreichte Zellzahl sowie die Zellgrößenverteilung nach Herstellung einer homogenen Einzelzellsuspension durch Trypsin/EDTA-Behandlung mit einem Zellcounter (CASY 1; Schärfe System, Reutlingen) bestimmt. Aus den so erhaltenen Daten für einen bestimmten Testansatz lassen sich die folgenden charakteristischen Größen sowie ihre Veränderung durch den Einfluß eines Wirkstoffes ableiten: (1) Aktueller Zellstatus, d. h. Zellgrößenverteilung, mittlere Zellgröße und mittleres Zellvolumen; (2) Aussaateffizienz; (3) Anzahl der Populationsverdopplungen; (4) Verdopplungszeit; (5) kumulative Populationsverdopplungen. Weiterhin ist es möglich, sowohl Hemmwirkungen als auch proliferationsfördernde Wirkungen von Testsubstanzen zu bewerten.

3.3 Klonkulturen und Bestimmung der Klonierungseffizienz

Ein Zellklon ist eine Population von Zellen, die aus einer Einzelzelle durch mitotische Teilungen hervorgegangen ist. Für die Etablierung von Klonkulturen und zur Bestimmung der sog. „Klonierungseffizienz" werden in der Regel 20 bis 100 Zellen/cm^2 ausgesät. Um trotz der geringen Zellzahl eine ausreichend schnelle Konditionierung des Kulturmediums zu erreichen und gleichzeitig die Zellen während der gesamten Inkubationszeit von 12–14 Tagen ausreichend mit Nährstoffen zu versorgen, wird einerseits das Medienvolumen reduziert und andererseits der Serumgehalt des Kulturmediums erhöht. Beim Auszählen fixierter und gefärbter Kulturplatten werden nur Klone mit mindestens 30 Zellen (etwa 5 Verdopplungen einer Einzelzelle) berücksichtigt. Die Berechnung der Klonierungseffizienz erfolgt nach folgender Formel: Klonierungseffizienz in % = Zahl der gezählten Klone · 100/Zahl der ausgesäten Zellen. Im Gegensatz zur Aussaateffizienz (= Zahl der abgesetzten Zellen · 100/Zahl der ausgesäten Zellen) berücksichtigt die Klonierungseffizienz nicht nur die Zahl der Zellen, die sich abgesetzt und ausgebreitet haben, sondern auch die Zahl der Zellen, die in der Lage sind, sich durch Teilung zu vermehren. Die Klonierungseffizienz kann somit als Kriterium zur Bestimmung der Teilungs- und Lebensfähigkeit von Zellen in Kultur – auch unter dem Einfluß von Testsubstanzen – herangezogen werden.

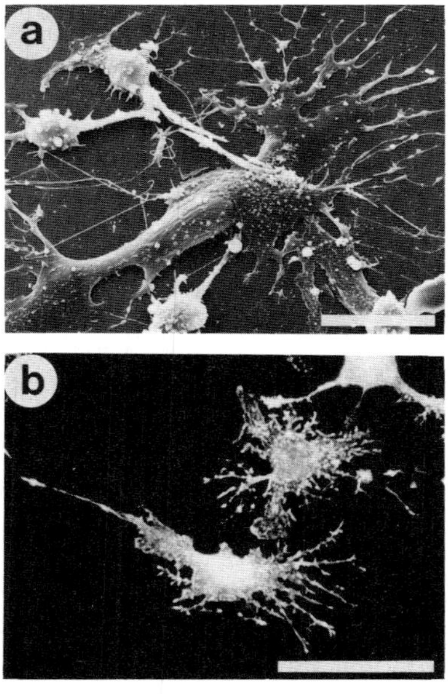

Abb. 3 a, b. Zytotoxischer Effekt bei glatten Muskelzellen nach Behandlung mit 5 µg/ml Cytochalasin B für 60 min bei 37 °C. Im oberen rasterelektronenmikroskopischen Bild (**a**) ist die Veränderung der Zellgestalt mit langen und bizarren Zellausläufern gut erkennbar; im unteren Bild (**b**) die Depolymerisation des F-Aktins in der Auflichtfluoreszenz nach Darstellung mit TRITC-Phalloidin. Balken – 30 µm (**a**) und 100 µm (**b**)

3.4 Zytotoxizitätstest

Die Untersuchung und Beurteilung der zytotoxischen Wirkung einer Substanz wird entweder im Rahmen einer Proliferationsstudie vorgenommen oder ein eigener Test wie folgt durchgeführt: Aussaat von 10000 Zellen/cm^2 mit nachfolgender mehrtägiger Inkubation in Kulturmedium. Danach Zugabe der zu testenden Konzentrationen eines Wirkstoffes. Nach einer entsprechenden Einwirkzeit, die in der Regel von der zu testenden Substanz abhängt, werden die zytotoxischen Effekte anhand folgender Kriterien bewertet (Abb. 3): Zellgestalt, Bildung langer zytoplasmatischer Ausläufer, intrazelluläre Vakuolenbildung, Lyse der Zellen, Zellmembranschäden, Abrunden und Ablösen der Zellen, Erscheinungsbild und Lage von Zellkern, Mitochondrien und von Zytoskelettstrukturen (Aktinfilamente, Mikrotubuli, Intermediärfilamente). Der Prozentsatz der toten Zellen wird entweder durch Trypanblau-Ausschluß oder durch Vitalfärbung mit Fluoresceindiacetat und Ethidumbromid bestimmt [11, 19, 21].

3.5 Zellmigrationstest

Die meisten Zelltypen sind in der Lage, sich aktiv auf einer Unterlage fortzubewegen. Zur Durchführung des Migrationstestes werden die Zellen bis zur Konfluenz und danach für weitere 2 Tage in Ruhekulturmedium (=Kulturmedium mit reduziertem Serumgehalt zur Unterdrückung der Zellteilung) inkubiert. Der Zellrasen wird dann in einer Modifikation der Methode von Bürk [3] mit Hilfe einer Rasierklinge und eines Wattestäbchens „verletzt", d.h. ein zellfreier Raum geschaffen [12]. Nach dem Waschen in Phosphatpuffer und einem Mediumwechsel mit Zugabe des Wirkstoffes wird für weitere 48 Stunden in Ruhekulturmedium weiter inkubiert. Nach Fixierung und Färbung der Zellen wird in der Regel die Zahl der ausgewanderten Zellen/mm Wundrandlänge durch Zählen der Zellkerne jenseits des Wundrandes bestimmt. Unter Berücksichtigung der Migrationsstrecke lassen sich zudem auch dreidimensionale Migrationsmuster erstellen, die wiederum zelltypspezifisch sind (Abb. 4).

3.6 Deckglaskulturen

Zur Untersuchung der Zytoskelettstrukturen in kultivierten Zellen und deren Veränderung durch die Einwirkung einer Testsubstanz, werden die Zellen in einer Dichte bis zu 10000 Zellen/cm^2 auf entfettete runde Glas-Deckgläser (∅13–17 mm) in 12-Loch-Kulturplatten ausgesät. Nach dem vollständigen Absetzen und Ausbreiten der Zellen und nach der Inkubation mit der betreffenden Testsubstanz werden die Zellen fixiert und die entsprechenden Zytoskelettstrukturen durch indirekte Immunfluoreszenz-Mikroskopie dargestellt [5–7].

3.7 Zeitraffer-Video-Mikrofotografie

Zur kontinuierlichen Aufzeichnung des Zellverhaltens sowie zur Dokumentation eines zytotoxischen Effektes einer Substanz [8, 14] wird ein U-matic Zeitraffer-Videosystem (AVT Horn, Aalen) verwendet, das mit einem Inversmikroskop (Diaphot TMD; Nikon, Düsseldorf) gekoppelt ist. Das Mikroskop selbst ist mit einer Inkubationskammer ausgestattet, welche Temperaturkonstanz bei 37° C gewährleistet. Einer Veränderung des pH-Wertes durch die geringe CO_2-Konzentration der Luft im Vergleich zum Brutschrank (=7% CO_2-Gehalt) kann durch Pufferung des Kulturmediums mit 15 mM HEPES und Abdichten des Kulturgefäßes vorgebeugt werden. In der Regel sind Zeitraffer-Faktoren zwischen 500× (=24 h in der Realität werden auf etwa 3 min gerafft) und 2500× (=24 h in der Realität werden auf etwa 36 sec gerafft) optimal geeignet.

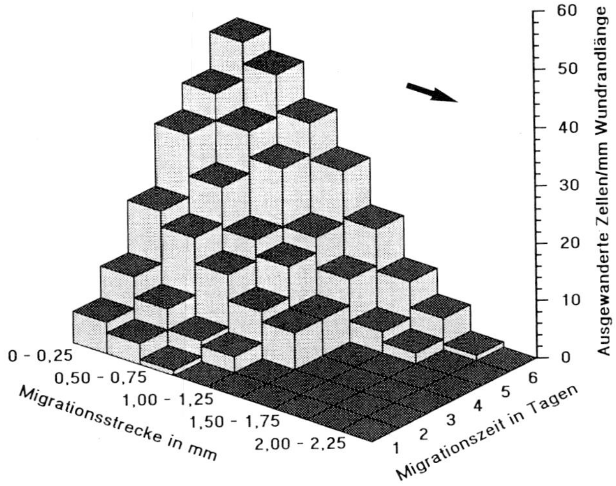

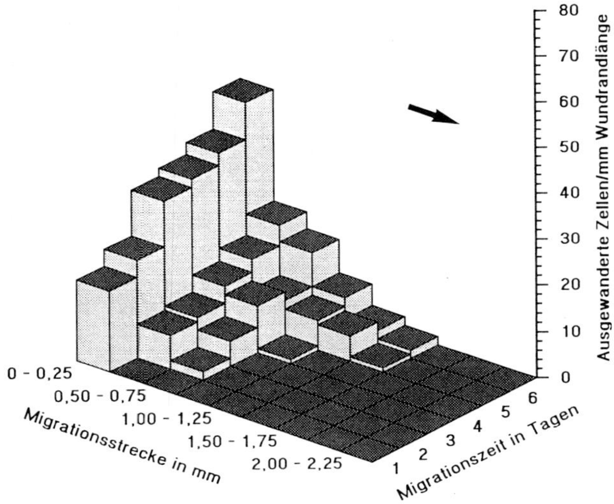

Abb. 4. Dreidimensionales Migrationsmuster von kultivierten Endothelzellen (*oberes Bild*) und kultivierten glatten Muskelzellen (*unteres Bild*). Beachte, daß Endothelzellen als geschlossene Zellschicht migrieren, während glatte Muskelzellen als Einzelzellen auswandern. Der *Pfeil* verdeutlicht die Migrationsrichtung der Zellen

4. Das Konzept der photodynamischen Therapie der Atherosklerose als Beispiel für die Möglichkeiten des zellbiologischen Prescreenings

Allen heute verwendeten Verfahren (operativer Eingriff, Atherektomie, Ballondilatation, Laserangioplastie etc.) zur Rekanalisierung von Gefäßen mit lokal begrenzten hochgradigen Stenosen und Verschlüssen ist gemeinsam, daß nach dem angioplastischen Eingriff mit einer hohen Restenosierungsrate von über 20% gerechnet werden muß. Die Human-Zellkultur bietet nun durch die selektive Kultivierung von glatten Muskelzellen und Endothelzellen aus der normalen Gefäßwand sowie von glatten Muskelzellen aus atherosklerotischen Plaques (Primär- und Sekundärstenosen) die Möglichkeit, potentielle antiproliferative und antimigratorische Wirkstoffe gezielt austesten zu können. Ein erfolgversprechender Ansatzpunkt zur Reduktion dieser hohen Restenosierungsrate nach Angioplastie könnte nach den bisherigen in vitro-Untersuchungen die „photodynamische Lasertherapie" darstellen. Während die anderen o.g. Verfahren nicht beliebig wiederholbar sind, kann eine solche photodynamische Therapie unter Umständen wiederholt eingesetzt werden oder den angioplastischen Verfahren, die dann speziell zur Enfernung des kalzifizierten Gewebes bei fortgeschrittenen Primärstenosen eingesetzt würden, nachgeschaltet sein. Die generelle Photosensibilisierung von Patienten nach systemischer Gabe von Photosensibilisatoren könnte durch eine lokale Einwirkung mittels spezieller Kathetersysteme vermieden werden.

Unter dem Begriff der „photodynamischen Therapie" versteht man das Einbringen von photosensibilisierenden Substanzen in Gewebe, die nach Lichtexposition die zellulären Bestandteile durch die Bildung hochreaktiver Zwischenprodukte zerstören. Für die photodynamischen Verfahren ist Sauerstoff notwendig, während bei den „phototoxischen Verfahren" die Photosensibilisatoren auch ohne Licht zu toxischen Reaktionen angeregt werden. Allgemein läßt sich der Wirkmechanismus der photodynamischen Reaktion vereinfacht wie folgt formulieren:

(1)	Sensibilisator + Photon	Sensibilisator*	(Lebensdauer: 10^{-9} sec)
(2)	Sensibilisator* + O_2	Sensibilisator + Singulett-O_2	(Lebensdauer: 10^{-4} sec)
(3)	Singulett-O_2 + Gewebe	Zytolyse	

(Sensibilisator*: angeregter/aktivierter Sensibilisator)

Eine der erfolgversprechendsten Substanzgruppen für die photodynamische Therapie sind die Hämotoporphyrin-Derivate, die chemisch zu den Porphyrin-Farbstoffen gehören. Solche Hämatoporphyrin-Derivate akkumulieren vermehrt in Tumoren und dienen so einerseits als Photomarker in der Tumordiagnostik und andererseits nach Lichtexposition des Tumorgewebes als photodynamisch wirksame Substanzen für die Tumortherapie. Erst in den letzten Jahren wurde gezeigt, daß die Hämatoporphyrin-Derivate auch in der atherosklerotischen Plaque akkumulieren [26, 29, 34, 35]. Die Untersuchung im Tiermodell nach Markierung mit Hämatoporphyrin-Derivat und anschließender Lichtexposition zeigte die photodynamische Wirksamkeit der Substanz auch an atherosklerotischen Plaques in vivo [27, 39].

Basierend auf diesen Untersuchungen wurde die Wirkung der photosensibilisierenden Substanzen auch in der Human-Zellkultur systematisch getestet. Die Ergebnisse dieser Untersuchungen zeigten die verstärkte Akkumulation von Dihämatoporphyrin-Ester und -Ether (DHE) in kultivierten glatten Muskelzellen aus atherosklerotischen Plaques im Vergleich zu glatten Muskelzellen aus der normalen Arterienwand [13, 16]. Auch ohne Lichtexposition und damit Photoaktivierung verursachte DHE in therapeutisch angewendeten Konzentrationen eine dosisabhängige Hemmung der Zellproliferation [15]. Durch zusätzliche Bestrahlung von DHE-markierten Zellen mit UV-Licht einer Wellenlänge von 365 nm und verschiedenen Energiedichten (maximal 1200 mJ/cm^2) wurde die Sensitivität der Plaquezellen weiter erhöht [14].

Von großer Bedeutung für den möglichen therapeutischen Einsatz von DHE sind die Ergebnisse über das Verhalten der überlebenden glatten Muskelzellen nach DHE-Markierung, Lichtexposition und erneuter mehrtägiger Inkubation. Hier zeigte sich, daß die zunächst nach 24 Stunden noch überlebenden Plaquezellen innerhalb der nächsten Tage ebenfalls zugrunde gingen. Völlig unterschiedlich verhielten sich dagegen die glatten Muskelzellen aus der normalen Gefäßwand. Die hier überlebenden Zellen begannen innerhalb von 24–48 Stunden nach Bestrahlung mit erneuter Proliferation, wobei sich die Teilungsrate im Vergleich zur Situation vor der Bestrahlung nicht veränderte [9, 13].

Wie ebenfalls bereits dokumentiert [14], zeigte die Video-Zeitraffer-Mikrofotografie, daß die Zellteilung der glatten Muskelzellen, die mit DHE markiert und bestrahlt worden waren, in der Metaphase blockiert wurde. Weiterhin wiesen die Zellen innerhalb der ersten 4 Stunden nach Bestrahlung zunächst eine abnorm hohe Membranaktivität auf, kontrahierten danach unter Ausbildung „blasenartiger Eruptionen" der Zellmembran und rundeten sich entweder ab oder lysierten vollständig unter Zurücklassung ihrer extrazellulären Matrix. Die Untersuchung der Zytoskelett-Strukturen ergab den raschen Zerfall von Aktinfilamenten und Mikrotubuli. Die morphologischen Veränderungen sind außerdem anhand rasterelektronenmikroskopischer Aufnahmen in Ref. 13 dokumentiert.

Neuere und bisher unveröffentlichte Untersuchungen an kultivierten Endothelzellen des Menschen zeigen, daß dieser Zelltyp, der ja bei systemischer Gabe direkt mit dem Photosensibilisator in Kontakt kommt, in seinem Proliferationsverhalten genauso stark gestört wird wie die sensitiven glatten Muskelzellen aus atherosklerotischen Plaques. Im Gegensatz zu diesen jedoch ist die Vitalitätsrate der Endothelzellen nach DHE-Markierung und Lichtexposition signifikant höher. Die Ergebnisse der Human-Zellkultur rechtfertigen m. E. die weitergehenden Untersuchungen in entsprechenden Tiermodellen. Aber erst diese Untersuchungen können letzten Aufschluß darüber geben, ob das Konzept einer „photodynamischen Therapie der Atherosklerose" auch in der Klinik Anwendung finden kann.

Literatur

1. Benninghoff A, Goerttler K (1975) Die Wandstruktur der Blutgefäße. In: Ferner H, Staubesand J (Hrsg) Lehrbuch der Anatomie des Menschen, 10. Auflage. Urban & Schwarzenberg, München Berlin Wien, pp 419 – 2. Betz E, Schlote W (1979) Responses of vessel walls to chronically applied electrical stimuli. Basic Res Cardiol 74:10–20 – 3. Bürk RR (1973) A factor from a transformed cell line that affects cell migration. Proc Natl Acad Sci USA 70:369–372 – 4. Dartsch PC (1987) Kultivierung von Gefäßwandzellen. Mikrokosm 76:198–206 – 5. Dartsch PC (1987) Das Zellskelett kultivierter Gefäßwandzellen. Mikrokosm 76:33–39 – 6. Dartsch PC (1990) Darstellung von Zytoskelett- und Zelloberflächenproteinen in kultivierten Gefäßwandzellen und Gewebeschnitten durch indirekte Immunfluoreszenz. Labormed 12:565–577 – 7. Dartsch PC (1990) Einbettungsmedien für die Auflichtfluoreszenz-Mikroskopie. Eine vergleichende Untersuchung an Strukturen des Zytoskeletts kultivierter Epithelzellen aus der Linsenkapsel des Rinderauges. Labormed 13:450–456 – 8. Dartsch PC (1990) Time-lapse video microscopy. Micr Anal 15:31 – 9. Dartsch PC (1990) Photodynamische Therapie vaskulärer Stenosen? Veränderungen in kultivierten Plaquezellen des Menschen während der photodynamischen Reaktion in vitro. Phlebol Prokt 19:164–170 – 10. Dartsch PC, Bauriedel G, Höfling B, Betz E (1989) Cell culture of human atheromatous plaque material. In: Höfling B, v Pölnitz A (eds) Interventional cardiology and angiology. Steinkopff, Darmstadt, p 115 – 11. Dartsch PC, Betz E (1989) Response of endothelial cells to mechanical stimulation. Basic Res Cardiol 84:268–281 – 12. Dartsch PC, Betz E (1989) Wirkung von homologen und heterologen Seren auf die Kultur von Gefäßwandzellen des Menschen. In: Hoffmeister H-E, Betz E, Kling D (Hrsg) Die Bedeutung von Zellkulturen für die Erforschung der Arteriosklerose. Attempto, Tübingen, p 33 – 13. Dartsch PC, Betz E, Ischinger T (1991) Wirkung von Dihämatoporphyrin-Derivaten auf kultivierte glatte Muskelzellen des Menschen aus normalen und atherosklerotisch veränderten Gefäßsegmenten – Übersicht über bisherige Ergebnisse und Implikationen für eine photodynamische Therapie. Z Kardiol (im Druck) – 14. Dartsch PC, Ischinger T, Betz E (1990) Responses of cultured smooth muscle cells from human non-atherosclerotic arteries and primary stenosing lesions following photoradiation: implications for photodynamic therapy of vascular stenoses. J Am Coll Cardiol 15:1545–1550 – 15. Dartsch PC, Ischinger T, Betz E (1990) Differential effect of photofrin II on growth of human smooth muscle cells from nonatherosclerotic arteries and atheromatous plaques in vitro. Arteriosclerosis 10:616–624 – 16. Dartsch PC, Ischinger T, Coppenrath K, Betz E (189) Effect of photofrin II on growth of cultured human smooth muscle cells from non-atherosclerotic arteries and atheromatous plaques: implications for photodynamic laser therapy of vascular stenoses? Eur Heart J 10 (Suppl):151 – 17. Dartsch PC, Roth D, Betz E (1988) Gefäßwandzellen des Menschen in Kultur. VASA Suppl 23:18–22 – 18. Dartsch PC, Roth D, Betz E (1989) Isolierung, Identifizierung und Kultivierung von Gefäßwandzellen des Menschen. In: Betz E (Hrsg) Die Anwendung aktueller Methoden in der Arteriosklerose-Forschung. Kohlhammer, Stuttgart, p 29 – 19. Dartsch PC, Voisard R, Bauriedel G, Höfling B, Betz E (1990) Growth characteristics and cytoskeletal organization of cultured smooth muscle cells from human primary stenosing and restenosing lesions. Arteriosclerosis 10:62–75 –

20. Dartsch PC, Voisard R, Betz E (1990) In vitro growth characteristics of human atherosclerotic plaque cells: comparison of cells from primary stenosing and restenosing lesions of peripheral and coronary arteries. Res Exp Med 190:77–87 – 21. Dartsch PC, Weiss H-D, Betz E (1990) Human vascular smooth muscle cells in culture: growth characteristics and protein patterns by use of serum-free media supplements. Eur J Cell Biol 51:285–294 – 22. Fallier-Becker P, Rupp J, Fingerle J, Betz E (1990) Smooth muscle cells from rabbit aorta. In: Piper HM (ed) Cell culture techniques in heart and vessel research. Springer, Berlin Heidelberg New York London Paris Toronto Hong Kong, p 247 – 23. Fischer-Dzoga K, Jones RM, Vesselinovitch D, Wissler RW (1973) Ultrastructural and immunhistochemical studies of primary cultures of aortic medial cells. Exp Mol Pathol 18:162–176 – 24. Hauss WH (1979) The role of the arterial wall cells in atherogenesis. Cardiovasc Res 17:75–110 – 25. Hauss WH, Junge-Hülsing G, Gerlach V (1968) Die unspezifische Mesenchymreaktion. Thieme, Stuttgart – 26. Kessel D, Sykes F (1984) Porphyrin accumulation by atheromatous plaque of the aorta. Photochem Photobiol 40:59–62 – 27. Litvack F, Grundfest WS, Forrester JS, Fishbein MC, Swan HJC, Corday E, Rider DM, McDermid IS, Pacala TJ, Laundenslager JB (1985) Effects of hematoporphyrin derivative and photodynamic therapy on atherosclerotic rabbits. Am J Cardiol 56:667–671 – 28. Orekhov AN, Karpova II, Tertov VV, Rudchenko SA, Andreeva ER, Krushinsky AV, Smirnov VN (1984) Cellular composition of atherosclerotic and uninvolved human aortic subendothelial intima. Am J Pathol 115:17–24 – 29. Prevosti LG, Wynne JJ, Becker CG, Linsker R, Shires T (1988) Laser-induced fluorescence detection of atherosclerotic plaque with hematoporphyrin dervative used as an exogenous probe. J Vasc Surg 7:500–506 – 30. Rhodin JG (1980) Architecture of the vessel wall. In: Bohr DF, Somlyo AP, Sparks HV (eds) Handbook of physiology. Section 2: the cardiovascular system, vol II: vascular smooth muscle. American Physiological Society, Bethesda, p 1 – 31. Ross R (1971) The smooth muscle cell. II. Growth of smooth muscle in culture and formation of elastic fibers. J Cell Biol 50:172–186 – 32. Ross R (1986) The pathogenesis of atherosclerosis – an update. N Engl J Med 314:488–500 – 33. Ross R, Glomset JA (1973) Atherosclerosis and the arterial smooth muscle cell: proliferation of smooth muscle is a key event in the genesis of the lesions of atherosclerosis. Science 180:1332–1339 – 34. Spears JR, Serur JR, Shropshire D, Paulin S (1983) Fluorescence of experimental atheromatous plaques with hematoporphyrin derivative. J Clin Invest 71:395–399 – 35. Spokojny AM, Serur JR, Skillman J, Spears JR (1986) Uptake of hematoporphyrin derivative by atheromatous plaques: studies in human in vitro and rabbit in vivo. J Am Coll Cardiol 8:1387–1392 – 36. Staubesand J (1959) Anatomie der Blutgefäße. I. Funktionelle Morphologie der Arterien, Venen und arterio-venösen Anastomosen. In: Ratschow M (Hrsg) Angiologie. Thieme, Stuttgart, p 23 – 37. Vesselinovitch D (1979) Animal models in atherosclerosis, their contributions and pitfalls. Artery 5:193–206 – 38. Vesselinovitch D, Fischer-Dzoga K (1981) Techniques in pathology in atherosclerosis research. Adv Lipid Res 18:1–63 – 39. Vincent GM, Mackie RW, Orme E, Fox J, Johnson M (1989) In vivo photosensitizer enhanced laser angioplasty in atherosclerotic Yucatan miniswine. Surg Med Lasers 2:93 (abstr) – 40. Weber E, Hämmerle H, Vatti R, Berti G, Betz E (1986) Co-cultivation of endothelial and smooth muscle cells on opposite sides of a porous membrane. Appl Pathol 4:246–252 – 41. Wechezak AR, Mansfield PB (1973) Isolation and growth characteristics of cell lines from bovine venous endothelium. In Vitro 9:39–45 – 42. Wissler RW (1980) Principles of the pathogenesis of atherosclerosis. In: Braunwald E (ed) Heart Disease. Saunders Company, Philadelphia London Toronto, p 1221

Biochemie und Pathobiochemie der Signaltransduktion in kardiovaskulären Zellen

U. Walter, M. Halbrügge, C. Nolte, M. Eigenthaler, S. M. Lohman (Klinische Forschergruppe der Medizinischen Klinik der Universität Würzburg)

Zellwechselwirkungen im vaskulären System

Erkrankungen des Gefäßsystems stellen nach wie vor die Haupttodesursachen in westlichen Industrieländern. Trotz erheblicher Fortschritte in der Diagnostik und Therapie von kardiovaskulären Erkrankungen inklusive der koronaren Herzerkrankung (siehe auch Beitrag von P. Schanzenbächer) haben gerade die letzten Jahre aufgezeigt, daß ein (zur Zeit leider noch sehr lückenhaftes) Verständnis der zellulären und molekularen Grundlagen von vaskulären Erkrankungen für zukünftige therapeutische Entwicklungen von großer Bedeutung ist. Das Gefäßsystem transportiert nicht nur mehr oder weniger passiv Blutbestandteile, sondern es besteht aus strukturell, metabolisch und hormonell sehr aktiven Zellverbänden, die mit mobilen Blutzellen über eine Vielzahl von Hormonen, Eicosanoiden, Proteinen und anderen Faktoren kommunizieren (Abb. 1). Hierbei werden zahlreiche zelluläre Funktionen reguliert, z. B. Zellproliferation [5, 7, 13, 14], Zellmotilität wie Kontraktion und Aggregation [5, 6, 15, 19], Produktion und Sekretion von vasoaktiven Substanzen [5, 10, 16] und Produktion von extrazellulärer Matrix [7, 13]. Auffallend ist dabei, daß diese Zellwechselwirkungen aus positiven (stimulierenden) und negativen (hemmenden) Signalen bestehen, daß sich die Zellen gegenseitig beeinflussen und daß auch indirekte Effekte entstehen können. So können endothelabhängige Vasodilatantien häufig bei direktem Kontakt eine Kontraktion von vaskulären glatten Muskelzellen bewirken, bei vorhandenem intaktem Endothel ist ihr überwiegender Effekt jedoch eine Endothel-vermittelte Vasodilatation, die über eine Stimulierung der Synthese und Freisetzung des Endothelium-Derived Relaxing Factor (EDRF) und des Prostazyklin (PGI_2) zustandekommt (Abb. 1, Tabelle 1, und [3, 10, 16]).

Intrazelluläre Sinaltransduktion von vasoaktiven Substanzen

Vasokonstriktoren, die sehr oft auf vaskuläre glatte Muskelzellen mitogene Wirkungen haben und Thrombozyten aktivieren, benutzen als intrazelluläre Botenmoleküle überwiegend Inositoltrisphosphat (IP_3), 1,2-Diacylglycerin (DG) und freies Ca^{++} (Tabelle 1). Die Aktivierung der Zellmotilität, u. a. Kontraktion oder Aggregation, erfolgt dann über die Ca^{++}/Calmodulin-abhängige Phosphorylierung der leichten Ketten des Myosin [6]. Neben der Proteinphosphorylierung reguliert intrazelluläres Ca^{++} weitere enzymatische und nicht-enzymatische Funktionen wie ATPasen, Phosphodiesterasen, Adenylatcyclasen, Phosphatasen und Proteine des kontraktilen Apparates wie Troponin C. Von aktuellem Interesse ist, daß endothelabhängige Vasodilatantien in Endothelzellen Ca^{++} erhöhen und die Synthese des EDRF (der ja vermutlich mit Stickstoffmonoxid identisch ist) über einen Ca^{++}/Calmodulin-abhängigen Mechanismus stimulieren [10, 16]. Auch die Produktion des zweiten wichtigen endothelialen Vasodilatators, PG-I_2, wird Ca^{++}-abhängig stimuliert [10].

Unklar ist noch der genaue Mechanismus der mitogenen Wirkung von vasoaktiven Substanzen. Klassische Wachstumsfaktoren wie der Platelet-Derived Growth Factor (PDGF) stimulieren über Rezeptoren mit intrinsischer Tyrosinkinaseaktivität eine tyrosinspezifische Proteinphosphorylierung, wobei allerdings die Identität und Funktion der entsprechenden Substratproteine noch weitgehend ungeklärt sind. Interessanterweise stimuliert auch Thrombin neben der Erhöhung der Botenmoleküle Ca^{++}, IP_3 und DG in intakten Zellen eine Tyrosinproteinphosphorylierung (Tabelle 1). Auf der anderen Seite, Wachstumsfaktoren wie PGDF erhöhen in Zielzellen auch Ca^{++}, IP_3 und DG und haben vasokonstriktorische Wirkungen [1, 5]. Die Aufklärung der gemeinsamen und unterschiedlichen Signalkaskaden von vasokonstriktorischen und Proliferation-stimulierenden Substanzen ist ein besonders aktuelles Forschungsgebiet.

Aktionsmechanismen von Vasodilatantien

Direkte Vasodilatantien wie die endothelialen Substanzen PG-I_2 und EDRF hemmen die Kontraktion von glatten Muskelzellen und die Aktivierung von Thrombozyten [16, 19] und sind damit die funktionellen Gegenspieler der Vasokonstriktoren (Tabelle 1). Interessanterweise gibt es auch Hinweise, daß endotheliale Faktoren wie Heparin, PG-I_2

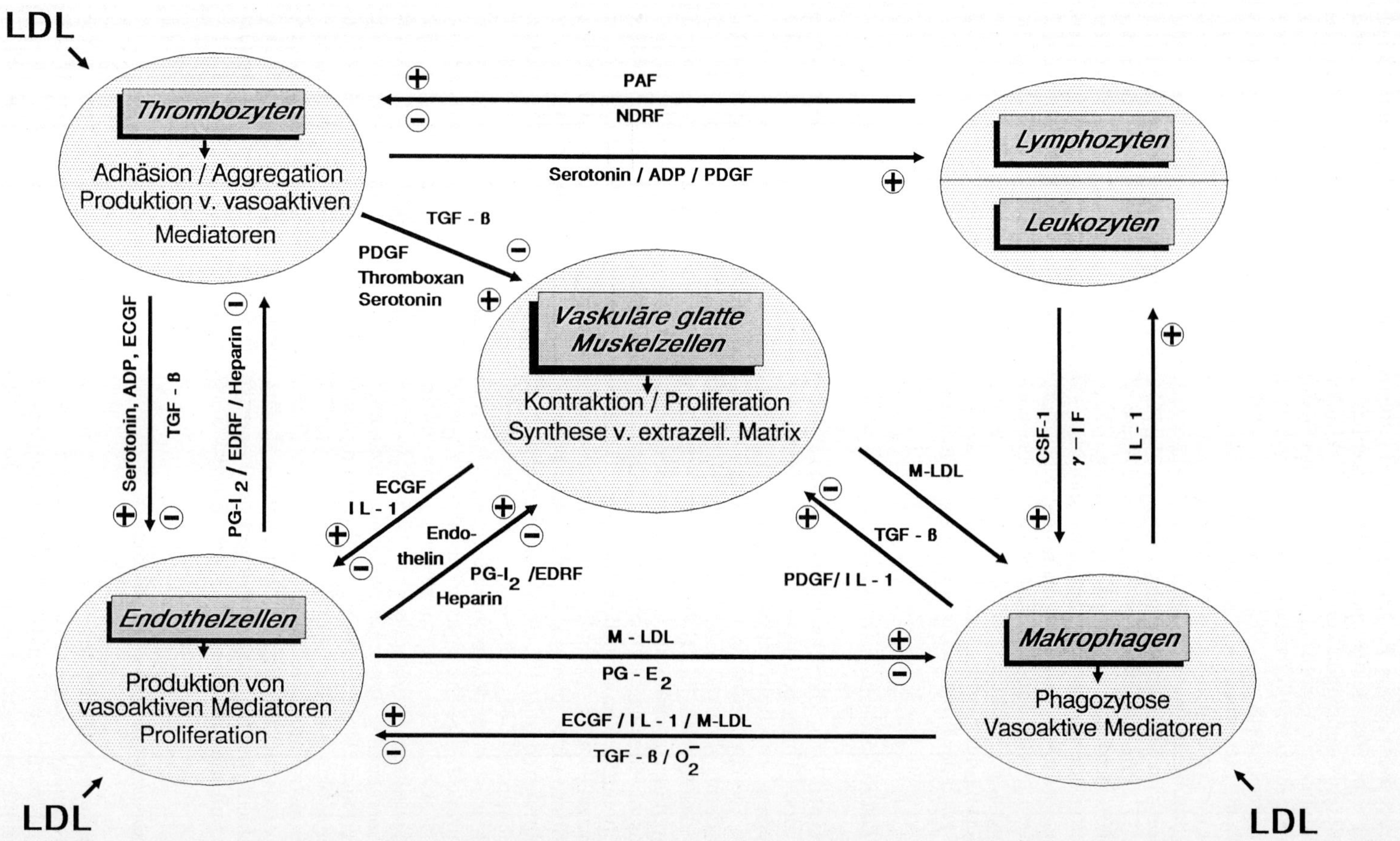

Abb. 1. Interzelluläre Signaltransduktion im vaskulären System. Die *Pfeile* repräsentieren aktivierende (+) oder hemmende (−) Effekte, wobei einige der vielen Effekte und Effektorsubstanzen (Proteine, Faktoren, Eicosanoide etc.) gezeigt sind. Erklärung der Abkürzungen für die weniger bekannten Substanzen: *ECGF* Endothelial Cell Growth Factor; *TGF-β* Transforming Growth Factor β; *EDRF* Endothelium-Derived Relaxing Factor; *PDGF* Platelet-Derived Growth Factor; *IL-1* Interleukin 1; *PAF* Platelet Activating Factor; *NDRF* Neutrophil Derived Relaxing Factor; *M-LDL* modifiziertes (oxidiertes) LDL; *CSF-1* Colony Stimulating Factor 1; *γ-IF* γ-Interferon. Es ist auch gezeigt, daß LDL direkte Effekte (überwiegend aktivierend) auf die vaskulären Zellen hat. Weitere

Tabelle 1. Einige wichtige Effekte von vasoaktiven Substanzen. Aufgeführt sind einige wichtige vasoaktive Substanzen, ihre Effekte auf vaskuläre glatte Muskelzellen und Thrombozyten sowie ihre Signalübertragung über intrazelluläre Botenmoleküle. Die Effekte sind stimulierend (+), gering bzw. fehlend (–) oder hemmend (↓). *Ca^{++}* intrazelluläres freies Calcium; *IP_3* Inositoltrisphosphat; *DG* 1,2-Diacylglycerol; *Tyrosin-(P)* Tyrosinphosphorylierung; *cAMP-PK* cAMP-regulierte Proteinkinase; *cGMP-PK* cGMP-regulierte Proteinkinase; *PDE* Phosphodiesterase. Weitere Einzelheiten sind verschiedenen Übersichtsartikeln zu entnehmen [6, 15, 19]

		Vaskuläre Glatte Muskelzellen			Thrombozyten	Botenmoleküle
		Direkte Kontraktion	Proliferation	Endothelabh. Vasodilatation	Adhäsion Aggregation	Intrazelluläre Signale
Primäre Vasokonstriktoren	Endothelin	+ + +	?	–	–	Ca^{++}, IP_3, DG
	Thromboxane A_2	+ + +	+	–	+ + +	Ca^{++}, IP_3, DG
	Vasopressin (V_1)	+ +	+	–	+ +	Ca^{++}, IP_3, DG
	Noradrenalin (α_1)	+ + +	+	–	–	Ca^{++}, IP_3, DG
	Angiotensin II	+ + +	+ +	–	–	Ca^{++}, IP_3, DG
Wachstumsfaktoren	PDGF	+	+ + +	–	–	Tyrosin-Ⓟ, Ca^{++}, IP_3
Endothelabh. Vasodilatatoren	Serotonin	+	+ +	+ + +	+	Ca^{++}, IP_3, DG
	Histamin	+	+	+ + +	–	Ca^{++}, IP_3, DG
	Bradykinin		+	+ + +	–	Ca^{++}, IP_3, DG
	ADP			+ +	+ + +	Ca^{++}
	Acetylcholin	+		+ + +	–	Ca^{++}, IP_3, DG
	Thrombin			+ + +	+ + +	Ca^{++}, IP_3, Tyrosin-Ⓟ
Direkte Vasodilatatoren	β-adrenerge Subst.	▼		–	↓	cAMP/cAMP-PK
	PG-I_2/PG-E_1	▼	↓	–	▼	cAMP/cAMP-PK
	EDRF/NO-Vasodil.	▼	↓	–	▼	cAMP/cAMP-PK/PDE
	ANF	▼	↓	–	–	cGMP/cGMP-PK/PDE

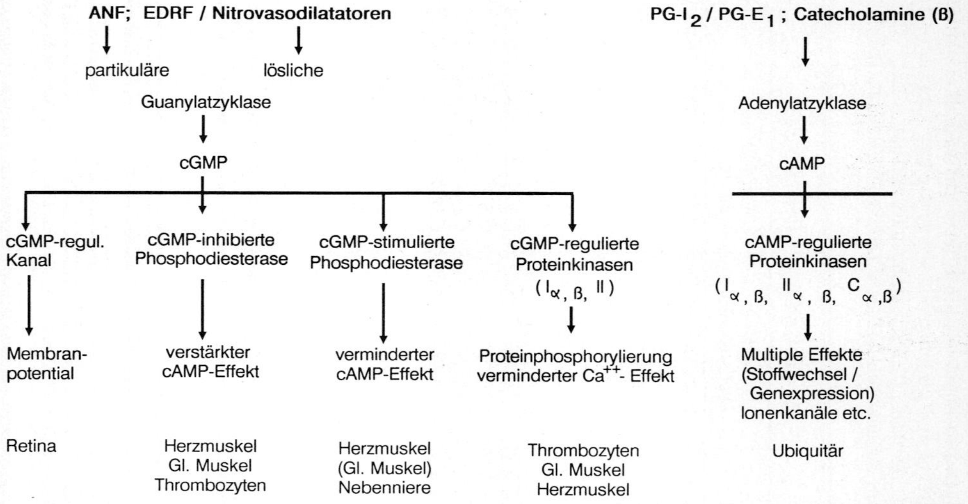

Abb. 2. Signaltransduktion durch die intrazellularen Botenmoleküle („second messenger") cAMP und cGMP. Hormone und vasoaktive Substanzen, die intrazellulär cAMP erhöhen, vermitteln ihre Effekte über cAMP-regulierte Proteinkinasen, von denen es verschiedene Formen und Untereinheiten gibt (Iα, Iβ, IIα, IIβ, Cα, Cβ). Hormone und vasoaktive Substanzen, die intrazellulär cGMP erhöhen, vermitteln ihre Effekte über cGMP-regulierte Proteinkinasen (Typ Iα, Iβ, II), cGMP-inhibierte bzw. cGMP-stimulierte Phosphodiesterasen (die cAMP abbauen) und über cGMP-regulierte Ionenkanäle. Weitere Einzelheiten sind verschiedenen Übersichtsartikeln zu entnehmen [2, 8, 19]

und EDRF die Proliferation von vaskulären glatten Muskelzellen hemmen und damit auch die Gegenspieler von Wachstumsfaktoren sind [5, 7]. Die intrazellulären Botenmoleküle für die Effekte von diesen direkten Vasodilatantien sind entweder cAMP oder cGMP (Tabelle 1). Während die intrazellulären Effekte des cAMP fast ausschließlich über eine Familie von cAMP-regulierten Proteinkinasen vermittelt werden [8], sind am Aktionsmechanismus des cGMP neben cGMP-regulierten Proteinkinasen auch cGMP-stimulierte bzw. cGMP-inhibierte Phosphodiesterasen und, zumindest in einigen Sinneszellen, cGMP-regulierte Ionenkanäle beteiligt (Abb. 2; [2, 19]).

In den letzten Jahren ist erkannt worden, daß gerade vaskuläre Zellen cGMP, cGMP-regulierte Kinasen und cGMP-regulierte Phosphodiesterasen als intrazelluläres Signaltransduktionssystem verwenden [2, 19]. Inzwischen wird allgemein akzeptiert, daß EDRF (Stickstoffmonoxid bzw. eine sehr ähnliche Substanz) das physiologische Korrelat der Nitrate darstellt, welche ja seit über 100 Jahren bis heute erfolgreich zur Behandlung der koronaren Herzerkrankung eingesetzt werden [19]. EDRF, Nitrate und ähnliche Substanzen, die auch als Nitrovasodilatatoren bezeichnet werden, erhöhen das intrazelluläre cGMP über die Aktivierung einer löslichen Guanylatzyklase, während das im Herzen gebildete Hormon ANF, ebenfalls ein Vasodilatator, eine partikuläre Guanylatzyklase (Bestandteil des ANF-Rezeptors) stimuliert und dadurch intrazellulär cGMP erhöht [19]. Hohe Konzentrationen an cGMP-regulierter Proteinkinase liegen in vaskulären glatten Muskelzellen und Thrombozyten vor [19], während Herzmuskelzellen nur sehr wenig cGMP-Proteinkinase enthalten. Für Herzmuskelzellen konnte kürzlich der Nachweis gebracht werden, daß die cGMP-Proteinkinase den präaktivierten L-Typ Ca^{++}-Kanal hemmt, vereinbar mit der Hypothese, daß die cGMP-Proteinkinase den negativ-inotropen Effekt von cGMP-erhöhenden Substanzen (z. B. ANF, Acetylcholin u. a.) in Herzmuskelzellen vermittelt [9]. Für intakte humane Thrombozyten konnte

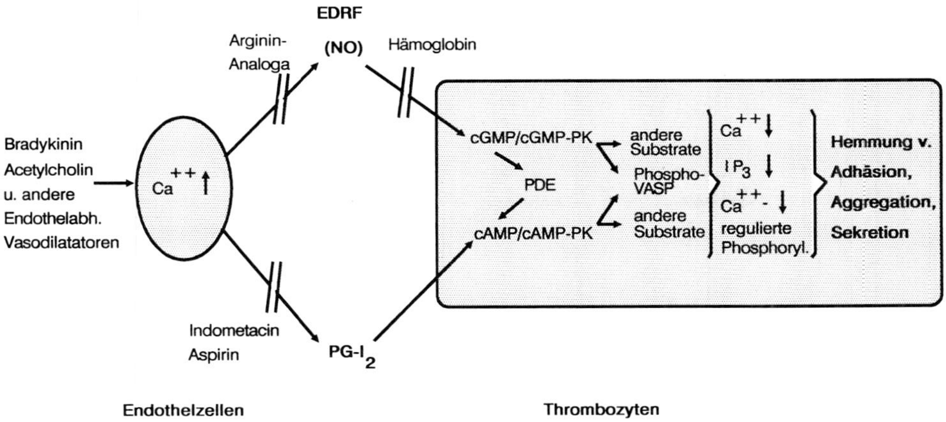

Abb. 3. Inter- und intrazellulare Signaltransduktion in kardiovaskularen Zellen. Die Wechselwirkung von kardiovaskulären Zellen und ihre intrazelluläre Signaltransduktion ist hier am Beispiel der Endothelzell-induzierten Hemmung der Thrombozytenaktivierung gezeigt. Weniger bekannte Abkürzungen: *cAMP-PK* cAMP-regulierte Proteinkinase; *cGMP-PK* cGMP-regulierte Proteinkinase; *PDE* Phosphodiesterasen; *IP_3* Inositoltrisphosphat; *VASP* Vasodilatator-stimuliertes Phosphoprotein. Weitere Einzelheiten sind verschiedenen Übersichtsartikeln zu entnehmen [16, 18, 19]

gezeigt werden, daß cAMP-erhöhende Vasodilatantien (z. B. PG-I_2, PG-E_1) und cGMP-erhöhende Vasodilatantien (z. B. Nitroprussid, EDRF etc.) eine stöchiometrische und potentiell reversible Proteinphosphorylierung stimulieren, die von der cAMP- bzw. cGMP-regulierten Proteinkinase übertragen wird [4, 17]. Eine Vasodilatator-stimulierte Proteinphosphorylierung konnte auch in Endothelzell-Thrombozyten-Koinkubationen rekonstituiert werden (Abb. 3), wobei die interzellulären Signale PG-I_2 und EDRF, die intrazellulären Boten cAMP/cAMP-regulierte Proteinkinase bzw. cGMP/cGMP-regulierte Proteinkinase waren [11, 12]. Vieles spricht dafür, daß direkte Vasodilatantien wie PG-I_2 und EDRF die Aktivierung von vaskulären glatten Muskelzellen und Thrombozyten auf einer sehr frühen Stufe der Aktivierungskaskade, z. B. Calcium-Kanäle bzw. Mobilisierung des intrazellulären Calcium, hemmen und daß diese Effekte über die Aktivierung von cAMP- und cGMP-regulierten Proteinkinasen erzielt werden [9, 18, 19]. Ein Schwerpunkt unserer Arbeitsgruppe ist dabei die Aufklärung der molekularen Signalkaskaden, die von cGMP-abhängigen Proteinkinasen reguliert werden.

Zukünftige Aspekte

Es ist in den letzten Jahren klar erkannt worden, daß der Aktivierungszustand von vaskulären Zellen, insbesondere der glatten Muskelzellen und der Thrombozyten, durch eine große Zahl von Faktoren und vasoaktiven Substanzen engmaschig reguliert wird, wobei dem Endothel eine besondere Bedeutung zukommt. Eine Störung des physiologischen Gleichgewichtes der aktivierenden und hemmenden Faktoren, z. B. bei einer Schädigung des Endothels mit nachfolgender Verminderung der hemmenden Faktoren EDRF und/oder PG-I_2, ist pathophysiologisch von großer Bedeutung bei den Krankheitsbildern Hypertonie, Arteriosklerose und instabiler Angina pectoris. Die Aufklärung der intrazellulären Signalkaskaden von vasoaktiven Substanzen wird weltweit bearbeitet, wegen der Komplexität dieser Regulationswege ist das Verständnis auf molekularer Ebene jedoch noch sehr unzulänglich. Doch besteht die Hoffnung, daß sich bei einem besseren Verständnis dieser Signalwege auch neue therapeutische

Prinzipien zur Behandlung von vaskulären Erkrankungen entwickeln lassen. Von besonderem Interesse sind hier sicherlich spezifische und, nach Möglichkeit, lokal wirksame Inhibitoren der Thrombozytenaktivierung und der Proliferation von vaskulären glatten Muskelzellen.

Literatur

1. Berk BC, Alexander RW (1989) Vasoactive effects of growth factors. Biochem Pharmacol 38:219–225 – 2. Beavo JA (1988) Multiple isoenzymes of cyclic nucleotide phosphodiesterases. Adv Second Messenger Phosphoprotein Res 22:1–38 – 3. Dinerman JL, Mehta JL (1990) Endothelial, platelet and leucocyte interactions in ischemic heart disease: Insights into potential mechanisms and their clinical relevance. J Am Cell Cardiol 16:207–222 – 4. Halbrügge M, Friedrich C, Eigenthaler M, Schanzenbächer P, Walter U (1990) Stoichiometric and reversible phosphorylation of a 46-kDa protein in human platelets in response to cGMP- and cAMP-elevating vasodilators. J Biol Chem 265:3088–3093 – 5. Hathaway DR, March KL (1989) Molecular cardiology: New avenues for the diagnosis and treatment of cardiovascular disease. J Am Coll Cardiol 13:265–282 – 6. Hathaway DR, March KL, Lash JA, Adam LP, Wilensky RL (1991) Vascular smooth muscle: A review of the molecular basis of contractility. Circulation 83:382–390 – 7. IP JH, Fuster V, Badimon L, Badimon J, Taubman MB, Chesebro JH (1990) Syndromes of accelerated atherosclerosis: Role of vascular injury and smooth muscle proliferation. J Am Coll Cardiol 15:1667–1687 – 8. Meinecke M, Büchler W, Fischer L, Lohmann SM, Walter U (1990) cAMP-Dependent protein kinase: subunit diversity and functional role in gene expression. In: Jeserich G (ed) Cellular and molecular biology of myelination. Springer Berlin, pp 201–215 – 9. Mery P-F, Lohmann SM, Walter U, Fischmeister R (1991) Ca^{++}-current is regulated by cyclic GMP-dendent protein kinase in mammalian cardiac myocytes. Proc Natl Acad Sci USA 88:1197–1201 – 10. Newby AG, Henderson AH (1990) Stimulus-secretion coupling in vascular endothelial cells. Ann Rev Physiol 52:661–674 – 11. Nolte C, Eigenthaler M, Schanzenbächer P, Walter U (1991) Comparison of vasodilatory prostaglandins with respect to cAMP-mediated phosphorylation of a target substrate in intact human platelets. Biochem Pharmacol (in press) – 12. Nolte C, Eigenthaler M, Schanzenbächer P, Walter U (1991) Endothelial cell-dependent phosphorylation of a platelet protein mediated by cAMP- and cGMP-elevating factors. J Biol Chem, submitted – 13. Ross R (1986) The pathogenesis of atherosclerosis – an update. N Engl J Med 314:488–500 – 14. Schwartz SM, Heimark RL, Majesky MW (1990) Developmental mechanisms underlying pathology of arteries. Physiol Rev 70:1177–1209 – 15. Siess W (1989) Molecular mechanism of platelet activation. Physiol Rev 69:58–178 – 16. Vane JR, Änggard EE, Botting RM (1990) Regulatory functions of the vascular endothelium. N Engl J Med 323:27–36 – 17. Waldmann R, Nieberding M, Walter U (1987) Vasodilator-stimulated protein phosphorylation is mediated by cAMP- and cGMP-dependent protein kinases. Eur J Biochem 167:441–448 – 18. Walter U, Waldmann R, Nieberding M (1988) Intracellular mechanism of vasodilators. Eur Heart J 9 (Suppl. H):1–6 – 19. Walter U (1989) Physiological role of cGMP and cGMP-dependent protein kinase in the cardiovascular system. Rev Physiol Biochem 113:42–88

Endotheliale Faktoren in Hypertonie und Arteriosklerose

T. F. Lüscher (Departement Innere Medizin, Abteilungen Klinische Pharmakologie und Kardiologie, und Departement Forschung, Labor für Gefäßforschung, Universitatskliniken, Kantonsspital, Basel/Schweiz)

Endothelzellen sind ein primäres Zielorgan kardiovaskulärer Risikofaktoren [1]. Morphologisch lassen sich zwar Veränderungen der Endothelzellen bei Hypertonie, Hyperlipidämie und Arteriosklerose nachweisen, Endothelzelldefekte treten jedoch nur in Spätstadien der Arteriosklerose auf. Entsprechend stehen funktionelle Veränderungen der Endothelzellen im Vordergrund.

Endotheldysfunktion bei Hypertonie

Endothelabhängige Relaxationen sind in isolierten Arterien hypertensiver Ratten vermindert (Abb. 1) [2–6]. Dies betrifft sowohl endothelabhängige Relaxationen auf Aetylcholin, Adenosindiphosphat und Thrombin (Abb. 2). Das Ausmaß der Veränderungen zeigt eine enge Beziehung zur Höhe des systolischen Blutdrucks und ist durch eine effektive antihypertensive Therapie reversibel (Abb. 2) [5]. Diese Veränderungen endothelabhängiger Relaxationen treten sowohl in großen Arterien wie auch in der Mikrozirkulation auf (Abb. 1) [6]. In der Vorderarmzirkulation hypertensiver Patienten führt die intraarterielle Infusion von Azetylcholin zu einer geringeren Vasodilatation als bei normotensiven Patienten (Abb. 3) [7]. Da die direkte Vasodilatation durch Natriumnitroprussid nicht signifikant verändert ist, weist dies auf eine verminderte Freisetzung des endothelialen Relaxationsfaktors EDRF („Endothelium-derived relaxing factor"; [1]) bei hypertensiven Patienten hin.

Endotheldysfunktion bei Hyperlipidämie und Arteriosklerose

Erhöhte Werte der Low-density Lipoproteine im Blut sind sehr eng mit dem Auftreten der koronaren Herzkrankheit korreliert. Die Lipoproteine verursachen sehr spezifische Funktionsstörungen des Endothels. Dabei sind insbesondere die oxidierten Formen der Low-density Lipoproteine (ox-LDL) wirksam und inhibieren spezifisch endothelabhängige Relaxationen in den Koronararterien und peripheren Arterien experimenteller Tiere

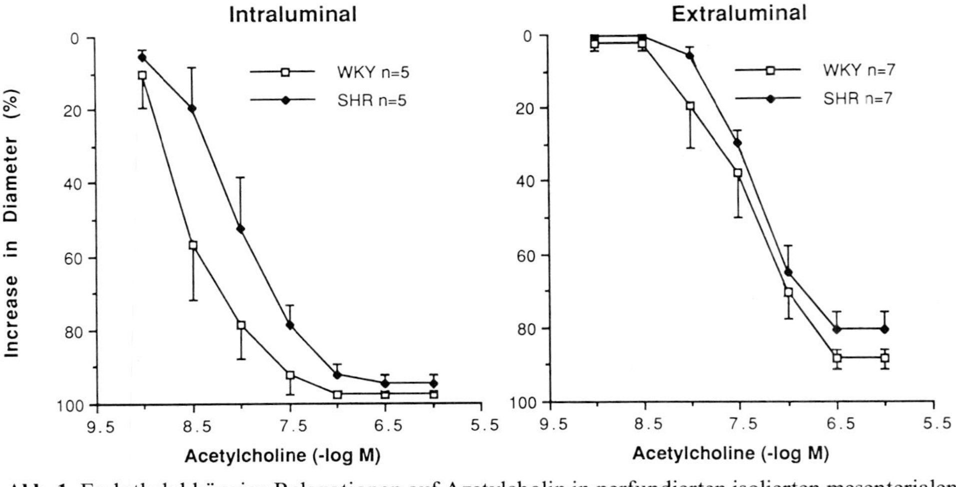

Abb. 1. Endothelabhängige Relaxationen auf Azetylcholin in perfundierten isolierten mesenterialen Widerstandsgefäßen der Ratte: Intraluminal verabreichtes Azerylcholin führt zu deutlich stärkeren endothelabhängigen Relaxationen (*linke Bildhälfte*) als extraluminal verabreichtes Azetylcholin (*rechte Bildhälfte*). Bei spontan hypertensiven Ratten ist spezifisch die intraluminale Aktivierung der Endothelzellen mit Azetylcholin gestört, während die extraluminale Wirkung von Azetylcholin unverändert ist. (Aus [6], mit Bewilligung der American Heart Association)

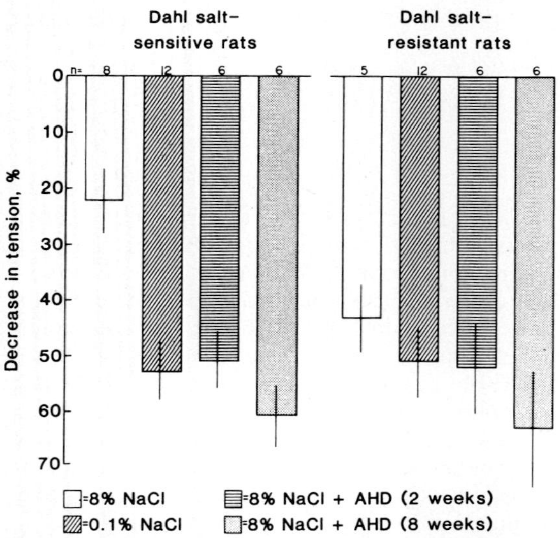

Abb. 2. Endothelabhängige Relaxationen auf Thrombin in der Aorta von salz-sensitiven und salz-resistenten Dahl-Ratten: Eine hohe Salzdiät (8 % NaCl) führt zu deutlich erhöhten Blutdruckwerten und zu einer Beeinträchtigung endothelialer Relaxationen auf Thrombin (*links*). Mit Antihypertensiva behandelte Ratten (ADH) zeigen völlig normale endothelabhängige Relaxationen auf Thrombin. (Aus [6], mit Bewilligung der American Heart Association)

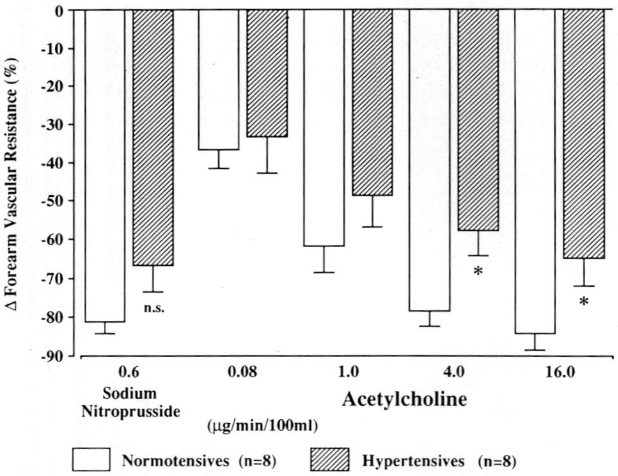

Abb. 3. Vasodilatatorische Wirkung von Azetylcholin in der Vorderarmzirkulation normotensiver und hypertensiver Patienten: Die intraarterielle Applikation von Azetylcholin in die Arteria bracchialis führt zu einer deutlichen Vasodilatation, welche bei Hypertonie signifikant vermindert ist (* = $p < 0.05$). Die direkte Vasodilatation durch Natriunmitroprussid ist dagegen nicht signifikant unterschiedlich (*n.s.*) in beiden Gruppen. (Modifiziert aus [7], mit Bewilligung der American Heart Association)

(Abb. 4) [8–10]. In der Koronarzirkulation des Schweins betrifft dies endothelabhängige Relaxationen auf Serotonin und Thrombin, welche ausschließlich durch endotheliales Stickstoffmonooxid (Nitric oxide, das dem endothelialen Relaxationsfaktor EDRF entspricht; [1]) vermittelt werden [8]. Da Serotonin und Adenosindiphosphat endothelabhängige Relaxationen auf aggregierende Thrombozyten vermitteln, ist diese pathophysiologisch interessante Gefäßantwort ebenfalls stark durch ox-LDL beeinträchtigt.

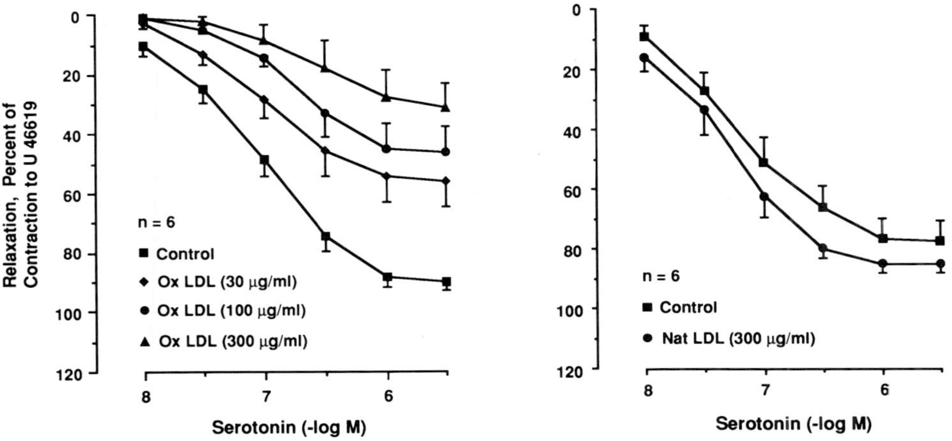

Abb. 4. Wirkungen der oxidierten Low-density Lipoproteine (ox-LDL) auf die endothelabhängigen Relaxationen auf Serotonin in Koronararterien des Schweins: Serotonin führt zu wirksamen endothelabhängigen Relaxationen, welche durch endotheliales Nitric oxide (EDRF) vermittelt sind. ox-LDL (*links*) aber nicht natives LDL (Nat LDL; *rechts*) führt zu einer konzentrationsabhängigen Inhibition dieser physiologischen Reaktion (Mod. aus [8], mit Bewilligung der American Heart Association)

Oxidiertes, aber nicht natives LDL stimuliert weiter die Endothelinproduktion in der Gefäßwand [11]. Wie bei der Wirkung von ox-LDL auf die Freisetzung von EDRF handelt es sich auch im Falle von Endothelin um eine Aktivierung des sogenannten Scavenger Rezeptors, welcher modifizierte Formen von LDL bindet, und nicht um den spezifischen LDL Rezeptor [8, 11].

Bei vollentwickelter Arteriosklerose wurde auch bei Patienten mit koronarer Herzkrankheit in vivo und in vitro eine deutliche Beeinträchtigung endothelabhängiger Relaxationen nachgewiesen [12, 13].

Zusammenfassung

Kardiovaskuläre Risikofaktoren wie Hypertonie und Hyperlipidämie und schließlich vor allem die vollentwickelte Arteriosklerose führen zu ausgeprägten Veränderungen der Endothelfunktion. Dabei wird sowohl die Freisetzung endothelialer Relaxationsfaktoren (EDRF oder Nitric oxide) beeinträchtigt, während die Freisetzung endothelialer Kontraktionsfaktoren wie Endothelin stimuliert wird. Diese Störungen der Endothelfunktion könnten bei der Entstehung kardiovaskulärer Komplikationen wie Ischämie, Myokardinfarkt und Hirnschlag eine bedeutsame Rolle spielen.

Danksagung. Der Autor dankt Sabine Bohnert für ihre Hilfe bei der Fertigstellung dieses Manuskriptes. Diese Arbeit wurde unterstützt durch Förderungen des Schweizerischen Nationalfonds (SCORE-grant No. 3231–025150 und 32–254468.88), der Schweizerischen Stiftung für Kardiologie und der Helmut Horten Stiftung.

Literatur

1. Lüscher TF, Vanhoutte PM (1990) The endothelium: Modulator of cardiovascular function. CRC Press, Boca Raton, Fl, USA, pp. 1–215 – 2. Lüscher TF, Vanhoutte PM (1986) Endothelium-dependent contractions to acetylcholine in the aorta of the spontaneously hypertensive rat.

Hypertension 8:344–348 – 3. Lüscher TF, Vanhoutte PM (1986) Endothelium-dependent responses to aggregating platelets and serotonin in spontaneously hypertensive rats. Hypertension 8 (Suppl II):55–60 – 4. Lüscher TF, Raij L, Vanhoutte PM (1987) Endothelium-dependent responses in normotensive and hypertensive Dahl rats. Hypertension 9:157–163 – 5. Lüscher TF, Vanhoutte PM, Raij LV (1987) Antihypertensive therapy normalizes endothelium-dependent relaxations in salt-induced hypertension of the rat. Hypertension 9 (Suppl III):193–197 – 6. Dohi Y, Thiel M, Bühler FR, Lüscher TF (1990) Activation of the endothelial L-arginine pathway in pressurized mesenteric resistance arteries: Effect of age and hypertension. Hypertension 15:170–175 – 7. Linder L, Kiowski W, Bühler FR, Lüscher TF (1991) Indirect evidence for release of endothelium-derived relaxing factor in human forearm circulation in vivo: Blunted response in essential hypertension. Circulation 81:1762–1767 – 8. Tanner FC, Noll G, Boulanger CM, Lüscher TF (1991) Oxidized low-density lipoproteins inhibit relaxations of porcine coronary arteries: Role of scavenger receptor and endothelium-derived nitric oxide. Circulation (in press) – 9. Kugiyama H, Kerns SA, Morrisett JD, Roberts R, Henry PD (1990) Impairment of endothelium-dependent arterial relaxation by lysolecithin in modified low-density lipoproteins. Nature 344:160–162 – 10. Galle J, Mülsche A, Busse R, Bassenge E (1991) Effects of native and oxidized low-density lipoproteins on formation and inactivation of endothelium-derived relaxing factor. Arteriosclerosis and Thrombosis 11:198–203 – 11. Boulanger CM, Hahn AWA, Lüscher TF (1991) Oxidized low-density lipoproteins release endothelin from the human and porcine endothelium. Circulation 82 (Suppl. III):0891 – 12. Förstermann U, Mügge A, Alheid U, Haverich A, Frölich JC (1988) Selective attenuation of endothelium-mediated vasodilation in atherosclerotic human coronary arteries. Circ Res 62:185–190 – 13. Ludmer PL, Selwyn AP, Shook TL, Wayne RR, Mudge CH, Alexander RW, Ganz P (1986) Paradoxical vasoconstriction induced by acetylcholine in atherosclerotic coronary arteries. N Eng J Med 315:1046–1051

Myokardischämie und Angiogenese

W. Schaper (Abteilung für experimentelle Kardiologie, Max-Planck-Institut, Bad Nauheim)

(Abstract)
Wiederholte Myokardischämie führt zu einer Reihe von zellulären Adaptationen (vorausgesetzt die ischämische Episode ist von kurzer Dauer und führt nicht zum Zelltod), z. B. zum Gefäßwachstum. Dieses Gefäßwachstum spielt sich auf zwei Ebenen ab: a) strukturelle Dilatation der Kapillaren im Perfusionsgebiet der stenosierten Arterie und b) Ausbildung eines Kollateralkreislaufs, d. h. Gefäßanschluß an Nachbargebiete auf der Ebene der kleinen Arteriolen. Dieses adaptive Gefäßwachstum kann so effizient verlaufen, daß Patienten den chronisch verlaufenden Verschluß des Hauptstamms der linken Kranzarterie ohne Infarkt überlebt haben.

Wir konnten zeigen, daß dieses, durch Ischämie induzierte Gefäßwachstum auf Zellteilung von Endothel- und glatten Muskelzellen beruht. Zellteilungen finden nur statt, wenn spezifische Gewebshormone (Mitogene) produziert werden und an einen Zellmembranrezeptor binden.

Wir haben daher nach solchen Gewebshormonen im normalen und progredient ischämischen Herzen gesucht und dabei bereits bekannte und noch nicht charakterisierte Peptide entdeckt. Wir fanden das Mitogen β-ECGF (endothelial capillary growth factor, auch fibroblast growth factor FGF (acidic and basic) bzw. Heparin-binding growth factor, HBGF genannt), den nichtmitogenen angiogenen Faktor TGFβ (= transforming growth factor), das Endothelzell-Mitogen VEGF (vascular endothelial growth factor), einen bisher unbekannten cardiac myocyte-derived growth factor (CMDGF) und ein anti-Mitogen.

Die Existenz von Mitogenen und Antimitogenen suggeriert einen zweizügligen Kontrollmechanismus von Gefäßwachstumsprozessen am Herzen. Gefäßzellproliferation allein kann Gefäßwachstum nicht erklären, „remodeling", d.h. Umbau der alten Struktur, ist dazu notwendig. Dies geschieht durch die kontrollierte Verdauung der L. elastica interna (Elastase) und durch die Auflösung der Grundsubstanz (Proteasen vom Typ tPA und uPA). Die Einwanderung von Monozyten nützt sowohl dem Prozeß der Zellproliferation (durch Wachstumsfaktorproduktion) als auch dem Gefäßumbau.

Klinische Interventionen zur Prävention und Therapie der Restenosierung bei koronarer Herzerkrankung

P. Schanzenbächer (Medizinische Klinik der Universität Würzburg)

Die perkutane transluminale koronare Angioplastie ist ein allgemein anerkanntes Therapieverfahren zur nichtoperativen Behandlung der symptomatischen koronaren Herzerkrankung. In erfahrenen Zentren liegt die primäre Erfolgsrate heute über 90%. Von einer erfolgreichen koronaren Angioplastie spricht man, wenn sich der Stenosediameter unter 50% reduzieren läßt und keine schwerwiegenden Komplikationen wie transmuraler Myokardinfarkt oder notfallmäßige aortokoronare Bypassoperation auftritt.

Restenose nach koronarer Angioplastie

Trotz wachsender Erfahrungen und kontinuierlicher technischer Verbesserungen bestehen heute, wie in den Anfängen der koronaren Angioplastie 2 ungelöste Probleme:

1. In 3–5% der Fälle kann es zu einem akuten Gefäßverschluß kommen [12].
2. Bei 20–40% der Patienten mit einer primär erfolgreichen Angioplastie bildet sich die Stenose innerhalb der ersten 6 Monate nach dem Eingriff erneut, so daß eine zweite Intervention erforderlich wird [16].

Bei der Mehrzahl der Patienten manifestiert sich eine Restenosierung nach 2–5 Monaten. Selten treten die Symptome einer Restenose nach 8 Monaten auf [13]. Die in der Literatur mitgeteilten angiographischen Restenoseraten zeigen eine weite Streuung [16]. Die Gründe hierfür sind vielfältig. Da beschwerdefreie Patienten eine routinemäßig geplante Kontrollangiographie eher ablehnen, sind symptomatische Patienten in einem angiographischen Kontrollkollektiv überrepräsentiert, was zu falsch hohen Restenosierungsraten führen kann. Es werden teilweise sehr unterschiedliche angiographische Definitionen der Restenose verwendet, was einen Vergleich verschiedener Studien problematisch macht. Eine weitere Unschärfe entsteht durch die zusätzliche Verwendung von physiologischen und klinischen Ischämieparametern sowie unterschiedlicher statistischer Analysen.

Pharmakologische Interventionenen zur Prophylaxe der Restenose

Trotz zahlreicher experimenteller Untersuchungen ist der genaue Mechanismus der Restenosierung bis heute nicht genau geklärt. Die Ballondilation führt nahezu immer zur Verletzung der Gefäßwand, zu einer Druckschädigung des Endothels sowie zu einem Einriß der Intima und eventuell der Media [2]. Dadurch kommt Blut mit glatter

Gefäßmuskulatur und Kollagen in Berührung. Auf diesen starken Reiz hin lagern sich Blutplättchen und Fibrin ab, und die Organisation eines wandständigen Thrombus kann eine Restenose zur Folge haben [9]. Die Proliferation von glatter Gefäßmuskulatur ist ein weiterer entscheidender Faktor [21].

Seit Einführung der koronaren Angioplastie wurden Thrombozytenaggregationshemmer empirisch zur Restenoseprophylaxe angewandt. Acetylsalicylsäure hemmt irreversibel die Cyclooxygenase in den Blutplättchen und die Bildung von Thromboxan A2 [22]. Die Aktivierung der Thrombozytenaggregation wird somit teilweise verhindert. Tierexperimentelle Untersuchungen haben gezeigt, daß Acetylsalicylsäure die Plättchenablagerung an der Dilatationsstelle reduziert, die Thrombusbildung verhindert und die neointimale Proliferation abschwächt [22]. In vitro Untersuchungen haben gezeigt, daß niedrig dosierte Acetylsalicylsäure (1 mg/kg/Tag) selektiv die Thromboxan A2 assoziierte Plättchenfunktion hemmt und dadurch antiaggregatorisch wirkt [14]. Kaltenbach et al. fanden bei einer großen Zahl von Patienten, die nach erfolgreicher Ballondilatation 1,5 g/Tag Acetylsalicylsäure erhielten, eine sehr niedrige Rezidivrate. Es wird diskutiert, daß durch hohe Acetylsalicylsäuredosen die Plättchenaggregation unabhängig von der Cyclooxygenasehemmung zusätzlich abgeschwächt wird [3].

Diese Befunde konnten allerdings bisher nicht bestätigt werden. Bei einer kleinen Gruppe von Patienten, die nach einer erfolgreichen koronaren Angioplastie sequentiell mit hohen (1000 mg) und niedrigen Dosen (100 mg) Acetylsalicylsäure behandelt wurden, fanden wir keinen Unterschied in der klinischen Restenosierungsrate [18]. In einer randomisierten placebo-kontrollierten Doppelblindstudie haben Schwartz et al. [19] die Wirkung von Acetylsalicylsäure in Kombination mit Dipyridamol auf die angiographische Restenosierungsrate untersucht. Die Patienten der Verumgruppe erhielten pro Tag 3 × 330 mg Acetylsalicylsäure und 3 × 75 Dipyridamol. Die Rezidivrate entsprach derjenigen in der Placebogruppe (37% vs. 38%).

Es gibt verschiedene Erklärungsmöglichkeiten dafür, daß weder hohe noch niedrige Dosen Acetylsalicylsäure die Rezidivrate günstig beeinflussen. Durch Hemmung der Cyclooxygenase wird die Thromboxan A2-Synthese aufgehoben und dadurch die Thromboxan A2 induzierte Plättchenaggregation verhindert [4]. Die durch Adenosindiphosphat, Adrenalin und vor allem Thrombin vermittelte Plättchenaggregation bleibt allerdings weitgehend unbeeinflußt [22]. Acetylsalicylsäure hebt somit die Plättchenaggregation nicht vollständig auf. Die in den Granula der Thrombozyten enthaltenen Wachstumsfaktoren (z.B. „Platelet derived growth factor", PDGF) werden weiterhin freigesetzt [6]. Deshalb ist keine Hemmung der Proliferation der glatten Gefäßmuskulatur nach dem Gefäßwandtrauma zu erwarten.

Auch eine systemische Antikoagulation mit Cumarinderivaten kann die Restenosierungsrate nicht günstig beeinflussen [23]. Das gleiche gilt für eine zeitlich begrenzte Heparintherapie [1]. Auch Thromboxan-Syntheseinhibitoren, das an der Zellmembran der Thrombozyten direkt angreifende Ticiopidin, sowie Gabe von Prostaglandin E bzw. Prostacyclinderivaten zeigten im klinischen Einsatz keine signifikante Reduktion der Restenosierungsrate [8]. Das gleiche gilt für niedermolekulare Dextrane sowie Calciumantagonisten [8]. Auch Omega 3-Fettsäuren haben zu keiner günstigen Beeinflussung der Restenosierungsrate geführt [16]. Das gleiche gilt für Steroide [17]. Angiotensin ist ein potenter Stimulator der glatten Gefäßmuskulatur. Klinische Untersuchungen zur Wirkung von ACE-Hemmern auf die Restenosierungsrate sind augenblicklich in der Erprobung.

Neue interventionelle Verfahren

Da die bisherigen pharmakologischen Versuche, die Restenosierungsrate zu reduzieren, unbefriedigend verliefen, wurden neue interventionelle Verfahren eingeführt, von denen man eine Verminderung des Gefäßwandtraumas erwartet und sich dadurch eine

Abnahme der chronischen Rezidivrate erhofft. Zu nennen sind hier die direktionale Atherektomie, bei der Plaquematerial mittels eines speziellen Katheters entfernt wird, die Rotationsangioplastie und die Eximer Laserangioplastie. Die bisherigen Erfahren zeigen, daß die direktionale Atherektomie die Restenosierungsate bei stenosierten aortokoronaren Venenbypässen, bei restenosierten Koronargefäßen sowie bei langstreckigen De novo Stenosen nicht vermindern kann. Möglicherweise kann eine Reduktion der Restenosierungsrate bei umschriebenen, proximal gelegenen Stenosen erreicht werden, wenn der Gefäßdiameter deutlich über 3 mm liegt [10]. Die Eximer Laserangioplastie muß heute überwiegend mit einer Ballondilatation kombiniert werden, so daß sich nur eine eingeschränkte primäre Indikation ergibt. Eine mögliche Verminderung der Restenosierungsrate zeigt sich bei komplex aufgebauter Koronarstenose mit einem hohen Dilatationsrisiko. Eine mögliche Indikation zeichnet sich ab bei langstreckigen, diffus veränderten, verkalkten und ostiumnahen Stenosen [7]. Die mechanische Rotationsatherektomie mit dem Auth-Rotablator führt zu einer sehr hohen Restenoserate von über 50% [15].

1987 wurde erstmals über die erfolgreiche Implantation einer perkutanen applizierbaren selbstexpandierbaren koronaren endoluminalen Gefäßprothese berichtet [20]. Durch mechanische Abstützung der Gefäßwand, Optimierung der Gefäßgeometrie und Verbesserung der Flußeigenschaften erhoffte man sich eine Abnahme der primären Komplikationsrate und eine konsekutive Abschwächung der neointimalen Proliferation mit der Entwicklung der Rezidivstenose. Mittlerweile sind verschiedene Systeme in der klinischen Erprobung.

Wir selbst besitzen Erfahrung mit der primären Implantation einer ballonexpandierbaren Gefäßprothese (Palmaz-Schatz Stent). Bei 36 symptomatischen Patienten mit komplexer Stenosemorphologie und einem erhöhten Dilatationsrisiko und fraglichem Langzeitergebnis haben wir primär die Implantation eines Palmaz-Schatz Stents im Anschluß an die konventionelle Ballondilatation angestrebt. Indikation zur primären Stentimplantation waren:

1. Langstreckige, exulzerierende und exzentrisch aufgebaute Stenosen mit arteriosklerotischen Aneurysmaanteilen.
2. Rekanalisierter chronischer Gefäßverschluß.
3. Suboptimales Dilatationsergebnis mit hochgradiger Reststenose nach Ballondilatation.

Bei 30 von 36 Patienten (83%) konnte der Stent erfolgreich in dem vorher aufdilatierten Gefäßsegment plaziert werden. Bei 29 von 30 Patienten (96%) war der klinische Verlauf unkompliziert. Abbildung 1 zeigt ein repräsentatives angiographisches Beispiel. Bei einem Patienten kam es 3 Tage nach der Implantation zu einem subakuten thrombotischen Gefäßverschluß mit Ausbildung eines Vorderwandaneurysmas trotz sofort eingeleiteter hochdosierter thrombolytischer Therapie. Alle Patienten wurden nach der Implantation therapeutisch heparinisiert und überlappend auf Marcumar in Kombination mit Acetylsalicylsäure eingestellt. Die Antikoagulation wurde für mindestens 3 Monate beibehalten. Bisher konnten 25 Patienten zwischen 3 und 7 Monaten kontrollangiographiert werden (Abb. 2). Bei 19 Patienten sah die Implantationsstelle unauffällig aus. Bei 3 Patienten hatte sich eine geringgradige neointimale Proliferation im Stentkörper bzw. am distalen Stentende gebildet, wobei der lineare Stenosediameter deutlich unter 50% lag. Bei einem Patienten mit erfolgreich rekanalisiertem chronischen Gefäßverschluß war es zu einer stummen Reokklusion gekommen. 2 Patienten hatten eine subtotale Restenose entwickelt, die erneut erfolgreich augedehnt werden konnte. Die angiographische Rezidivrate bei diesem Hochrisikokollektiv lag somit lediglich bei 12%.

Die primäre Implantation eines Palmaz-Schatz Stents führt somit bei ungünstiger Gefäßmorphologie zu einer Optimierung des Angioplastieergebnisses und geht nach unseren bisherigen Erfahrungen mit einer relativ niedrigen Rezidivrate einher. Da die zwingend notwendige systemische Antikoagulation allerdings die Morbidität erhöhen

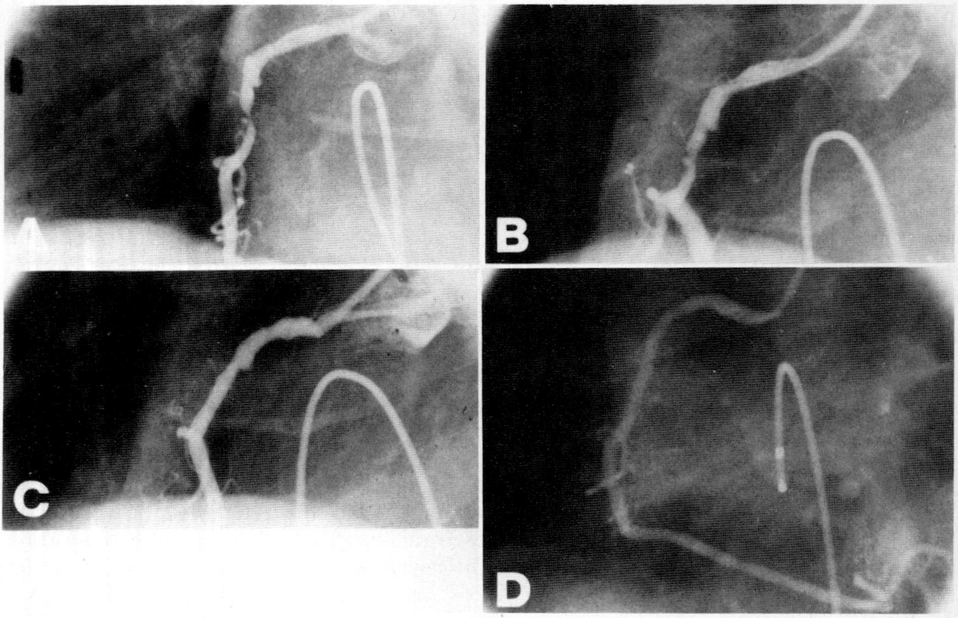

Abb. 1 A–D. Repräsentatives angiographisches Beispiel des Ergebnisses einer Ballondilatation und primärer Stentimplantation in die rechte Kranzarterie. **A** Subtotale Stenose der rechten Kranzarterie im proximalen Drittel mit irregulärer Konturbegrenzung und, aneurysmatischem Anteil. **B** Nach Ballondilatation geringgradige Lumenaufweitung mit irregulärer Konturbegrenzung und deutlicher Reststenose. **C** Nach Implantation eines Palmaz-Schatz Stents Glättung der Gefäßkontur. Keine Reststenosen. **D** Angiographisches Kontrollergebnis nach 7 Monaten. Glattwandiges Gefäßsegment ohne Reststenosex

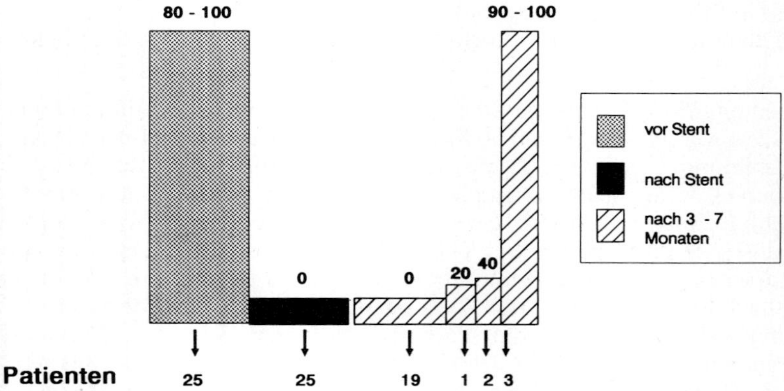

Abb. 2. Quantitative angiographische Ergebnisse unmittelbar nach Stentimplantation und bei Kontrolle nach 3–7 Monaten. Linearer stenosediameter (%)

kann und das Risiko thrombotischer Früh- und Spätokklusionen besteht, kann der großzügige primäre Einsatz von Gefäßprothesen zum augenblicklichen Zeitpunkt noch nicht empfohlen werden. Die technologischen Entwicklungen machen allerdings sehr rasche Fortschritte, so daß in Zukunft ein biokompatibler Stent mit geringen thrombogenen und zusätzlichen antiproliferativen Eigenschaften zur Verfügung stehen wird [5]. Entscheidend für einen erfolgreichen therapeutischen Ansatz zur Verhinderung der Restenose ist allerdings ein verbessertes Verständnis der bisher weitgehend ungeklärten pathophysiologischen Mechanismen.

Literatur

1. Bettmann MA (1987) Anticoagulation and restenosis after percutaneous transluminal coronary angioplasty. Am J Cardiol 60:17B – 2. Block PC (1990) Restenosis after percutaneous transluminal coronary angiogplasty-anatomic and pathophysiological mechanisms. Circulation 81:IV-2 – 3. Buchanan MR, Rischke JA, Hirsch D (1982) Aspirin inhibitis platelet function independent of the acetylation of cyclooxygenase. Thromb Res 25:363 – 4. Chesebro JH, Loun JYT, Fuster V (1986) The pathogenesis and prevention of aortocoronary vein graft occlusion and restenosis after arterial angioplasty. J Am Coll Cardiol 8:57B – 5. Clinical cardiology (1990): Progress in coronary stenting. Wednesday afternoon. Circulation 82:111–539 – 6. Clowes AW, Karnovsky MJ (1977) Failure of certain antiplatelet drugs to affect myointimal thickening following arterial endothelial injury in the rat. Lab Invest 36:452 – 7. Cook SL, Eigler NL, Shefer A, Hestrin L, Goldenberg T, Forrester JS, Litvack F (1991) Eximer laser coronary angioplasty of lesions not favorable for ballon angioplasty. J Am Coll Cardiol 17:218A – 8. Cox JL, Gotlieb AI (1988) Review of antiplatelet drug use in preventing restenosis following percutaneous transluminal coronary angioplasty. Can J Cardiol 4:201 – 9. Faxon DP, Sanborn TA, Weber VJ (1984) Restenosis following transluminal angioplasty in experimental arteriosclerosis. Arteriosclerosis 4:189 – 10. Hinohara T, Selmon MR, Robertson GC, Vetter JW, Rowe MH, Bartzokis TC, Braden LJ, Simpson JB (1991) Angiographic predictors of restenosis following directional coronary atherectomy. J Am Coll Cardiol 17:385A – 11. Kaltenbach M, Kober G, Scherer D, Vallbracht C (1985) Recurrence rate after successful coronary angioplasty. Eur Heart J 6:276 – 12. King SB (1990) Prediction of acute closure in percutaneous transluminal coronary angioplasty. Circulation 81:IV-5 – 13. Klein LW, Rosenblum J (1990) Restenosis after succesful percutanous transluminal coronary angiplasty. Progr Cardiovasc Dis 32:365 – 14. Lam JYT, Chesebro JH, Steele PM, Badimon L, Fuster V (1987) Is vasospasm related to platelet deposition? Circulation 75:243 – 15. Niazi K, Cragg DR, Strzelecki M, O'Neill WW (1991) Angiographic risk factors for coronary restenosis following mechanical rotational atherectomy J Am Coll Cardiol 17:218A – 16. McBride W, Lange RA, Hillis LD (1988) Restenosis after successful coronary angioplasty. N Eng J Med 318:1734 – 17. Pepine CJ, Hirshfeld JW, Mac Donald RG (1988) A controlled trial of corticosteroids to prevent restenosis following coronary angioplaty. Circulation 78:II-291 – 18. Schanzenbächer P, Grimme M, Walter U, Kochsiek K (1991) Wirkung hoher und niedriger Dosen Acetylsalicylsäure auf die Re-Stennosierungsrate nach primär erfolgreicher koronarer Angioplastie. Dtsch med Wschr 116:481 – 19. Schwartz L, Bourassa MG, Lesperance J, Aldridge HE, Kazim F, Salvatori VA, Henderson M, Bonan R, David PR (1988) Aspirin and dipyridamole in the prevention of restenosis after percutaneous transluminal coronary angioplasty. N Engl J Med 318:1714 – 20. Sigwart U, Puel J, Mirkovitch F, Joffre F, Kappenberger L (1987) Intravascular stents to prevent occlusions and restenosis after transluminal angioplasty. N Engl J Med 316:701 – 21. Steele PM, Chesebro JH, Stanson AW (1985) Ballon angioplasty: natural history of the pathophysiological response to injury in a pig model. Circ Res 57:105 – 22. Stein B, Fuster V, Israel DH, Cohen M, Badimon L, Badimon JJ, Chesebro JH (1989) Platelet inhibitor agents in cardiovascular disease: an up date. J Am Coll Cardiol 14:813 – 23. Thornton MA, Grüntzig AR, Hollmann J, King SB, Douglas JS (1984) Coumarin and aspirin in prevention of recurrence after transluminal coronary angioplasty: a randomized study. Circulation 69:721

Workshop VII: Möglichkeiten und Grenzen der Lasertherapie in der inneren Medizin

Vorsitz: *H.-P. Berlien*, Berlin; *N. Soehendra*, Hamburg

Angioplastie: Stand und Methodenvergleich der Laserangioplastie an peripheren Gefäßen

P. Skarabis, G. Biamino (Klinikum Rudolf Virchow der Universität Berlin)

Die Eignung des Laserlichtes für die Photoablation von atheromatösem Gewebematerial konnte vor knapp 10 Jahren durch in vitro Experimente demonstriert werden [1]. Weltweit nahmen zahlreiche Arbeitsgruppen diese innovative Idee zum Anlaß, sich auf die Suche nach einer neuen Methode zu begeben, die in der Lage sein sollte, arteriosklerotisches Gewebematerial mit Laserlicht abzutragen.

Trotz der weltweiten Akzeptanz und zunehmenden Verbreitung der perkutanen Ballonangioplastie waren viele Hoffnungen mit der Entwicklung einer derartigen neuen Technologie verknüpft. Im Laufe der Zeit kristallisierten sich zwei Hauptforderungen heraus:

- Der Laser sollte die nach wie vor hohe Restenosierungsrate, welche mit der konventionellen Technik verbunden ist und im Bereich der Koronararterien bis zu 40%, in den peripheren Gefäßen je nach Patientenauswahl sogar bis zu 50% betragen kann, deutlich senken helfen.
- Man erhoffte sich nach Ausreifung der Technologie eine Erweiterung der Indikationsstellung für perkutane Techniken, insbesondere im Hinblick auf extrem excentrische Stenosen, schwer passierbare Totalocclusionen oder diffuse Läsionstypen, für welche die herkömmliche PT(C)A weniger gut geeignet schien.

Frühere experimentelle Studien konnten zeigen, daß die Mehrzahl der Laserwellenlängen in der Lage ist, arteriosklerotische Plaques abzutragen [2–6] (Abb. 1). Dies bedeutet

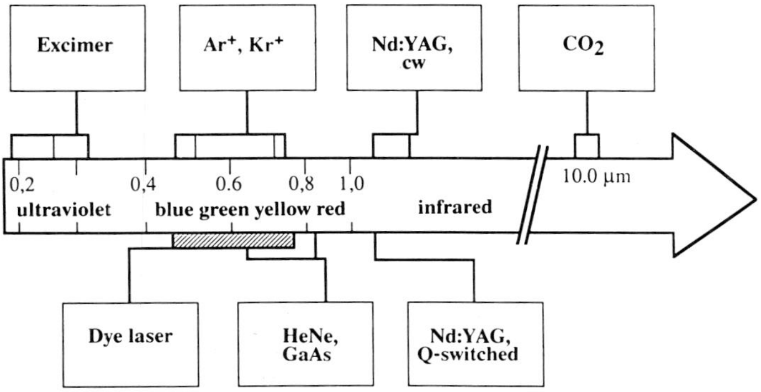

Abb. 1. Unterschiedliche Lasertypen und ihre Wellenlängen

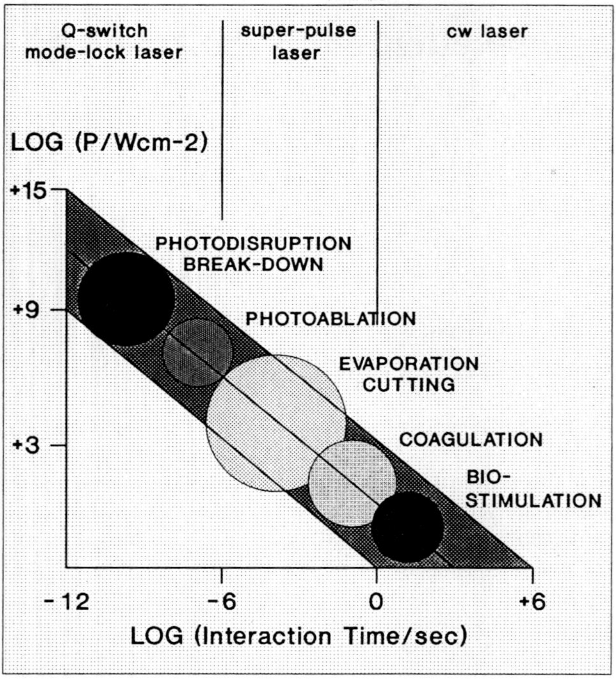

Abb. 2. Intraktionsmechanismen zwischen Laser und Gewebe

jedoch nicht, daß sie hinsichtlich Wirkmechanismus und Wirkeffekt am Gewebe identisch sind, im Gegenteil, es lassen sich beträchtliche Unterschiede zwischen den verschiedenen Laserquellen nachweisen.

Zwei Hauptparameter spielen für die Laserwirkung am Gewebe eine wichtige Rolle:

- die Interaktionszeit zwischen Laserstrahlung und Gewebe
- die effektive Energiedichte (unter Berücksichtigung der gewebespezifischen Absorption für die unterschiedlichen Laserwellenlängen)

In einem Bereich mittlerer Energiedichte und mittellanger Einwirkzeit des Lasers beobachtet man eine thermische Koagulations- und anschließende Vaporisationswirkung des Lasers. So bewirkt beispielsweise der kontinuierlich emittierende Nd:YAG Laser eine Aufhitzung des Gewebes mit homogener Volumenkoagulation im Bereich von Temperaturen zwischen 60 und 100 °C, bei höheren Temperaturen kommt es dann zunächst zur Austrocknung durch Wasserverlust, anschließend vaporisiert das Gewebe schnell. Dabei können transvasale Temperaturanstiege bis 80 °C an der Außenseite des Gefäßes beobachtet werden, insbesondere bei Verwendung von sogenannten Hot Tips oder Sapphire Probes.

Sinkt die Energiedichte, welche vom Laser auf das Gewebe übertragen wird, auf sehr niedrige Werte ab und besteht eine lange Einwirkzeit, beobachtet man photochemische Wechselwirkungen ohne wesentliche Erwärmung des Gewebes und ohne Abtragungseffekt.

In einem Bereich sehr hoher Energiedichte und sehr kurzer Einwirkzeit findet dagegen die sogenannte Photoablation statt, es kommt zu einem starken Anstieg der elektromagnetischen Feldstärke und ohne primäre Aufhitzung zu einer „kalten" Abtragung des Gewebes (Abb. 2). Diese sogenannte „kalte Ablation" kann ohne Verletzung des umliegenden Gewebes vom gepulsten Excimer Laser erreicht werden [3, 4].

Während der letzten 2 Jahre kam in unserer Arbeitsgruppe die Excimer Laser assistierte Rekanalisation von peripheren Arterien bei 306 Patienten unter Verwendung unterschiedlicher Typen von Multifaserlaserkathetern zum Einsatz.

Technische Daten

Die Laserstrahlung des Excimer Lasers (MAX 10, Fa. Technolas) wurde bei einer Wellenlänge von 308 nm und Pulslängen zwischen 60 und 120 ns in Multifaserlaserkatheter eingekoppelt (7 bzw. 9F). Diese enthielten 12 bzw. 18 um einen zentralen Kanal (0,5 bzw. 1,0 mm) ringförmig angeordnete Quarz/Quarz-Fasern (260 µm Kerndurchmesser). Die Katheteraustrittsenergie lag abhängig vom Kathetertyp zwischen 25 und 55 mJ. In einigen Fällen wurde ein offener Führungsdraht (.038″), in welchen eine 400 µm-Faser inkorporiert worden war, zur Schaffung eines Initialkanals verwendet.

Klinische Daten

Es wurde bei 306 Patienten (250 davon männlich, 56 weiblich) ein Rekanalisationsversuch unternommen. Das durchschnittliche Alter lag bei 64,6 Jahren, die Patienten befanden sich in den klinischen Stadien IIa–IV (schmerzfreie Gehstecke 20–400 m), der mittlere Knöchel-Arm Index betrug 0,63. Laserlokalisation war in 244 Fällen die A. femoralis superficialis, in 33 Fällender Iliacalbereich und in 29 Fällen die A. poplitea oder der Trifurkationsbereich. Auch bei Verwendung eines 9F-Laserkatheters war in den meisten Fällen noch eine partielle zusätzliche konventionelle PTA zur Optimierung des Rekanalisationsergebnisses nötig.

Primärerfolg (PE)

Die durchschnittliche primäre Erfolgsrate bezogen auf alle Laserrekanalisationsversuche lag bei 73,5% (Abb. 3).

Für die A. femoralis superficialis betrug der PE insgesamt 72%, im Fall von Verschlußlängen bis 7 cm (94 Fälle) 84%, bei Verschlußlängen von 7–25 cm (150 Fälle) lag der PE bei 66% (Abb. 4).

Im Bereich der Beckenarterien errechnete sich ein Primärerfolg von insgesamt 81%, auch hier beobachteten wir eine deutliche Abhängigkeit der primären Erfolgschance von der Läsionslänge (Abb. 5).

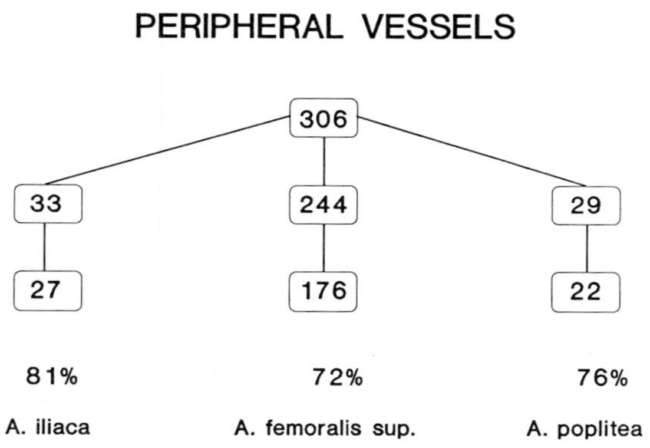

Abb. 3. Lokalisationen der 306 mit dem Excimer Laser behandelten Gefäßverschlüsse oder subtotalen Stenosen und deren primäre Erfolgsrate

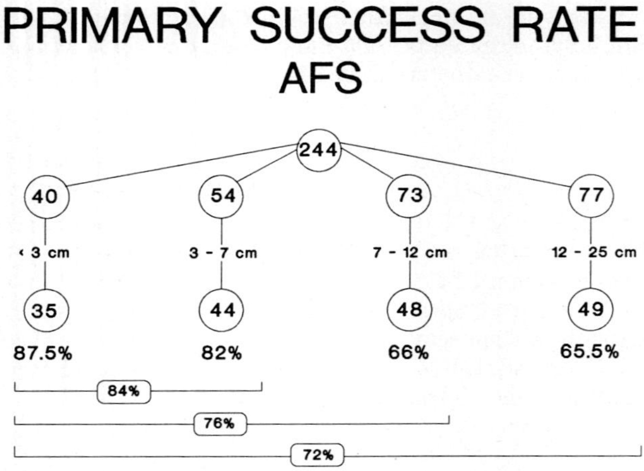

Abb. 4. Längenaufschlüsselung der 244 mit dem Excimer Laser behandelten Läsionen der A. femoralis superficialis und die primäre Erfolgsrate der einzelnen Gruppen

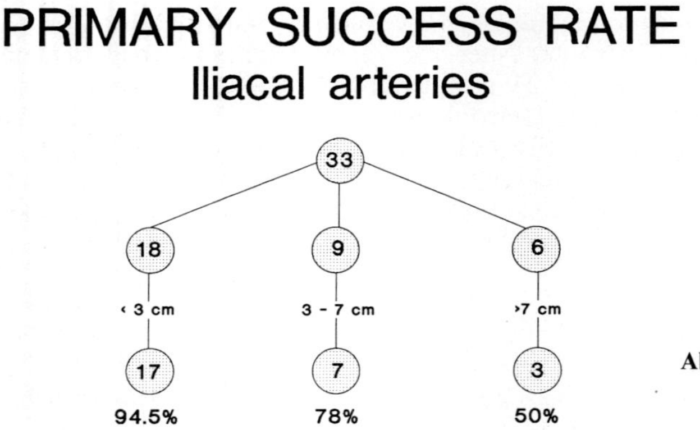

Abb. 5.

Im Bereich der A. poplitea und Trifurkation zeigte sich eine primäre Erfolgsrate von 76%.

Insgesamt wurden 13 schwere Komplikationen (4,2%) beobachtet, d.h. solche Komplikationen, welche eine Verschlechterung des klinischen Bildes des Patienten verursachten (3 periphere Embolisationen, 2 akute Reverschlüsse, 8 Perforationen). Davon mußten 3 Patienten (1%) notfallmäßig innerhalb der folgenden 24 Stunden operiert werden, bei 4 Patienten (1,3%) wurde innerhalb der nächsten Wochen ein Elektiveingriff vorgenommen. Die restlichen 6 Patienten (2%) wurden konservativ therapiert. Es kam zu keiner Amputation und zu keinem komplikationsassoziierten Todesfall.

Langzeitergebnisse

Es konnten 150 Patienten nach 6–12 Monaten klinisch bzw. angiographisch nachverfolgt werden, 200 Patienten befinden sich derzeit innerhalb eines Nachbeobachtungszeitraumes von wenigstens 3 Monaten. Dabei zeigten sich 111 von 150 primär erfolgreich behandelten Patienten (74%) nach 6 Monaten ereignisfrei (keine Restenose oder Reverschluß), im Bereich der Iliacalarterien sogar 22 von 23 Patienten. Eine eventuelle Abhängigkeit der Restenoserate von Verschlußlänge, Läsionstyp oder anderen Faktoren kann bei den derzeitigen Patientenzahlen noch nicht sicher beurteilt werden.

Die Excimer Laser assoziierte Rekanalisation peripherer Gefäße stellt eine sichere und mit einer relativ hohen primären Erfolgschance behaftete Methode dar. Besonders gute primäre Erfolgschancen hatten subtotale Stenosen oder Verschlüsse bis zu ca. 7 cm Länge, aber auch langstreckige A. femoralis superficialis-Verschlüsse über 12 cm Länge konnten noch mit einer Erfolgsquote von 66% rekanalisiert werden. Die Langzeitergebnisse sind angesichts der ermittelten Gesamt-Restenoserate von 26% nach 6 Monaten ermutigend, zumal sich in unserer Patientengruppe in der Mehrzahl langstreckige Verschlüsse über 7 cm Länge befanden.

Es ist denkbar, daß im Zuge einer verbesserten Kathetertechnik, die eine höhere an der Katheterspitze übertragbare Energie und damit eine effektivere Ablation ermöglicht, für die Zukunft noch bessere Ergebnise erzielt werden könnten.

Es müssen jedoch noch weitere klinische Studien folgen und noch zusätzliche Follow-Up Daten erhoben werden, um den Stellenwert dieser sich noch in der Entwicklung befindlichen neuen Technologie bewerten zu können.

Literatur

1. Choy DSJ (1988) History of lasers in medicine. Thorac Cardiovasc Surg 36:114–117 – 2. Abela GS, Norman S, Feldman RL, Geiser EA, Cohen D, Conti CR (1982) Effects of carbon dioxide, Nd:YAG and argon laser radiation on coronary atheromatous plaques. Am J Cardiol 50:1199–1205 – 3. Deckelbaum LI, Isner JM, Donaldson RF, Clarke RH, Laliberte S, Aharon AS, Bernstein JS (1985) Reduction of laser-induced pathologic tissue injury using pulsed energy delivery. Am J Cardiol 56:662–667 – 4. Grundfest WS, Litvack F, Forrester JS, Goldenberg T, Swan HJC, Morgenstern L, Fishbein M, McDermid IS, Rider DM, Pacala TJ (1985) Laser ablation of human atherosclerotic plaque without adjacent tissue injury. JACC 5:929–933 – 5. Abela GS, Norman SJ, Cohen DM, Franzini D, Feldman RL, Crea F, Fenech A, Pepine CJ, Conti CR (1985) Laser recanalization of occluded atherosclerotic arteries: an in vivo and in vitro study. Circulation 71:403–411 – 6. Biamino G, Dörschel K, Harnoss BM, Kar H, Müller G (1988) Experience in excimer laser photoablation of arteriosclerotic plaques. In: Biamino G, Müller GJ (eds.) Advances in Laser Medicine I. First German Symposium on Laser Angioplasty (1988) Berlin Ecomed, pp 147–156

Indikationen und Grenzen der koronaren Laserangioplastie

K. R. Karsch (Abteilung Innere Medizin III, Medizinische Klinik und Poliklinik der Universität Tübingen)

Die Entwicklung neuer Systeme zur Behandlung arteriosklerotischer Läsionen in den Herzkranzgefäßen bei symptomatischen Patienten mit koronarer Herzerkrankung hat das primäre Ziel, die akuten Erfolgsraten der Ballonangioplastie zu verbessern und nach Möglichkeit die Indikationen zu erweitern. Weiterhin wird versucht, durch alternative Technologien die wesentliche klinische Limitation der Ballonangioplastie zu überwinden, nämlich die hohe Rezidivquote nach primär erfolgreich durchgeführter Intervention. Obschon die Ballonangioplastie seit ihrer Einführung in die klinische Routine laufend verbessert wurde und erhebliche technische Fortschritte erzielt wurden, wird die Inzidenz der Restenosierung mit 30–40% angegeben [1, 2].

Bisherige Bemühungen, die das Ziel hatten, die Restenosierung zu reduzieren, waren vergeblich. Eine der wesentlichen Ursachen der nicht effizienten medikamentösen Therapie ist die Tatsache, daß die komplexen Ursachen, die zu einer Rezidivstenose führen, weitestgehend unbekannt sind [3]. Dies sind Mechanismen, die im Rahmen der Reparationsvorgänge nach der ganz erheblichen Gefäßtraumatisierung durch die Ballonangioplastie primär zu einer Reparation des Gefäßes führen, die dann bei einem Teil der Patienten zu einer überproportionalen Proliferation glatter Muskelzellen und dem Entstehen einer Rezidivstenose führt [4, 5]. Das wesentliche Ziel bei der Entwicklung der koronaren Laserangioplastie war es daher, Material im Gefäßlumen abzutragen, um die mechanische Verletzung des Gefäßes, wie sie bei der Ballondilatation mit Überdehnung, Zerreißung und Kompression entsteht, zu vermeiden [6]. Dabei ist es von wesentlicher Bedeutung, eine zusätzliche thermische Schädigung des umliegenden Gewebes zu limitieren, um dadurch die reparative Antwort des Gefäßes zu reduzieren. Herkömmliche thermische Laserverfahren haben bei weitem nicht die Erfolge gehabt, die man sich initial versprochen hat [7, 8]. Durch die Entwicklung des Excimer Lasers hingegen gelang es, Gewebe abzutragen und nur eine minimale thermische Schädigung des umliegenden Gewebes zu sehen [9, 10].

Bei dem Excimer Laser handelt es sich um einen Xenon-Chlorid Gas-Laser, der das Licht im ultravioletten Bereich bei einer Wellenlänge von 308 nm emittiert. Bislang wurden drei Studien mit unterschiedlichen Geräten durchgeführt. Dabei handelt es sich um Systeme, die bei gleicher Wellenlänge emittieren. Die drei verwendeten Systeme unterscheiden sich jedoch in der Pulsbreite, die benutzt wurde. In unserer eigenen Untersuchung wurden bislang zwei verschiedene Pulsbreiten von initial 60 und dann 115 nsec verwendet, während in der amerikanischen Spectranetics-Studie ein Excimer Laser zur Anwendung kam, der eine Pulsbreite von 140 nsec aufweist. Der Excimer Laser, der in einer zweiten Studie in den Staaten verwendet wird, weist dagegen eine deutlich längere Pulsbreite von 180–240 nsec auf (AIS). Allen drei Systemen wiederum identisch ist die angewandte Repetitionsrate von 25 Hz [11, 12].

Die initialen Untersuchungen mit einer Pulsbreite von 60 nsec mit dem von uns verwendeten System der Firma Technolas, München, ergaben eine primäre Erfolgsrate von 42 % unter Verwendung der alleinigen Laserangioplastie ohne zusätzliche Ballondilatation [13]. Die initialen Erfahrungen waren jedoch mit einem Prototypkathetersystem gewonnen worden, das eine mangelnde Flexibilität an der Katheterspitze und ein ungünstiges Verhältnis von rein ablativer Fläche an der Katheterspitze zur restlichen nur mechanisch wirksamen Katheterspitze aufwies. Die neueren Untersuchungen mit diesem System wurden folgerichtig dann mit einem deutlich verbesserten Applikationssystem durchgeführt. Insgesamt wurden bislang in unserer eigenen Arbeitsgruppe 180 Patienten mit diesen Systemen behandelt, wobei die primäre Erfolgsrate von ursprünglich 42 % in der ersten Population auf mittlerweile 60 % angehoben werden konnte [14]. Bei letztendlich 30 % der mit der Laserangioplastie behandelten Patienten ist es danach erforderlich, eine zusätzliche Ballondilatation durchzuführen. Dies ist einerseits bedingt durch die Katheterdiameter, die derzeit einen maximalen Durchmesser von 1,7 mm an der Katheterspitze aufweisen. Es ist mit diesen Systemen nicht zu erwarten, daß der Stenosegrad in weitlumigen Gefäßen ausreichend reduziert werden kann, so daß bei einem Teil der Patienten eine zusätzliche Ballonangioplastie zur Verbesserung des angiographischen Ergebnisses durchgeführt werden muß. Bei ca. 8 % der mittels der Laserangioplastie behandelten Patienten kommt es nach der Laserangioplastie zu erheblichen Gefäßspasmen, die bis zur Gefäßocclusion führen können [13]. Bei diesen Patienten wird die Ballonangioplastie zusätzlich eingesetzt, um einen interkurrenten Gefäßverschluß zu vermeiden. Bei 10 % der von uns mittels Laserangioplastie behandelten Patienten war es nicht möglich, den Laserkatheter zur Behandlungsstelle vorzuführen. Weiterhin gelang es häufig nicht, einen Totalverschluß, der vor der Behandlung mit einem Draht passiert werden mußte, zu abladieren. Ohne daß der Totalverschluß mit einem feinen Führungsdraht passiert wird, ist der Einsatz der Laserkatheter nicht möglich.

Faßt man die Ergebnisse aller drei Studien, die mit den unterschiedlichen Systemen gemacht wurden, zusammen, so zeigt sich, daß die Erfolgsrate mittlerweile allgemein auf 60–70 % gesteigert werden konnte [15, 16]. Dies ist am ehesten auf die Verbesserung der

Applikationssysteme zurückzuführen. Mittlerweile stehen auch Katheterdiameter zur Verfügung, die einen Diameter von 2,0–2,4 mm an der Spitze aufweisen, und mit diesen Systemen ist eine erhebliche Verbesserung des erzielten Lumenquerschnittes im behandelten Gefäß zu erreichen. Die derzeitige Erfolgsrate bei kombinierter Anwendung der koronaren Laserangioplastie und der herkömmlichen Ballondilatation liegt bei 92,6%. Dies ist um ca. 3–5% über der Erfolgsrate der alleinigen Ballonangioplastie [17], wobei jedoch einschränkend berücksichtigt werden muß, daß es sich um ein ausgewähltes Patientenkollektiv handelt. Die Mehrzahl der mittels der Laserangioplastie behandelten Patienten weist Stenosen im proximalen oder mittleren Drittel der Gefäße auf, wobei Gefäße mit prästenotischem Kinking normalerweise nicht behandelt wurden.

Neben der Selektion des behandelten Patientenkollektives ist zu berücksichtigen, daß während der letzten 24 Monate laufend Veränderungen der Applikationssysteme vorgenommen wurden [18]. Insbesondere ist von Bedeutung, daß mittlerweile Katheter zur Verfügung stehen, mit denen erheblich größere Lumen erzielt werden können. Die Flexibilität der Kathetersysteme ist erheblich verbessert worden, und weiterhin ist die ablative Oberfläche an den Katheterspitzen, d.h. die Zahl der energieleitenden Fasern, nahezu verdoppelt worden. Derzeit ist die ablative Oberfläche der Katheter von 27% mit für die Ablation effizienten Fasern belegt. Mit diesen Kathetern ist eine erheblich bessere Ablation in wesentlich kürzerer Zeit zu erzielen als mit den vor 24 Monaten zur Verfügung stehenden Prototypkathetern.

Der klinische Wert der Laserangioplastie kann daher letztendlich nur beurteilt werden, wenn die Applikationssysteme so optimiert sind, daß sie mit der Ballonangioplastie hinsichtlich Flexibilität vergleichbar sind und eine hohe Ablationseffizienz aufweisen.

Ein ganz wesentlicher Schwerpunkt bei der klinischen Beurteilung neuer Systeme ist die Bestimmung der Nebenwirkungen hinsichtlich Morbidität und Mortalität. In der eigenen Untersuchung von nahezu 200 Patienten fand sich eine Hospitalmortalität von 0,8%. Dies entspricht ebenfalls den Ergebnissen der beiden anderen amerikanischen Untersuchungen, die eine Mortalität von 0,6–0,8% angeben und läßt sich durchaus mit der Akutkomplikationsrate der herkömmlichen Ballonangioplastie vergleichen [1, 2]. Hinsichtlich der Inzidenz eines transmuralen Myokardinfarktes als auch der Notwendigkeit einer akuten aortokoronaren Bypassoperation scheint die Laserangioplastie ebenfalls mit der Ballonangioplastie vergleichbar und führt nicht zu höheren Komplikationsraten. Die Inzidenz eines transmuralen Myokardinfarktes als Folge der Laserangioplastie liegt zwischen 1,6% und 2,3% und die der akuten aortokoronaren Bypassoperation bei 2,3%. Bei der Beurteilung der Komplikationsraten muß jedoch berücksichtigt werden, daß es sich um eine ausgewählte Patientenpopulation handelt. Insgesamt ist zu sagen, daß hinsichtlich der Komplikationsraten die koronare Excimer Laser Angioplastie durchaus der herkömmlichen Ballondilatation vergleichbar ist und sie u.U. sogar geringfügig senkt [19].

Die klinischen Erfahrungen über den Wert der koronaren Excimer Laser Angioplastie im Hinblick auf die Rezidivhäufigkeit sind noch limitiert. In der eigenen Patientenpopulation wurde initial eine Rezidivstenosierung von 38% gefunden, die in der letzten Untersuchungsserie von 80 Patienten auf 27% gesenkt werden konnte. Dies entspricht auch den Erfahrungen der beiden amerikanischen Studien, die gleichfalls eine Rezidivstenosierung von bis zu 30% in ihrer Population angeben. Auch bei der klinischen Bewertung der Rezidivstenosierung sind die bereits diskutierten Limitationen der Untersuchungen zu berücksichtigen. In unserer eigenen Erfahrung ist dabei wesentlich, daß die Mehrzahl der mit der Laserangioplastie behandelten Patienten eine Erkrankung des Ramus interventrikularis anterior aufweist, d.h. jenes Gefäßes, bei dem die Restenosierung von bis zu 47% angegeben wird. Unter Berücksichtigung dieser Tatsache ist die immer noch relativ hohe Restenosierung eher als ermutigend anzusehen. Die endgültige Bewertung dieses Verfahrens in Hinsicht auf Rezidivstenosierungen muß jedoch größeren randomisierten Studien mit optimierten Behandlungssystemen vorbehalten bleiben.

Im Vergleich zur Ballonangioplastie beinhaltet die koronare Excimer Laser Angioplastie wesentlich mehr technische Anforderungen. So ist bereits die Energiequelle, d.h. das Lasergerät selbst, hochspezialisiert, weiterhin erfordert die Technologie, mit der die Energie dann bis vor Ort transportiert wird, eine hochqualifizierte Aufarbeitung von Quarzfasern mit einem Durchmesser von 50–100 µm, die dann wieder in einen Katheter mit einem Durchmesser von 1,2–2,4 mm eingekoppelt werden müssen. Es ist daher erforderlich, daß der Mediziner, der solche Systeme im Patienten anwendet, gewisse Grundvoraussetzungen und Grundkenntnisse hat, die es ihm ermöglichen, diese Technologie auch sinnvoll einzusetzen. Eine der wesentlichen Nachteile, mit denen die koronare Excimer Laser Angioplastie behaftet sind, ist die fehlende Kontrolle bei der Ablation des Gewebes. Die Angiographie gibt nur sehr begrenzt Aufschluß über die Art und Menge des tatsächlich umgewandelten Gewebes. So ist die Plasmaformation bislang nicht zu kontrollieren, weiterhin fehlen Möglichkeiten zur Kontrolle der intensiven Schallwellen, die sich als Folge der Laserablation im Gewebe entwickeln. Ziel der weiteren technologischen Entwicklung muß es daher sein, neben der Optimierung der Applikationssysteme Kontrollmöglichkeiten zu erarbeiten, die eine in vivo und on-line Kontrolle des Prozesses ermöglichen. Die technischen Möglichkeiten hierzu bestehen in der Weiterentwicklung der Fluoreszenz-Spectroskopie und in der Erarbeitung von Technologien, die eine intravasale Schalldetektion ermöglichen.

Neben den technologischen Weiterentwicklungen der Systeme ist gleichfalls wesentlich, daß versucht wird, den komplexen Prozeß der Reparationsvorgänge aufzuschlüsseln, der im Rahmen einer Gefäßverletzung auftritt. Es ist nicht zu erwarten, daß ein mechanisches System, sei es die Ballondilatation, die Excimer Laser Angioplastie oder die direkte Atherektomie, imstande ist, die Restenoserate in einen klinisch akzeptablen Bereich zu senken. Es muß vielmehr davon ausgegangen werden, daß nur eine kombinierte mechanische und medikamentöse Therapie zum Erfolg führen kann. Dies ist jedoch nur möglich, wenn rationale Ansatzpunkte für eine zusätzliche medikamentöse Therapie vorhanden sind. Die Laserangioplastie stellt sicherlich einen ganz erheblichen Fortschritt in der Behandlung arteriosklerotischer Läsionen dar, ist jedoch nur ein kleiner Schritt zu einer klinischen Therapie der koronaren Herzerkrankung, die neben einer hohen primären Erfolgsrate auch zu einer sehr niedrigen Inzidenz der Restenosierung führt.

Literatur

1. Block PC (1985) Percutaneous transluminal coronary angioplasty: Role in the treatment of coronary artery disease. Circulation 72 (suppl V):V-161–V-165 – 2. Holmes DR, Vliestra RE, Smith H, Vetrovec GW, Ent KM, Cowley MJ, Faxon DP, Grüntzig AR, Kelsey SF, Detre KM, van Raden MJ, Mock MB (1984) Restenosis after percutaneous transluminal coronary angioplasty (PTCA): A report from the PTCA Registry of the National Heart, Lung and Blood Institute. Am J Cardiol 53:77C–81C – 3. Ross R (1986) The pathogenesis of atherosclerosis – an update. N Engl J Med 488–500 – 4. Hanke H, Strohschneider T, Oberhoff M, Betz E, Karsch KR (1990) Time course of smooth muscle cell proliferation in the intima and media of arteries following experimental angioplasty. Circ Res 67, 3:651–659 – 5. Hanke H, Haase KK, Hanke S, Oberhoff H, Hassenstein S, Betz E, Karsch KR (1990) Morphological changes and smooth muscle cell proliferation following experimental excimer laser treatment. Circulation (im Druck) – 6. Waller BF (1989) Crackers, breakers, stretchers, drillers, scrapers, shavers, burners, welders and melters: the future treatment of atherosclerotic coronary artery disease? A clinical morphological assessment. J Am Coll Cardiol 13:969–987 – 7. Cumberland DG, Tayler DI, Procter AE (1986) Laser-assisted percutaneous angioplasty: Initial clinical experience in peripheral arteries. Clin Radiol 37:423–428 – 8. Sanborn TA, Faxon DP, Haudenschild CC, Ryan TJ (1985) Experimental angioplasty: Circumferential distribution of laser thermal energy with a laser probe. J Am Coll Cardiol 5: 934–938 – 9. Grundfest WS, Litvack F, Forrester JR, Goldenberg TSVI, Seran HJC, Morgenstern L, Fishbein M, McDermid S, Rider DM, Pacala TJ, Laudenslager JB (1985) Laser ablation of human atherosclerotic plaque without adjacent tissue injury. J Am Coll Cardiol 5:929–933 – 10. Haase KK, Steiger E, Wehrmann M, Walz R, Karsch KR (1989) Einfluß von Laserstrahlungen auf

atherosklerotisch veränderte Gefäßabschnitte in Abhängigkeit von Wellenlänge und Pulsbreite. Z Kardiol 78:701–706 – 11. Margolis JR, Litvack F, Grundfest W, Eigler H, Goldenberg T, Laudenslager J, Tsoi D, Wong S, Segalowitz J, Hestrin L, Rothbaum D, Linnemeier T, Helfant R, Forrester J (1989) Excimer laser coronary angioplasty: Results of a multicenter study (abstract). Circulation 80, Suppl. II:1989 – 12. Sanborn T, Alexopoulos D, Marmur JD, Badimon I, Fuster V (1990) Reduced coronary thrombosis with excimer vs thermal laser angioplasty (abstract). Circulation 80, Suppl. II:1896 – 13. Karsch KR, Haase KK, Voelker W, Baumbach A, Mauser M, Seipel L (1990) Percutaneous coronary excimer laser angioplasty in patients with stable and unstable angina pectoris. Acute results and incidence of restenosis during 6-month follow-up. Circulation 81:1849–1859 – 14. Haase KK, Mauser M, Baumbach A, Voelker W, Karsch KR (1990) Restenosis after Excimer Laser Coronary Atherectomy (abstract). Circulation 82:III-672:2669 – 15. Karsch HR, Haase KK, Mauser M, Voelker W, Baumbach A, Seipel L (1990) Perkutane koronare Excimer Laser Angioplastie. Herz 15:233–240 – 16. Torre SR, Sanborn TA, Sharma SK, Cohen M, Ambrose JA (1990) Percutaneous coronary excimer laser angioplasty: Quantitative angiographic analysis demonstrate improved angioplasty results with larger laser catheters (abstract). Circulation 82:III-671:2667 – 17. Raizner A, Litvack F, Goldenberg T, Spencer WH, Margolis JR, Kent HM, Cummins FB, Rothbaum D, Douglas J, Haskell R, Vawter MH, Bresnahan JF, Krishnaswami V, Untereker WJ, ELCA-Study Group (1990) Improved results in patients with long coronary stenosis using excimer laser angioplasty (abstract). Circulation 82:III-671:2666 – 18. Baumbach A, Haase KK, Voelker W, Mauser M, Karsch KR (1991) Effects of intracoronary nitroglycerin on lumen diameter during early follow-up angiography after coronary excimer laser atherectomy. Eur Heart J June/July (in press) – 19. McBride W, Lange RA, Hillis LD (1988) Restenosis after successfull coronary angioplasty. N Engl J Med 318:1734–1737

Laser in der Gastroenterologie

Ch. Ell (Medizinische Klinik I der Universität Erlangen-Nürnberg)

Nachdem es gelang, LASER-Licht in dünne Glasfasern einzukoppeln, war der Weg für die Anwendung des Lasers im Bereich der Hohlorgane des Menschens bereitet. So waren es vor allem zwei Arbeitsgruppen um Kiefhaber in München und Frühmorgen in Erlangen, die mit experimentellen Untersuchungen zum Einsatz von LASER-Licht mit dem Ziel der Blutstillung begannen. Mitte der 70er Jahre gelang der Erlanger Arbeitsgruppe die erste erfolgreiche Blutstillung beim Menschen.

Inzwischen hat sich der Laser in der Gastroenterologie weltweit etabliert und zahlreiche Indikationen unterschiedlicher Art werden angegeben (s. Tabelle 1). Dennoch ist die Frage mit Recht zu stellen, ob der Laser inzwischen eine „Conditio sine qua non – sive – Conditio auctoritatis" ist?

Diese Frage läßt sich nur dadurch beantworten, daß man die zur Verfügung stehenden Alternativmethoden dem Laser kritisch gegenüberstellt (Tabelle 1).

Tabelle 1. Laser in der Gastroenterologie

	Alternative Verfahren
Ophagusvarizen	Injektionsbehandlung
Benigne Stenosen	Bougierung, Dilatation
Tumoren	Tubus, Radio-Chemotherapie, OP, PEG
Ulkusblutung	Injektionstherapie, Elektrokoagulation (EHT)
Angiodysplasien	Elektrokoagulation (EHT)
Papillotomie	„Erlanger Papillotom"
Gallengangstein	Mechanische, elektrohydraulische Lithotripsie, ESWL
Polypen	Schlingenabtragung, OP
Hämorrhoiden	Gummibandligatur, Injektionsbehandlung
Fremdkörper	Faßzangen, Schlingen

Ösophagusvarizen: Insbesondere Kiefhaber war ein Verfechter der Laserkoagulation zur Therapie der Ösophagusvarizenblutung. Hier hat sie inzwischen keine Berechtigung mehr. Die Therapie der Wahl stellt die Injektionsbehandlung mit Aethoxysklerol oder neuerdings mit Histoacryl dar.

Benigne Stenosen: Auch hier liegen eine Reihe von positiven Erfahrungsberichten mit der Laserbehandlung vor. Uns und der Mehrzahl der aktiven Endoskopiker hat sich jedoch nach wie vor die Bougierungsbehandlung mit flexiblen Kunststoffbougies vom Savary-Typ oder die Verwendung von Ballondilatatoren bestens bewährt. Nur in Ausnahmefällen mag es sinnvoll sein, zusätzlich mit dem Laser eine narbige Stenose am Rande zu inzidieren. Erfahrungen über die Langzeiteffekte liegen jedoch nicht vor.

Maligne Tumoren: Eine der wesentlichsten Indikationen für den Lasereinsatz in der Gastroenterologie sehen wir bei der Palliativbehandlung von exophytischen Tumoren im Bereich der Speiseröhre sowie im ösophagokardialen Übergang. Hier eignen sich besonders kurzstreckige, exophytisch wachsende Neoplasien. Ist die Tumorstenose länger als 6–8 cm, bevorzugen wir Alternativverfahren, wie Radio-Chemo-Therapie mit Afterloading-Bestrahlung oder eine Kunststoff- bzw. Metallendoprothese. Der wesentliche Vorteil der Lasertherapie im Vergleich zu den alternativen palliativen Methoden ist darin zu sehen, daß die Belastung für den Patienten ausgesprochen gering ist. In der Regel genügt eine geringe Sedoanalgesie, bei 1/5 der Patienten kann sogar auf jedwede Prämedikation verzichtet werden. Die Behandlungsdauer beträgt ca. 20 Minuten. Die Laserbehandlung muß in der Regel 2–3 mal ausgeführt werden, um eine ausreichende orale Nahrungsaufnahme zu sichern. Bei hochgradigen Stenosen verwenden wir eine laserfeste Führungssonde. Alternativ kann die Stenose auch aufbougiert werden und dann von distal nach proximal unter Sicht Laserenergie appliziert werden. Hinsichtlich weiterer Details zur Lasertechnik wird auf entsprechende Literatur verwiesen.

Neben der geringen Belastung für den Patienten ist die niedrige Komplikationsrate der Lasertherapie bei der palliativen Tumorbehandlung hervorzuheben. In unserem eigenen Krankengut mit mehr als 250 Patienten mit malignen Tumoren im oberen GI-Trakt lag die Perforationsrate deutlich unter 5%. Relevante Blutungen während oder nach der Lasertherapie sind Ausnahmen. Das dysphagiefreie bzw. gebesserte Intervall beträgt bei richtiger Indikationsstellung 6–12 Wochen.

Besondere Erwähnung verdient noch die sog. photodynamische Lasertherapie mit kurativem Ansatz. Sie ist gerichtet auf kleine Karzinome der Speiseröhre oder des Magens. Sie kommt jedoch in Europa nur bei Patienten, die inoperabel oder mit ausgesprochen hohem Operationsrisiko eingestuft werden, in Frage. Prinzip ist die intravenöse Applikation eines photosensibilisierenden Stoffes, der sich bevorzugt im Tumorgewebe anreichert. 1–2 Tage nach Applikation des Photosensibilisators erfolgt unter endoskopischer Kontrolle die Applikation von Laserlicht einer definierten Wellenlänge. Die Wellenlänge wird so gewählt, daß das relative Absorptionsmaximum des Photosensibilisators angezielt wird. Die deponierte Lichtenergie wird zur Bildung von Singulett-Sauerstoff verwendet, der letztendlich den Zelluntergang der malignen Strukturen induziert. Bisher wurde die photodynamische Therapie im GI-Trakt in Deutschland nur experimentell eingesetzt. Die Einführung in die Klinik ist vorgesehen.

Angiodysplasien: Der Laser kann natürlich zur Koagulation angiodysplastischer Läsionen verwendet werden. Allerdings hat sich bei singulären Läsionen die Elektrokoagulation mittels EHT-Sonde bewährt. Lediglich bei flächigen angiodysplastischen Veränderungen weist der Laser Vorteile auf.

Ulcusblutung: Zur Therapie der aktiven Ulcusblutung liegen eine Reihe kontrollierter Studien zur Anwendung des Lasers vor. Allerdings kommt gerade in der Notfallsituation der Nachteil zum Tragen, daß der Patient zum Laser gebracht werden muß, somit evtl. kreislaufinstabile Patienten von der Intensivstation in den Laserraum gefahren werden müssen. Diesen Nachteil weisen alternative Verfahren, wie die Elektrokoagulationsverfahren oder die Injektionsverfahren, nicht auf. Sie können jederzeit intraoperativ oder auch auf der Intensivstation angewandt werden. Insbesondere die Kombination aus einer initialen Injektionsbehandlung verdünnter Suprareninlösungen und anschließender Nachinjektion von Aethoxysklerol hat sich allgemein durchgesetzt. Sinnvoll ist auch die Kombination von verdünnter Suprareninlösung und einer nachfolgenden Elektrokoagulation insbesondere dann, wenn ein Gefäßstumpf erkannt werden kann. Aufgrund der ausgezeichneten Ergebnisse, die mit den alternativen Methoden erreicht werden können, spielt der Laser aufgrund des vorbeschriebenen Nachteils keine nennenswerte Rolle bei der Akuttherapie der Ulcusblutung.

Gallenwege

Zur Papillenspaltung stellt nach wie vor das sog. „Erlanger Papillotom" das Instrument der Wahl dar. Vereinzelte Berichte zur Laser-Papillotomie sind als anekdotisch einzustufen und stellen keine sinnvolle Alternative zur Papillotomie mit dem elektrischen Messer dar. Auch zur Tumorkoagulation und Tumorvaporisation von Gallenwegstumoren gibt es inzwischen Berichte. In Anbetracht der rasanten Entwicklung endoskopischer Prothesen, die zuletzt in der Entwicklung von Metallendoprothesen gipfelte, wird der Laser auch in diesem Bereich in Zukunft keine sinnvolle Alternative darstellen können.

Auch bei der Therapie der großen Choledochuskonkremente hat der Laser „kompetente Konkurrenten": Neben der extrakorporalen Lithotripsie bietet sich die elektrohydraulische Funkenentladung als intraductales Alternativverfahren an. Letzteres muß jedoch aufgrund des Schädigungspotentiales der Methode immer unter endoskopischer Sicht angewandt werden. Inzwischen gibt es verschiedene Laserquellen (z. B. Güte-geschalteter Neodym-YAG-Laser oder Alexandrit-Laser), die in der Lage sind, weitgehend athermisch zu zertrümmern. Thermische Gewebeschäden bei Fehlapplikation sind somit nicht zu erwarten. Mit diesen Lasern ist es denkbar, die Laserfragmentation auch ohne direkte endoskopische Sicht durchzuführen, was ein bedeutender technischer und ökonomischer Vorteil wäre. Die zur Verfügung stehenden Laser bieten zudem die Möglichkeit einer Feinfragmentation an, so daß in Zukunft in geeigneten Fällen – insbesondere bei jungen Patienten – sogar auf eine Papillotomie verzichtet werden könnte. Dies wäre von entscheidendem Vorteil, da das Hauptrisiko der endoskopischen Steintherapie die Papillotomie mit einer Komplikationsrate von 8–10% und einer Letalität von 0,5–1% darstellt.

Auch für Pankreasgangsteine, die bisher nur mit extrakorporalen Stoßwellen behandelt wurden, könnte die laserinduzierte Fragmentation ebenfalls eine Alternative werden. Klinische Anwendung bei Pankreasgangsteinen wurden bisher jedoch noch nicht mitgeteilt.

Unterer Gastrointestinaltrakt

Kolonpolypen: Im Gegensatz zu Deutschland, wo die Entfernung mit der Elektroschlinge die allgemein akzeptierte Behandlungsform darstellt, wird insbesondere in Frankreich der Laser zur Behandlung von kleinen Polypen, Polypenresten oder in ausgewählten Fällen sogar von großen Polypen häufig eingesetzt. Auch wenn in jedem Fall die Entfernung des Polypens mit der Elektroschlinge im Gesunden angestrebt werden sollte, erscheint es dennoch vertretbar, bei Patienten mit höherem Operationsrisiko Polypenreste nachzukoagulieren und so dem gefährdeten Patient eine Operation zu ersparen. Allerdings liegen zu diesem Vorgehen keinerlei prospektive Studien vor, so daß man bei endoskopisch nicht im Gesunden entfernbaren Polypen bei gut operablen Patienten primär die operative Sanierung anstreben sollte.

Maligne Tumoren: Ähnlich wie im oberen GI-Trakt ist die Hauptindikation für den Laser im Kolon die maligne, kurativ inoperable Tumorstenose oder das Tumorrezidiv. Dabei ist vor allem der Lasereinsatz sinnvoll, wenn die Tumorstenose im Rektosigmoid lokalisiert ist. Weiter proximal gelegene Tumoren sind aufgrund der problematischen Vorreinigung des Darmes haufig nur schwer zugänglich und eine Bestrahlung unter eingeschränkter Sicht birgt die Gefahr der Perforation in sich. In der Regel reichen Wiederholungsbehandlungen in einem Abstand von 2–3 Monaten aus, um die normale Stuhlpassage zu gewährleisten und gefürchtete Ileuszustände zu verhindern. Bei weiter proximal gelegenen malignen Tumoren empfiehlt sich bei fortgeschrittenen Stenosierungen die Anlage eines Kolostomas als sinnvollere palliative Maßnahme.

Hämorrhoiden: Immer wieder wird die Laserapplikation bei blutenden Hämorrhoiden als therapeutische Möglichkeit angegeben. In Anbetracht der Alternativverfahren, wie Gummibandligatur und Injektionstherapie wäre der Lasereinsatz hier ein „Schießen mit Kanonen auf Spatzen".

Abschließende Bemerkungen

Betrachtet man die Laseranwendung in der Gastroenterologie im Lichte der alternativen Behandlungsverfahren, so läßt sich zusammenfassend feststellen, daß der Laser weder eine Conditio sine qua non noch eine Conditio auctoritatis darstellt. Der Laser stellt – zumindest in Zentren mit entsprechender Anwendungsfrequenz – eine Bereicherung der operativen Endoskopie in der Gastroenterologie dar. Während einerseits durch die Alternativen bisherige Indikationsschwerpunkte des Lasers genommen werden (z. B. Ulcusblutung) werden andere hinzukommen (z. B. photodynamische Therapie oder Lithotripsie).

Endoskopische Chirurgie oder chirurgische Endoskopie aus der Sicht des Chirurgen

N. Soehendra (Abteilung für Endoskopische Chirurgie, Chirurgische Klinik, Universitätskrankenhaus Eppendorf, Hamburg)

(Abstract)
Endoskopische Chirurgie und chirurgische Endoskopie sind zwei Begriffe mit unterschiedlicher Bedeutung, wobei hinter dem letzteren ein Zugehörigkeitsanspruch stecken könnte. Da die Endoskopie heute sowohl den Internisten wie auch den Chirurgen interessiert, würde eine solche Bezeichnung sofort ein Pendant und ein unnötiges Gerangel um die Kompetenz hervorrufen. In einer guten interdisziplinären Zusammenarbeit gibt es diagnostisch kaum Unterschiede zwischen endoskopischen Beurteilungen eines Internisten und eines Chirurgen, wenn der endoskopierende Internist über ausreichende Kenntnisse der Operationsmethoden verfügt. Dies ist ebenso Voraussetzung, um die informativen Anforderungen an die präoperative Endoskopie, die für die chirurgische Taktik von Bedeutung sind, erfüllen zu können. Der Endoskopiker muß außerdem alle möglichen spezifischen Früh- und Spätkomplikationen der gastroenterologischen Chirurgie kennen, um sie endoskopisch richtig verifizieren zu können. Größere Probleme zeichnen sich jedoch zunehmend in der therapeutischen Endoskopie ab. Hier hat der Internist mehr als der Chirurg frühzeitig die Bedeutung der fiberendoskopischen Eingriffe erkannt und ausgenutzt. Mehrere klassische chirurgische Behandlungsmetho-

den wurden erfolgreich übernommen. Der Chirurg ist sich leider erst jetzt durch die sog. minimal-invasive Chirurgie der Tragweite der operativen Endoskopie bewußt geworden. Die Endoskopie ist nun nicht nur für den Internisten, sondern auch für den angehenden Chirurgen ein Gegenstand der Weiterbildung. Während die diagnostische Endoskopie mit Ausnahme der ERCP hierbei kein großes Problem darstellen dürfte, wird die therapeutische Endoskopie wegen ihres Schweregrades und ihrer Verantwortung der Realisierung Kopfzerbrechen bereiten. Es ist an der Zeit, daß wir über den Rahmen und die Zuständigkeit dieser immer noch rasant wachsenden Disziplin diskutieren. Operative Endoskopie oder besser endoskopische Chirurgie, sei sie mit flexiblem oder mit starrem Instrument ausgeführt, kann nur der klassischen Chirurgie überlegen sein, wenn sie sich in der Hand eines Erfahrenen befindet.

Endoscopic Laser Treatment for Rectosigmoid Villous Adenoma: Factors Effecting the Results

J. M. Brunetaud, V. Maunoury, D. Cochelard, B. Boniface, A. Cortot, J. C. Paris (Centre Multidisciplinaire de Traitement par Laser, I.N.S.E.R.M Unit 279, Clinique des Maladies de l'Appareil Digestif, Hôpital Régional, Lille, Laboratoire de Biomathématiques, Faculté de Pharmacie, Lille)

Endoscopic laser treatment is now commonly used for palliation of advanced digestive cancers in non-surgical candidates [1, 2]. It has also been used for treatment of biopsy benign rectosigmoid villous adenoma and, in 1985, we published a preliminary study of 56 patients [3]. This present work reports the long term results of a much larger series with a retrospective study ot the factors effecting the results.

Methods

Patients

Three hundred and eighty nine patients were referred by gastroenterologists or surgeons to the Lille Laser Center from December 1979 to September 1990 for a benign rectosigmoid villous adenoma. The indication for laser treatment was reconsidered by us during a pre-treatment evaluation as a function of the general condition of the patient, the extension of the tumor base, and the results of new biopsies or diathermic snare resections done at the Laser Center. Surgical treatment was considered by us to be more appropriate in 16 patients and the tumor was found to be malignant on the initial biopsies done at the Laser Center in 11 other patients. Three hundred and sixty two patients were treated for a rectosigmoid villous adenoma. The average age was 72 years (range 32–96). The indications for laser treatment were 1) non surgical patients (145 patients, 40% of total), 2) patients for whom rectosigmoid resection appeared to be too drastic for a tumor found benign on biopsy (142 patients, 39% of total), 3) recurrent tumor after a previous non-laser treatment (72 patients, 20% of total) and 4) patient's refusal of surgery (3 patients, 1% of total). The circumferential extension of the tumor base was graded from 1 to 3. C1 indicates <1/3 circumference, C2 indicates >1/3 but <2/3 circumference, C3 indicates >2/3 circumference. Localization, and circumferential extension of the tumor base are given in Fig 1. Material for histology was obtained during the pre-treatment evaluation by diathermic resection of large particles in 26% of

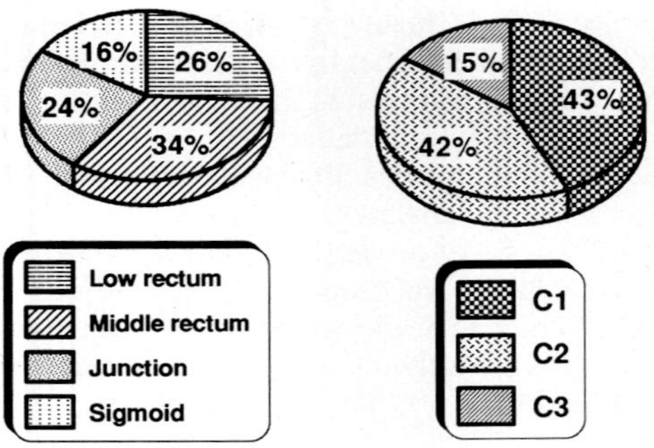

C1 indicates <1/3 circumference, C2 indicates between 1/3 and 2/3 circumference, C3 indicates >2/3 circumference.

Fig. 1. Location and circumferential extension od the 362 villous adenomas

the patients and by forceps biopsy in 74%. A tumor was considered benign when the neoplastic tissue did not penetrate the muscularis mucosae. This occurred in all patients studied herein. We used a two grades system for classification of dysplasia [4, 5]. Low grade of dysplasia was observed in 290 patients (80%) and high grade of dysplasia in 72 patients (20%). New biopsies were performed during the last part of the treatment and whenever there was a question of malignancy macroscopically.

Laser Treatment Modalities

Patients were treated on an outpatient basis, without anesthesia or premedication. Patients were prepared with a small enema at the Laser Center and no special diet was required before the treatment. Exophytic villous adenomas were debulked with diathermic snare whenever possible before laser treatment [3]. Patients were treated twice a week until complete destruction of the tumor and then followed twice a month until complete re-epithelialization.

Our technique of using both argon and Nd:YAG lasers was previously described [3, 6]. Seventy seven per cent patients were treated with Nd:YAG laser, 18% with argon laser and 15% with both lasers. The argon laser was used for vaporization of superficial tumor (until a flat surface was obtained) at a power of 8 Watts and a spot size of 1 mm (irradiance: 1000 Watts/cm^2) with a continuous beam. Delayed necrosis is negligible after argon laser vaporization. The Nd:YAG laser was used for coagulation (blanching) of bulky tumor and an interval of 2 to 3 days between two treatments allowed the coagulated parts of the tumor to slough of. Reproducible effects without unexpected necrosis were obtained at 70 Watts, 2 mm spot size (irradiance: 2000 Watts/cm^2), and 0,7 s exposure time.

Evaluation

The initial treatment was considered to be successful when total destruction of the villous adenoma was obtained with reepithelialization by normal mucosa. The patients were then re-endoscoped to detect a possible recurrence every three months during the first 2 years of follow up and then every year. The frequency of recurrences was calculated by life table analysis. The comparison of frequencies were tested by the chi squared test or the Fisher's exact probability test, when the samples were small in size. The other comparisons were tested by analysis of variance followed, if necessary, by the criterion of the Least Significant Difference.

Cost Estimates

Even if endoscopic laser treatment should not be considered as an alternative therapy to surgical resection, a comparison of the average charges for lesions of identical size treated by both techniques could be useful. We estimated the direct charges including hospital costs, doctor's fees and ambulance transportation for a patient living in Lille area and treated in our hospital, as a function of the circumferential extension of the tumor base. As a comparison for the United States, these costs were also estimated for a patient living in Los Angeles and treated at UCLA Center for the Health Sciences (personal communications Dennis Jensen, M.D.).

Results

The treatment was not completed in 50 patients because 21 patients were lost to follow up, 15 died from another etiology during the treatment, and 14 are still under treatment. Results are available in the 312 remaining patients. Figure 2 presents a diagram of the results in these patients.

Immediate Results

Two hundred and eighty seven patients were successfully treated after an average of 5.9 treatments during an average period of 3.8 mo (range 0.5–18 mo). This represents 92% of the patients whose treatment was completed.

An invasive carcinoma was detected in 22 patients (7%) on biopsy specimens obtained during laser treatment. The average delay between the beginning of the

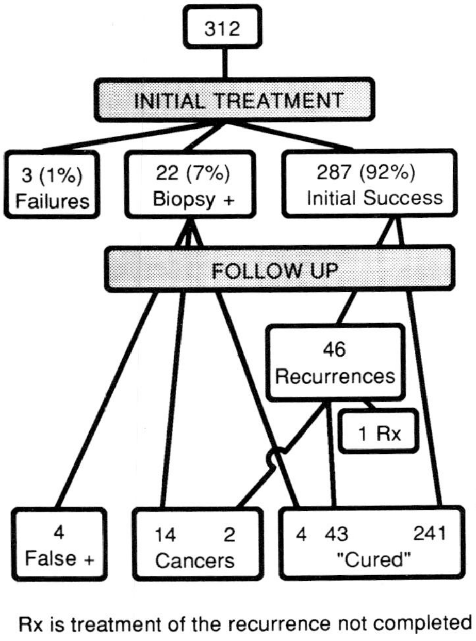

Fig 2. Diagram of the results from laser treatment in 312 patients with a rectosigmoid villous adenoma

treatment and the diagnosis of cancer was 5.7 mo (range 1–16 mo). Twelve patients had surgery (3 segmental resections and 9 abdominoperineal resections). Histologic examination of the surgical specimen revealed only high grade of dysplasia in 4 patients. Therefore, a true carcinonna developed only in 18 patients (5.8%). Following the Astler-Coller's classification [7], the extension of the cancer in the eight operated patients was A in two, B2 in two, C1 in three, and C2 in one. Ten patients with positive biopsies could not tolerate surgery. Nine continued to be treated by laser for palliation of symptoms. However, complete destruction of the tumor with negative biopsies was obtained in 4 patients without local recurrence or metastasis during a 35 mo average follow up (range 12–60 mo). Among the 5 others, one died from a bronchogenic cancer, 2 died from their rectal cancer 6 and 15 mo later, and the last 2 patients are still being followed for palliation for 4 and 15 mo. The last patient was successfully treated by local radiation.

Three patients (1%) could not be successfully treated. All had a C3 lesion previously treated by a non-laser procedure. The previous treatment was electrocoagulation in two which resulted in a very tight stenosis making any endoscopic treatment impossible. Therefore only a diverting colostomy could be performed. The third patient had been treated by surgical transanal resection. He developed a stenosis after Nd:YAG laser treatment. The stenosis was not tight enough to require a colostomy but made the endoscopic treatment impossible.

Long Term Results

The 287 initially successfully treated patients were followed during an average period of 32 mo. Sixty two were lost to follow up after an average period of 20 mo (range 1–98), 36 died from another etiology after a follow up of 23 mo (range 1.2–60) and 189 are still followed for an average of 37 mo (range 1–99). Among these 287 patients, 46 had a recurrence (16%). Most of the recurrences were detected during the first two years (see life table analysis on Fig. 3) and the average delay between the end initial treatment and the detection of a recurrence was 18 mo. Eight patients had 2 recurrences. All the recurrences were easily retreated in 41 patients with an average ot 2.9 treatments. Three patients with a recurrence are still being treated. In the last 2 patients, a cancer was detected by biopsy. The first patient was referred for laser treatment because of a recurrence 6 mo after transanal resection. No malignancy was found on the resection specimen nor on the biopsies performed on the first recurrence. A second recurrence of villous adenoma occurred 16 mo after laser treatment and was found to be malignant. The second patient had a recurrence with positive biopsies 1 year after initial Laser treatment. Both patients were treated by abdominoperineal resection. Following the Astler-Coller's classification [7], the extension of the cancer was C1 in the first patient and B1 in the second patient. These two patients are well during a 14 and 22 mo follow up.

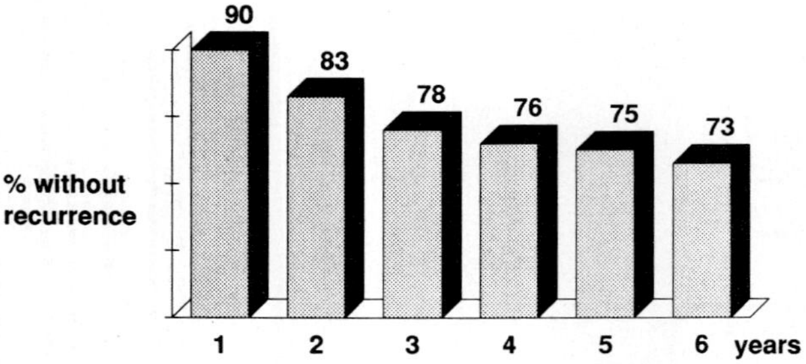

Fig 3. Frequency of recurrences after initial success in 287 patients with initial success. The frequency of recurrences was calculated by life table analysis during the first 6 years follow up period. The numbers indicate the percantage of patients free of recurrence

Tolerance and Complications

The treatment was generally well accepted by the patients and only 5.8% were lost to follow up during initial treatment. During treatment with Nd:YAG some patients experienced warmth in the rectum when the tumor was close to the anus. Argon laser was used instead which was well tolerated. For 2 or 3 days after a Laser session, patients often had spotting with blood and evacuation of necrotic tissue. Three patients experienced fever to 38 °C for 2 days unassociated with pain and this spontaneously abated. Asymptomatic stenosis developed in 8 patients without further consequence. No perforations or fistulae were observed. Seven complications (2.1%) occurred. One patients experienced a hemorrhage requiring transfusion. The hemorrhage was related to a traumatic ulceration of the laser treated area due to a thermometer (in France, body temperature is taken in the rectum). Symptomatic stenosis developed in 6 patients with a C3 villous adenoma and required endoscopic dilatations (2% of the patients with completed treatment).

Factors Effecting the Results

The circumferential extension of the tumor base was the only factor effecting the duration of the initial treatment (Table 1), the rate of cancers occurring during initial treatment, and the occurrence of stenosis requiring dilatation.

The cancer rate was 3.3% in C1 and C2 tumors, versus 21.4% in C3 tumors ($p<0.001$). Stenosis requiring dilatation was observed in 18.5% of the C3 tumors and 0.4% in C1 and C2 tumors ($p<0.001$).

The recurrence rate after initial treatment, calculated by life table analysis, was affected by the initial histology (more recurrencies in the group "low grade dysplasia" than in the group "high grade dysplasia", $p<0.016$), the reason for treatment (more recurrencies in the group "recurrence after a previous non-laser treatment" than in the others, $p<0.001$) and the location (more recurrencies in the group "lower+middle rectum" than in the group "high rectum+sigmoid", $p<0.012$), but not by the circumferential extension of the tumor base.

Table 1. Effect of the circumferential extension of the tumor base on the number of laser applications and duration of initial treatment

Circumferential extension	Number of laser applications	Duration
C1	3.1	2.4 mo
C2	7.4	4.5 mo
C3	14.0	8.0 mo
Total	5.9	3.8 mo

The 3 groups are different for the number of laser applications and the duration ($p<0.0001$)

Treatment Cost

We estimated the direct charges including hospital costs, doctor's fees and ambulance transportation for a patient living in Lille area and treated in our hospital, for C1, C2 and C3 tumors. The laser costs included respectively 3.2, 7.8, and 13.5 laser treatments, 2, 3, and 4 control endoscopies without treatment and the corresponding ambulance transportation. The surgical costs included the costs of surgery and 6, 10, and 14 days respectively of hospitalization. This resulted in laser charges being respectively 28%, 37%, and 40% of the surgery charges in Lille. For Los Angeles, the estimated direct costs of care for Laser were 31%, 52%, and 69% of surgery for C1, C2 and C3 respectively.

Discussion

Two questions have to be answered about endoscopic laser treatment for villous adenomas: 1) Is it a safe and efficient technique, and 2) Which patients should be referred for endoscopic laser treatment? The first question can be answered by considering the rates of initial success, complications and cancer during the initial treatment and the rate of recurrence during the follow up period. The second question can be addressed by comparing the results and the cost of endoscopic laser with surgery.

Four series using endoscopic laser treatment for villous adenoma, including a total of 269 patients [8–11], have been reported since our early results were published in 1985 [3]. Slight differencies in the technique and patient selection exist in regard to our own series. The Nd:YAG laser was used alone, without adjuvant argon laser in all other series. The localization of the tumor was the rectum only [9] or rectum and colon [8, 10, 11]. The pretreatment histology was benign villous tumors only [9, 11], benign villous and tubular adenomas [8], or included focal carcinomas [10].

The initial success rate was 88% [9] and 89% [10] almost identical to our 92% or slightly lower, 72% [8, 11]. Hemorrhages, stenosis, perforations, fistulae without fatal consequence were reported as rare complications of endoscopic laser for villous adenomas. The complication rates were respectively 2.1% in our series, 6% [11], 12.5% [8], 14% [10] and 15% [9]. But, in the last series, 6 of the 8 complications were indicated as stenosis without mentioning if they were symptomatic. This may account for the difference from other series where only symptomatic stenosies were reported. Our lower complication rate can also be explained by the location of the treated tumors. Three series include villous adenomas above the rectosigmoid [8, 10, 11] and have a higher complication rate than our series where the indications were limited to the rectum and sigmoid. Because of the thickness of the bowel wall, the danger of perforation and delayed thermal stenosis is higher above the rectosigmoid. In our opinion, the risk-benefit ratio is acceptable for locations in the rectum and the sigmoid colon and not acceptable for locations above the sigmoid colon.

The recurrence rate was given in percentage of recurrences detected during the average follow up period (16% during a 32 mo average follow up in our series) or calculated by life table analysis (10% at 12 mo and 17% at 24 mo in our series). It was 3.8% during a 8.4 mo follow up [9], 25% for 18 mo [11], 37.5% for 16.5 mo [8] and respectively 27% and 46% at 1 and 2 years [10]. Most recurrences were successfully retreated except in one series [8] where 66% of the recurrences failed retreatment.

The major problem with laser management of villous adenomas is that no specimen is available for complete histologic study [3] and consequently a tumor with an undetected invasive cancer could be inappropriately treated. The malignant potential of villous adenomas is well known, with a rate of invasive carcinoma estimated from 9% to 28% [12, 13]. These data were obtained from surgical series without referring to the pretreatment assessment. Clinical assessment (without biopsy) was found to be 91% accurate in a series of 151 patients [14], and the biopsy assessment was 97% accurate in a series of 128 patients [12]. Therefore, the risk of missing an invasive carcinoma with pretreatment biopsy should not be overestimated. In the laser series, the rates of undetected cancers were either lower than the 5.8% of our series, 0% [9, 11], 2.5% [10], or higher, 15% [8]. Among our 18 patients with an undetected cancer, 10 patients were non surgical candidates and the treatment was really inappropriate in only 8 patients, delaying surgery for a few months.

Regarding the results of these 5 series, the endoscopic laser treatment appears to be efficient and safe. Our results are slightly better than those of the 4 other series. Our success rate is the highest and the complication and recurrence rates (for an identical average follow up period) are the lowest. This could be explained by our limitation of cases to the rectosigmoid and by the particularities of our treatment technique. Coagulation of the bulky parts of the tumors with the Nd:YAG laser was used and vaporization of the smaller areas with the argon laser. The use of argon laser is not widespread in Gastroenterology, but those who have access to an argon laser [15] prefer the absence of delayed effects, risk of perforation and thermal stenosis for treatment of some tumors compared with higher risks with Nd:YAG laser treatment.

Transanal, transacral or transabdominal resections have the major advantage of allowing a total histologic examination of the tumor. But, complications and recurrences are also reported after surgery. The complication rate was 21 % in two large series [16, 17] including a 2.5 % death rate. The recurrence rates after surgery range from 3.6 % to 42 % [12, 16–18], the highest rates occurring after transanal surgery.

The cost of any new treatment is a major problem all over the world, but little data are available [19]. Each country has different cost accounting and health insurance systems which make comparisons of absolute costs difficult. Therefore, we prefered to estimate the relative cost of laser treatment and surgery. We only estimated the direct costs (hospital, doctor's and ambulance transportation fees). This estimation is in favor of laser treatment for all the 3 types of tumors (C1 to C3). If indirect costs were included (loss of time from work, disability, complications, etc), laser treatment would probably look even better, especially for the C1 which requires a small number of laser treatments.

Surgery is more expensive, has more complications (some being fatal), and has more recurrences (at least for transanal surgery) than endoscopic laser. On the other hand, endoscopic laser requires multiple treatments for complete destruction of the tumor and has the risk of treating an undetected carcinoma. However, these two techniques should not be considered as competitive but more likely complementary. We previously concluded that endoscopic laser treatment should be used only after a discussion among the endoscopist, surgeon, and anesthesiologist [3]. Their consensus should then be discussed with the patients and family members. This conclusion is still valid.

We now have identified some factors which effect the results and clarity the indications. Patients with a C3 tumor should be referred for laser only if they are not candidates for surgery. The treatment takes too long. The risks of undetected cancer and stenosis induced by the treatment are too high. For patient with C1 and C2 tumors, the risk of fatal complications after surgery has to be balanced against the risk of delaying the detection of a carcinoma with laser. The treatment proposed to the patient has to be discussed case by case. The ambulatory but repeated endoscopic laser treatment will be safer for an elderly and fragil patient whereas a younger and healthier patient may prefer to be surgically treated in a single procedure. The inaccessibility of the villous adenoma to transanal surgery will be in favor of laser because of the higher rate of complications for transacral or transabdominal surgery. The risk of complications and the disturbance caused by a total colon preparation preclude, in our experience, good laser treatment for lesions above the rectosigmoid.

Literatur

1. Fleischer D (1986) Lasers and Colon Polyps. The Courtship Continues. Gastroenterology 60:2024–2025 – 2. Jensen DM (1984) Lasers in the GI cancer war and on other fronts. Gastroenterology (1985) 89:974–976 – 3. Brunetaud JM, Mosquet L, Houcke M et al. (1985) Villous adenomas of the rectum. Results of endoscopic treatment with argon and Nd:YAG lasers. Gastroenterology 89:832–837 – 4. Riddel RH, Goldman H, Ransohoss DF, et al. (1983) Dysplasia in Inflammatory Bowel Disease: Standardized Classification with Provisional Clinical Applications. Hum Pathol 14:931–968 – 5. Reid BJ, Haggitt RC, Rubin CE, et al. (1988) Observer Variation in the Diagnosed Dysplasia in Barrett's Esophagus. Hum Pathol 19:166–178 – 6. Brunetaud JM,

Maunoury V, Ducrotte PH et al. (1987) Palliative treatment of rectosigmoönondotiöd carcinoma by laser endoscopic photoablation. Gastroenterology 92:663–668. – 7. Astler VB, Coller FA (1954) The prognostic significance of direct extension of carcinoma of the colon and rectum. Ann Surg 139:846–852 – 8. Mathus-Vliegen EMH, Tytgat GNJ (1986) Nd:YAG laser photocoagulation in colorectal adenoma. Evaluation of its safety, usefulness and efficacy. Gastroenterology 90:1865–1873 – 9. Esxcourrou J, Delvaux M, De Bellisen F, Frexinos J, Ribet A (1987) Traitement par laser Nd:YAG des tumeurs villeuses rectales: expérience de 57 cas (abstract). Gastroenterol Clin Biol 11:276 – 10. Souquet JC, Sabben G, Chavaillon A et al. (1987) Traitement laser des tumeurs villeuses rectales. Ann Gastroenterol Hepatol 23:311–314 – 11. Naveau S, Zourabichvili O, Brunie F, Poitrine A, Perrier C, Chaput JC (1988) Traitement par le laser Nd:YAG des tumeurs villeuses colorectales. Gastroenterol Clin Biol 12:604–609 – 12. Chiu YS, Spencer RJ (1978) Villous lesions of the colon. Dis Colon Rectum 21:493–495 – 13. Quan SN, Castro EB (1971) Papillary adenomas (villous tumors). A review of 215 cases. Dis Colon Rectum 14:267–280 – 14. Nivatvongs S, Nicholson JD, Rothemberger DA, et al. (1980) Villous adenomas of the rctum, the accuracy of clinical assessment. Surgery (1980) 87:549–551 – 15. Dixon JA, Burt RW, Roetering RH, McCloskey DW (1982) Endoscopic argon laser photocoagulation of sessile polyps. Gastrointest Endosc 28:162–165 – 16. Thompson JP (1977) Treatment of sessile and tubulovillous adenomas of the rectum: experience of St Mark's Hospital. Dis Colon Rectum 20:467–472 – 17. Malafosse M, Roge P (1984) Surgical management of villous tumors of the colon and rectum. Dig Surg 1:168–171 – 18. Delile P, Marche C, Edelman G (1988) Les tumeurs villeuse du colon et du rectum. Problémes diagnostiques et thérapeutiques. Ann Chir 31:829–842 – 19. Jensen DM (1988) Economic Assessment of Peptic Ulcers Disease Treatments. Scand J Gastroenterol 23 (suppl 146):214–223

Namenverzeichnis

Sachverzeichnis